"十二五"普通高等教育本科国家级规划教材

国家卫生健康委员会"十四五"规划教材

全 国 高 等 学 校 教 材

供八年制及"5+3"一体化临床医学等专业用

新形态教材

精神病学
Psychiatry
第4版

主　　编　陆　林　王高华

副 主 编　李　涛　胡　建　王小平

数 字 主 编　陆　林　王高华

数字副主编　于　欣　方贻儒　刘忠纯　刘志芬

人民卫生出版社
·北　京·

图书在版编目（CIP）数据

精神病学 / 陆林，王高华主编. -- 4 版. -- 北京 ：
人民卫生出版社，2025. 5. --（全国高等学校八年制及
"5+3" 一体化临床医学专业第四轮规划教材）. -- ISBN
978-7-117-37941-0

I. R749

中国国家版本馆 CIP 数据核字第 2025FF5181 号

人卫智网	www.ipmph.com	医学教育、学术、考试、健康，购书智慧智能综合服务平台
人卫官网	www.pmph.com	人卫官方资讯发布平台

精 神 病 学
Jingshenbingxue
第 4 版

主　　编：陆　林　王高华
出版发行：人民卫生出版社（中继线 010-59780011）
地　　址：北京市朝阳区潘家园南里 19 号
邮　　编：100021
E - mail：pmph @ pmph.com
购书热线：010-59787592　010-59787584　010-65264830
印　　刷：人卫印务（北京）有限公司
经　　销：新华书店
开　　本：850×1168　1/16　印张：29.5
字　　数：873 千字
版　　次：2005 年 8 月第 1 版　　2025 年 5 月第 4 版
印　　次：2025 年 6 月第 1 次印刷
标准书号：ISBN 978-7-117-37941-0
定　　价：109.00 元
打击盗版举报电话：010-59787491　E-mail：WQ @ pmph.com
质量问题联系电话：010-59787234　E-mail：zhiliang @ pmph.com
数字融合服务电话：4001118166　E-mail：zengzhi @ pmph.com

编　委

数字编委

（数字编委详见二维码）

数字编委名单

融合教材阅读使用说明

　　融合教材即通过二维码等现代化信息技术,将纸书内容与数字资源融为一体的新形态教材。本套教材以融合教材形式出版,每本教材均配有特色的数字内容,读者在阅读纸书的同时,通过扫描书中的二维码,即可免费获取线上数字资源和相应的平台服务。

本教材包含以下数字资源类型

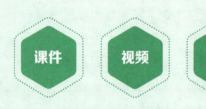

本教材特色资源展示

获取数字资源步骤

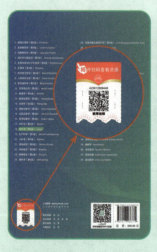

①扫描封底红标二维码,获取图书"使用说明"。

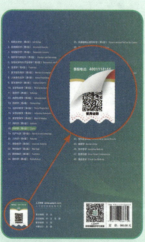

②揭开红标,扫描绿标激活码,注册/登录人卫账号获取数字资源。

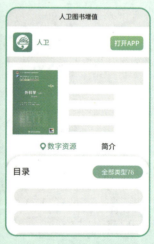

③扫描书内二维码或封底绿标激活码随时查看数字资源。

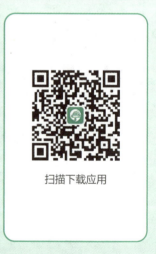

④登录 zengzhi.ipmph.com 或下载应用体验更多功能和服务。

APP 及平台使用客服热线　　400-111-8166

读者信息反馈方式

　　欢迎登录"人卫 e 教"平台官网"medu.pmph.com",在首页注册登录(也可使用已有人卫平台账号直接登录),即可通过输入书名、书号或主编姓名等关键字,查询我社已出版教材,并可对该教材进行读者反馈、图书纠错、撰写书评以及分享资源等。

全国高等学校八年制及"5+3"一体化临床医学专业
第四轮规划教材 修订说明

为贯彻落实党的二十大精神,培养服务健康中国战略的复合型、创新型卓越拔尖医学人才,人卫社在传承20余年长学制临床医学专业规划教材基础上,启动新一轮规划教材的再版修订。

21世纪伊始,人卫社在教育部、卫生部的领导和支持下,在吴阶平、裘法祖、吴孟超、陈灏珠、刘德培等院士和知名专家亲切关怀下,在全国高等医药教材建设研究会统筹规划与指导下,组织编写了全国首套适用于临床医学专业七年制的规划教材,探索长学制规划教材编写"新""深""精"的创新模式。

2004年,为深入贯彻《教育部 国务院学位委员会关于增加八年制医学教育(医学博士学位)试办学校的通知》(教高函〔2004〕9号)文件精神,人卫社率先启动编写八年制教材,并借鉴七年制教材编写经验,力争达到"更新""更深""更精"。第一轮教材共计32种,2005年出版;第二轮教材增加到37种,2010年出版;第三轮教材更新调整为38种,2015年出版。第三轮教材有28种被评为"十二五"普通高等教育本科国家级规划教材,《眼科学》(第3版)荣获首届全国教材建设奖全国优秀教材二等奖。

2020年9月,国务院办公厅印发《关于加快医学教育创新发展的指导意见》(国办发〔2020〕34号),提出要继续深化医教协同,进一步推进新医科建设、推动新时代医学教育创新发展,人卫社启动了第四轮长学制规划教材的修订。为了适应新时代,仍以八年制临床医学专业学生为主体,同时兼顾"5+3"一体化教学改革与发展的需要。

第四轮长学制规划教材秉承"精品育精英"的编写目标,主要特点如下:

1. 教材建设工作始终坚持以习近平新时代中国特色社会主义思想为指导,落实立德树人根本任务,并将《习近平新时代中国特色社会主义思想进课程教材指南》落实到教材中,统筹设计,系统安排,促进课程教材思政,体现党和国家意志,进一步提升课程教材铸魂育人价值。

2. 在国家卫生健康委员会、教育部的领导和支持下,由全国高等医药教材建设研究学组规划,全国高等学校八年制及"5+3"一体化临床医学专业第四届教材评审委员会审定,院士专家把关,全国医学院校知名教授编写,人民卫生出版社高质量出版。

3. 根据教育部临床长学制培养目标、国家卫生健康委员会行业要求、社会用人需求,在全国进行科学调研的基础上,借鉴国内外医学人才培养模式和教材建设经验,充分研究论证本专业人才素质要求、学科体系构成、课程体系设计和教材体系规划后,科学进行的,坚持"精品战略,质量第一",在注重"三基""五性"的基础上,强调"三高""三严",为八年制培养目标,即培养高素质、高水平、富有临床实践和科学创新能力的医学博士服务。

4. 教材编写修订工作从九个方面对内容作了更新：国家对高等教育提出的新要求；科技发展的趋势；医学发展趋势和健康的需求；医学精英教育的需求；思维模式的转变；以人为本的精神；继承发展的要求；统筹兼顾的要求；标准规范的要求。

5. 教材编写修订工作适应教学改革需要，完善学科体系建设，本轮新增《法医学》《口腔医学》《中医学》《康复医学》《卫生法》《全科医学概论》《麻醉学》《急诊医学》《医患沟通》《重症医学》。

6. 教材编写修订工作继续加强"立体化""数字化"建设。编写各学科配套教材"学习指导及习题集""实验指导/实习指导"。通过二维码实现纸数融合，提供有教学课件、习题、课程思政、中英文微课，以及视频案例精析（临床案例、手术案例、科研案例）、操作视频/动画、AR模型、高清彩图、扩展阅读等资源。

全国高等学校八年制及"5+3"一体化临床医学专业第四轮规划教材，均为国家卫生健康委员会"十四五"规划教材，以全国高等学校临床医学专业八年制及"5+3"一体化师生为主要目标读者，并可作为研究生、住院医师等相关人员的参考用书。

全套教材共48种，将于2023年12月陆续出版发行，数字内容也将同步上线。希望得到读者批评反馈。

全国高等学校八年制及"5+3"一体化临床医学专业第四轮规划教材　序言

"青出于蓝而胜于蓝",新一轮青绿色的八年制临床医学教材出版了。手捧佳作,爱不释手,欣喜之余,感慨千百位科学家兼教育家大量心血和智慧倾注于此,万千名医学生将汲取丰富营养而茁壮成长,亿万个家庭解除病痛而健康受益,这不仅是知识的传授,更是精神的传承、使命的延续。

经过二十余年使用,三次修订改版,八年制临床医学教材得到了师生们的普遍认可,在广大读者中有口皆碑。这套教材将医学科学向纵深发展且多学科交叉渗透融于一体,同时切合了"环境-社会-心理-工程-生物"新的医学模式,秉持"更新、更深、更精"的编写追求,开展立体化建设、数字化建设以及体现中国特色的思政建设,服务于新时代我国复合型高层次医学人才的培养。

在本轮修订期间,我们党团结带领全国各族人民,进行了一场惊心动魄的抗疫大战,创造了人类同疾病斗争史上又一个英勇壮举!让我不由得想起毛主席《送瘟神二首》序言:"读六月三十日人民日报,余江县消灭了血吸虫,浮想联翩,夜不能寐,微风拂煦,旭日临窗,遥望南天,欣然命笔。"人民利益高于一切,把人民群众生命安全和身体健康挂在心头。我们要把伟大抗疫精神、祖国优秀文化传统融会于我们的教材里。

第四轮修订,我们编写队伍努力做到以下九个方面:

1. 符合国家对高等教育的新要求。全面贯彻党的教育方针,落实立德树人根本任务,培养德智体美劳全面发展的社会主义建设者和接班人。加强教材建设,推进思想政治教育一体化建设。

2. 符合医学发展趋势和健康需求。依照《"健康中国2030"规划纲要》,把健康中国建设落实到医学教育中,促进深入开展健康中国行动和爱国卫生运动,倡导文明健康生活方式。

3. 符合思维模式转变。二十一世纪是宏观文明与微观文明并进的世纪,而且是生命科学的世纪。系统生物学为生命科学的发展提供原始驱动力,学科交叉渗透综合为发展趋势。

4. 符合医药科技发展趋势。生物医学呈现系统整合/转型态势,酝酿新突破。基础与临床结合,转化医学成为热点。环境与健康关系的研究不断深入。中医药学守正创新成为国际社会共同的关注。

5. 符合医学精英教育的需求。恪守"精英出精品,精品育精英"的编写理念,保证"三高""三基""五性"的修订原则。强调人文和自然科学素养、科研素养、临床医学实践能力、自我发展能力和发展潜力以及正确的职业价值观。

6. 符合与时俱进的需求。新增十门学科教材。编写团队保持权威性、代表性和广泛性。编写内容上落实国家政策、紧随学科发展,拥抱科技进步、发挥融合优势,体现我国临床长学制办学经验和成果。

7. 符合以人为本的精神。以八年制临床医学学生为中心,努力做到优化文字:逻辑清晰,详略有方,重点突出,文字正确;优化图片:图文吻合,直观生动;优化表格:知识归纳,易懂易记;优化数字内容:网络拓展,多媒体表现。

8. 符合统筹兼顾的需求。注意不同专业、不同层次教材的区别与联系,加强学科间交叉内容协调。加强人文科学和社会科学教育内容。处理好主干教材与配套教材、数字资源的关系。

9. 符合标准规范的要求。教材编写符合《普通高等学校教材管理办法》等相关文件要求,教材内容符合国家标准,尽最大限度减少知识性错误,减少语法、标点符号等错误。

最后,衷心感谢全国一大批优秀的教学、科研和临床一线的教授们,你们继承和发扬了老一辈医学教育家优秀传统,以严谨治学的科学态度和无私奉献的敬业精神,积极参与第四轮教材的修订和建设工作。希望全国广大医药院校师生在使用过程中能够多提宝贵意见,反馈使用信息,以便这套教材能够与时俱进,历久弥新。

愿读者由此书山拾级,会当智海扬帆!

是为序。

中国工程院院士
中国医学科学院原院长　　刘德培
北京协和医学院原院长
二〇二三年三月

主编简介

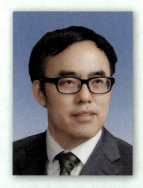

陆　林

男，1966年9月出生于安徽省安庆市。中国科学院院士，博士研究生导师。现任北京大学博雅讲席教授、山东第一医科大学校长/山东省医学科学院院长、国家精神心理疾病临床医学研究中心主任、国家精神疾病医学中心主任。兼任国际麻醉品管制局委员、北京市侨联主席、国家卫生健康委员会精神卫生和心理健康专家委员会主任委员、中华医学会精神医学分会主任委员、教育部高等学校临床医学类专业教学指导委员会精神医学专业教学指导分委员会主任委员、海峡两岸医药卫生交流协会副会长等，为我国精神卫生事业的发展做出了卓越贡献。

长期从事精神心理疾病的临床治疗和科研教学工作，在 *Science*、*The Lancet*、*The Lancet Psychiatry*、*The Lancet Child & Adolescent Health*、*JAMA Psychiatry* 等权威国际期刊上发表SCI收录论文400余篇，总引用4万余次，连续入选Elsevier发布的医学领域"中国高被引学者"榜单，产生了重要的国际影响。先后获得中国侨界杰出人物、全国创新争先奖、谈家桢生命科学成就奖、教育部高等学校科学研究优秀成果奖（自然科学奖）一等奖、中华医学科技奖一等奖和二等奖、国家自然科学奖二等奖等荣誉奖励。

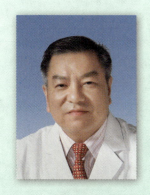

王高华

男，1964年2月出生于湖北省天门市。医学博士，二级教授，一级主任医师，博士研究生导师，享受国务院政府特殊津贴专家。现任武汉大学人民医院神经精神医院院长、湖北省精神卫生中心主任、湖北省神经精神病研究所所长。兼任中国医师协会精神科医师分会会长、中华医学会精神医学分会常务委员。

从事精神病学教学工作30余年，致力于抑郁症基础和临床研究、精神药理学研究。主编、参编著作20余部。主持国家自然科学基金、国家科技支撑计划、国家重点研发计划等多项研究。获湖北省医学领军人才称号，湖北省科学技术进步奖一等奖1项、二等奖2项，粟宗华精神卫生奖一等奖1项。发表论文300余篇，其中SCI收录论文100余篇。

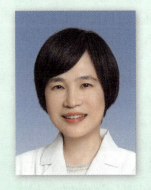

李 涛

女,1965年3月出生于重庆市合川区。原华西医科大学精神病学与精神卫生学博士,英国伦敦大学国王学院精神病遗传学理学博士。现任浙江大学医学院求是特聘教授,浙江大学医学院附属精神卫生中心(杭州市第七人民医院)院长。兼任环太平洋精神病学家学会副主席、教育部高等学校临床医学类专业教学指导委员会精神医学专业教学指导分委员会副主任委员、中国医师协会精神科医师分会常务委员等。

从事精神医学临床、教学和科研30余年。多年来致力于常见精神疾病的临床诊治和病因学研究、脆弱人群心理健康问题早期预警和干预体系研究及实践。教育部长江学者特聘教授、国家杰出青年科学基金获得者。在国内外学术期刊发表研究论文数百篇,主编或参编专业教材和参考书多部。

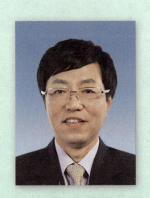

胡 建

男,1960年5月出生于黑龙江省兰西县。医学博士,教授,一级主任医师,博士研究生导师。现任哈尔滨医科大学附属第一医院精神科四病房主任。兼任中国医师协会精神科医师分会第六届常务委员,中国民族卫生协会心理健康分会第二届副主任委员,中国医药卫生文化协会心身医学研究分会第二届副会长,黑龙江省抑郁症防治研究会理事长。

从事精神病与精神卫生学教学工作至今43年,2004年成为东北地区首位精神病与精神卫生学博士研究生导师。培养硕士、博士研究生90余人。多次担任国家级规划教材《精神病学》副主编。主编专著《中国物质使用障碍防治指南》。获2011年度中国医师协会优秀精神科医师奖,2020年获哈尔滨医科大学模范教师称号。

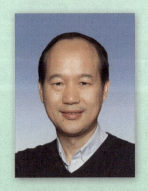

王小平

男,1965年12月出生于湖南省永兴县。一级主任医师,博士研究生导师。现任中南大学湘雅二医院精神病学科主任、精神医学系主任。兼任国家精神疾病医学中心主任,中华医学会精神医学分会第九届委员会候任主任委员。

从事精神病学教学工作30余年,主要从事司法精神病学方向研究。主持科技创新2030—"脑科学与类脑研究"重大项目1项,国家自然科学基金项目6项;获得省部级科技成果奖5项;以第一或通信作者发表相关论文80余篇;参编、副主编、主编专著、教材10余部;牵头和参与发表专家共识6个;培养了司法精神病学领域硕士、博士研究生47名。

前　言

在精神医学的广袤天地中，一本好的教材不仅是知识的载体，更是思想的启迪者。面对精神医学的快速发展与我国医学教育改革的持续推进，我们深知，培养一批具有国际视野、创新能力和临床科研潜质的高层次医学人才，是时代赋予我们的使命。我们有责任以严谨的学术态度、精练的科学知识，打造一本兼具系统性、前沿性和实用性的教材，助力拔尖创新医学人才的培养。

当今社会，精神心理疾病的发病率持续上升，已成为全球公共卫生领域的重要挑战。精神心理健康不仅影响个体的生活质量，也直接关乎社会稳定与国家发展。与此同时，精神医学研究的进步，使得我们对精神障碍的病因学、发病机制和诊疗策略有了更深入的理解。近年来，ICD-11 的发布、生物精神病学的飞速发展、精准医学和人工智能技术的广泛应用，正在深刻地改变精神障碍的诊疗方式。在这一背景下，《精神病学》（第 4 版）的修订工作既是对精神病学发展趋势的响应，也是对长学制医学教育培养目标的适配。我们希望本书能够帮助医学生建立系统的精神医学知识框架，提高其临床思维能力，为其未来的临床诊疗和科研探索打下坚实的理论基础。

本次修订，我们保留了上版教材的核心内容，同时进行了全方位的优化与更新。新增"精神病学的研究方法与新进展"章节，涵盖生物精神病学、神经影像学、精神疾病遗传学、临床流行病学等领域的最新研究成果，全面梳理精神障碍的生物-心理-社会因素交互作用；增设"会诊-联络精神医学""进食障碍""睡眠-觉醒障碍"等章节，拓展了当前精神疾病谱系。同时，本书特别强化了综合医院常见精神障碍（如抑郁障碍、焦虑障碍、应激相关障碍等）的识别和处理，引入了精神科医患沟通技巧、诊断思维训练等实践相关内容，以提升学生在临床实践中的综合素养。

本书主要适用于全国八年制及"5+3"一体化临床医学专业学生，同时也可供其他医学相关专业（如口腔医学、护理学、公共卫生、医学技术等）学习参考。既适宜作为医学生的专业教材，也是精神科医师、全科医师等专业人士不可或缺的案头工具书。希望本书能够帮助读者在理论学习和临床实践中掌握扎实的精神医学知识，培养严谨的科学思维，为不断探索精神障碍的诊疗新路径提供系统化框架。

最后，我要向本书所有编委以及北京大学第六医院范滕滕，浙江大学医学院附属精神卫生中心梁素改、张天，重庆医科大学附属第一医院杜莲、邱海棠、滕腾、尹邦敏，天津医科大学精神卫生中心李申、姚聪、陈晗辉，复旦大学附属中山医院王渊，《临床精神医学杂志》编辑部主任刘海燕，上海交通大学医学院附属精神卫生中心陈俊，首都医科大学附属北京安定医院王传跃、罗佳，河北医科大学第一医院孙亚麒，北京大学回龙观临床医学院童永胜、刘华清等所有参与教材编写、审稿及修订的专家、学者致以最诚挚的感谢，是你们的无私奉献和勤劳工作，铸就了这部著作。愿《精神病学》（第 4 版）成为大家在学习、研究、实践中的得力伙伴，推动中国精神医学事业迈向更高的台阶。由于时间紧促，本书疏漏之处在所难免，恳请读者不吝指正，万分感激！

陆　林

2025 年 2 月

目 录

第一章

绪　论

扫码获取
数字内容

- 精神病学是研究精神障碍的病因、发病机制、临床表现、治疗、预防以及康复的一门临床科学。
- 精神病学与医学或非医学的多个学科密切相关。

第一节　精神病学的基本概念

精神病学（psychiatry）一词源自希腊语，psyche 为精神、灵魂，iatria 为治疗，合二为一意思为治疗灵魂的疾病。精神病学是研究精神障碍的病因、发病机制、临床表现、治疗、预防以及康复的一门临床科学。

精神病学的主要研究对象是精神疾病（mental illness），一般称为精神障碍（mental disorder）。精神障碍是对所有病理性精神活动的总称。美国在 2013 年发布的《精神障碍诊断与统计手册》（*Diagnostic and Statistical Manual of Mental Disorders*，DSM）第五版（DSM-5）中指出"精神障碍是以临床显著的个体认知、情感调节或行为紊乱为特征的一种综合征。它反映了个体心理、生理、发育过程中相关的精神功能的障碍。精神障碍常与社会、工作或其他重要活动中的重大困扰或功能损害相关。因为压力或丧失亲人（如爱人死亡）而产生的可以预见的、文化认知所理解的反应，并不属于精神障碍。一些社会偏差行为（例如由于政治、宗教、性）主要属于个人与社会的冲突，这类问题也不属于精神障碍，除非这些偏差行为或冲突是由个体的上述精神功能障碍所导致的"。根据以上定义，精神障碍是个体精神活动出现功能严重紊乱的一种综合征。目前，对各种异常的精神活动的病理证据还停留在宏观的、对功能损害的认识上，还没有确定的、微观上的结构性或器质性的病理证据，因此对疾病的分类是基于临床现象学上某些症状群的组合，称为障碍。某一种疾病或者某几种疾病形成了症状群组合的各类综合征，尚需要未来更多研究证据的支持。

目前在精神障碍的分类系统中，影响力最大的是世界卫生组织（World Health Organization，WHO）发布的《国际疾病分类》（*International Classification of Diseases*，ICD），又称《疾病和有关问题的国际统计分类》（*International Statistical Classification of Diseases and Related Health Problems*）。在最新修订的第 11 版中，"精神、行为或神经发育障碍"（mental，behavioral or neurodevelopmental disorders）将精神障碍分成了 21 大类，详见第三章表 3-2。

随着学科的发展，根据研究对象、研究领域及研究方法的不同，精神病学又产生了一些分支学科和特殊的研究领域，包括临床精神病学、生物精神病学、老年精神病学、儿童精神病学、会诊-联络精神医学、司法精神病学、社会精神病学、精神药理学、循证精神病学及跨文化精神病学等。各学科内涵如下：①临床精神病学（clinical psychiatry）是研究精神障碍的临床诊断及治疗的学科，是精神病学非常重要的分支。②生物精神病学（biological psychiatry），最早于 20 世纪 50 年代初期由 Bennett 提出，是通过分子生物学、影像学、电生理、生物化学等技术手段来研究精神障碍的病因、病理生理机制、治疗、预后以及实验诊断标准的一门学科。③老年精神病学（geriatric psychiatry）是研究精神障碍在老年期的特殊表现以及老年期特殊的精神障碍及精神卫生问题的一门学科，是老年医学的重要组成部分。④儿童精神病学（child psychiatry）探讨的是儿童心理与生理发育和发展、儿童情绪障碍、儿童行为障碍、儿童器质性和症状性精神障碍、儿童期不明原因的精神障碍等儿童期特殊精神障碍的病因、发病机制等。⑤会诊-联络精神医学（consultation-liaison psychiatry，CLP）的主要工作内容是精神科医师在综合医院中开展临床、教学和科研工作，探讨心理因素、社会因素、躯体疾病及精神障碍之间的关系，进而从心理、社会和生物三个方面对患者进行诊断和处理。会诊-联络精神医学在国外也被称为综合医院中的精神病学（psychiatry in general hospital）。⑥司法精神病学（forensic psychiatry）是整合精神病学与法学的一门交叉学科，以精神病学特别是临床精神病学为基础，以法学和相关法律为导向，主要研究与法律有关的精神障碍问题及精神卫生工作中涉及的法律问题。其工作内容既包括将精神医学相关的证据（如确定当事人的民事行为能力、刑事责任能力、诉讼能力、作证能力、受审能力等）提交给相关政法机关，也包括为患有精神障碍的犯罪者提供精神类药物治疗、心理治疗等医疗服务。⑦社会精神病学（social psychiatry）是研究个体所处的社会文化环境对精神障碍的发生、发展、转归及预后的影响以及个体行为问题的一门学科，重点探讨通过心理、社会、文化、生态学等相关因素来防治精神障碍。⑧精神药理学（psychopharmacology）又称神经精神药理学，是研究药物与机体，特别是中枢神经系统相互作用的一门学科，主要任务是探讨精神类药物的作用机制及规律，以指导临床合理用药，对精神障碍进行有效防治，并为研制新药和探索精神障碍病因提供依据，是药理学发展的一个新的重要分支。⑨循证精神病学（evidence-based psychiatry）根据结构化模式提出临床问题，以最有效的方式找到最佳证据，并对证据的可靠性进行评估，最终再将这些不同等级的证据应用于患者。⑩跨文化精神病学（cross-culture psychiatry）是指采用系统方式描述受不同文化因素影响的精神障碍具体形式和性质。具体评估过程中需要考虑的因素很多，比如所属的种族或社会群体，是否有文化所决定的特定心理社会因素、疾病信念，是否移民，以及是否融入了当地文化等。

　　精神病学的主要任务有两个：第一，研究各类精神障碍的病因、发病机制、临床表现、治疗和预防；第二，研究社会心理因素对人的身体健康和疾病的影响。生物-心理-社会医学模式强调，医学的服务对象是完整的人，人们生活在一定的社会环境中，具有复杂的心理活动，并非一台"生理机器"。现代精神病学的概念已经远远超过传统精神病学所涵盖的范畴，其服务对象和研究对象也已经大大拓宽，不仅包括传统的重性精神障碍如精神分裂症、双相障碍等，还包括轻性精神障碍如神经症、适应不良等；不仅研究各种精神障碍的发生发展规律，还探讨如何保障和促进人群的心理健康，以减少和预防各种心理或行为问题的出现。现代精神病学的服务模式也从过去的封闭式管理逐步转变为开放或半开放式管理。此外，由于新型精神类药物的出现，以及对精神障碍康复和预防的重视，精神障碍患者的预后已经有了很大的改善。

第二节　精神病学发展简史

　　精神病学的发展历史，同医学的整体发展一样，受到不同时期的生产力水平、社会政治经济状况、基础科学水平、哲学思潮以及宗教的影响。

一、国外精神病学发展简史

　　有关精神病学相关的记录最早可以追溯到公元前4000年，苏美尔人的记录中描述了罂粟类植物的欣快作用。约公元前1700年首次出现关于神经系统的文字记录。被欧洲人尊为"医学之父"的古希腊著名医学家希波克拉底（Hippocrates，公元前460—前370年）认为身体由四种体液组成，并建立了第一个精神障碍分类——癫痫、躁狂、忧郁、偏执，将各种病态的精神兴奋归于一类，称之为躁狂，而将相反的情况归为忧郁，这是精神病理现象最早的概括和分类。尤其重要的是，他在当时就认为精神现象是人脑的产物而不是鬼神作祟。与希波克拉底同时代的著名哲学家柏拉图（Plato）主张精神障碍患者应当在家里得到良好的照顾，而不是让他们在外面四处游荡，当时的这些思想与现代精神病学不谋而合，这一理念至今仍是世界各国对精神障碍患者的人性关怀目标。

　　公元8世纪，阿拉伯帝国曾有收容精神障碍患者的机构。但是在中世纪的欧洲，宗教神权才是真正的统治者,在当时整个文化领域中,医学几乎完全由教会把持。中世纪后期,精神障碍患者遭到了残酷的迫害,无数精神障碍患者被认为是"魔鬼附身"而受到严刑拷打,甚至被活活烧死、溺死。因此这一时期的精神病学很难得到发展,整个领域的发展几乎停滞。

18 世纪法国大革命后,精神障碍的治疗观念出现了变化。比奈尔(Pinel,1745—1826 年)被认为是现代精神病学的奠基人,他提出解除患者的枷锁并以人道主义态度对待精神障碍患者。此外,比奈尔还建立了巡视患者并记录病情的制度,试图分析和归纳精神障碍的症状,对患者实施人道主义疗法,提出医师要理解患者的感情,并组织患者参加医院内各项活动。这被认为是精神病学的首次革新运动。

"精神病学"(psychiatry)这个术语最早于 1808 年由德国医生约翰·克里斯蒂安·雷尔(Johann Christian Reil)创造。进入 19 世纪,埃斯奎罗尔(Esquirol ED,1772—1840 年)等法国精神科医师开始重视对患者临床表现的描述,他们还强调精神病学与神经病学的紧密关系,关注精神病学的司法问题,力图改善精神病院的条件。埃斯奎罗尔撰写了教科书《精神病学》,该书叙述清晰,引用了临床统计数据,很快就成为一本著名的精神病学教科书。他强调情绪因素在疾病发生中的作用,在治疗中主张用积极情绪取代病态情绪,强调环境治疗和集体活动。美国的拉什(Rush B,1745—1813 年)也受到了比奈尔的影响,他结合自己的工作实践,形成了一套精神障碍理论体系,出版了美国第一本精神病学教科书,被认为是"美国精神病学之父"。

随着现代医学的发展,精神病学的各种学说不断涌现。德国精神病学家克雷珀林(Kraepelin E,1856—1926 年)在整理归纳前人工作的基础上,提出了精神障碍的分类系统,得到了许多学者的广泛认可,成为当今世界精神障碍分类的奠基人;他提出了"早发痴呆"的较为完整的概念;提出了躁狂抑郁症,并将其与"早发痴呆"进行了区分。克雷珀林非常强调临床观察和随访研究,他提出对于病因未明的精神障碍,关于预后的相关研究对明确诊断有重大价值,这一观点至今仍被人们沿用。20 世纪初,瑞士著名精神病学家布鲁勒(Bleuler E.,1857—1939 年)在 1911 年出版了教科书《早发痴呆还是精神分裂症》,用"精神分裂症"取代了克雷珀林的"早发痴呆",并为世界精神病学界所接受。除此之外,他还提出了精神分裂症的"4A"症状,即联想障碍(association disturbance)、矛盾意向(ambivalence)、情感淡漠(apathy)、内向性(autism)。

精神分析学派的创始人弗洛伊德(Freud,1856—1939 年)来自奥地利,他利用自由联想和梦的解析探求人类精神世界的心理症结,奠定了动力精神病学的基础。1895 年弗洛伊德和约瑟夫·布洛伊尔(Josef Breuer)发表了《对歇斯底里的研究》,之后弗洛伊德出版了《梦的解析》。他突破了器质性病因论研究的瓶颈,将精神病学带入"心因性病因论"的研究范畴,被认为是精神病学的第二次革新运动。

精神病学的第三次革新是开展社区精神卫生运动。由于生物化学、心理学、社会学、人类学等学科的进步和流行病学调查的普及,一般大众对社区精神卫生也有所了解,从而要求改变对精神障碍患者的治疗方式。20 世纪 20 年代,英国已经开始出现了社区精神卫生服务,到了 90 年代,英国政府将其纳入国家保健体系,通过具有全科和专科社区服务功能的综合网络提供社区精神卫生服务。在美国,1963 年,时任总统肯尼迪签署了《社区心理卫生中心法案》,美国的社区精神卫生服务因此得到蓬勃发展,10 年间超过 40 万名患者出院,各州立精神病院的住院患者数量下降了 80%。其社区精神卫生的服务模式有个案管理和主动式社区治疗等,社区精神卫生服务队伍由精神科医师、精神科护士、社会工作者、临床心理学家、内科医师以及其他辅助人员组成。澳大利亚的社区精神卫生服务也处于世界领先行列。有报道,2009 年澳大利亚政府直接管理 234 个社区精神卫生服务中心,98% 的精神障碍患者在社区接受治疗。在服务项目上,最明显的一个特点就是将精神卫生专业机构和人员与患者照顾组织、患者和家属组成了合作伙伴关系,患者与小组成员共同制定治疗计划,并根据患者的实际情况,提供全方位、弹性的服务。法国的社区精神卫生服务则实行"分区管理模式"。这种模式将专科医院和社区有机地联为一体,社区可以对精神分裂症患者提供有效的治疗管理,也提升了专业人员对患者的处置能力。综上所述,在各国政府的重视下,响应"去机构化"运动,很多国家建立了适合本国国情的社区精神卫生服务体系。

精神障碍的治疗经历了漫长的过程，到 20 世纪有了较大的发展。20 世纪 30 年代出现了"躯体治疗"，包括胰岛素治疗、电抽搐治疗（electric shock treatment，ECT）等。1933 年，塞克尔（Manfred Sakel）引入"胰岛素昏迷治疗"来治疗精神分裂症。此后，多年实践表明，这种疗法虽然确有效果，但也有很多缺点，如操作复杂、治疗过程中可能会发生严重的并发症甚至危及生命等，目前该治疗方式已较少使用。1938 年，意大利医师塞来提等首创了电抽搐治疗，这是一种以一定强度电流通过大脑引起全身抽搐来治疗精神障碍的方法，由于其操作简单易行、见效迅速，显著减少了精神障碍患者自杀的人数。20 世纪 50 年代又出现了改良电抽搐治疗，目前已广泛用于临床。

20 世纪 50 年代以后，精神类药物广泛应用于精神病学领域，促进了当代精神病学的飞速发展。20 世纪 50 年代，第一个抗精神病药物氯丙嗪开始用于精神障碍的治疗。法国化学家保罗·卡本提合成了吩噻嗪类药物氯丙嗪，这种麻醉增效剂具有良好的镇静作用，在应用于兴奋躁动的患者时发现该药物，不仅减轻了患者的兴奋躁动症状，在重复使用后患者的精神病性症状如幻觉、妄想等也得到了缓解。氯丙嗪的临床应用为精神分裂症的治疗带来了革命性突破。在同一历史时期，临床医师观察到异烟肼在治疗结核患者时会改善患者的情绪，从而开发出结构类似的抗抑郁药。之后大量新型抗抑郁药不断问世，精神类药物开发逐渐开始针对精神障碍发病机制中的各个环节，精神类药物治疗的可接受性、总体预后都有了很大改观。1963 年，贝克（Beck）提出了"认知行为治疗"。1966 年，格罗斯（Gross）等证实了氯氮平对精神分裂症有效。1968 年，斯特伦格伦（Strömgren）描述了"短暂的反应性精神病"。阿伊隆（Ayllon）和阿兹林（Azrin）描述了利用"代币经济"改善社会功能。1970 年，拉特（Rutter）发表了里程碑式的对儿童精神卫生的 Wight 研究。1975 年，氯氮平因导致出现致命的粒细胞缺乏症而一度退出市场。1980 年，克罗（Crow）发表了他的 I 型和 II 型精神分裂症假说。1984 年，安德烈亚森（Andreasen）开发了评估精神分裂症阳性和阴性症状的量表。1988 年，凯恩（Kane）证实了氯氮平在治疗难治性精神分裂症上的功效而重新应用于临床。

20 世纪 90 年代之后，选择性 5-羟色胺再摄取抑制剂（selective serotonin reuptake inhibitors，SSRIs）类抗抑郁药舍曲林、帕罗西汀、西酞普兰、氟西汀、氟伏沙明，5-羟色胺及去甲肾上腺素再摄取抑制剂（serotonin-norepinephrine reuptake inhibitors，SNRIs）类抗抑郁药文拉法辛、度洛西汀、左旋米那普仑等相继问世。

进入 21 世纪，当代精神病学取得了飞跃式的发展。随着众多基础学科如遗传学、神经生理学、神经生物化学、精神药理学、神经免疫学的迅速发展，分子生物学理论与应用上的长足进步，电生理学、脑影像学、心理测查等新技术在精神障碍的诊治和研究中的广泛应用，特别是社会学、社会心理学乃至人类学的理论在精神障碍以及心理行为问题的病因、治疗、预防与康复等诸多领域越来越受到重视，人类对于精神障碍本质的认识已发生了质的变化。如今，人们不仅能深入神经元细胞膜、受体、酶和氨基酸等不同分子水平去探索精神障碍的发病机制，还十分重视社会心理应激因素对精神障碍和各种心理和行为问题的作用。以生物、心理和社会三位一体的整体概念结合现代高水平的基础理论和技术去探究精神障碍的本质和重视患者的权益是当代生物-心理-社会医学模式的理论核心。生物精神医学的发展尤其是生物-心理-社会医学模式的推行可以被形容为精神病学的第四次革新。

经过四次革新运动，现代精神病学已发展成为一门相对独立的专科。尤其是随着医学模式从单一的生物医学模式向生物-心理-社会医学模式的转变，精神病学不但要研究与解决传统精神病学所涉及的精神障碍，更要关注精神卫生学等学科面临的人类不良心理及行为问题，找到促进精神健康、治疗精神障碍、提高生活质量的方法，精神病学的范围由此进一步拓宽。因此，精神病学知识不仅是今后从事精神科工作的医务人员所必需的，也是临床非精神科医师所必不可少的。

二、中国精神病学发展简史

先秦两汉时期是传统医学对精神障碍认识的萌芽期。这一阶段学术昌盛，名医辈出，我国传统医学逐渐形成了较为系统的理论并产生了一些代表性著作。《黄帝内经》是中医学理论的奠基之作,其中就有对于精神活动的生理病理的系统描述,书中把精神活动归于以"心神"为主导的五藏及五藏神的功能,并认为剧烈的情绪波动可引起躯体功能异常,如"百病皆生于气",以及"喜伤心""怒伤肝""悲伤肺""思伤脾""恐伤肾"的七情内伤论;同时,《黄帝内经》以"癫""狂""痫"作为精神障碍的基本分类,并对其病因病机有基本论述;还有阳厥、惊骇、善恐、善怒、狂言、妄言、善忘、善眠、多卧等精神异常症状的描述;提出"头者,精明之府",对精神活动的生物学基础有懵懂的认知。临床治疗方面,除了药物、针灸疗法,《黄帝内经》还有为后世所发展的祝由、"悲胜怒、怒胜思、思胜恐、恐胜喜、喜胜忧"的情志相胜疗法。可见,《黄帝内经》时期医家对精神障碍的认识是朴素客观的。汉代医圣张仲景在《伤寒杂病论》中从阴阳的角度讨论了郁症、脏躁、梅核气、百合病、奔豚气、酒癖等(类似于现代医学的抑郁障碍、癔症、内脏性幻觉、过量饮酒等),描述了这些疾病的病因、发病机制及症状,对诸多精神症状都做了详细的描述,并附有相应治法方药,不少方剂如百合地黄汤、桃核承气汤、柴胡加龙骨牡蛎汤等,至今仍在临床中发挥作用。

魏晋隋唐时期,中医学对病因有了更丰富的认识。如隋代医学代表著作《诸病源候论》更详细地论述了精神障碍的病因及症状,将精神障碍按内、外、妇、儿的临床特点进行划分。《肘后备急方》《外台秘要》等还提及自杀行为的救治方法。唐代孙思邈所著《备急千金要方》《千金翼方》中记载了著名的针灸治疗癫痫和狂症的穴位"十三鬼穴",还提出了著名方剂温胆汤,至今仍在临床中单独或与西药联合应用于精神障碍的治疗。当时医学的发展也不可避免地受到历史文化背景的影响,魏晋隋唐时期道家思想与外丹服食的流行,一方面使得许多精神情志疾病被人们用"尸""鬼"等来解释,另一方面也使传统医学对物质所致精神障碍有了更深入的认识,如莨菪、云英等食之会令人"狂荒"。

宋金元时期,我国的经济、文化、科技均领先于世界。北宋中期后,理学之风渐盛,唯心主义色彩与格物致知的精神促使传统医学迎来了百家争鸣的大发展时期。精神情志疾病理论更为系统、丰富,为明清时期精神障碍从内科疾病中独立出来奠定了基础。鬼神思想较先前已不再是主流,精神病学逐渐走向以临床经验为基础的理论整理与发展阶段。金元四大家提出情志疾病的"脾胃论"等,对七情等情绪情感的生理、病理有了更深入的认识,初步讨论了健忘等认知障碍。值得一提的是,这一时期记载了不少心理治疗医案,如著名的张从正"卫德新之妻遇盗受惊"案,详细记载了当时的系统脱敏治疗过程。

明清时期对于精神障碍的认识有了较大进展,逐渐出现专科化发展的趋势。医家著作正式列出"神志门""奇病门",将精神障碍从内科疾病中独立出来,如王肯堂《证治准绳》中将癫狂痫类、烦躁类、惊悸恐类单独列为情志门。明清时期正式提出"癫痫""郁症""痴呆"等沿用至今的精神障碍名称。对精神障碍症状的描述与当代医学逐渐接近,如"女子思想其人而心邪"与精神分裂症青春型相类似。明代李时珍提出"脑为元神之府";清代王清任《医林改错》提出"灵机记性,不在心在脑",在生理解剖和临床实践基础上提出"脑髓说",初步揭示了精神活动的生理机制和意识的本质。明末清初,医家已经接触到西方医学知识,如王宏翰在《医学原始》中将大脑的功能归纳为感知、记忆、思维、睡眠。

19世纪末,西方科学知识大规模传入我国,我国传统医学的发展受到冲击,西方医学理论指导下的精神病学知识、精神专科医院体系也随之而来。1872年,广州一位名叫嘉·约翰(John Kerr)的美国医师申请在当地建立一座精神病院,但因各种因素未能实现。1898年,嘉·约翰几经周折,终于建成了我国第一所精神病院——"惠爱医院"(现广州医科大学附属脑科医院),该院起初有30张床位,逐渐拓展至500张。后来,国外一些教会在我国相继成立了精神病院与收容所。1903年,香港开设了最早的精神病学课程。1913年,中国博医会翻译出版了有史料记载的第一本精神医学译著——扬格(G. Younger)的《精神病简述》。1923年,北京协和医学院开设了神经精神病学课程,培养出一大批人才。1933年,北京精神病人收容所改为教学与医疗相结合的北京市精神病院。其后大连(1932年)、长沙(1934年)、上海(1935年)、成都(1944年)、南京(1947年)等相继成立了精神病的医疗或教学机构,西方的精神病学在理论与实践相互结合的过程中逐渐扎根于中国。

新中国成立前夕,全国从事精神科的医师仅 50~60 人,全国精神病患者的床位总数为 1 000 张左右。新中国成立初期,精神障碍的防治工作主要致力于建立新的精神病院和复员退伍军人精神康复医院,收容和治疗无家可归或影响社会治安的精神障碍患者。为了加强学术交流,有条件的城市和精神病院逐渐开展精神障碍专科医师培训班。1951 年,成立了中华医学会神经精神病学分会,并于1955 年创立了《中华神经精神科杂志》。1956 年制定的 12 年科学技术发展规划中,将常见的精神分裂症和神经衰弱列为国家重点科研项目,推动了全国精神病学专业研究工作的开展。1958 年 6 月,卫生部在南京召开了第一次全国精神病防治工作会议。会议制定了今后防治工作的方针,即"积极防治,就地管理,重点收容,开放治疗",提出了"药物、劳动、文娱体育和教育"四结合的防治策略。这次会议对于我国精神卫生事业的发展起到了非常重要的推动作用。

20 世纪 60—70 年代,全国各地开展了一些城乡的精神病防治工作,开始重视精神病学高级人才的培养,出版了一系列精神病学教材,其中 1961 年人民卫生出版社出版的《精神病学》(刘昌永主编)为我国正式出版的第一部高等医学院校精神病学教材。1974 年,精神病学专科杂志《国外医学精神病学分册》创刊。1977 年以后,精神病学学科建设取得较快进展,卫生部委托全国 7 所有条件的精神病学教学和科研单位成立精神病学继续教育中心。20 世纪 80 年代以来,我国社会经济及医药卫生事业飞速发展,精神病学的临床、教学、科研工作也随之突飞猛进,与国际精神病学界有了较多的交流,逐步走向世界。1982 年分别在北京、上海两地建立了世界卫生组织精神卫生研究和培训中心,同年第一次在全国范围内使用统一的国际通用筛选工具和诊断标准,进行了 12 个地区精神障碍流行病学协作调查,取得了有关国内精神障碍流行病学的较全面的资料。为了加强国际学术交流、提高临床和实验室研究水平,我国先后制定了《中国精神障碍分类与诊断标准》(CCMD),如 CCMD-1、CCMD-2(1989 年)和 CCMD-3(2001 年),这些均为临床医师不可缺少的诊断工具。为了更好解决心理健康问题,1985 年中国心理卫生协会成立。1994 年,中华医学会分别成立了神经病学分会和精神科学会。1994 年 5 月在福建省泉州市召开中华医学会精神科学会第一次全国学术年会,选举张明园教授为首任主任委员。中华医学会精神医学分会自建会以来,在加快学科建设、促进科学研究、推进临床工作和加大国际国内交流方面取得了令人瞩目的发展。2002 年颁布《中国精神卫生工作规划(2002—2010 年)》。2005 年 7 月成立了中国医师协会精神科医师分会,于欣教授为首任会长。

21 世纪以来,国家在精神病学的基础建设、临床研究以及人才培养方面跨越式地加大了投入。2013 年 5 月 1 日《中华人民共和国精神卫生法》的实施,不但为广大的精神障碍患者提供了重要的法律保护,更为精神病学的临床研究与医学服务提供了有力的法律保证,揭开了精神病学有法可依的新篇章。2014 年 10 月,国家精神心理疾病临床医学研究中心成立,此项战略举措把我国精神卫生事业再次推上了高速发展的新平台。2021 年,经中央编办批准,设立国家心理健康和精神卫生防治中心,为国家卫生健康委员会直属事业单位,促进全国心理健康和精神卫生防治体系建设。2022 年,国家卫生健康委员会决定将北京大学第六医院、中南大学湘雅二医院、首都医科大学附属北京安定医院、上海市精神卫生中心作为国家精神疾病医学中心主体医院共同构成国家精神疾病医学中心,建立多中心协同工作机制,落实相应职责任务,带动全国精神疾病领域建设与发展。

第三节　精神病学与其他学科的关联

由于人类精神活动的复杂性,精神病学可能是医学各科中外延最广、与医学其他学科交叉最多、人类了解最少的学科之一。精神病学的基础是神经科学、医学心理学、行为医学、医学社会学和医学人类学等。神经科学等基础学科研究的是人类精神活动的微观基础;医学心理学与行为医学等研究的是心理社会因素与个体心理行为的关系;医学社会学和医学人类学则是从社会的宏观角度来研究人类,研究文化、社会大环境对人类精神活动的影响。

一、与其他医学学科的关系

医学心理学（medical psychology）研究的是心理变量与身体健康之间的关系,它既是医学的分支,也是心理学的分支。在精神障碍的诊断、治疗过程中,应用医学心理学的知识和技能,如使用适合的心理评估工具、分析患者的心理状况和影响患者的各种心理因素、了解和关注患者的心理需求、对患者开展各种心理治疗等,都与精神病学密切相关。

行为医学（behavioral medicine）研究与健康、疾病有关的人类行为,以及通过行为科学技术预防和治疗与人类自身行为有关的疾病和健康问题,如压力与健康的关系、适应不良行为（如成瘾行为、自杀行为、宗教迷信行为等）对人类健康的影响等。行为医学是一门多学科综合的边缘学科,与人类学、社会学、心理学、临床医学、预防医学、健康教育学、精神病学均有关系。在精神病学领域,行为医学理念和技术的应用非常广泛,例如应用行为治疗或者危机干预技术来矫正某些行为障碍或者精神障碍。

医学社会学（medical sociology）是用社会学的理论和方法,从群体的角度研究社会结构、与社会过程有关的健康和疾病问题。在精神病学领域,医学社会学研究与精神障碍相关的心理社会因素。

医学人类学（medical anthropology）以文化人类学的理论和方法来研究医学问题。在精神病学领域,它研究的是特定的文化背景与人类精神活动和行为的关系。

基础医学（basic science of medicine）是主要研究人的生命和疾病现象的本质及其规律的自然科学。基础医学是现代医学的基础,精神病学的研究探索同样离不开基础医学的创新和发展。随着基础医学的快速发展和研究手段的不断创新,精神障碍的发病机制将在分子、细胞、环路以及生物个体等多个层次得到全面解析。基础医学的进步为精神医学的发展带来了契机,也给各类精神障碍的预防和治疗带来了希望。例如,在基础医学对受体和神经递质的释放和储存机制的研究基础上,抗抑郁药物的研发取得了显著进展。

神经病学（neurology）主要研究中枢和外周神经系统以及骨骼肌的疾病的发病机制、症状、诊断、治疗及预防。精神障碍和神经系统疾病都是"脑疾病",两者密不可分,精神障碍可以显著增加神经系统疾病的发病风险,而神经系统疾病常伴有精神病学表现。随着深部脑刺激（DBS）等神经外科学技术的发展,精神病学和神经病学的融合将更为紧密。

神经影像学（neuroimaging）是一门以医疗或医学研究为目的,通过非侵入方式直接或间接对神经系统（主要是脑）的功能、结构进行成像的学科。根据成像的模式,主要分为结构成像和功能成像两类。随着脑磁图、磁共振成像（magnetic resonance imaging,MRI）、正电子发射体层摄影（positron emission tomography,PET）、近红外成像等神经影像技术的飞速发展,精神障碍的神秘面纱将被一层层地揭开。通过这些技术,人们可以在情绪、行为、认知和意识发生改变时,同步检测到大脑活动的改变。在某些精神障碍发病前或发病的早期阶段,患者的大脑结构和功能连接很可能已经出现异常,神经影像学技术有助于发现这些异常,便于医师及早对疾病进行干预,从而减少这些疾病发生的可能。

全科医学（general practice）是一种以基础医学为主题,融合现代生物医学、行为科学及人文社会科学的最新研究成果构成的,集预防、医疗、保健及康复为一体的,提供一般人群健康促进服务的医学服务体系。其主旨是强调以人为中心、以家庭为单位、以整体健康的维护与促进为方向的长期负责式照顾,并将个体与群体健康照顾和防治有机地融为一体。随着科技的不断进步,物质生活水平得到极大提高,人们对医疗卫生服务的需求也变得多样化。基层全科医师应具备一定的精神病学知识,能够及时掌握社区患者的精神卫生状况,从而在第一时间为患者提供便捷、有针对性的诊疗服务。社区卫生服务中心可通过划分医疗服务管理团队负责区域,对接签约家庭,并根据患者的病情、危险性程度、用药不良反应及家庭状况等进行分类干预。通过普及精神卫生及社区康复等方面的知识,对家属进行护理教育等工作,帮助患者全面改善身体、心理和社会等多方面的生活品质。

医学伦理学(medical ethics)是在人类与预防、医疗卫生行为、医学研究以及卫生事业管理等有关的道德现象的基础上,确立伦理学依据及其概念体系,概括出基本的伦理原则或准则、形成伦理分析框架来指导相应道德实践并研究具体伦理问题的一门学科。在精神卫生领域,世界精神病学协会(WPA)1977年发布的《夏威夷宣言》和1996年发布的《马德里宣言》是世界影响力最大、最重要的伦理学指南,规范了精神科医师临床实践和科学研究的行为。2013年中国发布了《中华人民共和国精神卫生法》,其中强调了精神障碍患者的自主权,以及保障精神障碍受试者权益对精神医学健康发展的重要性。良好的精神状态对于人体健康和疾病治疗都非常重要,精神医学伦理学更应侧重精神障碍患者权利保护方面的问题,如在强制实施干预的过程中,必须认真考虑对有精神创伤的患者造成的潜在长期伤害,以及对患者对于临床医师的信任的潜在长期影响。在精神科医师的职业素养形成方面,需要注重伦理意识的培养,这对精神医学的健康发展至关重要。

传染病学(infectious diseases)专门诊断、治疗和预防由致病微生物(包括细菌、病毒、寄生虫和真菌)所致的、在人或动物间直接或间接传播的疾病。当各种细菌、病毒作为病原体造成中枢神经系统以外的全身感染时,可诱发躯体感染相关的精神障碍,如意识障碍、幻觉和抑郁、焦虑等精神病性症状。同时,大脑受到感染也易引起各种脑器质性精神障碍如谵妄和痴呆的发生。

心脏病学(cardiology)相关疾病与心理因素或精神障碍密切相关。精神障碍是心血管疾病如应激性心肌病、高血压、心律失常的高危因素;心血管疾病同样可诱发精神障碍,例如心血管疾病诱发的中枢神经系统功能紊乱可导致各种精神综合征或精神障碍的发生。心血管疾病与精神障碍之间的共病十分常见,加大了诊疗和康复的难度。近年来,一门交叉学科"双心医学"(psycho-cardiology)即心理心脏病学取得了较快发展,该学科主要研究心血管疾病与心理/精神障碍之间的相互作用。

呼吸病学(respiratory medicine)是研究呼吸系统疾病的预防、诊断、治疗和康复的学科。呼吸系统疾病所致的精神障碍是指在呼吸功能不全的基础上,由呼吸生理学、血液学和脑代谢等多方面的异常引起的精神障碍。例如,阻塞性睡眠呼吸暂停低通气综合征(obstructive sleep apnea hypopnea syndrome,OSAHS)是最常见的睡眠相关呼吸疾病之一,也是睡眠呼吸暂停中的最常见形式,主要原因是在睡眠时上呼吸道(鼻咽、口腔及喉部)肌肉群和软组织过于松弛、过度异常增生或肥大,造成睡眠过程中反复发生上呼吸道部分或全部阻塞,使患者的睡眠持续性和睡眠深度下降,进而影响患者的睡眠主观体验,可加重日间嗜睡、注意力缺乏、记忆和认知缺陷、执行功能受损和抑郁等许多神经精神功能障碍的发生风险。

内分泌学(endocrinology)是研究内分泌系统与神经系统共同作用,维持动物体内各种生理功能正常运转的学科。内分泌系统的功能活动不同程度地依靠中枢神经系统来控制,而内分泌对于调节中枢神经系统也起着重要的作用。因此,内分泌系统疾病与精神障碍也密切相关。内分泌激素水平的改变可对大脑产生功能性影响,进而引起情感或精神变化,如糖尿病引起的神经系统改变可引发自主神经功能紊乱的症状,糖尿病相关的酮症酸中毒、维生素缺乏症、代谢障碍及合并的动脉粥样硬化、微血管改变等均与精神障碍的发生有关。

肿瘤学(oncology)是一门专门研究癌症治疗的学科。恶性肿瘤患者及其家属在疾病发展的各个阶段,均承受着不同程度的心理压力。癌症患者常见的精神障碍包括焦虑、抑郁和谵妄等,其原因既包括肿瘤对中枢神经系统的影响,也包括疾病或抗肿瘤药物对中枢神经系统的间接影响,如干扰素可以导致焦虑和惊恐发作。社会心理因素在恶性肿瘤的发生发展及诊疗和护理过程中起重要作用,精神障碍会影响患者的治疗和预后,随着患者心理痛苦水平的增高,其住院时间延长。

中医学(Chinese medicine)在早期以情志病统称心理障碍及精神障碍,历代文献多有描述。对精神障碍,中医治疗的基本原则为整体观念和辨证论治。辨证主要以证候、舌质、舌苔和脉象为主要依据,以中医八纲(阴、阳、寒、热、虚、实、表、里)为基础,结合病因病机进行。中医针对精神障碍的治疗已形成方药与针灸并用的治疗特色。

二、与医学以外学科的关系

心理学（psychology）是一门系统地研究人类的心智与行为的学科，包括思想、感知、认知、情感、性格等。当代精神病学的概念已远远超过传统精神病学的范畴，涵盖如何保障和促进人群的精神心理健康，减少和预防各种心理和行为问题的发生等许多领域。目前大多数精神障碍无法被彻底治愈，尽管有些患者病程短、症状轻微，可通过治疗恢复正常生活，但许多精神障碍需要长期或终身治疗，因此在许多情况下，心理评估和治疗是精神类药物治疗的重要补充。

神经科学（neuroscience）又称神经生物学或脑科学，是专门研究大脑及神经系统的结构与功能，探讨认知和行为的本质与规律的学科。传统的神经科学是生物科学的一个分支，也是理解神经精神疾病的根本基础，更是与精神病学关系最为密切的基础学科。它研究人类精神活动，探索精神障碍的本质和物质基础，因此与精神病学的发展相辅相成。一名优秀的神经科学研究者必定要从医学的临床实际问题出发开展研究，而一名杰出的精神科专家也必定要从神经科学的基础创新研究中汲取养分。神经科学研究可通过综合运用影像学、分子生物学等技术手段，深入探索精神障碍的发病机制，推动新型精神类药物的研发，以加快实现精准治疗的目标。精神病学对精神障碍的预防、识别和诊断，也会进一步推动神经科学的进步。

计算精神病学（computational psychiatry）是涉及计算神经科学与精神病学、心理学等多个学科的交叉学科。计算精神病学包含数据驱动和理论驱动两个主要的研究方向。数据驱动的计算精神病学通过使用数学模型或模式识别算法揭示精神障碍背后的神经生物学机制，启发精神障碍的分型诊断、风险预警、预后预测，协助临床诊疗和防治策略的制定。理论驱动的计算精神病学充分利用当前基础神经科学的成果和理论，采用计算建模的方法，解析各类精神障碍人群认知加工缺陷的计算神经机制，为认知行为治疗和大脑干预疗法提供新的视角。

人工智能（artificial intelligence）通常是指通过普通电脑程序来呈现人类智慧的技术。随着科学技术的进步，人工智能丰富了治疗模式，并有望在一定程度上缓解当前精神科医师短缺的现状，将在精神障碍的治疗及康复中发挥越来越重要的作用。例如，通过虚拟现实技术进行心理康复训练，可有效治疗恐高症、社交障碍等精神障碍；医疗机器人具有丰富的表情和肢体动作、具备拟人的运动控制系统和拟人的情感思维、环境感知能力，在与孤独症儿童互动和康复教育中具有独特优势。

社会精神病学（social psychiatry）是一门研究个体所处社会文化环境对于精神障碍的发生、发展、转归及预后影响以及个体行为问题的学科，研究重心为社会、文化、生态学等与精神障碍有关的心理社会因素。遗传学、神经科学和心理学等多学科研究的显著进展，以及社会经济的发展和不同文化间交流的日益频繁，有力推动了社会环境因素和精神障碍相关性的研究。

随着基础科学研究和诊断测量技术的不断进步，人们对精神病学的认识不仅深入到分子水平，同时也十分重视社会环境因素在精神障碍以及心理行为问题的病因、诊疗和预防等诸多领域所发挥的作用，已进入生物-心理-社会医学模式，未来应进一步契合精神障碍以及心理行为问题等方面的临床需求，整合多学科医疗资源，全面推动精神医学与其他相关学科的协同发展，开创精神医学发展的新局面。

第四节 精神病学的前沿科学问题

在世界万物中，精神现象最为复杂。与其他医学学科相比，精神病学有其特殊性与复杂性。精神病学最初是与神经病学合并在一起的，随着它的成熟与发展，在20世纪中期与神经病学逐渐分离。随着学科的发展，按照研究对象、研究领域以及研究方法等存在的差异，精神病学又产生一些分支学科和特殊的研究领域。人类对精神障碍的持续研究与探索，积累了许多科学发现与临床经验，对大脑有了一些初步的了解。但精神障碍是一类复杂的脑疾病，它不但受到自身生物学规律的制约，而且受到外界自然和社会环境的调控。加之科学技术发展的有限性,所以对精神障碍发生发展的本质至今还没有取得关键性的突破。

近年来,国内外针对多种精神神经系统疾病,包括抑郁障碍、孤独症、阿尔茨海默病(Alzheimer disease,AD)等开展了诸多研究,如中国"脑科学与类脑研究"、美国"脑计划"(Brain Research Through Advancing Innovative Neurotechnologies Initiative,BRAIN Initiative)、欧盟"人脑计划"(Human Brain Project)等,旨在加深人类对精神障碍等脑疾病的理解,加速脑健康、类脑计算及精神医学领域新技术应用。2011年,全球最具影响力的精神卫生研究者、支持倡导者、临床工作者组成一个工作联盟,并在 Nature 上共同发布了全球精神卫生的重点研究领域,呼吁为改善全球精神障碍患者的生活质量立即采取行动、增加投入。文中把重点研究课题划分为6个领域,并提出了25个最具挑战性的科学前沿问题。文中6个大的领域分别是:确定精神障碍的根本原因、危险因素和保护因素;推进预防和早期干预的实施;提高治疗水平和治疗可及性;增进对精神障碍总体负担的认识;加强能力建设;革新卫生系统和政策的应对。总的来说,虽然精神医学在科学研究方面发展迅速,但对于精神障碍的认识依然存在机制阐述不明、早期诊断困难、有效治疗手段有限、基础研究成果临床转化效率低下等方面问题,具体可以概括为以下几点。

(一)脑结构与神经网络的复杂性,为揭示精神障碍发生和发展机制带来更多挑战

人脑有数以千亿的神经细胞,在此基础上产生的任何异常精神活动都显得复杂而深不可测。中枢神经系统的任何结构和功能的改变以及与其他系统关系的失衡,均可表现为精神活动和/或行为的异常,然而这些异常却很难用当前的检测工具检测到,如何能够开发出更有效的检测工具也是值得人们思考的问题。当前,精神病学家及神经科学家应用脑电生理技术(脑电地形图、脑诱发电位、多导睡眠图、眼动追踪)、神经影像成像技术(磁共振成像、单光子发射计算机断层扫描、正电子发射体层摄影)、分子遗传学技术、光遗传学技术、神经生化及神经免疫检测技术等从微观的角度对精神障碍的发病机制进行深入研究,同时,流行病学、统计学、社会学、心理学的一些新的技术和方法也使人们能从宏观的角度深入研究心理社会因素在精神障碍中的作用,然而这些研究方式对于机制的探索仅停留在表观层面,未来数年精神障碍研究领域最需要有所突破的是精神分裂症、抑郁障碍等精神障碍的病理机制、早期识别标志物以及高效的治疗方法。

(二)探索精神障碍诊断的客观依据

现行精神障碍分类标准均建立在临床症状评估的基础上,缺乏客观的生物学诊断指标,即具有一组类似症状的疾病被归为同一类疾病范畴,而这一组类似症状可能是由完全不同的生物学过程引起的;反之,具有相异症状、被归为不同疾病类别的患者又可能共享相同的生物学过程,这就使现有的研究结果在很大程度上受到精神障碍分类方法的影响。当然,精神障碍分类标准的局限性也多是由当前对于精神障碍的机制探索不明确等所导致的。当下及未来,是以现在的精神障碍类别、独立的精神症状还是以某些可能的生物学标志物来作为临床研究目标,是一个值得研究者思考和高度关注的问题。

(三)致力于精神障碍治疗药物的研发及干预手段的拓展

1952年,氯丙嗪这一多巴胺受体拮抗剂首次用于治疗精神分裂症患者,并取得了一定的治疗效果,开创了精神障碍药物治疗的先河。近些年来,精神药理学已经发展到分子水平,探明了各种递质与激素的精神生物化学效应,并开发了多种递质受体的激动剂与拮抗剂,为研制精神障碍治疗的药物开辟了新途径。物理治疗在近几年得到了越来越多的关注,比如经颅磁刺激和深部脑刺激等技术,并且这些方法在失眠障碍和抑郁障碍等精神障碍的治疗方面展现了良好的效果。但是,人群的高异质性、治疗参数和疗效的可重复性等都是物理治疗在推广时亟待解决的难题。因此,寻找精神障碍的客观标志物、研发新型诊疗技术势在必行,已是精神医学的重要研究方向。脑成像技术、电生理学方法等神经生物学技术的进步,以及信息科学、人工智能和脑机接口技术的飞速发展,为精神障碍的诊疗提供了新的契机。

近年来,"中国脑计划"的正式启动标志着我国脑科学研究迈上了一个新的台阶,不仅推动了对大脑认知原理的解析和人工智能技术的发展,而且通过建立中国人脑健康多维度大数据,有望全面解析精神障碍的发病机制,实现精神障碍的早预防、早诊断和早治疗。

第五节　精神病学未来的发展方向

精神心理健康是健康的重要组成部分,是关系到人民健康、经济发展、安全格局的关键因素。党的十八大以来,以习近平同志为核心的党中央高度重视精神心理健康问题,明确提出要保障人民精神心理健康、加强精神心理卫生服务。积极促进精神心理健康是营造健康向上的社会心态的重要保障,将极大推动实现"健康中国"战略目标,有助于人类命运共同体的构筑。

目前精神障碍的现状及预防、治疗干预现状是:精神障碍致残率居高不下,重性精神障碍缺乏真正具有突破性疗效的药物,心理干预不能保证对所有患者有效。精神科致力于从整个人的角度去理解其健康和疾病,未来精神障碍的治疗关注点应放在更好地预防和治疗,尤其是个体化治疗上。治疗精神障碍的最好时机是在症状出现初期,为了实现及早干预,研究必须能够发现有较高预测价值的生物标志物和行为指标,个体化干预目标的实现也有赖于一套高灵敏度和特异度的生理指标作为指导。通过整合基因分型、临床信息、影像数据、药物疗效来识别精神障碍潜在的诊疗标志物及药物靶点,最终通过大数据分析和计算机技术找到可进行临床转化和应用的个体化精准治疗方案。但是在精神障碍优化治疗和个体化治疗这两大关键领域上,目前仍然存在诸多难以解答的问题。

随着科学技术的进步、研究方法的不断更新,特别是基因组学与神经科学的发展,生物精神病学在不久的将来将会有大的突破。从分子生物学角度探索精神障碍的病因以及神经可塑性是未来研究工作的重点,通过研究揭示大脑是如何通过分子水平、细胞水平和系统水平发挥作用的,从而为更深入地了解精神障碍提供基础。只有阐明了神经环路的分子特性和解剖连接才能很好地回答这些问题。新的工具和技术的出现将拓宽生物研究范围,从单个细胞分析到微电极技术,再到系统层面的脑影像技术,都是解决这些问题所必需的。

由于我国精神病学学科发展起步较晚,精神病学教学活动也与发达国家医学教育存在较大差异,如何提高精神病学教学质量水平,是需要人们深入思考的话题。第一,要创新教学模式,使教学与科研相融合。教学内容既要具备知识性、系统性、基础性,又要体现前沿性和时代性;除讲述基础理论、基本知识、基本技能外,还要注重精神病学学科及相关领域最新科研成果的传授。第二,"专业能力"是学生实践的基础,是从事任何一个行业的必备条件。通过教学和实践相结合的方式,让学生多接触临床,多接触各类不同的患者,在实践中体会精神症状的复杂性,掌握精神检查的精髓,不断探索,这样才能让学生把知识转变为真正可以治愈患者的能力。第三,精神科研究生的培养目标是学生毕业以后可以独立开展工作,因此在研究生阶段的培养中要严格监控质量,科学设置课程和考核标准。

（陆　林）

思考题

1. 精神病学的定义是什么?
2. 根据研究对象、研究领域及研究方法的不同,精神病学有哪些分支?
3. 精神病学与哪些医学学科有密切关联?

第二章
精神病学的研究方法与新进展

- 精神障碍是生物、心理、社会等多方面因素交互作用的结果。
- 精神障碍生物机制研究涉及分子遗传、神经生化等多方面。
- 影像等辅助工具的发展为精神障碍的研究提供了技术支持。

精神障碍是一种病因复杂的脑疾病。20世纪以来,随着科学技术的飞速发展,人们对大脑的结构及功能有了更深的了解,精神障碍的病因及发病机制研究也有了很大的进步。目前对于精神障碍病因学及发病机制的研究提示,精神障碍的发生发展可能与分子遗传、神经生化、神经内分泌等生物因素所导致的神经元功能障碍有关,同时受到社会、心理等环境因素的影响,是生物、心理、社会等多方面因素交互作用的结果。

第一节 精神障碍的病因学

一、生物因素

(一) 精神障碍的遗传因素

精神障碍的遗传学研究目标是明确精神障碍病因中的遗传因素及非遗传因素,找到精神障碍的易感基因,阐明遗传变异对罹患精神障碍风险的影响,为精神障碍的诊断、分型、治疗提供科学依据。应用群体遗传学(即遗传流行病学)的研究方法对精神障碍患者进行的家系、双生子、寄养子研究证实精神障碍具有很高的遗传倾向,孤独症的遗传度高达90%,精神分裂症与双相障碍的遗传度也高达80%,酒精滥用/依赖的遗传度为60%,重性抑郁障碍与惊恐障碍的遗传度相对较低,为40%(遗传度指群体中某一疾病可以由遗传效应来解释的部分);研究还发现,精神障碍的遗传模式并不符合孟德尔遗传定律,属于复杂的多因素遗传疾病。这些研究结果为制定如何进一步发现精神障碍具体遗传机制的研究策略提供了方向。

(二) 精神障碍的神经因素

精神障碍的临床表现可能是通过中枢神经系统的神经生化或神经通路的变化来介导的。但由于大脑生化物质的复杂性、对活体大脑的研究手段有限及伦理的限制,目前大多数精神障碍确切的生化改变机制仍不清楚。尽管如此,通过间接的研究方法,部分精神障碍如精神分裂症及抑郁障碍的神经生化病因研究还是取得了一些进展。如通过已有药物对精神障碍的有效治疗,发现单胺类神经递质、氨基酸类神经递质可能参与了精神障碍的发病,而对神经肽及神经营养因子的深入研究提示这两类物质也极有可能参与了精神障碍的病理生理过程。

二、环境因素

精神障碍的家系研究、双生子研究和寄养子研究均提示遗传因素的重要作用,但遗传因素并不足以单独解释精神障碍的病因学机制。近年来,许多不良环境因素对精神障碍患病风险的增加作用被越来越多的研究者关注。

(一) 城市化环境

随着发展中国家的城市化进程明显加快,这些地区的居民面临着更大的社会应激、贫富差距造成的心理负担以及罹患慢性疾病的高风险,因此,在大多数研究中,城市化进程使精神障碍的发病率升高近2倍。对于精神障碍的早发病例,相对于乡村环境,城市化环境的影响甚至高达4倍。更有研究指出,儿童青少年时期在高度城市化环境中暴露的时间越长,个体在成年期罹患精神障碍的风险就越高,且两者存在一定的量效关系。这提示城市化暴露在精神障碍病因学中可能存在重要作用。纵向研究还发现,改变暴露环境,如在儿童期从城市化环境迁移至乡村环境,精神障碍的患病风险将会相应地降低。

在城市化进程中,单亲家庭、留守儿童等社会适应不良情况常有发生,这种适应不良在高度城市化的社会中是明显的负面因素,促进了精神障碍的发生。但值得注意的是,在众多与城市化环境的相关研究中都观察到,精神障碍的发病率与该类身份人口的个体所处社会的价值观明显相关。如果单亲家庭、留守儿童或城市化环境在社会中被视为异常,这些就会作为负面因素明显增加精神障碍的患病率。如果这些因素被社会正常化并辅以系统性支持,其与精神障碍的关联强度可能大幅减弱,甚至转化为塑造心理韧性的潜在路径。因此,在讨论环境因素对于精神障碍的作用机制时,应将城市化特殊身份等因素放在特定的个体层面和整体的社会层面来综合审视。

(二) 童年创伤

早期生活经历在人类大脑结构和功能的发育过程中起着关键作用,童年创伤包括一系列的负性事件,如性虐待、躯体虐待、情感虐待和忽视。儿童期发生的不良事件可以对机体产生长远影响,导致个体成年后的行为及神经功能改变,是成年后精神障碍发生的危险因素之一。大量文献报道了儿童期虐待等负性事件可能增加成年期抑郁障碍、人格障碍、创伤后应激障碍等精神障碍的发病风险,但是多数研究的方法学缺乏严谨性。随着研究方法学的不断改进,最近的一些前瞻性队列研究明确了童年创伤与精神障碍患病率之间的量效关系。这些研究不但确定了儿童期创伤暴露与精神障碍发病之间的时序关系,还排除了回顾性研究中可能存在的反向因果关系。还有许多研究提示,这种童年创伤可以通过损伤神经可塑性等过程发挥持久的病理作用,但具体机制仍需要更进一步的研究证实。

三、生物-心理-社会的交互作用

最近20余年,慢性复杂性疾病的研究方法经历了从单一的个体层面到多维层面的转变,宏观的如家庭、社区、国家、文化环境层面,微观的如细胞、分子、基因层面,医学模式也已经从单一的生物模式转变为生物-心理-社会医学模式。关于精神分裂症等精神障碍的研究,体现了这种医学模式和方法学上的转变。

一项在动物模型中的研究证实了精神分裂症的遗传和环境交互作用(gene-environment interaction, GxE),该研究以精神分裂症断裂基因1(disrupted in schizophrenia 1,DISC1)基因敲除大鼠作为精神分裂症的模型,出生后5~8周的隔离作为环境应激,比较4种模型大鼠的行为学改变:野生型(未做基因敲除,亦无隔离,W)、环境模型(未做基因敲除,3周隔离,E)、遗传模型(DISC1基因敲除,但无隔离,G)以及遗传和环境的交互模型(DISC1基因敲除,同时进行3周隔离,GxE),仅在GxE实验大鼠中发现稳定的行为学异常和认知功能损害。进一步的研究显示:在大体标本中没有发现单纯G组大鼠的侧脑室扩大,但在GxE组大鼠的组织切片中发现中脑皮质(腹侧被盖区,ventral tegmental area,VTA)多巴胺神经元的甲基化水平升高,与多巴胺神经元表观修饰异常相对应,检测发现该组大鼠的酪氨酸羟化酶活性降低和血中皮质醇浓度升高。

精神障碍的病因学探讨主要围绕大脑基础、心理因素和社会环境因素等进行。在过去的50多年里,精神障碍的神经生物学基础的发现经历了一个令人激动的时期,精神障碍是与大脑功能障碍相关的疾病,这一假说已得到解剖学、组织学、影像学及神经生物化学等方面大量证据的支持。20世纪90年代后,随着遗传学、分子生物学、细胞生物学等学科研究手段的飞速进步,对复杂疾病病因学的理解

NOTES

日益深入,有关精神障碍的心理因素、社会环境因素等的病因学研究再次兴起,研究者从更为广泛而精细的层面探讨环境因素在精神障碍发病中的作用。环境因素和遗传因素在精神障碍表型形成中存在交互、协同作用,遗传因素调控个体对环境因素的易感性,环境因素则从各个生物学层面参与影响精神障碍表型形成。

第二节 精神障碍的生物化学与分子生物学

一、中枢神经递质

(一) 单胺类神经递质

在精神医学领域中,研究最多的几种单胺类神经递质是:多巴胺(dopamine,DA)、5-羟色胺(5-hydroxytryptamine,5-HT)、去甲肾上腺素(norepinephrine,NE)、肾上腺素(epinephrine)、乙酰胆碱(acetylcholine,ACh)及组胺(histamine)。

多巴胺的生理功能通过 5 个不同但紧密相关的 G 蛋白耦联受体介导。常见的多巴胺受体分为两类,一类为激动型受体 D_1 类受体(包括 D_1 与 D_5),另一类是抑制型受体 D_2 类受体(包括 D_2、D_3、D_4)。多巴胺与激动型受体结合后进一步激活腺苷酸环化酶,而与抑制型受体结合后进一步抑制腺苷酸环化酶。在精神分裂症的发生机制中,"多巴胺系统功能假说"占主导地位。该假说认为:皮质下中脑边缘系统 DA 功能亢进与精神分裂症患者的阳性症状如幻觉、妄想有关,而前额叶皮质 DA 功能降低则可能导致患者出现阴性症状如情感淡漠、意志减退及神经认知功能损害。最近发现多巴胺 D_3 受体在认知功能的调节中发挥重要作用,并且在多种精神分裂症认知功能损害的动物模型中,新型多巴胺受体拮抗剂 Y-QA31 和 DRD3 拮抗剂都表现出对认知功能症状较好的改善作用。目前常用于治疗精神分裂症的抗精神障碍药也多作用于多巴胺受体。

5-羟色胺大量存在于消化系统,少量存在于中枢神经系统。目前发现 5-HT 至少存在 7 种受体,这 7 种受体又包括 30 多种受体亚型,其中 5-HT$_5$、5-HT$_6$ 被发现主要与神经精神系统疾病相关。不同 5-HT 受体的功能紊乱与情感障碍、焦虑障碍的紧密关系已得到充分的证实。5-HT$_5$ 受体对调节神经递质释放具有负反馈抑制作用,而 5-HT$_5$ 受体拮抗剂的抗焦虑、抗抑郁和抗精神障碍的作用已被证实,为新药研发提供了理论基础。5-HT$_6$ 受体与学习、情感、记忆等活动关系密切,阻断该受体可以改善认知功能障碍。而临床上广泛用于治疗的抗抑郁药大多也通过拮抗 5-HT 受体,阻滞突触对 5-HT 的再摄取从而提高突触间隙的 5-HT 浓度以达到治疗作用。

去甲肾上腺素既是激素又是重要的神经递质,广泛作用于中枢神经系统,并参与神经系统的运动行为调节、注意和学习记忆功能。去甲肾上腺素受体是一种 G 蛋白偶联受体,包括 α 和 β 亚型。突触间隙 NE 受体减少会导致抑郁,并且抗抑郁药治疗会使者体内 NE 水平明显升高,NE 与抑郁障碍及焦虑障碍的发生密切相关。

乙酰胆碱对神经元的突触可塑性发挥重要作用,与大脑的学习及记忆功能密切相关,是改善认知功能的重要靶标,其通过作用于胆碱受体发挥作用。但乙酰胆碱极易受乙酰胆碱酯酶的分解,抑制乙酰胆碱酯酶活性,从而提高乙酰胆碱水平是治疗阿尔茨海默病、延缓患者认知功能损害的重要方法。

(二) 氨基酸类神经递质

氨基酸类神经递质分为兴奋性氨基酸(包括谷氨酸、天冬氨酸)与抑制性氨基酸(γ-氨基丁酸)。谷氨酸是中枢神经系统中主要的且最丰富的兴奋性神经递质,通过谷氨酸转运体发挥作用。谷氨酸转运体有两种类型:高亲和力转运体和低亲和力转运体。储存在囊泡中的谷氨酸通过低亲和力转运体的摄取系统胞吐释放,激活快速作用的兴奋性;而位于神经元上的高亲和力转运体可迅速终止谷氨酸的作用,并将其细胞外浓度维持在兴奋毒性水平以下。谷氨酸的兴奋毒性已经被证实与阿尔茨海默病、精神分裂症及孤独症关系密切。而γ-氨基丁酸(gamma-aminobutyric acid,GABA)能神经元所组成的抑制性微环路与兴奋性神经递质相辅相成,达到兴奋和抑制的平衡。在临床中,苯二氮䓬类药物可以促进GABA的作用,从而有效缓解焦虑。GABA的抑制作用对于治疗癫痫也发挥重要作用。

(三)神经肽

神经肽是一种广泛存在于神经组织中并参与神经系统功能作用的内源性活性物质,是一类特殊的信息物质,参与调节神经系统多种生理功能,如痛觉、睡眠、情绪、学习与记忆,以及神经系统的分化和发育。神经肽的种类繁多,如内啡肽、脑啡肽、强啡肽、其他内源性阿片肽、生长抑素(somatostatin)、神经肽Y、神经降压素、P物质、精氨酸升压素、内皮素等。研究发现神经肽类物质在抑郁障碍及阿尔茨海默病患者的脑脊液中含量明显降低,在精神分裂症患者脑脊液中含量出现异常改变。这些研究提示神经肽可能参与了精神障碍的病理生理机制。

二、神经营养因子

神经营养因子(neurotrophic factors,NTF)是一类由神经所支配的组织(如肌肉)和星形胶质细胞产生的多肽或蛋白质,对神经元及其他细胞的增殖、分化、存活、修复及凋亡起重要作用,包括神经生长因子(nerve growth factor,NGF)、脑源性神经营养因子(brain derived neurotrophic factor,BDNF)、神经营养因子-3(neurotrophin-3,NT-3)、神经营养因子-4(neurotrophin-4,NT-4)等。

越来越多的研究发现神经营养因子可能参与了精神障碍的病理生理机制。临床研究发现,神经营养因子水平与抑郁障碍的严重程度关系密切,并且阿尔茨海默病、精神分裂症等疾病患者BDNF的基因多态性异常也证实了这一观点。

三、神经内分泌

内分泌系统与神经系统之间存在紧密的双向调节。内分泌系统活动受到神经系统的调控,而内分泌系统的变化又能反过来调节神经系统的活性。在精神障碍患者中常会发生内分泌功能障碍,提示神经内分泌紊乱与精神障碍的发生发展可能相关。

(一)下丘脑-垂体-肾上腺轴

下丘脑-垂体-肾上腺轴(hypothalamic-pituitary-adrenal axis,HPA axis)参与机体的炎症及应激反应,当机体受到紧张刺激时,皮质醇合成增加,使得机体可以应对潜在的危险。高皮质醇血症患者常常出现焦虑、欣快感及睡眠障碍等精神症状,而在抑郁障碍患者中也发现皮质醇、促肾上腺皮质激素、促肾上腺皮质激素释放激素的浓度增高。此外,研究还发现,HPA轴似乎与惊恐障碍关系密切,但目前研究结果尚不统一,需更多的研究来证实。

(二)下丘脑-垂体-甲状腺轴

下丘脑-垂体-甲状腺轴(hypothalamic-pituitary-thyroid axis,HPT axis)对神经元的兴奋性、神经递质调节及中枢神经系统发育具有重要意义。甲状腺功能亢进的患者常伴随易激惹、失眠紧张、焦虑烦躁,甚至出现躁狂样症状。而甲状腺功能减退的患者常出现精神迟钝、嗜睡、记忆力减退,甚至出现幻觉妄想或典型的抑郁障碍表现。反之,抑郁障碍患者中常发现存在相对的甲状腺功能减退,且应用甲状腺素治疗可增强抗抑郁药的治疗效果。双相障碍患者也有HPT轴功能异常,如甲状腺功能减退、血清促甲状腺激素(thyroid stimulating hormone,TSH)对血清促甲状腺激素释放激素(thyrotropin releasing hormone,TRH)反应增强、血浆基础TSH浓度升高等。这些临床发现及研究报道均支持HPT轴可能参与了情感障碍的发病。

(三)下丘脑-垂体-性腺轴

下丘脑-垂体-性腺轴(hypothalamic-pituitary-gonadal axis,HPG axis)相关性激素对行为表现有明显影响。女性抑郁障碍的患病率高于男性,且常在月经前加重,绝经期或绝经期后患病风险增加。基于这种现象提出了两种神经内分泌理论:一是雌激素的释放使神经递质系统敏感化,二是激素的周期性释放使神经系统递质系统有着持续性的改变,不过明确的病理生理机制尚需更多探讨。精神分裂症患者大多在青春期前后发病,部分患者在分娩后急速发病。而精神分裂症女性患者预后较好,女性在围绝经期存在发病的小高峰或复发率较高等也提示雌激素可能对精神分裂症的发生和发展有抑制作用。

(四)催产素

催产素(oxytocin,OT)是一种肽类激素,由下丘脑的室旁核和视上核合成,通过垂体后叶分泌。催产素除了有刺激子宫收缩等生殖系统的作用,还有明显的亲社会效应,主要表现为:①增加母婴的依恋关系及降低初产妇所受的应激程度,成人 OT 水平较高的个体对朋友、恋人的表达和分享倾向增加;②增加人际信任度:研究发现,通过鼻吸 OT,个体对陌生面孔信任度的评级和吸引力的评价都有所提高;③提高共情能力:鼻吸 OT 可以提高人们推测他人情感心理的能力;④提高社会学习能力:个体接受 OT 注射后,对同类个体的再认能力大大提高,促进人际交往。遗传学研究也发现,OT 受体的CpG 甲基化与表达在男性孤独症患者的大脑皮质降低,因此,OT 与孤独症之间的关系以及 OT 治疗孤独症的长期效应与副作用受到越来越多的重视。此外,OT 与其他精神障碍如精神分裂症之间的关系也得到了越来越多研究者的关注,但 OT 与精神障碍之间的确切关系以及用于精神障碍的治疗还需得到更多研究的支持。

(五)褪黑素

褪黑素(melatonin)是一种由松果体分泌、调节内源性昼夜节律的重要激素,能缩短入睡时间,改善睡眠质量,还能清除内源性自由基,参与抗氧化系统,防止细胞产生氧化损伤。褪黑素的分泌节律与外在的昼夜节律需保持同步才能稳定地维持机体内环境。人为改变昼夜时间长短或给予褪黑素均可改变生物的昼夜节律。心境障碍患者中昼夜节律及血浆褪黑素水平等改变常有发生,而光照疗法对于季节性情感障碍有明显的改善作用。此外,在一部分精神分裂症患者中也发现褪黑素正常的生理分泌特征消失,夜间分泌水平明显降低,分泌高峰与睡眠/活动相出现改变,内在的分泌节律与外在昼/夜循环相不能有效地整合。

四、神经免疫

近些年的研究发现,神经炎症的激活与精神障碍的病理相关。许多研究表明,重度抑郁障碍患者外周血和脑脊液中的炎症细胞因子水平明显升高,炎症细胞因子水平的升高会影响脑内多巴胺等神经递质的合成,同时导致患者体内肾上腺皮质醇的释放紊乱,损害体内正常的神经内分泌过程。小胶质细胞是大脑的固有免疫细胞,也是中枢神经系统中最重要的炎症细胞,参与免疫应答。在正常生理条件下,小胶质细胞能清除死亡的细胞碎片,释放神经营养因子,促进突触连接的形成,同时能修复损伤;而在病理条件下,小胶质细胞大量释放,同时可导致炎症细胞因子的大量激活,使机体正常稳态改变,神经递质合成受损。小胶质细胞介导的神经炎症是抑郁障碍发病机制中神经元损伤的原因之一。炎症在精神分裂症发病过程中的作用已经在许多研究中被证实,一些促炎性细胞因子如肿瘤坏死因子-α(TNF-α)、白细胞介素(interleukin,IL)-1β 和 IL-6 在调节精神分裂症患者情感、情绪和社会变化相关的神经系统功能过程中发挥关键作用。但神经炎症与精神障碍之间的确切关系以及用于精神障碍的治疗还需得到更多研究的支持。

五、肠道微生物群落与脑-肠轴

肠道微生物群落是指寄居在人体消化道中各种微生物的总称,是由各种细菌、古菌、某些真核生物及病毒等构成的一个庞大复杂的微生态系统。随着微生物与大脑相互作用研究的深入,有证据表明肠道可与中枢神经系统进行复杂的双向调节,被称为"脑-肠轴"或"肠-脑轴"。来自胃肠道的信号(例如内脏感觉)通过神经网络传至大脑后影响大脑的反射调节和情绪状态,大脑的调节反过来又可以引起胃肠道的运动、分泌及免疫功能的改变。其可以使肠道微生物群落有效参与和调控机体的复杂生理过程。

目前,肠道微生物群落对精神障碍的影响已引起广泛关注。在许多抑郁障碍患者中发现,他们的肠道微生物群落存在明显的微生态失衡,肠道微生物群落的丰富度及多样性下降。此外,约 20% 的抑郁障碍患者会出现胃肠道的表现。精神分裂症患者中也发现了肠道微生物群落改变,同时伴随着免疫-炎症反应的异常激活,这些改变可能促进精神分裂症的疾病进展。基于肠道微生物群落失调引起的相关性疾病的新兴治疗方法——粪微生态移植成为近年来的研究热点,但具体机制及确切作用还需要进一步研究。

第三节　精神障碍的遗传学

精神障碍是典型的复杂遗传疾病,其病因受到遗传因素和环境因素等的影响。有研究结果表明遗传因素对精神分裂症发病的影响约占 73%~90%。人类遗传学研究,尤其是精神障碍的遗传学研究,正在以前所未有的速度发展。早在 20 世纪初,精神障碍学专家就发现精神分裂症和双相障碍患者家族成员的患病率比普通人高。随着全基因组测序工作的推进和数据信息处理技术的进步,精神障碍遗传学基础的研究已经取得长足的进步。精神障碍的遗传学研究有利于确定精神障碍病因中的遗传及非遗传因素,以及确定精神障碍的诊断和分型。

一、群体遗传学

(一) 双生子研究

双生子作为特殊人群,具有天然对照的优势。双生子研究作为一种重要的观察实验手段,在精神障碍的遗传研究中起着重要作用。双生子一般分为同卵双生子(monozygotic twin,MZ)和异卵双生子(dizygotic twin,DZ)。MZ 拥有相同的遗传特性及表型特征,DZ 的遗传特性及表型特征仅有某些相似之处。双生子研究可用于鉴定疾病在 MZ 和 DZ 之间的同病率,如果 MZ 测得结果的一致性大于 DZ,那么遗传因素可能是重要原因;而在同样环境中,如果 MZ 和 DZ 的一致性相似,那么双生子之间共有的环境因素更重要。因此,同卵双生子研究可以通过控制许多混杂因素来研究表观遗传因素对疾病的影响。

在 20 世纪的一项精神分裂症研究中发现,MZ 和 DZ 的精神分裂症同病率分别为 50% 和 4%。其后,经过众多研究者的观察和论证,MZ 的患病风险至少为 DZ 的 3 倍,是普通人群的 40~60 倍。很多精神分裂症患者的同卵孪生同胞虽不患有精神分裂症,但会患有其他一系列的精神障碍,如神经症等,这确立了遗传因素在精神分裂症中的重要作用。同时,关于心境障碍的遗传学研究也是当今的一个热点研究领域。有假说提出,重性抑郁障碍与双相障碍分别是同一种疾病的轻度和重度形式,或者是疾病易感性的连续形式(多基因或多基因遗传模式),或者是相同单个主要位点基因变异导致的不同表型。但这个假说还未得到明确的证实。焦虑障碍、惊恐障碍和强迫症及相关障碍等疾病的双生子研究也都显示了遗传因素在发病机制中的作用。但未来还需要更多的研究来证实遗传因素在精神障碍发病机制中的作用。

(二) 关联分析

寻找疾病基因的传统方法基本可归为两类:连锁分析和候选基因关联分析。

连锁分析是利用基因组上的微卫星作为遗传标志,在患病家系中观察是否存在某些遗传标志的传递模式显著偏离预期。连锁分析可以推断基因组上一个比较大的区域(通常超过 10Mb)内可能包含致病基因或疾病易感基因。在单基因遗传疾病中进行连锁分析更易取得成果,因为单基因遗传疾病的遗传因素完全或接近完全决定疾病的发生,并且致病基因的外显率较高。但目前的常见疾病,尤其是精神障碍,大多是复杂的多基因疾病,受到多个基因以及环境因素的影响,而且每个基因的作用都比较微弱,因而连锁分析在寻找复杂多基因疾病的致病基因的过程中收效甚微。

关联分析主要依据连锁不平衡来寻找致病基因。如果检测的遗传标志与致病基因非常接近,那

NOTES

么在群体中会存在连锁不平衡（linkage disequilibrium, LD）。关联分析可以检测一个比较短的基因组区域（约 100kb）是否包含致病基因。传统的关联分析通常根据某些间接线索，如基因的功能和在基因组上的位置（比如根据连锁分析的结果），选定一个或几个候选基因进行研究，不依赖家系，更适合用于复杂多基因疾病的遗传研究，但是传统的关联分析每次只能研究少数几个基因，分析对象有极大的局限性，很难发现常见疾病背后众多的致病基因。近几年发展起来的全基因组关联分析（genome-wide association study, GWAS）可以同时检测全基因组的遗传信息，不依赖于疾病的病因或定位假说，无偏差地分析基因组中遗传变异与疾病的关系，这一方法有望成为研究常见疾病致病基因的有力工具。

在精神障碍的遗传学研究中，常见的单核苷酸多态性（single nucleotide polymorphism, SNP）被广泛用于精神障碍的关联分析，利用 SNP 位点间的连锁不平衡信息，在基因组上搜索出可能的致病基因。最近的两个大型研究发现，精神分裂症、抑郁障碍和双相障碍这三者存在大量重叠遗传风险因素，而孤独症和注意缺陷多动障碍存在少量重叠遗传风险，精神分裂症、双相障碍、抑郁障碍、孤独症与注意缺陷多动障碍五种疾病间似乎具有共享的遗传易感基因。这些研究提示，不同诊断的精神障碍的易感（致病）基因可能具有重合性，同时也再次提示，现有的基于临床表现的诊断分类系统可能难以从病因学的角度进行分类诊断。

二、分子遗传学

遗传研究的另外两种研究方法——细胞遗传学及分子遗传学则侧重研究疾病的具体遗传机制。细胞遗传学应用于精神障碍的研究，确定了唐氏综合征（Down 综合征）、特纳综合征（Turner 综合征）、克兰费尔特综合征（Klinefelter 综合征）与脆性 X 染色体综合征是由染色体结构异常所致。精神障碍的分子遗传学研究在近几十年经历了传统的连锁分析、候选基因关联分析，到现在的全基因组关联分析及外显子组测序，亦取得了一些重要的进展。传统的连锁和关联分析对精神障碍的研究结果仅为人们提供了有限的信息。随着对这类复杂性疾病的认识，以及分子遗传学和遗传统计学等研究方法、技术的快速发展和进步，对于精神障碍的关联研究也从主要以假说驱动的候选基因研究策略，扩展到近年来开展的全基因组关联分析、外显子组测序（whole exome sequencing, WES）和全基因组测序（whole-genome sequencing, WGS），这将在很大程度上推动精神障碍的分子遗传学研究进程。

虽然目前已发现许多精神障碍的遗传易感基因，但这些研究的可重复性及可靠性尚待进一步验证，而且这些研究结果尚未充分揭示出精神障碍的分子遗传机制。最新的研究结果提示：既往研究发现的易感基因多为常见变异（最小等位基因频率>5%），其致病风险可能广泛存在但仅具有较小的个体风险效应，而等位基因频率为 1%~5% 的少见变异及等位基因频率<1% 的罕见变异在复杂性疾病的发生和发展中发挥了更为重要的作用。因此，应用外显子组测序的方法对精神障碍少见变异进行检测，可进一步全面阐释精神障碍的分子遗传机制，这也是目前精神障碍遗传学研究发展的必然趋势。现有的为数不多的研究通过病例-对照或核心家系的外显子组测序发现，*AUTS2*、*CHD8*、*MECP2*、*HUWE1*、*TRAPPC9*、*FMRP*、*LAMA2*、*DPYD*、*TRRAP*、*VPS39*、*DGCR2*、参与编码组蛋白甲基转移酶的 *SETD1A* 等基因的突变，且部分基因与钙离子通道、细胞相关骨架蛋白的发生有关，部分基因还参与神经元的迁移，突触信号的传递、转录调节及运输。

除此以外，不影响 DNA 序列却能产生可遗传变异的表观遗传学也日益受到研究者的关注。如已有研究发现，精神分裂症患者左额叶膜结合 COMT 启动子区域甲基化水平降低而基因转录水平升高，脑组织中少突细胞相关基因 *SOX10* 启动子 CpG 岛甲基化表达下调，中间神经元的 DNA 甲基转移酶 I 表达增加。另外，基因表达方面，如转录组学、蛋白质组学研究的兴起，也将进一步更全面地阐明精神障碍的遗传病因学。

三、生物大数据及信息学

生物信息学（bioinformatics）是研究生物信息的采集、处理、存储、传播、分析和解释等各方面的学科,也是随着生命科学和计算机科学的迅猛发展,生命科学和计算机科学相结合形成的一门新学科。它通过综合利用生物学、计算机科学和信息技术而揭示大量复杂的生物数据所蕴含的生物学奥秘。它把基因组 DNA 序列信息分析作为源头,在获得蛋白质编码区的信息后进行蛋白质空间结构模拟和预测,然后依据特定蛋白质的功能进行必要的药物设计。基因组信息学、蛋白质空间结构模拟以及药物设计构成了生物信息学的 3 个重要组成部分。

"大数据"一词最初起源于互联网和信息技术(IT)行业,人类基因组计划的完成带动了生物行业的一次革命,高通量测序技术得到快速发展,使得生命科学研究,包括基因组学、转录组学、蛋白质组学、代谢组学等获得了强大的数据产出能力,这些生物学数据具有数据量大(volume)、数据多样化(variety)、有价值(value)、高速(velocity)等特点。

人类基因组计划是由美国科学家 Renato Dulbecco 在 1985 年首先提出,美国政府 1990 年 10 月正式启动的,耗资 30 亿美元,由美、英、德、法、日、中共同参与的国际合作项目。目标为用 15 年时间投入 30 亿美元,完成人全部 24(22+X+Y)条染色体中 3.1×10^9 个碱基对的序列测定,主要任务包括作图、测序和基因预测,其根本任务是解读和破译生物体的生老病死以及与疾病相关的遗传信息。人类基因组计划全部测序工作提前到 2000 年春季完成工作框架草图。随着人类基因组计划的实施,海量生物数据迅速膨胀。对 DNA、RNA 和蛋白质序列、蛋白质二级结构和三维结构数据、蛋白质相互作用数据等大量生物数据的管理、分析和信息化的需求促进了生物信息学成为一个较完整的新兴学科并得到高速发展。

四、常用样本库简介

基因组浏览器(UCSC Genome Browser)是生物领域里常用的数据库之一,由美国加利福尼亚大学圣克鲁兹分校(University of California Santa Cruz,UCSC)创立和维护,主要包含了人类、大鼠、小鼠、果蝇、斑马鱼、线虫等多种常见动物的基因组信息。UCSC 里也包括了一系列的分析工具,帮助用户浏览基因信息、查看已有基因组注释、下载基因序列。在生物信息分析过程中,需要 fasta、GTF 或 BED 等格式的数据文件,而 UCSC 是这些文件的主要下载来源之一。

InterPro 通过整合多个蛋白质数据库,并去掉冗余,提供一个统一的接口,提供蛋白质序列功能注释,内容包括蛋白质家族预测,以及结构域和结合位点预测。因此,InterPro 是集成了蛋白质家族、结构域和功能位点的非冗余蛋白特征序列的数据库,InterPro 数据库成员包括 Coils、Gene3D、Pfam、PRINTS、ProSitePatterns、ProSiteProfiles、SMART、SUPERFAMILY、TIGRFAM、ProDom、PIR 等数据库。

SMART 是蛋白质结构预测和功能分析的工具集合,它整合了一些工具,可以预测蛋白的一些二级结构,如跨膜区(transmembrane segment)、复合螺旋区(coiled coil region)、信号肽(signal peptide)、蛋白结构域(Pfam domains)等。

第四节 神经影像学技术及精神障碍相关研究

近年来,随着脑成像技术和统计物理学的发展,研究者借助结构磁共振成像(structural MRI)、弥散磁共振成像(diffusion MRI)等成像技术来构建结构态的脑网络,或者运用脑电图(electroencephalogram,EEG)、脑磁图(MEG)以及功能磁共振成像(functional MRI)等技术建立功能态的脑网络,利用基于图论等理论基础的复杂网络分析方法,通过探究其拓扑原理等机制,试图解释大脑内部的工作机制。迄今为止,研究发现许多神经精神障碍(如阿尔茨海默病、精神分裂症等)与脑网络的结构性连接和功能性连接的拓扑性质异常有关。随着对脑网络研究的深入,学者们越来越认识到构建人脑结构和功能网络的重要性,并正式提出了人脑连接组(Human Connectome)的概念,从 3 个不同的空间尺度(神经元、神经元集群以及大脑脑区)着手进行研究。但鉴于目前研究手段的限制,现行的脑网络研究主要局限于大脑脑区层面的研究和分析。

一、概述

一个成年人的大脑中约有 10^{11} 个神经元,如此多的神经元互相连接,可形成约 10^{15} 个突触连接。多如繁星的神经元通过数量巨大的突触互相配合、互相协调,形成一个高度精密且极为庞杂的脑网络系统。研究证明,精神障碍是一种脑器质性疾病。然而大脑作为人体最为复杂的器官,活体大脑组织病理取样的伦理限制等一直阻碍着研究者对其病理生理机制进行研究,无创或微创的神经影像技术为研究活体大脑的生理及病理机制带来了希望。神经影像技术分为结构神经影像技术及功能神经影像技术。结构神经影像学主要是通过磁共振成像,如结构 3D T_1-MRI 研究脑灰质的密度与体积以及皮质厚度、皮质表面积,弥散张量成像(diffusion tensor imaging,DTI)可探索白质纤维完整性及追踪神经纤维素束的走向(利用 DTI 构建出的大脑白质纤维图)。功能神经影像学主要是探讨大脑功能活动状态,最为广泛应用的研究技术有正电子发射体层摄影(PET)、功能磁共振成像。PET 可测量大脑局部葡萄糖代谢、局部脑血流量的变化,以及检测神经递质受体的浓度、配体对受体的亲和力等;功能磁共振成像包括可测定某一特定脑区生化成分改变的磁共振波谱成像(magnetic resonance spectroscopy,MRS)以及可研究大脑功能活动状态、神经环路连接、大脑功能网络、脑网络属性的血氧水平依赖的任务态/静息态功能磁共振成像(oxygenation level dependent task/rest functional MRI)。

二、多模态磁共振成像

应用这些神经影像技术对精神障碍脑结构及脑功能病因学的研究已取得一些研究结果。如精神障碍脑结构的研究发现,虽然临床上常规的 CT 或 MRI 报告未发现精神障碍存在明显的脑结构异常,但对影像数据进行更为精细的分析处理后较一致地发现,精神分裂症患者的全脑体积、颞叶及海马体积降低,脑室体积扩大,但这一结果不具有诊断特性,如颞叶、海马体积降低同样见于抑郁障碍患者,脑室扩大亦见于阿尔茨海默病患者;白质纤维的研究发现精神分裂症患者的额顶叶、胼胝体、扣带回白质纤维完整性受损,且额顶叶白质纤维的异常与患者的神经认知功能缺陷有关;功能神经影像学的研究提示精神分裂症患者基底节区功能活动增强,前额叶功能活动降低,但也有相反结果的研究报道。

随着精神障碍的神经影像学研究的逐渐深入,近年来越来越多的证据表明,精神障碍的大脑结构或功能的异常并非局限于某一结构或某一脑区,而是源于神经环路或神经网络的异常。如已有的研究提示,心境障碍极可能涉及大脑情绪环路的异常,这些情绪环路包括与情感、奖赏处理直接相关的杏仁核、腹侧纹状体,以及间接参与情感处理、加工与情感调节的内侧前额叶皮质及前扣带皮质,在内侧前额叶皮质—前扣带皮质—腹侧纹状体—杏仁核—苍白球—内侧丘脑—下丘脑—中脑导水管周围的灰质-脑干的部分核团这一情绪环路中,任一节点的功能活动或连接出现紊乱均有可能导致心境障碍的发生;强迫症及相关障碍的发生则可能与前额叶—扣带回—纹状体—苍白球—丘脑这一神经环路异常有关;对精神分裂症不同模态 MRI 及神经电生理的研究结果从结构及功能多个角度提示精神分裂症存在脑连接异常的特性,该疾病与多个脑区连接异常、环路功能活动紊乱、大脑网络整合功能下降密切相关,如精神分裂症患者存在默认网络活动过度活跃及连接增强,不同大脑皮质神经网络间及皮质网络与皮质下网络间的连接紊乱。虽然精神障碍的脑结构及脑功能病理生理机制的研究已取得不小进步,但不同研究团队间的研究结果尚不能统一,同时关于精神障碍的脑结构或脑功能异常的特质性指标及状态性指标也有待进一步深入研究。

应用 Stroop 任务态功能磁共振研究显示,双相障碍患者在发作期与其情绪稳定期相比,内侧前额叶皮质的功能活性在躁狂发作时的激活程度减弱而在抑郁发作时激活程度增强,这可能是其状态性指标,同时与正常对照相比,左内侧前额叶皮质喙部功能活性的降低独立于疾病状态可能是疾病的特质性指标;也有研究发现双相障碍患者的杏仁核功能活动在躁狂发作期增强,在抑郁发作期减弱,而稳定期处于正常水平,但眶额叶皮质的 Brodmann 47 区的功能活动在三个阶段均处于减弱的状态,提示杏仁核表现出的异常功能活性可能是状态性指标,眶额叶皮质异常可能是特质性指标,双相障碍可能是由前额叶皮质对杏仁核的失调节所致。但是这些研究结果尚需更多研究予以证实。然而碍于大脑活体组织研究技术的局限性、血-脑屏障的存在、脑脊液研究的有创性,精神障碍的神经生化病因学的研究进展相对缓慢。值得鼓舞的是,如今脑影像技术的发展,特别是运用单光子发射计算机断层扫描(SPECT)或正电子发射体层摄影(PET)结合神经递质受体/配体/拮抗剂来研究活体大脑的神经递质将为明确精神障碍的神经生化发病机制带来新的曙光。

三、脑磁图

脑磁图(magnetoencephalography,MEG)是通过超导量子干涉仪(superconducting quantum interference device,SQUID)实时记录神经细胞兴奋时所产生的磁场变化的一种无创检查,可反映脑的功能。随着计算机技术及医学影像技术的发展,MEG 正逐步应用于神经内、外科和精神科疾病的诊断及治疗,并在脑功能区定位和认知功能研究方面发挥越来越大的作用。

MEG 在神经疾病的早期诊断中已显示出明显优势,尤其在癫痫灶定位、脑肿瘤手术前后对周围重要功能区的定位、脑外伤后的脑功能检查等方面。在 MEG 之前,病变与脑功能区关系密切或侵犯功能区时,由于病变常使脑组织发生位移或变形,凭借结构影像技术判断功能区较困难,因此在颅脑手术中常面临可能损害脑重要功能的难题。应用 MEG 的诱发脑磁场测定技术在大脑重要功能区定位及其功能状况显示,可为手术设计和采取妥善措施提供重要的信息。

在精神障碍方面,既往影像学研究已大大加深了对疾病病理机制的认识。以抑郁障碍为例,通常认为抑郁障碍是一种涉及多脑区、多系统的精神障碍。目前在既往结构影像学研究的基础上,提出了抑郁障碍存在"边缘系统—皮质—纹状体—苍白球—丘脑"神经病理环路的假说。大量的功能影像学研究亦证实了抑郁障碍在该环路上的异常。而目前对于脑功能动态改变的了解尚处于起步阶段,可以借助 MEG 进一步探求。国外一项应用 MEG 对 28 例精神分裂症患者及 20 例匹配的健康对照者的研究显示精神分裂症患者的脑慢波活动增强,在额颞叶及大脑后部区域尤为明显,这些异常的局灶性簇状慢波可能与信息加工处理功能损害及情绪障碍等临床表现有关。儿童由于语言、认知等大脑功能未发育完全,与其交流具有一定困难,而 MEG 的无创性和采集数据的客观准确性,适用于小儿精神障碍的诊断及鉴别诊断。同时,精神障碍因其特殊性,在治疗时需要根据患者的情况制定个体化治疗方案,且在治疗过程中需要动态调整才能达到最好的疗效,而利用 MEG 动态监测患者的脑功能区变化,对疾病的治疗评估具有重要意义。

四、脑网络组学

自"小世界网络"提出以来,复杂网络理论在诸多领域得到了应用和发展。人脑作为自然界中最复杂的系统之一,具有与其他复杂网络相似的属性。近年来神经影像学技术获得快速发展,成为研究人类复杂脑网络的强有力工具。通过结构和功能神经影像学技术构建人脑宏观网络图,并与基于图论的复杂网络理论相结合,成为一个认识神经系统的新平台。

图论是研究复杂网络的重要方法,主要用于观察离散对象的关系。构建脑网络首先需定义网络的节点(如神经元或宏观皮质区)和边(如轴突、宏观白质路径、区域间功能耦合水平),并将众多的节点和边构成特定的拓扑图,利用图论描述和分析其所包含的属性,以推测大脑工作的潜在机制。网络属性主要分为节点属性和全局属性。近年来阿尔茨海默病的脑网络研究发现 AD 患者的脑网络属性——聚类系数和最短路径长度发生改变,并推测与 AD 患者的记忆和认知功能下降有关,核心节点与早期 β-淀粉样蛋白沉淀的分布具有较强的一致性,推测核心节点作为信息处理核心的同时,其高活动性可能增强 AD 的病理性级联效应。精神分裂症的脑区间连通性下降,儿童期发病的精神分裂症患者的脑网络模块分化程度及聚类系数下降,而全局效率提高。在其后续研究中发现,短距功能连接的强度明显下降。近来一些研究开始关注精神分裂症患者"富人俱乐部"属性的改变,如连接密度下降,主要涉及连接额叶、顶叶和岛叶核心区域的白质路径。

复杂脑网络分析也为抑郁障碍患者的脑连接改变提供了新的支持。基于脑电图(EEG)数据构建的抑郁障碍患者脑网络研究发现,其聚类系数和特征路径长度显著下降。而研究发现,抑郁障碍不易患个体与抑郁障碍易患个体间存在差异,抑郁障碍不易患个体的脑网络更加稳定。强迫症及相关障碍患者的正常兄弟姐妹具有相似的小世界属性和模块性。强迫症及相关障碍患者的皮质—纹状体脑环路受到破坏,全局效率下降,最短路径长度和聚类系数指标提高,局部节点效率(主要包括额区、顶区和尾状核)下降,同时发现最短路径长度指标与强迫思维呈显著负相关。药物干预后强迫症及相关障碍患者脑网络的小世界属性、模块化组织和脑区间连接度显著提高。

美国国立卫生研究院资助的"人类脑连接组计划"及中国国家重点基础研究发展计划资助的"基于影像的脑网络研究及其临床应用"将为精神障碍脑网络连接研究提供重要的参考资料及工具。利用多种影像学方法构建大脑结构和功能网络图时,即可根据网络属性描绘和评价其结构特征,又可根据网络属性的改变解释相关疾病的潜在神经机制和发掘可能的影像学标记。

五、影像遗传学

影像遗传学(imaging genetics)作为一门新兴的交叉学科,是神经影像学与遗传学的结合,近年来发展迅速,已广泛应用于神经精神障碍(精神分裂症、抑郁障碍、阿尔茨海默病)和肿瘤(肝细胞癌、非小细胞肺癌、胰腺癌、胶质瘤、乳腺癌)等领域。其运用神经成像技术将脑功能或结构作为表型来评价基因对个人的影响,研究大脑功能或结构与遗传的关系,并帮助确定候选基因在大脑功能水平上的作用,可以揭示精神障碍的发病机制,为疾病的预测和诊断提供更准确的方法。大多数影像遗传学研究中,研究人员使用SNP作为关联分析的基因型数据,因为SNP是由基因水平中的单个核苷酸变异引起的DNA序列多态性,在某种程度上,它反映了个体的遗传特性。而在表型数据的获取中,研究者大多采用临床上广泛使用的磁共振成像脑影像数据进行分析。

近年来影像遗传学迅猛发展,在神经成像和遗传学研究领域产生了大量的数据。针对不同的情况,需要实施不同的策略、处理方法和验证方法等。对于一些多基因遗传疾病,患者的脑功能或脑结构往往异于正常人,多模态数据分析难度较大,研究人员大多使用多变量方法来研究多个遗传变异与多个脑表型的关联。常用的多变量方法主要有:多模态典型相关分析(multimodal canonical correlation analysis,mCCA)、联合独立成分分析(joint independent component analysis,jICA)、并行独立成分分析(parallel independent component analysis,paral-ICA)、基于稀疏表示变量选择(sparse representation based variable selection,SRVS)。PICA、SRVS等多变量方法通过充分发掘和利用基因与影像等生物标记数据内在的结构信息,能够分析易感基因与大脑结构或者功能的相关性,更好地揭示脑认知行为或者相关疾病的发生机制。表观基因组关联研究(epigenome-wide association study,EWAS)可以研究全基因组甲基化位点与疾病的关联。目前已有EWAS研究发现了与抑郁障碍相关的3个甲基化位点,将来可以结合EWAS和影像数据,深入探索基因-环境相互作用对大脑结构和功能的影响。未来影像遗传学研究可能需要建立新的纵向研究模型,同时整合遗传、神经影像和环境数据,探索精神障碍发展过程中基因-环境-脑-行为之间的动态相互作用。

第五节　神经电生理技术及精神障碍相关研究

一、神经细胞电位及记录

生物电活动是生物体的一种重要的生命活动。对生物电现象的研究,是在研究生命的基本特征——兴奋性的过程中逐步展开的。组织或细胞对外界刺激发生反应的能力称为兴奋性(excitability),组织或细胞受到外界刺激时所表现的如肌肉收缩等形式的反应或暂时性的功能改变称为兴奋

（excitation）。细胞处于兴奋状态时，膜两侧出现一个特殊形式的电变化——动作电位，肌肉收缩、分泌活动等外部反应实为细胞膜动作电位进一步触发后产生，并且产生于受刺激部位的动作电位。故而兴奋性重新被认为是细胞受到刺激时产生动作电位的能力，而兴奋指产生动作电位的过程或直接指动作电位。那些受到刺激时产生动作电位的细胞称为可兴奋细胞。神经细胞作为一种典型的可兴奋细胞，在受到刺激后常常能表现出较高的兴奋性，在受到有效刺激（阈刺激、阈上刺激）后产生动作电位，它的兴奋性是"全或无"的。

近年来，神经细胞研究领域在方法学和技术应用上取得了显著进展。实验方法方面，活体成像技术结合高分辨率显微镜和荧光标记技术，能够实时追踪神经元迁移、突触形成及神经递质释放的动态过程，为解析脑区功能调控机制提供了关键工具。基因编辑技术（如 CRISPR/Cas9）不仅用于构建疾病模型，还揭示了神经元成熟过程中表观遗传屏障的作用机制，为加速神经发育研究提供了新策略。此外，单细胞测序技术等实现了对神经元异质性的高精度解析及蛋白质动力学的量子级模拟，极大提升了研究效率和准确性。膜片钳又称单通道电流记录技术，该技术利用特制的玻璃微吸管吸附于细胞表面，使之形成密封，又称巨阻封接，被孤立的小膜片面积为 μm 量级，其中仅有少数离子通道。对该膜片实行电压钳位，可测量单个离子通道开放产生的电流，这种通道开放是一种随机过程。通过观测单个通道开放和关闭的电流变化，可直接得到各种离子通道开放的电流幅值分布、开放概率、开放寿命分布等功能参量，并分析它们与膜电位、离子浓度等的关系。还可把吸管吸附的膜片从细胞膜上分离出来，以膜的外侧向外或膜的内侧向外等方式进行实验研究。这种技术对小细胞的电压钳位、改变膜内外溶液成分以及施加药物都很方便。膜片钳技术是目前神经细胞电位研究中常用的实验技术，对于离子通道分子结构与生物学功能关系、药物作用机制的药理学研究等具有重要作用。

二、脑电图

脑电图（electroencephalogram，EEG）是一种对大脑功能变化进行检查的有效方法，它使用精密度较高的电子仪器，将电极片放置于人体头皮上，放大脑部自发性的生物电位，并通过电极记录脑细胞群的自发性、节律性电活动。EEG 是一种实用、简便、价廉和无创的工具，能够反映大脑生物电活动的变化，可用于认识和监测疾病进展。脑电图包括常规脑电图、动态脑电图监测、视频脑电图监测等。

在临床中，脑电图可以用于以下疾病的诊断。

（1）癫痫：由于癫痫在发作时脑电图可以准确地记录出散在性慢波、棘波或不规则棘波，因此对于诊断癫痫，脑电图检查十分准确，且脑电图对抗癫痫药的停药具有指导作用。

（2）精神疾病：为了确诊精神分裂症、抑郁障碍等，可做脑电图检查。许多研究表明，精神分裂症、抑郁障碍及慢性酒精中毒等患者的 EEG 都存在广泛的异常。

（3）其他疾病：脑电图所描记的脑部活动图形不仅能提示脑部本身疾病，如癫痫、肿瘤、外伤及神经变性疾病等所造成的局限或弥散的病理改变，而且对脑外疾病如代谢和内分泌紊乱及中毒等引起的中枢神经系统变化也有诊断价值。

三、事件相关电位

事件相关电位（event-related potential，ERP）不同于常规脑电图，是通过给予大脑具有特殊心理意义的各种刺激，诱发大脑产生特殊的电位变化。脑的这些特殊的神经电生理变化是在认知过程中产生的，所以 ERP 也被称为认知电位，即人们对某事物进行认知时，在头颅表层记录到的脑电波。ERP 可以反映大脑认知过程中的各种思维活动，被视为"窥视"人类和各种生物心理活动的窗口，在研究认知功能的相关实验中得到广泛的应用。

经典 ERP 的主要成分包括 P1、N1、P2、N2、P3（P300），其中前三种称为外源性成分，而后两种称为内源性成分。事件相关电位 P300（event-related potential 300，P300）是一种反映受试者早期认知功能损害最有价值的电生理指标,它是晚期认知成分的第三个正波 P3。P300 由 Sutton S.等首次记录到,因为 P3 是在刺激后 300 毫秒左右出现的正波,故称为 P300。P300 与大脑对事物的认知活动有关,与所受刺激的物理性质无关。它与大脑的信息处理相关,具有较高的时间相关性,尤其可以反映受试者的注意维持能力。应用 P300 评价认知功能的改变具有一定的客观性。

四、多导睡眠图

多导睡眠图(polysomnography,PSG)又称睡眠脑电图,主要用于睡眠和梦境研究以及抑郁障碍和睡眠呼吸暂停综合征的诊断。多导睡眠仪检查是指通过记录全夜睡眠过程中的脑电、肌电、呼吸、血氧等生理信号,经处理分析后得出有关睡眠结构、呼吸事件、血氧饱和度、鼾声、体位和心电图动态变化的具体数据,是研究睡眠结构和睡眠呼吸紊乱的重要工具。

20 世纪中叶,美国科学家借助于早期的 PSG 技术,首次发现人类的睡眠不是一个均一状态,而是有两个不同的时相周期在交替。他们第一次观察并描述了快速眼动(rapid eye movement,REM)睡眠,即一种深度睡眠伴有眼球快速水平运动的状态。在此睡眠期间,各种感觉功能进一步减退,以致较难唤醒;骨骼肌反射活动和肌紧张进一步减弱,肌肉几乎完全松弛;自主神经功能下降但不稳定,有血压升高、心率增快、呼吸加快和不规则等情况。20 世纪 70 年代,研究者首次报道了抑郁障碍患者的 REM 睡眠潜伏期缩短,其后越来越多的研究发现抑郁障碍患者 REM 睡眠的各项参数存在变异,这同时也说明抑郁障碍患者常常发生入睡困难、易醒与早醒等现象。

五、其他

诱发电位(evoked potential,EP)是指给予神经系统(从感受器到大脑皮质)特定的刺激,或使大脑对刺激(正性或负性)的信息进行加工,在该系统和脑的相应部位产生的可以检出的、与刺激有相对固定时间间隔(锁时关系)和特定相位的生物电反应。诱发电位依据刺激通道分为听觉诱发电位、视觉诱发电位、体感诱发电位等。临床上常将诱发电位分为两大类:与感觉或运动功能有关的外源性刺激相关电位和与认知功能有关的内源性事件相关电位。ERP 是一种特殊的脑诱发电位。

近红外脑功能成像,又称功能性近红外光谱技术(functional near-infrared spectroscopy,fNIRS),作为一种无创脑功能神经影像技术,自 1977 年 Jobsis 首次应用于脑功能检测以来,已被广泛应用于神经精神领域的功能成像检测。fNIRS 使用波长为 700~1 000nm 的近红外光,对大脑活动过程中微循环氧合血红蛋白(oxygenated hemoglobin,oxy-Hb)、脱氧血红蛋白(deoxygenated hemoglobin,deoxy-Hb)浓度的改变及血流动力学变化进行检测,间接反映相应的神经电活动,因此也称为功能性近红外光谱分析。近 20 年来,fNIRS 研究的主要靶点集中在前额叶皮质、运动皮质、视觉皮质、运动想象和躯体感觉皮质等区域,fNIRS 对各类精神障碍患者执行认知功能试验时的实时检测成为主要的研究方法。目前 fNIRS 已经广泛应用于精神障碍的各个领域,成为一种具有巨大潜力的测量精神障碍的量化指标。

第六节　精神障碍的临床流行病学研究

一、概述

WHO 和世界银行的疾病负担研究显示,神经精神障碍的疾病负担占全球疾病总负担的比例已显著增加。2019 年的全球疾病负担研究指出,精神障碍占全球健康损失残疾年的 15.6%。我国改革开放以来经济快速发展,人们的思想观念、生活方式发生了巨大变化,疾病谱也随之发生了一定的改变。目前,精神卫生问题是我国重要的公共卫生问题已经成为医学和社会各界的共识。精神障碍的流行病学研究意义重大。

二、描述性研究

描述性研究是流行病学研究方法中最基本的类型,主要用来描述人群中疾病或健康状况及暴露因素的分布情况,目的是提出病因假设,为进一步调查研究提供线索,是分析性研究的基础;还可以用来确定高危人群,评价公共卫生措施的效果等。主要方法包括普查、抽样调查、病例分析、个案报告等。

以北京大学第六医院黄悦勤教授团队为主导的中国精神卫生调查(China Mental Health Survey,CMHS)是 2012 年在全国 31 个省(自治区、直辖市)、157 个县/区、268 个乡镇/街道、1 256 个村/居委会的 38 593 户的 18 岁以上居民(共 32 552 人)中进行的普查,是有史以来我国精神障碍流行病学研究中最广泛最权威的一次全国性调查。

三、分析性研究

分析性研究通过观察和询问,对可能的疾病相关因素进行检验。分析性研究主要包括病例对照研究(case-control study)和队列研究(cohort study)。

病例对照研究选取一组患某病的人(病例),再选取另一组没有患某病的人(对照),收集两组人中某一或某几个因素存在的情况,再以统计学方法来确定某一因素是否和该疾病有关及其关联的程度如何。在精神障碍的临床研究中常常选用病例对照研究进行分析,探究某种因素对于疾病的影响。

队列研究则是选取一组暴露于某种因素的人和另一组不暴露于该因素的人,再经过一段时间后以统计学方法比较两组人患某病的情况,以确定某因素是否和某病有关。精神障碍的临床研究中常常用队列研究来探讨家庭、环境或者社会的因素对疾病的影响。

四、实验性研究

实验性研究是一种受控的研究方法,通过一个或多个变量的变化来评估它对一个或多个变量产生的效应。实验的主要目的是建立变量之间的因果关系,一般做法是研究者预先提出一种因果关系尝试性假设,然后通过实验操作来检验。主要包括随机双盲对照试验、交叉对照试验等。

精神障碍的治疗方案效果评价试验主要是采用随机双盲对照试验,即将研究对象按随机化的方法分为试验组与对照组,然后,试验组给予治疗措施,对照组不给予预评价的措施,即给予安慰剂,前瞻性观察两组转归结局的差别。双盲试验中研究者和患者都不知道每个患者被分在哪一组,也不知道何组接受了试验治疗,更能避免来自受试者与研究者的偏倚。

交叉对照试验类似于随机对照试验,分为两个阶段进行。将实验对象随机分为 A、B 两组,前一阶段 A 组接受治疗措施,B 组作为对照,而后一阶段 B 组接受治疗措施,A 组作为对照。这种方法在精神障碍治疗药物的不良反应研究中具有重要意义。

(王高华)

思考题

1. 精神障碍的病因研究主要关注哪些方面?
2. 精神障碍的临床研究中,常使用的辅助诊断工具有哪些?
3. 精神障碍的遗传学研究中,常使用哪些方法来确定精神障碍中的遗传和非遗传因素?

第三章
精神障碍分类与诊断系统

- 按病因及病理改变对疾病进行分类是医学所遵循的一个基本原则,但由于精神障碍病因学的复杂性以及研究手段的局限性,目前大多数精神障碍的分类与诊断仍主要遵循症状学分类原则。
- 常用的精神障碍诊断与分类系统包括 ICD 和 DSM,目前最新的版本为 ICD-11 和 DSM-5。
- DSM-5 的诊断特点在于对某些精神障碍,提高其"诊断特异性"标准而降低其"诊断敏感性",且使用"谱系"概念。DSM-5 采用症状、病程、排除某种物质的生理效应或其他躯体疾病所致以及严重程度(引起临床意义痛苦或导致社会功能受损)四个方面的严格标准对疾病进行诊断。
- ICD-11 未严格明确各类精神障碍的诊断标准,而是列出核心(必要)特征、其他临床特征、与正常状态的区别(阈界)、病程特征、不同年龄阶段的表现、文化相关特征、性别相关特征、与其他障碍和情况的区别(鉴别诊断)等几个方面,供临床医师在诊断时进行参考。

第一节　精神障碍分类的基本方法与原则

一、精神障碍分类的基本方法

疾病分类是将种类繁多的不同疾病按各自的特点和从属关系,划分为不同的类别,并归成系统,以加深对疾病之间关系的认识,从而为诊断、鉴别诊断、治疗提供参照依据,并预测其可能的结局;也为开展临床基础研究、进一步探讨各类疾病的病因机制提供表型依据。最为理想的分类方法是按照客观准确、可以反映疾病本质的原则建立疾病的分类体系。

疾病分类主要有两种基本方法:一种为病因学分类方法,即根据疾病的病因或病理改变进行分类;另一种为症状学分类方法,是根据患者在临床上所表现的共同症状或综合征对疾病进行分类(表3-1)。在临床医学中,许多已经明确病因或病理生理机制的躯体疾病多采用病因学分类的方法,然而,对于大多数精神障碍而言,因其病因学的复杂性,目前的研究尚不能清楚地揭示这些疾病的病理生理机制,故而主要采用症状学分类方法。例如,在精神障碍中,散发性病毒性脑炎所致精神障碍、自身免疫性脑炎所致精神障碍、多发性梗死性痴呆、酒精使用所致障碍、苯丙酮尿症、超雄综合征(XYY综合征)、应激相关障碍等疾病,是按病因学/病理生理改变来命名与分类的,此种分类方法亦有利于对因治疗;而更为常见的精神分裂症、双相障碍、抑郁障碍、焦虑障碍等疾病,则是采用症状学分类的方法。在疾病病因不甚明了时,鉴于同一症状或综合征可有不同病因,使用症状学分类更有利于这类患者的对症治疗。

表 3-1　病因学/病理生理学分类与症状学分类的比较

比较要点	病因学/病理生理学分类	症状学分类
依据	根据病因学/病理生理学建立诊断	根据症状/综合征建立诊断
特点	病因不变,症状可变,诊断不变;同一病因可有不同的症状,类似的症状可能有不同的病因	症状/综合征改变,诊断改变;病因不同但症状相似的不同疾病会得出相同的诊断

续表

比较要点	病因学/病理生理学分类	症状学分类
亚型	同一病因可有不同综合征,如酒精中毒与酒精戒断的表现完全不同	同一症状或综合征可有不同的病因,如脑肿瘤或阿尔茨海默病导致的痴呆综合征或幻觉妄想综合征
优点	有利于病因治疗	有利于对症治疗

二、精神障碍分类与诊断的原则

如前所述,按病因学及病理生理学改变进行疾病的诊断与分类,是医学所遵循的一个基本原则。然而,由于精神障碍是一类极具挑战的大脑疾病,病因学的复杂性以及研究手段的局限性导致目前对大多数精神障碍的分类与诊断无法实施病因学分类或诊断原则。无论是世界卫生组织(WHO)的《国际疾病分类》第十一次修订本(*International Classification of Diseases*,ICD-11)第6章关于精神障碍的分类诊断部分,还是美国《精神障碍诊断与统计手册(第5版)》(*Diagnostic and Statistical Manual of Mental Disorders*,5th Edition;DSM-5),均主要遵循症状学分类原则,即用描述性或纪实的方法将临床表现与病程基本相同的病例集为一类,将临床表现与病程显著不同的病例划分为不同的类别,这样有利于制定不同的治疗方案,预测不同的疗效和预后;同时尽可能在一定程度上兼顾病因学、病理生理学特征进行分类与诊断,如根据神经科学的最新研究进展和诊断组之间的遗传信息,修订章节结构,突出遗传性和生理性风险因素、预后指标以及一些可能的诊断标记。

精神障碍分类与诊断原则的制定,对学科发展至关重要。临床、教学、科研中采用统一的分类方案与诊断标准,使领域内有相互交流的共同语言,有助于教学及人才培养,保证科研资料收集的一致性与科研结果和发现的可比性,有助于推动精神障碍临床和基础研究的进展,为将来最终实现基于病因学/病理生理机制的精神障碍分类诊断提供科学依据。

精神障碍的诊断标准是将疾病的症状按照不同的组合,以条理化形式列出的一种标准化条目。诊断标准包括内涵标准和排除标准两个主要部分:内涵标准又包括症状学、病程标准、病情严重程度等指标,其中症状学指标是最基本的,包括核心症状和伴随症状。需要注意的是,诊断标准仅仅是工具,可靠的病史收集、仔细的医学检查(包括神经系统检查在内的体格检查,尤其是精神状态的检查),以及必需的实验室检查等辅助检查是正确使用诊断标准从而做出正确诊断的必要条件。

三、精神障碍的诊断和分类系统介绍

古希腊和古罗马时期,人们描述了五类精神异常,即狂乱(妄想)、躁狂、忧郁、歇斯底里和惊厥,它们的鉴别建立在现象学的基础上。希波克拉底曾描述过四种气质:胆汁质、多血质、忧郁质、黏液质。古罗马医师盖伦(129—199年)曾试图将认识精神障碍的重点从现象学转移到病因学。19世纪,欧洲大学著名的精神病学教授们均建立了他们自己的分类框架。当时任何一种框架的权威性均取决于创始人的权威性,其使用通常局限于某个国家的某个城市或区域。不同的分类系统或框架流行于不同的国家甚至同一个国家的不同区域,结果形成精神障碍分类学的割据状态,缺乏一个能被多数学者接受的统一标准来进行交流。现今许多诊断实践的民族性差异可追溯到19世纪那些著名教授的独特观点。值得关注的是,克雷珀林第一次将躁狂抑郁症和"早发痴呆"(瑞士著名精神病学家布鲁勒尔于1911年将其更名为精神分裂症)予以明确区分,并同时建立了一个较为详细的精神障碍分类系统,成为现代精神障碍分类结构的基础。

20世纪以来,尽管人们利用现代化科技手段对精神障碍的病因进行了大量的探索,也取得了一定的成绩,但尚未清晰阐明精神障碍的病理生理机制。目前大多数精神障碍的诊断仍停留在对临床现象的描述上,没有任何一种实验室检查可以作为"功能性"精神障碍的诊断标准。临床工作者和研究人员意识到迫切需要统一的并能为多数人所接受的诊断分类标准来帮助进行临床、科研工作以及国际学术交流,这也是形成国际公认的精神障碍诊断分类(如 DSM 和 ICD)系统框架的重要基础。

我国精神病学专家早在 1958 年就提出了较为完整的精神障碍分类方案,将精神障碍划分为 14 类;1978 年成立专家工作小组,对原方案进行全面修订,将精神障碍分属为 10 大类,并进一步划分了各类精神障碍的类型与亚类,作为《中国精神障碍分类与诊断标准》(*Chinese Classification and Diagnostic Criteria of Mental Disorders*,CCMD)第 1 版(CCMD-1)。1989 年对第 1 版予以修订并公布了《中国精神障碍分类与诊断标准》第 2 版(CCMD-2),并于 1994 年再次修订形成 CCMD-2-R。1995 年,专家工作小组开始按照“在保留具有我国特色、特点的精神障碍分类方法的同时将分类系统与国际疾病分类法逐渐接轨”原则对 CCMD-2-R 予以修订,于 2001 年推出了 CCMD-3。CCMD-3 较之前版本进一步向国际分类靠拢,对多数疾病的命名、分类、描述、诊断标准都尽量与 ICD-10 保持一致,同时注意借鉴 DSM 系统的优点。

作为精神科医师主要需要了解的重要诊断和分类系统包括 ICD 系统和 DSM。

第二节 常用的精神障碍诊断与分类系统

一、国际疾病分类系统

1853 年在巴黎国际统计年会上,两位统计学家展示了一个死亡原因列表,被称为 Bertillon 的死亡原因分类。国际统计学组织每五年对这个列表进行一次修改,1899 年法国政府接管了这项任务,出版了《国际死亡原因列表》(*International List of the Cause of Death*),这便是 ICD 的前身。1948 年,世界卫生组织在巴黎举行的第 6 届国际疾病和死亡原因分类会议上,将其更名为《国际疾病分类》第 6 版,简称 ICD-6,其成为第一个全面的疾病分类,首次将精神障碍列入第五章“精神、心理神经和人格障碍”。但当时 ICD-6 对精神障碍的分类比较简单,许多精神障碍种类未能包括在内,所以很少被临床采用。之后大约每 10 年 ICD 被修订一次,ICD-10 于 1992 年出版,最新的 ICD-11 于 2018 年发布,2022 年 1 月 1 日,世界卫生组织官方网站发布消息:ICD-11 正式生效。用户可以通过 3 种方式,即 ICD 纸质版、在线工具和本地软件使用 ICD-11,使得 ICD-11 的使用更便捷、更高效。

与 ICD-10 相比,ICD-11 的结构体系和应用范畴要大得多。ICD-11 提出“基础组件”(foundation component)和“线性组合”(linearization)两个概念。基础组件是所有 ICD 分类单元的总和,包含了 ICD 的全部内容。由于 ICD 分类单元具有不同的用途属性(分类属性),可以根据使用目的的不同从基础组件中衍生出不同的子集,这称为线性组合。多种线性组合可满足不同资源配置的初级医疗机构的疾病分类需求,包括供低资源初级医疗机构(primary care low resources settings,PCL)和中等资源初级医疗机构(primary care intermediate resources settings,PCM)使用的线性组合,分别简称为 ICD-11-PCL 和 ICD-11-PCM。此外,通过对分类单元的分类属性进行定义,可产生适用于不同专科的线性组合。

国际疾病分类系统作为卫生信息标准体系的重要构成部分,被越来越多地用于临床研究、医疗结局监测、卫生事业管理以及卫生资源配置等各个方面。ICD-11 中涉及精神障碍的内容主要为第六部分“精神、行为与神经发育障碍”(表 3-2),包括 161 个 4 位诊断编码(诊断类别),编码起始于 6A00。

较之 ICD-10,ICD-11 第六部分“精神、行为与神经发育障碍”的内容有很多变化。例如:ICD-11 取消了精神分裂症的亚型诊断;紧张症首次作为一种障碍被单列,与“精神分裂症及其他原发性精神病性障碍”并列,并细分为“与其他精神障碍相关的紧张症”“物质或药物诱发的紧张症”“继发性紧张症综合征”及“未特定的紧张症”,诊断紧张症时,需同时诊断作为基础的疾病、障碍或情况。ICD-11 中“成瘾行为所致障碍”部分新增了“游戏障碍”,并细分为“游戏障碍,线上为主”及“游戏障碍,线下为主”。在 ICD-11 中,“注意缺陷多动障碍”首次被纳入该系统。ICD-11 中对人格障碍部分也进行了大的调整,以“人格障碍及相关人格特质”作为一个章节,一旦诊断为人格障碍,应考虑按人

表 3-2　ICD-11 中精神障碍的诊断名称

章节	章节名
第一章	神经发育障碍
第二章	精神分裂症及其他原发性精神病性障碍
第三章	紧张症
第四章	心境障碍
第五章	焦虑或恐惧性相关障碍
第六章	强迫及相关障碍
第七章	应激相关障碍
第八章	分离障碍
第九章	喂养及进食障碍
第十章	排泄障碍
第十一章	躯体痛苦和躯体体验障碍
第十二章	物质使用和成瘾行为所致障碍
第十三章	冲动控制障碍
第十四章	破坏性行为或去社会障碍
第十五章	人格障碍及相关人格特质
第十六章	性欲倒错障碍
第十七章	做作性障碍
第十八章	神经认知障碍
第十九章	与妊娠、分娩及产褥期有关的精神或行为障碍
第二十章	心理或行为因素影响分类于他处的疾病
第二十一章	与其他疾病分类相关的继发性精神或行为综合征

格功能领域确定严重程度,做出轻、中、重度的诊断,在此基础上可使用多种人格特质或模式限定词,从而弃用了 ICD-10 中边缘型、反社会型、依赖型、回避型人格障碍等术语。ICD-10 中的"易性症",在 ICD-11 中不再作为一种精神障碍的诊断,而是以"性别不一致"放在一个关于性健康相关疾病的新的部分中。与创伤相关的急性应激反应(暴露于创伤事件后短暂的强烈心理痛苦体验)不再被认为是一种精神障碍,被重新归类为创伤反应,放入 ICD-11 的健康影响因素部分,继续保留了复合性创伤后应激障碍、延长哀伤障碍等。另外,睡眠-觉醒障碍(7A00-7B2Z)、性功能异常(HA00-HA0Z)及性别不一致(HA60-HA6Z)也不再位于第六部分"精神、行为与神经发育障碍"中。

　　ICD-11 未明确列出对精神障碍的严格的诊断标准,而是使用临床描述和诊断指南,列出核心(必要)特征、其他临床特征、与正常状态的区别(阈界)、病程特征、不同年龄阶段的表现、文化相关特征、性别相关特征、与其他障碍和情况的区别(鉴别诊断)等几个方面,供临床医师对疾病进行诊断时参考。

二、美国诊断分类系统

　　美国的 DSM 是世界上另一个颇具影响的精神障碍分类系统。美国精神医学学会最早于 1952 年颁布了 DSM-Ⅰ,与 ICD-6 相适应。之后对该分类系统不断修订,分别于 1968 年、1980 年、1987 年、1994 年、2000 年和 2013 年颁布了 DSM-Ⅱ、DSM-Ⅲ、DSM-Ⅲ-R、DSM-Ⅳ、DSM-Ⅳ-TR 和 DSM-5。相比于主要按照症状学对疾病进行分类诊断的 DSM-Ⅳ,DSM-5 则是按照疾病的谱系障碍进行分类,对相关障碍进行了新的分组。DSM-5 希望达到如下目标：与 ICD-11 系统保持一致性，重塑 DSM 系统简洁的操作性，兼顾各适用人群（DSM-5 的使用对象不仅仅是精神科医师，还有相当大比例的非精神科医师）；倡导尊重医学客观依据性，建立神经、基因等相关的生物学备用诊断模型。

DSM-5 定义的精神障碍是以临床显著的个体认知、情感调节或行为紊乱为特征的一种综合征，它反映了个体心理、生理及发育过程中相关的精神功能障碍，常与社会、工作或其他重要活动中的重大困扰或功能损害相关。在疾病诊断上，DSM-5 的特点在于对某些精神障碍，提高其"诊断特异性"标准（即诊断标准严格要求排除真正没有精神障碍的人）而降低其"诊断敏感性"（亦即某些可能有精神障碍前驱症状的个体不再被确诊为"疾病"）；除此之外，DSM-5 尝试使用"谱系"的概念，不再只是"类别分类"。

DSM-5 中诊断要素包括以下几部分：①诊断标准和描述：作为诊断指南的诊断标准，应根据临床判断来使用；②在评估完诊断标准之后，医师应适当考虑障碍的亚型和/或标注的应用；③只有当符合全部诊断标准时，严重程度和病程的标注才能用来描述个体目前的临床表现；④当不符合全部诊断标准时，医师应考虑症状表现是否符合"其他特定"或"未特定"的诊断标准；⑤在适当的情况下，需要给每一个诊断提供描述性的特征（如自知力良好/一般）、疾病阶段（如部分缓解、全部缓解、复发）和病情严重程度（如轻度、中度、重度、极重度）。医师根据临床访谈、文字描述、诊断标准和临床判断做出最终的诊断，并且可以对符合一个以上 DSM-5 障碍诊断标准的临床表现给出多个诊断。

DSM-5 弃用了 DSM-Ⅳ的多轴系统，改为非轴性的诊断记录（原轴Ⅰ、Ⅱ和Ⅲ），并对重要的心理社会和背景因素的注解（先前的轴Ⅳ）和残疾评估（先前的轴Ⅴ）进行记录，如 DSM-5 的第三部分（新出现的量表及评估模式）包含了 WHO 残疾评估量表。DSM-5 分为以下三个部分：

第一部分为精神障碍基础分类结构，分类反映了疾病间神经科学交叉研究的最新证据，如遗传易感性和家族风险［《柳叶刀》（The Lancet）在 2013 年发表了一项迄今为止精神障碍领域最大的全基因组研究，鉴定了孤独症、注意缺陷多动障碍、精神分裂症、双相障碍和抑郁障碍之间的共享基因多态性 ］。

第二部分为 DSM-5 的主要元素，即疾病的诊断标准和编码，共 157 种（表 3-3）。在这一部分中，对于每一种疾病，DSM-5 罗列的部分包括：诊断标准（如症状标准，病程标准，排除某种物质的生理效应或其他躯体疾病所致，引起临床意义痛苦或导致社会功能受损），诊断特征（对每条标准进行解释，支持诊断的有关特征，患病率，发展与病程，风险与预后因素），诊断标志物（如整合遗传学和神经影像学最新研究的科学发现），文化相关的诊断问题，性别相关的诊断问题，自杀风险，功能性后果，鉴别诊断，共病。同时，DSM-5 对部分诊断进行了亚型划分及标注，亚型之间相互排斥，联合起来可完全描述某个诊断的现象学；标注则不是相互排斥的，它有助于准确划分具备某些共同特征的精神障碍的同质性亚群，并提供有助于治疗计划的额外信息，如"双相Ⅱ型障碍（亚型划分），抑郁发作（对目前或最近发作形式予以标注），伴焦虑痛苦、伴混合特征（若有这些临床特征可予以标注），中度（对其严重程度进行标注）"。

第三部分为新出现的量表与模式，它主要包括评估量表、文化概念化、人格障碍的 DSM-5 替代模式和需要进一步研究的状况。这一部分作为一个特定的单元，与诊断标准、正文和临床编码分开，因为这些内容对临床使用方面有初步帮助，但仍需要进一步的研究方可作为手册主体的一部分而被正式推荐。这种区分清楚地告诉读者：这部分内容可能有助于临床及医疗回顾，但不是某种精神障碍正式诊断的一部分，只能"帮助"诊断而不是"形成"诊断。在此部分中，DSM-5 提供了 3 个方面的评估量表：①跨界症状量表（cross-cutting symptom measures）。第一级，简单地筛查问题，其中成人版涉及 13 个领域，儿童青少年版涉及 12 个领域；第二级，针对特定领域的进一步评估。②精神障碍症状严重程度评估量表。该量表包括 8 个条目（幻觉、妄想、言语紊乱、精神运动行为异常、阴性症状、认知受损、抑郁、躁狂），采用 5 分制评分（0=不存在；1=可疑；2=存在但轻度；3=存在和中度；4=存在和重度），要求临床工作者对患者在过去 7 天内经历的每一个症状的严重程度进行评分。③世界卫生组织残疾评估量表 2.0。该工具为自评问卷，能全面评估健康相关功能障碍水平，涉及理解和沟通、出行、自我

表 3-3　DSM-5 的精神障碍诊断名称

章节	章节名
第一章	神经发育障碍
第二章	精神分裂症谱系及其他精神病性障碍
第三章	双相及相关障碍
第四章	抑郁障碍
第五章	焦虑障碍
第六章	强迫及相关障碍
第七章	创伤及应激相关障碍
第八章	分离障碍
第九章	躯体症状及相关障碍
第十章	喂养及进食障碍
第十一章	排泄障碍
第十二章	睡眠-觉醒障碍
第十三章	性功能失调
第十四章	性别烦躁
第十五章	破坏性、冲动控制及品行障碍
第十六章	物质相关及成瘾障碍
第十七章	神经认知障碍
第十八章	人格障碍
第十九章	性欲倒错障碍
第二十章	其他精神障碍
第二十一章	物质所致的运动障碍及其他不良反应
第二十二章	可能成为临床关注焦点的其他状况

照顾、与他人相处、生活活动以及社会参与等 6 个方面。第三部分还提供了建议未来研究的障碍,如人格障碍诊断的新模式,可作为诊断人格障碍的替代选择,包括人格障碍的功能损害和病理性人格特质。DSM-5 人格特质系统包括 5 个领域,负性情感(*vs.*情绪稳定)、分离(*vs.*外向性)、对抗(*vs.*随和)、脱抑制(*vs.*尽责)、精神质(*vs.*清醒)。此部分还包含需要进一步积极研究的焦点,如轻微精神病综合征、抑郁发作伴短暂轻躁狂、持续性复杂丧痛障碍、咖啡因使用障碍、网络游戏障碍、与产前酒精接触有关的神经行为障碍、自杀行为障碍和非自杀性自我伤害等。

相较于 DSM-IV 的 213 种诊断(包括 172 种特定诊断和 41 种未特定诊断),DSM-5 增加了 15 个新的诊断,去除了 2 个诊断,并将 50 个 DSM-IV 诊断分解为 22 个 DSM-5 诊断(在单个 DSM-5 诊断标签下合并了不同的 DSM-IV 诊断),最终留下了 157 个特定诊断,比 DSM-IV 少了 15 个。此外,DSM-5 还去除了一些未特定的诊断,并将其余大部分转换为 2 个单独的类别:其他特定障碍和未特定障碍,DSM-5 中有 65 种此类诊断。因而 DSM-5 诊断的总数为 222 个(157 个特定诊断和 65 个其他特定或未特定诊断),比 DSM-IV 的诊断多 9 个。

三、ICD 与 DSM 诊断系统的异同

ICD 是由世界卫生组织编写,在世界范围内使用的诊断分类系统,而 DSM 则基本上是美国精神病学的产物,前者的编者和使用范围都更广泛。ICD 不仅对精神障碍进行分类,还对所有公认的疾病

和医疗状况进行分类。

两者的差异源于不同的发展历程。WHO优先考虑ICD-11在多样化全球环境下,应用于数据统计、卫生服务、科学研究、临床实践和教育实践等不同目的时的适用性,因而更多使用描述性表述,更像一个诊断指南;美国精神医学学会制定的DSM-5则使用标准化的定义,列出条目,更强调具体细化的诊断要求,更贴近于诊断标准。

ICD系统与DSM系统的差异可以归纳为以下4个方面。

1. 在临床症状上,ICD系统较着重于疾病描述而非诊断准则,给临床工作者更多的弹性空间,通用性更强;而DSM则强调诊断的症状学标准以及互斥性原则,更为精确,尤其适用于临床研究。

2. 在诊断病程上,ICD系统常用"数日""数月"等进行界定,而DSM系统则明确标明"1周""2周""1个月""1年"等具体病程。

3. 在社会功能损害方面,ICD不将疾病造成的功能损害作为诊断的强制性要求,而DSM-5则将其作为诊断必需的标准之一。

4. ICD-11及DSM-5在章节分配及内容上的差异

(1) ICD-11仍将"抑郁障碍"及"双相障碍"融合在"心境障碍"一个章节,而DSM-5则将其分为两个不同的章节。

(2) ICD-11将"睡眠-觉醒障碍"转到第七章;"性功能障碍"及"性别烦躁"在DSM-5中仍归属于精神障碍,在ICD-11中则转到第十七部分"性健康相关情况"。

(3) 在ICD-11中"冲动控制障碍"及"破坏性行为或去社会障碍"为两个章节,而在DSM-5中二者则仍在"破坏性、冲动控制及品行障碍"这一个章节内。

(4) ICD-11最后两个章节为"心理或行为因素影响分类于他处的疾病"及"与其他疾病分类相关的继发性精神或行为综合征",与之不同,DSM-5中最后两章分别是"物质所致的运动障碍及其他不良反应"及"可能成为临床关注焦点的其他状况"。

即使是相同的章节,两者的分类诊断也略有差异,如ICD-11中人格障碍的诊断要点首先是按严重程度进行区别(轻度、中度及重度),再采用维度分类,最后为其他补充要点;DSM-5在重要的"诊断标准和编码"部分则将10种人格障碍按A、B、C组人格障碍进行划分,并在第三部分"新出现的量表及模式"中列出了其替代模式。

ICD系统与DSM系统之间也存在不少共同点,且在不断修订过程中,相互之间的共同点也越来越多,这是双方相互渗透、相互吸收、求同存异的结果。最新的ICD-11与DSM-5在内容上有90%是同质的,且均按照"发育及生命周期"进行排序,均取消了精神分裂症亚型的划分。随着学术交流的日益频繁与深入,通过互相了解与学习,最终必然会出现一个统一的国际诊断与分类标准。

(李　涛)

思考题

1. 目前的精神障碍分类体系面临哪些问题?

2. 如何基于病因学及病理生理特征提高精神障碍分类与诊断的精准性?

第四章
精神病理学

扫码获取
数字内容

- 精神病理学也称症状学，是目前诊断精神障碍的基础。
- 精神症状是大脑功能异常导致临床表现出来的异常精神活动现象，其准确识别对精神障碍的诊断尤为重要。

精神病理学（psychopathology）又称为症状学，是目前精神障碍诊断学的基础，是了解和识别精神障碍必不可少的基本知识。本章详细介绍了常见精神症状和常见的精神症状综合征，同时，描述了如何判断精神症状和如何学好精神病理学。

第一节　概　　述

精神活动是大脑功能的具体表现，内容丰富多样又非常复杂。我们把大脑功能异常导致临床表现出的异常精神活动现象称为精神症状。目前，由于大部分精神障碍并没有确定的实验室客观检查指标进行诊断，主要依靠临床症状进行判断，因此，准确地识别临床症状在精神障碍的诊断中尤为重要。在临床实践中，有些异常的精神活动容易识别，有些异常的精神活动则难以识别，需要经过培训的专科医师通过仔细的精神检查做出判断。个别疑难患者甚至需要经过一段时间的观察和反复检查，才能获得明确的诊断。

判断精神活动是否正常，需要通过两个方面的比较分析：①纵向比较：将被检查者当前的精神活动与其过去的一贯表现进行比较；②横向比较：将被检查者当前的精神活动与条件类似的大多数人进行比较。除此之外，还要分析被检查者的这种精神活动是否由客观原因造成。因此，精神症状的判断必须与患者的过去、现在进行比较，并结合其处境以及症状的频率、持续时间、严重程度进行综合、客观的评估。

精神病理学是精神病学的基础，就如诊断学是临床医学的基础一样。虽然不同疾病/障碍的诊断标准可能会随着分类系统的修订而改变，但对症状的描述几乎总保持稳定。精神病理学是精神病学诊断的核心，但目前这一共识受到了一定的挑战。由于描述性的症状学具有一定的主观性，容易受患者和检查人员的主观经验、两者间的关系以及对事实客观化判断的影响，越来越多的学者在寻找客观的检测指标，以期可以取代精神病理综合征作为诊断精神障碍的依据。在过去几十年，神经心理学、神经生理学、生物化学、遗传学和影像学的快速发展，使得它们在精神障碍诊断中的应用成为可能。虽然这些诊断方法越来越重要，但将这些结果转化为临床应用仍然是困难的，目前仍无法取代精神病理学评估的地位。学习精神病理学仍然是熟悉和掌握精神病学的基础。认识和辨别这些精神症状是每个临床医师的需要，也是精神科医师必备的基本功。

每个患者都是一个独立的个体，患者的人格常常会影响或修饰其所患疾病的临床表现，从而影响医师的临床判断。精神科的临床判断尤其如此，患者的人格常常影响其精神障碍的临床表现，造成正确诊断的困难。

精神症状的确定，需要采用"具体情况具体分析"的原则。患者的精神症状可能是波动的，不一定每时每刻都表现出来；患者的精神活动也不一定在每个方面都是异常的，如有情绪障碍的患者不一定有思维障碍。因此,患者的精神症状必须花时间去观察、去发现、去辨认。仅仅根据短暂的、片面的观察所得出的结论,很容易造成诊断错误。临床医师必须反复检查患者,不能因为一次检查阴性而否定患者某些精神症状的存在,否定别的医师已经发现的精神症状。

精神症状的发现主要通过医师与患者交谈和观察获得,能否发现隐蔽的精神症状取决于医患关系和医师的交谈技巧。发现精神症状后,医师应客观地判断精神症状是原发的,还是继发的;是精神病性症状如幻觉、妄想、思维散漫,还是情绪症状如焦虑、抑郁;症状的性质、形式与内容分别是什么;持续时间和频率是多少;是否还有其他伴随症状;患者对此的体验和解释如何。这些对诊断都具有重要意义。此外,医师在描述患者症状时应尽可能客观,不受自身的主观偏好、对某一学派和理论的坚持、积极或消极的期望等因素影响。为了提高评估的有效性和可靠性,初学阶段的医师可以使用明确定义症状的辅助工具,例如简明国际神经精神访谈(Mini International Neuropsychiatric Interview,MINI),在研究场景中也可采用结构化的面谈方法。临床精神病理学的诊断评估越来越趋向于采用标准化的诊断方法,通常也结合量表的评估,对症状的描述也不再只做出定性的陈述,还需要定量的陈述。

人的精神活动是一种复杂的、互相联系的现象,是一个协调统一的过程。判断精神活动正常与否,必须综合考虑。为了方便理解,我们常常把精神活动分解成几个部分来讲解。参考普通心理学将精神(心理)活动分成感觉、知觉、情感、思维、意志等心理过程,本教材采用通用的症状学区分和定义,将精神症状分为感知障碍、思维障碍、情感障碍、意志障碍、注意障碍、动作及行为障碍、记忆障碍、意识障碍、自我意识障碍、自知力障碍、智能障碍来分别介绍。

第二节   常见的精神症状

一、感知障碍

感知觉(sensory perception)包括感觉(sensation)和知觉(perception)两个部分。感觉是大脑对直接作用于感觉器官的客观事物的个别属性的反映,如光、声、色、气味、温度、硬度等。视觉、听觉、味觉、嗅觉、触觉、平衡觉、运动觉等都是不同类型的感觉,分别反映事物不同方面的个别属性。知觉是客观事物的各种属性在人脑中经过综合,并借助于过去的经验所形成的一种完整的印象。知觉在感觉的综合基础上产生。比如吃苹果时,得到的苹果的红、脆、甜、香等各个属性是感觉,而将各个属性整合后得出所吃的是苹果是知觉。通常我们对事物的感受都是综合性的。

在精神科临床实践中,出现感觉障碍和/或知觉障碍时,称为感知障碍(disturbance of sensation and perception)。感觉障碍多见于神经系统疾病,知觉障碍常见于精神疾病。

(一) 感觉障碍

常见的感觉障碍(sensation disorder)有感觉过敏、感觉迟钝、内感性不适和感觉质变四种。

1. 感觉过敏(hyperesthesia)   又称感觉增强,由感觉阈值降低或强烈的情绪因素所致。临床表现为患者对一般强度的刺激反应特别强烈、难以忍受,比如不能忍受电话铃声、关门声、冷水、阳光等。感觉过敏多见于丘脑或周围神经病变,在精神科常见于焦虑障碍、躯体痛苦障碍等。

【典型病例】

患者女性,18岁,焦虑障碍。

患者即将参加高考,最近睡眠差,心烦意乱,对室友发出的很小的声音也容易感到很刺耳、不安、注意力不集中。

2. 感觉迟钝(dysesthesia)   又称感觉抑制,由感觉阈值升高或强烈的情绪抑制所致。临床表现为患者对强烈的刺激不能感知或感觉轻微,比如针刺没有疼痛感。感觉迟钝多见于神经系统疾病、谵妄或其他类型的意识障碍,在精神科见于精神分裂症、抑郁障碍、木僵状态、分离障碍等。

3. 内感性不适(senestopathia)   由感觉异常所致。临床表现为患者诉体内有异常的不适感,比如喉部阻塞感、腹部气流上涌、内脏扭转或牵拉疼痛等,可继发疑病观念。内感性不适多见于躯体痛苦障碍、分离障碍、焦虑障碍等。

4. 感觉质变（sensory distortion） 是指患者对外界刺激的感知发生性质上的异常改变,导致其感受到的刺激与实际不符,甚至出现扭曲或虚幻的体验。这种障碍并非感觉强度的增减(如感觉过敏或感觉减退),而是感觉性质的病理性变化,常见于神经系统疾病、致幻剂中毒、精神分裂症等。

（二）知觉障碍

常见的知觉障碍（perception deficit）有错觉、幻觉和感知综合障碍三种。

1. 错觉（illusion） 错觉是对客观事物的一种错误感知,比如将草绳看成蛇。错觉可发生在以下四种情况。

（1）感觉的环境条件差使感觉刺激的水平降低时,如光线暗淡时将挂着衣服的衣架错认为是一个人站在墙边。

（2）疲劳状态下感知清晰度下降时,如听见响声时以为有人叫自己。

（3）意识障碍使意识水平下降时,如谵妄时将输液管当成蛇。

（4）情绪因素使人处于某种强烈的心境状态时,如恐惧、紧张、期待时将陌生人看成熟悉的人。

错觉可以在正常人中出现,如上述光线暗淡、情绪紧张或处于期待状态时出现的错觉,但条件改善或解释后,错觉很快被意识到,并能及时纠正。病理性错觉常常因意识障碍或精神障碍(如精神分裂症)产生,患者常常坚信不疑,并伴有相应的情绪和行为反应,不容易及时纠正。如果患者通过想象,将感知的简单形象增添许多细节,使之变成生动复杂的知觉形象,称为幻想性错觉,多见于感染中毒性精神障碍、分离障碍或精神分裂症。

2. 幻觉（hallucination） 幻觉是一种缺乏外界相应的客观刺激作用于感觉器官时所出现的知觉体验,例如没有人和患者讲话的时候,患者听见有人同自己讲话的声音。引起幻觉的原因有:中枢神经系统病变或功能损害、情绪影响、暗示、周围感觉器官病变、感觉剥夺。

幻觉是一种常见的精神症状。虽然健康人有时也会出现幻觉,但主要发生在觉醒和睡眠的过渡状态,通常是短暂的、单纯的,如听到铃声或一个人的名字;也可发生在强烈情感状态下,如听见已故亲人的讲话声。这些幻觉的出现均没有诊断意义。而作为精神症状的幻觉,主要发生在精神分裂症、心境障碍和脑器质性精神障碍等患者。视幻觉多见于脑器质性精神障碍;听幻觉、味幻觉、嗅幻觉、本体幻觉多见于精神分裂症等。

（1）分类:幻觉按感觉器官分类有听幻觉、视幻觉、味幻觉和嗅幻觉、触幻觉和本体幻觉。

1）听幻觉（auditory hallucination）:这是最常见的一种幻觉。患者可以听见各种声音,如言语、噪声、音乐等,可清晰可模糊。如果幻觉内容为言语交谈,称为言语性听幻觉;如果言语内容是对患者言行的评论,称为评论性听幻觉;如果言语内容为命令患者做某事,称为命令性听幻觉,多见于精神分裂症。患者的行为和情绪常受听幻觉影响,表现出情绪低落,或与幻听对话,或自言自语,严重者有冲动或危险行为,造成不良后果。听幻觉也可继发于心境障碍,如情绪高涨时听到有声音夸奖自己,或在情绪低落时听到有声音评论自己一无是处等。

2）视幻觉（visual hallucination）:比听幻觉少见,常与其他幻觉一起出现。视幻觉可以是简单的闪光,也可以是复杂的图像,多见于脑器质性精神障碍,如谵妄、中毒、癫痫等。谵妄时的视幻觉常常形象生动鲜明,多具有恐怖性质,如看到房间内有蛇在爬、龙在飞舞等,也可见于功能性精神障碍,如精神分裂症等。

【典型病例】

患者男性,80岁,谵妄。

患者因脑梗死住院,夜间在病房大喊大叫,跪倒在地磕头,表情非常恐惧,问其原因则称:"我看到周围好多飞来飞去的鬼,他们肯定是来找我的,求求你们千万不要把我带走!"白天患者表现如常,对前一天夜晚的事情不能回忆。

3）味幻觉和嗅幻觉（hallucination of smell and taste）：比较少见。多数嗅幻觉或味幻觉是患者以前接触过的、患者可以辨认的、令人不愉快的气味或味道。二者常同时出现，并经常与被害妄想结合在一起，患者认为有人投毒，因此拒绝饮食，多见于精神分裂症。此外，单一出现的嗅幻觉常常是颞叶癫痫发作的典型先兆，如嗅到某种难闻的血腥味或烧焦味等。

4）触幻觉（tactile hallucination）：又称皮肤黏膜幻觉，较少见。患者感到皮肤黏膜表面或生殖器官有接触、针刺、虫爬、通电等异常感觉。多见于周围神经炎、中毒、物质滥用、精神分裂症等。患者有性器官的接触感觉，称为性幻觉（sexual hallucination），见于精神分裂症、分离障碍等。

5）本体幻觉（body-sensory hallucination）：又称体感幻觉，较少见，包括内脏幻觉、运动幻觉和前庭幻觉。内脏幻觉指内脏产生的异常感觉，如患者感到内脏被捏、拉或有内脏膨胀感、虫爬、刀割等体验。常与疑病妄想、虚无妄想相关，见于精神分裂症、抑郁障碍等。内脏幻觉需要与内感性不适相鉴别，前者部位较明确，且不适的感觉较清晰，而后者很难描述出准确的部位、性质以及疼痛的症状。运动幻觉指患者处于静止状态时自觉身体某个部分在动，多见于精神分裂症。前庭幻觉指患者感到失去平衡、处在斜面或旋转的地面上而紧紧抓住扶手不放，常见于精神分裂症、脑干器质性疾病。

（2）幻觉的特殊形式：幻觉还包括一些特殊形式，常见的有以下五种。

1）功能性幻觉（functional hallucination）：指与现实刺激伴随出现的幻觉。如患者听见水流的声音时，也听见别人在议论自己，两者为同一种感官。客观刺激和幻觉同时为患者感受，多见于精神分裂症和应激相关障碍。

2）反射性幻觉（reflex hallucination）：指患者的某一感觉器官感受到现实的刺激时，另一个感觉器官产生幻觉。如患者看见有人在前面几米远的地方，就听见别人在议论自己，两者为不同的感官。反射性幻觉多见于精神分裂症。

3）域外幻觉（extracampine hallucination）：指患者具有超出感觉器官之外的幻觉，如患者双眼朝前看时能够看见站在后面的人。多见于精神分裂症、催眠状态和脑器质性精神障碍。

4）心因性幻觉（psychogenic hallucination）：指幻觉内容与心理因素密切相关，在强烈心理应激因素影响下产生的幻觉。如患者想起已故的亲人时就听见已故亲人的说话声等。常见于应激相关障碍、分离障碍等。

5）催眠相幻觉（hypnotic hallucination）：指发生在催眠时相的幻觉。幻觉发生在将睡未睡时称为入睡前幻觉；幻觉发生在将醒未醒时称为醒前幻觉。催眠性幻觉可见于正常人，一般没有病理意义。

3. 感知综合障碍（psychosensory disturbance）　感知综合障碍是指患者对客观事物能够正确认识，但是对部分属性如大小比例、形状结构、空间距离、物体的动静等产生错误的知觉体验。常见的有以下几类。

（1）时间感知综合障碍（time psychosensory disturbance）指患者对时间体验的判断出现障碍，比如患者感到时间"飞快"或者时间"凝固"。这种症状多见于颞叶癫痫和精神分裂症、抑郁发作、躁狂发作等。

（2）空间感知综合障碍（spatial psychosensory disturbance）指患者对事物的空间距离或事物大小的判断出现障碍，如患者看到的物体的形象比其实际要大或小，或者将近距离物体看成距离很远。这种症状多见于癫痫和精神分裂症等。

（3）运动感知综合障碍（motor psychosensory disturbance）指患者觉得运动的物体静止不动，或者静止不动的物体在运动。比如患者感到面前的房屋在往后退，坐着的凳子在移动。这种症状多见于癫痫和精神分裂症等。

（4）形体感知综合障碍（bodily psychosensory disturbance）又称体象感知综合障碍，指患者觉得自己的形体发生了改变，比如患者感觉自己的脸变长、变大或者鼻子变宽等。这种症状多见于器质性精神障碍、癫痫和精神分裂症等。

【典型病例】

患者女性,20岁,精神分裂症。

患者近几个月经常照镜子,左看看、右看看,脸上总是一副很沮丧的表情,并且越来越不爱出门,问其原因则称:"你没看到我的脸变长了,头变大了,左右不对称了吗? 很难看!"

(5)非真实感(derealization)又称为现实解体,指患者感到周围事物和环境变得不真实,犹如隔了一层纱。如感到周围的房屋、树木等像是纸板糊成的,毫无生气,或者感到周围人就像没有生命的木偶一样等。患者对此一般有自知力,可见于抑郁发作、分离障碍、精神分裂症等。健康人也会体验到现实解体,特别是在疲劳时可突然短暂出现。

二、思维障碍

思维是人脑对客观事物的间接和概括的反映,是精神活动的重要特征,是认识过程的高级阶段。思维在感觉和知觉的基础上产生,并借助语言和文字来表达。思维包括分析、综合、抽象、概括、判断、推理等过程,是通过观念与观念或概念与概念的联系,即通过联想和逻辑的过程来实现的。

从发展心理学看,人类的思维是从直觉的形象思维,逐步发展到抽象的逻辑思维的。这个发展过程随着人类的发展而发展,通过大脑结构和功能的日益完善,以及通过不断学习和社会实践来完成。正常人的思维活动具有目的性、连贯性和逻辑性特征:①目的性,指思维围绕一定的目的有意识地进行;②连贯性,指思维过程中概念与概念之间前后衔接,互相联系;③逻辑性,指思维过程的连贯性是合乎逻辑的。

思维障碍(thought disorder)是重要的精神症状,主要包括思维形式障碍、思维过程障碍、思维属性障碍和思维内容障碍四个部分。

(一)思维形式障碍

思维形式障碍指思维的联想障碍,常见的思维形式障碍有以下几种。

1. 思维散漫(loosening of thinking) 指思维联想松散,缺乏固定的指向和目的,即缺乏目的性、连贯性和逻辑性。如患者讲了一段话后,其每句话的语法结构完整,但整篇谈话没有中心观念,缺乏观念之间应有的联系,使听者不得要领,不知道患者想要说明什么问题。严重者的联想完全没有逻辑性,甚至是语词的堆积,不能组成完整的句子,称为思维破裂(splitting of thought)或语词杂拌(word salad)。思维散漫常见于精神分裂症、智能障碍等。

2. 思维贫乏(poverty of thinking) 指思维数量的减少,概念缺乏,患者常感到脑子一片空白,想不出问题。临床表现为患者回答问题时言语内容简单、空洞,自觉脑中空虚。思维贫乏多见于精神分裂症、智能障碍和脑器质性精神障碍等。

【典型病例】

患者女性,26岁,精神分裂症。

患者在院沉默寡言,几乎不与病友交流。医师询问患者今后有什么打算,患者回答:"没有。"医师问患者与家属会谈些什么,患者回答:"没什么。"医师问患者对住院治疗有什么看法,患者回答:"没什么看法。"

3. 病理性象征性思维(pathological symbolic thinking) 指用无关的、不被大家所理解的具体概念来代表抽象概念,不经患者解释,别人无法理解。如患者不穿衣服在大街上走,医师问其原因,患者回答他这么做"表示光明磊落"。病理性象征性思维常见于精神分裂症,也见于躁狂发作。

4. 语词新作(neologism) 指患者自创新词、新字、图形、符号等,代替已被大家公认的概念,他人无法理解。如患者用"犭市"代表狼心狗肺。语词新作常见于精神分裂症。

5. 持续言语(perseveration) 指回答问题时患者持续重复第一次的答案,尽管提问者已经开始提下面的问题。如医师问患者今年多大年龄,患者回答"60岁"(回答正确);医师又问其住址在哪里,患者仍回答"60岁"。持续言语主要见于脑器质性精神障碍,如痴呆,也见于其他精神障碍。

（二）思维过程障碍

思维过程障碍又称思流障碍（disturbance of thought stream），指思维的联想过快、过慢或中断。常见的有以下几种。

1. 思维奔逸（flight of idea）　指思维的联想速度过度加快和思维量的增加。患者表现出思维和谈话都非常快，一个概念接着一个概念。患者讲话时，语量增多、语速加快。思维奔逸时常常伴有随境转移、音联意联。病情严重时患者有思维压力感（pressure of thought），患者感到思维大量涌现，临床表现为患者讲话时滔滔不绝、不易打断。思维奔逸常伴有情绪高涨、动作增多，是躁狂发作的典型症状，主要见于双相障碍。

【典型病例】

患者男性，26 岁，躁狂发作。

医师询问患者姓名，患者回答："鄙人姓张，弓长张，名字嘛加上两个×。今年28岁，生日3月3日，三月三，桃花开，本人是属猴的……"医师打断他的话，称不需要讲那么多。患者称："我有太多东西要讲，我怕你不明白，我的脑子转得很快，我的嘴巴都跟不上我脑子的速度了。"

2. 思维迟缓（retardation of thinking）　指思维的联想过度缓慢，与思维奔逸相反。患者表现为讲话速度缓慢，应答迟钝，患者常感觉自己的脑子"生锈了"，回答一个简单的问题需要很长的时间。思维迟缓者常常伴有动作和行为的迟缓或抑制以及情绪的低落。思维迟缓是抑郁发作的典型症状，主要见于抑郁障碍。

3. 思维中断（thought blocking）　表现为患者谈话时话题突然中断，联想突然受到抑制，片刻后以新的话题内容出现，但患者对此不能解释。思维中断主要见于精神分裂症。

【典型病例】

患者男性，34 岁，精神分裂症。

患者入院后，医师在安静的环境下与患者交谈，谈及兴趣爱好时，患者兴致勃勃地介绍自己喜欢的事物，但在话题进行到一半时突然停顿，片刻后患者转移话题问医生："人为什么要理发？我可以看书吗？"

4. 病理性赘述（circumstantiality）　指思维联想活动迂回曲折，联想枝节过多。患者在叙述一件事时加入许多不必要的细节，无法简明扼要地讲清问题。赘述主要见于癫痫，也见于痴呆早期，或其他精神障碍。

【典型病例】

患者男性，60 岁，癫痫。

患者至医院就诊，医师问患者通过什么交通工具来医院的，患者回答："我乘49路公交车，从起始站，经人民广场，到淮海路，车上有两个人为一点小事儿争吵，别人劝了还吵，后来一个人先下去了总算不吵了。我是坐到区医院站下车走过来的。"

（三）思维属性障碍

思维属性障碍又称思维占有障碍，指患者感到头脑中的思维不受自己控制，或者体验到思维不属于自己，而受外界控制。常见的有以下几种。

1. 思维插入（thought insertion）　指患者认为自己大脑中的某些想法不属于自己，而是外界有人通过某种技术将这些想法"放入"自己的大脑，自己在被别人利用。比如患者告诉医师："气功师傅用气把师傅的思维放入我的大脑来控制我。我现在的思维一部分是自己的，还有一部分是师傅的。"如果患者感到脑内涌现大量无现实意义、不属于自己的联想，这些思维不受患者控制，称为强制性思维（forced thought），也称为思维云集（pressure of thought）。这些思维都是异己的，常常突然出现、突然消失、内容多变。思维插入和强制性思维常见于精神分裂症。

2. 思维抽取/思维被窃（thought withdrawal）　指患者认为自己的思维没有了，被外界偷走了，并常常有思维中断现象。比如患者称："特殊部门用一种高科技手段把我脑子中的思想都抽取了，脑子

NOTES

不舒服,想不出问题。他们在考验我,拿我做试验。"思维被窃常见于精神分裂症。

3. 思维播散(thought broadcasting) 又称思维广播,指患者觉得自己的思维即使不讲出来别人也会知道,好似新闻被广播,人人皆知,常见于精神分裂症。

【典型病例】

患者女性,33岁,精神分裂症。

医师查房时患者多问少答,医师再次询问时患者突然很生气:"你们不要装了! 其实你们都已经知道,还要故意问我! 我的想法还没讲出来就已经通过电视、广播让全世界都知道了,你还不知道? 至于用什么方法从我脑子中发出去的,我也不知道!"

4. 强迫思维(obsession) 指一种反复出现的思维,表现为一种想法、冲动等,尽管患者明知不对、不必要、不合理,但很难克服和摆脱。不同于思维插入,强迫思维者知道这些观念是他自己的而非外界强加的。

与妄想的一个重要区别是,患者能认识到强迫思维是不真实的或是无意义的,它所涉及的内容通常是不愉快的、痛苦的,甚至是不可告人的。此外,抵抗是强迫思维的特征,也是与妄想鉴别的另一要点,患者对妄想则抱着无所谓的态度,并没有抵抗的表现。但是在临床实际工作中,单独鉴别起来可能比较困难。因为随着强迫思维存在的时间延长,抵抗的程度会逐渐减弱;并且当强迫思维非常强烈时,患者对其内容的不真实性或无意义感可能不那么肯定,因此需要更详尽地了解其他症状才能更准确地诊断。强迫思维主要见于强迫症、强迫型人格障碍,也见于抑郁障碍、精神分裂症。常见的强迫思维有以下几种。

(1)不由自主地、反复回忆某些过去的经历或细节,明知没有必要,却无法控制。这些回忆通常是琐碎的、无实际意义的,甚至可能带来痛苦,但患者仍会不断在脑海中重现。

(2)不停地思考一些毫无意义的问题,明知不必要,却一遍又一遍地想。如思考"为什么月亮会发光?""是先有鸡还是先有蛋?"(强迫性穷思竭虑)

(3)对已做的事不停地怀疑或担忧,如门是否已关、电闸是否已切断(强迫怀疑)。通常会伴有反复检查的行为。

(4)反复出现某种冲动的欲望,虽然从不表现出具体行动,但使患者感到非常紧张及害怕,如总是控制不住出现一些攻击别人或其他社会不容许的违法行为的想法等(强迫冲动/强迫意向)。与妄想鉴别的要点是不管冲动欲望如何强烈,患者都认识到这是不合理的,并且不想采取行动。

【典型病例】

患者女性,33岁,强迫障碍。

患者在诊室满面愁容,医师问其原因,患者称:"我最近病情越来越严重了,我在街上看到孕妇总是忍不住想去踢她的肚子,我觉得这个想法很可怕,但是我总是控制不住想这样做。"

(5)对往事、经历反复回忆,明知没有实际意义,但仍无法摆脱,不断回忆(强迫回忆)。如不断回忆电视中的情景,一遍又一遍地重复回想。

(6)摆脱不了与自己的认识相对立的想法的纠缠,因而感到非常痛苦(强迫性对立思维)。比如听见"和平""友好",大脑中立即出现"战争""敌人"等与此具有相反含义的词语。

(四)思维内容障碍

思维内容障碍指妄想。妄想(delusion)是一种病理信念,其内容与事实不符,与患者的文化水平及社会背景也不符合,但患者仍坚信不疑,难以用摆事实、讲道理的方法加以纠正。妄想属于精神病性症状,是重性精神障碍患者最常见的症状之一。

妄想是个体的心理现象。集体的信念有时尽管不合理,但也不能归于病态,如迷信。妄想的定义中虽然有"坚信不疑",但在妄想的形成阶段或妄想消失阶段,患者对妄想可以动摇。有些患者尽管对妄想坚信不疑,但其行为常常不受妄想影响,如患者一边坚信自己是伟大人物的亲戚,一边却安心地生活在医院中。有时,妄想的内容虽然符合事实,但患者的推论并不是通过客观事实和逻辑推理得来的,如患者坚信配偶有外遇,"因为天在下雨,老天也为我感动"。妄想不能根据其内容是否合乎常情来定,因为现实生活是复杂的,对检查者来讲不可想象的事并不等于不会发生,关键在于患者的病态信念是如何得出的。

妄想需与偏见鉴别,正常人的成见和偏见是由人们的思考方法不正确或认识水平的限制造成的;与迷信观念鉴别,迷信观念是与当时当地的社会文化背景相联系的;与幻想鉴别,幻想时的内容可能离奇,但人们能够将其与现实区分,并不会对幻想的内容坚信不疑;与超价观念(overvalued idea)鉴别,超价观念与妄想的区别在于,前者的形成有一定的性格基础与现实基础,伴有强烈的情绪体验,内容比较符合客观实际。

超价观念是一种带有强烈情感色彩的先入之见,其发生一般有一定事实依据,不十分荒谬离奇,也没有明显的逻辑推理错误,并在较长时间内占优势地位,使当事人以此来解释一切现象。此种观念片面而偏激,可明显地影响患者的行为及其他心理活动,多见于人格障碍,当情感稳定或客观环境改变时,超价观念即可消失。

【典型病例】

患者女性,45 岁,疑病症。

患者总担心自己患了不治之症,因为咳嗽有血丝,自疑为患了肺癌,每天卡着脖子刺激自己咳嗽,如咳出血丝就紧张,去医院和医师诉说自己的病情,不管医师如何解释都听不进去。

1. 妄想按起源可以分为原发性妄想(primary delusion)和继发性妄想(secondary delusion)。原发性妄想是一种无法以患者当前的环境和以往的心境加以解释的,不是来源于其他异常精神活动的病理信念。原发性妄想是精神分裂症的特征性症状,对精神分裂症具有重要诊断价值。

(1)原发性妄想:常在下列妄想体验的基础上形成:①妄想心境,指患者突然产生一种情绪,例如感到周围发生了某些与自己有关的情况;②妄想表象,指患者突然产生一种记忆表象,接着对其赋予一种妄想性意义;③突发性妄想观念,指妄想的形成既无前因,又无后果,没有推理,也无法理解;④妄想知觉,指患者对正常知觉体验赋予妄想性意义。原发性妄想的共同特征是对某一心理现象(如情绪、记忆表象、知觉)赋予难以理解的特殊妄想性意义。原发性妄想体验仅见于妄想形成的开始之时。

(2)继发性妄想:发生在其他病理心理基础上的妄想,常与下列情况相关:①情感障碍,如抑郁发作时情绪低落产生的罪恶妄想,或躁狂发作情绪高涨时产生的夸大妄想等;②知觉障碍,如听幻觉基础上产生的被害妄想;③意识障碍,如意识模糊时与错觉有关的后遗性妄想;④智能障碍,如轻度精神发育迟滞、脑器质性精神障碍、阿尔茨海默病等因推理、判断、记忆缺损所产生的继发性妄想;⑤强烈的精神刺激,如等待审判、亲人的突然死亡所致的心因性妄想。

2. 妄想可以按其内容进行分类,常见的有以下几种。

(1)被害妄想(delusion of persecution):这是最常见的妄想。患者感到正在被人迫害、监视、跟踪、窃听、诽谤、诬陷、毒害等。被害妄想常见于各种精神病状态,伴有幻觉的被害妄想多见于精神分裂症。

【典型病例】

患者男性,28 岁,精神分裂症。

近半年来,患者在家表现得很警惕,把房间的窗户都用纸板糊了起来,晚上睡觉时总要反复检查自己的房间,认为有人安装了监控器在监视自己。患者解释称:"我听到我爸妈和单位的人商量要害我,他们还在我的房间里安装了监视器,想监控我的一言一行,所以我得处处小心。"

(2)关系妄想(delusion of reference):是较常见的妄想。患者感到周围的任何事物均与自己有关,或具有某种特殊意义。如患者认为报刊、电视中的内容都与自己有关,有些是在公开地谈论自己,有些是在暗示自己。关系妄想多见于精神分裂症,也见于其他各类精神病性障碍。

【典型病例】

患者女性,18 岁,精神分裂症。

患者在读高中,近期变得敏感多疑,成绩下降,不愿和同学交流,老师找她谈心,她说:"同学们都不愿意和我玩,他们不喜欢我,他们总是交头接耳说我的坏话,用不友好的眼神看我。他们一说话肯定就是在说我的坏话。"

（3）夸大妄想（grandiose delusion）:患者认为自己是重要人物,或出身名门,或有特殊才能,或有巨大财富等,如患者坚信自己是某个领袖人物的亲戚,家中有许多钱财等。夸大妄想常见于躁狂发作,也见于精神分裂症、脑器质性精神障碍。

【典型病例】

患者男性,24 岁,躁狂发作。

患者近半个月来兴奋话多,爱吹牛,挥霍无度,经常把家里的东西送给邻居。精神检查时,患者满面笑容称:"别看我家不怎么样,我有钱得很,花都花不完,只能送一点给别人。我聪明得很,脑子转得比电脑还快,等我当上领导了随随便便给你安排个好位置。"

（4）罪恶妄想（delusion of guilt）:又称自罪妄想。患者将过去的缺点、错误无限上纲,看成是很大的罪行,认为自己对不起家人、不可饶恕、不配继续正常生活。如与朋友吃一餐便饭,便认为自己是受贿,应该判刑,罪有应得。患者可伴有自杀或自伤行为,或者主动去公安局自首。罪恶妄想多见于抑郁发作,也可见于精神分裂症。

【典型病例】

患者女性,30 岁,抑郁发作。

患者近 3 个月来情绪低落,经常自责。精神检查时,患者说:"我对不起家人,总是拖累他们,也对不起孩子,没有好好照顾他,让他总是受委屈。我不是一个称职的女儿、妻子和母亲,我应该去坐牢。"

（5）虚无妄想（nihilistic delusion）:又称否定妄想。患者认为客观存在的物质已不复存在,一切都是虚假的。如患者感到自己的胃肠已消失,因而不必吃饭,也没有饥饿感。虚无妄想多见于抑郁发作,也见于精神分裂症、老年期精神障碍。

【典型病例】

患者女性,70 岁,精神分裂症。

患者 20 余年前确诊精神分裂症,病情逐渐加重,近半年来表现古怪,经常发呆,不吃东西,问其原因则称:"什么都没了还吃什么饭?家也没了,人也没了,肚子也没了。"

（6）疑病妄想（hypochondriac delusion）:患者深信自己患了某种严重疾病,如癌症、艾滋病等。一系列详细检查和反复的医学验证都不能纠正患者的病态信念,常伴有反复就医的行为和焦虑不安的情绪。疑病妄想常见于抑郁发作,尤其是中老年患者,也见于精神分裂症。该病需与疑病症相鉴别,后者为对健康的过分担心,并非妄想。

（7）嫉妒妄想（delusion of jealousy）:患者捕风捉影地认为自己的配偶另有新欢,坚信配偶对自己不忠,常跟踪、逼问配偶,以求证实;甚至对配偶或自认为的"第三者"采取攻击行为。嫉妒妄想常见于精神分裂症、偏执性精神障碍、阿尔茨海默病等。嫉妒妄想男性多于女性,夫妇双方条件相差大者、围绝经期容易发生。

【典型病例】

患者男性,45 岁,偏执性精神障碍。

患者自从结婚以后对妻子的言行非常关注,总是担心她出轨,不允许她在外面过夜,不允许她单独和异性出行。近几年患者开始经常检查妻子的手机信息,一见不到妻子就会给她打电话,甚至跟踪她,看她到底在做什么。只有和妻子在一起才会稍微放心一点,但是过一段时间又会开始怀疑。

（8）钟情妄想（delusion of love）:患者认为自己被异性看中、所爱,因而眷恋、追逐对方,实际上是一种"被钟情"妄想。患者钟情的对象常常是名人如影星、歌星等。钟情妄想可以是突发的,也可以在一次见面之后产生。如在一次演唱会上向明星献过花,其实对方根本不认识他(她),也没有任何爱慕的意思,但患者坚信不疑,即使对方否认、拒绝,患者也认为对方是在考验自己。钟情妄想多见于精神分裂症。

（9）物理影响妄想（delusion of physical influence）：又称被控制感。患者觉得自己的一言一行都受到外界某种力量（如电波、仪器、光等）的控制，因而不能自主，常伴有与妄想内容相应的行为。如患者感到自己的行为受到情报部门的控制，自己的大脑中被安装了特殊仪器，他人可以操纵他的一举一动，连讲话的声音和内容也是借患者的大脑和喉咙。物理影响妄想是精神分裂症的重要症状之一。

【典型病例】

患者男性，36岁，精神分裂症。

患者最近感到大脑被人控制了，自己就像一个机器人一样，思维和情感都不是自己的。患者称："我的大脑被外星人用电磁波控制了，我现在做的事情都是他们让我做的，我一点自主权都没有，我的想法也不是自己的。"

（10）被窃妄想（delusion of being stolen）：患者认为自己家中收藏的东西被人偷窃了。这类妄想多见于老年期精神障碍或围绝经期偏执状态。

（11）内心被揭露感（experience of being revealed）：又称被洞悉感、读心症（mind-reading）。患者认为自己所想的事虽然没有讲出来，但确信已经被所有人知道了，所有人都在议论自己，搞得满城风雨。如患者称："我想什么，别人马上就有反应。我想吃饭，别人就用筷子敲碗。"内心被揭露感见于精神分裂症。

（12）其他常见的妄想：有非血统妄想、宗教妄想、着魔妄想等。

根据结构的严密性，即妄想的推理系统化程度，妄想分为系统妄想和非系统妄想。妄想结构的严密性或系统性，取决于患者人格的完整性。通常，中年人的人格比青年人稳定。因此，中年患者的妄想常常比青年患者更为系统，常常需要经过调查研究，方能明确患者的表现是否属于妄想。尤其是偏执性精神障碍患者的人格比精神分裂症患者的人格更加完整，妄想也就更加系统化，临床判断也就更难。妄想可使患者采取种种行为，如攻击、自伤、反复就诊等。妄想是否付诸行动，取决于患者的人格是否完整及对妄想内容的评估。

三、情感障碍

在日常生活中，"情感"和"情绪"这两个词常常互相通用，情感和情绪都是指个体对现实环境和客观事物所采取的态度和因此产生的内心体验。从广义上讲两者相互包容，但从狭义上讲两者有些不同。在心理学中，将主要与机体生理活动相联系的、伴有明显的自主神经反应的、初级的内心体验称为情绪，如由外伤引起的痛苦体验，精彩表演产生的愉快享受；把与社会心理活动相联系的高级的内心体验称为情感，如友谊感、审美感、爱感、道德感等。情绪持续时间较短，具有情境性。情感既有情境性，又有稳固性和长期性。在精神科临床中，患者的情绪障碍和情感障碍常常同时出现，很难细分。因此，临床上情绪和情感经常互相兼用。

心境（mood）指影响个体内心体验和行为的一种持久的情绪状态，是一段时间内精神活动的基本背景。

情感障碍（affective disorder）通常表现为三种形式，即情感性质障碍、情感诱发障碍和情感协调性障碍。

（一）情感性质障碍

情感性质障碍指患者的精神活动中占据明显优势地位的病理性情绪状态，其强度和持续时间与现实环境刺激不相适应，比如特别的兴奋，或者特别的恐惧。情感性质的改变在临床上表现为情感高涨、情绪低落、焦虑、恐惧。正常人在一定的处境下也可以表现这些情感反应，因此只有在情感反应不能依其处境及心境背景来解释时方可作为精神症状处理。

1. 情感高涨（elation） 指患者情绪异常高涨，心境特别愉快。表现为喜悦、语音高亢、动作明显增多、自我感觉良好、洋洋得意、盛气凌人，常常伴有明显的夸大色彩。常见于躁狂发作、分裂情感障碍、脑器质性精神障碍。在意识障碍基础上，表现出不易理解的、自得其乐的情绪高涨状态，称为欣快，多见于脑器质性精神障碍或醉酒状态。情感高涨与精神活动的其他方面比较协调，且与周围环境保持一定联系，故具有较强感染性，易引起周围人的共鸣。而欣快的表情比较单调刻板，往往会给人以呆傻、愚蠢的感觉。

2. **情绪低落（depression）**　指患者情绪异常低落，心境抑郁。表现为忧愁、语音低落、动作明显减少、自我感觉不良，常常自责自卑，严重者有明显的罪恶感，甚至可出现自伤和自杀的念头或行为。情绪低落时常常伴有某些生理功能的改变，如食欲减退或缺乏、早醒、性功能下降、闭经等。常见于抑郁发作，也见于其他精神障碍或躯体疾病时的抑郁状态。

3. **焦虑（anxiety）**　病态焦虑指在缺乏相应的客观因素的情况下，出现内心极度不安的状态，伴有大祸临头的恐惧感。表现为惶惶不安、坐立不安、精神紧张，常常伴有心悸、气急、出汗、四肢发冷、震颤等自主神经功能失调的表现和运动性不安。严重者可以表现为惊恐发作。焦虑伴有严重的运动性不安时，如伴有搓手蹬脚时称为激越状态（agitation）。焦虑是日常生活中常见的现象，正常人在预期不利的情况下或执行无把握的任务时均可出现相应的焦虑表现。病态焦虑常见于焦虑障碍，也见于其他各种精神障碍。

4. **恐惧（phobia）**　指面临具体不利的或危险的处境时出现的焦虑反应。轻者表现为提心吊胆，重者极度害怕、狂奔呼喊，精神极度紧张。同时伴有明显的自主神经系统症状，如心率加快、气急、呼吸困难、出汗、四肢发抖，甚至大小便失禁。恐惧常常导致抵抗和逃避。常见于各种恐惧障碍，也见于幻觉、错觉、妄想状态。

（二）情感诱发障碍

情感诱发障碍指情感的始动（启动）功能失调。临床表现为易激惹、情绪不稳、情感淡漠、病理性激情、情感麻木和强制性哭笑等。

1. **易激惹（irritability）**　指患者情绪/情感极易诱发，轻微刺激即可引起强烈的情绪/情感反应，或暴怒发作。常见于疲劳状态、人格障碍、神经症、轻躁狂发作、偏执性精神障碍、脑器质性精神障碍和躯体疾病伴发的精神障碍。

2. **情绪不稳（emotional instability）**　指患者的情感稳定性差，容易变动起伏，喜、怒、哀、乐极易变化；常常从一个极端波动到另一个极端，一会儿兴奋，一会儿伤感，且不一定有外界诱因。常见于脑器质性精神障碍、癫痫性精神障碍、酒精中毒、人格障碍。与外界环境有关的轻度的情绪不稳可以是一种性格表现，表现为极易伤感多愁，动辄呜咽哭泣，称为情感脆弱（affective fragility），多见于脑器质性精神障碍、分离障碍、神经衰弱、抑郁障碍。

3. **情感淡漠（apathy）**　指患者对客观事物和自身情况漠不关心，缺乏应有的内心体验和情感反应，面部表情呆板，处于无情感状态，常见于精神分裂症。如果患者对客观刺激的情感反应虽然存在，但反应速度明显迟缓、强度明显减低，称为情感迟钝（emotional blunting），常见于精神分裂症、躯体疾病伴发的精神障碍、痴呆。

4. **病理性激情（pathological passion）**　指患者骤然发生的、强烈而短暂的情感暴发状态，常常伴有冲动和破坏行为，事后不能完全回忆。见于脑器质性精神障碍、躯体疾病伴发的精神障碍、癫痫、酒精中毒、急性应激障碍、智能发育不全伴发的精神障碍、精神分裂症等。

5. **情感麻木（affective paralysis）**　指患者因十分强烈的精神刺激而出现的短暂而深度的情感抑制状态。患者当时虽处于极度悲痛或惊恐的境遇中，但缺乏相应的情感体验和表情反应，常见于急性应激障碍、分离障碍。

6. **强制性哭笑（forced crying and laughing）**　指患者突如其来的、不能控制的强哭或强笑现象，既无外因，也无相应的内心体验。这种症状常见于脑器质性精神障碍。

（三）情感协调性障碍

情感协调性障碍指患者的内心体验和环境刺激及其面部表情互不协调，或者内心体验自相矛盾。

临床表现为情感倒错、情感幼稚、情感矛盾。

1. 情感倒错(parathymia) 指患者的情感反应与环境刺激不相一致,或者面部表情与其内心体验不相符合。如遇到愉快的事情表现悲痛,痛哭流涕,多见于精神分裂症。

2. 情感幼稚(affective infantility) 指患者的情感反应退化到童年时代的水平,容易受直觉和本能活动的影响,缺乏节制。面部表情幼稚,喜忧易形于色,不能很好地适应环境变化,极易受周围环境的影响而波动。多见于分离障碍、痴呆。

3. 情感矛盾(affective ambivalence) 指患者在同一时间内体验到两种完全相反的情感,但患者并不感到这两种情感的互相矛盾和对立,没有苦恼或不安;患者常将相互矛盾的情感体验同时显露出来,使别人不可理解。常见于精神分裂症。

四、意志障碍

意志是人们自觉地确定目标并支配其行动以实现预定目标的心理过程。意志与认知、情绪及行为密切相关,互相渗透。它是决策心理活动过程中重要的心理因素,是人的意识能动性的集中表现。当人们认识到前途或未来时,就会向着既定目标采取自觉的积极的行动;反之,就会消极行动。

意志障碍(disorder of volition)的临床表现有意志增强、减退、缺失、矛盾和易受暗示。

1. 意志增强(hyperbulia) 指病态的自信和固执的行动。常见于偏执性精神障碍、精神分裂症等。如有被害妄想的患者反复上访,向有关部门申述和要求安全保障等。

2. 意志减退(hypobulia) 指病态的缺乏主动性和进取性,缺乏克服困难的决心和力量。如不想做任何事、没有积极性等。常见于精神分裂症、抑郁障碍、药物成瘾等。

3. 意志缺失(abulia) 指患者的意志要求显著减退或消失。患者的生活处于被动状态,处处需要别人的督促和管理,常常伴有情感淡漠和思维贫乏。常见于精神分裂症和痴呆。

4. 矛盾意向(ambivalence) 指对同一事物同时出现两种完全相反的意向和情感,但患者并不会感到不妥。如遇到朋友时,一面想哭,一面又想笑。常见于精神分裂症,是诊断精神分裂症的重要症状之一。

5. 受暗示性(suggestibility) 指患者缺乏主观意向,其思想和行为常常受别人的言行影响,受别人的暗示支配,自己不加分析思考,盲目服从。如别人讲这种药不能吃,容易产生不良反应,患者听后马上出现这些不良反应;别人讲这种药好,患者服用后当场见效。常见于分离障碍、催眠状态。也见于暗示性强的人。

五、注意障碍

注意(attention)指个体精神活动集中指向一定对象的心理过程。注意分为主动注意(又称随意注意)和被动注意(又称不随意注意)。主动注意是有意地去注意某一事物,是有目的的,需要作出自觉的努力;而被动注意是无意地注意到周围的事物,是无目的的,不需要自觉努力。如上课时学生听讲是主动注意,而有的同学突然把注意力转向走廊上的声音是被动注意。通常讲的注意是主动注意。

注意障碍(attention deficit disorder)指精神活动在一段时间内过度或不能集中指向某一事物的过程。常见的注意障碍有注意增强、注意减退、随境转移、注意狭窄和注意涣散。

1. 注意增强(hyperprosexia) 指患者特别容易被某种事物所吸引或特别注意某些活动。比如被害妄想患者会对周围环境保持高度的警惕,过分关注别人的一举一动。注意增强常见于有妄想的患者、躁狂发作、疑病症。

2. 注意减退(hypoprosexia) 又称注意松懈、注意迟钝、注意减弱,指主动注意减退,注意不易集中或不能持久。多见于神经症、精神分裂症、注意缺陷多动障碍、疲劳过度。

3. 随境转移(distractibility) 指被动注意/不随意注意明显增强。表现为患者的注意极易为外界的事物所吸引,且注意的对象经常变换。主要见于躁狂发作。

4. 注意狭窄（narrowing of attention） 指患者的注意集中于某一事物时，就不能再去注意其他事物，即主动注意范围缩小，被动注意减弱，患者的表现十分迟钝。正常人对事物缺乏兴趣或疲劳时也会出现注意狭窄。常见于智能障碍、意识障碍等。

5. 注意涣散（aprosexia） 为被动注意兴奋性增强和注意力稳定性降低，表现为注意力不集中，容易受到外界的干扰而分心。多见于注意缺陷多动障碍、焦虑障碍、精神分裂症等。

六、动作及行为障碍

动作（action）指简单的随意和不随意运动，如点头、弯腰、挥手等。行为（behavior）则指为达到一定目的而进行的复杂随意运动，它是一系列动作的有机组合。两者既有区别，又有联系，因此统称为动作行为。人们的动作行为受到动机和目的的制约，并与认知、情感和意志活动保持一致。精神障碍患者由于认知、情感和意志等活动的障碍，常出现动作和行为的异常，称为动作行为障碍（disorder of action and behavior），又称精神运动性障碍。

动作行为障碍分为四类：精神运动性兴奋、精神运动性抑制、本能行为异常和其他特殊症状。

（一）精神运动性兴奋

精神运动性兴奋（psychomotor excitement）指患者的动作行为及言语活动明显增多，包括协调性精神运动性兴奋和不协调性精神运动性兴奋。

1. 协调性精神运动性兴奋（coherent psychomotor excitement） 指患者的动作行为、言语及思维、情感、意志等精神活动的增加与外界环境改变协调一致，并与周围环境保持较密切关系。患者的整个精神活动较协调，行为具有目的性、可被周围人理解，例如情绪激动时的兴奋、轻躁狂时的情感高涨、焦虑时的坐立不安等。

2. 不协调性精神运动性兴奋（incoherent psychomotor excitement） 指患者的动作行为、言语及思维、情感、意志等精神活动的增加与外界环境改变不协调一致，脱离周围现实环境。表现为整个精神活动不协调，动作行为杂乱无章，缺乏动机及目的，使人难以理解，例如精神分裂症紧张型的紧张性兴奋，青春型的愚蠢行为和装怪相、做鬼脸等。意识障碍时也可出现不协调性精神运动性兴奋，如谵妄状态。

（二）精神运动性抑制

精神运动性抑制（psychomotor inhibition）指患者的整个精神活动的抑制，表现为动作行为、言语活动的明显减少，常见以下几类。

1. 木僵（stupor） 指动作行为和言语活动的普遍减少或完全抑制。患者常表现为保持一种固定姿势，不语、不动、不饮、不食，肌张力增高，面部表情固定，僵住不动，对刺激缺乏反应，甚至大小便潴留。如不干预，可维持上述状态很长时间。症状程度较轻者表现为少语、少动、表情呆滞，但在无人时能主动进食，可自行大小便，称为亚木僵状态。木僵常见于精神分裂症、严重抑郁发作、急性应激障碍、脑器质性精神障碍、严重的药物不良反应等。木僵按照病因及表现可分为以下类型。

（1）紧张性木僵（catatonic stupor）：在动作行为普遍性抑制的同时，以全身骨骼肌的僵住不动为突出表现。患者可长时间僵住不动，或呆坐，或站立，或睡卧于床，没有任何躯体活动，面部表情呆滞，唾液滞留于口中不咽不吐，任其外溢，大小便任其充盈，不主动排出。无主动言语，对外界刺激无反应，也无防御反射性动作。被动活动时肢体出现肌紧张和抗拒反应。患者意识清晰，症状缓解后能回忆。一般持续数天、数月，少数可达数年之久。

（2）抑郁性木僵（depressive stupor）：是抑郁发作最严重的表现形式之一。在严重情绪低落的同时，出现动作行为与言语的明显减少，甚至完全没有自发言行。患者卧床不起，对一般的言语刺激无反应。有时在反复询问下可获得极其微弱而简短的回答，或患者以点头与摇头应答。谈及能触动其内心的事件时可有相应的情感反应。患者肌张力正常，多为亚木僵状态。见于严重抑郁发作。

（3）心因性木僵（psychogenic stupor）：是指在急性、强烈的精神创伤后出现的动作行为和言语活动的抑制状态,表现为呆若木鸡、面无表情、全身僵住不动、缄默少语、对外界刺激反应减弱。一般表现为亚木僵状态,持续时间短暂,或转为兴奋状态,或迅速恢复正常。这类患者在无人时常可以自主进食,经过催眠或麻醉诱导可发现其内心冲突,也可使木僵恢复。见于急性应激障碍、转换障碍等。

(4)器质性木僵(organic stupor):指各种脑器质性疾病导致的动作行为与言语活动的抑制状态。患者没有自发言行,但可能被动进食,常伴有大小便失禁、神经系统损害的阳性体征以及实验室检查结果异常可帮助诊断。

2. 蜡样屈曲(waxy flexibility) 是指在木僵的基础上,患者的肢体可任人摆布于某种位置并维持较长时间而不动,如同泥塑蜡铸一般。如将患者的枕头抽走,其头部保持悬空而不主动放下,称为空气枕头(air pillow)。此时,患者的意识清楚,事后能够回忆。蜡样屈曲是一种被动服从表现,常见于精神分裂症。

3. 缄默症(mutism) 是指言语活动的明显抑制。表现为患者缄默不语,不回答任何问题,有时仅以手示意或者用书写交流。例如某患者入院后一直不说话,精神检查时患者仅用书写的方式回答医师的提问。见于精神分裂症和分离障碍。

4. 违拗症(negativism) 指患者对于他人的要求加以抗拒。可分为主动违拗(active negativism)和被动违拗(passive negativism):前者表现为不仅拒绝执行他人要求,还做出与要求截然相反的行为,例如让患者睁眼时,患者把眼睛闭得更紧;后者表现为对他人的要求一概拒绝执行。部分患者连唾液也不咽下,大小便也不解,称为生理性违拗。违拗常见于精神分裂症,常在木僵的基础上出现。

(三)本能行为异常

本能行为分为保存生命的本能行为和保存种族延续的本能行为两大类,具体表现为安全、饮食、睡眠、性需要等。以下为常见的异常的本能行为。

1. 自杀(suicide)与自伤(self-injury) 指自愿而有计划地毁灭或伤害自己的行为,多由严重的抑郁绝望情绪、幻觉妄想等病态心理引起,是保存生命本能的障碍。常见的自杀原因有:受到外界强大的压力;一时的感情冲动;为了达到某种目的,弄假成真;各种精神障碍,以抑郁障碍最为常见。自伤也属于本能行为障碍,指没有死亡动机或没有造成死亡后果的自我伤害的行为,多见于抑郁障碍、精神发育迟滞、分离障碍、精神分裂症。

2. 进食障碍(feeding disorder) 指摄入维持生命所需物质行为的障碍,常见以下四种形式。

(1)食欲减退:在精神障碍中抑郁发作引起的食欲减退最常见,其次为神经性厌食。许多躯体疾病也可以产生食欲减退的症状。

(2)食欲亢进:在精神障碍中指经常的暴饮暴食,多见于精神发育迟滞、精神分裂症、躁狂发作等。

(3)拒食:指精神障碍患者在幻觉、妄想、意识模糊及木僵等症状基础上出现的拒绝进食的行为。

(4)异食症:指嗜食普通人不吃或不常吃的东西,如泥沙、石灰等。钩虫病患者因体内缺铁也可以出现异食症。但痴呆患者因丧失判断力而乱吃东西不属于异食症。

3. 睡眠障碍(sleep disorder) 指睡眠的质、量或节律方面出现持续或反复异常的障碍。常见的睡眠障碍有以下几种。

(1)失眠障碍:表现为入睡困难、多梦、易醒、早醒等。失眠是最常见的临床症状之一,可由多种原因引起。有些患者虽然睡着,但觉醒后却诉没有睡过的感觉,并出现严重的焦虑症状,称为主观性失眠。

(2)嗜睡:意识清晰度轻微降低。表现为患者在安静环境中经常昏昏入睡,但给予刺激后可立即转醒,并能进行简单应答,停止刺激后患者又进入睡眠状态。

(3)睡行症:又称梦游症,指患者一般在入睡1~2小时内起床,进行一些简单、无目的的行为,如在室内徘徊,也可走出室外,甚至从事一些较简单的操作性活动,行为呆板,意识恍惚,问之不答或者含糊回答,持续数分钟或数十分钟后又上床入睡,醒后完全遗忘。发作时患者并未觉醒,但眼睛睁开,眼神呆滞,面部表情呆板,对外界刺激毫无反应,很难唤醒。常见于癫痫、分离障碍和儿童睡眠障碍等。

【典型病例】

患者男性,22岁,睡行症。

患者住院10余天,至少有4次在入睡约1小时后突然起床,走到病房其他病友床前看一会儿,有时还会摸摸他们的脸,或走到走廊上游走一会儿后,上床酣然入睡。患者事后完全否认。

4. 性功能障碍(sexual dysfunction) 由多种原因引起,分为器质性性功能障碍和功能性性功能障碍。性器官或脊髓疾病常引起器质性性功能障碍。功能性性功能障碍则由心理因素或人格障碍、焦虑障碍、躁狂症、抑郁障碍等精神障碍引起。常见的性功能障碍包括性欲亢进、性欲减退等。阳痿、早泄属于性欲减退。

(四)其他特殊症状

1. 刻板动作(stereotyped act) 指患者不断地、无目的地重复某些简单的言语或动作,可以自发产生,也可以在提示后出现,如反复地摇头、解纽扣等。常见于精神分裂症。

2. 持续言语动作(perseveration) 指患者对一个有目的且已完成的言语或动作进行无意义的重复。持续言语经常与持续动作同时出现。如医师问患者几岁了,患者回答"33岁"(回答正确)。医师又问他做什么工作,患者还是回答:"33岁。"随后无论如何提问,患者始终重复回答33岁。再比如患者在吃完饭后,仍不断重复拿起餐具,反复摆放,尽管已经完成进食。持续言语动作多见于脑器质性精神障碍。

3. 模仿动作(echopraxia) 指患者对别人的言语和动作进行毫无意义的模仿。比如与医师对话时,重复医师的言语并模仿其每个动作,医师挥手,患者立即举手,医师问患者姓名,患者也重复:"叫什么名字?"常见于器质性精神障碍,也见于精神分裂症。

4. 作态(posturing) 又称装相,指患者做出古怪的、愚蠢的、幼稚做作的动作、姿势、步态与表情,患者用词特殊、表情夸张、行为与所处环境不相称。常见于精神分裂症和器质性精神障碍。

5. 强迫动作(compulsive act) 指患者明知不必要,却难以克制而去重复地做某个动作,如果不去重复,患者就会产生严重的焦虑不安。常见的强迫动作有强迫性洗手、强迫性检查门锁、强迫性计数等。强迫动作常常由强迫思维引起,常见于强迫症,也见于精神分裂症、抑郁障碍。

6. 冲动行为(impulsive behavior) 指突如其来的、无明显动机和目的的行为。患者对行为缺乏意志的控制,行为的结果多是破坏性和伤害性的。对于精神障碍患者,典型的冲动行为应该符合以下四条标准:①行为发生突然;②行为与处境及心理社会诱因不相称;③患者没有任何有关行动的思考,没有任何抵抗的意志;④与当时患者心理活动的内容毫无联系,行为不可理解。常见于精神分裂症等。

7. 其他 还包括抽动症状(tics)、怪异行为、攻击性行为等。

七、记忆障碍

记忆是贮存在脑内的信息或经历的再现,包括识记、保持、回忆(再现)、再认(认知)四个过程。识记是保持和回忆的前提,保持是识记的结果,而回忆和再认又是识记和保持的结果。

1. 识记 是记忆过程的开始,是事物或经验在大脑中留下痕迹的过程,是一种反复感知的过程。识记的好坏取决于意识水平和注意力是否集中,精神疲乏、缺乏兴趣、注意力不集中、意识障碍可以影响识记。

2. 保持 是识记痕迹保存于大脑而免于消失的过程。保持发生障碍时患者不能建立新的记忆,遗忘范围与日俱增,常见于脑器质性疾病。

3. 回忆 是在必需的时候将保存在脑内的痕迹重现出来。如果识记和保持过程都是正常的,那么回忆过程一般很少会发生障碍。

4. 再认 指验证复现的映象是否正确的过程,即原刺激物再现时能认识它是过去已感知过的事物。回忆困难的事物可能被再认。

记忆障碍（memory disturbance）分遗忘和记忆错误两大类。

（一）遗忘（amnesia）

遗忘指患者部分或完全不能回忆以往的经历。临床上分为心因性遗忘和器质性遗忘两类。

1. 心因性遗忘（psychogenic amnesia）　又称界限性遗忘（circumscribed amnesia），指对过去某一特定时间段的经历或事件不能回忆。通常这一阶段/时期发生的事件是不愉快的，或与强烈的恐惧、愤怒、羞辱情景有关，具有高度选择性。如果是对这一阶段的全部经历的遗忘，称为阶段性遗忘；如果是对创伤性事件有关的经历的遗忘，称为选择性遗忘（selective amnesia），多见于分离障碍和应激相关障碍。

2. 器质性遗忘（organic amnesia）　是指由脑器质性疾病引起的记忆缺失。通常近事遗忘比远事遗忘严重。造成器质性遗忘的原因可以是意识障碍造成识记过程困难，也可以是不能形成持久的痕迹加以保存，或者回忆回路受损，或者三个过程都受到损害。临床常见的器质性遗忘有逆行性遗忘、顺行性遗忘、近事遗忘和远事遗忘。

（1）逆行性遗忘（retrograde amnesia）：指患者不能回忆脑损伤以前一段时间的经历，多是由于事件的强烈干扰而影响记忆痕迹的保持和回忆。多见于脑外伤、脑震荡、意识障碍。遗忘持续的时间长短同脑损伤的严重程度呈正相关，例如车祸患者在意识恢复后对如何被汽车撞伤的经过及撞伤前的一段经历不能回忆。

（2）顺行性遗忘（anterograde amnesia）：指患者对发病以后一段时间内发生的事情不能回忆。这是由意识障碍而导致记忆障碍，不能感知外界事物和经历，不能形成持久的痕迹所致。常见于急性脑器质性疾病，如高热谵妄、癫痫性蒙眬、醉酒、脑外伤、脑炎、蛛网膜下腔出血等。

（3）近事遗忘和远事遗忘：对新近发生的事情不能回忆再现，称为近事遗忘（recent amnesia）；对过去发生的事情不能回忆再现，称为远事遗忘（remote amnesia）。正常的规律是近事较易回忆，远事则不易回忆，但脑器质性疾病所引起的遗忘常常是近事遗忘重于远事遗忘。

（二）记忆错误（paramnesia）

记忆错误与记忆减退过程有关。常见的记忆错误有错构、虚构、似曾相识或旧事如新感、妄想性回忆和记忆增强。

1. 错构（paramnesia）　指在遗忘的基础上，患者对于过去所经历的事件，在发生的地点、情节，特别是在时间上出现错误的回忆，并坚信不疑。多见于脑器质性疾病、抑郁障碍等。

【典型病例】

患者男性，30 岁，脑器质性精神障碍。

1 个月前因脑外伤在神经外科住院并行手术治疗，术后几日患者经常在吃过午饭后不久又问妻子为何还不吃午饭，记不清结婚日期并说自己是在某某酒店办的婚宴，办了 100 多桌，是某某主持人主持的婚礼（妻子证实其所说的酒店名字和主持人姓名都是错的）。

2. 虚构（confabulation）　指在遗忘的基础上，患者以想象的、未曾亲身经历的事件来填补记忆的缺损。由于虚构患者有严重的记忆障碍，因而虚构的内容自己也不能再记住，所以其叙述的内容常常变化，且容易受暗示的影响。这是脑器质性疾病的特征之一，与病理性谎言不同，后者没有记忆缺陷。虚构多见于脑器质性疾病。

【典型病例】

患者男性，51 岁，酒精所致精神障碍。

患者既往有长期大量饮酒史，本次因戒酒入院。家人提到患者经常说一些不符合事实的话，比如"去年夏天，我们一家人去了一个度假村休了个长假"，当家人纠正实际上只是去了一次短途旅行后，患者确定地说道："我们去了，我记得很清楚，我们住的是一个很漂亮的别墅，还有一个大游泳池。"他还详细描述了很多他和家人一起参加的活动，并不断改变细节。比如，当妻子指出某家餐厅并不存在后，患者则改口说他们去的是另一家餐馆，并形容了所谓的那家餐馆的外观和他们点的菜肴。

3. **似曾相识或旧事如新感**　似曾相识感指患者感受从未经历过的事物或进入一个陌生的环境时,有一种早先曾经经历过的熟悉感。旧事如新感指感受早已熟悉的事物或环境时,有一种初次见面的陌生感。这些都是回忆和再认的障碍,常见于癫痫患者,也见于正常人,但正常人很快会纠正自己的错误。

4. **妄想性回忆(delusional recall)**　指患者将过去(产生妄想以前)的经历与当前的妄想内容联系起来,剔除了回忆中与妄想内容相抵触的部分,夸大了回忆中与妄想内容可以联系的部分。常见于有妄想的患者,如:被害妄想的患者回忆起自己在儿童时期就受到某人的迫害,其实患者的妄想是最近才发生的;罪恶妄想的患者认为过去的经历是错误的、有罪的等。妄想性回忆与错构、虚构不同,在不涉及妄想内容时,患者没有明显的记忆障碍。

5. **记忆增强(hypermnesia)**　指病态的记忆增强,患者对过去很远的、极为琐碎的事情都能回忆出来,常常包括许多细节,如小时候上学时老师怎样批评自己,当时的语调、具体的每句话、同学们的具体反应等。多见于躁狂症、强迫症、偏执性精神障碍、精神分裂症等。

八、意识障碍

意识(consciousness)在临床医学中指患者对周围环境及自身能否正确认识和反应的能力。它涉及觉醒水平、注意、感知、思维、情感、记忆、定向、行为等心理活动及精神功能,是人们智慧活动、随意动作和意志行为的基础。

意识障碍(disorder of consciousness)指意识清晰度下降、意识范围缩小及意识内容的变化。它是脑功能抑制所致,不同程度的脑功能抑制造成不同程度的意识障碍。意识障碍时许多精神活动都受到影响,表现为:感觉阈值升高,感知清晰度下降、不完整,甚至完全不能感知;主动注意减退,注意力集中困难;思维能力下降,难以形成新的概念,思维联想松散或缓慢,内容含糊,抽象思维和有目的思维困难;情感反应迟钝、茫然;记忆减退,常有遗忘;行为和动作迟缓,缺乏目的性和连贯性;定向力障碍,表现为时间、地点、人物的定向错误,通常时间定向最早受累,其次是地点定向,最后人物定向受损。定向力障碍是临床上判断患者有无意识障碍的重要标志。

意识障碍主要见于脑器质性疾病所致精神障碍、躯体疾病所致精神障碍及中毒所致精神障碍等。临床上常见的意识障碍有嗜睡、混浊、昏睡、昏迷、蒙眬状态、谵妄状态和梦样状态。

(一)以意识清晰度降低为主的意识障碍

1. **嗜睡(drowsiness)**　指患者的意识清晰度轻微降低,如不予刺激,患者昏昏入睡,但呼叫或推醒后能够简单应答,停止刺激后患者又进入睡眠。此时,患者的吞咽、瞳孔、角膜反射存在。

2. **混浊(confusion)**　又称意识模糊(clouding),指患者的意识清晰度轻度受损,表现为似醒非醒,缺乏主动,强烈刺激能引起反应,但患者的反应迟钝,回答问题简单,对复杂问题表现为茫然不知所措,语音低而慢,有时间、地点、人物的定向力障碍。此时,吞咽、对光、角膜反射尚存在。

3. **昏睡(sopor)**　指患者的意识清晰度较混浊更低,对周围环境的定向力及自我意识的定向力均丧失,没有言语功能,但强烈刺激下患者可以有简单或轻度反应。此时角膜反射减弱,吞咽反射和对光反射迟钝,深反射亢进,病理反射阳性。

4. **昏迷(coma)**　指患者的意识完全丧失,对外界的刺激没有反应,随意运动消失。此时,吞咽反射、角膜反射、咳嗽反射、括约肌反射、腱反射,甚至对光反射均消失,并可出现病理反射。

(二)意识清晰度降低伴范围缩小或内容变化的意识障碍

1. **蒙眬状态(twilight state)**　指患者在意识清晰度降低的同时伴有意识范围缩小。患者对一定范围内的各种刺激能够感知和认识,并能做出相应反应,但对其他事物感知困难。具体表现为患者的注意力集中于某些内心体验,可有相对正常的感知觉和协调连贯的行为,但对范围外的事物都不能正确感知和判断,仔细检查可以发现定向力障碍,片段的幻觉、错觉、妄想及相应的行为。常为突然发生、突然终止,好转后常不能回忆。蒙眬状态可有多种原因,其中器质性原因有癫痫、脑外伤、脑血管

NOTES

疾病、中毒等;心因性蒙眬常见于分离障碍和心因性精神障碍。

2. 谵妄状态(delirium)   指患者在意识清晰度降低的同时出现大量的幻觉、错觉。此时,患者的意识水平有明显的波动,症状呈昼轻夜重,伴有明显的错觉和幻觉,多数为视幻觉和视错觉,偶见触幻觉和听幻觉。幻觉和错觉的内容多为恐怖性的,形象生动逼真,如可怕的昆虫、猛兽、毒蛇等,常常伴随紧张不安、恐惧等情绪反应。患者同时存在思维活动困难,思维不连贯,理解困难,对环境的曲解和错误判断可以形成短暂的妄想,内容常为迫害性的。其行为缺乏目的性,可在幻觉和妄想的支配下出现逃避行为、自伤行为和伤人行为。此外,患者睡眠节律紊乱,白天昏昏欲睡,晚上兴奋不宁,将梦境与现实混淆;存在自我和周围定向力障碍;意识恢复后常常部分或全部遗忘。谵妄常由感染、中毒、躯体疾病所致的急性脑病综合征引起。

3. 梦样状态(dreamlike state)   指患者的意识清晰度降低的同时出现梦样的体验。表现为像做梦一样,完全沉湎于幻觉、妄想之中,对外界环境毫不在意,但外表好像清醒,对其幻觉的内容事后并不完全遗忘。迷茫状态、困惑状态和梦呓状态都可纳入意识的梦样状态的范围。睡眠剥夺或过度疲劳均可以引起梦样状态,精神分裂症、某些药物如致幻剂也可引起梦样状态。

九、自我意识障碍

单独出现的自我意识障碍主要见于某些"功能性"精神障碍,表现出对自身状态的体验障碍,故也称为自我体验障碍(disturbance of self-experience)。在正常情况下,每个人都能意识到自己的存在,并能意识到自己是与客观环境相独立的单一的个体。自己的精神活动完全由自己控制,并为自己所认识。过去的我和现在的我是相互联系的同一个体。常见的自我意识障碍有以下几种。

1. 人格解体(depersonalization)   指患者感到自身已有特殊的改变,甚至已不存在。有的患者感到世界正在变得不真实或不复存在,称为现实解体或非现实感。有些人格解体患者感到自己丧失了与他人的情感共鸣,不能产生正常的情绪或感受,体验不到喜、怒、哀、乐等情绪变化。多见于抑郁障碍,也见于精神分裂症和神经症。

2. 双重人格(double personality)   指患者在同一时间体验到两种完全不同的心理活动,有着两种截然不同的精神生活,是自我单一性的障碍。除了自我以外,患者感到还有另一个"我"存在。或者患者认为自己已经变成了另一个人。若同时体验到两种以上的人格特征,称为多重人格(multiple personality)。双重人格或多重人格常见于分离障碍和精神分裂症。

3. 自我界限障碍(self-boundary disorder)   指个体对自我与外界之间的心理边界的感知和维持能力出现异常,导致难以区分内在体验与外部现实、自己与他人或身体与环境的界限。常见于分离障碍、精神分裂症。

4. 交替人格(alternating personality)   指患者在不同时间体验到两种完全不同自我的存在,且言语和行为都发生了相应的变化。每种身份都具有独特的行为模式、记忆、情感和认知方式,且通常无法意识到其他身份的存在。多见于分离障碍、精神分裂症。

5. 人格转换(transformation of personality)   指患者否认原来的自我,自称是另一个人、鬼神或动物,但没有相应的言语和行为变化。多见于分离障碍、精神分裂症。

十、自知力障碍

自知力(insight)又称内省力或领悟力,指患者对自己精神状态的判断和认识能力。患者能正确认识自己的精神病理现象,称为"有自知力";患者不能认识到自己的精神病理现象是病态的,称为"无自知力";介于两者之间为"有部分自知力"。判断有无自知力有四条标准:①患者是否意识到别人认为他/她有异常的现象;②患者是否自己认识到这些现象是异常的;③患者是否认识到这些异常现象是自己的精神障碍所致;④患者是否意识到这些异常现象需要治疗。通常,精神分裂症患者对自己的精神病理现象不能作出正确的估计,不能意识到疾病前后精神活动的改变,不能认识到自己的病

NOTES

态行为与正常人的区别,因而常常否认有病,抗拒治疗。多数精神障碍患者的自知力不完全,神经症患者的自知力多数完全。自知力不但是诊断精神障碍的重要指标,而且是判断患者能否配合治疗和评价疗效的标准之一,自知力完全恢复是精神障碍康复的重要指标之一。

十一、智能障碍

智能(intelligence)又称智力,指人们认识客观事物并运用知识解决实际问题的能力。这种能力是在实践中发展的,是先天素质、后天实践(社会实践和接受教育)共同作用所产生的。

智能不是一个简单的心理过程,它涉及感知、记忆、思维等一系列的认知过程,并通过上述心理过程表现出来。根据这些表现的能力不同,可将智力分为:①抽象智能,指理解和运用概念、符号的能力;②机械智能,指理解、创造和运用机械的能力;③社会智能,指在人们的相互关系和社会实践中采取恰当行为的适应能力。

临床上常常根据个体解决实际问题的能力,以及运用词汇、数字、符号、图形和非语言性材料构成概念的能力来测定一个人的智能水平。目前,使用智力测验来评估个体的智能水平。智力测验的前提是认为同一年龄的群体其智能的得分基本上呈正态分布。临床常用的智力测验是韦氏智力量表(Wechsler 智力量表),有成人、儿童和幼儿共三个版本。智力测验所得的结果用数字表示,称为智商(intelligence quotient,IQ)。

正常人群的智商呈正态分布,大多数人的智商值在 90~110 之间,智商高于 130 属于高智能,智商低于 70 可能属于智力发育障碍。在估计智能时应该将被测试者目前的学习成绩、工作记录、职业训练及其以前的情况加以比较,从而判断其有无智能受损。

临床上,智能障碍(disorder of intelligence)可分为智力发育障碍和痴呆两大类。

1. 智力发育障碍(intellectual developmental disorder) 指患者神经系统发育成熟(18 岁)以前,由于各种原因影响智能发育所造成的智能低下和社会适应困难状态。随着年龄增长,患者的智力水平可能有所提高,但仍然低于正常同龄人。影响智能发育的原因包括遗传、感染、中毒、缺氧、脑外伤、内分泌异常等。

2. 痴呆(dementia) 指患者智力发育成熟以后,由各种原因损害原有智能所造成的智能低下。临床表现为记忆力、计算力、理解力、判断力等下降,既往知识丧失,工作、学习能力受损,严重时生活不能自理,常常伴有情感与意志行为的异常。多见于脑器质性疾病,如脑外伤、颅脑感染、脑缺氧、脑血管病变等。

根据大脑病理变化的性质、所涉及的范围以及智能损害的广度,可分为全面性痴呆、部分性痴呆和假性痴呆。

(1)全面性痴呆:表现为大脑弥漫性损害,智能活动的各个方面均受累及,从而影响患者的全部精神活动,患者常出现人格改变、定向力障碍及自知力缺乏。多见于阿尔茨海默病和梅毒性痴呆等。

(2)部分性痴呆:大脑的病变只侵犯脑的局部,患者可只产生记忆力减退、理解力削弱或分析综合困难等,但其人格仍保持良好,定向力完整,有一定的自知力。可见于血管性痴呆和脑外伤后痴呆早期。

(3)假性痴呆:在强烈的精神创伤后,部分患者可产生一种类似痴呆的表现,而大脑结构无任何器质性损害。经治疗后,痴呆样表现很容易消失。可见于分离障碍及应激相关障碍等。有以下特殊类型。

1)甘瑟综合征(Ganser syndrome):又称心因性假性痴呆,表现为回答问题时表现出能理解问题,但作近似而不正确的回答,往往给人以故意或开玩笑的感觉,常伴有时间、地点和人物的定向力障碍。如当问患者"一加一等于几"时,患者回答"等于三"。行为方面也可以出现类似错误,如将钥匙倒过来开锁等。但对某些复杂问题,患者却往往能正确应对,如上网、下棋、打游戏等,一般生活能够自理。

NOTES

2）童样痴呆（puerilism）：以行为幼稚、模仿幼儿的言行为特征，表现为成年患者的言行与表情均似儿童，如一位 40 岁女性患者以幼童声调讲话，称自己只有 7 岁，见了护士叫"阿姨"，见了男医师叫"叔叔"，走路蹦蹦跳跳，闹着要吃棒棒糖。

第三节   常见的精神科综合征

精神科综合征是指在精神障碍的临床诊断中，患者表现出的一组症状和体征的集合，这些症状和体征在一定的临床情境中呈现出特定的模式，并且通常由多种病因或病理机制引起。精神科综合征并不局限于某一种精神障碍，而是可以跨越多种精神疾病或障碍，并且能够为医师提供重要的诊断线索。

1. **幻觉妄想综合征**   以幻觉为主，在幻觉的基础上产生妄想，如被害妄想、物理影响妄想等。此综合征的特点是幻觉和妄想密切结合，互相补充，互相影响。多见于精神分裂症，也见于某些脑器质性精神障碍。

2. **紧张综合征**   因全身肌肉张力增高而得名，包括紧张性木僵和紧张性兴奋两种状态。

（1）紧张性木僵：包括木僵、违拗、刻板言语和动作、模仿言语和动作、蜡样屈曲、缄默等症状，可以持续数周至数月。紧张性木僵可以突然转入紧张性兴奋状态。

（2）紧张性兴奋：持续时间短暂，常常是突然暴发的兴奋和暴力行为，然后又突然进入木僵或缓解。典型的紧张综合征见于精神分裂症的紧张型，其不典型表现也可见于其他精神障碍和外伤，如抑郁发作、急性应激障碍、颅脑损伤时。

3. **遗忘综合征**   又称科尔萨科夫综合征（Korsakoff syndrome），以近事遗忘、虚构和定向力障碍为特征。多见于酒精中毒性精神障碍、颅脑损伤所致的精神障碍、脑肿瘤及其他脑器质性精神障碍。

4. **急性脑病综合征**   以各种阶段的意识障碍为主要临床表现，起病急，症状鲜明，持续时间较短，可伴有急性精神病表现，如不协调性精神运动性兴奋、紧张综合征、类躁狂表现、抑郁状态等。多继发于急性器质性疾病或急性应激状态。

5. **慢性脑病综合征**   以痴呆为主要表现，伴慢性精神病症状如抑郁状态、类躁狂状态、类精神分裂症状态，以及明显的人格改变和遗忘综合征。通常不伴有意识障碍。常由慢性器质性疾病引起，也可以是急性脑病综合征迁延所致。

6. **缩阳综合征**   这是一种急性焦虑反应，患者极度害怕自己的阴茎缩小甚至缩至腹内，以致死亡。女性患者如出现类似综合征，表现为害怕乳房及阴唇缩小，称为缩阴综合征。这是一种心因性障碍，系文化、社会、心理因素和病前人格综合作用的结果。本综合征偶见于抑郁障碍和苯丙胺中毒时。

7. **卡普格拉综合征（Capgras 综合征）**   又称易人综合征，由法国精神病学家 Capgras 于 1923 年提出。患者认为他（她）周围某个非常熟悉的人是其他人的化身，多为自己的亲人如父母、配偶等。这种情况并非感知障碍，患者认为周围人的外形并无改变，或稍有改变。本综合征的实质是偏执性妄想。见于精神分裂症，偶见于癫痫、分离障碍。

8. **科塔尔综合征（Cotard 综合征）**   又称虚无妄想综合征，指患者感到自己已不复存在，或者自己的躯体是一个"没有五脏六腑的空壳"。多见于高龄的抑郁障碍，尤其是伴有激越性症状的抑郁障碍患者。也可见于精神分裂症、阿尔茨海默病、顶叶病变时。

9. **病理嫉妒综合征**   又称奥赛罗综合征（Othello syndrome），指以怀疑配偶不忠的嫉妒妄想为核心症状的综合征。多见于男性，患者以许多似是而非的证据来证明配偶另有新欢，但往往说不出具体的对象，为此经常反复侦查、盘问、跟踪，甚至拷打配偶。症状可以持续数年，不断增强的妄想可以产生攻击行为，甚至杀死配偶，就如莎士比亚描述的奥赛罗一样。患者具有敏感、自卑、焦虑、缺乏安全感、易激惹、沮丧、易紧张的特点，但患者其他方面的精神活动基本正常。本综合征常见于偏执状态，也见于精神分裂症、慢性酒精中毒、器质性精神障碍。

10. 精神自动综合征　又名 Kandinsky-Clérambault 综合征,指患者出现大量的假性幻觉、强制性思维、思维化声、被控制感等症状,伴有体象障碍、运动觉障碍和妄想观念。本综合征多见于精神分裂症,也见于感染、中毒性精神障碍。

（刘忠纯　周新雨）

思考题

1. 协调性精神运动性兴奋与不协调性精神运动性兴奋有何不同? 在临床评估中,如何判断两者的区别? 如何根据不同类型的兴奋症状进行干预?

2. 木僵是一种严重的精神运动性抑制现象。临床医师应如何区分不同类型的木僵的表现差异?

3. 刻板动作、持续动作和模仿动作等特殊症状对精神障碍患者的生活质量产生了怎样的影响?

4. 冲动行为与强迫行为在症状表现上可能存在重叠。如何在临床中区分冲动行为与强迫行为?

5. 本能行为异常(如自杀、进食障碍等)常见于哪些精神障碍?

第五章

精神障碍诊断学

- 良好的医患关系及熟练的面谈技能可以帮助医师全面、准确地对患者进行诊断及治疗。
- 完整的病史采集及精神状况检查对于精神障碍的诊断至关重要。
- "症状-综合征-诊断"（SSD）的过程式思维方法贯穿精神障碍的诊断过程。

不同于一般躯体疾病，精神障碍的发生、发展及转归受到社会、心理、生物多因素直接或间接的共同影响。因此在精神障碍的诊断工作中，不仅需要从不同途径全面、完整、有重点地收集患者的病情资料，还需注重与患者的面谈以及分析综合技巧。

第一节　接触精神障碍患者的一般原则与基本技能

一、建立医患关系的原则与技能

医患关系（doctor-patient relationship）是医师与患者在健康与疾病问题上建立起来的人际关系，具有单一性、专业性和亲密性等特征。医师和患者及其家属之间的关系质量是影响精神检查和相关治疗的重要因素。建立和谐融洽的医患关系不仅有助于增加患者及家属对医师的信任，而且通过对患者进行精神检查，医师能更全面地了解患者的病情以及患者的家庭、社会背景，同时患者也会对疾病诊断和治疗更加有信心，更有利于疾病的恢复。

在诊疗这一特殊社会关系中，医师需从多维度构建和谐医患关系。其核心要义可归纳如下。

第一，医师需锤炼职业态度，诊疗过程应以患者为中心，秉持真诚接纳之态，深度理解患者人格尊严、文化背景、生活观念及价值体系。需坚信者具备平等沟通能力，通过共情式交流建立信任纽带。

第二，诊疗关系具有动态演化特性。医师需恪守专业伦理边界，定期审视医患交往是否偏离诊疗核心——疾病诊断、治疗方案优化及人文关怀实施。任何越界行为均可能侵蚀信任基础，唯有将关系构建锚定于医学专业性，方能确保诊疗活动的纯粹性与有效性。

第三，医师应秉持积极结果导向信念。即使面对不可逆疾病，优质的医患关系仍具有显著的疗愈效能。通过情感支持与功能优化，可有效改善患者身体功能、缓解症状困扰，最终达成生活质量提升的目标。这种超越生物学治愈的医学价值，恰是人文精神在现代医疗中的具象化体现。

二、面谈的基本原则与面谈技能

面谈（interview）是指运用与患者的沟通交流来完成精神状况评估及干预的一种方法。面谈技能是一名医师，尤其是精神科医师需要尽快掌握并不断完善的核心临床技能。熟练而有效的面谈是对疾病正确诊断、成功治疗和提供恰当医疗服务的基本保障之一。精神障碍目前缺乏可靠的客观诊断指标，其诊断在很大程度上依赖于完整而可靠的病史，如果没有一个有效的面谈而仅仅借助医疗设备对患者进行诊断和治疗，医师常常无法得知患者的真实感受或者内心诉求，并且会错失与诊断相关的有效信息，而患者常常会有"医师不了解我、不了解我的病情"或"医师忽视我""医师水平差"等体验，并且可能会因此终止求医行为或另寻他径。

（一）面谈目的

1. 在精神科,面谈的目的首先是全面而准确地收集患者与疾病诊断相关的有效信息,以明确患者的诊断,并且为患者制定合适的治疗方案。

2. 面谈还要求医师对患者进行初步的精神卫生知识宣讲,使患者能够正确认识到自己的疾病,并且对疾病的好转充满信心。

（二）面谈基本原则

在与患者面谈前,应熟悉病情,全面了解患者的躯体、心理、社会、文化等方面情况。面谈开始时,应当首先向患者介绍自己,并简单介绍本次面谈的流程、内涵及目的等。

在面谈过程中,要注意通过开放式询问交流,并注重非言语性的交流。这种交流与提问一样重要,有时医师的鼓励性眼神、点头或肯定性的语气可以让患者更加敞开心扉。及时发现患者在交流开始以后所出现的"模糊"回应(muddled response),一般情况下,这种"模糊"回应与其焦虑、智能损害和意识障碍或痴呆所致的认知损害有关。面谈结束前要总结反馈面谈的核心内容。

（三）面谈环境

面谈最好单独进行,因为在病房环境中或家庭成员的关注之下,患者很难顺利进入面谈。医师与患者交流时座椅高度最好一致,座位呈斜角相交而非相对,这样的设置会让患者觉得舒适自如,使其对医师较快产生亲近感,更快适应这种交流过程,不容易出现诸如被审问之类的感受。

（四）面谈步骤

面谈开始时,医师可以简单介绍一下自己的背景状况如工作经验、专长,给患者信任、舒适的感觉。简单的寒暄以后,先了解一下患者的一般状况,再了解患者就医的主要问题。面谈过程中注意尊重患者,同情、理解其处境,并给予适当的安慰和保证。例如注意对不同性别、年龄患者的尊称,使患者感到亲切、体贴而愿意敞开心扉进行交谈。

（五）面谈时间

医师需要掌握和把控面谈的时间,面谈时间应视患者问题的复杂性而定,一般持续20~45分钟。交谈结束时,应进一步简单复述与强调患者所关心的主要问题,同时询问一些患者并未涉及的其他情况,鼓励患者提出自己的想法,对患者的疑问做出合理的解释,并告知医师下一步的考虑与打算。最后要与患者进行礼貌道别。

（六）面谈方式与方法

在交谈时,需注意交谈的一般仪态和言语。医师要以端庄的仪态、温和的态度、诚恳的言语对待患者,善于体会患者的心情,谈话要针对性强、目的明确,以安慰、鼓励为主。即使有不同意见,也应采取婉转的方式尽量使患者乐于接受。对患者的承诺应兑现,办不到的事情应耐心解释以取得患者的理解。

医师要主导与患者的面谈,避免头绪不清,要善于启发、提示或引导患者,使患者注意力集中在相关的话题上,不能过多纠缠于细枝末节。交谈的方式应灵活,采用个体化原则,举例如下。①对刚入院的精神障碍患者,可以说:"听说您不想住院,是吗？"因为这常常是患者最关心的问题,容易引起患者的交谈兴趣,可由此开始,再酌情切入正题。②有的患者在表述自己的感受或经历时,会偏离主题或出现思路停顿,应给予适当的启发或引导,使患者完整地讲出想说的内容。③在接触多疑、敏感(如存在幻觉、妄想)的患者时,不要因其荒谬的思维而随便打断患者的讲话,更不要与患者争辩或强行指正其病态,否则将会阻碍患者的表述或引起患者的猜疑,甚至成为患者妄想的对象。④对抑郁、情绪消极的患者,医师应以热情、鼓励的话语,引导患者回忆以前的成就。⑤对精神衰退或思维迟缓的患者,医师应耐心地重复主题,启发诱导患者按主题思路进行交谈。⑥避免边询问、边翻阅有关资料,使交谈检查经常中断,破坏与患者进行思想情感交流的气氛,甚至使患者有如同被法官询问的不快感受。⑦对紊乱性兴奋、焦虑、抑郁和愤怒等恶劣情绪明显的患者,暂时不宜交谈。

1. **言语性面谈** 是指精神科专业性交谈(也称精神检查),具体分为:①正式交谈:是指事先通知患者,进行有目的、有计划的交谈;②非正式交谈:是指医师在日常中与患者自然的交谈,此时应让患者感到是在闲聊,但是医师却又可以从中了解到患者的真实想法和心理反应。言语性面谈的技巧包括积极倾听、停顿、复述等。

积极倾听是以患者为中心面谈(patient-centered interview)最为重要的方法。医师扮演听众的角色,将问题集中在与患者相关的内容上,从患者的自由叙述中获得信息。交谈时,要注意倾听,让患者谈自己的问题,不要打断患者的谈话(至少在谈话初期不要插话)。这有利于患者解除过度警戒的心理、增加信任感。在倾听时,应思考、分析、综合,筛选出患者谈话的中心内容及"弦外之音",掌握患者的真实思想。

停顿可以降低谈论心理和社会问题的敏感性,简短的停顿可以让患者回忆起之前忘记的事情,给患者机会补充之前的谈话,尤其需要将其犹豫的内容表达出来。在停顿中,医师使用倾听的信号("嗯""是的"等)和姿势来表示正在倾听,从而鼓励患者继续说下去。

复述(repeat)是指对患者的话进行重复。医师接纳了患者的观点,并且使用复述聚焦患者所述内容中最相关的内容。

总结(summary)。当医师复述时,总是只摘取信息中最重要的部分,而总结就要涵盖讨论的绝大部分内容。医师将他所理解的内容用自己的语言表达出来。这就会使医师与患者达成内容上的一致。

让交谈中的一方完成发言的重要性是不言而喻的。一个开放式的提问就给予了患者信号,让他可以自由发言。

2. 非言语性面谈　在面谈时所发生的一切非言语性的交流称为非言语性面谈,包括表情、姿势、手势、触摸、音调、音量等。在面谈过程中,医师应通过言语、表情和肢体动作对患者的情绪作出回应,如为哭泣的患者递上纸巾等。

三、精神科面谈相关问题与注意事项

医师要恪守职业道德,尊重精神障碍患者的隐私权,不随便议论患者的病情以及羞于启齿的言行或遭遇,不任意谈论患者的缺陷、家事等。

当交谈完一个主题后或在整个面谈结束前,医师应与患者一起分析总结交谈的主题,复述重点、解答问题,让患者明白医师已理解他所表达的意思,如有误解可及时澄清和纠正。在结束交谈前,医师向患者说明检查即将结束,同时,医师需填写有关记录。

由于精神障碍的特殊性,常需知情人提供病史,因而应尽量扩大知情群体调查,提高面谈资料的可靠性,防止片面性。

第二节　精神障碍患者的病史采集

精神科的病史采集是医师通过对患者或其相关人员的系统询问获取病史资料,并经过综合分析作出临床判断的一种方法。目前对于精神障碍的诊断主要建立在病史和精神状态检查的基础上,因此精神科医师全面、正确而熟练地收集病史和进行精神状态检查是诊疗活动的基础。同时,与多数临床医学学科不同,由于精神障碍的发作通常会影响患者的思维过程,且很多重性精神障碍患者对精神症状缺乏自知力(insight),患者本人经常不能提供准确的病史。因而,精神科的病史主要来源于知情人,包括患者亲属、同事、同学、朋友、邻居以及以前为其诊治过的医务人员等。除此以外,患者发病期间的书写材料也是重要的病史资料源。我国现阶段的通用接诊程序是先从最熟悉病情或患者发病时接触最多的知情人处了解病史,再有针对性地对患者进行诊断性面谈;但对于门诊患者尤其是对疾病有自知力的患者,或者心理咨询门诊人群,采用直接和患者面谈的方式渐趋增多,甚至成为主流方式。

NOTES

一、精神科病史采集的基本方法和注意事项

精神科的病史采集对于病历的完善至关重要。了解患者的主要异常表现,本次病情与既往病情的异同之处,治疗经过、生活经历、人格特征、家庭和社会关系是临床医师明确诊断、合理用药的前提。同时,及时处理家属的疑问和顾虑,进行医患沟通,有助于建立信任度良好的医患关系。

首先,在采集病史之前,告知知情人尽可能客观、详细地描述患者的异常表现与发病经过。知情人包括:患者的父母、子女、配偶、邻居、同学、朋友以及患者单位负责人等。医师应向知情人强调如实、全面、系统、准确地提供病史对患者诊断和治疗以及判断预后的重要意义。在采集病史之前,应根据知情人的文化程度和理解能力,尽量让知情人按照时间顺序描述患者疾病发展过程的来龙去脉,即让知情人按照时间顺序描述每个症状的发生和演变过程,并陈述每个症状持续存在的时间,以及对患者整体状态的影响。例如,对于某位出现言语性幻听的患者,不仅要了解最初出现幻听的时间、患者对幻听的情绪反应、幻听对患者功能活动以及其他心理活动的影响等,而且应追踪此症状的演变过程以及与之相对应的情绪、行为和思维方面的改变,并与患者患病之前的正常状态进行比较。

要防止病史采集中的片面性,通常应注意:①听取病史前应阅读有关医疗档案(如门诊病历、转诊记录、既往的住院病历)和其他书面资料。②在听取知情人提供病史时,患者不宜在场。如果知情人之间分歧较大,应分别询问。③采集老年患者的病史应注意询问脑器质性病变的可能性,例如意识障碍、智能损害和人格改变等方面。④采集儿童病史时,应注意家长的心理状况,必要时请幼儿园或学校老师补充或进行家庭访问。需要指出,对儿童患者进行精神检查时,也应注意儿童的特点,掌握接触患儿的技巧。⑤应保持病史采集顺序的灵活性,既要把握重点病史优先采集的原则,又要有一定的灵活性。对于病种各异、病情严重不一,或门诊或住院的患者而言,可以首先从现病史或个人史、家族史进行采集,而不是只能按程序刻板进行。

二、精神科病史采集的基本内容与要点

(一) 一般资料

包括患者的姓名、性别、年龄、婚姻状况、文化程度、职业、民族、出生地、宗教信仰、现住址与通信地址、联系电话、电子邮箱、入院日期、供史人情况(姓名、与患者的关系、联系电话等)、病史的可靠性评价。

(二)(代)主诉

这是通过患者或者代言者对现病史的发病异常表现、发病方式、病程特点、持续时间等的叙述进行的高度概括,充分表达出本次就诊的理由。通常不超过 25 个字。

(三) 现病史

现病史是导致本次就诊的全部内涵。主要包括精神障碍的起病时间、发病形式,并依照发生时间先后次序详细描述各项主要症状(每项症状的具体表现、持续时间、症状演变及诊疗经过等)、各症状之间的相互联系与此消彼长等情况。对于现病史中所提及的各种症状与演变情况,应让供史者尽量举例说明,并反复求证后记录在案。一般情况下,现病史可按以下顺序记录。

1. 起病时间与发病形式　精神障碍的发生或急或缓,急者可能以天或时计算,甚者则表现为突然发作的形式,而有些起病隐匿者则往往难以确定具体的发病日期,但应确定其大致的时间段与当时的年龄等。同时应注意了解起病当时有无精神诱因、环境变化等生活事件发生,以及本次发病与这些因素有无联系等。

2. 早期症状　许多精神障碍,如精神分裂症、抑郁障碍等存在早期症状,这些症状往往因其表现潜隐而被忽略,因而需要反复询问。通常应注意了解患者明显发病前有无生活习惯(包括日常卫生习惯)、学习及工作热情、人际交往、兴趣、睡眠、个性、行为等方面的变化。

3. **症状的发生、发展与演变** 按发生时间从首发症状开始描述各种症状的具体表现、背景条件、变化特点、持续时间、相互联系和造成的后果等方面内容。

4. **既往诊治经过** 历次就诊的时间、地点,医师的诊断(有变化者应了解诊断改变的理由)与处理,特别是用药的种类、剂量、治疗反应与症状的发作、缓解形式等。

5. **发病后的一般情况** 发病后患者的日常生活、工作学习、饮食起居与社会交往等方面的整体情况,有无社会退缩、生活疏懒、性格行为改变等,有无伤人毁物、自残自杀等。

(四) 过去(既往)史

通常包括一般健康状况,预防接种情况,此前发生的与本次就诊无直接关系的疾病史(如有直接关系,应归纳于现病史中)。尤其注意儿童期有无高热、惊厥、抽搐和头部外伤等病史,有无重大躯体疾病史、感染中毒史、过敏史、药物成瘾史、酒精成瘾史、癫痫发作史、血制品使用史等。

(五) 个人史

精神科病史中的个人史采集十分重要,应较为全面地反映患者的成长和生活经历及人格特点。通常包括以下几方面内容。

1. **出生及生长发育情况** 母孕期与生产情况,患者早期发育情况(应包括开始认人、开始说话、开始走路等的时间)、成长环境(如是否长期与父母分离、与父母的关系、家庭氛围等)、幼儿园经历等。

2. **受教育情况** 包括学龄前教育和学校教育。学龄前教育指家庭教育的方式、文化背景、家长的价值观;学校教育情况包括患者在学校的成绩、所爱好的学科、与老师和同学相处的情况、在校期间有无违纪逃学等,以及最终学历等。

3. **职业和工作经历** 应包括所有的工作经历,如先后从事过什么工作、表现如何、因何变换工作等,目前从事何种职业、能否胜任工作、工作中的人际关系、是否经常变换岗位、是否经常存在违反劳动纪律或违法情况等。

4. **婚恋经历和家庭状况** 包括是否有恋爱史,恋爱的基本态度,恋爱中遭受挫折的原因和处理态度;结婚年龄,目前婚姻状况,夫妻感情和性生活情况,有无婚外恋、性功能障碍、性心理障碍等情况;家庭大致收入和社会地位等。

5. **月经、生育史** 记录初潮和绝经时间,月经周期是否规律和月经期的生理、心理反应,怀孕及生产情况等。

6. **重大生活事件** 了解患者过去生活经历中所遭受的重大精神创伤以及患者对此的反应方式,包括早年创伤性经历或被虐待情况。更须关注本次发病前有无对患者心理状态产生较大影响的应激性事件。

7. **个性特点** 主要了解患者的个性倾向性,如个人兴趣爱好、理想信念、烟酒嗜好等;也应了解其情感反应模式、行为模式和认知模式。

(六) 家族史

了解患者主要家庭成员的构成、关系等情况,详细了解父母两系三代有无精神障碍病史、精神发育迟滞者、人格异常者、滥用酒精和药物者、自杀者以及违法犯罪者等,了解家族成员有无近亲婚配及其他遗传性疾病。

第三节 精神状况检查方法

一、精神状况检查的基本步骤和提纲

精神状况检查(mental status examination)是指检查者通过与患者的交谈和直接观察,全面了解患者精神活动各个方面情况的检查方法。交谈的重点是患者自身的所见、所闻、所感,观察的重点是医

师的所见、所闻、所感,两种检查方法通常交织在一起,密不可分,同等重要,但对处于不同疾病状态的患者应当有所侧重。具体内容描述如下。

（一）一般表现

1. **一般状态**　患者的年龄和外貌是否相符,衣着是否适时或出格,入院形式是自行入院还是强制入院。

2. **接触情况**　注意接触的主动性、合作程度、对周围环境的态度。

3. **意识状态**　意识清晰度如何,是否有意识障碍及其性质与程度等。

4. **定向力**　包括时间、地点、人物定向以及自我定向情况,有无双重或多重定向。

5. **日常生活**　包括仪表、饮食、大小便及睡眠等方面情况;参加病房活动,与医护人员和病友接触情况;女患者要注意经期处理月经的情况。

（二）认知活动

1. **感知障碍**　如错觉、幻觉、感知觉综合障碍等,并关注错觉、幻觉、感知觉综合障碍的种类、性质、程度、出现时间、持续时间、频率、与其他精神症状的关系及对社会功能的影响等。例如:对听幻觉要分辨是真性或假性,是言语性还是非言语性幻听,幻听的具体内容、清晰程度、出现时间、持续时间、出现频率,出现时的意识状态及情感反应,有无妄想性加工,与其他症状如妄想的关系,对社会功能的影响以及患者对幻听的自知力等。

2. **思维障碍**　①思维形式障碍:需观察言语流畅性、连贯性,应答是否切题,是否有思维散漫、思维贫乏、病理性象征性思维、语词新作、持续言语等。②思维过程障碍:需观察语量、语速,是否有思维奔逸、思维迟缓等。③思维属性障碍:主要观察患者对于其联想自主性方面是否存在障碍,该类患者认为自己的思想被外力夺走(思维被窃)或一些思想是由外力"插入"自己脑中的(思维插入)或被广播出去(思维播散),同时还应了解是否存在强迫思维等。④思维内容障碍:对妄想要分析是原发性或继发性妄想,妄想的种类、性质、具体内容、出现时间、持续时间、出现频率,妄想的牢固程度、系统性、荒谬性与泛化倾向,妄想出现时患者的情感状态、意识状态,对社会功能的影响,与其他症状的关系,以及患者对妄想的自知力等。

3. **注意力**　注意力是否集中,主动注意、被动注意的情况;有无注意增强、注意涣散、随境转移等。

4. **记忆力**　应检查即刻记忆、近事记忆与远事记忆等。如有记忆减退,应进一步详查属于哪一类记忆损害及其程度、发展状态,是否存在器质性病变等。

5. **智能**　应根据患者文化程度粗查其一般常识、专业知识、计算力、理解力、判断能力、分析综合能力以及抽象概括能力等。若怀疑有智能损害,应作进一步的智能测验。

6. **自知力**　应判断患者自知力的完整性以及对诊断和治疗的态度。一般应检查以下内容:①患者是否意识到自己目前的这些变化;②是否承认这些表现是异常的、病态的;③是否愿意接受医师、家人等对自己目前的处理方式;④是否接受并积极配合治疗。

（三）情感活动

情感活动检查是精神检查的难点,主要依靠观察患者的外在表现(如表情,言谈的语气、语调和内容,行为举止的变化等)结合患者整个精神活动其他方面的信息来了解其内心体验。应注意患者情感障碍的种类、性质、强度、出现时间、持续时间、对社会功能的影响、与其他精神症状的关系等;还需要注意患者的情感稳定性、对周围人或事物的态度变化和感染力等。

（四）意志行为

主要了解患者有无本能活动(食欲、性欲和自我防卫能力)的亢进或减退,有无意志活动减退或病理性意志增强;是否存在精神运动性兴奋、精神运动性抑制、冲动、怪异的动作或行为。应注意其行为障碍的种类、性质、强度、出现时间、持续时间、出现频率、对社会功能的影响及与其他精神症状的关系等。还要注意意志活动的指向性、自觉性、坚定性、果断性等方面的障碍。

二、精神状况检查的基本原则和注意事项

（一）精神状况检查的基本原则

1. 建立良好的医患关系。医师应仪表整洁、端庄，态度坦诚，接纳、尊重患者，友善的举止、安慰与鼓励的语言使患者情绪稳定放松，使患者感到温暖和支持，促进患者表达。医师应先作自我介绍与称谓，再询问如何称谓患者。

2. 先问一般性问题。如先问患者的一般情况，然后使用一些过渡句过渡到实质性问题，即患者的临床症状。

3. 先提开放式问题，后提封闭式问题，即由一般到特殊、由非情绪反应到情绪反应、由躯体到心理。

4. 耐心倾听患者的叙述。在面谈过程中向患者提问后，要留给患者比较充足的时间让患者自己谈出其内心体验、观点、看法等。不要随便打断患者的谈话，除非患者的谈话离题太远，此时医师可以使用一些引导句把谈话内容引导回主题。

5. 在交谈过程中除了言语交流外，还应注意非言语交流，如眼神、手势、身体的姿态等。

6. 把握好交谈的节奏并主导谈话的要点与中心内容，既要兼顾一般情况又要突出重点。

7. 在交谈过程中对患者的症状医师不要急于纠正，更不要予以反驳或辩驳。

8. 医师的语言应通俗易懂，避免使用医学术语，避免审讯式提问。

9. 环境要保持安静、不受干扰，交谈时间一般为 20~45 分钟。

10. 恪守职业道德。

（二）精神状况检查的注意事项

精神检查的内容已在前文作了介绍。对于神志清楚、比较合作的患者，主要是通过交谈了解其内心体验和感受。在作精神检查记录时应避免采用症状学术语概述，而应以患者的语言系统地加以描述。

1. **对兴奋躁动及木僵等不合作患者的精神检查**　对这类患者进行精神检查常有困难，应及时观察病情变化，耐心细致、反复地观察患者的表情、情感反应和言行，特别注意在不同时间和不同环境的变化。检查时具体应注意以下内容。

（1）意识状态：一般可从患者的自发言语、面部表情、生活自理情况及行为等方面进行判断。特别是对兴奋躁动患者，要注意其言语运动性兴奋状态，通过多方面细致观察，分析有无意识障碍，并可通过患者的自发言语、生活起居以及对医护人员接触时的反应，分析判断定向力障碍。

（2）姿势检查：患者的姿势是否自然，有无蜡样屈曲等怪异姿势，姿势是否较久不变或多动不停；肢体被动活动时的肌张力和反应。

（3）言语：注意兴奋患者言语的连贯性及其内容、吐词清晰程度、音调高低、能否用手或表情示意。缄默不语的患者有无用文字表达的能力，有无失语症。

（4）面部表情与情感反应：观察患者面部表情变化与环境的协调性，如接触工作人员及家属时的情感反应差异、对问话的情感反应。患者独处时，有无精神恍惚等表现。

（5）动作与行为：观察患者的活动量；有无刻板动作、持续动作、模仿动作等异常动作；执行命令是否存在违拗、被动服从等情况；有无自伤自杀、冲动攻击性行为。

（6）日常生活：饮食、睡眠、大小便自理情况；女患者料理经期卫生情况；拒食患者对鼻饲、输液的反应。

2. **对有脑器质性精神障碍及症状性精神障碍患者的精神检查**　除做一般的精神检查外，还应检查以下方面。

（1）意识障碍：应仔细检查有无意识清晰度下降、注意力不集中、定向力障碍、表情茫然恍惚、整体精神活动迟钝等。同时注意意识障碍的程度、对患者的影响程度等。

（2）注意障碍：除在交谈中观察其注意状况外,可给予一定刺激(听觉、视觉、触觉刺激等)并观察其反应。

（3）思维障碍：这类患者的正常思维特征被破坏,常表现为：①思维缺乏自觉主动性,如患者虽有问必答,但不问时缺乏主动性言语,显示思维停顿。②思维缺乏预见性,如患者表现被动,缺乏对交谈进程的预见性。③抽象思维障碍,如患者对事物的分析、综合、归纳和辨析能力受损,不能恰当运用概念,表现为不能对抽象名词如"和平""正义"等进行解释,不能区分意义相近的名词如"男孩"与"女孩"、"梯子"与"楼梯"等,不能解释成语,不能完成图片或物体的分类试验等。④出现持续言语、刻板言语、失语症、失认症、失用症等。⑤严重意识障碍者可见思维不连贯、语词杂拌等现象。

（4）记忆障碍：即刻记忆是必查项目,如数字顺向和逆向累加,即刻重复和短时回忆物体名称等均应检查。对此类患者应进行进一步的专项记忆功能测定。

（5）智能障碍：除一般智能检查外,还应进行相关智能测验。

（6）情感障碍：患者常因情感控制能力受损而表现为情感脆弱、情绪不稳、易激惹,甚至情感暴发,也常见情感淡漠或欣快。

3. 对有幻觉、妄想患者的精神检查　有此类症状的患者一般自知力欠缺,不认为自己有病,多不主动向医师谈及,需要加以询问和追问。如检查感知障碍时,询问患者有无幻听,可问患者："独自一人时,有没有听到有人与你说话？"如患者说"有",即可问声音从哪里来,是男的还是女的,是熟悉的还是不熟悉的,都讲了些什么,是赞扬声还是辱骂声,是经常出现还是偶尔出现等。并要注意患者对声音的态度,如有的患者以棉花塞耳或有掩面、捂鼻等表现时,可能有相应的幻觉存在。与患者交谈时要注意患者的言语是否连贯、主题是否明确、回答是否切题、言语是增多还是减少、概念之间的逻辑性以及思维的内容如何。如考虑患者有妄想,可问患者："你们单位的同事或家人对你的态度怎么样？有没有人对你不友好,暗中使坏,或故意为难你？"

第四节　体格检查与辅助诊断技术

一、体格检查与神经系统检查

体格检查对精神障碍的诊断与鉴别诊断非常重要,也是拟订治疗计划和具体治疗措施的依据。精神症状有时可能是躯体疾病的症状或者伴发症状之一。因此,对所有住院患者均应按体格检查的要求全面而系统地进行体格检查,对门诊、急诊患者则应根据病史有重点地进行体格检查。如果只重视精神检查而忽视体格检查,容易导致医疗事故与差错,应绝对避免。

许多神经系统疾病会出现精神症状,甚至以精神症状为其首发或主要症状,而很多精神障碍或精神症状也存在神经系统损害的基础。所以,对精神障碍患者必须进行详细而全面的神经系统检查。

一般体格检查请参考诊断学教材。神经系统检查请参阅神经病学教材相关内容。

二、辅助检查技术

除常规的实验室检查,如血、尿、粪三大常规,血液生化指标如肝功能、血糖的测定,以及胸部 X 线片等检查外,还应根据病史、查体情况,进行有针对性的实验室检查。现代医学实验室检查技术的发展,给精神障碍特别是器质性精神障碍的诊断和治疗等提供了越来越丰富的辅助手段,也带来了对精神障碍认识和诊疗技术的日新月异的变化。特别值得注意的是,神经电生理技术和脑影像技术在精神障碍的诊断、治疗与研究中的应用日趋广泛。

（一）脑电图

脑电活动可表现为脑自发电位及诱发电位。自发电位是在安静、无外界刺激时,将引导电极置于头皮上进行描记而得到的大脑持续性节律性电位变化;而诱发电位即通过各种诱发方法如声、光、过度换气、药物诱发等发现的一般情况下不能发现的异常脑电活动变化。主要用于精神分裂症、双相障碍等精神障碍确诊前,排除癫痫、脑部肿瘤、脑部外伤等器质性脑部疾病。诱发电位的观察指标为:①基本波形;②潜伏期;③波幅(mV)。临床常用的脑诱发电位有视觉诱发电位、听觉诱发电位及体感觉诱发电位。近年来对事件相关电位(ERP)的 P300 和 N400 已有较多研究。使用事件相关电位可通过捕捉到毫秒级内的信息探讨精神障碍患者的高级脑认知功能。

(二) 多导睡眠图

多导睡眠图(PSG)的观察指标主要包括以下三方面:①睡眠进程,包括睡眠潜伏期、睡眠总时间、醒转次数、觉醒比等;②睡眠结构,通过分析快速眼动(rapid eye movement,REM)睡眠相与非快速眼动(non-rapid eye movement,NREM)睡眠相的构成比例来了解睡眠结构;③REM 期观察指标,主要包括 REM 睡眠周期数、潜伏期、强度、密度、时间等。主要用于睡眠障碍、睡眠期行为障碍(如睡行症、睡惊症、夜间惊恐发作等)以及隐匿性抑郁障碍的诊断和研究。

(三) 脑电地形图

脑电地形图是将已经通过脑电图仪放大的自发或诱发脑电信号输入计算机进行二次处理,将脑电信号转换而成的能够定量和定位的脑电波图像。脑电地形图以数字表示,用 0~9 共 10 个数字来表示等级,0 级为空白,1~4 级为正常,4 级以上为病变,数字越大表示脑功能损害越严重。该项检查存在如所分析的脑电信号采样时间短、采样点部位不全、频率分段少、不能显示脑电活动之间的时相关系、不能进行波形分析等局限性。

(四) 结构性脑影像技术

1. 计算机断层扫描(computed tomography,CT) 能根据不同层面各种组织的衰减系数差异,显示人体有关组织、器官的解剖学横断面图像。脑部 CT 可显示脑室大小,如用脑室和大脑面积比值表示脑室扩大的程度。CT 也可显示大脑外侧裂(Sylvian 裂)等皮质沟裂增宽和脑实质密度改变,以及脑的对称性异常和局灶性异常等。

2. 磁共振成像(MRI) 与 CT 同属于断层成像技术的一种,它利用磁共振现象从机体中获得电磁信号,并重建出图像来提供机体信息。颅脑 MRI 能清晰显示不同的脑灰质和脑白质图像。较之 CT,其优点是对软组织对比度好,如对灰质和白质之间的分辨能力强,可作多维多参数成像,电离辐射性损伤小,不需要对比剂就能够显示血管等。

(五) 功能性脑影像技术

1. 单光子发射计算机断层扫描(single photon emission computed tomography,SPECT) 基本原理是通过检测能发射单光子同位素(^{123}I、^{99m}Tc、^{133}Xe 及 ^{76}Br 等)标记的显像剂在体内的立体分布而重建图像,目前在精神障碍诊断中主要用于定量、定性地检测脑血流及其变化。此外,可通过检测受体的放射性配体以了解神经受体的占有率及其功能状况,如多巴胺 D_1 及 D_2 受体、多巴胺转运体、$5-HT_2$ 受体、谷氨酸受体、GABAA 受体及 M 型胆碱受体等。该技术在临床及科研中已广泛应用,但由于 SPECT 图像取决于化合物发射的单个光子,空间分辨率相对较差。

2. 功能性磁共振成像(functional magnetic resonance imaging,fMRI) 狭义 fMRI 是指血氧水平依赖性(blood oxygenation level dependent,BOLD)成像;广义 fMRI 包括 BOLD 成像、MR 弥散加权成像(diffusion-weighted imaging,DWI)、弥散张量成像(diffusion tensor imaging,DTI)、MR 灌注成像(perfusion MRI)及磁共振波谱成像(MRS)。目前精神科应用较多的是 BOLD 成像,其成像基本原理为:应用氧合血红蛋白与去氧血红蛋白有不同的磁敏感性效应,局部脑皮质在经特定的任务刺激(如感觉、运动、神经心理测试等)后代谢率增加,血管扩张,血流量明显增加,局部氧合血红蛋白增加,而局部氧耗量增加不明显,即局部去氧血红蛋白含量相对较低,从而引起相应大脑组织区域的信号增加。相对于 SPECT 及 PET 而言,BOLD 成像无须暴露于放射性同位素环境中,具有较高的时间分辨率及空间分辨率,且可重复成像,成像中还可实时监测被试者的反应等优点,对于精神障碍的生物学基础研究,尤其是认知功能研究具有较大的应用价值。

3. 正电子发射体层摄影（PET） 基本原理是将人工导入人体的不稳定放射性同位素［如 ^{11}C-葡萄糖、^{13}N-氨基酸、^{18}F-氟代脱氧葡萄糖（^{18}F-FDG）等］发射的射线，经释放正电子后稳定化，然后记录、放大和转换成数据，再由计算机重建为不同放射密度的三维图像。其共同特点在于 C、N、O 等元素是人体组织的基本元素，用这些放射性同位素易于标记体内的各种化合物及其代谢物，而继续保持其生物活性，有利于研究体内各部位的生理、生化代谢过程。PET 是一种能够反映活体生理、生化过程的功能性影像技术，常用于检查精神障碍患者的受体功能以及精神类药物的受体结合率。该项技术的深入使用或许会为精神医学的诊断手段与治疗方法带来革命性的变化。

（六）遗传学技术

精神障碍是典型的复杂遗传疾病，其病因受到遗传因素和环境因素等的影响。有研究结果表明，遗传因素对精神分裂症发病的影响约占 73%~90%。因此，利用遗传学检测技术阐述精神障碍的发病机制及其危险因素对疾病的诊断意义重大。

1. 基因组学技术 精神障碍是多基因遗传病，其发病系由两对以上致病基因的累积效应所致。与某些单基因遗传病相比，精神障碍的发病不是只由遗传因素决定的，而是遗传因素与环境因素共同起作用。与精神障碍发病及治疗相关的基因作用方式可以用数量性状位点（quantitative trait locus，QTL）来解释，即多个微效基因（minor gene）的交互作用共同影响这些性状。目前精神障碍的基因组学研究主要是定位可能会在精神障碍发生发展过程中起重要作用的基因，明确它们的致病机制，并寻找防止缺陷基因发挥作用的方法。

2. 表观遗传学技术 表观遗传（epigenetics）指基因的 DNA 序列在不发生改变的情况下，基因的表达发生了可遗传的改变。其主要机制包括 DNA 甲基化、组蛋白修饰、染色质重塑及非编码 RNA 调控等。虽然表观遗传学技术在精神障碍中的应用还处在初级阶段，但作为"中心法则"的补充，表观遗传技术为寻找精神障碍的病因和诊断分类提供了新的研究方法。

3. 影像遗传学技术 影像遗传学（imaging genetics）是结合多模态神经影像学（multimodal neuroimaging）和遗传学方法，检测脑结构及其与精神障碍、认知功能、情绪调节等行为相关脑功能的遗传变异。影像遗传学技术使得在信息处理或完成特定任务的脑网络水平上更直接测量基因影像成为可能，为探索和评估基因多态性对大脑功能及对行为的潜在作用提供了独特的工具。

三、精神科评定量表

心理测量学（psychometrics）的主要任务是对心理活动进行量化并在此基础上评估其发生、发展过程与严重程度等，而评定量表（rating scale）是用来量化观察中所得印象的具体测量工具。自 20 世纪 50 年代以来，评定量表从评估正常心理功能到评定各种病理心理，已广泛地应用于精神障碍学的临床研究中，形成了针对不同情形与状态的多种精神科评定量表（psychiatric rating scale）。我国在 20 世纪 80 年代开始引进此项评估技术，至今已有长足的发展。

精神科常用量表包括：①症状量表；②诊断量表；③智力测验量表；④人格测验量表；⑤其他量表。除本章第四节所介绍的各种与诊断系统相配合的诊断量表外，常用的智力测验量表为韦氏成人智力量表（Wechsler Adult Intelligence Scale，WAIS），该量表包括常识、领悟、计算、相似性、背数、词汇的言语功能以及数字符号、填图、木块图、图片排列和图形拼凑等操作功能测验。而人格测验量表最常用的是明尼苏达多相人格调查表（Minnesota Multiphasic Personality Inventory，MMPI）。MMPI 有 566 条项目：前 399 条含 14 个分量表，其中 4 个分量表是用以检验结果可靠性的疑问、掩饰和防卫项目效度量表，另外 10 个则为临床量表，分别是关于疑病、抑郁、癔症、病态人格、性别色彩、偏执、精神衰弱、精神分裂症、轻躁狂和社会内向的；后面的条目则为依赖性、支配性、自我力量和偏见项目附加量表。

针对精神症状的症状量表甚多，其中许多已被充分接受并在精神科临床广泛应用。

1. 评定精神障碍性症状 简明精神病量表（Brief Psychiatric Rating Scale，BPRS）、阳性和阴性精神症状评定量表（Positive and Negative Syndrome Scale，PANSS）。

2. 评定抑郁症状 流调用抑郁自评量表（Center for Epidemiological Survey-Depression Scale，CES-D）、汉密尔顿抑郁量表（Hamilton Depression Scale，HAMD）、患者健康问卷（Patient Health Questionnaire，PHQ-9）和抑郁自评量表（Self-Rating Depression Scale，SDS）。

3. 评定心境障碍及分裂情感障碍患者的躁狂症状 Bech-Rafaelsen 躁狂量表（Bech-Rafaelsen Mania Rating Scale，BRMS）。

4. 评定焦虑症状 汉密尔顿焦虑量表（Hamilton Anxiety Scale，HAMA）和焦虑自评量表（Self-Rating Anxiety Scale，SAS）。

5. 检测精神障碍相关问题与筛查认知缺陷 一般健康问卷（General Health Questionnaire，GHQ）、90项症状检核表（Symptom Check List 90，SCL-90）和简易智力状态检查量表（Mini-Mental State Examination，MMSE）等。

此外，还有护士用住院患者观察量表（Nurses Observation Scale for Inpatient Evaluation，NOSIE），用于评价临床疗效的临床总体印象（Clinical Global Impression，CGI）量表，评价不良反应的治疗伴发症状量表（Treatment Emergent Symptom Scale，TESS），评价患者在某一特定时期内总体功能水平的大体功能评定（Global Assessment Function，GAF）量表等涉及许多方面、各种用途的评定量表。

量表在精神科的应用非常广泛，几乎是现代精神障碍学临床与研究工作必不可少的工具。具体的应用范围主要有：①临床上用于收集临床资料、进行评估以及疗效分析；②作为临床研究的基本条件之一，以保证研究样本的同源性；③应用量表作为一种针对经验不足的初学者的教学方式，以帮助全面、有序而系统地检查患者和考虑诊断；④量表资料能提供疾病分类、患者分组以及其他研究资料相联系的统计数据，也可以作为流行病学调查的工具或某类疾病的初筛工具。综合上述情况可以看出，量表因具有数量化、规范化、细致化和客观化等优点而在精神科得到长期广泛使用。

需要注意的是，量表的使用也会造成机械、刻板而缺乏灵活性，只讲横断面而忽视纵向考虑，以及现有项目设置无法做到完全适合具体情况而存在不合理性等不足。因此，量表总的使用原则是，量表是精神障碍诊断、治疗过程中的重要工具，具有重要的参考价值，但临床医师绝不能单纯依赖量表评估，作任何临床决定时均需要结合相关专业知识和患者的具体情况进行综合考虑。

第五节 精神障碍诊断方法

诊断是指把一个具体患者的病情纳入疾病分类的某一项目中，其具体过程为医师凭借专业知识和技能，通过与患者进行面谈、观察和检查（包括辅助检查），对其个人、家庭、社区的现存或潜在健康问题和生命过程中的重大事件作出临床判断。医师以此为基础，以治疗程序为框架，通过治疗部分或完全解决这些问题，达到治疗目标。不同的分类体系有不同的诊断名称，因而在诊断前就应掌握疾病的分类。目前，可供精神科使用的疾病诊断分类系统有世界卫生组织制定的《国际疾病分类》（ICD）以及美国的《精神障碍诊断与统计手册》（DSM）等。在我国，卫生行政管理部门要求临床工作中统一使用 ICD 诊断系统。

一、精神障碍的诊断原则

诊断（diagnosis）一词源于希腊语，意为"识别"和"判断"，即通过疾病的表现识别疾病内在属性的程序。诊断的核心原则是基于科学、全面和规范的分析，以明确疾病本质，为后续治疗和管理提供依据。

1. 诊断的目的 诊断的基本目的是选择合适的治疗方案、预测疾病结果，并为统计分析和学术交流提供统一标准。精神障碍的治疗可分为病因治疗和对症治疗两类。病因治疗因其针对疾病根源，效果更为彻底，因此病因诊断比症状诊断更有利于治疗。然而，许多精神障碍的病因尚未完全阐明，因此在实践中常需依赖症状群进行诊断。

2. 诊断的步骤　诊断过程需遵循系统性和科学性原则。诊断通常从症状分析开始,越早识别症状,越能及时做出诊断并开展治疗。诊断线索不仅来源于医师的直接检查,也可能来自患者家属或其他相关人员提供的信息。对于精神科医师而言,需特别注意全面收集信息,既要关注精神状态的线索,也不能忽视与躯体症状相关的各种线索。

3. 诊断的思维方法　临床思维方法是诊断的核心原则之一。医师需根据收集到的感性资料,运用专业知识和经验,按照客观规律进行分析、综合、判断和推理,最终确定疾病的本质特点,并制定相应的处置原则。这一过程要求医师保持科学性、逻辑性和全面性,避免因主观偏见或信息不足导致误诊。

4. 误诊的原因与防范　误诊的发生往往源于对诊断原则的违背。常见原因包括:①病史收集不详细或不可靠;②病情表现不充分或观察不客观;③症状识别不正确或诊断标准使用不当;④诊断思维过程缺乏科学性;⑤科学发展水平的限制导致某些疾病难以识别。鉴于精神障碍的复杂性(如病因未明或多因性),诊断时需特别注意避免过度依赖单一症状或片面判断,而应综合考虑多种因素。

5. 诊断标准的演变　基于精神障碍诊断的复杂性,早期学者曾提出针对特定疾病的"诊断性症状",如 Eugen Bleuler 的"4A"基本症状和 Kurt Schneider 的"一级症状"。这些观点虽有一定价值,但未能广泛应用于临床实践。随着学科发展,世界卫生组织(WHO)和美国精神医学学会(APA)制定了统一的诊断标准(如 ICD 和 DSM 系统),并根据科学进步不断修订完善。这些标准化工具的出现,体现了诊断原则的科学性、一致性和动态调整性,为精神障碍的诊断提供了可靠依据。

通过遵循上述诊断原则,精神科医师能够更科学、系统地识别疾病本质,从而为患者提供更精准的治疗和管理方案。

二、精神障碍的诊断思路

精神障碍的诊断主要遵循"症状-综合征-诊断"(SSD)的过程式思维方法。具体的过程为:首先确定精神症状(symptom,S),再根据症状组合确定综合征(syndrome,S),然后对精神症状或综合征的动态发展趋势,结合发病过程、病程、病前性格、社会功能等相关资料进行综合分析,提出各种可能的诊断假设,并根据可能性从小到大的次序逐一予以排除,最后做出结论性诊断(diagnosis,D),即做出症状诊断或结合病因做出病因诊断。临床诊断确定以后,应继续观察和随访,通过实践检验诊断的正确性。临床工作中,具体病例的 SSD 诊断分析过程大致分为以下方面。

1. 发病基础　包括一般资料、家族遗传史、病前性格、既往疾病史等。这些相关因素常可影响疾病的临床表现、病程发展或是疾病的病因或诱因。例如:①就患者的职业而言,应注意患者有无接触有害物质的情况,如农民的农药接触史、工人的化学物质接触史等。②应注意既往疾病史中有无急慢性躯体疾病及病情发展过程、躯体疾病与精神障碍的关系和病程发展特点、治疗情况及目前的疗效等。有时精神障碍发生前的躯体症状,如发热、口角疱疹和上呼吸道感染症状可能是散发性脑炎的前驱症状。③应注意病前性格、家庭与学校教育对患者个性形成和发展的影响,个性健全与否或个性的某些偏向常与罹患某种疾病有一定联系。④家族成员中是否存在精神障碍、癫痫及性格异常等病史,均可作为精神障碍诊断分析的相关参考。

2. 起病及病程　精神障碍起病与病程的时间界定尚无统一规定。一般将 2 周以内起病视为急性起病,2 周到 1 个月为亚急性起病,1 个月以上则为慢性起病。一般来说,急性起病多见于器质性精神障碍(如感染、中毒所致精神障碍等)或急性心因性精神障碍等,对这些疾病应特别注意寻找病因。此外,阵发性或反复发作的病程常见于心境障碍、癫痫及癔症等。

3. 临床表现　根据 SSD 思维方法,首先要确定精神症状,然后根据症状组合确定综合征,并将每一症状或综合征与类似现象进行比较,明确其性质特点及与心理背景、环境之间的相互关系。通过深入细致的分析综合、判断推理,使其成为诊断依据。如意识障碍或痴呆(包括相应综合征)常提示脑器质性精神障碍或躯体疾病所致精神障碍。需指出的是,通常一种症状或综合征可见于多种精神障碍,例如脑衰弱综合征既可能是精神分裂症的早期症状,也可能为脑动脉硬化的前期表现,或者仅仅是神经症(如神经衰弱)的主要特征。要透过脑衰弱综合征的外在表象去了解其背后的真正内涵与实质,就需要从临床实践出发,反复分析其中的主次关系,并根据不同疾病的其他特征性表现进行鉴别。

4. 病因与诱因　理想状态下,对精神障碍的诊断应该同针对躯体疾病的诊断一样,尽量做出病因诊断。精神科医师在收集病史及进行精神检查、体格检查与辅助检查时,应结合各病特点和各种检查结果,综合分析、仔细比较,尽可能明确病因。一般而言,精神障碍的致病因素大致分为理化生物因素与社会心理因素。由理化生物因素引起的精神障碍,一般伴有相关阳性症状与体征,通过体格检查或实验室检查可获得相应异常发现。社会心理因素引起的精神障碍,起病前必然有明显的精神创伤或应激性事件。部分精神障碍,如精神分裂症或心境障碍等病因未明,可能为个体素质因素和环境影响共同作用所致,此种情况下通常将其病前社会心理因素归为诱因,必须仔细分辨发病与这些社会心理因素的确切关系,特别注意发病与精神刺激的时间关系,在应激性事件前是否已明确存在或偶尔出现不适当的言行等。

第六节　精神障碍住院患者病历记录

一、精神科住院病历的主要内容

(一) 一般资料

一般资料包括:姓名,性别,年龄(出生日期),籍贯、出生地、婚姻、民族、职业(职务、工种),单位名称、地址、邮政编码、电话,受教育年限,宗教信仰,现住址及相应邮政编码、电话,联系人及其与患者的关系、住址,入院日期,入院次数,供史人(姓名、关系及联系方式),病史采集时间,病史可靠性、完整性及详尽程度。

(二) 主诉

主诉是通过患者或者代言者对现病史的发病异常表现、发病方式、病程特点、持续时间等的叙述进行的高度概括,充分表达出本次就诊的理由。通常不超过 25 个字。

(三) 现病史

从以下几方面按次序描写。

1. 起病情况　包括:起病诱因(社会心理因素和躯体因素);初发症状及主要症状;起病时间(从完全正常到明显病理状态的时间);起病形式(急性、亚急性、慢性起病)。

2. 病情演变　按时间顺序客观、详尽地描写疾病的发展演变过程及症状,特别是本次发病的主要症状表现。

3. 诊断和治疗过程与治疗措施和效果　包括起病后就医、诊断、治疗情况及所用药物的疗效、不良反应等。

4. 必须特别防护的情况

(1) 有无消极、自杀、自伤、冲动伤人、毁物、出走等情况。

(2) 近期有无厌食、拒食或长期进食不正常的情况,有无接触情况异常,有无大小便自理等基本生活自理情况的异常。

5. 与本次精神障碍虽无紧密关系,但仍需治疗的其他疾病情况,可在现病史后另起一行予以记录。

6. 重要的具有鉴别诊断意义的"阴性症状"。

(四) 既往史

重点询问患者既往疾病史,如脑外伤、抽搐、感染、高热、昏迷、重大手术史及药物过敏史,重大躯体疾病的诊治情况与转归现状,以及物质滥用史。

1. 回顾有无严重器质性疾病及传染病,并了解其诊断、治疗、预后情况,着重了解有无脑外伤、感染、高热、惊厥、抽搐、昏迷、中毒,肝、肾、心血管疾病和骨折、癫痫史等;有无药物过敏史,若有,则说明何种药物及主要症状。询问预防接种史、输血史等。

2. 若为首次入院的患者,要求系统回顾患者的躯体情况(呼吸系统、循环系统、消化系统、泌尿生殖系统、血液系统、内分泌系统、肌肉骨骼系统、神经系统)。

(五) 个人史

一般是从母孕期起,到发病前的整个生活经历,但应根据具体情况重点询问。例如:针对患儿,应详细询问母孕期健康状况及分娩史、躯体和精神发育情况、学习及家庭教育情况等;对成年或老年患者,则应着重询问与疾病有关的情况,如病前重要生活事件、婚姻情况、工作学习等社会功能改变情况、个性特征、人际关系、个人嗜好等;对女患者应询问月经史、生育史。有无不洁性接触史。具体从以下几方面描述。

1. 生长发育情况　母孕期状况;出生胎次,出生时是否存在早产、难产情况,有无产伤、窒息等;儿童期、发育期与同龄人比较有无差别(中老年以后发病者可以从简)。

2. 学习、工作、生活经历等情况。

3. 恋爱婚姻史(包括不洁性接触史)。

4. 月经史　包括初潮年龄、行经周期和日期、最后来潮日期、是否有痛经史、绝经的年龄。

5. 生育史。

6. 病前性格特征、人格倾向及不良嗜好。

(六) 家族史

父母两系三代亲属中有无阳性神经精神疾病史、近亲婚配史,家庭是否和睦及经济状况,主要家庭成员的性格特点与职业情况。

1. 对于首次住院的患者,需了解其家庭成员的姓名、与患者的关系、年龄、职业、个性、健康状况等;再次入院的患者,若上述情况发生变动,需如实记录。

2. 两系三代精神障碍病史、阳性家族史。

(七) 体格检查

包括生命体征及各个系统的全面检查,一般以表格的形式呈现。

(八) 精神检查

包括一般情况、感知觉、思维、情感、意志行为、智能、自知力等几个方面,详见本章第二节和第三节相关内容。

(九) 病史总结

包括患者的一般人口学信息、主诉、阳性疾病史、家族史、个人史、阳性体征和精神检查内容。

(十) 诊断、诊断依据与鉴别诊断

诊断依据与鉴别诊断多记录于首次病程记录中。诊断书写应涵盖患者的基本信息、主诉、现病史、既往史、家族史、个人史、精神检查结果、体格检查结果、辅助检查结果、诊断依据、鉴别诊断、治疗计划等。完整记录患者的临床表现和诊疗过程,为后续治疗和研究提供详尽资料。

(十一) 治疗方案

记录于首次病程记录中。

(十二) 注意事项

记录于首次病程记录中。

(十三) 预后估计

记录于首次病程记录中。

二、精神科住院病历书写的注意事项

1. 住院病历是住院患者的完整记录,它不仅是医务人员对疾病诊断、治疗和预后估计的重要依

据,也是临床实践的经验总结。它既反映疾病一般规律,也反映该病在每个患者身上的具体表现。病历是医疗、教学、科研及预防等各项工作中不可缺少的重要资料。

2. 病历内容要求完整、实事求是,并注意逻辑、突出重点、条理清楚、语句通顺、字迹清晰,不准应用不规范文字和任意涂改。

3. 一份完整的精神科入院记录要求内容丰富准确,因此需要一定时间来收集病史和检查,一般要求在 24 小时内完成。

4. 在现病史中描述精神症状时一般不应使用精神科专业术语,而记录精神检查所见则可以使用术语,但必须描述具体内容和实例。为了如实反映精神症状,目前多采用问答式记录方式,并应同时记录患者的应答速度、语调、表情、姿势及动作等反应。

三、精神科病程记录

1. 病程记录　病程记录是医师对患者从入院到出院实施治疗程序全过程的系统记录。如果使用表格式记录,一般应包括住院患者评估单、诊断治疗记录单(PIO 记录单)及出院小结和出院指导。使用 PIO 格式时,应在量表评分后,在记录单的描述部分写明相关症状、治疗、措施及执行措施后的反应(再评估)。如相关问题没有解决,则必须分析导致该状况的可能原因并及时调整措施。

2. 病程记录的 PIO 格式　①P=problem(问题),表示诊断编码和诊断名称。②I=intervention(干预),表示治疗计划指导下的干预措施。③O=outcome(结果),表示执行措施后的结果。

3. 注意事项

(1)对新入院患者,应连续 3 天每天书写病程记录,以后对于病情稳定的患者,至少每 3 天记录 1 次。对存在"三防"内容的患者、危重患者、重症监护治疗病房患者,则必须每天随时评估和记录病情相关演变及诊治过程。

(2)首次病程记录应包括简要病史、门诊诊断、治疗措施、入院体格检查、精神检查、入院诊断、诊断依据、鉴别诊断、初步处理意见、注意事项和预后估计等。

(3)病程记录要求内容真实、及时、项目齐全、简明扼要、正确应用专业术语、语句通畅、字迹清楚,不得涂改和粘贴。常规病程记录包括以下内容。

1)精神症状演变:详细记录目前存在的主要症状及转归变化、治疗情况和不良反应、对治疗的依从性、自知力恢复情况以及伤害自身或危害他人行为或威胁的变化情况,并与上次记录对比,既要求内容具体,又要求分析评价,并提出进一步处理意见,如是否需要继续非自愿住院治疗等。

2)主要治疗措施的应用情况(如药物剂量、次数、调整日期与治疗过程中的不良反应等)、其他治疗措施、实验室检查结果、有无更改医嘱及原因等。

3)特殊治疗的记录及告知内容。

4)常规检查结果,对阳性结果的处理及复查情况,进行特殊检查的原因、结果及相应处理。

5)躯体合并症的治疗及病情变化、原因和处理。

6)患者住院期间的特殊情况及处理。

7)家属反映的情况及补充的病史。

8)入院不合作患者病情好转后的补充精神检查及体格检查。

9)需保护性约束的原因,保护期间的观察记录。

10)会诊申请和会诊意见,以及会诊意见的执行情况。

11)其他需要记录的内容,如请假离院及出院记录等。

12)上级医师查房及会诊情况。病例讨论时要记录在场医师发言,尤其对不同意见和上级医师意见要详细记录。

(4)遇到特殊情况如病情突然变化时,应随时记录。

(5)医师之间交接班,应书写交接班记录。

（6）出院时做整个住院情况的出院讨论与出院小结。

【附】　精神科住院病历

姓名:余某某　　性别:男

年龄(出生日期):15 岁,2008 年 11 月 19 日

籍贯、出生地:湖北省××市

婚姻:未婚　民族:汉族

职业(职务、工种):学生　　文化程度:高中

单位名称:无

邮政编码:43×××　　电话:0××–85×××71

现住址:湖北省××市××镇

联系人:王某(母子),住湖北省××市××镇,联系电话0××–85×××71

入院日期:2024 年 9 月 14 日 9:00a.m.　　入院次数:第一次住院

供史人:王某(母子)　病史采集时间:2024 年 9 月 14 日 10:00a.m.

病史可靠性、完整性及详尽程度:可靠、欠详。

主诉(代):自语自笑 2 年余,情绪不稳 1 个月。

现病史:患者自诉 2 年前无明显诱因开始听到脑海中有一个同学的声音指导自己,控制自己的行为。随着时间的推移,声音对自己的控制越来越广泛,为此,患者常觉得心情烦躁,无法控制地发脾气。近 1 年,患者在人多的地方常感到害怕,总觉得有人在跟着自己,自己内心的想法都被别人听到了。家属代诉其近 2 年总是在家中徘徊,自言自语,同时面带微笑,其间家属从未带其就诊。1 个月前,患者在学校与同学发生矛盾后,情绪大暴发,在家不停地辱骂父母,摔打碗筷、板凳。家属为求诊治,带其至我科门诊就诊,门诊以"精神分裂症"收入院。

起病以来,患者精神佳,饮食如常,睡眠减少,夜间活动增多,大小便正常。体力、体重无明显改变。

既往史:既往身体健康状况良好。否认肝炎、结核、伤寒等传染病史,否认食物、药物过敏史,否认各类物质中毒史,否认手术及输血史,否认头颅外伤及骨折史,否认心、肺、肝、肾等系统重大躯体疾病史。预防接种史不详。

系统回顾:呼吸系统:否认慢性咳嗽、咳痰、咯血、呼吸困难史;循环系统:否认胸闷、胸痛、心悸、端坐呼吸史;消化系统:否认慢性腹痛、腹泻、呕血、黑便史;血液系统:否认皮肤瘀点、瘀斑、慢性牙龈出血、鼻衄史;内分泌代谢系统:否认多尿、多饮、多食、消瘦史;泌尿生殖系统:否认尿频、尿急、尿痛、排尿困难史;神经精神系统:否认高热、惊厥、抽搐、昏迷、痉挛发作史;肌肉骨骼系统:否认关节红肿、游走性疼痛史。

个人史:家中独子。母孕期无异常,足月顺产,母乳喂养。幼年生长发育正常,适龄上学。未婚。无烟酒及其他不良嗜好。否认不洁性生活史。病前性格内向,人际关系一般。

家族史:否认两系三代精神障碍史。家庭主要成员如下:父亲,余某,体健;母亲,王某,体健。

体格检查(包括神经系统检查):神志清楚,T 36.5℃,BP 119/75mmHg,HR 82 次/min,R 18 次/min,未发现特殊阳性体征。神经系统检查也未检出明显感觉及运动障碍,反射对称、正常,未引出病理反射。

辅助检查:门诊实验室检查结果显示,血、尿、粪常规无阳性发现。胸部 X 线片检查未见明显异常。心电图检查结果正常。脑电图检查:正常脑电图。头颅 MRI 检查结果正常。乙型肝炎、梅毒、丙型肝炎、艾滋病病原学检查无阳性发现。

精神检查:

1. 一般情况　未出现定向力障碍。

意识:清晰,自行步入病房;定向力:未获得定向力障碍;(现在是什么时候?)"上午"(这是什么地方?)"医院"(谁送您来这儿的呢?)"父母";仪态:整洁;接触:主动;注意:能集中。

2. 感知觉 存幻听,未出现错觉及感知综合障碍。

(您有看人、看物变形吗?)"没有"(近来,看到过什么奇怪的东西吗?)"没有"(一个人的时候,耳朵里有声音吗?)"有"(怎样的声音?)"有同学说话的声音"(他会说些什么内容?)"指导我的行为处事"(还有其他的声音吗?)"没有了"(您吃的饭菜中有异味吗?)"没有"。

3. 思维活动 思维连贯,可获被害妄想内容,有被监视体验。未引出思维逻辑障碍及强迫思维。

(您觉得住处周围安全吗?)"不安全"(为什么呢?)"不好说"(听说有人要害您?)"是的"(为什么呢?)"不知道"(他们为什么针对您呢?)"不知道"(有人监视您吗?)"是的"(为什么要监视您呢?)"不知道"(您有没有为此向警察或者相关人员寻求帮助呢?)"没有"(您有没有反复想一件事情而不能控制的情况?)"没有"(您的想法如果您不说,别人会知道吗?)"会"。

4. 情感反应 情绪不稳,易激惹,情感反应协调。

(最近您觉得心情如何?)"不是很好"(为什么呢?)"不知道"(最近您和别人闹过矛盾吗?)"是的,他们真烦"(您现在还有兴趣爱好吗?)"没有了"(您对将来有什么打算?)"没有打算"(您有过不想活的念头吗?)"没有"。

5. 意志行为 无明显意志增强或减退,言语动作增多,有冲动伤人行为,未见消极言行。

6. 智力 近事记忆无明显下降,注意力尚集中,计算能力、语言能力、判断能力、理解及抽象概括能力无明显减退。

(1)近事记忆无明显下降:(请您把这几个数字记住,35786914,然后复述)"35786914"(您今天早餐吃的什么?)"吃了稀饭和馒头"(您父母现在住在哪里呢?)"在我们老家"(您之前为什么和同学闹矛盾?)"他们惹我生气"。

(2)计算能力可:(100 减 7 等于几?)"93"(93 减 7 等于几?)"86"……

(3)语言能力可:[(出示钢笔)这个东西叫什么?]"钢笔"(请您重复"四十四只石狮子")"四十四只石狮子"。

(4)判断能力可:(鸡和鸭之间有什么区别吗?)"鸭子会游泳"(1 斤棉花和 1 斤铁,哪个更重些?)"一样重"。

(5)理解及抽象概括能力尚可:(苹果、橘子和梨的共同之处是什么?)"都属于水果"("一帆风顺"是什么意思?)"比较顺利"。

7. 自知力 自知力缺(您觉得自己的精神心理状态有什么问题吗?)"不知道"(您觉得有必要来住院吗?)"不知道"。

病史总结:患者男性,15 岁,未婚,学生,因"自语自笑 2 年余,情绪不稳 1 个月"第一次前往我院就诊。既往史:无特殊。个人史:病前性格内向。家族史:否认两系三代精神障碍史。体格检查:神志清楚,生命体征平稳,一般体格检查及神经系统检查未见特殊阳性体征。辅助检查:血、尿、粪常规无阳性发现。胸部 X 线片检查未见明显异常。心电图检查结果正常。脑电图检查:正常脑电图。头颅MRI 检查结果正常。乙型肝炎、梅毒、丙型肝炎、艾滋病病原学检查无阳性发现。精神检查:神志清楚,年貌相符,表情自如,接触主动,检查配合,定向完整。存幻听,未获知觉及明显感知觉综合障碍,可获被害妄想内容,有被监视体验,情绪不稳,情感反应协调,记忆力尚可,计算能力、语言能力、判断能力、理解及抽象概括能力正常,注意力集中,无消极行为,自知力缺。

诊断分析(诊断依据):

1. 患者为青年男性,病史 2 余年,呈进行性加重;临床表现及精神检查可见患者有幻听、明显被害妄想、被跟踪感、被监视感以及被洞悉感,后出现情绪不稳、易激惹。

2. 发病病程 病期 2 余年。

3. 严重程度 严重影响患者的正常生活及社会活动。

4. 排除标准 根据病史及检查所见,可排除其他脑器质性疾病所致精神障碍、躯体疾病所致精神障碍及精神活性物质所致精神障碍。

鉴别诊断:

1. 情感障碍:主要以情绪异常为突出表现,如抑郁障碍以显著而持久的心境低落为主,双相障碍有躁狂和抑郁交替发作。精神分裂症除情绪问题外,还有思维、行为等多方面异常,患者可能出现妄想、幻觉等,但情感障碍患者较少出现这些症状。

2. 应激相关障碍:是在强烈的精神刺激后出现的精神障碍,症状与精神刺激密切相关,在去除应激源后症状往往会逐渐缓解。精神分裂症的发病通常较为隐匿,不一定有明显的精神刺激因素,患者的症状持续存在。

3. 人格障碍:是一种持久的人格特征偏离正常,通常在青少年时期起病,患者的行为模式相对稳定,一般没有明显的妄想、幻觉等精神障碍性症状。

治疗方案:①控制精神障碍性症状;②药物治疗以稳定情绪、改善睡眠为主。此外,加强生活照顾及日常护理,辅以相关的康复训练,以提高患者生活质量,改善社会功能。

预后估计:患者为首次发病,病程 2 余年,起病于青年期,以精神和情绪症状为主要表现,治疗及时,患者依从性较好,但病情易反复,预后一般。

初步诊断:精神分裂症

医师签名:×××

2024 年 9 月 14 日

(王高华)

思考题

1. 与患者面谈时,应注意哪些基本原则?
2. 精神状况检查一般包括哪些内容?
3. 精神障碍的诊断中,过程式思维方法主要包括哪些环节?

第六章
精神障碍治疗学

- 精神类药物是治疗精神障碍的主要手段之一。
- 心理治疗能够有效改善患者失调的认知、情绪与行为。
- 物理治疗在精神科的应用日趋广泛和重要。
- 除改良电抽搐治疗（MECT）可作为精神障碍的首选治疗之外，物理治疗仍处于第二线选择或辅助治疗的地位。
- 精神康复体系包括院内康复和社区康复两部分。
- 精神康复旨在提升患者的功能和对自身生活环境的满意度。
- 精神障碍预防的目的是减少精神障碍的发生。

第一节 概　　述

自从 20 世纪 50 年代抗精神病药氯丙嗪应用于精神科临床以来，精神障碍的治疗状况便迎来了根本性改变。在这半个多世纪中，伴随着生物精神医学的迅速发展，人们对精神障碍的成因和发病机制有了更为深入的认识，这些认识极大地促进了精神障碍治疗手段的开发与应用，有效地改善了精神障碍患者的病情、提高了精神障碍的治愈率、缓解了患者的痛苦并有力地促进了患者生活质量和社会功能的提高，使更多的精神障碍患者能够回归社会，享有健康幸福的人生。

精神障碍表现为思维、情绪以及行为方面的异常，大脑神经生物学的改变是大多数精神障碍的主要原因之一。一方面，遗传学、神经影像学、神经生物化学、神经内分泌学、神经免疫学、精神药理学以及近年来人工智能的进步与发展，有力地揭示了精神障碍的病理生理学机制，为精神类药物的研发提供了科学依据。到目前为止，已经有大量的精神类药物被应用于临床，学习和掌握精神类药物的作用机制、临床适应证、用药原则、药物相互作用以及药物副作用等方面的知识与技能是精神科临床医师的重要课题。另一方面，精神障碍与心理、社会环境因素密切相关，自古以来，人们一直在尝试通过心理调适和环境改变来治疗精神障碍。近年来，心理咨询与心理治疗技术获得了长足的进步，一些具有循证医学证据的心理治疗方法愈发成熟并被证明能够有效地改善甚至治愈某些精神心理疾病。此外，神经调控技术的进步也取得了引人瞩目的成果，已经成为药物治疗和心理治疗之外的重要治疗手段。

随着对大脑研究的深入，人们越发认识到精神障碍是大脑与心理以及社会环境相互作用的结果，精神障碍治疗的最终目的不仅仅是消除症状，更是让患者获得全面的康复、回归社会、享受幸福圆满的人生。因此，对精神障碍的治疗需要同时考虑生物、心理、社会以及文化等多种要素，并把这些要素统一到临床治疗的理念、框架以及实践中。对于精神科医师来说，精神障碍的治疗既需要遵循医学科学的理念、原则、技术与方法，也需要共情、沟通与理解以及人文主义的情怀；面对复杂的精神症状和心理活动，精神科医师既需要循证医学的科学指导，也需要在经验指导下对个体化案例进行灵活应对。因此，精神障碍的治疗既是一门科学，也是一门艺术。

本章第二、三、四节分别介绍了精神障碍的药物治疗、心理治疗和物理治疗，限于篇幅，本章对各种治疗方法不做详细阐述，具体内容请参考与疾病相关的各个章节；除治疗以外，精神障碍的康复也是精神障碍全病程管理的重要一环,康复的最终目的是促进患者的功能恢复,使其回归社会,过上充实、满意和幸福的人生;为了有效地降低精神障碍的发病率,精神障碍的预防同样重要,需要整个社会的共同参与和每个个体的努力,本章在最后一节对这两个问题进行了论述。

第二节　精神障碍的药物治疗

一、药物代谢动力学

药物代谢动力学主要涉及药物在人体内的吸收、分布、代谢和排泄过程,以及药物血浆浓度的影响因素、药物生物活性位点的局部利用度,即生物过程(身体)对药物的影响。药物代谢动力学受到多种因素的影响,包括基因、年龄、性别、饮食、疾病状态和目前所使用的药物等。了解药物的药物代谢动力学知识对于理解药物在体内的动力学过程、制定合理的给药方案(包括最低和最大有效剂量、起效时间、给药频率、血药浓度的预测、剂型的选择以及药物相互作用和不良反应监测等)都具有重要的意义。

(一) 吸收

大部分精神类药物为脂溶性化合物,主要的吸收部位在小肠上段。精神类药物口服吸收良好,影响药物吸收的因素包括患者的生理状态,例如,一些可能影响胃排空和肠蠕动的药物以及一些会导致胃液 pH 改变的药物和食物会对药物的吸收产生影响,此外,不同的剂型(例如片剂、胶囊剂、肠溶片或液体制剂等)也可以影响药物的吸收。大部分药物在空腹时有最高的吸收率,食物会降低药物的吸收率,因此,那些需要快速起效的药物(如镇静催眠药),最好与食物分开服用;但有些情况则相反,例如,舍曲林和食物同服时,血药浓度明显升高(增加 25%),而盐酸齐拉西酮与食物同服时,其血药浓度增加一倍,在这种情况下,医师需要考虑血药浓度增加可能导致的不良反应。大部分精神类药物在肠道吸收后经过肝脏的首次代谢后再次进入血液循环,对于那些患有严重肝脏疾病的患者,药物的吸收和分布可能增加,从而使血药浓度有所提升,并对治疗产生影响。

(二) 分布

药物吸收后通过机体的血液循环分布到各个组织。药物的分布速度和分布量受到多种因素,如药物的理化性质(脂溶性或结构特征)、血浆中的游离药物浓度、组织血流量、与组织成分的结合力等的影响。药物进入中枢神经系统需要通过血脑屏障,细胞膜上的 P 糖蛋白(P-gp)能够与药物结合,并利用腺苷三磷酸(ATP)提供的能量将细胞内的药物泵到细胞外,从而降低细胞内的药物浓度,导致药物耐药性的产生。另外,药物进入血液循环后,与血浆蛋白结合。大部分精神类药物与蛋白的结合率都在 80% 以上,有一些药物属于高结合率药物(结合率大于 90%),如氟西汀、阿立哌唑以及地西泮等。由于药物只有在游离状态下才具有药理活性,因此,游离状态下的药物和结合状态下的药物处于可逆的平衡状态中,当有两种或两种以上的药物存在时,后一种药物会在蛋白结合位点上与前一种药物发生竞争性结合,置换出已经与蛋白结合的前一种药物,并使之游离出来而产生药理活性。此外,一些严重的疾病或严重营养不良导致血浆蛋白浓度下降时,也会相应增加药物的游离部分。不过,机体可能具有某种代偿机制,例如将游离药物分配到其他组织或者通过肝脏和肾脏的代谢和排泄,使得游离的活性药物的血浆浓度变化呈一过性,导致最终对机体的总体影响并不大。然而,对于那些治疗指数比较低的药物,游离药物浓度的微小变化也可能引起严重的不良反应。

(三) 代谢

药物经过生物转化后会变成另外一种形式的、有或没有药理活性的代谢产物,这个过程主要是通过细胞色素 P450 单加氧酶系(CYP450;CYP)同工酶以及其他的代谢酶来完成的。代谢的过程包括两个阶段:第一个阶段(Ⅰ相)为氧化、还原和水解,在这个阶段形成代谢产物;第二个阶段(Ⅱ相)包括结合和乙酰化,这个阶段产生高极性、高水溶性的产物,以适合肾脏排泄。肝细胞色素 P450 单加氧

NOTES

酶系催化第一阶段的反应,且与大部分的药物代谢相关。细胞色素 P450 单加氧酶系共有 18 个家族,其中 CYP1、CYP2、CYP3 至关重要;这些酶又分为多个亚家族,由一个大写字母来标注(如 CYP2D);这些亚家族又根据其同源性进一步分为各种同工酶,用数字来表示(如 CYP2D6)。参与精神类药物代谢的主要 CYP 同工酶包括 1A2、2C9、2C19、2D6 和 3A4 等。底物指的是由酶代谢的试剂或药物,诱导剂指的是增加代谢酶的活性从而增加代谢率的试剂或药物。诱导剂导致母体药物减少、代谢产物增加,导致临床疗效的下降或丧失。抑制剂则阻断或降低药物代谢所需要的酶的活性,从而导致依赖该酶进行生物转化的药物水平增加,进而增加药物的效应或毒性。CYP450 酶具有遗传多态性,例如,包括 2C19 和 2D6 在内的一些同工酶在人群中的代谢活性是有差异的。具有正常同工酶活性的人占据大多数,而小部分人则由于这些酶的相对缺乏而属于低代谢的群体。那些同工酶活性明显高于正常代谢活性的人被称为超代谢者,而介于正常和低代谢之间的小部分人被称为中间代谢者。显然,低代谢群体体内药物的血浆浓度会高于正常的同工酶代谢群体,这些人对某些药物可能会更加敏感,因此临床上需要相对较低剂量的药物。CYP450 酶的遗传多态性研究对于指导临床用药具有一定的价值,例如,随着基因检测技术的发展与普及,一些非正常代谢的群体在临床用药方面可能需要给予特殊的考虑。

(四)排泄

大多数精神类药物由肝脏和肾脏代谢消除。如前所述,肝脏的生物转化包括两个阶段。肝脏对药物的清除受到肝代谢酶的传递速率(即肝脏血流)以及酶对其代谢底物固有的代谢能力的限制。影响肾脏排泄的因素包括肾小球滤过、肾小管重吸收和肾小管主动分泌的状态与能力。大部分抗抑郁药、抗焦虑药以及抗精神病药主要由肝脏代谢消除,而锂盐则主要靠肾脏代谢消除。一些导致钠缺乏的状况,例如脱水、钠盐摄取的限制和使用噻嗪类利尿剂等,增加了锂盐在近端肾小管的重吸收,从而使锂浓度增加并加大了中毒的风险。老年患者由于肾脏血流量减少或肾小球滤过率下降,其锂盐的排泄受阻,因此老年人应该使用相对低的锂盐剂量。对于轻中度肾损害的患者,除了锂盐,通常不需要改变精神类药物的常规剂量;但对于那些严重肾损害患者,可能会出现代谢产物的蓄积,因此需要减少给药的剂量。

二、精神类药物应用的一般原则与策略

(一)个体化用药原则

尽管理想的精准治疗在精神科临床上仍难以实现,但是仍然有很多临床相关特征能够指导个体化用药。在面对多样化的患者个体给予药物时,医师需要考虑的要素包括患者的年龄、性别、体质状况、共病、既往使用的药物的有效性、症状的严重程度、靶症状的特点、首发或是复发、是否为急性期发作、合并用药的情况、对药物副作用的敏感性以及需要尽可能回避的副作用等。最近一些研究的进展和检测手段的普及,例如肝脏代谢同工酶的基因多态性的检测,也能够为临床个体化用药提供帮助。

(二)单一用药原则

绝大部分临床治疗指南都提倡单一用药,特别是首发的患者。使用单一的药物并达到足量、足疗程,乃是治疗的基本原则。这样做的好处是简化治疗方案、避免药物之间的相互作用而产生的不良反应以及减少患者的经济负担。然而,实际的临床状况常常比较复杂,例如,很多患者存在多种需要治疗的靶症状,而一种药物可能只对一种靶症状有效,因此可能需要另外一种不同机制和药理作用的药物;另外一种情况是,一种药物可能疗效不足,因而需要联合用药,这种情况下,联合用药通常应该选择不同药理机制的药物;此外,对于有些症状,研究显示,不同机制药物的联合用药可能比单一机制的药物具有更好的疗效,特别是难治性的精神障碍。尽管如此,医师仍然应该充分考虑到使用多个药物可能导致的副作用的风险,尽可能地简化治疗方案。

(三)滴定和药物调整

每一种药物都规定了一定的剂量应用范围,基本的原则是应该选择较低的剂量作为起始剂量,以

避免出现不良反应,因为患者对药物的疗效反应和不良反应具有很大的个体差异。另外需要考虑的因素还有患者的疾病是首发还是复发。通常首发的患者对药物的反应更加敏感(同时对副作用也更加敏感),因此较小的剂量就可能获得较大的临床收益,而对那些既往接受过同类药物治疗并且具有较好耐受性的患者,可以适当地加快滴定速度,以更快获得治疗收益。还有一些比较紧急的情况,需要尽快控制症状,在密切关注安全性的前提下,滴定的速度也可以适当加快。对于儿童、青少年和老人,通常的原则是初始剂量要小,而且加量的间隔时间应该适当延长。临床上经常存在的问题是,要么治疗剂量不足或疗程不够,要么使用的剂量过高。研究显示,前一种情况是导致治疗失败或疗效欠佳的主要原因。而后一种情况增加了患者出现不良反应的风险,从而导致患者的依从性和社会功能受损。近年来,研究结果支持基于症状量化评估的治疗方案,后者可以使医师更有针对性地调整药物,减少治疗的盲目性,使患者获得更大的综合收益。

(四) 疗效与安全性的平衡

在选择药物时,医师应该综合考虑疗效和安全性这两个方面。实际上,目前临床上常规使用的各类精神类药物,其疗效的差异并不十分明显,然而,不同药物之间的副作用谱却常常有显著的不同。因此,在临床实践中,以药物的不良反应特征作为用药选择的依据,也是一种常态。一些潜在的严重不良反应需要引起特别的关注,例如,恶性综合征、5-羟色胺综合征、粒细胞缺乏症、高血压危象、剥脱性皮炎、迟发性运动障碍、严重的心血管风险等。另外一些相对常见的副作用对不同人群的影响也需要予以个体化的考虑。需要考虑的可能出现副作用并需要尽量回避的因素有很多,例如,患者的年龄、性别、体质、生活和工作状态、是否为育龄女性、是否合并躯体疾病、是否同时服用其他非精神类药物、是否存在药物滥用史、是否存在既往较严重的精神类药物导致的不良反应史、是否对药物的副作用过度焦虑等。总而言之,疗效和安全性需要同时加以权衡和考量,以牺牲安全性来换取疗效的做法是鲁莽且危险的。

(五) 剂型的选择

大多数常用精神类药物为常释剂型,根据半衰期的长短,一日一次或多次口服。有些药物为缓释或控释剂型,能够减少服药的次数并维持血药浓度的稳定性,降低毒副作用。针对那些不配合服药的患者或者老年服药困难的患者,可以给予口崩片、液体制剂或针剂。对于需要长期维持治疗或患者的服药依从性较差的患者,可以采用长效针剂。目前很多抗精神病药物都开发了长效针剂,最长的可以每3个月注射一次。很多研究表明,长效针剂可以有效地改善症状、减少住院的次数、防止复发并进一步改善患者的社会功能。

(六) 药物相互作用

在相近的时间内,如果患者同时服用两种或两种以上的药物,其中一种药物可能改变另外一种药物的药理学效应(包括疗效的增加或降低,或不良反应的增加),即产生药物相互作用。药物之间的相互作用可能发生在药物的吸收、分布以及代谢的各个环节。例如,如果患者同时服用两种药物,其中血浆蛋白结合率高的药物会置换出血浆蛋白结合率相对低的药物,使后者变成游离药物从而具有药理活性;也可能改变另一种药物在某些组织的分布,从而影响该药物的消除。最主要的药物间相互作用发生在不同的药物对肝细胞 CYP450 同工酶的影响。如前所述,有些药物是该类酶的抑制剂,具有酶抑制作用的药物会抑制该酶的活性,从而降低另一种需要该酶来代谢的药物(底物)的代谢率,进而使后一种药物的药理学效应增强或作用时间延长,从而增加毒副作用的风险。相反,有些药物是 CYP450 酶的诱导剂,这类药物会增强酶的活性,从而使作为该酶底物的另一种药物的药理学效应降低,导致疗效不佳或治疗失败。

(七) 停药

需要对停药后出现的三种情况进行鉴别:第一种是撤药反应,即突然停药后出现新的症状,如突然停用大剂量苯二氮䓬类药物后出现肌肉痉挛、谵妄以及癫痫发作等,或者突然停用某些抗抑郁药后出现的躯体症状以及易激惹或情绪改变等;第二种情况是症状反弹,是指突然停药后在短时间内药物治疗的主要症状再次出现,如睡眠问题或焦虑情绪;第三种情况是疾病的复燃,是指停药(或疗效减弱后)后经过一段时间(数周~数月),主要症状再次出现。除非是紧急的情况,大部分精神类药物都需要缓慢停药,有时需要数月的过程。有研究表明,停药过快会明显增加精神障碍复燃的风险。另外,缓慢停药也可以有效地减少撤药反应。有些半衰期比较长的药物(例如氟西汀),如果需要,可以停得相对快一些,而对于那些具有较强的抗胆碱效应或镇静催眠作用的药物,应该缓慢停药。对于服用较大剂量以及较长时间应用苯二氮䓬类药物的患者,也应该缓慢停药。

三、抗精神病药物

(一) 概述

第一代抗精神病药指主要拮抗中枢 D_2 受体发挥作用的药物,包括:①吩噻嗪类,如氯丙嗪、硫利达嗪、奋乃静、氟奋乃静及其长效针剂、三氟拉嗪等;②硫杂蒽类,如氟哌噻吨及其长效针剂和氯普噻吨等;③丁酰苯类,如氟哌啶醇及其长效针剂、五氟利多等;④苯甲酰胺类,如舒必利等。第一代药物曾被广泛应用于精神科临床,对精神分裂症以及精神病性症状,特别是阳性症状具有良好的疗效。然而,由于这类药物具有较多的副作用,如锥体外系不良反应(extrapyramidal side effect)(高效价药)、镇静作用(低效价药)、心血管系统副作用(低效价药)、肝脏毒性(低效价药)、抗胆碱作用(低效价药)等,目前在临床实践中已经使用得越来越少。第二代抗精神病药尽管药理学特征存在着多样性和异质性,但大多数同时具有较高的 $5-HT_2$ 受体拮抗作用及 D_2 受体拮抗作用。对 $5-HT_{2A}$ 和 D_2 受体拮抗的高比率特性(对 $5-HT_{2A}$ 的拮抗作用强于对 D_2 受体的拮抗作用),被认为是第二代抗精神病药物的特征之一(氨磺必利和阿立哌唑除外);另一个特征是对于 D_2 受体的拮抗作用具有快速解离的性质。第二代抗精神病药对中脑边缘系统的作用比对纹状体的作用更具有选择性。根据这些药理学特性,第二代药物的临床作用广谱,除了对阳性症状的改善效果与第一代药物相差无几之外,还具有一定程度的改善阴性症状、情绪症状甚至认知功能的效果。因为同时对 $5-HT_2$ 受体具有较高的拮抗作用,引起锥体外系不良反应、迟发性运动障碍的可能性相对较小,耐受性相对较好。但部分第二代抗精神病药引发的体重增加以及诱发代谢变化和糖尿病等问题,已经成为临床上主要关注的议题。

(二) 常用抗精神病药物

1. 第一代抗精神病药

(1)氯丙嗪(chlorpromazine):属于第一代抗精神病药。效价低,治疗剂量偏高,作用于多个受体,有较强的抗幻觉、妄想和思维紊乱等精神病症状的作用。主要不良反应包括过度镇静、嗜睡,口干、便秘(中枢和外周抗胆碱作用),心动过速、直立性低血压(心血管系统不良反应)以及锥体外系不良反应、催乳素水平升高和皮疹等。氯丙嗪治疗成人精神分裂症的剂量范围为每日 50~600mg,分 2~3 次服用。

(2)奋乃静(perphenazine):属于第一代高效价的 D_2 受体拮抗剂,主要用于治疗精神分裂症的阳性症状。较易引起锥体外系不良反应,对内脏的不良反应较少,适用于老年或伴有躯体疾病患者。临床抗精神病药物干预效果试验(CATIE)研究显示,奋乃静表现出与第二代抗精神病药同样好的疗效,而且价格低廉。奋乃静治疗成人精神分裂症的剂量范围为每日 2~60mg,分 2~3 次服用,维持剂量通常为每日 10~20mg,分 2~3 次服用。

(3)氟哌啶醇(haloperidol):属于第一代高效价药物,是目前对 D_2 受体选择性最强的药物。对阳性症状的疗效非常肯定,肌内注射对兴奋、激越、躁狂症状及行为紊乱的效果较好,因此在精神科急诊和住院患者中使用较多。对自主神经系统及内脏的反应较轻,但可能引发心脏传导阻滞。锥体外系的不良反应发生率较高。氟哌啶醇治疗成人精神分裂症的口服剂量范围为每日 2~30mg,分 2~3 次服用;维持剂量通常为每日 4~20mg,分 2~3 次服用。

(4)舒必利(sulpiride):是选择性 D_2 受体拮抗剂,但主要作用于大脑边缘系统,对纹状体 D_2 受体作用较弱。治疗阳性症状通常需要较高剂量,低剂量具有一定的抗抑郁和焦虑作用。对紧张症(静脉滴注)有较好的缓解作用。镇静作用弱,锥体外系不良反应少。主要副作用为引起高催乳素血症等内分泌变化,如体重增加、泌乳、闭经、性功能减退。舒必利治疗成人精神分裂症的口服剂量范围为每日 200~1 200mg,分 2~3 次服用,维持剂量为每日 200~600mg,分 2~3 次服用。

（5）第一代长效抗精神病药物:代表药物为五氟利多（penfluridol）口服长效片剂,每周给药一次,服用方便。适用于病情缓解患者的维持期和巩固期的治疗。主要副作用为锥体外系反应,长期大量使用可增加迟发性运动障碍的风险。其他副作用包括嗜睡、乏力、口干以及泌乳、月经紊乱等。五氟利多治疗成人精神分裂症的剂量范围为 10~120mg,一周服用一次。应从每周 10~20mg 开始逐渐增量,通常治疗剂量范围为每周 30~60mg,一周服用一次,维持剂量为每周 10~20mg,一周服用一次。

2. 第二代抗精神病药

（1）氯氮平（clozapine）:属多受体（包括 $5-HT_{2A}$、$5-HT_{2B}$、α-肾上腺素受体和胆碱受体等）拮抗作用类的抗精神病药物,但与 D_2 受体的亲和性较低,同时具有 $5-HT_{2A}$ 受体拮抗作用。因其低 D 受体/高 5-HT 受体的作用比率以及对中脑边缘多巴胺系统的选择性作用,显示出广谱的治疗效果与多种不良反应的特点。用于治疗难治性精神分裂症、难治性躁狂和精神病性抑郁、出现严重迟发性运动障碍的精神分裂症患者以及有严重自杀倾向的精神分裂症患者。常见不良反应包括直立性低血压、过度镇静、流涎、头痛、心律不齐、恶心、便秘、口干、体重增加。严重的不良反应为粒细胞缺乏症,其发生率大约为 1%,国外报道的死亡率为 0.13‰。此外还可见体温升高、癫痫发作、心肌炎和恶性综合征。该药几乎不引起锥体外系反应及迟发性运动障碍。临床使用中需要进行血常规、体重、血糖和血脂监测。尽管氯氮平在国内使用仍较广泛,但国内外专家主张慎用,不作为一线药物使用。氯氮平治疗成人精神分裂症的首次剂量为一次 25mg,每日 2~3 次;然后逐渐缓慢增加至常用剂量即每日 200~400mg,最高可达每日 600mg;维持剂量通常为每日 100~200mg,分 2~3 次服用。

（2）利培酮（risperidone）和帕利哌酮（paliperidone）:利培酮是第二代抗精神病药（second-generation antipsychotics,SGA）,对 D_2 和 $5-HT_{2A}$ 受体均有较强的拮抗作用,对阳性症状有较好的疗效,对阴性症状也有一定的效果。适应证包括急慢性精神分裂症的治疗、维持和预防复发,器质性精神病、急性躁狂发作以及双相障碍的维持治疗。利培酮的活性代谢物 9-羟利培酮即为帕利哌酮,除口服制剂外,还有长效针剂即棕榈酸帕利哌酮。帕利哌酮除了改善阳性症状外,还具有一定的抗抑郁作用,由于其对 D_3 受体的拮抗作用,可能促进认知功能的改善。该药的长效针剂还可能进一步促进患者社会功能的改善,尤其对于那些服药依从性差的患者,能够保证药物长期、持续发挥治疗作用,从而有效地预防复发,促进患者的社会复归。这两个药的主要副作用相似,包括与剂量相关的锥体外系反应和血催乳素水平增加,此外,还有过度镇静、头晕等。利培酮治疗成人精神分裂症的口服起始剂量为每次 1mg,每日 2 次,推荐治疗剂量范围为每日 4~6mg,分 2 次服用。帕利哌酮治疗成人精神分裂症的口服起始剂量为每次 3~6mg,每日 1 次,早上服用;剂量范围为每日 3~12mg,每日最大推荐剂量为 12mg。

（3）奥氮平（olanzapine）:为多受体（$5-HT_{2A}$、D_2、D_1、D_4、M_1、H_1、$5-HT_3$、α_1 等）作用药物。用于急慢性精神分裂症、分裂情感性精神障碍的治疗和维持治疗,难治性精神分裂症的治疗,器质性精神病的治疗,急性躁狂发作、双相障碍躁狂发作的维持治疗,以及双相 I 型障碍抑郁发作（与氟西汀联用即奥氟合剂）的治疗。在服用中,比较突出的问题是体重增加以及对代谢的影响,因此,治疗前要测体重、血压、血糖和血脂,治疗中也要注意定期监测。常见的不良反应包括:过度镇静、头晕、口干、便秘、消化不良、关节痛、心律不齐、体重增加、糖尿病、血脂异常等。奥氮平治疗成人精神分裂症的推荐口服起始剂量为每日 10mg,每日 1 次,治疗过程中可根据患者个体临床情况在每日 5~20mg 的剂量范围内进行调整。

（4）喹硫平（quetiapine）:对 $5-HT_2$、H_1、$5-HT_6$、α_1 和 α_2 受体亲和性较高,对 D_2 受体亲和性中等。用于急慢性精神分裂症、急性躁狂发作、双相 I 型、II 型的维持治疗,双相障碍抑郁发作及成人单相抑郁障碍急性期使用抗抑郁药疗效差时的辅助治疗。较突出的问题是体重增加,因此治疗前要测体重、血压、血糖和血脂,治疗中也要定期监测。常见的不良反应有头晕、镇静、口干、便秘、消化不良、腹痛、体重增加、心动过速等,直立性低血压通常在开始治疗时或加量时出现。喹硫平治疗成人精神分裂症的口服首日剂量为每次 25mg,每日 2 次;逐渐增加到通常有效剂量,每次 150~225mg,每日 2 次;根据患者的病情和耐受情况,剂量调整范围为每次 75~375mg,每日 2 次。

(5) 阿立哌唑(aripiprazole):对突触后 D_2 受体具有弱激动作用,当多巴胺系统活动水平过高时可使之下调,治疗阳性症状,同时对突触前膜多巴胺自身受体具有部分激动作用,可使多巴胺功能低下的脑区活动上调,改善阴性症状和认知功能。该药用于急慢性精神分裂症、13~17 岁青少年精神分裂症、急性躁狂发作、10~17 岁儿童和青少年双相障碍躁狂发作的治疗,成人单相抑郁障碍急性期使用抗抑郁药疗效差时的辅助治疗及 5 岁以上儿童孤独症相关的易激惹症状的治疗等。常见的不良反应包括头晕、失眠、静坐不能、激越、头痛、恶心、呕吐、便秘及困倦等,偶见直立性低血压。该药的优势在于较少引起体重增加、糖脂代谢紊乱和高催乳素血症,并能降低血清催乳素水平。阿立哌唑治疗成人精神分裂症患者的口服起始剂量为每日 10mg 或 15mg,有效剂量范围为每日 10~30mg,每日 1 次;治疗青少年精神分裂症患者的口服起始剂量为每日 2mg,逐渐增至推荐目标剂量每日 10mg,每日 1 次。

(6) 齐拉西酮(ziprasidone):是 5-HT_{2A} 和 D_2 受体的强拮抗剂,对 5-HT_{2A} 受体的拮抗作用更强,同时对 D_3 受体和 D_4 受体分别具有强和中等拮抗作用。齐拉西酮也是 5-HT_{2C}、5-HT_{1D} 受体的强拮抗剂,还是 5-HT_{1A} 受体的强激动剂,并对去甲肾上腺素、5-HT 的再摄取具有一定的抑制作用,使得该药不仅对阳性症状,同时对阴性症状以及情感症状也具有一定的疗效。另外,该药对肝药酶的作用很弱,与其他药物产生相互作用的可能性较小。用于治疗急慢性精神分裂症及双相障碍躁狂发作。齐拉西酮的短效针剂能控制精神分裂症的激越、兴奋躁动症状。常见不良反应有困倦、嗜睡、头痛、恶心、心动过速、直立性低血压及锥体外系反应。短期和长期的临床研究发现,该药对体重、糖脂代谢没有明显影响。可能延长 QT 间期,对于 QT 间期明显延长的患者应慎用。齐拉西酮治疗成人精神分裂症的口服初始剂量为每次 20mg,每日 2 次。根据病情可调整至每次 80mg,每日 2 次,但剂量调整时间间隔不应少于 2 天。齐拉西酮的有效治疗剂量范围为每次 20~80mg,每日 2 次。维持治疗应使用最低有效剂量。

(7) 氨磺必利(amisulpride):选择性地作用于边缘系统的 D_2 和 D_3 受体,但不与 5-HT 受体或其他受体结合。高剂量(大于 400mg/d)时阻断边缘系统中部的多巴胺能神经元,治疗阳性症状;低剂量(小于 300mg/d)时阻断突触前 D_2/D_3 受体,改善阴性症状,适用于急慢性精神分裂症。常见的不良反应有失眠、焦虑、激越、锥体外系反应及高催乳素血症等。氨磺必利治疗成人精神分裂症患者急性期时的口服治疗剂量为每日 400~800mg,最高剂量为每日 1 200mg,若一日剂量超过 400mg,应分 2 次服用。氨磺必利治疗以阴性症状为主的成人精神分裂症患者的口服推荐剂量为每日 50~300mg,最佳口服剂量约为每日 100mg。

(8) 鲁拉西酮(lurasidone):对 D_2、5-HT_7、5-HT_{2A}、5-HT_{1A} 以及 α_{2C} 受体具有较高的亲和力,用于急慢性精神分裂症、双相抑郁的治疗。该药需要与食物同服。常见不良反应为嗜睡、静坐不能、锥体外系反应、胃肠道症状。值得一提的是,服用该药的患者,需要避免食用葡萄柚及饮用葡萄柚汁。鲁拉西酮治疗成人精神分裂症患者的口服起始剂量为 40mg,每日 1 次;有效剂量范围为每日 40~80mg,每日 1 次。

(9) 布南色林(blonanserin):对 D_2、D_3 受体和 5-HT_{2A} 受体有较强的亲和力,用于治疗急慢性精神分裂症。主要不良反应有锥体外系反应,但较少引起食欲增加和催乳素水平增高。布南色林治疗成人精神分裂症的口服起始剂量为每次 4mg,每日 2 次,餐后口服。可酌情逐渐增加剂量,维持剂量通常为每次 4~8mg,每日 2 次。最大剂量为每日 24mg。

(10) 佐替平(zotepine):对 D_1 和 D_2 受体具有亲和力,同时也与 5-HT_{2C}、α 和 H_1 受体结合,并抑制去甲肾上腺素的再摄取。用于急慢性精神分裂症的治疗。主要不良反应包括困倦、失眠、乏力、便秘、头晕、血压下降、心律失常等,也可能引起 QT 间期延长。佐替平治疗成人精神分裂症的口服起始剂量为每次 25mg,每日 3 次,根据病情酌情逐渐加量,通常维持剂量为每日 150~300mg,最大剂量不超过每日 300mg。

（三）抗精神病药常见不良反应及处理

1. 锥体外系不良反应 是第一代抗精神病药最常见的不良反应,包括急性肌张力障碍、震颤、帕金森综合征、静坐不能及迟发性运动障碍。这些反应主要与拮抗 D_2 受体相关,高效价的第一代抗精神病药容易引发这些不良反应,而第二代抗精神病药较少引起这些问题。

2. 代谢综合征 包括体重增加以及糖脂代谢异常,是第二代抗精神病药最常见的不良反应。这些问题增加了患者患心血管疾病和糖尿病的风险,因此在使用前需要对患者进行评估并持续监测体重、血糖和血脂的变化,必要时进行药物和生活方式的干预。

3. 内分泌系统紊乱 抗精神病药通过抑制下丘脑-漏斗结节 D_2 受体引起催乳素分泌增加,导致月经紊乱、性激素水平异常以及性功能异常。

4. 心血管系统不良反应 几乎所有的抗精神病药均能够引起心血管系统方面的异常改变,包括直立性低血压、心动过速、心动过缓、心电图改变以及传导阻滞等。

5. 镇静作用 表现为睡眠增多和白天嗜睡,与药物对组胺 H_1 受体的拮抗作用有关。

6. 抗胆碱副作用 外周抗胆碱作用引起口干、视物模糊、便秘和尿潴留,中枢抗胆碱作用引起意识障碍(严重时可导致谵妄)、言语散漫、震颤、出汗、认知功能损伤等。

7. 肝损伤 通常为一过性丙氨酸氨基转移酶(ALT)升高,多可自行恢复。低效价抗精神病药如氯氮平、奥氮平更常见。

8. 癫痫发作 在第二代抗精神病药中,氯氮平诱发癫痫发作的风险最高,其他第二代抗精神病药诱发癫痫发作的风险相对较低,但并非没有。

9. 粒细胞缺乏症 抗精神病药可诱发血液系统改变,如粒细胞缺乏症,有致命危险。其中,氯氮平较多见,发生率是其他抗精神病药的 10 倍。因此,使用氯氮平时需要及时和定期监测白细胞计数,必要时及时停药。

10. 恶性综合征 是一种几乎所有抗精神病药都会引起的严重不良反应,与第一代相比,第二代抗精神病药发生的概率相对低。临床表现为肌张力障碍(肌强直、肌紧张)、高热、意识障碍、自主神经系统症状(大汗、心动过速、血压不稳)四大典型症状。一旦发生恶性综合征,需要立即停用抗精神病药,并给予支持性治疗。抗精神病药主要副作用及预防、处理方法详见表 6-1。

表 6-1 抗精神病药主要副作用及预防、处理方法

主要副作用	预防	处理
急性肌张力障碍	选择引起锥体外系反应少的药物 从小剂量开始治疗,加量要慢,逐步加量	口服或肌内注射抗胆碱药,若肌内注射药物后未缓解,可在 30 分钟后重复使用
帕金森综合征	选择较少引起类帕金森症状的药物 加量要慢,逐步加量	减量或换药 换用第二代抗精神病药 口服抗胆碱药物
静坐不能	选择较少引起静坐不能的药物 加量要慢,逐步加量	减量 口服 β 受体拮抗剂(普萘洛尔 30~60mg/d) 换用影响小的第二代抗精神病药 口服苯二氮䓬类药物
迟发性运动障碍	选择较少引起迟发性运动障碍的药物 评估危险因素	换用氯氮平(或其他影响相对少的第二代抗精神病药) 加用维生素 E 和维生素 B_6 加用多奈哌齐或褪黑素 ECT 治疗(仅有个案报道) 深部脑刺激(适用于严重病例)
癫痫发作	选用影响小的药物	抗癫痫治疗

续表

主要副作用	预防	处理
体重增加/肥胖	选用对体重影响小的药物 定期测体重 对体重增加>7%的要予以警示,调整生活方式和饮食结构	生活方式干预(饮食控制、体育锻炼) 换药 加用二甲双胍(1 000mg/d)
血糖异常	选用影响小的药物 筛查危险因素,检查空腹血糖及糖化血红蛋白 定期监测血糖	生活方式干预(饮食控制、体育锻炼) 换药 必要时降糖药治疗
血脂异常	选用影响小的药物 筛查危险因素,检查血脂全套 定期检测血脂	生活方式干预(饮食控制、体育锻炼) 换药
内分泌紊乱	选用对内分泌影响小的药物	减量,换药 中药治疗 人工周期
QT间期延长	选用影响小的药物 评估心血管疾病危险因素 避免合用延长QT间期的药物 定期复查心电图 注意药物相互作用	如按心率校正的QT间期(QTc)≥450ms 或延长超过30ms时要换药
直立性低血压	小剂量开始,缓慢逐步加量 选用影响小的药物	加强体育锻炼,改变体位时动作应缓慢
便秘	选用对便秘影响小的药物 进行腹部体格检查	饮食调整,增加膳食纤维的摄入量 增加流质饮食的摄入 使用通便药物(口服乳果糖5g/d)
尿潴留	选用影响小的药物	减量 换药或肌内注射新斯的明,每次0.25mg
流涎	选用影响小的药物	减量 哌仑西平25~50mg/d
口干	从小剂量开始选用影响小的药物	多次少量饮水 嚼无糖口香糖 减量
肝功能异常	定期查肝功能	减量,换药 加用降转氨酶药物
白细胞减少	定期复查血常规	如粒细胞计数<1×10⁹/L,要立即停药 联合血液科治疗 预防感染 应用升白细胞药物
镇静作用	从小剂量开始 加量要慢	减量 换药
恶性综合征	选用低风险抗精神病药	停用所有抗精神病药物 对症处理

引自:赵靖平,施慎逊.中国精神分裂症防治指南.2版.北京:中华医学电子音像出版社,2015.(略有改动)

四、抗抑郁药

自从 20 世纪 50 年代抗抑郁药被应用于临床后，半个多世纪以来，抗抑郁药的临床疗效已经获得了广泛的证实，并积累了大量循证医学的研究证据。除了治疗抑郁症状以外，抗抑郁药同时可用于广泛性焦虑障碍、惊恐障碍、创伤后应激障碍、社交焦虑障碍以及强迫障碍的治疗，并且已经成为治疗这些疾病的一线药物。部分抗抑郁药也已获批用来治疗进食障碍、经前期烦躁障碍、疼痛以及戒烟等。

（一）分类与机制

根据其作用机制，可将抗抑郁药分为以下几类：①选择性 5-HT 再摄取抑制剂（selective serotonin reuptake inhibitors，SSRIs）；②5-HT 及 NE 再摄取抑制剂（serotonin-norepinephrine reuptake inhibitors，SNRIs）；③NE 和特异性 5-HT 能抗抑郁药（noradrenergic and specific serotonergic antidepressants，NaSSAs）；④NE 和 DA 再摄取抑制剂（norepinephrine dopamine reuptake inhibitors，NDRIs）；⑤5-HT$_{2A}$ 受体拮抗剂及 5-HT 再摄取抑制剂（serotonin-2 antagonists/reuptake inhibitors，SARIs）；⑥褪黑素受体激动剂及 5-HT$_{2C}$ 受体拮抗剂；⑦多模式抗抑郁药；⑧三环类抗抑郁药（tricyclic antidepressants，TCAs）；⑨单胺氧化酶抑制剂（monoamine oxidase inhibitors，MAOIs）；⑩选择性 NE 再摄取抑制剂（selective norepinephrine reuptake inhibitors，NRIs）。抗抑郁药的详细分类、使用剂量以及常见不良反应和处理措施参见表 6-2 和表 6-3。

（二）常用抗抑郁药

1. 选择性 5-HT 再摄取抑制剂　主要药理作用是选择性抑制突触前膜 5-HT 转运体对 5-HT 的再摄取，进而增加突触间隙 5-HT 的含量而发挥治疗作用。此类药物包括氟西汀、帕罗西汀、氟伏沙明、舍曲林、西酞普兰和艾司西酞普兰。有充分的证据显示，SSRIs 类药物在抑郁障碍的急性期治疗中优于安慰剂，其疗效与三环类抗抑郁药（TCAs）相当。总的来说，不同 SSRIs 药物之间的疗效没有特别显著的差异，但草酸艾司西酞普兰和舍曲林的疗效可能更优，且疗效和耐受性更为平衡。每一种 SSRI 同样具有良好的预防复燃的效果，与安慰剂相比，SSRIs 可以显著降低抑郁复发的风险。

SSRIs 的主要不良反应为胃肠道不适、坐立不安、眩晕、头痛、失眠、镇静、激越、震颤、性功能障碍等。SSRIs 还可能增加跌倒的风险，某些患者长期服用 SSRIs 可能会出现体重增加。

2. 5-HT 及 NE 再摄取抑制剂（SNRIs）　代表药物为文拉法辛、度洛西汀和米那普仑，具有 5-HT 和 NE 双重摄取抑制作用，在高剂量时还对 DA 摄取具有抑制作用。该类药物对 M$_1$、H$_1$、α$_1$ 受体作用轻微，相应不良反应较少。总体来说，SNRIs 的疗效与 TCAs 相当，与 SSRIs 亦无明显差异，相互间的疗效差异不显著。也有研究显示文拉法辛的临床治愈率要优于 SSRIs，但耐受性不如 SSRIs。该类药物对抑郁障碍的复燃及复发的预防效果均明显优于安慰剂。此外，有躯体症状如伴有疲乏和疼痛，且 SSRIs 治疗无效者可应用 SNRIs 治疗。

SNRIs 的不良反应与 SSRIs 类似，常见不良反应包括恶心、呕吐、激活症状以及性功能障碍，其他不良反应有血压升高（例如，文拉法辛可引起剂量依赖性血压升高）、心率加快、口干、多汗以及便秘等。

3. NE 和特异性 5-HT 能抗抑郁药（NaSSAs）　代表药物为米氮平，主要通过阻断中枢突触前去甲肾上腺素能神经元 α$_2$ 自身受体及异质受体，增强 NE、5-HT 从突触前膜的释放，增加 NE、5-HT 的传递及特异性阻断 5-HT$_2$、5-HT$_3$ 受体。此外，米氮平对 H$_1$ 受体也具有较强的亲和力。米氮平治疗抑郁障碍的疗效显著优于安慰剂，与 SSRIs、SNRIs 以及 TCAs 类药物疗效相当，且能够有效地预防抑郁障碍的复燃与复发。常见的不良反应包括口干、便秘、食欲增加、体重增加、镇静、头晕、多梦，还可能使某些患者的血脂水平增高。

4. NE 和 DA 再摄取抑制剂（NDRIs）　代表药物为安非他酮。通过阻断去甲肾上腺素转运体和多巴胺转运体再摄取，增加去甲肾上腺素和多巴胺的传递而发挥治疗作用。安非他酮治疗抑郁障碍的疗效显著优于安慰剂，与 SSRIs 相当，对于疲乏、困倦症状的改善可能优于某些 SSRIs。安非他酮对于抑郁障碍的复燃和复发也具有良好的预防作用。安非他酮还可减轻对烟草的渴求,减轻戒断症状,可用于戒烟。该药对体重影响较小,甚至可能降低体重;因为不作用于 5-HT 能系统,故很少发生性功能障碍。常见的不良反应有头痛、失眠、恶心和上呼吸道不适,有可能引起兴奋、激越以及易激惹。不良反应大多与多巴胺水平升高有关,少数患者可能出现幻觉和妄想等精神症状(故一般不用于伴有精神病性症状的抑郁障碍患者),严重的不良反应为癫痫,故应避免使用过高的剂量。

5. 5-HT$_{2A}$ 受体拮抗剂及 5-HT 再摄取抑制剂(SARIs) 代表药物为曲唑酮,对 5-HT 转运体具有轻度的拮抗作用,同时对 5-HT$_{2A}$ 受体具有较强的拮抗作用。抗抑郁疗效优于安慰剂但弱于 SSRIs,低剂量曲唑酮具有镇静作用,因而能够改善睡眠。常见的不良反应包括镇静、低血压、头晕、头痛、恶心、便秘、口干等。曲唑酮几乎对性功能没有影响,也很少引起体重增加。

6. 褪黑素 MT$_1$、MT$_2$ 受体激动剂及 5-HT$_{2C}$ 受体拮抗剂阿戈美拉汀 阿戈美拉汀是一种作用机制全新的抗抑郁药,它作用于视交叉上核的人体生物节律"主控钟",通过对 MT$_1$/MT$_2$ 和 5-HT$_{2C}$ 受体的互补和协同作用来重新同步昼夜节律、增强向额叶皮质的多巴胺能和去甲肾上腺素能神经传导、诱导神经发生等,在细胞水平上针对抑郁障碍的发病机制改善抑郁症状,同时还有利于改善焦虑和睡眠紊乱。阿戈美拉汀在急性期的抗抑郁疗效优于安慰剂,与 SSRIs 和 SNRIs 相当;在预防复燃和复发方面,整体疗效与舍曲林、氟西汀、艾司西酞普兰和文拉法辛相当。常见不良反应有头晕、感觉异常、视物模糊以及血清转氨酶水平升高,在治疗前及治疗中应定期检测肝功能。

7. 多模式抗抑郁药伏硫西汀 伏硫西汀是相对比较新的抗抑郁药,除了和 SSRIs 一样对 5-HT 转运体具有阻断作用从而能够增加突触间隙的 5-HT 传递外,伏硫西汀还直接作用于许多 5-HT 受体亚型,例如,它能够拮抗 5-HT$_3$、5-HT$_7$ 和 5-HT$_{1D}$ 受体,同时也是 5-HT$_{1A}$ 受体的激动剂和 5-HT$_{1B}$ 受体的部分激动剂。该药物治疗抑郁症状的效果确切,能够有效地防止抑郁障碍的复燃与复发,同时该药物可能对认知功能具有一定的改善作用。常见的不良反应为恶心、呕吐和便秘。

8. 三环类抗抑郁药 主要药理作用是对突触前单胺类神经递质再摄取的抑制,使突触间隙 NE 和 5-HT 含量升高从而发挥治疗效果。大量研究证实三环类药物抗抑郁效果确切,其中阿米替林的疗效略优于其他 TCAs。三环类抗抑郁药对突触后 α$_1$、H$_1$、M$_1$ 受体的拮抗作用常可导致低血压、镇静、口干、便秘等不良反应。过量服用导致严重心律失常并有致死性。三环类抗抑郁药主要包括丙米嗪、阿米替林、多塞平、氯米帕明。马普替林属四环类,但其药理性质与 TCAs 相似。鉴于这类药物的安全性和耐受性问题,此类药物通常被作为 B 级抗抑郁药推荐。

9. 单胺氧化酶抑制剂 通过抑制中枢神经系统单胺类神经递质的氧化代谢而提高神经元突触间隙神经递质的浓度,其抗抑郁的疗效与 TCAs 相当。因为其安全性和耐受性问题,通常作为 C 级推荐药物。单胺氧化酶有 MAO-A 和 MAO-B 两个亚型,早年在临床应用的 MAOIs 以苯乙肼为代表,对两种 MAO 亚型没有选择性。因其与多种药物和食物相互作用,易导致高血压危象和肝损害,目前已不用于临床。另一类为可逆性选择性 MAO-A 抑制剂,其代表药物为吗氯贝胺。适应证为抑郁障碍和社交焦虑障碍。主要不良反应有口干、头痛、失眠、直立性低血压和焦虑等。服用吗氯贝胺应禁食富含酪胺的食物,与其他增加 5-HT 能作用的药物合用时会引起致死性 5-羟色胺综合征,应避免合用。如从其他抗抑郁药换至吗氯贝胺,需停服其他抗抑郁药 2~4 周(氟西汀需要停药 5 周)后,才能开始服用吗氯贝胺。

10. 选择性 NE 再摄取抑制剂 主要代表药物为瑞波西汀,通过阻断去甲肾上腺素转运体从而增加去甲肾上腺素传递,并能间接增加多巴胺传递,但抗抑郁作用相对较弱。主要不良反应有口干、便秘、出汗、失眠、激越、尿潴留及剂量依赖的低血压等。

11. 植物提取类抗抑郁药 代表药物为圣约翰草(主要成分为贯叶金丝桃素和贯叶连翘)。用于治疗轻至中度的抑郁障碍,其疗效与 SSRIs 相似。该药物在体内具有 5-HT 能或单胺氧化酶抑制剂的作用,应避免同时使用 TCAs、SSRIs、SNRIs 与 MAOIs,因为可能会导致 5-羟色胺综合征的发生。

表 6-2 常用抗抑郁药的分类及临床使用剂量

抗抑郁药	药理机制	我国成人日剂量范围/（mg/d）
氟西汀（fluoxetine）	SSRIs	20~60
帕罗西汀（paroxetine）	SSRIs	20~50
氟伏沙明（fluvoxamine）	SSRIs	50~300
舍曲林（sertraline）	SSRIs	50~200
西酞普兰（citalopram）	SSRIs	20~40
艾司西酞普兰（escitalopram）	SSRIs	10~20
文拉法辛（venlafaxine）	SNRIs	75~225
度洛西汀（duloxetine）	SNRIs	30~60
米那普仑（milnacipran）	SNRIs	50~100
米氮平（mirtazapine）	NaSSAs	15~45
安非他酮（amfebutamone）	NDRIs	150~300
阿戈美拉汀（agomelatine）	MT_1 和 MT_2 受体激动剂；5-HT_2 受体拮抗剂	25~50
伏硫西汀（vortioxetine）	多模式抗抑郁药	5~20
阿米替林（amitriptyline）	TCAs	50~250
氯米帕明（clomipramine）	TCAs	50~250
多塞平（doxepin）	TCAs	50~250
丙米嗪（imipramine）	TCAs	50~250
马普替林（maprotiline）	四环类	25~150
米安色林（mianserin）	四环类	30~90
曲唑酮（trazodone）	SARIs	25~400
瑞波西汀（reboxetine）	NRIs	8~12
吗氯贝胺（moclobemide）	RIMA	150~600

改编自：李凌江，马辛. 中国抑郁障碍防治指南. 2 版. 北京：中华医学与电子音像出版社，2015.

表 6-3 抗抑郁药常见不良反应及处理措施

常见不良反应	相关药物	处理措施
心血管系统		
心律失常	TCAs	心功能不稳定或心肌缺血者慎用；会与抗心律失常药产生相互作用
高血压	SNRIs，安非他酮	监测血压；尽量使用最小有效剂量；加用抗高血压药
高血压危象	MAOIs	紧急治疗；如果是严重高血压，需静脉使用抗高血压药（如拉贝洛尔、硝普钠）
直立性低血压	TCAs，曲唑酮，MAOIs	加用氟氢可的松；增加食盐的摄入
消化系统		
便秘	TCAs	保证摄入充足的水分；泻药
口干	TCAs，SNRIs，安非他酮	建议食用无糖口香糖或糖果
胃肠道出血	SSRIs	确定 SSRIs 合并其他药物同时使用是否会影响凝血功能
肝脏毒性	阿戈美拉汀	提供有关的教育和监测肝功能
恶心，呕吐	SSRIs，SNRIs，安非他酮	餐后或分次给药

NOTES

续表

常见不良反应	相关药物	处理措施
泌尿生殖系统		
排尿困难	TCAs	加用氯贝胆碱
性唤起,勃起功能障碍	TCAs,SSRIs,SNRIs	加用西地那非、他达拉非、丁螺环酮或安非他酮
性高潮障碍	TCAs,SSRIs,文拉法辛,MAOIs	加用西地那非、他达拉非、丁螺环酮或安非他酮
阴茎异常勃起	曲唑酮	泌尿科紧急治疗
神经精神系统		
谵妄	TCAs	评估其他可能导致谵妄的病因
头痛	SSRIs,SNRIs,安非他酮	评估其他病因(如咖啡因中毒、磨牙症、偏头痛、紧张性头痛)
肌阵挛	TCAs,MAOIs	应用氯硝西泮
癫痫	安非他酮,TCAs,阿莫沙平	评估其他病因,并加用抗惊厥药
激越	SSRIs,SNRIs,安非他酮	早晨服用
静坐不能	SSRIs,SNRIs	加用β受体拮抗剂或苯二氮䓬类药物
失眠	SSRIs,SNRIs,安非他酮	早晨服用;加用镇静催眠药;加用褪黑素;提供睡眠卫生教育或认知行为治疗
镇静	TCAs,曲唑酮,米氮平	睡前给药,添加莫达非尼或哌甲酯
其他		
胆固醇水平增高	米氮平	加用他汀类药物
体重增加	SSRIs,米氮平,TCAs,MAOIs	鼓励运动,咨询营养师,更换抗抑郁药,可考虑使用仲胺基(如 TCAs)或其他较少引起体重问题的药物(如安非他酮)
视物模糊	TCAs	加用毛果芸香碱滴眼液
磨牙症	SSRIs	若有临床指征,请口腔科医师会诊
多汗	TCAs,某些 SSRIs 类药物,SNRIs	加用 α_1 肾上腺素受体拮抗剂(如特拉唑嗪),中枢 α_2 肾上腺素受体激动剂(如可乐定)
跌倒风险	TCAs,SSRIs	监测血压;评估镇静作用,评估是否有视物模糊或精神错乱;改善环境
骨质疏松	SSRIs	进行骨密度监测,并添加特殊的治疗(如钙和维生素 D,双膦酸盐,选择性雌激素受体调节剂),以减少骨质流失

引自:李凌江,马辛.中国抑郁障碍防治指南.2 版.北京:中华医学与电子音像出版社,2015.

五、心境稳定剂

(一)分类与机制

心境稳定剂又称为抗躁狂药,是治疗以及预防双相障碍躁狂及抑郁发作且不会诱发躁狂或抑郁发作的一类药物。这一术语最早用于锂盐,因为锂盐不仅可以减轻躁狂症状,还对躁狂和抑郁发作有预防作用。除锂盐外,心境稳定剂还包括数种抗癫痫药,如丙戊酸盐、卡马西平、拉莫三嗪以及加巴喷丁。近年来,第二代抗精神病药物奥氮平、利培酮、帕利哌酮、喹硫平、齐拉西酮、阿立哌唑、鲁拉西酮等也被批准应用于双相障碍的急性期治疗或维持期以及巩固期的治疗,但多数第二代抗精神病药物对双相障碍抑郁发作没有治疗作用,不属于心境稳定剂的范畴。

(二)常用药物

1. 锂盐　锂盐是一种肌醇单磷酸酶的非竞争性抑制剂,并能抑制糖原合成酶激酶,使游离的肌醇耗竭,降低蛋白激酶 C 的活性,影响与肌醇循环相关联的神经递质和第二信使系统的功能水平,并使 Wnt 信号通路激活,使脑内神经递质如谷氨酸减少、γ-氨基丁酸水平恢复正常,提高中枢的 NE 和

5-HT 功能。锂盐还具有拮抗 5-HT$_{1A}$、5-HT$_{1B}$ 自身受体的作用,从而增强 5-HT 在突触间隙中的可利用度。在临床上,5-HT$_{1A}$ 受体可能与缓解抑郁有关,5-HT$_{1B}$ 受体可能对睡眠节律、感觉运动的一致性起调整作用。锂盐的机制十分复杂,至今仍不十分清楚。

锂盐是最经典的情感稳定剂,能够快速控制躁狂或激越症状,因此对急性躁狂发作具有良好的治疗作用;同时锂盐对双相障碍的躁狂发作和抑郁发作均有较好的预防作用;对分裂情感性精神障碍及精神分裂症的激越和兴奋躁动有增效作用;对单相抑郁急性发作应用抗抑郁药治疗效果欠佳的患者也具有增效作用;能够减少自杀风险;对血管性头痛和中性粒细胞减少症也有效。

锂盐的不良反应包括共济失调、构音困难、谵妄、震颤、记忆力问题、多尿、烦渴、腹泻、恶心、体重增加、皮疹、白细胞增多等。严重的不良反应有肾损害、肾性糖尿病、心律不齐、心血管疾病风险、心动过缓、低血压、心电图 T 波低平或倒置,罕见癫痫发作。因为该药物的治疗剂量与中毒剂量接近,容易发生中毒,所以需要密切监测血锂浓度。急性治疗期的血锂浓度应在 0.6~1.2mmol/L 之间,维持治疗期的血锂浓度应在 0.4~0.8mmol/L 之间,超过 1.4mmol/L 将出现中毒反应,因此 1.4mmol/L 被视为有效浓度的上限,但老年患者的治疗血锂浓度以不超过 1.0mmol/L 为宜。中毒症状包括震颤、共济失调、腹泻、恶心、过度镇静。严重锂中毒可引起昏迷和死亡。不推荐用于严重肾损害和心脏疾病的患者。此外,应用排钠利尿剂及大量出汗可增加锂盐的毒性。老年患者和器质性疾病患者在治疗剂量下就可能出现神经毒性反应,如谵妄和其他精神状态改变,治疗应采用低剂量。儿童慎用。不推荐用于孕妇和哺乳期妇女。碳酸锂治疗成人躁狂应从小剂量起始,速释剂需每日分 2~3 次口服,逐渐加量,并密切监测血锂浓度。通常治疗剂量范围为每日 0.6~1.5g,维持剂量范围为每日 0.5~1g。

2. 抗癫痫药

(1)丙戊酸盐:丙戊酸盐对躁狂发作的疗效与锂盐相似。其稳定心境的机制尚不清楚,可能与阻断电压敏感的钠通道、抑制 GABA 的分解代谢、增加 GABA 的浓度有关。它还能降低多巴胺的周转速率,增加神经元对 GABA 的反应性。丙戊酸盐还能够降低 N-甲基-D-天冬氨酸(NMDA)介导的作用,减少天冬氨酸的释放,降低脑脊液生长抑素的浓度。丙戊酸盐治疗急性躁狂/混合发作的疗效与锂盐相当,治疗双相障碍快速循环型和混合发作可能优于锂盐,丙戊酸盐还可以有效改善双相障碍患者的抑郁、焦虑症状。与锂盐一样,丙戊酸盐可以有效地预防双相障碍的复发,但比锂盐有更好的耐受性。

常见的不良反应包括镇静、震颤、头晕、共济失调、头痛、腹痛、恶心、呕吐、腹泻、食欲减退、便秘、体重增加、秃发(罕见)、脂质调节异常等。罕见而严重的不良反应有肝毒性和胰腺炎,严重肝脏和胰腺疾病患者慎用。因为该药的致畸副作用,患有双相障碍的妊娠女性和计划妊娠女性禁用。丙戊酸钠治疗成人躁狂应从小剂量起始,每次 250mg,每日 2 次,治疗剂量范围通常为每次 500~800mg,每日 2 次。

(2)卡马西平/奥卡西平:卡马西平稳定心境的机制复杂,确切的机制尚不清楚,总的来说,卡马西平与锂盐和丙戊酸盐在作用机制上既有相同点又有不同点。可能的机制包括:改变电压敏感的钠通道,减少谷氨酸和天冬氨酸的释放,增加 5-HT 和 P 物质等神经递质的传递,增加纹状体胆碱能神经传递,减少由多巴胺、去甲肾上腺素和 5-HT 激动的腺苷酸环化酶的活性,降低 GABA、去甲肾上腺素和多巴胺的周转,从而发挥治疗作用。卡马西平能够有效地治疗急性躁狂发作和混合发作,同时对预防躁狂发作亦有效果,对锂盐治疗无效或不能耐受锂盐不良反应的患者及快速循环双相障碍均有效。一些研究还支持卡马西平对双相抑郁的治疗效果和预防抑郁复发的效果。

卡马西平常见的不良反应包括过度镇静、头晕、眩晕、疲劳、意识障碍、头痛、恶心、呕吐、腹泻、视物模糊、良性白细胞减少症、皮疹、共济失调、食欲及体重改变、月经紊乱等。严重的不良反应有剥脱性皮炎、罕见的再生障碍性贫血、粒细胞缺乏症。治疗前及治疗期间必须监测血常规。有骨髓抑制的患者禁用,妊娠期前 3 个月应用可能导致胎儿先天性异常,妊娠妇女禁用。有肾脏疾病的患者必须减量,肝损害和心功能不全的患者慎用。由于卡马西平会诱发 CYP450 酶 3A4 亚型活性,可加快自身代谢,经常需要增加剂量。此酶的诱导剂氟伏沙明、氟西汀可增加卡马西平的浓度。卡马西平治疗成人

NOTES

躁狂应从小剂量开始逐渐增加剂量,通常治疗剂量为每日300~600mg,分3~4次服用,最大剂量为每日1 200mg。

奥卡西平与卡马西平的药物作用机制相似,但有关其临床疗效的研究不多。有报道其对急性躁狂发作有效,但证据不充分,一般不作为一线用药。奥卡西平可作为双相障碍预防和混合状态治疗的辅助用药,对双相抑郁的治疗效果缺乏研究证据。

(3)拉莫三嗪:是与电压敏感性钠离子通道有关的使用依赖性阻滞剂,同时能够抑制谷氨酸和天冬氨酸的释放。然而,拉莫三嗪的作用机制复杂,确切的机制尚不清楚。该药对双相障碍抑郁发作的疗效明显,但是对于躁狂发作的急性期治疗和预防缺乏疗效,适用于双相障碍抑郁发作的急性期治疗及维持期治疗,对双相障碍快速循环型和伴有混合特征的双相障碍也有效果。该药很少诱发躁狂、轻躁狂或快速循环。

常见不良反应包括头晕、头痛、视物模糊或复视、共济失调、恶心、呕吐、失眠、疲倦和口干。拉莫三嗪不引起体重增加,但可能引起危及生命的皮疹,包括Stevens-Johnson综合征、中毒性表皮坏死松解症。这些皮肤反应多在开始治疗后2~8周出现,而且2~16岁儿童青少年的发生率高于成人。如果使用拉莫三嗪的同时使用了丙戊酸钠或双丙戊酸钠,或者采用了更高的起始剂量,或是增加剂量速度过快,都有可能增加发生皮疹的风险。拉莫三嗪单药治疗成人双相抑郁需要逐渐加量:第1~2周为每日25mg,每日1次服用;第3~4周为每日50mg,每日1次或2次服用;第5周剂量应增加至每日100mg,每日1次或2次服用。通常最佳疗效的目标剂量为每日200mg,每日1次或2次服用。

3. 第二代抗精神病药　利培酮、利培酮长效针剂、帕利哌酮、奥氮平、喹硫平、齐拉西酮、阿立哌唑、鲁拉西酮等第二代抗精神病药具有稳定心境的作用,可以单独使用或与情感稳定剂合用以治疗双相障碍。喹硫平单独使用可治疗双相障碍抑郁发作。

六、抗焦虑药

(一) 分类与机制

苯二氮䓬类是镇静催眠药,也是处方最多的抗焦虑药。新型催眠药右佐匹克隆也具有一定的抗焦虑效果,但唑吡坦和扎来普隆则缺乏抗焦虑的作用。近年来,5-HT$_{1A}$受体部分激动剂丁螺环酮和坦度螺酮作为抗焦虑药的使用越来越普及。大多数SSRIs和SNRIs除了抗抑郁的疗效外,也具有较好的抗焦虑作用,这些药物正在逐渐代替传统的抗焦虑药(如苯二氮䓬类)而成为临床一线用药。此外,一些抗惊厥药也开始应用于焦虑症状的治疗,例如加巴喷丁和普瑞巴林等药物也可以作为治疗焦虑障碍的辅助用药。β受体拮抗剂也常被用作抗焦虑药,它通过阻断外周或中枢神经系统去甲肾上腺素能活性而缓解焦虑伴发的躯体症状,如震颤、心悸和出汗等。某些第二代抗精神病药在小剂量时可能具有抗焦虑的效果,例如喹硫平,但通常只作为二线或三线用药,主要用于治疗广泛性焦虑障碍和惊恐障碍,也可与其他药物合用治疗其他精神障碍伴随的焦虑症状。目前应用的抗焦虑药主要有以下几类。

(二) 常用药物

1. 苯二氮䓬类药物　苯二氮䓬类药物具有明确的抗焦虑作用,且安全性高,是广泛使用的抗焦虑药。苯二氮䓬类抗焦虑药是通过加强γ-氨基丁酸(GABA)的功能发挥作用的,GABA是一种抑制性神经递质,广泛分布于脑中。苯二氮䓬类药物在GABA受体上有特殊的结合位点,能够增加GABA受体与GABA的亲和力,导致氯离子通道的不断激活,使大量氯离子进入细胞内形成超极化,从而减少神经兴奋作用。苯二氮䓬类药物能够产生依赖性,半衰期越短者起效越快,作用时间越短,越容易产生依赖性;半衰期越长者则起效越慢,作用时间越长,越不容易产生依赖性。

常用的具有抗焦虑作用的苯二氮䓬类药物包括:①氯硝西泮(clonazepam):被美国食品药品监督管理局(FDA)批准的适应证为伴或不伴广场恐惧的惊恐发作、焦虑障碍、急性精神病和失眠障碍;②地西泮(diazepam):经FDA批准的适应证为焦虑障碍,急性激越,酒精戒断中的急性震颤谵妄和

NOTES

幻觉状态,由局部病变所致的骨骼肌阵挛,由上运动神经元病变所引起的痉挛状态、手足徐动症、失眠等;③阿普唑仑(alprazolam):经 FDA 批准的适应证为广泛性焦虑障碍、惊恐障碍、抑郁障碍伴随的焦虑、经前期综合征、肠易激综合征和其他与焦虑有关的躯体症状、失眠、急性躁狂等;④劳拉西泮(lorazepam):被 FDA 批准的适应证为焦虑障碍、惊恐发作、抑郁障碍伴随的焦虑、失眠、酒精戒断性精神病、急性躁狂(辅助用药)及急性精神病(辅助用药);⑤奥沙西泮(oxazepam):FDA 批准的适应证为焦虑障碍,急性激越,酒精戒断中的急性震颤谵妄和幻觉状态,由局部病变所致的骨骼肌阵挛,由上运动神经元病变所引起的痉挛状态、手足徐动症、失眠等。

上述苯二氮䓬类药物的具体作用机制、临床使用方法以及相关副作用参见本节后文有关镇静催眠药部分。

2. 5-HT$_{1A}$ 部分激动剂

(1)丁螺环酮(buspirone):丁螺环酮通过作用于 5-HT$_{1A}$ 突触前膜和突触后膜受体发挥抗焦虑作用。它是突触后 5-HT$_{1A}$ 受体的部分激动剂,对突触后的部分激活作用减少了 5-HT 的神经传递,发挥抗焦虑作用;对突触前 5-HT 自身受体的部分激活,理论上可增加 5-HT 活性并产生抗抑郁作用。丁螺环酮被 FDA 批准的适应证有焦虑障碍、抑郁焦虑混合状态和难治性抑郁,我国适应证为广泛性焦虑障碍和其他焦虑性障碍。常见的不良反应有头晕、头痛、神经质、镇静、兴奋、恶心、静坐不能。丁螺环酮的副作用比苯二氮䓬类药物少,不会损伤运动协调性,不与酒精发生相互作用,没有成瘾性和撤药反应,也不会导致镇静。因此,丁螺环酮比苯二氮䓬类药物更为安全,但该药的缺点是起效较慢。丁螺环酮的成人起始剂量为每次 5mg,每日 2~3 次,有效剂量通常为每日 20~30mg。

(2)坦度螺酮(tandospirone):坦度螺酮与丁螺环酮相似,也是通过作用于 5-HT1A 受体而发挥抗焦虑作用的。该药只在日本和中国上市,因此,相应的临床研究证据相对有限。该药适用于治疗轻中度的焦虑抑郁症状,对改善焦虑抑郁症状伴发的自主神经功能紊乱症状具有较好的疗效,还可以作为抑郁障碍治疗的增效剂。坦度螺酮的成人治疗剂量为每次 10mg,每日 3 次,每日最大剂量不能超过 60mg。

3. β 受体拮抗剂　β 受体拮抗剂通过降低 β 受体的超敏和减轻躯体症状来发挥抗焦虑作用,主要用于缓解焦虑症的各种躯体症状,如心悸、震颤、心动过速等。代表药物为普萘洛尔。尽管有一些研究支持 β 受体拮抗剂对焦虑障碍的疗效,但荟萃分析显示,现有证据并不支持该类药物对于焦虑障碍的有效性。

4. 具有抗焦虑作用的抗抑郁药　SSRIs 类、SNRIs 类、SARIs 类和 NaSSAs 类抗抑郁药都有良好的抗焦虑作用,对焦虑障碍中的多种亚型如广泛性焦虑障碍、惊恐发作、强迫障碍、社交焦虑障碍、创伤后应激障碍以及恐惧障碍都可以作为首选药物使用。

5. 具有抗焦虑作用的第二代抗精神病药　喹硫平及奥氮平可有效缓解焦虑症状,常作为增效剂用于焦虑障碍的治疗。

6. 抗惊厥药　抗惊厥药作用于 GABA 系统,因此具有抗焦虑效果,包括加巴喷丁、普瑞巴林以及噻加宾。尽管比苯二氮䓬类药物起效慢,但具有较低的依赖风险,也很少产生戒断症状。可用于治疗社交焦虑障碍、广泛性焦虑障碍以及惊恐发作等。

七、镇静催眠药

(一)分类与机制

该类药物包括苯二氮䓬类、非苯二氮䓬类和巴比妥类药物。

1. 苯二氮䓬类药物　GABA 能系统是中枢神经系统主要的抑制性神经传递系统,临床上几乎所有的镇静催眠药的药理作用都是作用于 GABA 能系统。GABA 受体是细胞膜结合蛋白,分为 GABAA、GABAB 和 GABAC 三个亚类。苯二氮䓬类和其他镇静催眠药的药理特性主要作用于 GABAA 受体上,属于半胱氨酸环配体门控离子通道超家族。正常情况下,GABAA 受体处于抑制状态,不与 GABA 结合,使神经元处于兴奋状态。当苯二氮䓬类与 GABAA 受体特定部位结合后,GABAA 受体的抑制被解除,增加了与 GABA 的结合,使细胞膜上的氯离子通道打开,氯离子内流增加,细胞内负电增加,细胞外正电增加,细胞膜超极化,造成神经元的兴奋阈值增加,达到抑制中枢神经元的目的。苯二氮䓬类药物的基本药理作用类似,但由于选择性不同,加上药物代谢动力学方面差异较大,因此临床用途并不完全相同。此类药物主要的药理作用是抗焦虑、镇静催眠、抗惊厥和中枢性骨骼肌松弛:苯二氮䓬类药物通过抑制边缘系统(海马及杏仁核)中的突触来发挥抗焦虑的作用;通过作用于脑干内 GABAA 受体的苯二氮䓬结合位点,发挥镇静催眠的作用;通过增强脊髓中抑制性神经元的活性来减轻骨骼肌痉挛;通过提高动作电位的阈值抑制发病灶和增强周边抑制,从而发挥抗癫痫的作用。苯二氮䓬类药物长期连续使用可产生依赖性和成瘾性,停药可能发生撤药症状,表现为激动或抑郁。

2. 非苯二氮䓬类药物　非苯二氮䓬类药物选择性地作用于苯二氮䓬受体 1 型(BZD-1),对苯二氮䓬 2 受体 2 型(BZD-2)的亲和力很低。BZD-1 主要与睡眠-觉醒、镇静有关,而 BZD-2 主要与抗焦虑、肌肉松弛、认知记忆、镇痛有关。非苯二氮䓬类药物与 BZD 受体结合后激活 GABA 受体上的不同 α 亚基,致氯离子通道开放频率增加,细胞膜发生超极化,兴奋性降低,产生抑制作用。唑吡坦只作用于 BZD-1(ω_1)受体亚型,与含有 α_1 亚基的 GABAA 受体的亲和力是其与含有 α_2 或 α_3 亚基的 GABAA 受体的 20 倍,与含有 α_5 亚基的 GABAA 受体几乎无亲和力,而苯二氮䓬类药物无此选择性,因此,唑吡坦只有镇静催眠作用。扎来普隆的作用机制类似于唑吡坦,对 BZD-1(ω_1)受体亚型亲和力强,对 BZD-2(ω_2)受体亚型有一定亲和力,通过作用于 GABAA 受体产生中枢神经抑制作用。佐匹克隆主要通过异构性调节 GABAA 受体发挥作用,是 GABAA 受体激动剂,对 GABAA 受体的异构调节作用明显强于苯二氮䓬类药物。佐匹克隆主要用于催眠,除具有较强的镇静催眠作用外,兼具抗焦虑和抗惊厥作用,肌肉松弛作用较苯二氮䓬类药物低。右佐匹克隆是佐匹克隆的右旋异构体,研究显示右佐匹克隆对中枢苯二氮䓬受体的亲和力比佐匹克隆高 50 倍,长期治疗对 GABAA 受体的作用强度没有变化,较少发生依赖和反跳性失眠。

3. 巴比妥类药物　巴比妥类药物主要通过增加 GABA 介导的对 GABAA 受体的抑制作用来抑制神经元的兴奋性。这类药物对 GABAA 受体亚型无选择性,与 GABAA 受体上巴比妥酸盐类结合位点的数目也不确定,因而可广泛影响中枢神经系统,包括脊髓、脑干和大脑。低剂量的巴比妥类可产生类似于苯二氮䓬类的对 GABAA 受体的变构调节作用,大剂量时可引起明显而持久的中枢神经系统抑制。

(二) 常用药物

1. 苯二氮䓬类药物

(1) 地西泮(diazepam):地西泮为长效苯二氮䓬类药物,可引起中枢神经系统不同部位的抑制,随着用量的加大,临床表现可从轻度的镇静到催眠甚至昏迷。主要药理作用包括:抗焦虑、镇静催眠作用;遗忘作用;抗惊厥作用;骨骼肌松弛作用。较常见的不良反应为嗜睡、头晕、乏力等;大剂量应用时可有共济失调、震颤(多见于老年人)。较少见的不良反应为精神迟钝、视物模糊、便秘、口干、头痛、恶心或呕吐、排尿困难、构音不清。罕见的不良反应有过敏反应、肝功能受损、肌无力、粒细胞减少等。个别患者发生兴奋、多语、睡眠障碍甚至幻觉,停用后上述症状很快消退。成人抗焦虑的临床剂量为每次 2.5~5mg,每日 3 次;催眠剂量为每次 5~10mg,睡前服用。老年人剂量减半。

(2) 氯硝西泮(clonazepam):氯硝西泮作用于中枢神经系统的苯二氮䓬受体,作用与地西泮相似,FDA 批准用于惊恐障碍伴或不伴广场恐惧。也可用于其他焦虑障碍的治疗。同时,可以作为急性躁狂和急性精神病治疗的辅助用药。氯硝西泮常见的不良反应包括嗜睡、头晕、共济失调、行为紊乱、异常兴奋、神经过敏易激惹(反常反应)、肌力减退。较少发生的不良反应有行为障碍、思维不能集中、易暴怒(儿童多见)、精神错乱、幻觉、抑郁、皮疹、过敏、咽痛、发热、凝血功能异常、瘀斑、极度疲乏等。氯硝西泮治疗惊恐发作的剂量范围为每日 0.5~2mg,分次服用或睡前一次服用;氯硝西泮用于催眠的治疗剂量范围为 0.5~2mg。老年人慎用。

（3）阿普唑仑（alprazolam）：主要用于焦虑症及惊恐发作的治疗，也可用于抑郁障碍、失眠障碍的治疗及手术前镇静。并能缓解急性酒精戒断症状。常见的不良反应包括嗜睡、头晕、乏力、抑郁等，大剂量时偶见共济失调、震颤、尿潴留、黄疸。罕见不良反应有皮疹、光敏感、白细胞减少。少数人有口干、精神不集中、多汗、心悸、便秘或腹泻、视物模糊、低血压等。个别人会产生兴奋、多语、睡眠障碍甚至幻觉，停药后上述症状很快消失。阿普唑仑治疗成人焦虑的剂量为每次 0.4mg，每日 3 次，最大剂量为每日 4mg；用于催眠的剂量为 0.4~0.8mg，睡前服用。老年人剂量减半。

（4）劳拉西泮（lorazepam）：劳拉西泮与地西泮有相似的药理作用，为短效苯二氮䓬类药物。但劳拉西泮的作用较强，除抗焦虑和镇静作用外，还具有较强的抗惊厥作用。主要适应证为：抗焦虑，包括伴有抑郁的焦虑、惊恐发作；镇静催眠；缓解由激动诱导的自主神经症状，如头痛、心悸、胃肠道不适、失眠等。主要不良反应包括恶心、胃不适、头痛、头晕、乏力、身体摇晃感、定向力障碍、抑郁、食欲改变、睡眠障碍、激动、皮肤症状、眼功能障碍、嗜睡、便秘等。如用量大时，可出现共济失调、无尿、皮疹、粒细胞减少。劳拉西泮用于成人抗焦虑治疗时通常有效剂量范围为每次 1~2mg，每日 2~3 次；对于焦虑症状，大部分成年患者的初始剂量为每日 2mg，每日 2 次或 3 次服用；用于成人镇静催眠，通常剂量为 0.5~2mg，睡前服用。老年人剂量减半。

（5）艾司唑仑（estazolam）：艾司唑仑为中效的苯二氮䓬类镇静催眠药，具有抗焦虑、镇静催眠作用。随着用量的加大，临床表现可自轻度的镇静到催眠甚至昏迷。主要用于入睡困难、夜间多醒或早醒，还用于治疗癫痫和惊厥以及麻醉前给药，但 FDA 未批准用于焦虑症的治疗。常见的不良反应包括口干、嗜睡、头晕、乏力等，大剂量时可有共济失调、震颤；罕见的不良反应有皮疹、白细胞减少。个别人可产生兴奋、多语、睡眠障碍甚至幻觉，但停药后上述症状会很快消失。艾司唑仑用药后会产生依赖性，但较轻，长期应用后，停药可能发生撤药症状，表现为激动或抑郁。首次服用初期可能出现过敏性休克（严重过敏反应）和血管性水肿（严重面部水肿）。服用该药还可能引起睡眠行为障碍，包括驾车梦游、梦游做饭和吃东西等潜在危险行为。艾司唑仑用于成人焦虑的治疗剂量为每次 1~2mg，每日 3 次；用于催眠的剂量为 1~2mg，睡前服用。老年人剂量减半。

（6）奥沙西泮（oxazepam）：奥沙西泮为地西泮的主要活性代谢产物，为短效苯二氮䓬类药物，与地西泮有相似的药理作用，对肝功能的影响较小。随着用量的加大，临床表现可自轻度的镇静到催眠甚至昏迷。长期应用可产生依赖性。主要适应证包括：用于焦虑障碍及焦虑障碍相关的失眠；用于控制酒精戒断症状；对控制癫痫大、小发作也有一定作用。口服吸收差，4 小时血药浓度达高峰。因半衰期短、清除快，适用于老年人或肾功能不全者；肌松作用较其他苯二氮䓬类药物为强。奥沙西泮用于成人焦虑的治疗剂量为每次 15~30mg，每日 3~4 次；用于成人失眠的剂量为 15mg，睡前服用。老年人剂量减半。

2. 非苯二氮䓬类

（1）唑吡坦（zolpidem）：唑吡坦为咪唑吡啶类催眠药，主要与苯二氮䓬受体 1 型（BZD-1）结合，对脊髓中的苯二氮䓬受体 2 型（BZD-2）和外周组织中的苯二氮䓬受体 3 型（BZD-3）的亲和力很小，故催眠作用迅速而短暂。该药对睡眠结构影响很小，也没有明显的抗焦虑、抗惊厥或肌肉松弛等作用。唑吡坦缩短入睡所需的时间，减少夜间醒来的次数，增加总的睡眠持续时间并改善睡眠质量。不良反应与剂量有关。少数患者有头晕、头痛、次日困倦及恶心、呕吐等症状，老年人有发生精神错乱和跌倒的报道。唑吡坦治疗成人失眠的剂量为每次 5~10mg，老年人为每次 5mg，临睡前服用或上床后服用。

（2）佐匹克隆（zopiclone）：佐匹克隆属于环吡咯酮类化合物，是一种药理作用与苯二氮䓬类相似的镇静催眠药，与苯二氮䓬类药物作用于相同受体，但结合方式不同于苯二氮䓬类药物。常规剂量具有镇静催眠和肌肉松弛作用。其催眠作用迅速，并可延长睡眠时间，提高睡眠质量，减少夜间觉醒次数和早醒次数，次晨残余作用相对弱。适用于治疗失眠，包括时差、工作导致的失眠及手术前焦虑导致的失眠等，尤其适用于不能耐受次晨残留作用的患者。不良反应与剂量及患者的敏感性有关，偶见日间嗜睡、口苦、口干、肌无力、遗忘、醉态。有些人出现头痛、乏力，少见易怒、好斗、精神错乱；长期服药后突然停药会出现戒断症状（因药物半衰期短，故出现较快），可能有较轻的激动、焦虑、肌痛、震颤、反跳性失眠及噩梦、恶心及呕吐，罕见较重的痉挛、肌颤、意识模糊；过量可致昏睡或昏迷，但比一般苯二氮䓬类轻，毒性亦小。佐匹克隆治疗成人失眠的通常剂量为 3.75~7.5mg，老年人剂量减半，即 3.75mg，睡前服用。

（3）右佐匹克隆（eszopiclone）：右佐匹克隆结构上属于环吡咯酮类化合物，作用机制与苯二氮䓬类相似，但确切的作用机制尚不清楚。其作用有可能与 GABAA 受体的相互作用有关。右佐匹克隆具有镇静催眠、抗焦虑、肌松和抗惊厥作用，用于治疗失眠，包括原发性失眠、慢性失眠、一过性失眠以及继发于躯体或精神障碍的失眠。不良反应包括头痛、口干、消化不良、恶心、呕吐、腹泻、焦虑、行为紊乱、抑郁、头晕、幻觉、性功能降低、神经质、嗜睡、异常做梦、神经痛、皮疹、瘙痒症、味觉异常等。右佐匹克隆治疗失眠的成人起始剂量为 1mg，睡前服用，根据临床需求，可酌情增至 2~3mg，睡前服用；老年患者的起始剂量为睡前 1mg，必要时可加至睡前 2mg。

3. 巴比妥类（barbiturates）　苯巴比妥为镇静催眠药、抗惊厥药，是巴比妥类药的代表药物，对中枢神经的抑制作用随剂量的增加而增大，产生镇静、催眠、抗惊厥及抗癫痫作用。大剂量对心血管系统、呼吸系统有明显的抑制作用。主要用于治疗焦虑、失眠（用于睡眠时间短的早醒患者）、癫痫及运动障碍，是治疗癫痫大发作及局限性发作的重要药物。常见不良反应包括头晕、嗜睡、乏力、关节肌肉疼痛等，久用可产生耐受性及依赖性（包括精神依赖和生理依赖）。多次连续应用应警惕蓄积中毒。长期用药，偶见叶酸缺乏和低钙血症，罕见巨幼细胞贫血和骨软化。大剂量时可产生眼球震颤、共济失调和严重的呼吸抑制。少见皮疹、药物热、剥脱性皮炎等过敏反应。苯巴比妥治疗成人失眠的剂量为 30~90mg，睡前一次口服。老年患者慎用。

八、治疗注意缺陷多动障碍的药物

注意缺陷多动障碍（ADHD）被认为是去甲肾上腺素、多巴胺以及 5-HT 这三个系统失调所致的行为障碍，同时，ADHD 可能还存在兴奋性氨基酸（例如谷氨酸）和抑制性氨基酸（例如 GABA）的代谢失调。中枢神经兴奋药哌甲酯通过提高突触内多巴胺和去甲肾上腺素的利用率而发挥治疗作用，使注意力增强，行为控制增加，而非中枢神经兴奋药托莫西汀则选择性地抑制突触前膜对去甲肾上腺素的再摄取，从而增加突触间隙去甲肾上腺素的传递，并提高前额叶皮质的多巴胺水平。

（一）哌甲酯（methylphenidate）

哌甲酯为中枢神经兴奋药，被 FDA 批准的适应证为 ADHD、发作性睡病及难治性抑郁。主要作用机制是通过阻断去甲肾上腺素和多巴胺的再摄取以促进这两种神经递质的释放来发挥其治疗作用。哌甲酯治疗 ADHD 安全有效，是儿童期最常见的精神类药物处方。哌甲酯能够提高注意的广度、减少活动过度和冲动，能够提高儿童的学业成绩、增进社会适应。近年来，研究表明其长效、缓释或控释剂型的疗效更持久、更稳定，并有逐渐替代速效哌甲酯的趋势。该药起效快，用于治疗 ADHD 时应用首次剂量后即可起效，但需服用数周才能达到最佳效果。常见的不良反应包括失眠、头痛、抽动加重、神经质、易激惹、过度兴奋、震颤、头晕、厌食、恶心、腹痛、体重减轻，能暂时减缓正常发育以及导致视物模糊。严重不良反应有精神病性发作、抽搐、心悸、心律不齐、高血压，罕见恶性综合征、躁狂或自杀观念。速释剂型的哌甲酯治疗成人 ADHD 的剂量为每次 10mg，每日 2~3 次，餐前 45 分钟服用；6 岁以上儿童每次 5mg，每日 2 次，早餐或午餐前服用，然后按需每周递增 5~10mg，每日不超过 40mg。缓释剂型的用量为成人每日 18mg 或 36mg，每日 1 次；6 岁以上儿童青少年为每日 18mg，每日 1 次。哌甲酯不能用于 6 岁以下儿童。该药其他禁忌证请参见药品说明书。

（二）托莫西汀（atomoxetine）

托莫西汀属于非中枢神经兴奋药，是一种高度选择性去甲肾上腺素再摄取抑制剂，与其他神经递质转运体或受体的亲和力很小，不会增加伏隔核部位的多巴胺活性，因此不会导致滥用或成瘾现象，

NOTES

也不增加纹状体部位的多巴胺活性,因此也不会诱发抽动症状或加重运动障碍。FDA 批准的适应证为 6 岁以上儿童、青少年及成人 ADHD。托莫西汀对 ADHD 的注意缺陷、多动/冲动症状均能有效改善,并能有效地改善患者的社会功能。常见的不良反应包括消化不良、恶心、呕吐、疲劳、食欲减退、眩晕、心境不稳、攻击性、易激惹、嗜睡等。儿童青少年 ADHD 患者在治疗早期可能会出现生长速度小幅减缓,但长期(5 年)研究显示,托莫西汀对大多数青少年患者的身高和体重无明显影响。托莫西汀治疗体重不足 70kg 的儿童和青少年的起始用量为每日 0.5mg/kg,并且在 3 天的最低用量之后酌情加量,总目标剂量为每日 1.2mg/kg,早晨单次服用或早晚两次服用,最大剂量不应超过 1.2mg/kg;对于体重超过 70kg 的儿童和青少年及成人,起始治疗时每日总剂量应为 40mg,并且在 3 天的最低用量之后酌情加量,目标剂量为每日 80mg,再继续使用 2~4 周后,如仍未达到最佳疗效,可酌情加到最大剂量每日 100mg,早晨单次服用或早晚两次服用。托莫西汀不能用于 6 岁以下儿童。

九、认知改善药物

认知改善药物主要是指用来改善或促进痴呆患者的认知功能或延缓认知功能衰退的一类药物,主要包括胆碱酯酶抑制剂和谷氨酸受体拮抗剂两大类。其他一些药物,如脑代谢促进剂、抗氧化剂、钙通道阻滞剂等,也具有一定的改善记忆、增进认知功能的作用。认知改善药物的主要作用机制包括增强酶的活性、增加神经递质的合成、促进神经营养因子的释放、改善脑组织代谢、改善脑血流供应及改善脑细胞对氧、葡萄糖等的利用,从而使受损脑组织的功能得以恢复或保持等。限于篇幅,这里只介绍胆碱酯酶抑制剂和谷氨酸受体拮抗剂。

(一)胆碱酯酶抑制剂

1. 多奈哌齐(donepezil) 多奈哌齐是胆碱酯酶抑制剂,适用于轻中度阿尔茨海默病(AD)的治疗,能够改善患者的记忆和认知功能,提高社会功能水平,减轻精神行为症状。其治疗作用是通过可逆性地抑制乙酰胆碱酯酶(AChE)对乙酰胆碱的水解从而增加受体部位的乙酰胆碱含量。最常见的不良反应是腹泻、恶心和失眠,通常是轻微和短暂的。盐酸多奈哌齐的成人及老年人的初始治疗用量为每次 5mg,每日 1 次,睡前服用,维持该剂量至少 1 个月后评估,按需可加至每次 10mg,每日 1 次。

2. 卡巴拉汀(rivastigmine) 是一种可逆性乙酰胆碱酯酶抑制剂,通过与乙酰胆碱酯酶形成复合物抑制该酶,增加突触间隙乙酰胆碱的含量,选择性地作用于海马和皮质,能够改善患者的记忆、提升社会功能。适用于轻、中度阿尔茨海默病的治疗。主要不良反应包括胃肠道反应、疲劳、体重减轻、食欲减退、焦虑、抑郁、失眠、头晕、头痛、尿失禁、过敏性皮炎等。卡巴拉汀的起始剂量为每次 1.5mg,每日 2 次,根据个体差异,至少每隔 2 周增加剂量,有效剂量范围通常为每日 3~12mg,最大剂量为每日 12mg。

3. 加兰他敏(galanthamine) 一种可逆的、竞争性和选择性的胆碱酯酶抑制剂。可以增加乙酰胆碱的释放,增加 5-HT 和谷氨酸能神经元的活性。经 FDA 批准的适应证为轻中度的阿尔茨海默病,以及其他原因所致的记忆障碍、轻度认知损害。常见的不良反应包括恶心、呕吐、腹泻、食欲丧失、胃酸分泌增多、体重减轻、头痛、头晕、疲乏和抑郁。加兰他敏普通口服制剂的起始剂量为每次 4mg,每日 2 次,此剂量至少维持 4 周;在综合评估的基础上,加量至维持剂量每次 8mg,每日 2 次,此剂量至少维持 4 周;根据评估结果,如有需要可加至最大剂量每次 12mg,每日 2 次。

4. 石杉碱甲(huperzine A) 是一种生物碱,由我国医药工作者从石杉科石杉属植物千层塔中分离出来,是一种高效的胆碱酯酶抑制剂,对胆碱酯酶具有可逆的选择性抑制作用,能显著提高乙酰胆碱的水平,改善记忆功能。该药具有较高的脂溶性,分子小,易透过血脑屏障。常见不良反应有头晕、耳鸣、恶心、多汗、腹痛和肌束颤动等。个别患者有瞳孔缩小、呕吐、视物模糊、心率改变、流涎、嗜睡等,一般可自行消失。口服石杉碱甲的用量为每次 100~200μg,每日 2 次,日剂量不超过 450μg。

(二)谷氨酸受体拮抗剂

美金刚(memantine)是一种电压依赖性且具有低、中度亲和力的非竞争性 N-甲基-D-天冬氨酸

（NMDA）受体拮抗剂,其对 NMDA 的拮抗作用能够阻断与阿尔茨海默病相关的谷氨酸受体的长期兴奋性,减少谷氨酸神经毒性作用导致的神经元损伤。美金刚还能够减少 tau 磷酸化或淀粉样蛋白毒性,能够促进神经营养因子的释放,促进神经细胞功能、改善认知功能。FDA 批准用于治疗中度至重度阿尔茨海默病、其他疾病所致的记忆障碍、轻度认知损害（MCI）以及慢性疼痛。常见不良反应有头晕、头痛和疲倦。少见的不良反应有焦虑、肌张力增高、呕吐、膀胱炎和性欲增加。服用美金刚有癫痫发作的报告,多发生于有惊厥病史的患者。美金刚治疗第一周的剂量为每日 5mg,每日 1 次;第二周的剂量为每日 10mg,每日 1 次;第三周剂量为每日 15mg,每日 1 次;第四周开始服用推荐的维持剂量每日 20mg,每日 1 次。65 岁以上老年患者的推荐剂量为每日 20mg,每日 1 次。美金刚的每日剂量不应超过 20mg。

第三节 精神障碍的心理治疗

一、心理治疗的概念及相关问题

（一）概念

心理治疗是一个由受过专业训练的治疗师通过与来访者建立一种职业性的关系,进而帮助来访者解决情绪上的困扰、纠正错误认知、改变不良行为、促进其人格的成长和发展的过程。

（二）心理治疗的共同要素

杰罗姆·弗兰克（Jerome Frank）是研究心理治疗的杰出人物,他认为,影响心理治疗效果的并不是那些具体的技术和策略,而是那些普通的、非特异性的因素,也就是说,在众多的心理治疗的方法中,其相似性要大于差异性。Grencavage 和 Norcross（1990）曾指出影响心理治疗效果的共同因素主要包括以下四类:①来访者的特征:如对治疗效果积极的期望、希望感,对治疗师的信任,寻求帮助的动机和愿望等;②治疗师的素质:包括对来访者的热情和关心,对治疗成功所抱有的希望感,共情性的理解,其职业身份被社会认可,对来访者的非评价性以及接纳的态度;③改变的过程:宣泄和情感表达,获得新的行为和实践新的行为,为来访者提供理解自身问题的基本原理或模式,培养来访者的洞察力,情感及人际关系的学习,为来访者提供建议、安慰与说服,提供信息和教育等;④治疗方法:仪式/技术的使用,对内心世界的关注,坚持贯彻一种理论,沟通,对来访者和治疗者角色的解释和说明等。

（三）心理治疗中的价值观及伦理原则

为了保证在心理治疗过程中治疗师的行为不会损害到来访者的利益,大多数国家心理治疗或心理咨询的专业组织都有保证治疗实践的道德规范。例如,在美国,美国精神医学学会、美国心理学会、美国婚姻与家庭治疗协会等共同制定并颁布了道德指导原则,用来规范治疗师或咨询师的道德行为。2018 年中国心理学会也正式发布了《中国心理学会临床与咨询心理学工作伦理守则》（第 2 版）。2002 年,美国心理学会（APA）制定了《美国心理学工作者的伦理学原则和行为规范》,其中指出伦理学规范的主要目的是"保护接受心理学服务的个体和群体的利益。每个心理工作者有责任追求最高的行为准则,尊重和保护个人及公民的权利,不能故意参与或宽恕不公平的有差别的行为"。在该伦理规范的总则中包含以下几个方面:①善良和无伤害;②诚实和责任;③正直;④公平;⑤尊重人的权利和尊严。

二、精神分析

（一）基本理论

1. 人格结构理论 精神分析的主要创始人为奥地利医师弗洛伊德。弗洛伊德将人格看作是一个动力系统,由本我、自我和超我这三个心理结构组成。人类的大多数行为都包括本我、自我和超我的共同参与。

（1）本我：弗洛伊德认为，本我由先天的生物本能和欲望组成，其目标是追求非理性的、冲动的和无意识的自我满足。本我遵循快乐原则，以获得快乐为自身目的，它不具备理性，没有道德意识，不成熟，永远要求本能的满足。

（2）自我：自我负责与现实世界相协调，扮演着"执行官"的角色，支配、控制和管理着整个人格。本我产生能量，自我负责管理和使用这些能量。自我是人思考、计划以及解决问题和决策的系统，在意识的部分控制下发生。自我遵循现实原则，协调本我与现实的关系，它会对本我的冲动进行控制、延迟本我的愿望满足。

（3）超我：超我相当于人格中的司法机构，对自我的思想和行动起着评判和监督的作用。超我的一部分称为良心，反映一个人的道德标准，它关心善恶是非。当行为违反超我的标准时，良心就会因内疚而受到惩罚。超我的另一部分称为自我理想，反映一个人在幼年时期父母和社会传统价值观的内化，是一种"内化的道德标准"，它象征着理想而非现实，是一个人目标和抱负的源泉和动力。

2. 意识与无意识 弗洛伊德把心理活动分成意识、前意识和潜意识。潜意识当中隐含着一些被压抑的记忆、情感以及来自本我的本能驱力。潜意识不能直接进行研究，但弗洛伊德认为，有几项证据可以推断潜意识的存在：①梦：梦是无意识的需求、愿望和冲突的象征性表征；②口误与遗忘；③催眠后暗示；④自由联想导出的信息；⑤通过投射技术获得的信息；⑥精神障碍症状中的象征性内容。

弗洛伊德认为，意识不过是心理结构中极其微小的一部分，心理的大部分都存在于意识水平之下，如同冰山的大部分是在水面之下一样。但是，潜意识的思想、情感或欲望有时会以"伪装"的形式表达为人的行为。理解潜意识扮演的角色是理解精神分析疗法的关键，因为治疗的目的就是要使来访者潜意识的动机被意识到，即潜意识内容的意识化过程，只有这样，一个人才能摆脱潜意识中的某些症结和动机对人的控制，进行现实的选择。

3. 人格发展理论 经典的精神分析理论认为，人格的发展经历了一系列心理-性欲发展阶段，而人格的核心是在6岁以前形成的，在这个年龄以前形成的儿童心理-性欲是以后人格发展的基础。在不同的发展阶段，使儿童产生快感的区域集中在身体的不同部位，许多人格特质与发展阶段中形成的固着有关。所谓固着，指的是在童年时期没有解决的心理冲突所形成的心理症结。

（二）弗洛伊德的后继者

弗洛伊德的思想曾经吸引了一大批才华横溢的弟子，但后来很多弟子或对他的理论进行了修正或干脆与之分道扬镳，这主要是因为弗洛伊德过度强调本能驱力和性欲的作用。这里介绍几个对精神分析理论作出过卓越贡献的精神分析学家。

1. 阿尔弗雷德·阿德勒 阿德勒不同意弗洛伊德只注重潜意识、本能冲动和性欲的生物决定论。阿德勒的主要观点是：人是社会性动物，受到社会驱力而不是生物驱力的支配。人有行为的目标和目的，有改变自身的可能。阿德勒强调选择和责任、人生的意义以及追求成功和完美的动机。他认为，自卑感是人所共有的属性，因此，追求卓越是人的根本驱力，是人类一切奋斗的根源。因此，阿德勒学派的治疗师认为治疗是一种相互合作和尊重的关系，治疗目标是要发展个体的归属感，通过增加个体的自我意识，对其生活目标和人生观、价值观进行挑战和修正，以帮助来访者采取一种对社会有意义的"社会兴趣"和"团体感觉"去生活。

2. 卡伦·霍妮 霍妮继承了弗洛伊德的大部分思想，但她和阿德勒一样，无法接受弗洛伊德的生物学驱力决定人性发展的观点，强调社会和文化对人格发展的重要作用。霍妮认为，人的基本焦虑来源于在一个缺乏安全感的世界中的孤独感和无助感，而这些基本焦虑是在儿童期形成的。

3. 卡尔·荣格 和阿德勒一样，荣格也曾是弗洛伊德的同事和精神分析理论的支持者，与阿德勒一样，在与弗洛伊德合作几年后，他开始反对弗洛伊德的理论并最终与之决裂。后来，荣格发展出一套与弗洛伊德的精神分析理论完全不同的人格理论，即荣格的"分析心理学"。荣格最独特的贡献是他提出"集体潜意识"的概念，用来指"包含人类和前人类物种经验积累的人类最深层的精神层面"，它储藏着人类的潜意识思想和想象。荣格还认为，在人格的发展中，过去固然重要，但未来对我们的影响同样重要。他认为,我们现在的人格是我们曾经是什么人和将来我们渴望成为什么人这两者共同决定的,他相信人具有持续的发展、成长并向着自我实现的方向发展的能力。

(三) 精神分析的治疗技术

1. 自由联想　在自由联想过程中,来访者需要将所有的,包括他自己认为不重要、不能接受或感到困惑的、荒谬的、不合逻辑的想法全部不加控制地讲出来。治疗师的任务是要去识别潜意识中被压抑的内容,可以通过联想的顺序来理解来访者是如何把各个事件联系起来的。联想中的中断和阻碍是指向焦虑事件的线索。治疗师会在适当的时候向来访者解释这些材料,以增进来访者对自己内心世界的洞察。

2. 解释　在分析过程中,治疗师会针对来访者以前不理解、没有意识到其意义的心理事件提供解释,如出现在自由联想、梦、阻抗以及治疗关系中的行为的含义。解释是为了使自我能够吸收新的材料并加速揭示潜意识材料所蕴含的意义的过程。

3. 释梦　弗洛伊德称对梦的分析是"通向潜意识的捷径"。梦的显在内容如来访者所报告的那样,而其潜在内容则以被压缩、置换、象征化的形式表现出来,反映了潜意识的动机、愿望和冲突。治疗师的任务就是通过研究梦的显在内容中符号的含义来揭开梦的伪装。

4. 移情　经典的精神分析理论认为,移情是来访者将幼儿期对父母或其他生活中重要人物的情感转移到治疗师身上的现象。也就是说,来访者通过对治疗师的移情来满足自己幼年时的某种愿望。移情包括正性的,指的是对治疗师的喜欢、爱慕或性的情感等;也包括负性的,如敌对、猜疑、贬低等。从本质上讲,移情是来访者过去与重要人物的关系在治疗关系中的重现。对移情的处理是精神分析和精神分析取向治疗中的核心技术,治疗师通过对移情的处理,可以让来访者意识到妨碍其人格成长的情感和行为模式,使来访者以一种成熟、现实的人际交往方式来替代幼稚的、不成熟的、幼儿的非理性的幻想。

5. 对阻抗的分析　阻抗指来访者对将潜意识的内容加以意识化的一种抵抗。如在自由联想的过程中,来访者可能不愿意提及某些想法、感觉或体验,因为对这些被压抑的冲动与情感的意识会使他们产生难以忍受的恐惧和焦虑。来访者的阻抗也可能表现为长时间的沉默、迟到或延迟付治疗费用等。阻抗影响治疗的进程,妨碍对潜意识冲突的洞察。因此,治疗师必须在适当的时机予以解释,以解决这个问题。

三、行为疗法

(一) 发展历史

行为疗法的理论和实践的发展包括了一系列历史人物的贡献,如巴甫洛夫、桑代克、华生以及斯金纳等。巴甫洛夫通过经典条件反射实验论证了本能的反射行为在反复与一个中性刺激结合后可以形成条件反射。桑代克通过动物实验结果提出并详细描述了行为中的效果律(law of effect),这个法则认为,对环境产生良好效果的行为更有可能在将来被重复。华生认为可观测的行为才应该是心理学特有的主题,并认为所有行为都是受环境事件控制的。斯金纳则扩展了华生的行为主义理论,他通过大量的研究,描述了由巴甫洛夫和华生提出的反应性条件反射与操作性条件反射的区别,将行为分析的原理应用于人类行为,并奠定了行为矫正学的基础。斯金纳对行为主义心理学的最大贡献就是提出操作性条件反射的原理,认为行为的后果直接影响该行为再次出现的多寡,提出正强化、负强化等行为心理学的概念,为行为疗法奠定了重要的理论基础。

在以上几位早期行为主义心理学家思想理论的基础上,行为疗法自 20 世纪 50 年代在美国、英国以及南非同时发展起来。行为疗法的观点在当时遭到了传统精神分析学派的严厉批评和抵制,但由于其临床治疗的有效性,还是得以幸存并发展起来。到了 20 世纪 60 年代,阿尔波特·班杜拉将经典条件反射、操作性条件反射与观察学习结合起来,并加入认知的成分,发展并提出社会学习理论。从这个时候开始,大量的认知疗法开始涌现,对心理实践产生了重要的影响。到了 20 世纪 70 年代,行为疗法已经成为心理学界的主要力量,对许多领域,包括教育学、心理学、心理治疗学以及精神病学等都产生了广泛而深远的影响,行为技术也被应用于商业、工业以及儿童抚养和教育等方面。20世纪80年代后期,一些新的概念和方法的发展突破了传统的行为理论,特别是对认知因素的重视已经成为行为疗法的核心观念。现在,传统的行为主义者已经很少,行为疗法倾向于与认知疗法相结合。因此,行为疗法从广义上讲,指的是主要建立在社会认知理论和一系列认知原则和程序基础之上的实践活动。

(二) 基本理论

行为疗法是以在科学实验基础上建立起来的方法和原则为基础,针对来访者的不良行为进行客观评估和识别并予以干预的一系列方法。行为疗法包括如下几个关键特征:①行为疗法建立在科学方法的原则和程序基础之上,其核心是直接评估外显和内隐行为,对问题行为进行识别并对治疗目标和效果进行客观的评价。②行为疗法强调来访者当下的问题和影响这些问题的因素,不强调历史性事件对个体的影响,拒绝对行为问题的潜在动机进行假设。治疗者关注来访者目前问题行为的环境事件,并试图通过改变这些环境事件来改变行为。③在行为疗法中,治疗者和来访者的关系是建立在合作的基础上的,同时,来访者扮演积极的角色,他们希望通过实际的行动来改变自身的状况。④来访者需要学会自我管理的策略。也就是说,来访者必须学习在日常生活中监控自己的行为,并在实际生活中练习应对技巧。布置治疗任务和家庭作业是行为疗法的基本内容。

(三) 行为疗法的技术

1. 操作性条件反射技术 按照行为主义的原理,一个人的行为不是不可预见的。个体的行为反应可能来自习得性的体验,如积极强化,也可能来自对不愉快结果的逃避,即消极强化。积极强化指对个体有意义的东西,如表扬、关注、金钱以及食物等,它们能够促使特定行为的发生。消极强化涉及逃避和避免令人厌恶的刺激,个体可以通过做出愉快的行为来避免不愉快的情境。另一个利用操作性条件反射原理来改变行为的方法为消退,指的是从一个以前被强化的反应中撤销强化。例如一个易发脾气的孩子由于父母经常对这种行为予以关注从而加强了这种行为,减少这一行为与积极强化(关注)之间的联系就能够减轻这种行为。惩罚也是一个减少消极行为的方法,惩罚分两种,一种是积极惩罚,另一种是消极惩罚。前者是在行为之后增加一个厌恶性刺激,以减少该行为发生的频率;后者是在行为之后撤销一个强化刺激,以减少目标行为发生的频率,如因为孩子不能完成作业而减少他们看电视的时间。

2. 系统脱敏疗法 该方法是由行为疗法的先驱约瑟夫·沃尔普根据巴甫洛夫条件反射原理创立的一种行为治疗的方法。其基本原理是通过让来访者按照恐惧的程度从轻到重逐级想象或实际面对引起焦虑或恐惧的情境,并通过放松技术来逐渐与焦虑恐惧情绪相抗衡,最后使来访者对焦虑唤起的情境不再敏感,从而达到减少焦虑的效果。沃尔普称这个过程为交互抑制,即用一种情绪状态去阻断另一种状态,例如,用放松状态去抑制焦虑和紧张状态。

值得一提的是,近年来,随着计算机技术的发展,治疗者已经发明了一种通过计算机模拟现实情境来对恐惧和焦虑进行治疗的方法,这种方法被称为虚拟现实暴露疗法。来访者需要戴上一种特殊的视觉呈现仪,通过计算机模拟出逼真的恐惧情境并呈现给来访者,并利用脱敏治疗使来访者获得犹如在真实情境中进行脱敏治疗的效果。这种方法已经被用于治疗恐高症、飞行和驾驶恐惧、公开演讲恐惧、动物恐惧以及幽闭恐惧等。系统脱敏治疗对焦虑和恐惧症状的改善非常有效,除此之外,它还可以应用于治疗其他行为问题,如神经性厌食、强迫性恐惧、口吃、体象障碍等。

3. 满灌疗法 也称冲击疗法,实际上是一种暴露疗法。其方法是让来访者持续一段时间暴露在现实的或想象的唤醒焦虑或恐惧的刺激情境中,在这个过程中不允许来访者采取任何缓解焦虑的行为,逐渐地让焦虑情绪自行减弱。这种方法常常可以使焦虑和恐惧反应得到迅速缓解。满灌疗法需要尽可能快速强烈地引发来访者极度的焦虑或恐惧反应,任恐惧反应自行减弱或消退,即所谓消退性抑制。满灌疗法迅速有效,但也可能导致来访者恐惧行为的加剧,因此必须非常慎重地使用。另外,一些患有较严重的躯体疾病的患者也不适合用这种方法。

行为疗法适用于治疗焦虑障碍、恐惧障碍、抑郁、物质滥用、进食障碍、性偏离、疼痛等多种精神障碍和心身疾病,也适用于减少家庭暴力等心理教育领域。

四、认知行为疗法

认知治疗包括三个主要的流派,即合理情绪疗法(rational emotive therapy,RET)、认知疗法(cognitive therapy,CT)以及认知行为矫正疗法(cognitive behavioral modification,CBM),其代表人物分别是阿尔波特·埃利斯、阿伦·贝克和唐纳德·梅琴鲍姆。由于这三种治疗理论和技术中都包含认知以及行为改变的因素,因此,人们更倾向于将其统称为认知行为疗法(cognitive behavioral therapy,CBT)。

尽管认知行为疗法内部包含多种流派,但它们都具有一些共同的特点,如:①来访者和治疗者的关系是合作性的;②假定心理上的痛苦是认知过程出现障碍的结果;③强调通过改变认知来改变情感与行为;④通常是一种短期的、带有指导性和教育性的治疗方法,针对的是一些具体的、现实性的问题。另外,认知行为疗法强调来访者参与治疗的重要性,鼓励他们承担治疗中主动的角色,并且重视家庭作业的重要性。下面对认知行为疗法的不同流派逐一进行介绍。

(一)合理情绪疗法

合理情绪疗法的一个基本假设是我们的情绪主要来源于对生活情境的信念、评价、解释以及反应。其理论认为,人生来具有两种思维潜力,一种是理性的、合理的思维,它具有自我保护、自我成长以及自我实现的倾向;而另一种是不合理的、扭曲的思维,它具有自我毁灭、自我责备、迷信、僵化教条、回避自我成长的倾向。人的情感与行为障碍是由不合理的思维倾向造成的。

A-B-C 理论是 RET 的核心内容。这里,A(activating event)指的是一个事实、事件或一个个体的行为或态度,它们都是一种客观的存在;B(belief)代表个体对 A 的信念;C(consequence)代表个体的情绪和行为的结果或反应,它可能是病态的,也可能是健康的。RET 认为,并不是 A 产生了 C,而是 B 引起了 C,即我们对事实的认识和看法产生了我们的情绪反应。在 A、B 和 C 之后,是 D(disputing irrational thoughts and beliefs),即辩论,指的是治疗者通过一些方法来质疑来访者的不合理信念,帮助来访者发现它们并与之进行辩论,学会有逻辑有证据地思考和验证自己的不合理信念,从而产生新的结果和情感,即 E(cognitive and emotional effects of revised beliefs)。

(二)贝克的认知疗法

贝克的认知疗法与RET有很多共同之处,从治疗风格上来看,它们都是一种指导性的、教育性的、短期的并以来访者当下的问题作为焦点的结构性方法。从对心理问题的原因解释上,贝克的认知疗法同样强调心理痛苦与症状起源于错误的认知和思维。贝克认为,来访者总是带有一些个人化的观念,这些观念经常被一个特定的刺激所引发,然后产生一系列的情绪反应,贝克将这种个人化的观念称为"自动性思维"。治疗的过程就是治疗师帮助来访者找到隐含的"自动性思维",从而发现产生"自动性思维"的核心图式,最后通过改变这些适应不良的认知错误进而产生新的思维与行为。

贝克通过对抑郁障碍患者的研究发现,这类患者具有一些特有的"逻辑错误",即"认知歪曲",它使患者将客观现实向自我贬低的方向歪曲。贝克认为,要想改变来访者的情绪和行为问题,最有效的方式就是修正来访者的认知歪曲。首先,治疗者要让来访者认识到他们的情绪与烦恼是如何被自己的错误思维所影响的;其次,治疗者要帮助来访者学会发现和甄别自己的自动性思维,确认这些自动性思维背后所潜藏的认知歪曲,训练来访者用现实证据检验这些歪曲的认知方式,比如,寻找支持和反对它的证据,其目的是让来访者学会把自己的想法与现实中发生的事件区分开来,认识到自己思维的不合理性;最后,通过家庭作业等一系列方式让来访者学会在日常生活中识别、观察和监督自己的认知方式。

(三)梅琴鲍姆的认知行为矫正疗法

与贝克一样,梅琴鲍姆同样假设消极情绪来源于不良的认知,他认为,认知重组在治疗中发挥着重要作用。认知结构是思维的组织者,是"执行处理者",决定着思维的运行、终止和改变。但是,与贝克不同的是,认知行为矫正疗法关注自我语言表达的改变。梅琴鲍姆认为,影响一个人行为的不仅是他人的陈述,还有一个人对自己的陈述,即自我陈述。所以,来访者必须敏感地意识到自己是如何想、如何感受以及如何行动的,同时,一个人还必须清楚地意识到自己对他人造成的影响,这些都是行为改变的先决条件。认知行为矫正疗法包括教来访者进行自我陈述,发现自我陈述中包含的消极成分,然后纠正这些自我陈述,从而改变对问题的适应方式。角色扮演是经常使用的一种方法,通过模仿来访者在现实生活中所遇到的各种问题来使自己的行为更有效、更积极。梅琴鲍姆认为,"行为改变要经过一系列的中介过程,包括内部言语、认知结构与行为的相互作用以及之后的结果"。他把行为改变分为如下三个阶段:第一阶段,自我观察;第二阶段,开始新的自我陈述;第三阶段,学习新的技能。

　　认知行为疗法适用于多种临床问题,如焦虑、抑郁、愤怒等情绪的控制和调节,神经症,婚姻问题,人际关系问题,人格障碍、进食障碍、各种心身障碍、成瘾障碍等。

五、来访者中心疗法

(一) 基本理论

　　来访者中心疗法(client-centered therapy)是由美国临床心理学家卡尔·罗杰斯创立并发展的具有重大影响的一种心理治疗流派。罗杰斯思想的基本假设是:人是可以信赖的,能够进行自我理解、自我指导,能够进行积极的改变,具有解决自身问题的潜能,而不需要治疗师的直接干预。治疗师发挥的作用是创造一种良好的、特殊的治疗关系,从而引导来访者的自我成长。罗杰斯的基本观点有以下几个方面。

　　1. 人具有自我实现的倾向　罗杰斯认为,有机体有一个基本的倾向,即实现、维持和强化自身。有机体具有向成熟方向发展的倾向,包括自我实现的倾向。他认为,这种实现自身的倾向是一种独立的、基本的人类发展的动因。

　　2. 价值条件化　罗杰斯认为,在对问题进行判断和评价的过程中,一个人可以运用自身天生具有的能力来引导自己的行为,他把这种能力称为"有机体评价过程",这种评价不依赖外部的标准,而是根据自身的满足感来进行。小时候,如果父母的爱是无条件的,孩子可以自由地表达自己内心的感情和感受,并能够认可自己的感受;但是,如果父母的爱是有条件的,是根据孩子的行为选择性地给予的,那么,儿童就会学会根据父母的价值观去重新定义自己的行为。这个过程被罗杰斯称为"价值条件化"。由此可见,价值条件化就是儿童把父母的价值观内化为自己的自我概念中的一个过程,这个过程可能使儿童的自我概念受到扭曲。

　　3. 自我概念　罗杰斯把自我分成理想自我、自我形象和真实自我。如果自我的这三种成分不相匹配,就会使人产生困惑和焦虑,因为自我经验和自我形象之间的严重脱节会强烈地威胁到一个人的自尊。罗杰斯认为,自我概念与经验之间不协调是心理问题产生的根源。如果自我概念或自我形象的形成是建立在价值条件化之上的,当别人的要求和自己的经验相矛盾时,一个人就可能倾向于为了满足他人的期望而否认和改变自己的价值,其结果是歪曲或压抑自己的真实感受,导致自我概念和经验之间的冲突。因此,在罗杰斯看来,许多心理障碍的产生,是由于环境妨碍了自我实现的倾向。环境中重要的他人通过价值条件化形成了与自己原有的真实经验不一致的自我概念,使一个人按照别人的好恶和价值观去生活,导致自我的歪曲。心理治疗就是要通过创造一个"去价值条件化"的环境,重新使人的自我概念和经验达到统一与和谐。

(二) 基本技术

　　来访者中心疗法认为治疗师的作用不在于他们的治疗技巧和技能,也不在于他们所信奉的理论和知识,决定治疗成功与否的关键是治疗师的言行和态度。罗杰斯认为,建立良好的治疗关系,是治疗取得效果的充分和必要条件。如果治疗师能够建立这种治疗关系,来访者就会通过这种关系发生积极的改变。罗杰斯认为,成功治疗的核心条件有三个,分别是一致性或真诚、无条件的积极关注和准确的共情。一致性指的是治疗师要做到真实、坦诚，要以开放的心态表达他/她与来访者在一起时的真实情感、思想和态度；另外，治疗师对来访者无条件的关心、接纳和重视的程度越深，治疗成功的可能性也就越大；准确的共情指的是治疗师要有能力准确地理解来访者的内心体验，即以一种设身处地的立场去理解对方感受的能力，同时，治疗师还要能够准确地向来访者表达自己的这种共情的感受。

有充分的证据表明，共情是任何心理治疗中取得成功的最有力的决定因素。研究发现：治疗师的共情水平是治疗过程中来访者进步的最有效的预测因素。在每一个心理治疗模型中共情都是成功治疗所必需的组成部分。

六、家庭治疗

(一) 基本理论

家庭治疗（family therapy）的基本观念可以追溯到 20 世纪 40—50 年代发展起来的系统论的思想潮流。家庭系统理论认为，对个别家庭成员的心理或情绪问题的最佳理解方法就是将其视为家庭系统出了问题。因此，理解个体的最佳办法是去分析家庭成员之间的相互作用。每一个家庭成员的成长和行为都不可避免地与家庭的其他成员相互关联，个别成员的精神症状乃是家庭内部一整套习惯和模式的表现。如果不考虑家庭成员之间的相互作用，以及个人与家庭所处的重大环境，就无法准确地评价个人的情绪和行为问题。

(二) 基本技术

尽管家庭治疗的流派和风格各异，但它们都具有一些共同点，如：①为了能够观察到家庭成员间相互作用的模式以及让大家都认识到这种模式，家庭治疗需要所有或大部分家庭成员的积极参与；②干预的目标是整个家庭系统而不是个人；③治疗师采取一种中立的态度以避免卷入家庭系统中，避免与家庭中的某些成员或亚团体形成一种联盟，当然，这并不意味着治疗师对家庭成员明显的不良行为采取认可的态度；④治疗师以小组的形式进行工作，其目的是加强治疗的中立性和"系统"的取向，也能更好地观察家庭成员间微妙的互动作用模式。

家庭治疗的流派较多，限于篇幅，此处重点介绍鲍恩的家庭治疗以及米纽琴的结构家庭治疗，对其他几个家庭治疗流派只作简要描述。

1. 鲍恩的家庭治疗模式　20 世纪 40 年代后期，默里·鲍恩开始对精神分裂症的家庭特点进行研究，他的主要贡献之一在于提出了自我分化的概念。自我分化指的是一个人理性与情感的分离以及自我的独立，它是一种自主思考和进行反应的能力，而不是对内在或外在情感压力的自动应答。自我分化的人能够更好地平衡思想和感觉，他们拥有强烈的情感和自发反应的能力，同时也拥有拒绝情感冲动的自控能力。在个体的心理分化过程中，个体能够获得自我认同感，并能对自己的思维、情感、知觉和行为承担起个人责任。

鲍恩提出的另一个重要的概念为家庭的情感三角形（emotional triangle）。情感三角形指的是由于家庭中两个成员间的亲密关系而将第三者排除出去的倾向。成员间的亲密性通常表现为爱和反复出现的冲突。被排除的一方总是试图与家庭中的一个成员接近、融合。例如，当家庭中的两个成员发生不能解决的冲突时，最终会促使一个人或两个人向另外一个人寻求同情和援助，或者，将第三者也卷入冲突之中。这是由于第三者的卷入可以将家庭中的焦虑情绪分散到三角形关系当中，使前两者的焦虑程度减轻。

鲍恩认为，如果一个人本身就来自自我分化度比较低的家庭，他的自我分化度也会比较差，情感资源有限，在组成新的家庭时必然把自己的需求投射到家庭成员身上。在这里，鲍恩提出了一个"代际传递"的概念，指的是家庭的情感模式与焦虑从一代传向下一代的过程。出生在父母情感分化度比较低的家庭里的孩子，大部分会向低水平的自我分化（长期焦虑）迁移，而少数孩子能够向高水平的自我分化转变。低水平自我分化的孩子在离开自己的家庭时希望能够主宰自己的生活，更加自主，而不再重蹈父母的覆辙,遗憾的是,他们总是以失败告终。所以,家庭病理学总是基于相同的动力学过程:原生家庭的自我分化度低,转换成新家庭的婚姻问题,接下来导致夫妻中的一方或孩子出现症状,因而,上一代的问题在这个阶段再现出来。

鲍恩的治疗模式把着眼点放在如何增加家庭成员对自我以及他们之间的相互了解上。在治疗中,治疗师以积极的姿态帮助家庭搞清楚既往家庭成员间不良的情感作用模式,分析家庭的情感三角形,增进家庭对自己持续良久的错误作用方式的认识。同时,鲍恩的治疗还着眼于提高父母处理焦虑的能力,以使他们能更好地应对孩子的焦虑行为。另外,还要通过行动减少父母来自原生家庭的焦虑模式,促进自我分化,以增加配偶间的正常情感功能。

2. 结构家庭治疗　萨尔瓦多·米纽琴的结构家庭治疗为理解家庭的动力学模式提供了一个基本框架,它认为,家庭治疗中有三个最基本的要素:结构、亚系统和界线。家庭结构指的是家庭成员在角色分配、权威性、情感界线、家庭联盟以及相互作用等方面的一致性模式,例如,由谁来承担什么样的工作和家庭分工,谁在家庭中扮演权威的角色等。每个家庭成员都参与了家庭结构的塑造过程。家庭包括不同的亚系统,如相对于孩子,父母就是一个亚系统,而母亲和女儿或父亲与儿子因为具有相同的性别也可以构成一个亚系统,当然,家庭成员的每一个个体本身也可以看作是一个亚系统。每一个亚系统由相应的界线来进行保护,清晰稳固的界线是保证每个亚系统能够正常行使其功能的必要条件。例如,如果允许孩子打扰父母的谈话,代与代之间的界线就会受到破坏。米纽琴把人际界线分为三种类型:一种是僵硬的界线,它的特点是具有限制性,只允许与其他亚系统或系统进行非常有限的沟通,这导致了脱离,看起来各系统是独立的,但也使感情的交流和支持受到限制。另一种类型是模糊的界线,表现为感情的缠结,尽管能够获得强烈的情感支持,但其代价则是牺牲了自由。例如,过度溺爱和干涉的父母表现为与孩子的感情缠结,但损害了孩子的独立性和进取心。第三种类型是清晰的界线,这种界线是正常的,能够很好地发挥功能。

当家庭或其中的某个成员遭遇外部压力(如失业、生病或死亡、搬迁等)或家庭成员迎来正常的某一发展转变时(如孩子进入青春期、面临高考、父母退休等),就必须修正家庭既有的结构。一个正常的家庭能够调整结构来适应改变,而问题家庭可能无法适应改变。例如,具有僵硬界线的家庭可能无法给予遭受压力的成员以足够的情感支持或者父母没有充分意识到孩子面临着青春期的问题与困惑。而对于那些界限模糊、感情缠结的家庭,压力可能使其成员变得更加依赖彼此,从而阻碍孩子独立地解决问题。例如,在夫妻冲突转移模式中,由于夫妻间不能解决他们之间的冲突,便把关注的焦点转向孩子,父母的压力得到减轻,但孩子却成了与父母感情缠结的牺牲品。

七、团体治疗

顾名思义,团体治疗(group psychotherapy)是以团体的形式进行的心理治疗,它通过选择具有共同或类似心理问题的来访者,在经过训练的治疗师的引导下,在团体中达成心理治疗目标。其目标包括症状的改善、人际关系的变化以及人格的成长和发展。主要分类如下。

1. 支持性团体治疗　一周1次,限定在6个月内。主要适应证为精神病性障碍、焦虑障碍等。

2. 分析取向的团体治疗　一周1~3次,期限为1~3年。主要适应证为焦虑障碍、边缘状态、人格障碍等。治疗中交流的内容为现在和过去的生活状态、团体中和团体之外的人际关系。治疗目标为一定程度的人格重塑。

3. 团体精神分析　一周1~5次,持续1~3年。主要适应证为焦虑障碍和人格障碍,治疗内容包括对移情和梦的分析、对无意识冲突的解释等。治疗目标为高度的人格动力的重塑。

4. 交流分析的团体治疗　一周1~3次,持续1~3年。适应证为焦虑障碍、精神病性障碍。强调团体内部的人际关系,不关心早期经历,重视"此时此地"的情感、行为与人际关系。

5. 团体行为治疗　一周1~3次,持续半年以内。主要适应证为恐惧障碍和性心理障碍等。

在所有类型的团体治疗中,治疗师都必须处理一些共同的课题,包括:决定团体的规模与环境、治疗的频率与治疗时程,设定适当的治疗目标,选择可以实施团体课题的患者,建构并维持治疗环境,解决治疗中出现的共同问题,如成员间的对立、攻击行为等。

团体治疗在解决各种精神心理问题,特别是人际关系障碍以及人格障碍等方面具有较好的疗效,其中发挥主要治疗功能的因素如下:对被压抑的冲突与创伤体验的洞察、接纳、利他性、情感疏泄、共情与认同、模仿、鼓舞、相互作用、解释、学习、现实检验、移情、普遍化(让患者认识到"并非只有我有这样的问题")和自我暴露等。

第四节   精神障碍的物理治疗

物理治疗(physical therapy)是精神科常用的治疗方式之一。国内外目前应用的物理治疗方法包括改良电抽搐治疗、重复经颅磁刺激、经颅电刺激、迷走神经刺激和深部脑刺激。随着人们对精神卫生问题关注度的日益提高,物理治疗技术在精神科领域得到了迅速发展,且其应用前景广阔。

一、改良电抽搐治疗

改良电抽搐治疗(modified electroconvulsive therapy,MECT)是一种在全身麻醉下使用少量电流诱发全面性癫痫发作(即惊厥),达到治疗精神障碍目的的方法。MECT由早先电抽搐治疗(electroconvulsive therapy,ECT)改进而来。

(一)历史

20世纪30年代,重性精神障碍的有效治疗手段极其匮乏。匈牙利精神科医师 Ladislas J. Meduna 在观察到癫痫发作后精神障碍患者的症状有所改善后,于1934年应用戊四氮(cardiazol)诱发癫痫发作进行试验治疗。结果发现,患者的精神病性症状确实有所减轻,但药物会给患者带来躯体不适感和内心恐惧感,这阻碍了这类治疗的进一步发展。而意大利精神科医师 Ugo Cerletti 曾参加过用电流诱发动物癫痫的实验研究,知晓电流是引发抽搐最简便的方法。他在受到药物抽搐疗法的启发后,与同事 Lucio Bini 于1938年成功设计出第一台电抽搐治疗仪器。经临床试验,该仪器不仅展现出良好的治疗效果,而且成功地避免了药物抽搐治疗导致的不良感受,证明了电刺激可以有效替代药物来诱发癫痫发作,这也标志着电抽搐治疗的诞生。20世纪40年代开始,ECT因技术简单且疗效确切,被迅速推行至全球各主要精神医学机构使用。20世纪50年代中期,ECT的应用因氯丙嗪的发现和大众对ECT的污名化而一度有所减少。但在20世纪50年代后期,全身麻醉和肌肉松弛技术被整合到ECT中,形成MECT。这次技术上的改进,克服了ECT可能会导致患者骨折和预期性焦虑的弊端,患者的舒适性及安全性得到了显著提高。MECT在此之后又增加了全程给氧和癫痫发作监测等技术,因其安全性好、耐受性高、不良反应小,从而在国内外逐渐取代了ECT。

(二)作用机制

虽然MECT在临床上发挥出显著疗效已数十年,但其确切的生物学机制尚未完全明确。目前人们对MECT的作用机制有以下四种推测:①单胺能系统的调节:动物和人体研究表明,MECT可促进多巴胺、5-羟色胺和去甲肾上腺素等单胺类神经递质的释放;②内分泌系统的调节:MECT涉及多个内分泌轴的激活和激素分泌的增加,可促进催乳素、促甲状腺激素、促肾上腺皮质激素和内啡肽等下丘脑或垂体激素的释放;③诱导抗惊厥效应,即每次治疗后会有发作阈值增加和发作周期缩短,但具体机制不清楚;④神经可塑性的调节:MECT可能通过诱导神经发生和脑内神经营养信号起效。例如,动物研究发现MECT能增加大鼠海马内的神经发生和突触发生,还能增加人类脑源性神经营养因子。

除上述机制外,脑影像学的研究显示,MECT能改变大脑的结构和功能。多项研究显示,几个脑区在MECT之后可见灰质体积和皮质厚度增加,增加最明显的是杏仁核和海马。PET研究证实,额叶等特定皮质区域的神经活动在实施MECT后降低。

(三) 适应证与禁忌证

MECT 的疗效是毋庸置疑的，目前报道的缓解率为 20%~80%，通常更接近该范围的高值。MECT 的适应证是从临床实践中发现，并通过临床研究证实的。MECT 的主要适应证包括重性抑郁障碍、双相及相关障碍、精神分裂症、分裂情感障碍、紧张症、神经阻滞剂恶性综合征和其他躯体疾病所致的精神障碍。将 MECT 用于特定个体时，需要考虑该个体多个因素综合起来的风险/获益比，这些因素包括：疾病分类学诊断、目前症状的严重程度、精神障碍既往治疗史、MECT 的预期作用和起效速度、医学风险和预期的不良反应以及其他替代治疗方案等。

大多数情况下，MECT 在精神类药物治疗无效后才使用，但存在以下情况时可将 MECT 作为首选治疗：①由于精神障碍或躯体情况的严重性，需要快速确切的改善；②其他治疗的风险大于 MECT 的风险；③在一次或多次既往疾病发作中有药物治疗反应不佳或 MECT 治疗效果良好的记录；④患者的偏好。

MECT 有着良好的安全性，一般来说，它并无绝对的禁忌证。当 MECT 会增加严重不良反应或死亡的可能性时，进行 MECT 的前提是患者的精神障碍严重，且 MECT 是最安全的治疗手段。以下情况可能会大幅度增加 MECT 的风险：合并不稳定或严重的心血管疾病，例如，新近发生的心肌梗死、不稳定型心绞痛、失代偿的充血性心力衰竭和严重的心脏瓣膜病；合并动脉瘤出血或出现其他不稳定的情况；颅内占位性病变伴颅内压升高；新近脑梗死；合并严重肺部疾病，例如，严重的慢性阻塞性肺疾病、哮喘或肺炎；经评估存在重大麻醉风险情况等。

(四) MECT 治疗前的评估和准备

MECT 治疗小组应该至少有一名 MECT 治疗师(一般为精神科医师)、一名麻醉师以及多名护理人员。治疗场所应该包括独立的候诊区、治疗区和复苏区，三个区域彼此隔音隔视。治疗区应配备用于全身麻醉、加压给氧、脑电图检测、心电图检测、肌电图检测以及实施抢救措施的相关设备与药品等。多数情况下采取住院治疗的方式。如果精神症状和躯体状态允许，也可以选择门诊治疗的方式。

第一次实施 MECT 之前，治疗师和麻醉师均应对患者个体做好访视评估，以确定是否存在适应证，并获得知情同意。常规评估内容包括：①精神病史和精神检查，包括既往 MECT 的疗效，目的是确定 ECT 治疗的适应证，以及确立基线精神状态和认知状态并以此作为评估治疗反应和认知功能的参考点；②躯体状况评估，包括采集一般躯体疾病史和用药史，并进行体格检查，目的是确定危险因素；③麻醉师对麻醉风险进行评估，检查口腔和牙齿，并根据评估结果调整正在使用的药物或拟采取的麻醉技术。常规评估完成后，治疗师还需要和患者的主治医师交流患者的评估内容，共同确定治疗方案，调整患者用药。

治疗前，护理人员应确认患者在治疗前除了用一小口水服用必要的药物之外，没有进食任何东西，确认患者排空膀胱、着装宽松、头发干净干燥，并已摘除眼镜、角膜接触镜(隐形眼镜)、助听器、义齿等影响治疗的物品。患者进入候诊区等候，护理人员建立并维持静脉通路，记录生命体征。

(五) 操作流程

患者进入治疗区，平躺在治疗床上，四肢保持自然伸直姿势，解开裤带和领口。打开 MECT 治疗仪和心电监护，护理人员帮助连接好脑电图、心电监护装置。观察患者的生命体征及血氧饱和度变化。

全程给氧：麻醉师负责患者的呼吸道管理，从麻醉诱导开始，就应通过气囊和面罩维持使用正压通气的氧合，直到恢复充分的自主呼吸。在至少 5L/min 的流速下，保持 100% 的吸入氧浓度，正压呼吸频率为 15~20 次/min。麻醉期间的氧合对有心肌缺血风险或麻醉诱导后血红蛋白氧饱和度迅速降低的患者有帮助。

全身麻醉和肌肉松弛：术前会给予患者抗胆碱药阿托品 0.3~0.6mg 静脉注射或者 0.4~0.8mg 肌内注射，其目的是减少 MECT 过程中迷走神经兴奋引起的缓慢性心律失常或心脏停搏，以及减少口腔分泌物。MECT 需要的是短暂而轻度的全身麻醉，常用方案是给予患者单次静脉注射麻醉剂丙泊酚

1~2mg/kg。在意识丧失后或注射麻醉剂后(出现打哈欠、角膜反射迟钝时),立即给予骨骼肌松弛剂琥珀胆碱 0.5~1.0mg/kg 静脉推注,目的是尽量减少惊厥性运动的活动度并改善气道管理。麻醉师应确保患者处于昏迷状态,并且在呼吸麻痹之前保证气道通畅。电刺激前应确定骨骼肌松弛的充分性,待患者肌肉完全松弛后置入牙垫或缠有纱布的压舌板,用以保护牙齿和口腔结构。

放置电极:MECT 设备输出的电流通过 2 个电极传导到头颅,短暂地通过大脑。MECT 的 2 个电极常有下列 3 种放置方式:①双侧放置:又称双颞侧放置,这是最初的"金标准"方式,在左、右颞侧各放置一个电极,各电极的中心位于眼外眦与外耳道连线的中点上方 2~3cm 处。双侧放置的抗抑郁效果最强且反应速度最快,但最容易导致记忆障碍。②右单侧电极放置:又称 d'Elia 放置,一个电极与双侧放置时的右侧电极位置相同,另一个电极的中心放置在颅顶右侧 2~3cm 处。这种放置避免了对左侧大脑半球的初始刺激,而左侧大脑半球通常主导语言功能。虽然右单侧电极放置会稍微降低缓解率,但记忆障碍等不良认知的副作用通常会更少。③双额部放置,沿垂直于连接瞳孔线的垂直线方向,将两个电极分别放置于前额左右眼外眦上方 4~5cm 处。一般认为双额部电极放置的治疗效果与双颞侧放置相同,但有关双额部电极放置的证据基础要少得多。

调节参数后予以刺激:刺激的类型和强度均会影响 MECT 的有效性和不良反应。刺激一般采用 0.5~2.0ms 的短脉冲或小于 0.5ms 的超短脉冲波形。电刺激的剂量通常表述为绝对电荷(单位为毫库仑)或癫痫发作阈值的倍数。在首次治疗时,可凭经验估计或滴定法确定癫痫发作阈值。双侧 MECT 或双额部 MECT 采用癫痫发作阈值 1.5~2 倍的刺激剂量,而右单侧 MECT 采用癫痫发作阈值 6 倍的刺激剂量。在 MECT 急性治疗期,癫痫发作阈值增加很常见,所以有必要的话,需定期增加电刺激的剂量。确定好刺激参数后,经 MECT 设备电极通电 2~6 秒给予电刺激,引发癫痫大发作。

生理监测:治疗期间需要监测生命体征、血氧饱和度、心电图及脑电图。脑电图监测至关重要,是帮助确认癫痫是否发生并及时结束的主要依据。因为使用了麻醉剂和肌松剂,很难在患者的肢体上观察到完整的运动发作。监测癫痫大发作的持续时间,以确保充分的发作反应。据脑电图记录,大多数治疗性 MECT 癫痫发作持续 15~70 秒。不足 15 秒的短暂癫痫发作可能不会发挥最大的疗效,超过 2~3 分钟的癫痫发作可能会增加认知损害。对持续性无癫痫发作或短暂癫痫发作的情况可以做如下处理:减少或停用抗癫痫的心境稳定剂和苯二氮䓬类药物;在癫痫发作之前和发作期间给患者过度通气;减少麻醉剂的剂量,使用能使患者意识完全丧失的最小剂量;将麻醉剂换为抗癫痫作用更弱的依托咪酯或氯胺酮。

治疗后患者应留在治疗区,直至满足以下条件才能离开:自主呼吸恢复、潮气量充足和咽反射恢复;生命体征足够稳定,只需要较低水平的观察;不存在需要紧急医学评估或干预的不良事件。

(六) MECT 治疗后

进入恢复区的患者应在麻醉师的监督下进行管理,护士应持续观察生命体征和进行护理,若有需要医疗干预的情况,应及时提醒麻醉师。在患者醒来和生命体征稳定之后,才能离开恢复区。

(七) MECT 的不良反应

MECT 会给部分患者带来一些不良反应。头痛是最常见的不良反应,可提前告知,大多不需要处理,部分患者需要服用对乙酰氨基酚或布洛芬。恶心和肌肉酸痛较常见,一般无须处理,恶心严重者可考虑预防性使用昂丹司琼。MECT 引发的认知受损可分为 3 类:急性意识模糊、顺行性遗忘和逆行性遗忘。急性意识模糊是癫痫发作和麻醉共同的结果,通常在 MECT 术后 10~30 分钟消除,出现激越者可以使用咪达唑仑或丙泊酚进行控制。顺行性遗忘一般在 MECT 术后 2 周内消除,相对而言,逆行性遗忘的恢复要慢一些。如果在 MECT 治疗过程中,患者由抑郁发作或混合发作转向轻躁狂或躁狂的发作,应评估是否继续或暂停下一次的 MECT 治疗。MECT 相关死亡很罕见,多项荟萃分析显示,其死亡率不超过 2/100 000。

(八) MECT 的疗程和维持治疗

MECT 的疗程取决于患者的治疗反应和不良反应的严重程度,通常 6~12 次为一个疗程。开始可以每周进行 2~3 次 MECT。一旦患者的症状达到最大的缓解,应立即结束治疗或逐渐减少治疗次数。如果实施 6~10 次 MECT 之后,患者的症状没有明显的改善,应重新评估 MECT 的适应证,并考虑调整 MECT 的技术,例如,提升刺激剂量水平,将单侧电极放置改为双侧电极放置,或者使用药物来增强治疗效果。

在一个疗程的 MECT 之后,患者还需要维持治疗以预防复发。在大多数情况下,患者需要服用精神类药物进行维持治疗,在药物治疗无效或者使用不安全的情况下,部分患者可以选择使用 MECT 维持治疗。

二、重复经颅磁刺激

重复经颅磁刺激(repetitive transcranial magnetic stimulation,rTMS)是一种基于电磁原理的非侵入性神经调控技术,属于经颅磁刺激中的一种常用模式。rTMS 的效果不及 MECT 显著,但耐受性更好,不良反应更少,治疗方案灵活,不需要全身麻醉和诱导癫痫发作,可在门诊广泛开展,因此更容易被患者和家属接受。

(一)历史

将经颅磁刺激用于调节神经功能的想法起源于 19 世纪末,但直到 1985 年,英国物理学家 Anthony Barker 团队才发明出第一台 rTMS 设备。其研制的磁刺激仪采用直径 9cm 的蝶形线圈,成功诱发运动皮质支配的肌肉收缩(表现为手指外展肌运动诱发电位),证实磁场可有效跨颅调控中枢神经系统。1995 年,美国精神病学家 Mark S. George 及其同事率先将 rTMS 用于难治性抑郁障碍,经过非盲试验和双盲试验,证实每天在左侧背外侧前额叶皮质进行 rTMS 能显著改善患者的心境,从而引发了国际上对 rTMS 的研究热潮。2008 年,美国 FDA 批准,在使用或超过最低有效剂量和疗程的抗抑郁药治疗之后,若成年重性抑郁障碍患者的缓解情况仍不满意,可以使用 rTMS。时至今日,rTMS 在全球范围内广泛地用于多种精神障碍的治疗。

(二)作用机制

rTMS 的工作主要基于电磁感应和电磁转换原理。它通过外部刺激线圈产生一个大的脉冲电流,该电流可以在 1 毫秒内形成一个强度从 0 增至 1T 以上的快速变化的磁场,该磁场能以很小的阻抗穿透头皮和颅骨。磁场诱导的电场能在线圈下方的脑区形成涡电流,当刺激的强度足够时,感应电流可以使皮质内神经元的轴突去极化或超极化,从而调控特定皮质区域和相关神经回路的兴奋性。rTMS 线圈会同时激活许多兴奋性和抑制性神经元,rTMS 的效应反映了它对兴奋性和抑制性神经元作用的总和。频率为 1Hz 以上的高频 rTMS 可以短暂地提高皮质兴奋性,而频率为 0.2~1Hz 的低频 rTMS 能降低皮质兴奋性。功能影像学的荟萃分析显示,高频 rTMS 通常会增加局部脑血流量,而低频 rTMS 通常会减少局部脑血流量,从而验证了这一假设。研究显示,rTMS 的许多分子效应与 MECT 相似,例如,单胺类神经递质更新率增高及下丘脑-垂体轴正常化。另有观点认为,rTMS 所诱导的效应可能与突触可塑性密切相关。

(三)适应证与禁忌证

rTMS 已被用于治疗多种精神障碍,包括重性抑郁障碍、双相障碍、精神分裂症、广泛性焦虑障碍、惊恐障碍、创伤后应激障碍、强迫障碍、睡眠障碍、轻度神经认知障碍和物质使用障碍等。其中,针对重性抑郁障碍的研究最为深入,其治疗主要聚焦于急性期症状缓解,但关于预防复发的长期干预策略仍缺乏充分循证证据;对精神分裂症的治疗呈现症状导向的特征,例如采用低频刺激颞顶叶抑制幻听,或高频刺激前额叶可改善情感淡漠等阴性症状,常需联合抗精神病药物以增强疗效。此外,rTMS 在焦虑障碍、创伤后应激障碍及物质成瘾等领域也显示出潜在应用价值,但研究规模相对有限。

rTMS 的安全性虽高,但以下情况需严格禁止或谨慎使用。

1. 绝对禁忌证 ①癫痫发作的风险增高:包括有癫痫病史、近期脑外伤、酒精或苯二氮䓬类药物

NOTES

戒断期。rTMS 的脉冲磁场可能降低癫痫发作阈值,诱发异常放电。②体内有金属植入物:如颅内动脉瘤夹、子弹碎片、人工耳蜗等,因磁场可能导致金属移位或产热而损伤组织。③体内有电子植入装置:心脏起搏器、深部脑刺激等设备可能因电磁干扰而出现功能异常。

2. 相对禁忌证　①不稳定的躯体疾病:如未控制的高血压、严重心律失常或近期心肌梗死,因治疗中的生理应激可能加重病情;②妊娠期与哺乳期:尽管无明确致畸证据,但缺乏长期安全性数据,需权衡风险与获益;③颅内结构性病变:如脑肿瘤、血管畸形或近期脑卒中,可能因局部血流改变导致病情恶化。

(四) rTMS 治疗前评估

患者在 rTMS 治疗前应接受评估,以确认精神障碍的初步诊断以及是否可安全地进行治疗。评估内容包括精神病史和精神状态检查、目前和既往精神障碍和特定症状的持续时间及治疗史。另外,应收集患者的一般躯体情况,进行体格检查,选择性地进行实验室检查和神经影像学检查,目的是评估癫痫发作和已有神经系统疾病的危险因素,例如,癫痫、颅内肿块、血管异常。

(五) 治疗方法

rTMS 安全性高,操作简单,在门诊和病房均可以实施。治疗时患者取坐位或半卧位。单次 rTMS 治疗需要 20 分钟左右,一周可做 5 次,一般认为至少完成 12 次治疗才会有显著的治疗效果。根据症状类型,酌情安排治疗的总次数。

治疗时,首先打开 rTMS 机器开关,患者调整坐姿后,戴好定位帽。第一次治疗首先需要确定刺激的阈值,通过机器自带的功能模块记录运动诱发电位(motor evoked potential,MEP)。利用单脉冲刺激刺激支配手指的头部运动区部位,刺激强度约为 50% 机器最大输出强度,在能记录到 MEP 刺激点附近稍微挪动,找到能诱发出最大 MEP 波幅的刺激点,即为"运动热点"。保持线圈位置不动,不断降低刺激强度,直至能在连续 10 次刺激中,至少 5 次可诱发出幅值约 $50\mu V$ 的 MEP 的最小刺激强度,将该强度值设为静息运动阈值(即机器显示为 100% 阈值)。

确定患者的阈值之后,将线圈移至特定的颅骨部位之上,而后直接通过操作界面选择适合特定精神障碍或症状的治疗模式。一般设备出厂时已经预设好常见精神障碍的刺激强度、频率和刺激部位。rTMS 的刺激深度为线圈下方 2~3cm,作用范围为直径 2~3cm 的圆形区域。从操作界面直接调用常见精神障碍的频率和刺激靶点。重性抑郁障碍的治疗多采用 5Hz 及以上的 rTMS 高频刺激,治疗靶点主要在左侧背外侧前额叶皮质;如果是重性抑郁障碍同时伴有明显焦虑症状和睡眠问题,可以采用 1Hz 的低频刺激,同时治疗靶点改为右侧背外侧前额叶皮质。双相障碍躁狂发作患者采用高频刺激,治疗靶点选择右侧背外侧前额叶皮质,因为其治疗效果比左侧更好。精神分裂症有多个针对特定症状的 rTMS 方案,例如,将背外侧额叶皮质作为刺激靶点给予高频刺激,以增加皮质活动来治疗精神分裂症的阴性症状,或将颞顶叶作为刺激靶点给予 1Hz 低频刺激,以治疗精神分裂症的听幻觉。治疗的强度从静息运动阈值的 80% 开始,随着治疗次数增加而适当调整治疗强度,最高可调整至静息运动阈值的 120%。

治疗时,磁刺激仪会间断地发出"叭叭……"的声音,如果感觉声音过响,可给患者戴上耳塞。一般情况下,治疗结束后,患者可立即返回,无须留下观察。

(六) rTMS 的不良反应及处理

rTMS 的不良反应少,一般患者均能耐受。患者可能会有不舒服或短暂的局部头痛,这可能与头皮的感觉神经末梢受到刺激或局部肌肉持续性收缩有关。头痛多在前几次治疗后出现,之后会逐渐减轻。一般头痛会自行缓解,有时需服用对乙酰氨基酚等轻度镇痛药。有些患者会出现程度较小的、暂时性的听阈增高,这在儿童表现得更明显,对主诉听力下降或耳鸣的患者可进行听力评估,无需特殊处理。在 rTMS 安全限制界定之前,曾有过几例 rTMS 诱发癫痫的报道,但据 1998 年之后的报道,rTMS 引发癫痫发作的风险非常低。rTMS 引发癫痫的原因可能如下:刺激参数没有遵循安全指南、睡眠剥夺或者使用了可降低癫痫阈值的药物。

三、经颅电刺激

经颅电刺激(transcranial electrical stimulation，tES)是一种非侵入性脑刺激技术，通过在头皮上放置电极，利用电流直接调节大脑皮质的神经元活动。tES的主要形式包括经颅直流电刺激(transcranial direct current stimulation，tDCS)和经颅交流电刺激(transcranial alternating current stimulation，tACS)，两者通过不同方式调控神经元的兴奋性和大脑区域的神经活动模式，以期达到治疗精神障碍、神经退行性疾病以及促进大脑功能恢复的目的。

(一)历史

tDCS作为一种常见的形式，通过头皮电极向特定的浅表皮质区施加恒定、微弱的连续电流，从而调节大脑皮质的神经元活动。而将电流直接作用于头皮的治疗方法可以追溯到11世纪，但到20世纪60年代才开始进行tDCS的人体试验。1998年，意大利神经病学家Alberto Priori等人发现微弱的经颅直流电可以抑制人脑运动区皮质的兴奋性，从而开始了tDCS作为一种治疗手段的探索。2000年，德国神经生理学家Michael A. Nitsche和Walter Paulus验证了这一发现：阳极刺激可以引起兴奋，而阴极刺激可以引起抑制，还可以通过改变电流强度和持续时间控制后续效应的强度和时长。2008年，tDCS治疗开始广泛应用于精神病学和神经科学领域。

与tDCS有所不同，tACS使用特定频率(如10Hz、40Hz等)的交流电进行刺激，其电流方向会周期性变化。tACS的作用特点在于不改变神经元兴奋阈值，而是通过外源性交流电与内源性脑电振荡的相位同步化，实现对神经元集群活动模式的动态调控。现有研究表明，tACS在睡眠节律紊乱、精神分裂症症状调控及阿尔茨海默病认知改善等领域展现出潜在应用价值，但相关临床研究仍处于探索阶段，证据积累尚不充分。

(二)作用机制

tDCS是一种正在研究中的脑刺激方法，其主要作用机制源于对神经元静息膜电位的调节效应。该技术通过两个头皮电极输出恒定、低振幅直流电至特定的浅表皮质区。治疗时采用阳极或阴极刺激，从而决定电流作用于靶神经元的方向，不同刺激产生不同的神经生理学效应。动物和人体的研究均显示，tDCS阳极电刺激使神经元细胞膜去极化，从而提高神经元的兴奋性；阴极电刺激使神经元细胞膜超极化，从而降低神经元的兴奋性。除了即刻效应外，tDCS还具有刺激后效应，即在停止刺激后，刺激产生的作用还会持续一段时间。如果刺激时间持续足够长，在刺激停止之后的皮质兴奋性改变可持续1小时。这种刺激后效应是实现治疗干预的关键窗口期。与其他脑刺激干预相似，tDCS可通过改变参与疾病相关脑区的神经网络功能而发挥其治疗作用。研究表明，tDCS诱导的神经功能重组具有显著的持续效应，部分治疗效果在干预结束3个月后仍能被检测到。这种长期效应可能与多种神经生物学机制相关，包括NMDA受体激活、GABA能抑制系统的调控、多巴胺递质系统的参与以及相关蛋白系统的适应性改变，这些机制共同促进了神经元突触可塑性的增强。

与tDCS不同，tACS通过发放持续性振荡电流，干扰大脑内源性神经振荡活动，从而调节神经元的活动模式。tACS能够影响神经元的兴奋性阈值并同步脑内的电活动，从而改善神经网络的协调性，特别是在处理不同频率和节奏的神经活动时。研究表明，tACS可能通过调节脑区间的振荡频率和相位关系，优化神经元之间的协同活动。

(三)适应证与禁忌证

tES技术适用于以下临床场景：针对罹患精神障碍或神经系统疾病的患者群体，当常规药物干预、心理治疗等基础疗法出现应答率低下、患者耐受性差等局限性，或受限于社会经济条件而无法获取更优治疗路径时，tES可作为一种补充性或替代性治疗选择。

tES的禁忌证主要涉及三类人群：体内植入心脏起搏器的患者，存在颅骨缺损或裂缝等结构性损伤的个体，以及不能耐受不良反应者。

（四）治疗方法

tES设备方便携带，操作简单，在门诊和病房均可以实施，治疗时患者取坐位或半卧位。对于精神疾病而言，tES的单次治疗时长通常在20分钟左右，建议5~20次为完整疗程，单日治疗时长不宜超过60分钟，需要连续数日完成治疗。

进行治疗时，首先打开tES软件界面，根据患者的精神障碍和症状类型选择治疗模式，参照简易定位或10-20脑电图定位，将一个电极固定在特定头皮区域，另外一个电极放在对侧的眼眶之上或对应部位。一般使用1~2mA的低强度直流电或特定频率的交流电。以tDCS为例，对于重性抑郁障碍，将左侧阳极放置在背外侧前额叶皮质对应区域，右侧阴极置于前额叶区域。对于有听幻觉的精神分裂症患者采用额颞tDCS，阳极放置在左侧前额叶皮质对应区域，与左颞叶结合处的阴极耦合。对于有阴性症状的精神分裂症患者则刺激其前额叶，阳极放置在左背外侧前额叶皮质对应区域，阴极放置在右背外侧前额叶皮质对应区域、右眶上区或额外头部。每次治疗结束后，患者可立即返回，无须留下观察。

（五）tES的不良反应及处理

tES通常安全且耐受性良好，仅偶有一过性轻微头痛或电极下头皮发痒。个别情况下，如果电极连接不当，可能会导致皮肤灼伤。为了避免这些问题，需要确保电极位置准确并与皮肤良好接触。

四、迷走神经刺激

迷走神经刺激（vagus nerve stimulation，VNS）是一种侵入性神经电刺激技术，通过手术将电极包绕在颈动脉鞘内的一条迷走神经（通常是对心脏影响较小的左侧迷走神经）周围，而后电极与植入胸壁皮下的脉冲发生器相连，待术后恢复后开启发生器，每5分钟给予30秒的刺激。VNS使用遥控手持编程器调节刺激参数，包括幅度、脉宽和频率。通常需要血管外科医师或神经外科医师进行侵入性外科手术来植入该装置。

（一）历史

1997年，美国FDA批准VNS用于难治性癫痫的治疗。在偶然观察到一些接受VNS治疗的癫痫患者的抑郁情绪得到改善之后，人们开始了一系列关于难治性抑郁患者的研究。然而最初4项研究均以失败告终，美国FDA没有批准将VNS用于重性抑郁障碍的治疗。不过后期的研究表明，VNS具有逐步进展的疗效，即在开始治疗6个月后，随着时间推移效果增强，有些研究对象在接受治疗1年或2年后出现预后改善。因此，尽管后期的研究没有提供令人信服的疗效数据，但欧洲、美国和加拿大等多个国家还是在2001年之后开始批准VNS作为难治性重性抑郁障碍的辅助治疗，并取得了良好的疗效。目前，VNS的主要治疗对象是慢性或复发性的难治性重性抑郁障碍患者，不能耐受抗抑郁药可能是支持选择VNS的一个因素。

（二）作用机制

VNS治疗难治性重性抑郁障碍的机制尚不十分清楚。迷走神经是最长的脑神经，包含传入和传出纤维，传入纤维的细胞体位于结状神经节中，并投射到孤束核，孤束核的投射牵涉蓝斑和间接的多个边缘大脑区域。据推测，VNS通过刺激颈部的传入迷走神经纤维起作用，这些神经纤维影响着对情绪调节至关重要的大脑区域，因而产生神经递质和神经可塑性两种假说。前一种假说认为，迷走神经受到VNS刺激后，将兴奋传至迷走神经孤束核，迷走神经孤束核将兴奋投送至蓝斑和中缝背核，从而使蓝斑的去甲肾上腺素和中缝背核的5-羟色胺释放增加，从而起到治疗效果。后一种假说认为VNS的电刺激信号通过迷走神经孤束核直接作用于小脑、下丘脑、丘脑、杏仁核、边缘系统和大脑皮质等部位，起到调节心境的作用。神经影像学研究表明，VNS对心境调节脑区的功能有针对性的、缓慢而持续的影响效应。

（三）治疗方法

VNS的装置包含植入上胸壁皮下的、钛合金包裹的植入式脉冲发生器，发生器与导线相连，导线则连接到包绕在左侧迷走神经周围的电极。植入手术在全身麻醉或局部麻醉下完成,有 2 个手术切口。术后 2 周启动装置,刺激参数由遥控手持编程器设定。需设定的参数有 4 组:电流 0.25~3.0mA;刺激频率 20~50Hz;脉冲时间 130~500ms;工作周期为工作 30 秒,休息 5 分钟。最初的设定需要用 2 周的时间来逐步滴定,目的是让患者能耐受。

(四) 安全性和不良反应

VNS 非常安全且耐受性良好,但在难治性重性抑郁障碍患者中仍有严重不良事件的报道,例如,引发自杀行为、导致躁狂症状的出现或使抑郁症状加重。VNS 装置的植入与 MECT 的使用之间并无相互影响,只需要在 MECT 之前关闭 VNS 装置即可。

VNS 的不良事件可分为与手术相关的不良事件和与刺激本身相关的不良事件。前者主要是手术风险,包括出血、感染、麻醉并发症。后者包括声音变化、声音嘶哑、咳嗽、头晕、消化不良、吞咽困难、呼吸困难、头痛、轻躁狂发作或躁狂发作、喉痉挛、恶心、呕吐、躯体疼痛、感觉异常、咽炎。

VNS 刺激引起的不适、咳嗽或声音改变可能与它对喉返神经的作用有关。这些不利影响会随着时间的推移而减少,并且只有在刺激开启时才会发生。可以调整刺激参数以减少影响。

需要注意的是,植入胸部皮下的脉冲发生器需要定期更换锂电池。当患者未能从 VNS 治疗中受益或出现严重不良事件时,需要移除 VNS 装置。

五、深部脑刺激

深部脑刺激(deep brain stimulation,DBS)同 VNS 一样是一种侵入性神经电刺激技术,使用立体定位术将一个或多个电极(一般每个电极有多个触点)植入特定脑区,通过深部脑刺激仪对这些部位给予高频电刺激连续脉冲,达到类似神经外科消融术的效应。

(一) 历史

早在 1950 年之前,神经外科消融术就已应用于精神障碍的治疗,例如前额叶白质切断术。神经外科消融术的一个假设是,精神障碍是相关神经网络的问题,并非单个神经解剖结构或者神经递质系统的问题,通过切断特定脑部位之间的白质连接,可以中断精神障碍相关灰质脑区之间的异常传递。因为早期的效果不明确且带给患者不可逆的损害,神经外科消融术在精神科的应用陷入停滞状态。立体定位术和 DBS 的出现让人们发现可以利用高频电刺激达到类似神经外科消融术的阻断效果,而且相比于神经外科消融术,DBS 具有风险小、可逆和可调节的特点,因而 DBS 逐渐取代了神经外科消融术。20 世纪末开始,通过人道主义器械豁免等特殊审批途径,DBS 陆续获得批准用于多种脑部疾病的治疗,例如,帕金森病、特发性震颤、肌张力障碍、癫痫、Tourette 综合征、强迫障碍和难治性重性抑郁障碍等。

(二) 作用机制

DBS 的作用机制尚待进一步研究。对于强迫障碍,该病可能与患者皮质-纹状体-苍白球-丘脑-皮质网络的过度活跃相关,DBS 可以抑制这一网络的病理性过度活跃,其治疗效果可能同时来自直接的和间接的作用。对强迫障碍,目前 DBS 常用的有 8 个脑内靶点:内囊前肢、腹侧纹状体/腹侧囊、伏隔核、丘脑底核、丘脑下脚、苍白球内侧核、终纹床核和前脑内侧束。对于难治性重性抑郁障碍患者常用的 DBS 靶点是与心境相关的脑区,这些灰质和白质区域包括:腹侧内囊前肢和腹侧纹状体、胼胝体下扣带回、前脑内侧束、伏隔核、丘脑下脚、终纹床核以及缰核。

(三) 治疗方法

DBS 需要一个多学科的团队合作管理,团队成员包括具有立体定向手术专业知识的神经外科医师、精神科医师、神经心理学家和其他辅助人员。精神科医师在合作中起主导作用,负责确定 DBS 手术干预的候选资格,并在植入设备后管理患者。当确定患者确实存在适应证且对标准治疗无效时,方可以转诊进行 DBS 治疗。外科医师需要根据患者的躯体情况和病情进展进一步评判能否接受手术。部分患者需要进行神经认知评估,以排除因手术而恶化的早期神经认知障碍。此外,患者必须具有知情能力,并完成知情同意的过程,了解 DBS 取得成功所需的长期承诺。

(四) 安全性和不良反应

DBS 有一定的疗效,其耐受性通常良好。DBS 的不良反应可归纳为三类:手术植入相关、设备硬件相关和刺激相关。手术植入相关的不良反应包括永久性神经后遗症、感染、出血、意识模糊和癫痫发作。植入后的设备故障、导线移位和感染并不罕见,合计发生率为 11%~17%。刺激相关的不良反应包括重度抑郁和焦虑、自杀风险、轻躁狂发作、认知功能障碍、精神症状等,其严重程度因刺激部位和参数而异,通常为一过性或在优化刺激参数后有所缓解。

第五节　精神科康复治疗与社区防治

康复,译自英文"rehabilitation",在生物-心理-社会医学模式中,指通过一系列干预措施,改善、维持或恢复个体的躯体功能、心理功能、社会功能和职业能力。

康复医学(rehabilitation medicine)是一级学科,是一门研究人体功能障碍预防、评定和治疗的临床学科。我国现代康复医学起步于 1982 年,经过 40 多年的发展,已逐步形成符合国际标准并具中国特色的社会主义康复工作体系。

一、精神障碍康复的概念与任务

(一) 概念

精神障碍康复(psychiatric rehabilitation)是康复医学的一门分支学科。在我国,目前精神障碍康复工作仍以临床康复模式为主,有院内康复和社区康复两种服务方式。精神障碍康复的实施是一个系统工程,在政府层面,由民政部门、卫生健康部门、残联部门等多部门共同领导和管理。

精神障碍康复的理念经历着不断的发展。传统的康复观念受限于当时的医疗资源,仅在个体出现功能损害后进行,仅着眼于功能的恢复。而如今被广泛接受的新理念是"复元"(recovery)。这里的"元"是基本、本质之义,recovery 一词不强调让精神障碍患者恢复到"原来"状态,也不仅限于恢复自知力,而是回归社会生活,恢复人的本质——社会关系。从广泛概念来说,复元是一种积极的生活观念,倡导人们能够接纳过往经历,接纳不完美的自己,学会拥抱生活中的美好。具体而言,精神障碍患者可以恢复基本的社会功能,包括自我照顾和独立生活、业余娱乐活动、人际交往和社会角色的履行。

对临床医师而言,精神障碍的康复与治疗是密不可分的。康复着眼于功能障碍,强调社会功能的最大程度恢复,而治疗更关注临床症状的有效控制。康复的理念应贯穿临床的整个诊疗过程。在实际工作中,包括药物等多种治疗手段所伴随的不良反应有时会影响患者的功能状态。因此,临床医师在治疗最初阶段,就应权衡患者的症状控制与功能恢复之间的关系,同步开展治疗与康复。在治疗过程中,鼓励患者早期参与康复,而不是仅仅依靠药物控制,从而帮助患者改善预后结局,获得更好的生活质量,同时节省社会医疗资源。当前,国内外精神障碍治疗指南均主张全程治疗与康复并重的原则。

(二) 任务

1. 精神障碍康复的服务对象　目前仍以慢性精神分裂症、精神发育迟滞等重性精神障碍患者为主,正逐步纳入情感障碍、神经症在内的各类精神障碍患者。

2. 精神障碍康复工作原则　主要为功能训练、全面康复、回归社会。功能训练是康复的主要方法,全面康复是作业范围,是从医疗、心理、社会、职业四个维度发力,实现患者生理-心理-社会三个层次的整体康复。回归社会是康复工作的最终目的。

3. 精神障碍康复的任务　归纳起来有以下六点。

(1) 训练社会功能:认真训练生活、学习、工作方面的行为技能,尽可能恢复患者参与社会生活的功能及重建其独立生活能力;同时辅以适当的精神类药物维持,使得患者的精神活动异常得到控制或缓解,达到最大的功能训练和康复效果。

(2)改善生活环境条件:大力调整和改善周围环境及社会条件(不单是医院,还包括社区及家庭内的环境与人际关系),与此同时积极谋求社会的理解与支持,并在服务设施和生活条件上尽可能照顾到心理社会功能障碍患者的康复需求。

(3)贯彻支持性心理治疗:在整个康复训练过程中,始终结合有效的支持性心理治疗,进行必要的心理教育和干预,从情绪上和理智上支持精神障碍患者,以促进其心理康复。

(4)进行家庭及社会干预:积极采用心理社会干预(psychosocial intervention),尤其是家庭干预(family intervention)的形式,充分动员家庭成员、亲友等参与,并进一步发挥家庭、基层机构以及患者亲友的"联谊"作用,促使家庭担负起应尽的主体责任。

(5)促使逐步回归社会:创造条件在社区中建立有利的过渡性康复设施,如工疗站、日间医院等,使患者能逐步达到较为理想的康复目标而顺利重返社会。并且尽量争取社会的广泛支持以解决患者的就业和职业康复问题。

(6)努力提高生活质量:尽力提高患者在精神康复过程中的生活质量,最大限度地促使其各种活动功能、技能、效能的恢复,并努力改善其社会地位、经济条件与健康状况等,是全面康复的首要目标和方向。

4. 精神障碍康复工作人员　精神障碍康复工作由多学科康复团队共同完成。一个康复团队一般包括受过康复培训的精神科医师、康复护士、治疗师(包括心理治疗师、物理治疗师等)、社工、基层工作人员及志愿者等。

5. 精神障碍康复实施总体步骤　包括评估、计划和实施三个环节。

(1)康复评估是康复治疗的基础,强调"评估-计划-实施-再评估"的循环过程。在临床检查的基础上,康复评估更强调患者的功能水平和所能获得的资源。在真实情景下,采用量表和描述性语言评估患者的症状、功能、生存状态、环境资源这四个维度。常用量表包括功能大体评定量表、精神疾病患者病耻感量表、家庭环境量表等。

(2)制定康复计划是引导患者和家属充分发挥主观能动性,逐步认清现实,整合资源,将患者的选择和兴趣转化为切实可行的任务。过去康复效果不理想的部分原因在于没有遵循个体化、循序渐进的基本原则制定康复计划。

(3)实施康复计划,需要广泛的社会参与。精神科康复医师应作为主导者,组织多学科背景的团队成员,与相关社会组织和人员共同完成整个康复计划,这是精神障碍康复工作的特色之处。

6. 精神障碍康复的具体实施步骤　遵循循序渐进、从易到难、长期进行的原则,大致可以按照以下具体步骤进行。

(1)自我照料训练:包括按时起床、洗漱、洗衣服、修剪指甲、按时吃药等。

(2)居家生活技能训练:安排适当的劳动,如布置房间、打扫卫生、洗碗做饭等,改善其懒散行为,促进劳动能力的恢复。

(3)进行适当的体育锻炼和娱乐活动,如听音乐、打扑克、跑步、打乒乓球、打羽毛球、做广播操等。

(4)人际交往技能训练:采用交流沟通、讲课等方式,对患者交往行为进行训练,使患者能正确表达意愿,作出积极请求和正确寻求帮助。

(5)工作技能训练:鼓励、引导患者接受工作能力训练,逐步掌握工作技巧,学会适应工作环境,最终实现就业。

二、精神障碍的院内康复

多年以来,急性发病、病情严重的精神障碍患者及大部分慢性精神障碍患者主要在各精神卫生医疗机构接受住院治疗。目前的医疗水平难以做到对所有精神障碍进行有效而彻底的治疗,这些患者存在不同程度的心理与社会功能缺陷,因而长期滞留在医院;也有些患者因家庭、单位或社会的偏见与歧视而不能顺利地重返社会;另外,社区康复机构的资源仍不够均衡,无法满足当前患者的康复需求。上述这些情况使得相当多的精神障碍患者的住院时间较长。与此同时,目前大多数精神卫生医疗机构采用的管理方式仍是封闭式看护,患者的活动范围仅局限于医院内,长期脱离家庭与社会,患者在这种形式的监管下会形成社会剥夺(social deprivation),日久则导致长期住院患者人格衰退并易继发残疾。当前现状对精神障碍院内康复工作的系统化与规范化提出了迫切要求。院内康复的主要目标是在有限时间内,通过针对性和实用性的措施,重点提升患者的生活技能和人际交往能力,为患者回归社区生活打下良好基础。

(一) 院内康复工作体系

精神卫生医疗机构的精神康复工作体系一般包括以下内容。

1. 实行开放式的患者管理制度和开设家庭化管理式病房。这是康复工作有别于过去封闭式治疗管理的革新之处。开放式环境是开放式管理的基础,宽松的家庭化病房是实行开放式管理病房的硬件基础,应从保障安全、利于康复的前提出发,提供合适的病房生活设施并配备开展康复训练的场所与设备等。在制度方面,根据患者的具体情况与医院设施等制定相应级别的患者开放标准及相关的管理办法,逐渐扩大患者的自由度。

2. 训练患者的心理社会功能方面的行为技能。具体内容包括生活、学习、工作能力与社交能力等方面的康复训练,这些训练应是医院康复的主要措施。

3. 健全医院的康复管理体制与相关的规章制度。设立康复科并配备各类从事精神障碍康复的工作人员(如社工、治疗师、志愿者、互助同伴等),建立与康复管理及各种康复训练有关的制度,制定各种岗位人员的职责与康复管理要求。工作人员应分工明确,以"全人、全程"理念为指导,达到全面协作提高康复效果的目标。

4. 建立良好的医患关系。工作人员应在康复工作中贯彻人本主义精神,提高服务质量,改善服务态度,建立良好的医患关系;在尊重、理解患者的同时,着力培养住院患者的自主与独立能力,帮助患者恢复社会角色。

5. 定期对精神康复工作进行评估。选用恰当的评定工具或记录表格,定期评估康复效果,并及时总结经验,以利修正和推广。

6. 注重定期提供社区外展康复服务,为精神障碍患者康复进程从医院到社区的无缝衔接提供保障,促进患者向社区康复平稳过渡。

(二) 院内康复的训练措施

处于恢复期的精神障碍患者应尽早进行各种康复训练以便为他们重返社会作准备。因此,各类住院患者均需在不同的时间、按不同的要求接受各种康复训练。目前国内各类医院所提供的康复训练措施主要有:药物管理训练、日常生活技能训练、社交技能训练、躯体管理训练等。

1. 药物管理训练　通过一种新的药物管理的方法,建立一种患者自行管理精神科药物的模式,帮助恢复期患者有效提高药物治疗的依从性,淡化精神科医护人员和患者家属作为药物管理者的主导角色,纠正患者对疾病及其长期服药中的错误观念,改变患者在管理药物方面的被动心理和依赖行为,提升他们的自主性,从而建立正确的疾病认识和服药态度,养成良好的自觉服药、按时复诊的习惯。具体内容如下。

(1)服药习惯训练:通过服药三级管理制度,培训患者养成良好的服药习惯,指导患者坚持按时、按量、按医嘱服药。一级管理是患者由工作人员或家属按时发药;二级管理是由患者自行取药,工作人员或家属监督;三级管理是由患者完全自行取药和服药,工作人员或家属不定期检查。

(2)定期复诊训练:在训练患者养成良好服药习惯的同时,培养患者定期复诊的习惯。训练内容包括:如何提醒自己何时复诊,如何处理复诊后带回的药物,以及如何向医师反映自己的近况。

(3)普及精神卫生知识,提高患者自知力。

2. **日常生活技能训练**　主要利用模拟居家生活化的场景,训练患者的日常生活技能,提高患者日常独立生活的能力,帮助患者建立良好的生活习惯,规律作息。具体训练内容包括刷牙、洗脸、饭前便后洗手、不随地吐痰、整理内务等个人生活技能训练,公共设施及手机、互联网的使用,以及简单的财务管理等。

3. **社交技能训练**　患者可以学习如何和他人交流情感、怎样向别人提出要求或者恰当地回应他人的要求等内容。具体训练内容包括:倾听、表达积极感受、提要求、表达不愉快的感受、发起并维持谈话、拒绝要求、抱怨、妥协和协商、不同意他人的观点而不争吵、邀请、面试、如何看门诊。通过理论学习结合角色扮演等模拟训练的方式来改善患者的社会交往和适应能力。

4. **躯体管理训练**　依据患者的躯体情况,特别是服药所致体重增加等副作用,实施营养计划和身体锻炼计划。

三、精神障碍的社区康复

社区康复(community-based rehabilitation,CBR)是以社区为基础的康复,通过提供各种资源,使有需求的人能在社区生活中获得平等服务的机会。社区康复是院内康复的延续,无论是在深度、广度还是在个体化、精细化程度上都较院内康复有所提升。作为精神障碍康复体系最主要的组成部分,社区康复是一个地区精神卫生服务是否完善的重要标志。

(一) 社区康复的体系建设

精神障碍社区康复的服务对象为有康复需求的居家精神障碍患者。为了实现预防精神障碍的发生,降低精神残疾率,使精神障碍患者恢复生活自理能力和社会适应能力,从而回归社会的目标,政府及社会相关各部门已开展建立整合的医院-社区一体化服务体系。2004年至今,中央补助地方卫生经费重性精神疾病管理治疗项目("686"项目)在完善社区对重性精神疾病的防治和管理的工作基础上,为社区康复的发展提供了一套日臻完善的工作机制和网络。我国政府在《中华人民共和国精神卫生法》和《民政部财政部卫生计生委中国残联关于加快精神障碍社区康复服务发展的意见》中确定了精神障碍社区康复的架构和指导意见,在2020年制定了《精神障碍社区康复服务工作规范》。

我国精神障碍患者社区康复的需求包含心理、躯体、社会关系、家庭、教育、就业等方面。这就要求这项工作不仅需要运用与精神卫生相关的医学、心理学、流行病学和社会学等方面的知识,还必须有政府及社会相关各部门的密切配合。其具体做法包括:建立政府组织领导,部门各负其责,家庭、单位和个人尽力尽责,全社会共同参与的综合管理机制。将精神障碍社区康复服务发展纳入各级政府的重要议事日程,加强统筹规划和组织协调。民政、卫生健康、残联部门各司其职、加强协调,统筹指导本地区精神障碍社区康复服务工作。民政部门牵头推进精神障碍社区康复服务工作,促进精神障碍社区康复与残疾人社会福利服务、社区建设、社会工作等业务的融合发展;卫生健康部门将精神障碍康复服务纳入精神卫生服务体系,提供医疗技术支持,促进精神障碍预防、治疗、康复工作有机衔接;残联部门促进精神障碍社区康复服务与残疾人康复工程、托养服务、就业服务等工作同步有序推进。

社区康复的一线工作主要由社会工作者、社区康复协调员、居(村)委会干部、基层医师、志愿者和患者法定监护人组成的看护小组承担,内容包括服药训练、预防复发训练、躯体管理训练、生活技能训练、社交能力训练、职业康复训练、心理康复、同伴支持、家庭支持等。社区要为需要康复的精神障碍患者提供场所和条件,对患者进行康复训练,还要与精神卫生专业机构建立康复转介机制。精神卫生专业机构要对居家的精神障碍患者提供精神科治疗的用药指导,对社区的康复机构给予技术指导,同时对就诊患者的疾病风险和严重程度进行评估,并与基层医疗机构建立双向反馈机制。基层医疗机构则要为居家精神障碍患者建立健康档案,管理其信息,对患者进行评估、分类干预和健康体检。

当医疗机构或基层医疗卫生机构将患者转介到社区康复机构时,社区康复机构需立即为患者登记建档,签订知情同意书,并对患者进行评估从而制定个体康复计划。在实施康复计划的过程中还需要定期评估患者。若病情有所改善、康复良好,则可将患者介绍到就业机构;若在康复过程中评估患者为病情复发,则需要及时通知家属并做好急救及转诊工作,必要时将患者转介到精神卫生专业机构进行治疗。

(二)社区康复的服务机构

社区康复服务机构顾名思义是指能够为精神障碍患者提供社区康复服务的机构,可以根据各地的实际情况设立在残疾人托养机构、社会福利机构、基层医疗卫生机构、残疾人康复中心或者单独设立。社区康复机构的建立是精神障碍社区康复向专业化、规范化发展的标志。在国际上,精神卫生服务资源较为丰富的国家和地区都建立了种类、数量、分布与精神障碍患者康复需求相匹配的社区康复机构体系。我国目前的社区康复机构类型主要包括日间康复机构、庇护性就业机构及住宿服务机构。

1. **日间康复机构**　主要针对经过治疗出院,病情相对稳定,但存在生活、社交、工作等社会功能缺陷的患者,通过全面的评估及模块化训练课程,帮助精神分裂症患者实现从院内向院外的平稳过渡。在为患者提供全方位康复服务的同时,还需要整合当地的其他精神康复服务资源,并向精神卫生专科机构转介那些病情不稳定的患者。

2. **庇护性就业机构**　在专业工作人员的指导下,让患者通过模拟工作环境、工作实习及接受就业指导等方法,改善患者的社会适应能力,逐步向公开就业过渡。工作的内容主要包括包装、加工、洗车、清洁、零售等。

3. **住宿服务机构**　主要为出院后不适应家庭生活或者无法回归家庭生活的患者提供过渡性住宿服务。以中途宿舍为例,这类机构主要为患者提供常态化的居家生活环境,患者需要更加独立地处理自己的日常生活。

(三)社区康复的服务内容

社区康复服务内容除了前面提到的日常生活技能训练、社交能力训练、职业技能训练、药物管理训练、躯体管理训练外,还包括心理康复、同伴支持、家庭支持、个案管理及居家康复等。患者接受训练前均需由专业人员进行评估,确保患者适合该项康复服务;训练中坚持正性强化、优势视角、个体化、循序渐进原则,不断激发患者的康复训练动机和潜能。

1. **心理治疗和康复**　在与患者建立良好、平等的协作关系的基础上,采用认知行为治疗、支持性心理治疗等方法,在给予患者感情支持的同时,帮助患者消除包括自身以及环境带来的各种消极因素,不断修复患者的精神功能,使者学会运用积极的情绪状态来面对生活、适应社会环境。心理治疗贯穿于康复过程的始终,首先需要治疗师通过观察、交谈、测查等方法,收集患者当下的心理需求,明确心理治疗的目标,再提出解决问题的方法,并制定详细的计划,然后实施、反馈,再提出新的目标。

2. **同伴支持**　同伴支持即拥有相同经历的人互相鼓励,其目的是在专业技术人员的指导下,由具有同样患病经历的患者组成互助自助小组,患者彼此之间进行信息分享、情感互动、支持鼓励等,进而增强患者对于自身疾病康复的信心,使其更加稳定地生活在社区,减少复发,促进社会功能的恢复。

3. **家庭支持**　患者的家属同样面临和承受着巨大的心理压力和经济负担,家庭支持的主要目标是帮助家属积极面对及更好地照顾患者,学会处理困难的技巧和方法。一般会通过健康讲座、家属联谊会等方式,让家属能够进一步了解精神障碍的症状、诊断、治疗、药物不良反应、疾病预后、复发先兆、自杀伤人先兆等知识,并分享经验及技巧,同时尽可能帮助家属学会自我情绪调节和缓解压力等。

4. **职业技能训练**　在全面评估患者的工作能力的基础上,为患者提供一系列的工作能力训练,包括求职训练、职业礼仪训练、职业能力训练、庇护性就业实训、辅助就业实训等内容。通过实际训练,可提升患者寻求工作的积极性,增强患者的自尊心和自信心,锻炼患者的工作能力,为患者回归社会、融入社会、最终正常生活提供有力保障。

5. **个案管理**　通俗来说,社区中的每一个精神障碍患者都有一名个案管理者来负责,相当于患者的经纪人。个案管理者通常由专科医护人员、社会工作者及其他专业培训人员担当,与患者、患者家庭及其他服务机构是一种合作的关系,目的是确保患者获得全程、全面的精神康复服务,避免脱节和遗漏。具体内容包括：①对患者的精神状况进行连续监测。②为患者和家属提供疾病和治疗的相关知识；帮助患者合理用药，控制症状，减少住院。③为继发性疾病和相关精神障碍寻求治疗。④协调和解决患者在人际交往、住房、教育、就业、财务保障等方面遇到的问题，帮助其重建正常生活。

6. 居家康复　居家康复是院外的康复服务，也应归属于社区康复的范畴。不同于其他康复形式，居家康复并不太依赖于康复场所，而是由康复专业技术人员上门，对居家患者进行精神康复的指导和训练。

四、精神障碍的预防

精神障碍的预防（prevention of mental disorders）的狭义概念是减少精神障碍的发生，其在不同的社会背景和研究框架下有着不同的内涵。1964年，Caplan首先将预防医学的"三级预防"理论应用于精神医学，提出了精神障碍的"三级预防"模式，对精神医学的实践有着显著的积极作用。

1. 一级预防　即病因预防，是指通过消除或减少病因或致病因素来防止或减少精神障碍的发生，属于最积极、最主动的预防措施。

2. 二级预防　着重于精神障碍的早期发现、早期诊断、早期治疗，争取在疾病缓解后有良好的预后，防止复发。

3. 三级预防　注重精神障碍患者的康复训练，最大限度地促进患者社会功能的恢复，减少残疾的发生。

Caplan的"三级预防"框架因其过于线性、个体化与生物医学取向的特点，在精神障碍预防工作中存在一定程度的局限性。目前，世界卫生组织在整合Caplan的"三级预防"、Gordon的"风险分层预防模型"和美国医学研究所的"预防与治疗"新概念后，提出了新的精神障碍预防框架。该框架将一级预防根据干预人群的不同细分为一般性预防干预、选择性预防干预和指征性预防干预，而将原来的二级与三级预防整合为治疗与康复，从而使精神障碍的预防、治疗与康复形成一个连续体。具体框架内容如下。

（一）预防

包括：针对广大人群的一般性预防干预；针对某种疾病高风险人群的选择性预防干预；针对有体征或症状可能发展为某一疾病，但目前并不符合该疾病诊断人群的指征性预防干预。主要的干预措施包括以下几个方面。

1. 健全心理健康服务体系。强化政府领导职责和跨部门合作的关键作用，规范心理健康服务，针对重点人群如高压职业人群、儿童青少年、老年人、妇女、残疾人等加强心理健康服务及心理援助，重视特殊人群的心理疏导。

2. 加强精神卫生知识的普及与宣教。使各界人士重视心理卫生和精神健康，减少公众对精神心理疾病的歧视和病耻感，提高全民的心理健康素养，强化心理保健意识，提供及时正确的心理咨询服务，避免一般心理问题向精神障碍发展。

3. 对某些病毒、细菌感染引起的器质性精神障碍，应从各种途径防止或减少感染的机会；对于地方性缺碘所致的精神发育迟滞，则从饮食结构、改善碘盐供应等方面着手；对那些可能与遗传有关的精神障碍，需要通过禁止近亲婚配、开展遗传咨询、进行保健检查等防止这类精神障碍的发生。

4. 建立心理危机干预体系。通过建立心理危机热线和网络平台，组建突发事件心理危机干预队伍，为有自杀/自伤意念和行为的人群、受灾人群、社会群体事件人群等高危人群提供心理援助和心理危机干预服务，进行选择性干预。

5. 在指征性预防干预方面，精神病临床高危综合征（CHR）的研究最为广泛。有研究报道，精神病临床高危综合征个体中，年轻人、男性、有药物滥用史、共病其他精神障碍者较多。精神病临床高危综合征个体的工作能力、学习能力、社会功能和生活质量方面均有损伤。在其干预措施方面，目前还没有强有力的证据支持任何指征性预防干预措施可以预防精神障碍或改善精神病临床高危综合征患者的结局。

6. 完善精神卫生信息管理工作。通过建立居民健康信息档案、各部门信息共享机制和定期流行病学调查,基本掌握各地区的精神卫生工作信息,为政府制定精神卫生预防规划工作提供依据。

(二) 治疗

强调对精神障碍的早期发现、早期诊断、早期治疗,并争取在疾病缓解后有良好的预后,防止复发。二级预防是精神科治疗的主要部分,其具体措施包括以下几个方面。

1. 对已经发现的精神障碍患者应进行充分、有效的治疗,争取使疾病达到完全缓解,同时积极进行随访与巩固治疗,减少复燃和复发。

2. 对病情已经好转的患者,应进行多种形式的心理治疗和康复训练。引导患者正确认识疾病,从而进一步正确认识自己,完善自身的性格,正确应对现实生活中的各种心理社会因素。

3. 做好出院患者的定期随访工作,使患者能接受及时而有针对性的医疗指导与医疗服务;并指导和协助家属协同解决患者各种心理方面的问题。

4. 在综合性医院设立精神心理门诊,扩大精神服务供给。对综合性医院的医务人员普及精神医学知识,提高对抑郁障碍、阿尔茨海默病和孤独症及其他常见精神障碍的识别和转诊意识。

5. 关心并满足精神障碍患者的合理要求,重视心理、社会环境因素对疾病预后、复发等的影响。做好患者出院后的各种合理安排,避免不必要的生活事件应激,尊重患者的人格。

(三) 康复

康复阶段强调通过综合的医疗与社会支持,帮助患者恢复生理、心理和社会功能,最大限度减少残疾的发生,延缓疾病进程,提升生活质量,争取社会回归。具体措施包括:

1. 政府主导,强化精神障碍患者的康复服务,将住院康复与社区康复相结合,强调家庭责任。

2. 通过康复训练促进患者各项功能的恢复,减少残疾,延缓疾病进程。

3. 建立社会支持网络,帮助患者顺利回归社会,避免社会隔离与精神退化。

(李晓白 李 洁)

思考题

1. 精神类药物的临床应用基本原则是什么?

2. 各种心理治疗发挥作用的共同要素是什么?

3. 精神科有哪些常用的物理治疗方法? 如何看待和选择这些治疗?

4. 简述精神障碍康复的具体实施步骤及其要点。

第七章
精神科急诊与危机干预

扫码获取
数字内容

- 精神科急诊主要涉及患者出现急性或严重精神症状或言行紊乱、可能危及自我或他人生命安全，或造成严重伤害等情况的紧急医疗处理。
- 精神科医师急诊处理的原则是：保证安全（包括患者和工作人员等），尽快完成病史收集、体检和精神检查，并迅速做出危险性评估、诊断和处理。
- 自杀是可以预防的，及时识别自杀的高危因素、稳定情绪、改善睡眠，以及必要的社会支持是预防自杀的有效措施。
- 危机干预的目标是将危险或危害降到最小，将生的机遇或安全的希望增加到最大。

精神科急诊（psychiatric emergency）又称急诊精神病学，是临床精神病学和急诊医学的交叉分支学科，也是综合医院会诊-联络的核心内容之一。它主要涉及与精神和行为障碍有关、可能危及生命或造成严重伤害情况的紧急医疗处理，一般是在医疗机构（包括综合医院和精神卫生中心）实施。危机干预（crisis intervention）是指当事者遭受严重创伤应激事件或经历严重的心理/情绪的失平衡状态，危及自身生命（如自伤或自杀企图）或他人安全（如肇事肇祸、暴力倾向）时及时向其提供的心理干预，有时也称为心理/情绪急救（emotional first aid），一般是在医疗机构之外的现场实施，也属于广义的精神科急诊范围。本章对精神科常见急诊与危机干预分别作详细介绍。

第一节　精神科常见急诊及处理方法

一、概述

（一）常见的精神科急诊情况

常见精神科急诊的患者来源包括：①精神病性症状（如言行紊乱、幻觉妄想）急性发作，包括首发和复发精神障碍，以及慢性精神病患者的病情急性加重；②综合医院急诊患者中的急性精神症状诊治，包括惊恐发作、自伤或自杀未遂、谵妄、中毒、酒精和其他精神活性物质滥用问题（包括过量、中毒和戒断综合征）、精神类药物所致急性不良反应或其他药物引起的精神症状等；③急性应激反应或创伤后应激障碍等，即在遭遇突发意外或重大生活事件（如交通事故、火灾、地震或亲人意外死亡等）后出现的严重情绪和行为异常等。表 7-1 简列了常见精神科急诊的内容。

表 7-1　常见精神科急诊情况

急诊情况	常见症状
自杀/自伤行为	割伤、过量服药、烧炭等自伤行为
精神病性症状	幻觉、妄想、行为异常，对日常生活产生严重影响
抑郁发作	悲观绝望，有自杀甚至扩大性自杀的危险
躁狂发作	极度兴奋、言语奔逸，个体可能处于极度消耗的状态，伴有冲动暴力风险
药物过量	意外或故意过量服用精神类药物后出现嗜睡、昏迷、呼吸困难、心律失常等

续表

急诊情况	常见症状
戒断综合征	长期药物使用后突然停药后出现焦虑、颤抖、出汗、失眠等
饮酒相关问题	意识模糊、攻击性行为、幻觉、自杀言行、精神病症状、颤抖、激越、生命体征异常
谵妄或痴呆	意识混乱、记忆障碍、定向力障碍、注意力不集中，伴或不伴精神病性症状
惊恐发作	突发的强烈恐惧、心悸、出汗、颤抖、呼吸急促
恶性综合征	高热、肌肉僵硬、意识障碍、自主神经功能紊乱
迟发性运动障碍	不自主的局部肌肉抽搐，与抗精神病药的长期使用有关

(二) 精神科急诊范围

精神科急诊情况可以发生在居住地、社区、公共场合，以及专科医院、综合医院的病房或急诊室。因此，有关精神科急诊方面的知识无论是对精神科医师，还是对综合性医院的急诊科医师而言，都极其重要。在某些紧急情况下还需要多个部门的协同、共同决定和合理应对，包括公安和行政管理部门的协助等，尽量将风险和损害降到最低，即危机干预所倡导的"将危险或危害降到最小，将生的机遇或安全的希望增加到最大"。精神科急诊的范畴一般包括精神科门急诊、住院患者的应激处理、内外妇儿各科患者的精神科急会诊（即会诊-联络精神医学，详见第八章），以及突发或重大生活事件应激相关的心理危机干预等。

1. 精神科门急诊患者　常见的情况有：①各种急性精神或行为障碍的急诊处理；②脑器质性疾病和躯体疾病所致的意识障碍和精神障碍；③精神类药物过量和中毒，或精神障碍患者的过量服药等；④精神类药物不良反应，如类帕金森综合征反应、急性肌张力障碍、麻痹性肠梗阻、粒细胞缺乏症、重症药疹、药物性肝炎及恶性综合征等；⑤与精神活性物质滥用有关的精神障碍和行为问题，如急性醉酒、酒精所致精神障碍、药物或成瘾物质戒断综合征等；⑥儿童和青少年的情绪和行为障碍，如蓄意自伤、破坏性情绪失调、对立违拗或品行障碍等；⑦其他社会或公共心理危机问题，如突发灾难、重大事故、传染病暴发流行等引发的群体危机等。

2. 精神科住院患者　可能会出现需要紧急处理的急诊情况，如自伤和自杀企图、暴力冲动、精神运动性兴奋或激越、急性肌张力障碍、酒精所致精神障碍、谵妄和木僵或亚木僵状态等；以及突发严重躯体疾病，如心力衰竭、高热、直立性低血压、低钾血症、哮喘及肠梗阻等。以上都需要进行紧急有效的处理或请相关科室会诊联合处理。

3. 综合性医院住院患者的精神科急会诊　各科患者的躯体疾病和脑器质性疾病常常会伴有精神障碍，如谵妄、严重幻觉、妄想，以及情绪（如抑郁焦虑）和行为（如严重失眠、吵闹、自杀企图）问题等，需要精神科及时会诊与处理。详见第八章"会诊-联络精神医学"。

(三) 精神科急诊的评估

及时、全面、客观和准确的评估在精神科急诊中非常重要，但往往又非常困难。因为需要精神科医师在很短的时间内做出判断和及时处理，但在急性发作期，尤其是在急诊状态下的患者，往往存在病史不详细、拒绝配合诊疗的问题，难以做到对病史的全面了解和深入的精神检查，特别是兴奋躁动或精神运动抑制（如缄默或木僵）的患者。因此，需要从下述几方面来综合评估。

1. 危险性评估　需评估患者对自身及周围人员与环境的伤害危险，同时需综合判断患者目前的病情对其日常生活、社交、学习和工作能力的影响。如果危险性高，需及时采取必要的保护措施。危险性评估一般包括以下几点。

（1）患者是否具有暴力行为的意图或计划。

（2）患者是否有明确的自杀意念或计划。

（3）患者是否处于酒精或药物（包括精神活性物质等）中毒和突然撤药的情况。

NOTES

（4）患者是否有需要立即治疗的原发躯体疾病或其他危及生命的状况（如严重外伤）。

（5）患者是否独居或与监护人同住，共同生活的家人中是否有未成年人。

2. 病史采集　详细的病史采集和细致的临床观察往往可提供重要线索，应尽量获取详细、可靠的病史，了解患者本次发病是首发还是复发、起病方式、症状特点、既往诊疗经过、近期的生活事件、治疗情况等。需重点注意以下几点。

（1）是否有精神病史以及内外科病史、传染病史或遗传病史；近期有无感冒、呕吐、腹泻、发热等病史，有无被动物咬伤或野外旅游史等；明确这些相关病史与目前症状的因果关系。

（2）有无外伤史，尤其是头部外伤或其他意外事故，如交通事故、爆炸、触电、溺水等。

（3）有无重大生活事件应激或创伤应激史，是否为自杀企图或药物过量。

（4）是否接触过有毒物品（如化学毒品、外泄的煤气或天然气、农药、变质的食物），以及是否有精神活性物质使用史（如吸毒和酗酒，或滥用镇静催眠药、止痛药）。

3. 精神检查及体格检查　尽可能做到系统、全面的精神检查，包括意识、感知、思维、情感、行为、智能和自知力等方面；体格检查应尽量完善，包括心血管、呼吸、消化等系统和皮肤的检查，以及详细的神经系统检查。对于不合作的患者，至少需做到意识或认知水平、行为和情绪等方面的评估和检查，以及基本生命体征的检查和记录，为后续急诊处理方案的制定提供必要的依据。

4. 必要和适当的实验室检查　如果患者比较配合，需要进行一些对诊断和鉴别诊断有重要意义的实验室检查，主要包括血、尿常规，血液生化与免疫，肝肾功能，电解质和内分泌激素检查等，以及人类免疫缺陷病毒（HIV）、性传播疾病、酒精与其他精神活性物质使用的相关检测。其他检查包括全身或头部的计算机断层扫描（CT）或磁共振成像（MRI）、脑电图和脑脊液检查等。

5. 诊断及评估　依据病史、临床观察，以及精神检查等资料，对照诊断标准，初步做出症状学或疾病诊断，并对病情的严重程度、危险性（包括自杀、自伤和对他人造成伤害的可能性）以及可采取的应对处理措施等进行评估，如留置观察、门诊治疗或住院治疗等。及时、准确地评估病情危重程度十分重要，它不仅可以使危重病患者得到及时的诊治与抢救，同时也有助于预防潜在的医疗纠纷。下列情况应建议住院治疗，具体入院方式应符合《中华人民共和国精神卫生法》（以下简称精神卫生法）的相关规定。

（1）病情严重（幻觉、妄想等精神病性症状突出等）或躯体情况较差。

（2）有严重自杀行为或风险。

（3）有冲动暴力倾向和行为。

（4）有木僵、不合作或生活不能自理。

（5）治疗依从性差。

（6）诊断不明或需进一步住院观察和检查。

（四）精神科急诊的处理原则

精神科急诊的任务是要尽快完成病史收集、体检和精神检查，迅速做出危险性评估、诊断并给出处理建议。急诊的病史采集和精神检查因受到情况紧急等因素的制约，不能要求医师事无巨细和面面俱到地对患者做详细的检查和明确的疾病分类学诊断，但要求必须迅速准确地判断疾病的性质、病情的严重程度与危险性，针对症状的轻重缓急确定处理的优先次序，及时做出相应的应对处理决定。在确保安全（包括患者、医护人员和周围环境）的前提下，遵循医学伦理学的基本原则对症和对因处理，兼顾在短期内控制精神症状、病情改善与缓解、后期最大限度的社会功能康复。

精神科急诊首先要考虑的是患者生命体征的监测和维系，包括保证呼吸道的通畅，心率、血压的稳定和电解质的平衡等。因为许多精神科急诊的患者存在明显的、难以自控的情绪波动和行为紊乱，干扰了医护人员对其生命体征的监测。

精神科急诊的处理会涉及精神障碍患者合法权益保护等法律问题，相关医护人员应根据我国有关法律予以正确处理，避免发生法律纠纷。换句话说，医护人员必须遵循《中华人民共和国医师法》

NOTES

和精神卫生法来处理需要医学帮助的急性精神障碍患者。对于急性应激反应或创伤后应激障碍者的精神科急诊处理,需要医护人员掌握和了解一定的危机干预策略。

以下分别介绍精神科急诊中常见问题的评估和处理。

二、急性意识障碍

急性意识障碍,包括谵妄,是较常见的临床急诊。常见于老年、术后患者和骨科外伤患者。危险因素包括:年龄>65 岁、既往有认知功能损害或痴呆、共病各种躯体疾病、使用精神活性物质、合并使用多种药物、既往有谵妄/跌倒/心脑血管病史,以及存在运动障碍。急性意识障碍可以发生在慢性认知功能损害(痴呆)的基础上,病程可持续数日甚至数周。急性意识障碍可以是精神障碍临床表现的一部分,也可以继发于器质性疾病(如中枢神经系统疾病中的颅脑肿瘤或感染,以及躯体疾病中的心脑综合征或肝/肾/肺性脑病等)。

(一) 症状特点

主要表现为:急性起病;病程有日夜波动性(昼轻夜重);存在意识模糊、定向力障碍;可以有即刻和近事记忆减退;有感知功能障碍,特别是视觉或触觉感知障碍和片段妄想;行为表现上可见精神运动性紊乱(激越或运动迟滞),以及睡眠-觉醒周期改变(日夜颠倒)等。

(二) 常见的相关影响因素

包括:疼痛或躯体不适(如尿潴留、便秘)、缺氧、代谢紊乱(肾衰竭、肝衰竭、酸中毒、高钙血症、低血糖)或内分泌疾病(甲状腺功能亢进、艾迪生病、糖尿病或酮症酸中毒)、感染(全身性或局灶性),以及心脏疾病(心肌梗死、慢性心力衰竭、心内膜炎)、神经系统疾病(颅脑外伤、硬膜下出血、中枢神经系统感染、癫痫发作后状态)等。另外,需要注意药源性因素,如苯二氮䓬类、阿片类止痛药、地高辛、西咪替丁、非甾体抗炎药、抗帕金森病药、降脂药等处方药;以及精神活性类物质,包括中枢神经兴奋剂(哌甲酯等)、酒精或其他活性物质的过量或戒断反应等。

(三) 评估与鉴别

首先是要明确是否存在认知功能损害,鉴别器质性或功能性精神障碍,可采用记分制的量表评估,如 10 分的简明智力测验、30 分的简易智力状态检查量表(MMSE)、蒙特利尔认知评估量表(MoCA)或意识障碍评估法(简明版),对患者的认知功能做快速评估。

另外,尽可能向患者家属或陪伴者询问和补充详尽的病史,对于老年患者而言,需要鉴别谵妄症状是否叠加于痴呆症状之上。

(四) 处理

首先是明确病因和对因处理,如电解质紊乱、心律失常等。在处理原发病因的同时,需对症处理(如止痛、导尿、通便等),并采取保护(非药物)措施控制谵妄患者的行为紊乱,必要时应予以约束性保护。将患者安排在安静的病房,安排熟悉的护士,如有可能安排其家庭成员或熟悉的护理人员。对谵妄患者需反复沟通、反复提醒和安抚,帮助其保持安静。

对拒绝检查和治疗的不配合患者,可根据精神卫生法或相关诊疗规范执行,因为进行基本的体检和实验室检查对于排除重大致命病因是非常必要的。

对于必须使用镇静剂控制病情的患者,宜从小剂量开始,逐渐滴定至临床有效。尽可能口服药物,如拒药可以使用滴剂口服或针剂肌内注射。需要注意的是,抗精神病药物的适应证并不包括谵妄,属于超适应证使用。但氟哌啶醇可用于老年患者的激越状态,利培酮可短期使用以控制痴呆患者的兴奋躁动。氟哌啶醇 0.5~1mg/次口服,如有必要 4 小时后可追加剂量。如肌内注射氟哌啶醇 5~10mg/次,需要床旁观察 1 小时,如有必要则继续观察。在使用氟哌啶醇前宜事先检查心电图,以防药物导致 QT 间期延长。需防止氟哌啶醇导致恶性综合征、抗胆碱能毒性以及肝衰竭。可使用奥氮平 2.5~5mg/次口服(最高剂量 20mg/24h),以及利培酮 0.5mg/次口服(最高剂量 4mg/24h),但对于认知功能减退的老年患者,注意可能会增加心脑血管病的风险。

如有必要,也可每 2~4 小时给予劳拉西泮 0.25~1mg,口服或肌内注射(老年患者剂量减半),但需注意苯二氮䓬类药物可加重谵妄。对于路易体痴呆和帕金森病患者推荐使用苯二氮䓬类药物,尽量避免使用第一代抗精神病药物,因为会导致严重的锥体外系不良反应。从未使用过抗精神病药物的患者可能存在对药物的超敏,会产生严重的不良反应,因此安全起见应从小剂量起始。

需要注意的是,使用镇静剂 15~20 分钟后应再次评估。如使用大剂量镇静剂,用药后 1 小时内需每 5~10 分钟监测生命体征,之后半小时监测一次直至病情稳定。

急性意识障碍或谵妄往往是病情加重或恶化的表现之一,均提示预后不良,需要告知和知情同意,尤其是谵妄,会延长住院时间、增加死亡率,康复后会残留认知功能损害。因此在患者症状缓解后至出院前仍需评估其认知功能。

三、冲动和暴力行为

冲动和暴力行为是需要精神科紧急处理的情形之一。冲动行为(impulsive behavior)指突然产生的言语或肢体行为的冲突,是通常会导致不良后果的行为;暴力行为(violence behavior)指故意针对自身、他人、特定人群或特定环境采取的伤害行为,会导致身体损伤、死亡或心理创伤、财产损失等。攻击对象可以是自己、他人或物体。具体的行为类型包括:骂人或叫喊、言语威胁、对财物的攻击、对他人身体的攻击。攻击对象多为亲属、朋友、同事、邻居等熟人,甚至是陌生人。患者一般事先已对攻击对象产生敌对态度。

冲动和暴力行为的高危人群多为初发精神障碍患者、物质滥用者和人格障碍患者,在正常人中亦可出现。而且据统计,大多数精神障碍患者不会有冲动或暴力行为,相关统计数据往往含有极少数患者的反复暴力行为。图 7-1 归纳了对暴力行为的评估与干预流程。

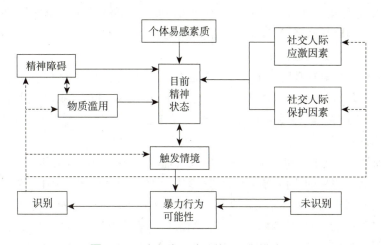

图 7-1　暴力行为风险评估及干预模式图

(一) 与冲动和暴力行为有关的精神障碍

1. **精神分裂症**　一般认为是受到幻觉或妄想的影响,其中以被害妄想最多见,继而出现惧怕或"自卫"的心理;其次是嫉妒妄想和命令性听幻觉;突发冲动和暴力行为往往与精神病性紊乱和精神运动性兴奋有关。

2. **躁狂发作**　躁狂患者可发生冲动和暴力行为,是患者激惹性增高、要求未得到满足、活动受到限制等所致。

3. **抑郁发作**　虽然大多数抑郁障碍患者选择自杀,但少数患者可能会通过伤害他人来实现自我惩罚,这种指向他人的暴力行为也被称为间接自杀。因此,有暴力行为的抑郁障碍易误诊为精神分裂症等其他精神障碍,需仔细鉴别。

4. **器质性精神障碍**　无论是急性的(如谵妄、头颅外伤)还是慢性的(如痴呆)脑器质性精神障碍,均可导致冲动和暴力行为。通常具有突发性、紊乱性、波动性和突然消失的特点,可能由患者判断能力下降、意识障碍或病理性激情所致。癫痫性精神障碍患者可在意识模糊或癫痫发作时出现冲动和暴力行为。某些内科疾病患者也可出现暴力行为,如缺氧、甲状腺功能亢进,一般而言,该行为与原发躯体疾病的严重程度呈平行关系。

5. 精神活性物质滥用　安非他明、可卡因、酒精等精神活性物质滥用常与暴力攻击有关。物质依赖患者的冲动和暴力行为常常发生在企求得到精神活性物质遭到拒绝时,也可在精神活性物质使用严重过量或戒断反应期间。既往或目前存在饮酒或其他精神活性物质使用史有助于本病诊断。

6. 精神发育迟滞　患者通常对事物的判断和理解较幼稚、对外界缺乏应对能力、冲动控制能力较差,若处于生活事件应激状态,可产生冲动和暴力行为。患者的攻击通常缺乏计划性,且难以预料。

7. 人格障碍　反社会型人格障碍的诊断标准之一就是对暴力攻击的控制能力差。边缘型人格障碍者也易暴发冲动攻击,不过其攻击更倾向于指向自身(如蓄意自伤),以此作为操纵他人的一种手段。

8. 妄想性精神障碍　患者有可能对其妄想中的人(如受其嫉妒的配偶或钟情者)采取攻击行为,妄想的内容相对固定和系统,一般无泛化、无幻觉,人格相对保持完好是这类精神障碍的特征。

(二)评估

1. 危险性评估　包括是否有:暴力行为的历史,表现出与妄想状态(如妄想型精神分裂症、妄想型人格障碍或药物所致的妄想状态)有关的行为(如不信任、投射、防御性愤怒或被害妄想);明显的愤怒和自控困难问题(如频繁的情感暴发、勃然大怒和缺乏内在控制能力);长期使用不恰当的解决问题方式;药物滥用/依赖史,并导致冲动控制问题和暴力行为;与人格障碍(如反社会型、边缘型、自恋型、分裂型和表演型人格障碍)有关的行为(如投射谴责、冲动性、漠视规则、缺乏同情或情绪不稳定);童年期的病理心理表现(如纵火、残忍对待小动物、多动症或依恋障碍);与有暴力倾向的群体有联系,并对有暴力倾向的娱乐活动表现出极大的兴趣,喜欢独往独来;脑外伤史(如闭合性脑损伤、脑外伤后癫痫),并表现出相应症状(如眩晕、黑矇、失忆、非精神障碍所致的幻视或幻嗅、伴有呕吐的严重头疼);创伤后应激相关的症状(如暴力和冒险行为)。

2. 评估暴力行为的潜在危害　①患者手中是否有暴力工具(如刀具、棍棒等);②周围环境中是否存在被患者用于暴力行为的工具(棍棒、椅子、输液器、玻璃杯);③患者衣物中是否存在伤害性器械(如刀、剪、玻璃制品、打火机);④受到威胁的人员是否有避难逃生通道;⑤现场是否有足够的人力控制实施暴力行为者。

3. 快速诊断评估　包括查阅患者住院病历,了解患者年龄、性别、病史和治疗过程、躯体疾病和精神科疾病诊断、目前服用的药物、暴力史;快速诊视,了解是否有足够的工作人员保证自身安全,医疗设备和药物是否充分,现场是否存在其他患者或被患者用作挟持者,以及可用于攻击的器械和其他物品;患者的情绪和行为状态是否稳定,是否拒绝沟通,是否患有躯体疾病,以及生命体征是否稳定等。可酌情采用外显攻击行为量表(Modified Overt Aggression Scale,MOAS)修订版进行量化评估,为后续处理提供必要客观证据。

4. 必要的精神检查　尽可能做一下有针对性的精神状况检查,了解患者激动不安的程度和发生频率、言语的音量及激惹程度,判断患者的意识状况、思维紊乱程度及是否存在影响患者行为的幻觉、妄想等精神病性症状,是否存在某种没有得到满足的事件,记录患者的威胁性言语和行为动作,以及对于医务人员提供帮助的态度和自知力情况。

(三)处理

1. 保证自身安全　与患者保持至少一个身长的距离,侧身对着患者站立,千万不要转身背对患者。确定身上没有携带可能会被患者用于攻击的物品,取下所有带在身上的首饰、证件、钢笔、尖锐物体、听诊器和领带等。

2. 确保周围人安全　劝离周围人员,同住一室的患者及陪护人员应离开房间。

3. 移开现场可能被患者用于攻击的物品　在确保不激惹患者和自身安全的情况下,清理患者手中、身上可能的危险性物品。

4. 保证现场有足够的人力控制患者的暴力行为　必要时请求安保人员支持,在人力优势下如果能震慑患者使其安静下来,尽可能不采取极端手段;如果暴力不可避免,则果断采取措施,由医师统一指挥,2名工作人员同时控制患者双上肢,防止患者用双手进行攻击。将患者轻轻放置在床上,采用仰卧姿势(患者平躺在床上,脸部朝上),其他人员协助按压双下肢,一起使患者仰卧在床上给予约束保护。

5. 药物治疗　氟哌啶醇5~10mg和/或劳拉西泮1~2mg肌内注射,根据患者情绪状态,每隔半小时重复给药一次,直到病情稳定下来,其间需密切监测患者生命体征。

6. 暴力发生后的对策　应做好冲动和暴力行为的详细记录以备案。同时继续做好基础/原发疾病的治疗。丙戊酸盐和卡马西平可能对有冲动和暴力行为的癫痫、精神分裂症、人格障碍有一定疗效;锂盐可能对精神发育迟滞的成年人的攻击行为有效。行为治疗对慢性精神分裂症和精神发育迟滞患者有效。心理健康教育和认知行为治疗等适用于非精神病性精神障碍患者。

7. 冲动/暴力行为的护理　①应迅速安排其他患者离开现场以免被伤及。②尽量用温和坚决的态度说服患者停止暴力行为。③劝说无效时,可予强制保护措施,一般需数人同时行动,每人负责一个肢体,尽快将患者置于仰卧体位,再用四点约束法将患者约束于隔离室的床上。应注意在保护中不要伤及患者或被其所伤。④对被约束患者应加强基础护理,如定期观察体温、脉搏、呼吸和血压,保证摄入足够的营养和液体,防止压疮发生等。⑤交接班应在床边进行,须向接班者交代患者情况和注意事项。⑥强制保护措施应注意知情同意及可能涉及的相关法律条款。

四、急性兴奋躁动

又称精神运动性兴奋,是指患者的动作和言语明显增加,患者常因缺乏自我保护导致外伤或出现扰乱他人的行为。当患者较长时间处于兴奋状态时,体力消耗过度,加之饮食和睡眠不足,容易导致脱水、电解质紊乱或继发感染,甚至全身衰竭。兴奋躁动状态可分两类:①协调性精神运动性兴奋。表现为情感高涨,有感染力,言语增多,思维敏捷,活动增多,与环境保持协调。多见于躁狂或轻躁狂发作、急性应激反应。②不协调性精神运动性兴奋。表现为整个精神活动不协调,言行单调、杂乱、无目的、令人费解。多见于精神分裂症,也可见于器质性精神障碍。因此,对于出现兴奋躁动的患者,首先需要明确潜在的病因和做出风险评估。

(一) 可能常见的精神障碍

1. 精神分裂症　多表现为不协调性兴奋,包括:①紧张型:以突发的运动性兴奋为特点,患者突然出现伤人或毁物行为,动作怪异或作态,言语刻板。有的患者兴奋躁动与木僵状态交替出现。②青春型:表现为言语零乱,思维散漫,情感喜怒无常,行为幼稚、愚蠢、奇特、冲动,性欲及食欲亢进,可伴片段的幻觉和妄想。③幻觉妄想型:又称偏执型,兴奋躁动状态呈阵发性,并与幻觉和妄想密切相关。如听到有人议论自己,即对空反驳、谩骂,情绪激动。

2. 躁狂或轻躁狂发作　多表现为协调性兴奋,包括情感高涨或易怒好斗;声音高亢、语速快不易被打断,甚至滔滔不绝,联想加快,可出现音联意联,或"思维奔逸/脱轨",动作增多,整日忙碌,做事虎头蛇尾。

3. 急性应激反应　在明显的应激或突发创伤事件之后出现,出现激越性活动过多,如哭闹不休,部分可有号啕痛哭、捶胸顿足、扯衣毁物、以头撞墙或有自杀姿态等。每次发作可持续数小时。发作前往往有一定的生活事件或精神因素,结合其既往人格特征与目前症状的特点可有助于诊断。

4. 急性或短暂精神病性障碍　既往无任何精神疾病史,急性或突然起病(往往在48小时之内),患者出现明显的情绪变化,如兴奋、言语增多、动作增多甚至躁动不安等类似躁狂发作或精神病性症状,发作期间患者往往有幻觉和妄想等症状,但不足以达到精神分裂症诊断标准(症状学与病程不符合)。发作一般在4周内完全缓解。

5. 人格障碍　①反社会型:患者自控能力差,行为冲动,易与人争吵甚至斗殴伤人,行为不符合社会规范,明知有错,但屡犯不止,呈阵发性发作。②冲动型:患者易于情感冲动,常因小事而暴怒,吵骂、毁物或伤人,虽事后有悔意,但难以改正,亦为阵发性发作。与反社会型不同,冲动型患者人际关系尚好。③表演型:自我中心,情绪多变,追求新奇,常文过饰非甚至病态说谎,一般兴奋程度不严重。人格障碍症状多始于青少年和青年,并持续到中年或终身,人格特征明显偏离正常,行为或情感具有冲动性,感知和思维方式较特殊,其特有的行为模式会造成患者长期的社会适应不良,其自感痛苦,但难以矫正。

6. 精神发育迟滞　因患者理解领悟力低、自我行为控制能力差,易出现冲动或易激惹,被激怒时会发生毁物、自伤或伤人,但持续时间很短;也可出现动作和言语增多、有破坏行为等躁狂发作表现,但言语单调,情感缺乏感染力。

7. 癫痫　①意识模糊状态:患者在癫痫发作后可进入意识模糊状态,表现出恐惧或愤怒,行为混乱,可有毁物伤人等行为,持续几分钟至几天不等;终止突然,清醒后对发作情形遗忘。②精神运动性发作:发作时除意识障碍外,还可出现运动行为异常。

8. 躯体疾病、中毒或脑器质性疾病　①谵妄状态:躯体疾病、中毒或脑器质性疾病可引起精神运动性兴奋。②类躁狂状态:躯体疾病(如甲亢)、中毒、脑器质性疾病,以及药物(如激素、部分抗感染或抗肿瘤药等)可出现类躁狂症状,患者表现为情绪高涨、言语多、活动多,呈阵发性发作。诊断主要依靠病史、阳性体征和实验室检查有异常结果。

(二) 处理
需要在确保患者和周围人安全的前提下快速镇静,可考虑以下方式。

1. 逐步处理法　尽可能选择伤害性小的处理方式,但也可根据具体情况直接采取高等级防范措施。

(1)通过言语交流或环境改变降低患者的激惹/兴奋性。

(2)口服药物处理:首选既往有效的药物。如果常规服用抗精神病药物,可予以劳拉西泮 1~2mg 口服,如有必要,45~60 分钟后可重复使用。如未常规使用抗精神病药物,可予以奥氮平 5~10mg 口服、利培酮 1~2mg 口服,或者氟哌啶醇 2~4mg 口服。需要注意的是,氟哌啶醇使用前需进行心电图监测,观察是否存在药物导致的 QT 间期延长。避免两种或以上抗精神病药物合并使用。

(3)如拒药或口服药物无效,并且患者将自己或他人置于危险中,可考虑肌内注射,如劳拉西泮 1~2mg、异丙嗪 50mg、奥氮平 10mg、阿立哌唑 20mg 或氟哌啶醇 5~10mg;观察 30~60 分钟后若无效,酌情重复使用相同剂量 1 次。

注意:若使用苯二氮䓬类药物出现呼吸抑制,可使用氟马西尼(flumazenil)替代。肌内注射奥氮平不能合并肌内注射苯二氮䓬类。肌内注射异丙嗪可用于苯二氮䓬类无效的患者。鉴于氟哌啶醇急性肌张力障碍的高发生率和延长 QT 间期的风险(用药前需查心电图),一般作为二线选择。

(4)考虑静脉注射治疗。地西泮 10mg 慢推注(至少 5 分钟),观察 5~10 分钟后如效果不明显可重复使用,可重复 3 次。如有必要,可使用氟马西尼。

(5)若上述方法均无效,须请上级医师会诊或转诊精神专科住院治疗。

2. 监测潜在风险　急诊使用精神类药物控制激越兴奋状态的同时,需要观察是否有药物所致的相关不良反应,包括急性肌张力障碍、呼吸抑制、心律失常、心动过缓、低血压以及体温升高等。如持续使用抗精神病药物,还需注意检查血肌酸激酶,监测恶性综合征发生的风险。

3. 快速镇静后的监测　包括:第 1 个小时内,每 5~10 分钟监测 1 次体温、心率、血压和呼吸,之后每半个小时监测 1 次直至患者可以自行走动。如患者处于嗜睡状态,需监测血氧饱和度,确保气道通畅,护理人员床旁监护直至患者可自行走动。另外,使用非口服抗精神病药物(尤其是大剂量使用)时,需要监测血常规、电解质和心电图(ECG)等,因为低血钾、应激以及激越状态均会增加心律失常的风险。所有使用氟哌啶醇的患者均应监测 ECG。

4. 护理　①将兴奋患者与其他患者分开管理。②对轻度兴奋患者,可引导其做些有兴趣的事来分散注意、减轻兴奋;对严重兴奋者,应单间隔离以确保安全及减少对他人的影响。③注意防冲动伤人、毁物和其他意外,如测体温时宜用腋表以防止咬碎口腔表;冲动明显者可予以约束保护(注意知情同意及相关法律问题)。④持续躁动患者应注意防止各种并发症的发生,保证患者足够的营养和液体的摄入,加强基础护理和保持清洁卫生,对进食少的患者应耐心喂食。⑤如兴奋患者发生伤人或毁物行为,应按暴力行为护理。

五、急性酒精戒断

近期的国内流行病学调查显示,酒精滥用障碍年患病率为1.8%,终生患病率为4.4%,尤其在北方地区更为多见。虽然酒精依赖的临床症状严重程度轻重不等,但急性醉酒可发生在酒精使用障碍的任何临床阶段,若不及时处理,可发生癫痫、永久的神经或心血管系统并发症,甚至死亡。严重酒精依赖患者可合并严重的躯体疾病以及其他精神科问题,如出现震颤谵妄(delirium tremens)或韦尼克-科尔萨科夫综合征(Wernicke-Korsakoff syndrome),需急诊处理。有关酒精滥用等内容参见第十七章。

(一)酒精戒断的症状

早期的临床表现包括焦虑、不安、震颤、失眠、出汗、心动过速、共济失调以及发热。可使用临床酒精戒断状态评定量表(Clinical Institute Withdrawal Assessment for Alcohol Scale,CIWA-Ar)评估戒断症状的严重程度。戒断反应可合并癫痫发作,尤其是既往有癫痫病史或戒断时发作过癫痫的患者。患者往往出现定向力障碍和意识障碍、情绪不稳和易激惹、幻觉(听幻觉和视幻觉)以及片段的妄想,通常是恐怖惊悚的内容。如不及时处理,死亡风险较高。

注意需要筛查韦尼克-科尔萨科夫综合征,这是一种慢性酒精中毒导致的维生素 B_1 缺乏并发症。患者可表现为急性的意识障碍、共济失调、眼球震颤、眼肌麻痹,伴或不伴外周神经体征。并非所有症状均会出现。如不及时处理,多数患者会因韦尼克-科尔萨科夫综合征出现长期记忆损害。

(二)急性酒精戒断的处理

突然出现的意识障碍和谵妄伴有大汗淋漓、颤抖(尤其是新近住院的患者),强烈提示酒精戒断。需监测血磷酸水平,如果出现明显降低(<0.4mmol/L),提示急性酒精戒断,需紧急静脉补充磷酸盐将血磷酸浓度增加至>0.4mmol/L。

1. 无并发症者和轻度的酒精戒断综合征患者可在门诊戒酒。

2. 如患者符合以下1条或以上的标准,则适合住院治疗:

(1)以往有严重的酒精戒断症状。

(2)曾经有戒酒性惊厥发作或震颤谵妄。

(3)以往有多次戒断史,但不成功。

(4)共病严重的精神科以及躯体疾病。

(5)近期在短期内大量饮酒,骤然停止。

(6)孕妇或缺乏社会支持者。

3. 酒精戒断的处理可使用氯硝西泮、地西泮(对于老年患者或者严重肝脏疾病患者可使用劳拉西泮或奥沙西泮)以及卡马西平。如需要静脉注射,可使用地西泮。为预防韦尼克脑病,所有患者均应补充维生素 B_1,一般推荐口服维生素 B_1 300mg/d。但酒精依赖患者常常躯体情况差、维生素 B_1 口服吸收不佳。对于营养状态不佳或有中至重度戒断症状的患者,治疗初期应肌内注射维生素 B_1 300mg/d,3~5天后改为口服300mg/d。尤其需要注意的是,如果患者需要静脉补液,输注葡萄糖前,一定要先给予100mg维生素 B_1,以防止葡萄糖的摄入造成维生素 B_1 过快消耗而诱发韦尼克脑病。

如已经存在韦尼克脑病,应经胃肠道外途径快速大量补充维生素 B_1 200~500mg,可分次给药,急性期以肌内注射为主,至少连续使用5天,直至症状有所改善,后期改为口服。镁缺乏可降低维生素 B_1 的作用,故治疗中应监测血镁,如发现低镁血症应及时补镁。

4. 其他药物治疗　高血压可使用抗高血压药,癫痫可使用抗癫痫药或劳拉西泮,幻觉症状可使用抗精神病药物,但必须从小剂量起始,好转后即可停药。既往使用过氟哌啶醇者如考虑再次使用仍

NOTES

需谨慎,可能会增加癫痫和心血管疾病发生的风险,可考虑奥氮平替代。

六、缄默与木僵状态

缄默状态指患者以点头、手势、表情或书写来表达自己的意思,且对症状处之泰然。或者患者在某种或多种社交场合(常为学校)拒绝讲话,而在其他场合则可正常讲话。选择性缄默患者发病前的精神因素和人格(如焦虑、退缩、敏感或抗拒)有助于诊断。以心理治疗为主,暗示治疗往往有效,如先检查患者的声带,将检查结果告之,鼓励其发声,由发单音逐渐转为发单词和句子。可配以针灸、药物或电刺激治疗。

木僵状态指患者在意识清晰度相对完整时出现的全身精神运动性抑制表现,一般需持续 24 小时才有诊断意义。轻度木僵状态的患者仅表现为言语和动作明显减少或减缓,亦称亚木僵状态;严重时患者表现为不语、不动、不吃、不尿,随意运动完全抑制,对内外环境刺激几乎毫无反应。而缄默状态主要是指患者在意识清晰状态下应答不语或不理不睬,思维无法洞悉,一般无其他行为抑制或违拗表现,有时会用表情、手势或书写表达自己的意见。木僵与昏迷不同,木僵无意识障碍,各种反射保存,患者通常注视检查者,或追视移动物体;患者常抗拒检查,可出现违拗行为;木僵解除后患者可回忆木僵期间的事情。木僵有器质性木僵和功能性木僵两种,器质性木僵见于各种器质性疾病,如感染、肿瘤、头颅外伤,以及药物不良反应所致(药源性)等,功能性木僵见于各种功能性精神障碍,如精神分裂症、严重抑郁发作、急性应激障碍等。

木僵患者多有进食问题,可置胃管以补充液体和营养,预防压疮,专人护理。除此以外,木僵状态的处理根据不同病因采取不同措施。

(一)器质性木僵

器质性木僵是各种病因(如感染、中毒、脑肿瘤、脑血管病、脑外伤、脑变性疾病、癫痫等)所致的严重急性脑损害。患者除了木僵状态外,尚有意识障碍和病理反射体征,部分患者可被动进食或被动排便。器质性木僵的诊断依据有:①患者有感染、中毒、缺氧、癫痫、脑血管病或脑外伤等急性脑损害史;②体检发现有意识障碍及神经系统阳性体征;③实验室检查有相应的异常发现。主要是对各种不同的器质性原因进行治疗,如抗感染、抗癫痫、手术等,对症处理可使用小剂量抗精神病药物。

药源性木僵是器质性木僵的一种特殊类型,通常在应用某些精神类药物的过程中出现,本质上也是由药物对大脑的损害或影响所引起的。症状与剂量关系密切,减药或停药可减轻木僵程度。根据用药病史、剂量和不良反应,可以做出此诊断。治疗上,可停用原来药物数天,然后根据临床情况将原来使用的药物减少剂量以减轻药物不良反应,或者用其他药物替代。

(二)功能性木僵

1. 精神分裂症   精神分裂症紧张型患者可表现为缄默不语或用书写作答;也可表现为紧张性木僵,出现刻板动作,违拗症,不语、不动、不食、不饮,双目凝视,面无表情,粪尿潴留,口含涎液,全身肌张力增高,甚至出现蜡样屈曲或空气枕。紧张性木僵持续时间不一,兴奋和抑制状态可交替发生,应注意保护,预防冲动和意外。可首选电抽搐治疗,起效较迅速;对不适宜做电疗者,可静脉滴注舒必利,200~800mg/d,从小剂量开始;木僵改善后,改用口服。

2. 抑郁发作   严重的抑郁发作,多为不完全性木僵。随着患者情绪低落的加重,运动减少,逐渐进入木僵状态。通常,患者无违拗表现,肌张力正常。耐心询问可获微弱回答,或者以点头或摇头示意。抑郁性木僵诊断要点:患者在进入木僵之前,有明显的抑郁症状群或抑郁发作病史。首选电抽搐治疗,同时给予口服抗抑郁药治疗。

3. 急性应激反应   患者近期有应激性事件或有突出的人际或社会问题,出现自发运动及对外界刺激反应的消失或极度减少,临床称为分离性木僵,可存在一定程度的意识紊乱。诊断要点:木僵在精神创伤后出现,发作短暂可自行缓解,心理支持和家人陪伴很重要,无须特殊治疗。若木僵状态持续时间较长,可以考虑电抽搐治疗;也可给予苯二氮䓬类药物,如氯硝西泮 1~2mg 肌内注射;或给予小剂量抗精神病药物,如氯丙嗪 25mg 肌内注射或氟哌啶醇 5~10mg 肌内注射。

木僵患者的护理应遵循以下原则:

1. 木僵患者的生活不能自理,需重点予以生活照顾和护理。

2. 加强生活护理,注意口腔卫生,定时翻身,防止压疮发生,注意排便情况,必要时给予导尿和灌肠。

3. 保证患者营养和液体的摄入,应耐心喂食避免呼吸道窒息,可予鼻饲或静脉营养。

4. 因患者意识大多清晰,医护人员在患者面前的言行须谨慎,避免刺激患者。

5. 紧张性木僵患者可能突然转入兴奋状态,应加强防范,防止患者自伤或伤人。

6. 须防止其他患者攻击或伤害木僵患者。

七、拒食

拒食(food refusal)属于本能行为的障碍,指有意拒绝进食,还可拒绝饮水。

(一)拒食相关精神障碍

1. **精神分裂症**　妄想型精神分裂症患者,可受命令性听幻觉或被害妄想、被毒妄想的支配,拒绝进食"有毒"的食物或饮料。紧张型精神分裂症患者,可出现木僵表现,拒食是其症状群的一个症状。

2. **抑郁障碍**　患者可在自责妄想、罪恶妄想的影响下,以拒食来终结生命;也可在精神运动性抑制下无主动进食行为。

3. **谵妄状态**　患者可在意识不清晰状态的幻觉或妄想的支配下出现拒食。

4. **进食障碍**　参见第十六章第三节。

(二)拒食的处理

根据患者拒食的原因,拒食的治疗包括躯体治疗和精神科治疗两方面。躯体治疗主要处理因绝食导致的躯体衰竭和营养不良。对不同患者可采取不同的劝食方法,如对有迫害妄想害怕会中毒者,可让他人先吃予以示范,以解除其疑虑;对木僵患者不宜强行喂食,可将食物放在患者近旁,等待患者自动取食等。喂食时须耐心,禁止强塞,以防损伤牙龈、口唇或发生窒息。完全拒食达一日以上者,应给予静脉输液或鼻饲以维持营养。精神科治疗主要是积极治疗原发精神障碍,缓解精神症状。

八、幻觉/妄想状态

急性幻觉/妄想状态指患者突然出现大量持久的幻觉/妄想。幻觉以听幻觉和视幻觉多见,也可出现触幻觉、味幻觉和嗅幻觉等。幻觉内容多为负性的、对患者不利的、引起情绪不愉快的幻觉,如听到辱骂、威胁或恐吓的声音。多数患者出现幻觉后可以继发妄想,且多为被害妄想。患者常常伴有恐惧、愤怒的情绪反应,并可出现逃避、自伤、自杀或暴力攻击行为。妄想内容则常常杂乱,如被害妄想、关系妄想、影响妄想等混杂在一起或者彼此交换,且患者的言行常常受到其妄想支配。患者也可表现为妄想知觉或妄想心境。急性妄想状态时常常产生拒食、逃避或攻击行为。若患者出现兴奋或自伤、自杀、攻击行为等,须优先处理。

(一)精神分裂症

精神分裂症急性期可表现为幻觉/妄想状态,患者出现大量幻觉、妄想,通常以迫害性质的内容为主,妄想内容多荒谬怪异,包括妄想心境或妄想知觉等原发性妄想。可给予抗精神病药物治疗,效果不佳者可给予电抽搐治疗。

(二)抑郁发作

严重抑郁发作可出现片段的听幻觉,内容多为负面的评论性内容;也可以罪恶妄想、虚无妄想和被害妄想为突出症状。患者常有情绪低落等抑郁症状群。严重抑郁发作者可考虑电抽搐治疗、抗抑郁药联合抗精神病药治疗。

(三) 躁狂发作

以情感高涨、言语和动作行为的增多等兴奋症状群为主要特点,但严重者可出现夸大妄想甚至被害妄想,以及严重的言行紊乱等。严重躁狂发作者可予电抽搐治疗,或心境稳定剂(如碳酸锂、丙戊酸盐或卡马西平)治疗;若幻觉妄想持续时间较长,则予以第二代抗精神病药物治疗,如奥氮平、利培酮、喹硫平等。

(四) 急性短暂精神病性障碍

精神症状在1~2周内出现,可出现多种类型的幻觉或妄想,其类型和程度在1天之内不停变化,情绪状态也有类似变化。抗精神病药物治疗有效,总病程不超过1个月,即1个月内精神症状缓解,自知力完全恢复,社会功能恢复病前水平。

(五) 分离(转换)障碍

患者在遭遇生活事件应激或突发精神刺激后可出现鲜明的听幻觉或视幻觉,也可出现鬼神附体、成仙、夸大等妄想症状,以及行为异常。幻觉和妄想内容多涉及患者以往的生活经历,带有强烈的情感色彩,同时伴有意识范围缩窄,症状具有暗示性。可给予苯二氮䓬类药物或小剂量有镇静作用的抗精神病药物,待幻觉妄想状态缓解后再合并心理治疗。

(六) 中毒

包括:①酒精中毒性幻觉:慢性酒精中毒患者在意识清晰状态下可出现丰富的听幻觉、被害妄想和嫉妒妄想,在震颤谵妄时也可有明显的听幻觉和视幻觉,多为小动物或昆虫。长期饮酒、有醉酒史者,以及慢性酒精依赖者,可有遗忘、肝功能受损等症状。②致幻剂或麻醉品引起的幻觉:摄入致幻剂(如南美仙人掌毒碱或印度大麻)以及麻醉品(如可卡因、苯环己哌啶)后,可出现急性幻觉状态,患者有听幻觉、视幻觉和时空感知综合障碍等。

诊断主要依据:服用精神活性物质史,血、尿中该物质或其代谢产物检测阳性,临床表现幻觉、妄想等精神病性症状。

临床处理:酒精中毒性幻觉症以戒酒为主,可予以抗精神病药物(如奥氮平、利培酮、喹硫平、奋乃静等药物)治疗,并补充B族维生素;致幻剂或麻醉品引起的幻觉以戒毒为主,幻觉持续时间较久者可用抗精神病药物治疗。

(七) 器质性精神障碍

一般在中枢神经系统疾病、严重躯体疾病或术后等情况下出现谵妄状态,患者表现为意识不清、有恐怖性的错觉和视幻觉,或为内容不固定的片段的妄想(如关系妄想、被害妄想等),行为表现多为烦躁不安、恐惧、逃避或言行紊乱。治疗原则为对因治疗为主,对症处理为辅。

(八) 感应性妄想性障碍

两个或多个彼此关系亲近的人(通常是来自同一封闭式家庭的成员)先后出现相似的妄想,即感应性妄想,内容以被害、附体或夸大为主。其中,原发精神病患者对其他患者具有权威性。将被感应者与原发患者隔离开,被感应者的妄想可迅速消失。对原发精神障碍者需用抗精神病药物治疗。

九、恶性综合征

与抗精神病药物(或其他药物)治疗有关,是比较罕见的、死亡率较高的一种个体特异性的反应,临床表现以高热、肌强直、意识障碍以及自主神经功能紊乱为特征。恶性综合征(malignant syndrome)一旦确诊,需及时转诊至可提供重症监护和治疗的内科急诊或综合医院处理。

恶性综合征在临床使用抗精神病药患者中的发生率约为0.07%~0.2%,女性多于男性(2∶1);病死率较高(5%~20%),常为呼吸系统衰竭、心血管系统衰竭、肌红蛋白尿肌病、心律失常或弥散性血管内凝血(DIC)导致。其病理生理假设认为,这是由于继发于中枢神经系统(CNS)的多巴胺(DA)活动不足,如纹状体区域DA不足与肌强直有关,下丘脑区域阻断D_2受体或DA活动性下降与体温调节失调有关;副交感神经亢进/失调,以及骨骼肌细胞中的Ca^{2+}流动性损害导致肌强直(类似恶性体温升高)等。

(一) 临床特征

主要表现为体温升高(>38℃)、肌强直、意识障碍/激越/意识水平波动、心动过速、呼吸急促、高血压或低血压、出汗/流涎、震颤、大小便失禁/尿潴留/便秘、肌酸激酶(CK)/尿肌红蛋白升高、白细胞升高、代谢性酸中毒。并且因为起病急,涉及多系统和多器官,常共病横纹肌溶解、吸入性肺炎、肾衰竭、癫痫、心律失常、DIC、呼吸系统衰竭,以及原发精神障碍的症状恶化(与抗精神病药物停用有关)等。

(二) 可能的危险因素

环境温度变化、脱水、患者激越或紧张症、抗精神病药物起始剂量大或快速加量、抗帕金森病药物戒断、使用高效价或长效制剂的抗精神病药物、器质性颅脑疾病史(如痴呆、酒精依赖)、情感障碍、既往有恶性综合征病史、锂盐及抗胆碱能等药物的使用等因素均可能会增加恶性综合征发生的风险。药源性因素风险较高的药物如下。

1. 抗精神病药物　阿立哌唑、氯丙嗪、氯氮平(极少)、氟哌噻吨、氟奋乃静、氟哌啶醇、奥氮平、丙嗪(promazine)。

2. 抗帕金森病药物　金刚烷胺(+戒断)、抗胆碱能药物(+戒断)、多巴胺(+戒断)。

3. 抗抑郁药物　阿莫沙平、氯米帕明、地昔帕明、苯乙肼、曲米帕明(trimipramine)、文拉法辛。

4. 其他　卡马西平(+戒断)、更昔洛韦、硫酸亚铁、锂盐、哌甲酯、甲氧氯普胺(metoclopramide)、口服避孕药等。

(三) 实验室检查与鉴别诊断

对于出现恶性综合征的患者,需要做全面详细的体格检查和实验室检查,尤其是血液生化、电解质等指标,如血尿常规、Ca^{2+}和PO_4^{3+}水平、CK水平、尿肌红蛋白、天冬氨酸转氨酶(AST)和丙氨酸转氨酶(ALT)(需注意肌肉损伤可导致ALT增加)、动脉血气(ABGs)、凝血功能、血清/尿毒物检测、ECG、头颅CT(排除颅内疾病)等。鉴别诊断需排除紧张症、恶性体温升高、脑炎/脑膜炎、心力衰竭、帕金森病/急性肌张力障碍、5-羟色胺综合征、其他药物中毒(如苯丙胺、可卡因、抗抑郁药物、抗组胺药、拟交感神经药、水杨酸类药物)、横纹肌溶解症、感染性休克、出血性休克、破伤风、嗜铬细胞瘤等。

(四) 处理

1. 停用任何可能导致恶性综合征的药物,尤其是抗精神病药物或抗帕金森病药物。

2. 支持性治疗,吸氧、静脉补液,调整血容量纠正低血压,高热患者降温(如使用冰袋、降温毯、解热药、静脉补液降温、蒸发降温、冰水灌肠)。

3. 控制急性行为紊乱和缓解肌强直,可用苯二氮䓬类药物或肢体约束保护。

4. 治疗横纹肌溶解症,可通过静脉滴注碳酸氢钠(每天1次,0.8~2.5mg/kg;或每次口服50~100mg,2次/d)产生强烈的水合和碱化尿液的作用从而预防肾衰竭,可给予劳拉西泮口服(最高至5mg/d)镇静;二线用药包括溴隐亭(每次口服2.5~10mg,3次/d,<60mg/d)、金刚烷胺(每次口服100~200mg,2次/d)。

(五) 病程与预后

一般口服抗精神病药物所致者在停药后至少持续7~10天,长效制剂(如氟奋乃静)所致者在停药后持续至少21天,相关恶性综合征症状会逐步缓解。如未发生横纹肌溶解症、肾衰竭或吸入性肺炎,并给予了及时有效和充分的支持性治疗,多数患者的预后良好。若恶性综合征症状缓解,但精神病性症状仍较严重,需要考虑再次使用精神类药物,应在治疗前先观察2周。重新用药时,建议从小剂量、低效价或第二代抗精神病药物开始。可预防用药(溴隐亭)。抗精神病药物治疗前需告知患者或家属有再次发生恶性综合征的风险,并需要在病史记录中着重提醒。

十、惊恐发作

惊恐发作是一种急性焦虑发作,发作时患者突然感到难以名状的恐惧、紧张或难以忍受的不适感,常有"濒死感""窒息感""失控感"或人格或现实解体体验。患者因此会不敢活动,或来回踱步,或惊叫呼救,可伴有心悸、气促、手足发麻、头昏头胀、肌肉抽动、尿频尿急等不适,但意识清晰。一般持续几分钟至几十分钟后自行缓解。

(一) 可出现惊恐发作的疾病

1. 惊恐障碍　为惊恐发作最常见的一种焦虑障碍亚型,以反复惊恐发作为主要表现,诊断时尚需排除其他原因,如躯体疾病和药物等引起的惊恐发作。

2. 广泛性焦虑障碍　广泛性焦虑障碍患者偶尔可出现惊恐发作,但以持续存在的、缺乏明确对象和具体内容的提心吊胆和紧张不安为主要表现,其恐惧焦虑程度较惊恐发作轻,但持续时间较久。

3. 恐怖症和强迫症　在焦虑症状严重时可出现惊恐发作,但程度较轻,且多继发于恐怖或强迫症状。临床以恐怖症状或强迫症状为主,惊恐发作多为继发症状。

4. 精神分裂症　精神分裂症患者在急性期可出现惊恐发作,此类症状多由幻觉、妄想等精神病性症状直接引发。临床上,患者的惊恐发作通常出现在幻觉、妄想之后,与其精神病性症状的严重程度相关。

5. 情感障碍　抑郁障碍和双相障碍患者在不同心境状态时也可发生惊恐,但通常抑郁症状在先或为主,同时伴有焦虑或惊恐。可根据抑郁发作或心境障碍的发作病史,同时有抑郁症状和焦虑症状的临床表现等,辅助诊断。但需注意,ICD-11 中强调,如果患者的惊恐发作与心境症状并不相关,可能需要独立诊断惊恐发作。

6. 躯体疾病　许多内科疾病也可以出现惊恐症状,如二尖瓣脱垂可出现典型的惊恐发作,低血糖、嗜铬细胞瘤、甲状腺功能亢进、急性心肌梗死等都可以出现惊恐发作的表现。一般通过超声心动图、B 超、心电图、血糖、血和尿儿茶酚胺及其代谢产物测定、甲状腺功能试验等检查可帮助诊断和鉴别诊断。

7. 药源性惊恐发作　服用过量咖啡因、苯丙胺或拟交感神经药时可出现惊恐发作的表现。药物依赖者在戒断反应时也可出现惊恐发作的表现。患者的服药史和精神活性物质滥用史有助于鉴别诊断。

(二) 处理

首先需排除躯体疾病或药源性等病因,尤其是综合医院急诊患者的处理需更为谨慎。在排除可能的躯体疾病或药源性等因素后,可酌情对症处理。处理的原则是镇静、抗焦虑和达到"零惊恐发作"。一般采取:①肌内注射、口服或舌下含服苯二氮草类药物,如阿普唑仑 0.4~0.8mg。效果不好时,可以缓慢静脉注射地西泮 10mg 或口服/肌内注射氯硝西泮 1~2mg。②如患者出现过度换气,可用塑料袋或纸袋罩住患者的口鼻(勿完全密封),以吸入多量二氧化碳来减轻过度换气引起的呼吸性碱中毒。③如果是惊恐障碍、广泛性焦虑症、强迫症、恐怖症患者,则需根据治疗指南,以抗抑郁药物治疗为主,治疗和预防惊恐发作。④如同时伴有其他躯体疾病或相关的惊恐发作,则仍需以治疗原发疾病为主或请相关专科会诊处理。

十一、蓄意自伤

蓄意自伤(deliberate self-harm,DSH)是指患者采取非致死性伤害自我的行为(如割腕、用锋利物品划伤或过量服药等),近年来,国内外文献中也采用非自杀性自伤(non-suicidal self-injury,NSSI),多见于青少年,与情绪不稳、环境因素和人格特征等密切相关,与自杀不完全一样。虽然致死性不高,但仍有 10% 左右的 DSH 患者最终会自杀死亡,需要认真对待。

蓄意自伤的典型表现是在青春期发病,反复发生致死性较低的躯体自伤,自伤的形式多种多样,包括切开皮肤、割腕、咬伤、烧伤、剜眼、割耳、割舌以及吞食异物等。在心理上亦可表现为:①反复出现突如其来的伤害自己的冲动,主观上不能控制。②有一种自身不能忍受处境而又无能为力之感。③逐渐加重的焦虑、激动和愤怒。④由于认知过程的局限而使患者对行动的选择和处境的未来认识狭隘。⑤自伤之后有心理上得到松弛与解脱之感。⑥可伴有抑郁心境,但一般无自杀意念。

(一) 早期识别与评估

对于有浅表外伤或严重外伤的患者,除了常规外科的外伤处理外,还需全面了解病史并做详细的精神检查,明确是否存在潜在的精神卫生问题,尤其是否存在精神障碍(如情感障碍、精神分裂症、人格障碍、精神活性物质使用障碍等),并对自杀企图的风险进行评估。一般DSH的评估可以由精神科医师、临床心理工作者、专科护士或社区工作者进行,但所有的工作人员都应该经过这方面的知识和技能培训,具备评估和处理的应对能力(参见本章第二节)。因为相当多的患者会拒绝主动求医诊治,或掩饰病史,甚至逃离或拒绝治疗。

对于特殊人群(如老人、孩子或青少年)的风险评估需由专家进行。针对这些情况应及时请会诊。需要注意的是,医务人员(包括精神科专业人员)需要用更多的耐心、同情心去对待、理解患者做出这些行为的动机,以免影响医患沟通或出现极端意外事件。因此,与DSH患者的沟通交谈技巧至关重要,下面简列了自伤行为后的自杀风险评估提问:①现在情绪如何? 当初实施自伤行为时的情绪如何? ②自伤是否是事先计划好的? 想过怎么行动或者有遗书吗? ③是否不想被他人发现? ④实施自伤行为时的想法如何? ⑤是否真的想死? ⑥被救/被发现后,有何想法或态度? ⑦对未来有打算吗? ⑧现在还有自伤的想法吗? 或者有继续的计划吗?

(二) 处理

1. 一般原则　医务人员有责任照顾好患者,避免其再次自伤或发生其他意外伤害。尽量说服患者配合医学检查和治疗,同时进行精神科鉴别诊断,并要求护理人员或家属监护。

2. 外科处理　处理自伤所致的外伤及其并发症。

3. 精神科治疗　针对不同的疾病诊断给予相应的药物治疗,包括抗精神病药、抗抑郁药、抗癫痫药等。精神发育迟滞和痴呆患者的自伤行为,主要是加强对患者的监护。对于人格障碍或其他行为障碍等,主要以心理治疗为主,辅助药物治疗。此外,对自杀风险较高的蓄意自伤,需要建议住院治疗或告知监护人,预防自杀风险的发生。

十二、精神类药物中毒

精神类药物所致的中毒反应,因药物种类不同,临床表现各异。精神类药物中毒的诊断依据包括:①具有顿服超量精神类药物的病史;②目前临床表现相应药物的中毒症状;③患者的胃内容物、血和尿中可检测出相应精神类药物或其代谢产物。

(一) 常见的精神类药物中毒

1. 苯二氮䓬类药物中毒　是精神科急诊中常见的精神类药物中毒。轻度中毒者表现为嗜睡、乏力、倦怠、肌张力降低、眼球震颤、构音困难和共济失调等;严重中毒者可出现昏睡、昏迷、呼吸抑制。

2. 抗精神病药物中毒　临床中常用的抗精神病药物种类较多,如氯丙嗪、奋乃静、氟哌啶醇、氯氮平、利培酮等。氯丙嗪、氯氮平中毒主要表现为意识障碍、低血压、低体温、心动过速、呼吸急促、瞳孔缩小,可有癫痫发作;氟哌啶醇和奋乃静中毒表现为轻度意识障碍、烦躁不安、急性锥体外系反应(如动眼危象、角弓反张和扭转痉挛等);中毒1周后可出现黄疸及肝功能损害;以利培酮为代表的第二代抗精神病药物的安全系数高,大剂量顿服亦较少出现中毒反应。

3. 三环类抗抑郁药物中毒　三环类抗抑郁药物的急性中毒较抗精神病药中毒严重,成人顿服1.5~2.0g可致严重中毒,顿服2.5g可致死。中毒表现为意识模糊(谵妄或昏迷)、激越性兴奋、共济失调、腱反射亢进,可出现癫痫发作,伴口干、瞳孔散大、心率加快、尿潴留、肠麻痹、体温升高等抗胆碱能反应,以及心脏毒性反应,如各种心律失常、心力衰竭或心搏骤停。新一代抗抑郁药物安全系数高,很少出现过量中毒威胁生命的表现。

4. 锂盐中毒　因锂盐的治疗剂量与中毒剂量很接近,故锂盐中毒多发生于治疗中。患有慢性肾脏病者易发生锂盐中毒;另外,锂盐与其他药物(如利尿剂)合用也容易发生锂盐中毒。轻度中毒者出现倦怠、迟钝、恶心、呕吐、腹泻、粗大震颤、腱反射亢进等,如果中毒加深,患者表现为意识模糊、共济失调、癫痫发作、高热、肌张力增高,严重者出现昏迷。中毒患者可伴发心、肾功能障碍,血锂浓度一般高于 2.0mmol/L。

5. 巴比妥类中毒 目前精神科临床实践中该类药物基本已被苯二氮䓬类药物取代,故巴比妥类药物中毒在精神科已少见,其中毒表现类似于苯二氮䓬类药物中毒。

(二)处理

1. 一般处理 ①催吐:饮温开水 500~600ml 后刺激咽后壁或舌根部引起呕吐,但有明显意识障碍者不宜催吐;②洗胃:极为重要,以服药后 6 小时内为佳,超过 6 小时仍需洗胃者,可用温开水或 1∶5 000 高锰酸钾溶液洗胃;③吸附:洗胃后经胃管注入 10~20g 调成糊状的活性炭;④导泻:从洗胃管内注入 20~30g 硫酸钠;⑤促进排泄:补液利尿,补液量可达 4 000ml/d,并用利尿剂(如呋塞米)20~40mg,肌内注射或静脉输液,必要时可重复用。

2. 中枢神经兴奋药的使用 仅在深度昏迷而又呼吸抑制时使用,目的在于促使患者的意识和呼吸恢复。可选用贝美格 50~150mg 加入补液中静脉滴入,无效时贝美格 50mg 静脉推入;呼吸抑制者可选用洛贝林 9~15mg、尼可刹米 1.125~1.875g(3~5 支)或哌甲酯 40~100mg 加入补液中持续静脉滴注。

3. 血液透析治疗 对过量服药后未及时发现的患者或有严重药物中毒反应者需考虑该治疗,这也是目前公认的对过量服药最有效的治疗措施。

4. 对症和支持治疗 包括纠正休克、治疗脑水肿、气管切开和呼吸机辅助呼吸、抗心律失常或心力衰竭、抗感染、抗癫痫发作、升压药治疗低血压(氯丙嗪中毒者禁用肾上腺素)、解毒和保肝治疗(可静脉滴注葡萄糖醛酸内酯 600~800mg 和大剂量维生素 C)等。

5. 抗胆碱酯酶药的应用 三环类药物中毒主要是抗胆碱能作用所致,应使用抗胆碱酯酶药解毒。临床上常用的有毒扁豆碱和新斯的明,前者的中枢作用较强,后者对骨骼肌作用较强,毒扁豆碱 1~2mg 或新斯的明 1~2mg 静脉注射,可用于治疗心脏并发症(如心动过速或传导阻滞),治疗无效者可于 10 分钟后重复一次。如果仍然无效,可用苯妥英钠 250mg 缓慢静脉注射。

第二节 精神科危机事件的预防和干预

一、危机事件的定义

每个人的一生中经常会遇到应激或挫折,一旦这种应激或挫折不能自己解决或处理,就会发生心理失衡,而这种失衡状态便称为危机(crisis)。所谓危机就是指个体面临突然或重大的生活逆遇(如亲人死亡、婚姻破裂或天灾人祸等),既不能回避,又无法用通常解决问题的方法来解决时所出现的心理失衡状态。换句话说,它是指个体运用通常应对应激的方式或机制仍不能处理目前所遇外界或内部应激时所出现的一种反应。一般来说,确定危机需符合下列三项标准:①存在具有重大心理影响的事件;②引起急性情绪扰乱或认知、躯体和行为等方面的改变,但又均不符合任何精神疾病的诊断;③当事人或患者用平常解决问题的手段暂时不能应对或应对无效。

危机事件(critical incident)是指任何可能导致危机反应的应激源或生活事件。这些应激源既可能是战争、自然灾害、疾病、交通事故、遭受严重的暴力或目睹他人遭受暴力、死亡等急性的重大灾难,也可能是慢性的人际矛盾、家庭冲突、工作压力或信仰危机等。处于危机状态下的个体,会产生严重的心理失衡或解体,导致认知、情绪和行为的紊乱;会体验到极大的心理痛苦,如恐惧、悲痛、绝望、焦虑、抑郁以及愤怒等情绪;同时,还会表现出一些共有的特异性精神症状,如过度警觉、睡眠障碍、受到与事件相关的思想和意向的反复侵扰,以及日常活动中的退缩等行为,严重可发展为创伤后应激障碍。

顾名思义,危机既意味着危险,也意味着机遇。一般来说,遭遇危机的个体可能面临三种结局:第一种,大部分人都能够通过动用自己内部的心理资源以及外部的支持性资源度过危机,获得新的人生体验,变得更健康、心理更加坚定;第二种,一部分人看似表面上度过了危机,实际上是以消极的自我防御机制来掩盖尚未化解的问题,用防御机制将与危机相关的消极情感隔离于意识之外而自我欺瞒;第三种,少部分人因为无法对危机做出有效的应对而陷入精神崩溃状态。至于遭遇危机的个体会出现哪种结局,取决于非常复杂的个体内在的和外在的因素,以及这些因素的相互影响和作用。例如,个体的既往经历、人格特质、认知模式、情绪反应特征、宗教信仰等内在的因素,以及个体所处的环境(如家庭)、人际关系等外在因素,都可能影响个体对危机事件的反应及结局。

二、常见危机事件的类型

根据不同的危机发展理论,往往有对危机事件的不同归类与假设,如人格发展心理学中埃里克森所提出的人生发展的 8 个转折阶段都是危机,人格成长了便克服了危机,反之则出现人格成长的危机。当然,与精神卫生工作者相关的危机一般采用布拉默(Brammer,1985)所归纳的下述 4 类。

1. **正常的发展性危机**　指人生发展过程中的一些事件,这些事件通常发生在重大的人生转折点,因而更容易引起个体危机,例如,大学毕业、结婚生育、退休及老化等。发展性危机是对人生转折点的正常反应,其反应方式与强度因人而异。

2. **境遇性危机**　指当事人遭遇重大或突发的生活事件,而且这些事件的发生无法被预测和控制。如突然的被袭击/强暴、严重交通事故、破产、失业、疾病或丧失亲友等。境遇性危机的发生具有突然性、偶发性、强力性等特点,通常会诱发强烈的应激或情绪反应,如不能及时适当地应对,其结果有时是灾难性的。

3. **生存危机**　指个体不得不面对诸如人生的意义、自由与责任、独立与依赖等重大的人生课题时所面临的冲突与焦虑,如理想的破灭、老年孤独、失独家庭、年老后为自己的一生碌碌无为而懊悔等。

4. **环境性/灾难性危机**　包括自然灾害,如飓风、洪灾、地震、暴风雪、旱灾、饥荒等,以及流行病暴发或战争引发的难民危机、种族清洗等。例如,2020 年的全球新冠疫情对人群的影响,联合国对此也曾发表过"疫情与精神健康"简报,呼吁世界各国关注疫情对大众的心理/精神状态的严重影响。

三、危机干预的概念

危机干预是一个短程帮助的过程,是对处于困境或遭受挫折的人予以关怀和帮助的一种方式。国外有时亦称为情绪急救(emotional first-aid)。一般来说,危机包含危险和机遇两层含义,如果它严重威胁到一个人的生活或其家庭,往往有导致自杀或精神崩溃的可能,这种危机就是危险的;如果一个人在危机阶段及时得到适当有效的治疗性干预或帮助,则往往不仅会防止危机的进一步发展,而且还可以帮助其学会新的应对技巧,"吃一堑,长一智",使心理平衡恢复到甚至超过危机前的功能水平。因此,也可以说危机是一种机遇或转折点。危机干预的总目标包括以下三个方面:第一,稳定,即尽快终止灾难或危难;第二,缓和急性期的心理痛苦和精神症状;第三,恢复个体适应性以及独立的功能水平。

国外从 20 世纪 50 年代末期便开展了热线电话或危机干预服务,并成立了国际心理救援组织(亦译为益友会),许多国家和地区加入了此组织,30 余年来,国内许多地区也开展了这方面的热线电话咨询工作,积累了许多经验,取得了一定的社会效益。2024 年 12 月,国家卫生健康委发布通知,设置"12356"全国统一心理援助热线,原则上每个设区的市(含直辖市、州、盟等)至少开通 1 条心理援助热线,每条心理援助热线至少设置 2 个心理援助热线坐席,并配备足量符合要求的热线咨询员,每日提供不少于 18 小时的心理援助服务。

四、危机干预的原则和步骤

危机干预强调干预的时间紧迫性和干预的效果,尽可能在短时间内帮助患者恢复已失去平衡的心理状态水平,肯定他/她的优点(长处),确定他/她已采用过的有效应对技巧,寻找可能的社会支持系统,以及明确治疗目标。首先让经历危机的患者认识到目前的痛苦或处境是暂时的、是一个过程,想逃避或想死等想法不过是解决目前痛苦的一种方法而已,并非处理目前危机的目的,倘若有解决目前困境/痛苦或危机的其他方法,则可渡过危机的心理失平衡状态。因此,围绕这一改变认知的前提,可以采取以下方法:①交谈,疏泄被压抑的情感;②认识和理解危机发展的过程及与诱因的关系;③学习问题解决技巧和应对方式;④帮助患者建立新的社交天地(尤其人际交往),获得社会支持。另外,注意强化患者新习得的应对技巧及问题解决技术,同时鼓励其积极面对现实和利用一切可利用的社会支持系统资源。

(一) 基本原则

1. **干预的及时性**　危机使个体陷入高度的适应失调或无能为力的状态,导致高度的情绪困扰,因此,尽快尽早地予以干预是最重要的。

2. **支持和给予希望**　及时性干预的一个重要目标是动员个体可利用的社会资源和社会支持网络,帮助危机者恢复最基本的日常生活,提供危机者的衣食住行等基本生活保障。

3. **理解与共情**　帮助危机者理解所发生的事件的性质,包括提供事件相关的信息、倾听患者对事件发生的重述,鼓励悲痛情绪的表达,帮助其理解危机事件带给他们的影响。

4. **解决问题**　帮助危机者利用可获得的资源解决其面临的一些紧迫问题,给予希望,减少无助和绝望感,以增进危机者个体独立功能的恢复。

5. **鼓励自助**　在危机者获得援助的基础上,鼓励危机者学会面对问题并解决问题。

(二) 基本的干预步骤

根据不同的危机发展理论假设,以及危机干预工作者不同的专业背景知识和技能,干预的方式可能有所不同,但基本的过程/步骤一般包括下述 6 个步骤。

1. **明确问题**　危机干预工作者首先要从当事人的角度明确并理解当事人所面临的问题,也就是说,危机干预工作者需要从当事人的立场出发并尽可能以当事人的方式来理解危机情境,通过共情式的真诚倾听,表达自己对当事人的积极关注并对当事人的问题予以接纳。

2. **确保安全**　危机干预的重要任务就是把环境或他人对当事人造成的或当事人对自己造成的心理或生理上的危险降至最小程度。

3. **提供支持**　干预工作者要以一种无条件的、积极真诚的方式接纳当事人,并向他们保证危机干预者愿意以最大的努力去帮助他们解决问题。

4. **建立应对方案**　帮助当事人具体地寻找出能够切实利用的应对危机的方案。例如,寻找支持性的社会环境,确定哪些资源可以帮助当事人摆脱危机或缓解危机带来的伤害,采取什么样的行动或行为方式能够最大程度地化解危机,鼓励当事人以建设性的思考方式积极地重新审视和思考自己面临的处境,并和当事人一起检视方案的可行性。

5. **制定应对计划**　危机干预者应该和当事人共同讨论制定出行动计划,这些计划应该具体、有的放矢,同时又是系统解决危机问题的一个环节。要让当事人意识到他们自己的意愿和想法已经充分反映在计划中,而不是感到自己的权利、独立性和自尊被忽视或剥夺。这样,他们才会发自内心地希望去实施这些计划从而摆脱危机、重新获得对生活的掌控感。

6. **获得当事者承诺**　最好是书面签署,承诺至少在近期不会采取极端方式以确保安全。如果前面几个步骤能够顺利完成,就可以开始让当事人承诺会采取具体的行动去积极主动地完成指定的计划,在以后的干预过程中,危机干预者需要跟踪当事人实施计划的进展,并做出相应的反馈。

(三) 注意的问题

危机干预的最低目标是保证生命的安全,只有在确保当事者、干预者以及周围人安全的前提下,才能考虑实施危机干预的相关步骤。如果不能保证安全,则须根据相关条例采取“非自愿”形式住院治疗或采取保护性治疗措施。另外,作为精神卫生工作者,需要在处理危机过程中注意下述几方面的问题。

1. **为患者提供安全保证**　经历创伤的人可能会持续地感到缺乏安全感,保证患者的安全是缓解创伤导致的精神痛苦的首要任务。在治疗中,患者必须能够体验到一种温暖的环境,没有心理上的粗暴对待,没有被不当地利用或拒绝。患者在这样的环境中,不会担心被批评、伤害、嘲笑或拒绝。只有在这种环境下,患者才能够去回忆、讨论并重新体验所发生的创伤性事件。需要注意的是,对于许多患者来说,让他们感受到这种安全,需要医师坚持不懈地努力,因为患者通常会处于高度警觉的状态,不容易去相信别人的帮助。

2. **为患者提供心身两方面的稳定感**　创伤性事件常常使患者陷入一种混乱和动摇的状态,在这种状态下,患者更容易出现情绪不稳,使其人际关系、生活和工作等陷入不利的局面。提供稳定指的是让患者保持一种连续的心理和生理状态,使患者避免陷入一种崩溃感。稳定包括两个方面,一个是身体方面的,保证身体上的稳定,意味着要保证患者能够拥有基本的食品、住所以及人身安全;另一个是保证情绪上的稳定和睡眠的改善,即处理可能存在的失眠、噩梦惊醒、急性精神病性症状、高自杀风险、严重的焦虑或抑郁等。如果这些问题没有得到有效的缓解,激活创伤性事件相关的内容可能会导致上述症状的恶化。

3. **保持良好、稳定的治疗关系**　保持良好的治疗关系是所有治疗的基础。对于遭受创伤性事件的患者来说,良好的治疗关系就更加重要。因为在创伤治疗中,几乎总是包含对创伤性事件的回顾和对痛苦记忆的处理,这种痛苦情感的激活就更需要一个良好的支持性治疗关系。良好的治疗关系能够增加患者对心理治疗及药物治疗的依从性,使患者更好地参与到治疗中来,能够让患者更好地接纳医师的建议和劝告,同样,也能让患者更能忍受在暴露于创伤性事件时的心理痛苦。

4. **提供个体化的治疗**　患者遭受创伤性应激后的反应千差万别,在提供帮助时,必须考虑到患者的个体差异。例如,人与人之间在忍受和缓解痛苦情绪的能力上差异很大,这种能力即情感调节能力。情感调节能力受损的人,更可能无法忍受对创伤性记忆的暴露,这些人更容易出现情感崩溃及回避行为。另外,创伤性暴露会影响一个人的认知结构,甚至导致认知扭曲。例如,童年期的虐待和忽视可能会导致成人后一种潜在的、非语言的"负性认知和心理预感",这些认知图式被激发时,就会唤起强烈的早期被虐待时的心理感受。

5. **重视性别差异**　因为某些类型的创伤在某一个性别中更常见,例如,女性的性创伤、成年男性遭受的非亲密关系的暴力伤害等。同时,性别角色的社会化也会影响到个体体验的表达创伤的方式。例如,男性不被鼓励表达"软弱"的情感,而女性对于悲伤、恐惧以及无助的情感表达更容易被接受,因此,男性可能更加压抑自己的情绪,而被性侵犯的女性可能会感到羞耻并自我责备。这些性别差异,要求治疗者能够加以区别应对。

6. **重视文化差异**　"千里不同风,百里不同俗",不同地域的文化习俗(包括宗教信仰、语言等)对于危机干预效果的影响也是非常大的。因此,应尽量了解、熟悉和尊重危机者的文化习俗,或由相同或接近其文化习俗背景的精神卫生工作者来处理危机,以减少或避免文化差异所带来的不利影响。

五、自杀的预防与干预

自杀(suicide)是一种自我毁坏的冲动行为,是以自我结束生命为临床表现的一类问题,它主要是一种个体行为,但与心理过程、社会环境和文化影响等因素密切相关。根据不同的理论假设或原则,自杀又有不同的定义,但基本特点包括:①自杀是死亡;②自杀是故意的;③自杀是自我采取行动或针对自我的;④自杀可以是间接的或被动的。

与自杀相关的专业术语还包括:①自杀行动(suicidal act):出于想死目的而采取的自我伤害行动,其后果是死亡,则称完全自杀,否则称为自杀企图(suicide attempt)。②自杀意念(suicidal ideation):包括自杀的想法、打算或拟采取的方法,其范围包括偶尔想死到反复想死或计划。③自杀企图(suicide attempt):任何出于想死目的而采取的自杀行动,但未死亡,又称自杀未遂。④自杀企图中止(interrupted suicidal attempt):在开始自杀行动时被外部力量所中止和防范。⑤自杀企图流产(aborted suicidal attempt）：个体开始自杀行动但在未造成严重后果前中止。

国际上习惯上将年自杀率>20/10万的国家称为高自杀率国家，年自杀率<10/10万的国家称为低自杀率国家。在1999年中国/世界卫生组织（WHO）精神卫生高层研讨会上，卫生部首次正式对外公布了中国年自杀率为22.2/10万（1993年），提示中国的自杀问题不容忽视。但通过之后多年的精神卫生工作普及和心理危机干预的推广等，中国的年自杀率有了非常显著的下降（6.7/10万，WHO，2019）。

事实上，自从世界卫生组织（WHO）将健康的概念涵盖到心理/精神健康和良好的社会适应之后，越来越多的研究提示自杀不单纯是个人或社会的问题，更多的是公共卫生和心理健康领域的问题。自2003年开始，每年的9月10日是世界自杀预防日，国际自杀预防协会（IASP）和WHO会在每年的这一天举办纪念活动，旨在提高人们的认识水平，提倡人们珍惜生命，减少自杀和自杀企图，消除与自杀有关的耻辱感。

（一）预防自杀是世界共同面对的问题

2014年WHO出版了《预防自杀：一项全球要务》，时任WHO总干事的陈冯富珍博士为此作序，并提出："自杀，一个都太多。推进预防自杀工作就是一起行动，而现在正是采取行动的时候。我呼吁各国行动起来，将自杀预防工作作为要务往前推进。"因为全球每年约有80万人死于自杀，是15~29岁年龄组人群的第二大死亡原因。虽然任何单一因素都不足以解释一个人为什么会自杀，因为自杀行为是一个复杂的现象，是由个人、社会、心理、文化、生物和环境等多种因素相互作用而导致的。但是，自杀又是可以预防的，需要社会多个部门之间的协调与合作，包括卫生和非卫生部门，如教育、人力资源和社会保障、农业、商业、司法、法律、国防、政治和媒体等部门。自杀预防工作必须是综合性、整合性的且相互促进，因为没有任何单一的方法可以独自处理自杀这个复杂的问题。

近年来我国也在部分地区陆续开展了这方面的工作，但仍远远不够，需要全社会去关注、面对和正视它。因为它不仅危及一个个体的生命，而且会累及其周围的人，包括家人、亲友和同事等；它不仅是单纯的一次生命的终结，而且会波及和影响健在人此后的漫长人生；它不仅是一个心理/精神健康问题，而且是涉及公共卫生、社会文化、教育、经济、政策制定、社区服务、医疗保健等诸多领域的一个复杂问题。

（二）自杀是可预防的

经过20余年的努力，我国已从20世纪末的全球高自杀率（22.2/10万，1993）国家变为低自杀率（6.7/10万，2019）国家，降幅近70%，是全球预防自杀成效最显著的国家之一，显著低于同期全球自杀率的平均降幅（39.5%），这与政府的许多利民政策和措施的落实，以及国内许多同行的努力工作是分不开的，尤其是精神卫生服务的普及和对心理健康教育的重视等，主要体现在下述几个方面：抑郁/焦虑障碍等精神障碍是自杀死亡占比人数最多的原因之一，但国内既往对其认识不足，诊断识别率低，自杀等常被简单地归因于生活事件或个人问题，未能及时诊治抑郁/焦虑障碍，如早期流行病学调查显示，抑郁障碍的患病率在20世纪80年代不足1/1 000（显著低于其他国家），但近10年来的流行病学数据为3%~5%，基本与其他国家接近。这一变化可能部分反映了公众和医疗专业人员对精神障碍的认知度和识别能力的提升，从而促进了抑郁/焦虑障碍的早期诊断和治疗，降低了自杀的发生风险，增加了精神卫生从业人员人数（相关专业医护人员较20世纪末增加2~3倍），促进了抗抑郁药的广泛使用、多种心理治疗与危机干预方法的推广、心理干预热线电话的普及以及社区和医疗机构开设心理咨询等心理卫生服务等。另外，针对危险场所和物品（如精神活性物质、农药、刀具和枪支）的管理、围绕重点人群的综合干预措施［如在青少年/青年学生中开展的学校心理咨询（包括大中小学生）、职业人群和女性人群的心理关怀、老年人的心理健康保健等］，这些工作的开展与普及，在很大程度上预防了自杀和降低了自杀死亡风险。

（三）预防自杀的一般策略

自杀预防是一项复杂和艰难的系统工程，全球尚无统一和公认的有效应对策略。根据WHO

《2013—2030 年精神卫生综合行动计划》所提出的目标,到 2030 年将自杀率降低 1/3,所采取的措施不仅是减少或控制自杀的危险因素,而且更重要的是调动和利用一切可能的社会资源和力量来综合干预和预防自杀、珍惜生命、关爱生命。然而,在一些疫情严重地区,自杀死亡率有升高趋势,并未得到有效控制,仍需要人们共同努力去营造一个有利的社会氛围,让寻求心理帮助不再成为禁忌和受到歧视,及早地识别、支持和转介需要心理帮助的人,让他们感到并不孤独、无助和无望,重新树立信心和希望。根据 WHO 的专家建议,在国家或地区层面,从多方面制定预防自杀的策略。

1. **监测**　提高国家或地区有关自杀和自杀未遂数据的质量与时效性。支持建立整合的数据收集系统,用以识别易感人群、个体和环境等危险因素,防患于未然。

2. **工具限制**　降低自杀工具的可获得性、可接近性(如农药、刀具、枪支、高层建筑等)。降低可获得工具的毒性/致命性。

3. **媒体**　促进媒体落实媒体指南,支持纸媒、广播和社交媒体负责任地报道自杀事件,多宣传珍惜生命和预防自杀的措施等,而不是简单地、毫无掩饰地现场报道,避免和减少不必要的效仿与跟风。

4. **服务的可及性**　为有自杀企图或风险的易感人群提供便捷的综合服务,尽可能使其在最短的时间里得到情绪和心理的支持,如热线电话、危机干预等。当然,也包括必要的综合医疗服务,抢救有生命危险的自杀企图者。

5. **培训和教育**　给确认的守门人(即自杀者付诸行动前接触到的人,如医务工作者、教育者、警察)不断提供综合培训项目。提高精神卫生和基层医务人员识别与治疗易感人群的能力。

6. **治疗**　提高临床医疗及循证临床干预的质量,特别是面向自杀未遂后到医院就诊的患者,以及精神障碍患者住院治疗后出院初期的密切随访与风险评估。提高针对有效干预措施的研究质量和评估水平,如网络心理咨询、认知行为治疗、心理健康教育等。

7. **危机干预**　确保社区有能力采取适当的干预措施去应对危机,并确保处于危机中的个体可以接受紧急的心理健康服务,包括通过电话或互联网等方式的求助,尽力争取在最短的时间内帮助危机者摆脱死亡的危险,增加生存的机遇。

8. **事后干预**　对于受到自杀死亡者和自杀未遂者影响的家人、亲朋好友和目击者等,需要提供心理安慰和必要的危机干预以预防创伤后应激反应,提高其自我心理应对和照顾能力。同样,对于自杀未遂者也需要提供危机干预后进一步的心理和情绪的支持,以及必要的生理和功能康复服务等。

9. **提高认识**　建立公共信息宣传平台,让公众认识到自杀是可以预防的。让公众和专业人员可接触到预防自杀行为各个方面的信息,包括普及精神卫生知识、早期识别和诊治抑郁/焦虑障碍、减少精神活性物质(如毒品和酒等)滥用等。

10. **减少耻辱感**　鼓励积极求医和寻求专业帮助,将心理卫生服务及预防物质滥用与自杀等服务纳入"大医疗服务"范畴,尽量做到"看心理医师"如同"看内外科医师"一样,减少对接受心理卫生服务者的歧视。

11. **监督与协调**　建立专业的研究机构以促进、协调有关自杀行为的预防、研究、培训和干预,加强卫生和社会等多系统对自杀行为的综合应对能力。

(四)自杀企图的临床评估

对于有自杀企图风险者,需仔细评估风险并全面了解病史与精神检查,明确诊断和鉴别诊断,严格按相关条例和指南予以处理(包括非自愿住院治疗或联系监护人、警察、民政部门等)。在临床方面,需注意围绕情绪、认知、行为和躯体症状等 4 个方面综合检查与评估。

1. **情绪方面**　当事者往往表现出高度的紧张、焦虑、抑郁、悲伤和恐惧,部分人甚至会出现恼怒、敌对、烦躁、失望和无助等情感。

2. **认知方面**　在急性情绪创伤或自杀准备阶段,当事者的注意力往往过分集中在悲伤反应或想"一死了之,一了百了"之中,从而出现记忆和认知能力方面的"缩小"或"变窄",判断、分辨和做决定能力下降,部分人会有记忆力减退、注意力不集中等表现。

3. 行为方面　当事人往往会有痛苦悲伤的表情、哭泣或独居一隅等反常行为。具体来说,可以有工作能力的下降,从而不能上班和做家务;兴趣的减退和社交技能的丧失,从而日趋孤单、不合群、郁郁寡欢,以及对周围环境漠不关心;对前途的悲观和失望,从而拒绝他人帮助和关心、脾气暴怒或易冲动、过量吸烟和饮酒。

4. 躯体症状方面　相当一部分当事人在危机阶段会有失眠、多梦、早醒、食欲下降、心悸、头痛、全身不适等多种躯体不适表现,部分患者还会出现血压、心电生理及脑电生理等方面的变化。

(五) 自杀企图的干预

自杀企图危机干预的最低治疗目标是在心理上帮助当事者解决危机,使其功能水平至少恢复到危机前水平;最高目标是提高当事者的心理平衡能力,使其高于危机前的平衡状态。即危机是危险和机遇并存,而危机干预则是将自杀死亡的危险降到最低,将生的机遇增加到最大。其基本的干预包括树立信心和希望、心理支持和解决问题。

1. 心理支持　注意不是支持当事者的错误观点或行为。旨在尽可能地解决目前的危机,使当事者的情绪得以稳定。可以应用暗示、保证、疏泄、环境改变、镇静药物等方法,如果有必要,可考虑短期的住院治疗。有关指导、解释、说服主要应集中在放弃自杀的观念上,而不是对自杀原因的反复评价和解释。同时,在干预过程中须注意,不应带有说教口吻和"对或错"的评判。

2. 解决问题　危机干预的主要目标之一是让当事者学会对付困难和挫折的一般性方法,这不但有助于渡过当前的危机,而且也有利于以后的适应。其干预的基本策略为:①主动倾听并热情关注,给予心理上的支持;②提供疏泄机会,鼓励当事者将自己的内心情感表达出来;③解释危机的发展过程,使当事者理解目前的境遇、理解他人的情感,树立自信;④给予希望和保持乐观的态度和心境;⑤培养兴趣、鼓励积极参与有关的社交活动;⑥注意社会支持系统的作用,多与家人、亲友、同事接触和联系,减少孤独和隔离。具体的解决问题技术参见心理治疗章节。

危机干预工作人员的主要作用在于启发、引导、促进和鼓励,而不是提供现成的公式。进一步讲,危机干预工作人员的职能是:①帮助当事者正视危机;②帮助当事者正视可能应对和处理的方式;③帮助当事者获得新的信息和知识;④可能的话,在日常生活中提供必要帮助;⑤帮助当事者回避一些应激性境遇;⑥避免给予不恰当的保证;⑦督促当事者接受帮助和治疗。

(季建林)

思考题

1. 一名男性青年跳楼自杀未遂,双下肢骨折送至急诊外科抢救,但患者拒绝配合治疗,情绪激动,精神科急诊该如何处理?

2. 患者因发作性胸闷气急、心慌和呼吸困难数次至急诊,但常规检查未见异常,拟考虑"惊恐发作",需要与哪些情况鉴别?

3. 一名中年精神障碍患者长期在门诊配药治疗,因邻居发现患者不省人事送急诊抢救,精神科急诊该如何配合急诊内科?

4. 作为精神科医师如何更好地预防精神障碍患者的自杀?

第八章

会诊-联络精神医学

- 会诊-联络精神医学从心理、社会和生物等多角度来综合诊断和治疗。
- 躯体疾病所致的精神症状均为非特异性,随躯体疾病的严重程度而波动。
- 巴林特小组工作是帮助医务工作者获得情感支持并从不同角度反思、缓解职业耗竭的有力方式。

本章将描述会诊-联络精神医学的概念、常见躯体疾病所致精神障碍、会诊-联络工作模式和巴林特小组工作。躯体疾病所致精神障碍可表现为认知功能障碍,如意识、智能、记忆、注意等障碍;也可以表现为感知、思维、情感、行为等障碍以及人格改变。精神疾病和躯体疾病的交互影响需要多学科的共同服务,这就衍生出了会诊-联络精神医学,它包含会诊和联络两个部分,是综合医院精神卫生服务的重要内容。

第一节 概 述

一、概念

会诊-联络精神医学(consultation-liaison psychiatry,CLP)是精神医学的重要亚专科,对非精神科患者所伴发的精神心理问题进行识别、评估、干预以及提供专业精神科会诊服务。

会诊-联络精神医学与心身医学存在交叉重叠,容易出现概念混淆。在会诊-联络精神医学提出之前,先后经历过内科精神医学、外科精神医学、综合医院精神医学等名称。心身医学受到广泛推崇,心身疾病被认为是"由潜在的情绪状态直接引起的"。心身医学逐渐独立出精神医学,成为与精神病学平行的学科,是一门研究精神与躯体二者相互关系及其相关疾病的学科。会诊-联络精神医学是在精神医学模块下,阐释精神科医师如何对非精神科患者进行诊疗,以及如何与非精神科医师一起工作的模式。

二、生物-心理-社会医学模式

综合医院是提供医疗服务的主体机构,多数精神障碍患者分布在综合医院就诊患者群体中,而且约有 1/3 的躯体疾病合并或继发精神障碍。心理因素与躯体疾病常常互为交织,其发生、发展和预后相互影响。在综合医院的躯体疾病患者中,有 30%~60% 的患者伴发与躯体疾病相关的精神症状,这就提出了会诊-联络精神医学的必要性。

综合医院精神科医师常常提供应邀会诊或联络会诊,但需求量大,当前医疗资源不足。因此,对临床医师进行会诊-联络精神医学培训势在必行,培训内容主要包括以下三部分。

1. 识别和诊断 尽可能早发现患者的心理社会问题,尤其是针对有躯体主诉而没有器质性因素的患者,以及存在复杂或严重躯体疾病的患者。心理社会因素常常在躯体疾病的发生、发展、维持及患者的应对方式等方面起到重要作用。

2. 心理社会干预 精神科医师参与到躯体疾病科室的患者诊疗过程中,协助非精神科医师理解患者的社会心理因素在疾病诊疗中的作用、了解患者的治疗期待和医患关系,有利于非精神科医师采取积极的应对方式,改善医患关系。同时,也能使患有躯体疾病的患者积极地参与到疾病的诊疗过程中,这样常常会有较高的治疗依从性和治疗满意度。

3. 合作性质的精神卫生服务　在生物-心理-社会医学模式的实践中,越来越多地使用系统和全人观点进行诊疗。在医患沟通中,生物-心理-社会医学模式有躯体、心理、人际关系和社会文化等4个维度。

(1)躯体维度:是诊疗活动中的核心内容,包括躯体主诉、既往史和体格检查。不管是因手部骨折就诊的急诊患者,还是因糖尿病、肾功能不全、高血压等就诊的慢性病患者,当器质性疾病不能解释患者的症状时,则需要考虑社会心理因素,如担心工作能力丧失,或家人患有威胁生命的疾病。

(2)心理维度:是指认知、情感和行为等,包括意识、思维、记忆、感知、情绪和意志行为等。例如长期的应激会影响患者的免疫系统,而患者的价值观会极大地影响治疗依从性。因此非精神科医师应关注患者心理维度的变化。

(3)人际关系维度:是指家庭成员对疾病的态度、家庭关系和家庭经济状况等。家庭成员可能参与疾病诊疗决策,有时患者并不知情。人际关系对于长期独立生活、与家人疏远或与家人处于不和状态的患者来说尤为重要。需要辩证地看待人际关系对治疗的影响。例如,家属可以帮助患者按时服药,从而提高治疗依从性,但当家属并不认可患者的疾病或经济能力不足时,也可能影响到患者的治疗。

(4)社会文化维度:包括患者的治疗期待、疾病归因和医患关系等。羞耻、内疚、伦理或文化冲突等是最常见的社会文化维度问题。

三、发生机制

(一)躯体疾病所致精神障碍的病理生理机制

躯体疾病所致精神障碍主要是由于躯体疾病引起中枢神经系统功能紊乱,如代谢性障碍、中枢神经系统缺氧、毒性物质作用于中枢神经系统、水和电解质代谢紊乱、酸碱平衡失调、神经生化改变等造成中枢神经系统功能紊乱,以及躯体对各种外源性有害因素的应激反应等。患者的遗传因素、营养状况、当时的身体功能状态以及患者的家庭、社会环境等也参与疾病的发生。情绪因素也对躯体疾病引发精神障碍产生间接的影响。

(二)心理生理学假说

一般认为,在综合医院常见心身疾病的发病机制中,存在四个关键环节,分别为心理社会因素、生理反应、器官脆弱性与易损性和心身疾病的发生,具体过程如下。

(1)心理社会因素的作用:个体感知到的心理社会刺激通过大脑皮质进行加工、处理和储存,并在认知评价、人格特征、社会支持和应对资源等因素的影响下,被转化为抽象的观念。这一认知过程决定了个体是否会产生应激反应,从而影响后续的生理变化。

(2)生理反应的启动:大脑皮质联合区对心理社会信息进行进一步处理,并通过与边缘系统的联络,使信息带有情绪色彩,同时影响自主神经系统和内脏功能。最终,这些信息被传递至应激系统,引发神经、内分泌、免疫系统的整体变化,促使机体产生应激反应。

(3)器官脆弱性与易损性:在应激反应的影响下,个体特定的脆弱器官或系统可能承受较大的生理压力。例如,交感神经活动的增强可能导致心血管系统过度负荷,而免疫功能的变化可能影响炎症反应。这种器官层面的易损性决定了个体对长期应激的适应能力。

(4)心身疾病的发生:当应激反应过强或持续时间过长时,脆弱器官的损害可能逐渐加重,最终引发心身疾病。这种疾病的发生通常表现为身心健康的失衡,包括心血管疾病、消化系统疾病或焦虑、抑郁等心理疾病,说明心理社会因素、生理反应与器官脆弱性的相互作用促进了疾病的发展。

四、临床表现的共同特点

(一) 躯体疾病所致精神障碍

1. 精神障碍的发生、发展、严重程度及其转归与躯体疾病的病程变化相一致。

2. 精神症状的严重程度一般与躯体疾病的严重程度消长平行;精神障碍的病程、预后与躯体疾病的病程、转归密切相关。

3. 患者都具有躯体疾病症状、体征及实验室检查的明确阳性发现。

(二) 心理生理障碍

心理生理障碍,又称心理因素相关生理障碍,指的是一类由心理社会因素引发的生理性症状,常表现为进食、睡眠及性行为等方面的异常。

1. **躯体症状的产生、发展及转归与社会心理因素密切相关**　躯体症状的形成和变化过程与个体所经历的社会心理因素(如压力、情绪困扰、社会支持等)紧密相关。这些因素对症状的出现、持续以及改善或恶化起着关键作用。

2. **躯体症状的严重程度与心理应激、情绪反应及个性特征密切相关**　躯体症状的表现和严重程度与个体的心理应激、情绪反应(如焦虑、抑郁等)有直接关系。同时,个体的性格特征(如神经质、过度担忧等)也在症状的发生和发展中起到素质因素作用。

3. **通常无明显阳性体征或实验室检查发现**　除进食障碍等特殊情况外,心理生理障碍患者的躯体症状通常缺乏明显的病理性阳性体征或实验室异常,这些症状更多是非特异性的,无法通过常规检查明确诊断。

4. **心身综合治疗效果优于单纯生物学治疗**　心身综合治疗(药物治疗联合心理治疗、行为治疗、物理治疗等)通常比单纯依赖生物学治疗(如药物治疗)更为有效。综合治疗能够同时调节心理与生理因素,改善患者的整体健康状况。

五、常见临床表现

(一) 急性脑病综合征

急性脑病综合征(acute brain syndrome)的主要特点是起病急,以意识障碍为主要表现,其他症状在此基础上发生。患者主要表现为在意识清晰度改变、注意力变化的情况下,出现错觉、幻觉、思维不连贯、瞬时记忆和近记忆受损、定向力障碍、情感异常(如易激惹、焦虑、恐惧、欣快、淡漠、抑郁)等,并伴有不协调的精神运动兴奋(详见第二十章)。

(二) 慢性脑病综合征

慢性脑病综合征(chronic brain syndrome)是由慢性躯体疾病所引起,或发生于严重躯体疾病之后,或由急性脑病综合征迁延而来的一组精神症状综合征的总称。其共同特征为缓慢发病、病程迁延和不伴意识障碍。主要的表现有智能障碍、人格改变、遗忘综合征等。慢性脑病综合征还可以表现为抑郁综合征、躁狂综合征、精神分裂综合征、各种焦虑及相关障碍(如焦虑、强迫、疑病、癔症样表现等)综合征等形式。上述各种症状或综合征可以表现得非常典型,也可以表现得不典型,也可以两类或以上症状或综合征出现在同一个患者身上。

(三) 自主神经功能紊乱

自主神经功能紊乱是一种以自主神经支配的器官或系统(如心血管、消化、呼吸系统等)的躯体症状为主的精神障碍。患者在自主神经兴奋症状的基础上,又发生了非特异性的但更具个体特征和主观性的症状,如部位不固定的疼痛、烧灼感、紧束感。经检查均不能证明这些症状是相关器官或系统发生障碍所致。其特征在于明显的自主神经功能紊乱症状、非特异性的症状上附加了主观主诉,以及坚持将症状归因于某一特定的器官或系统这三者的结合。

六、诊断

躯体疾病所致精神障碍的诊断主要涉及对原发躯体疾病的诊断、对精神障碍的诊断以及对躯体疾病和精神障碍之间的关系作出判断。所谓原发疾病在此所指的主要是患者存在的躯体疾病,其诊断标准及诊断要点参见相应学科的诊断标准。对于精神障碍的诊断主要涉及两个层面,一是对于精神症状及精神综合征的判断,二是对于是否在躯体疾病的基础上同时存在某种精神障碍的判断。对于精神障碍的诊断主要依据 ICD-11,关于相关诊断标准的具体描述可参见相关章节。

对心理生理障碍(如以进食、睡眠及性行为异常为主的精神障碍)的诊断需排除躯体疾病所致的生理障碍,主要依据 ICD-11 相关诊断标准,具体参见相关章节,合并人格问题的可做相应的人格障碍诊断。

七、治疗原则

采取心身相结合的综合治疗方案,但对于具体病例,则各应有所侧重。对于急性发病、躯体症状严重的患者,应以对症治疗为主,辅以心理治疗;而对于以心理症状为主、辅以躯体症状的患者,或虽然以躯体症状为主但已成慢性化的患者,则可以在躯体治疗的同时侧重心理治疗。

(一)病因治疗

所谓病因治疗,主要是指在将躯体疾病视为精神障碍产生原因的情况下,针对躯体疾病进行治疗。然而,从严格意义上讲,大多数慢性非感染性疾病的病因通常是多因素的,其治疗多以对症治疗为主。如果将精神症状或某种精神障碍综合征视为某种躯体疾病的临床表现之一,其治疗方式也应以对症治疗为主。而从新的治疗理念来看,"所致"的精神障碍,与诸多因素均有着密切的联系,其中可能是躯体疾病本身的病理生理过程在导致躯体症状的同时出现了精神症状,是躯体疾病产生的躯体内环境改变(特别是中枢神经系统的内环境改变)而导致的精神症状或精神障碍,这种情况下,躯体疾病自然就被视为精神症状或精神障碍的"因"。此外,躯体疾病所致精神障碍还有可能是在个体具有某种精神障碍遗传素质的基础上,躯体疾病作为诱因而形成的,此时治疗躯体疾病中的精神障碍既是病因治疗,也是对症治疗。

(二)支持治疗

保证营养,维持水、电解质和酸碱平衡,改善中枢神经系统循环和代谢等。

(三)控制精神症状

改善精神症状,如抗抑郁、抗躁狂、治疗精神病性症状、控制兴奋躁动等。对于患有躯体疾病的患者来说,治疗精神症状应充分考虑精神类药物对于所患躯体疾病的影响。

(四)心理治疗

主要通过消除心理社会刺激因素、改变认知应对模式,达到心身共治的目标。可采用的治疗方法包括认知行为治疗、精神分析疗法、支持性心理治疗、家庭治疗等。

(五)加强对躯体疾病和精神症状的护理

精神科护理包括防自杀、防冲动伤人或毁物、防走失、保暖、清洁、消除紧张恐惧情绪等。

第二节　会诊-联络工作中常见的精神问题

一、谵妄

谵妄是综合医院常见的精神问题,也是会诊-联络精神卫生服务的重要内容,其相关知识详见第二十章。

二、焦虑抑郁状态

（一）流行病学

焦虑和抑郁在综合医院各科患者中相当普遍。据调查,各科门诊就诊患者中有 4.4%~8.6% 符合一种焦虑障碍,有 2.6%~29.5% 符合抑郁障碍,女性多于男性。在内外科住院患者中,18.4%~21.4% 有肯定的焦虑症状,16.9%~28.7% 有肯定的抑郁症状,女性明显多于男性,内科明显多于外科,随着年龄的增加,其发生率有增加趋势。另外,抑郁是导致自杀的主要原因之一,WHO 2019 年报道我国总的自杀率为 6.67/10 万。据《2022 中国卫生健康统计年鉴》显示 2021 年城市居民自杀率为 4.31/10 万,农村居民自杀率为 7.09/10 万。

（二）临床表现

焦虑和恐惧都具有主观上的忧虑不安感,前者是一种在无任何确定刺激情况下出现的持续的、广泛的忧虑不安,后者则是对现实危险客体的反应。临床上可表现为激越、坐立不安、发抖出汗、回避交谈等,焦虑症状(如惊恐发作)可以达到难以忍受的程度,甚至导致患者出现自杀行为。抑郁患者主要表现为情绪低落、思维迟缓和活动减少。严重程度轻重不一,轻者表现为闷闷不乐、哭泣,也可伴有焦虑、激越;严重者可表现为木僵,甚至有自杀念头和行为,综合医院的抑郁患者还可表现为较多的躯体症状(如疲劳、疼痛、心血管和胃肠道症状)。抑郁患者在综合医院的各科室均可见到,急诊室常可碰到一些因自杀来院的患者,其他内外科也有因患者情绪低落、应对消极和拒绝治疗而申请精神科会诊的情况。

综合医院出现焦虑、抑郁症状可能有几种情况。躯体疾病(如甲状腺功能异常、帕金森病、心脏病)本身导致焦虑、抑郁症状。其他各种原因继发焦虑、抑郁症状,如患者对躯体疾病和治疗的误解,担心患病和治疗后自己的工作和生活发生改变、担心自己得不治之症、担心自己发生心搏骤停死亡等;住院本身会让患者感到焦虑,这些患者往往有焦虑的人格特征,在特定应激下显得更为突出;躯体疾病作为不良生活事件也可诱发抑郁,如慢性肝病、肾病、心脏病、糖尿病等疾病的长期治疗,一些不治之症(如癌症)或有严重后遗症的疾病(如烧伤后毁容、外伤后截肢等)导致患者因功能丧失影响劳动力,甚至不能工作,使家庭经济受到损失,个人事业受挫,病程迁延,对将来产生绝望、缺乏信心;很多内科疾病(如心血管、消化、呼吸、内分泌、泌尿系统的疾病以及风湿免疫病)可同时伴发焦虑、抑郁症状,而且两者之间会相互影响,情绪会对一些躯体疾病的发生、发展和转归起一定作用。另外,需排除物质依赖出现的戒断症状,以及治疗药物和非处方药物的影响。部分患者符合焦虑障碍或抑郁障碍的标准而与躯体疾病共病,这种原发性焦虑和抑郁往往发生在本次住院的躯体疾病之前,但可因住院而症状加重或复发。临床上可采用医院焦虑抑郁量表(Hospital Anxiety and Depression Scale, HADS)、焦虑自评量表(Self-rating Anxiety Scale, SAS)、抑郁自评量表(Self-rating Depression Scale, SDS)等来筛查和评估患者的焦虑、抑郁症状。

（三）预防和处理

1. **预防** 对于一些患有严重躯体疾病的患者,事先需多与患者进行沟通交流,关注患者的情绪变化,加强家庭社会支持,进行早期干预,减少焦虑、抑郁的发生。

2. **病因治疗** 对于继发性焦虑、抑郁者,需先针对病因进行治疗,积极处理引起焦虑、抑郁的原发躯体疾病。

3. **心理治疗** 可以使焦虑、抑郁患者重新认识自己的现状,更好地适应环境,减少各种残疾,回归家庭和社会,纠正不良认知,改变对疾病治疗的认识,学会面对现实,提高适应能力,激发奋发向上的意志,积极主动地恢复健康。对于焦虑障碍患者,放松训练、认知行为治疗和生物反馈治疗是很有帮助的。

4. **药物治疗** 当焦虑、抑郁情绪持续存在且伴有生物学症状(如睡眠障碍、食欲减退、疲乏、便秘、性欲减退等)时,则需要接受积极的系统抗焦虑、抑郁治疗。药物治疗上可选用选择性 5-羟色胺再摄取抑制剂（selective serotonin reuptake inhibitors，SSRIs）、5-羟色胺及去甲肾上腺素再摄取抑制剂（serotonin-norepinephrine reuptake inhibitors，SNRIs）、去甲肾上腺素和特异性5-羟色胺能抗抑郁药（noradrenergic and specific serotonergic antidepressants，NaSSAs）等抗抑郁药物，可联合苯二氮䓬类药物对症治疗。药物治疗时需注意与躯体疾病相关的各种药物之间的相互作用，调整引起焦虑、抑郁的药物剂量，严重者可考虑电抽搐治疗。

5. 危机干预　对于自杀来院的患者，进行精神科会诊是必需的。自杀的方式很多，包括药物过量、坠楼、自缢等。评估自杀患者首先要考虑目前患者是否安全、有无昏迷或精神错乱。对于意识障碍的患者需首先处理躯体情况，再进一步查找自杀的原因，进行危机干预，对于有消极念头或行为的患者则需要24小时严密陪护，管理锐器或长绳/裤子等可能伤害自己的物品，管理患者的药品，避免患者独自靠近高处，避免患者独处。严重而拒绝治疗的患者可考虑非自愿住院治疗。

三、幻觉妄想状态

（一）流行病学

幻觉、妄想和行为紊乱是综合医院中精神科急会诊的常见原因，占35.7%~50.5%，老年人更为多见，其病因多为器质性精神障碍。

（二）临床表现

症状多以幻觉为主，在幻觉的基础上产生各种妄想和行为异常，可见于精神分裂症及器质性精神障碍。错觉和视幻觉常见于一些器质性疾病，如系统性红斑狼疮、库欣病或自身免疫性脑炎等；一些药物（如抗帕金森病药、抗生素和镇痛药等）也可以引起类似症状。言语性幻听常见于精神分裂症；嗅幻觉和味幻觉往往是癫痫的先兆；触幻觉和运动性幻觉常与精神活性药物（如可卡因）有关。

（三）处理

幻觉妄想仅是一种临床综合征，需要首先明确病因。对于有器质性疾病基础的患者，治疗上需积极处理原发病；针对精神病性症状，目前提倡使用第二代抗精神病药（如利培酮、喹硫平、奥氮平等），从小剂量开始，逐渐加量，对于激越或冲动明显的患者需要严密监护，必要时给予肌内注射镇静剂（如齐拉西酮、氟哌啶醇等），避免在幻觉妄想的影响下发生意外；若躯体状况稳定，精神症状仍特别突出，可考虑转精神专科医院进一步治疗。

四、躯体症状

（一）流行病学

躯体症状可以表现为一个躯体症状或多个躯体症状，患者常困扰于躯体不适，反复就医，但躯体检查结果阴性并不能减轻患者对健康的担心，或者转移到对其他躯体症状的担心。尽管患者症状的发生发展与负性生活事件、艰难处境或心理冲突密切相关，但患者常常否认心理因素的存在。男女共病，病程多为慢性波动性。据统计，有25%~50%在综合医院就诊的患者的躯体症状无法得到合理的科学解释，其中很大部分可能与潜在的精神因素相关。

（二）临床表现

因躯体症状就诊于综合医院的患者中，较常见的是躯体痛苦障碍，也有部分患者符合抑郁障碍或焦虑障碍的诊断标准。躯体痛苦障碍表现为存在一个或多个令人困扰的躯体症状，如疼痛、疲劳、呼吸急促、胃肠道症状等，症状可能是持续性或发作性的。躯体症状导致患者有明显的痛苦，对日常的工作、学习、社交等功能产生干扰或限制。躯体痛苦障碍可以表现为对躯体症状过度关注，过度担心症状的意义和后果，反复思考、谈论症状。患者可持有与实际健康状况不相符的疾病观念，尽管有医学检查等证据表明其无严重疾病，但仍坚信自己患有某种严重疾病。患者因躯体症状而出现频繁就医、反复检查、尝试多种治疗方法等行为，或因担心症状而回避某些活动。诊断躯体痛苦障碍时需要考虑鉴别抑郁障碍、焦虑障碍、使用精神活性物质所致精神障碍或器质性精神障碍等。

（三）治疗原则

首先,内外科医师要对医学上难以解释的躯体症状进行恰当的医学评估后对患者做好解释,包括检查的目的和结果,以及这些症状找不到相应躯体疾病的原因。其次,请精神科会诊并将相关情况告知精神科医师;精神科医师需全面评估患者精神状况,分析患者难以解释的躯体症状的性质和意义,尤其要留意患者的人格特质、社会心理因素、当前的疾病信念、先前对疾病的担忧以及患者对精神疾病的认识情况。

治疗需分两步走——基本治疗过程和进一步个体化治疗。在基本治疗过程阶段,医师需要向患者强调症状确实存在的事实且为临床医师熟知;解释心理社会因素在整个治疗过程中的作用;针对症状的心理社会因素进行解释和讨论;留出时间接受患者及家属的提问并给予解释。

进一步个体化治疗包括药物治疗、物理治疗、心理行为治疗等。躯体形式障碍的患者往往存在焦虑、抑郁等不良情绪,药物治疗上可选择抗抑郁药物,有时可联合小剂量抗精神病药,抗抑郁药(尤其是 SNRIs 类抗抑郁药,如度洛西汀)对抑郁障碍的疼痛症状、糖尿病性周围神经痛具有较好疗效。非甾体抗炎药不仅有止痛作用,还有消炎、营养神经等作用,对一些躯体疾病引起的疼痛有较好的效果。有一点需特别注意,因患者常否认自己患有精神疾病,对精神科药物治疗依从性差,需要做好解释,以免引起强烈的情绪反应,影响治疗效果。一些理疗方法能起到松弛肌肉的效果,在一定程度上也可以减轻疼痛不适,并起到良性暗示效果。另外,支持性心理治疗、去除潜在的心因、培养积极乐观的生活态度和健康的行为方式也能缓解躯体症状。

五、失眠障碍

（一）流行病学

失眠障碍是指睡眠-觉醒周期改变的障碍,可表现为入睡困难、睡眠维持障碍和睡眠质量下降。失眠在综合医院住院患者中非常普遍,据调查,51.2%~76.2% 的住院患者存在不同程度的失眠,监护室、骨科较为多见,老年人更为明显。一部分失眠属于慢性单纯性失眠,但大多数失眠可能受疾病因素、环境因素、心理和药物因素等的影响。

（二）临床表现

综合医院会诊-联络工作中,失眠障碍主要表现为入睡困难、多梦、易醒或睡眠节律紊乱。住院后患者的睡眠环境和睡眠习惯发生了改变,容易出现失眠。躯体疾病如疼痛、制动以及夜间输液监护、治疗药物等也会影响睡眠。长时间的失眠不仅会影响疾病的恢复,还会导致患者产生不良情绪。焦虑、抑郁等情绪障碍也可能以失眠为突出表现,这在临床上需引起重视。

（三）处理

失眠障碍在处理上可以选用苯二氮䓬类药物,如阿普唑仑、艾司唑仑、氯硝西泮等,这类药物应用广泛但有依赖性,有一定抑制呼吸的作用,对于有严重躯体疾病者需注意。近些年来,临床上逐渐提倡选用第三代镇静催眠药,如唑吡坦(zolpidem)、扎来普隆(zaleplon)、佐匹克隆(zopiclone)、右佐匹克隆(eszopiclone),这类药物具有成瘾性小、不抑制呼吸、半衰期短的优势。对于一些伴有情绪不良的患者,也可选用小剂量具有镇静作用的抗抑郁药物,如曲唑酮、米氮平等。

另外,加强心理护理,针对诱发失眠的因素,采取相应的心理疏导,减少患者对疾病的焦虑和恐惧,使患者增加自信心,并做好睡眠卫生指导,制定个体化的作息时间表,保持治疗和休息的平衡。

六、人格障碍

（一）流行病学

人格是个体在社会化过程中成长和发展起来的相对稳定的认知、情感和行为模式,每个人都有不同的人格特质,当其显著偏离正常人群的思维与行为模式时,需要考虑人格障碍。据国内外报道,普通人群中人格障碍的患病率为 2%~13%。

(二) 临床表现

不同类型人格障碍有不同的临床特点,患者在患病住院治疗的过程中,人格障碍的问题会显得更为突出,很容易出现情绪和行为问题。在临床上,人格障碍容易影响医患关系和治疗实施,如偏执型人格障碍、情绪不稳型人格障碍和强迫型人格障碍。

偏执型人格障碍患者往往表现为冷淡疏远、对周围人不信任,治疗依从性往往较差。在治疗这类患者时需特别注意尊重患者的隐私,给患者个人空间,不能过多介入。情绪不稳型人格障碍患者表现为人际关系和情绪极度不稳定,对医师及治疗的态度也常多变,有不良情绪时常抱怨或怪罪于周围人,并做出自伤或自杀姿态来威胁他人,处理起来往往比较棘手。强迫型人格障碍患者表现为过分关注细节,处事谨小慎微、优柔寡断,对医师和治疗的要求较高。

(三) 处理

对偏执型人格障碍患者,医师需要不断将疾病的诊断和治疗情况告知患者,充分与患者沟通,取得患者的信任,从而使其更好地配合治疗。如果患者有精神病性症状,患病住院后可能会变得突出,征求患者同意后可给予小剂量的抗精神病药治疗。

对情绪不稳型人格障碍患者,医师在治疗时需保持坚定、中立的态度,可以适当给予情感稳定剂或抗抑郁药物调节情绪。

强迫型人格障碍患者往往很关注细节,稍有偏差或不满足便会烦躁愤怒,在诊疗过程中,医师需特别留意患者的要求。

第三节　非精神科常见精神心理问题

一、神经系统疾病

神经系统疾病是发生于中枢神经系统、周围神经系统、自主神经系统,以感觉、运动、意识、自主神经功能障碍为主要表现的疾病。精神疾病是中枢神经系统受致病因素影响而以精神活动障碍为主要表现的疾病,两者都是以神经系统结构和功能受损导致的障碍为核心。

在历经多年专科分化的局面之后,有学者重新提出重视神经科和精神科二者的结合,在新的神经科学和临床实践基础上发展出神经精神病学(neuropsychiatry)。按照神经系统症状与精神症状之间的关系,神经精神障碍大体可分为神经系统疾病、精神障碍、神经系统疾病与精神障碍共病。由于在大部分临床实际中,精神心理问题纷繁复杂,因此在各种不同的情形下,处理侧重各有不同。

(一) 病毒性脑炎

病毒性脑炎(viral encephalitis)是指一组可能与病毒感染有关的急性脑病综合征。本病多发生于青壮年,男女性别无差异。全年散发,无明显季节性。临床表现多样,1/3 的患者以精神障碍为首发症状,半数以上的病例可伴有不同程度的精神障碍,预后一般较好。

多为急性或亚急性起病。部分患者病前有上呼吸道或肠道感染史。急性起病者常有头痛,可伴脑膜刺激征,部分病例可有轻度或中度发热。常表现为意识障碍、精神症状、癫痫发作和肢体瘫痪等弥漫性或局灶性脑损害的症状和体征。意识障碍最为多见,多数患者在早期有意识障碍,表现为嗜睡、精神萎靡、神志恍惚、定向力障碍、大小便失禁,甚至昏迷,或呈去皮质状态。早期可为波动性,病情加重时意识障碍逐渐加深并呈持续性。精神症状可以是首发症状,也可是其主要临床表现,可有精神分裂症样症状、情感症状及智能障碍等,以精神运动性抑制症状较多见,表现为言语减少或缄默不语、情感淡漠、迟钝、呆板,甚至不饮不食呈木僵状态。也有患者表现为精神运动性兴奋,如躁动不安、言语增多、到处乱跑、欣快、无故哭泣或痴笑等。可有视听幻觉、各种妄想等。记忆力、注意力、计算能力、理解能力减退相当常见。癫痫发作较为常见,其中全身性发作最为普遍,部分患者以癫痫持续状态为首发表现,还可能出现肢体运动神经元性瘫痪、舞蹈样动作、扭转性斜颈、震颤等各种不自主运动。脑神经损害亦较为常见,表现为眼球运动障碍、面肌瘫痪、吞咽困难以及舌下神经麻痹等症状。原始反射发生率为 15%~68%,肌张力增强发生率为 40%~70%,巴宾斯基征阳性率为 50%~80%。自主神经症状以多汗为常见,伴有脸面潮红、呼吸增快等。其他症状,如瞳孔异常、视乳头水肿、眼球震颤、共济失调和感觉障碍等都可见。

实验室检查可见血白细胞总数增高。脑脊液检查压力增高,白细胞和/或蛋白质轻度增高,糖及氯化物正常。血和脑脊液 IgG 可增高,脑电图检查大多呈弥漫性改变或在弥漫性改变基础上出现局灶性改变,且随临床症状好转而恢复正常,这一点对诊断本病有重要价值。本组疾病一般预后较好,重型病例的病死率为 22.4%~60%。一部分存活者遗留轻重不等的神经系统受损体征或高级神经活动障碍,复发率约 10%。

本病诊断主要依据:病前有呼吸道或消化道感染史;有意识障碍伴精神运动性抑制或兴奋症状;神经系统有肯定的或不恒定的症状和体征;脑脊液检查有淋巴细胞和蛋白质轻度增加;脑电图有弥漫性异常。病毒分离和抗体检测可用来确诊。少数病例发病早期脑损害体征常不明显,临床表现类似精神分裂症或癔症,故需鉴别。但精神分裂症患者无意识障碍,脑脊液和脑电图检查无异常。癔症患者发病有明显社会心理因素,神经系统检查、脑脊液和脑电图检查均无异常。心理因素解除后,症状通常会好转,这些特点有助于鉴别诊断。

目前尚无病因治疗,主要是对症治疗和支持治疗。严重脑水肿、癫痫发作、急性呼吸衰竭和高热等威胁患者生命的症状需采取相应的干预措施。抗病毒治疗使用阿昔洛韦,该药 50% 可透过血脑屏障,对正在细胞内复制的病毒有抑制作用,14~21 天为 1 个疗程,每 8 小时给药 1 次以维持有效血药浓度。肾上腺皮质激素有非特异性抗炎作用,能降低毛细血管的通透性、保护血脑屏障、解毒和减轻脑水肿,应早期、足量、短程应用,应用不少于 1 个月。兴奋躁动、幻觉、妄想等症状可给予小剂量抗精神病药物。

(二)颅脑损伤

颅脑损伤(traumatic brain injury)所致精神障碍是指颅脑遭受直接或间接外伤而造成脑组织损伤所致精神障碍,过去又称脑外伤性精神病。除器质性因素外,个体素质、外伤后的心理社会因素在疾病的发生和发展中也起一定作用。

脑震荡(cerebral concussion)是头部外伤引起的急性脑功能障碍。临床上主要表现为意识障碍及近事遗忘。典型表现是外伤后有短暂的意识完全丧失(昏迷),伴有面色苍白、瞳孔散大、对光反射及角膜反射迟钝或消失、脉搏细弱、呼吸缓慢、血压降低,然后逐渐清醒。一般昏迷时间不超过半小时。轻度脑震荡只出现短暂的意识模糊,数秒或数分钟后自行恢复,意识恢复后患者对受伤前后的经历遗忘。对受伤前一段时间的经历遗忘称为逆行性遗忘,对受伤时及稍后经历的遗忘称为顺行性遗忘。脑震荡后患者出现头晕、头痛、恶心、对声光刺激敏感、易激惹、易疲劳、注意力不集中、失眠、多梦等症状。神经系统检查通常没有阳性体征。上述症状在 1~2 周内消退,若迁延不愈则称脑震荡后综合征(postconcussional syndrome,PCS)。

脑外伤性谵妄在严重颅脑损伤后常产生一段较迁延的意识模糊期,有时伴有定向力障碍、情绪和行为紊乱、幻觉和妄想。若谵妄持续 1 周以上则表示脑损害已相当严重。

神经症样症状可见于各种颅脑外伤患者,主要表现为头晕、头痛、乏力、易激惹、注意力集中困难、失眠等。有的患者可伴有焦虑、抑郁或癔症样发作。体格检查大多没有异常发现,但可有眼球震颤;部分患者可有不恒定的神经系统软体征,如腹壁反射不对称等。

颅脑外伤后遗忘症持续超过 24 小时,则容易导致持久性认知功能障碍,其严重程度与脑组织损伤程度成正比。闭合性损伤引起的认知功能障碍是全面性的,其严重程度可以是轻微的智能缺损,直至严重痴呆。在贯穿性损伤或局限性损伤时,则表现为局限性认知功能缺损,如优势半球与言语有关部位损伤可引起言语障碍,颞叶内侧部位的损伤可引起记忆障碍等。

外伤后的人格改变多发生于较严重的脑外伤,特别是额叶、颞叶损伤,常与痴呆并存。患者丧失原有的性格特征,表现为情绪不稳、易激惹、常与人争吵、自我控制能力减退、性格乖戾、粗暴、固执、自私和丧失进取心。有时可有发作性暴怒冲动与攻击性行为等。这些改变在病程中可以逐渐有所改善,若持续存在,则会使其家庭遭受严重干扰。

脑外伤后精神病性障碍可在外伤后立即出现,或外伤后数月出现。脑外伤后可出现精神分裂症样症状,与精神分裂症很难鉴别。脑外伤亦可诱发精神分裂症,据报道约 1%~5% 的精神分裂症患者有脑外伤史。脑外伤亦可导致严重抑郁和躁狂,但外伤后躁狂的发生率较抑郁低。轻度脑外伤者约 6%~9% 伴有抑郁症状,严重脑外伤伴抑郁者达 10%~77%。一般认为在脑外伤患者中自杀率有增高倾向。

本病诊断主要根据病史,特别是有无脑外伤史。若有脑外伤史应进一步了解外伤的性质和程度、有无意识障碍、有无遗忘及外伤后治疗情况,结合体格检查和实验室检查诊断并不困难。鉴别诊断的重点是排除非脑外伤性精神障碍,因脑外伤可能诱发功能性精神障碍,但脑外伤所致精神障碍常有脑外伤史。临床上可出现意识障碍、近事遗忘及人格改变,且精神障碍出现的时间与脑外伤直接相关,上述特点可供鉴别。脑震荡后综合征患者的脑电图、CT 或 MRI 检查可发现异常,而神经症患者检查无异常发现。

对颅脑外伤患者应尽早制定长期治疗计划,评定患者躯体和社会功能损害程度;仔细检查患者可能存在的神经精神科问题,估计其病程进展;了解患者受伤前的性格和社会心理因素,并适当进行心理治疗。

对外伤后神经症患者,应了解其可能存在的心理社会因素,给予心理治疗,并根据病情给予吡拉西坦及抗焦虑药或抗抑郁药等。对幻觉、妄想、兴奋躁动患者可给予小剂量第二代抗精神病药物,如奥氮平、喹硫平等。有严重冲动和激惹表现的患者,可以试用抗惊厥剂,如丙戊酸钠、卡马西平。人格改变者则应以行为治疗和教育训练为主。

(三) 血管性痴呆

血管性痴呆(vascular dementia,VD)是指由脑血管病变引起的,以痴呆为主要临床表现的疾病。既往称多发性梗死性痴呆(multiple infarct dementia,MID)。VD 是老年期痴呆的第二位原因,仅次于阿尔茨海默病(AD),占老年期痴呆的 20%。世界各地绝大多数流行病学研究表明,AD 约为 VD 的 2 倍;但日本的报道认为 VD 是 AD 的 3 倍。我国 20 世纪 80 年代的流行病学调查数据显示 VD 患病率高于 AD,而 90 年代后 AD 多于 VD。国内有研究报告显示,在 65 岁以上人群中,男性 VD 患病率为 1.4%,女性 VD 患病率为 1.2%,总患病率为 1.3%。VD 多见于 60 岁以上的老年人,男性多于女性。多数患者伴有高血压。VD 一般进展缓慢,常因脑卒中发作导致急性加剧,病程波动,多呈阶梯式发展,常可伴有局限性神经系统体征。

VD 患者早期除有主动性下降及轻度记忆力下降外,通常无明显痴呆表现。早期特征性症状是躯体不适感,以头痛、头晕、肢体麻木、失眠或嗜睡、乏力和耳鸣较多见。此外,患者注意力不易集中,情绪易于激动,自我克制力减弱,情感脆弱及轻度抑郁。患者的认知功能损害常具有波动性,这种波动性可能与脑血管代偿机制或发作性意识模糊有关。开始仅出现近事记忆障碍,但在相当长的时间内自知力存在,知道自己有记忆力下降,为了防止遗忘而主动准备好备忘录,有的患者为此产生焦虑或抑郁情绪。患者的智能损害有时只涉及某些局限的认知功能,如计算、命名等困难,而一般推理判断可在相当一段时期内仍保持完好,常能察觉自身这些障碍而主动求医或努力加以弥补,人格也保持较好,故有"网眼样痴呆"之称。明显痴呆患者常表现出情绪不稳定和激惹性增强,可能因极其细微的刺激而突然哭泣或大笑,这种现象被称为情感失禁。晚期可出现强制性哭笑,或情感淡漠及严重痴呆。部分患者可出现感知障碍及思维障碍,亦可有各种妄想,如关系妄想、被害妄想、嫉妒妄想等。多数患者可有神经系统的体征,不同部位的脑出血或脑梗死有不同的神经系统体征,如偏瘫、失用、失认、共济失调及阳性锥体束征等。

本病诊断主要根据高血压或脑动脉硬化史并伴有脑卒中发作史;起病相对较急,病程波动或呈阶梯性进展;早期临床表现以情绪不稳和近事记忆障碍为主,人格相对保持完整;常可发现脑局灶性损害的神经系统阳性体征;脑影像学检查有特殊的发现。应与阿尔茨海默病鉴别,阿尔茨海默病常缓慢、隐匿起病,女性患病率稍高,病程缓慢进展,早期即有人格改变及自知力缺乏,较少出现神经系统局灶性损害的体征,Hachinski 缺血评分≤4 分,结合上述临床特征,一般鉴别不难。

(四)帕金森病

帕金森病(Parkinson disease,PD)是内在机制导致情绪异常的一个典型。帕金森病除了有强直、震颤、运动减少、步态异常、平衡障碍等运动症状外,还有嗅觉减退、焦虑、抑郁、睡眠行为异常、认知损害以及精神病性症状等非运动症状,有些可能出现在运动症状前数年和 10 余年。半数以上的帕金森病患者在其病程中出现精神心理异常。实际上,帕金森病非运动症状对患者生活质量的影响较运动症状更突出。

(1)精神病性症状:在抗帕金森病药物使用之前就有约 10% 的患者在其自然病程中有精神病性症状出现,主要表现为幻觉和妄想,精神病性症状的发生与疾病病程进展和多巴胺能药物治疗都有关。妄想的发生率为 3%~30%,多为偏执性质,常见的是关系、被害和嫉妒妄想,其他的妄想有被遗弃、被伤害、被窃、被监视等。

(2)抑郁症状:在帕金森病患者中,40%~50% 有抑郁症状,其中约半数患者符合重性抑郁障碍表现,其他为轻度抑郁发作、恶劣心境、亚临床抑郁等。抑郁作为帕金森病重要的非运动症状表现,是帕金森病最常见的精神障碍之一,它可严重地影响患者的情绪和运动功能,严重降低患者的生活质量。许多研究认为,帕金森病的抑郁症状并非单纯的心理反应,而是与多巴胺能神经元的功能、代谢改变有关,是一种继发于帕金森病的器质性精神心理异常。降低生活质量的抑郁症状主要表现为情绪低落、自主运动减少及食欲下降,而帕金森病则主要表现为肌强直和运动迟缓、震颤、姿势步态异常,二者在运动减少、运动迟缓等方面具有一定的相似性,这提示抑郁障碍与帕金森病之间或许拥有某种共同的病理机制。帕金森病的非运动性症状所受到的关注与研究远远少于运动症状,其早期诊断与干预对改善帕金森病患者生活质量具有重要意义。

(五)癫痫

见第二十章。

(六)多发性硬化

多发性硬化(multiple sclerosis,MS)是中枢神经系统常见的以炎性脱髓鞘为主要特征的自身免疫性疾病,自身免疫异常在发病中起一定作用,以麻疹、病毒感染后变态反应的证据较多。病变部位不一,可侵犯视神经、脊髓、脑干、小脑和大脑等部位。临床表现多种多样,多数患者的病程呈复发-缓解型,随着病情进展而有加重趋势。

MS 的病理表现是中枢神经系统白质中散在的多发性脱髓鞘斑块。发病原因尚不明了,目前认为与个体遗传因素、感染、免疫调节障碍及环境因素有关,是一种有遗传倾向、由一种或多种因素作用而发生的免疫相关性疾病。MS 的症状复杂多样,病程较长,且缓解与复发相交替,呈波动性进行性发展。起病形式急缓不一,多为急性或亚急性起病,约占半数以上(50%~70%),年长者以慢性起病为多。

1. 神经系统症状　视力障碍常为首发症状,从视力模糊至失明皆可发生,且以单侧视力障碍为多见,以后可累及对侧。脊髓损害以肢体瘫痪多见,如单瘫、偏瘫、截瘫。此外,构音不清、吞咽困难等可见于疾病早期。眼肌麻痹、眼球震颤、面瘫、锥体束征、共济失调、四肢感觉异常、阳痿、大小便障碍等亦可见。

2. 精神异常　情感异常较为常见,表现为情绪低落、抑郁、焦虑或易激惹,可能与脑部病变及免疫异常有关。严重情绪低落者可能出现自杀观念或自杀行为。情绪欣快较为少见,约占患者的 10%;部分患者可能表现出情绪不稳,时而郁闷,时而激动或喊叫。有人认为情感症状与患者的病前人格特点存在一定关联。精神病性症状相对少见,部分患者可能出现幻觉、妄想或言语紊乱。文献中亦有精神分裂症样发病的报道,其持续时间通常不长,多在 1 个月左右,且对抗精神病药治疗反应良好。认知功能损伤约占 40%,表现为:①视觉和听觉注意缺损,多在疾病早期出现。②记忆障碍,主要为回忆困难。③执行功能缺损,认知损伤与脑病灶严重程度有关。这也是痴呆症状的早期指征。

MS 患者多为青壮年,病情进展快,神经系统症状多样化,其中视力障碍占重要位置,且往往为首发症状。病程有反复缓解与发作特点,有认知功能损伤,这是诊断的主要依据。鉴别诊断需要与脑肿瘤、脑血管病、小脑变性等相鉴别。若早期精神症状明显,应与情感性障碍和癔症鉴别。

MS 目前尚无特效治疗,但皮质类固醇治疗仍为有效药物,其有效率可达 60%~70%,激素治疗越早越好。病情急性期可用短程甲泼尼龙冲击疗法,1 周后改口服泼尼松,并逐渐减量。为防止停用激素后病情反跳性加剧,可继续减量治疗 2~3 个月。在激素治疗的同时,可并用免疫制剂,如硫唑嘌呤、环磷酰胺和丙种球蛋白,以提高本病的缓解率。对精神症状明显的患者,可根据病情选用适宜的抗精神病药或抗抑郁药,以改善其整体病情。此外,良好的护理、预防并发症,也是治疗的一部分。

二、消化系统疾病

胃肠道生理功能与社会心理因素密切相关,功能性胃肠病被消化科医师认可为典型的心身问题,几乎一半的消化科就诊患者患有此病。社会心理因素(如心理应激、情绪障碍等)在功能性胃肠病的临床表现和病程中发挥重要作用。消化科同样会遇到肝炎等器质性病变,尽管与社会心理因素的关系尚不明确,但精神心理问题会影响疾病的发展转归。在临床实践中,器质性和功能性的划分有助于识别心理因素在功能性疾病的病因、临床表现及转归中的作用,从而实现及时、有效的干预。然而,这种划分也可能导致对潜在器质性病变的忽视,或对器质性疾病心理因素的关注不足。

(一) 功能性胃肠病

功能性胃肠病(functional gastrointestinal disorder,FGID)的定义随着疾病的社会观点和疾病时代变迁、科学研究的进展、临床医务工作者接受的相关培训以及各自的偏差而有所变化。根据罗马Ⅳ标准的最新定义,FGID 是指一组根据胃肠道症状分类的疾病,其症状的产生与动力紊乱、内脏高敏感、黏膜和免疫功能改变、肠道菌群的改变、中枢神经系统功能异常有关。

目前,FGID 与精神心理的密切关联已经达成医学界的共识,精神心理因素不仅影响胃肠出现生理性的消化系统症状,还可影响患者对疾病的体验、就医行为、治疗方案的选择与预后。一方面,精神心理因素导致 FGID 的发生,例如应激性事件、负性生活事件、长期被忽视或被虐待等;另一方面,FGID 患者长期受疾病困扰,频繁就医和反复进行医学相关检查,其阴性结果常常被亲友误解,加上自身对疾病的偏差认知,导致过度担心疾病对自己的影响,更加重了精神心理问题,常常表现为焦虑、抑郁、疑病等症状。临床发现,FGID 的严重程度和情绪好坏有密切关联,情绪好转时胃肠道症状得以缓解,明显紧张焦虑、情绪低落可使胃肠道症状加重,疑病观念也相应增强,这种同消同长现象可在治疗时引导患者去觉察,从认知上改变,或许会起到事半功倍的效果。

抗抑郁焦虑药物治疗可以改善患者胃肠道症状,部分患者的胃肠道症状改善会促进其对心理社会影响因素的认知,激发其心理干预动机,进一步促进症状改善。心理治疗在 FGID 处理中的价值越来越受到重视,许多研究证据提示其重要性,包括脑-肠轴功能失调等中枢因素的证据越来越多,定性研究结果支持对于传统医疗方法治疗效果不理想的 FGID 患者应用心理治疗可以缓解其主要症状;精神障碍和躯体疾病(如头痛、腰痛)的高共病率提示存在中枢感觉的异常,使人们对非药物治疗和整合治疗(包括传统药物治疗的辅助和替代治疗)的社会态度发生了积极转变。研究中最常见的心理治疗是认知行为治疗、精神动力治疗和催眠疗法。

(二) 肝脏疾病

肝脏疾病导致精神障碍的产生主要是由于肝功能不全,不能有效地执行解毒功能以及门腔静脉的分流,体内代谢所产生的有害物质或由消化道吸收的有害物质直接作用于中枢神经系统,造成中枢神经系统功能混乱所致。

严重的肝脏疾病引起的以中枢神经系统功能障碍为主要表现的综合征在临床上统称为肝脑综

NOTES

合征（hepatocerebral syndrome）或肝性脑病（hepatic encephalopathy）。肝脑综合征的临床表现包括躯体、神经和精神三方面的症状。在临床上将肝脑综合征分为四个时期：①前驱期：以情绪障碍和行为障碍为主要表现。患者可出现易激惹、情绪低落或情感淡漠等情绪问题，以及意志减退和生活懒散、退缩等行为问题。此外，患者可出现脑衰弱综合征的表现，如反应慢、记忆力减退、乏力等，有的患者可以出现嗜睡。②昏迷前期：此期患者可表现为明显的嗜睡，并伴有时间、地点及人物定向力障碍，判断理解力减退，近记忆力明显减退等。有的患者可出现明显的兴奋、躁动、易激惹等情况。随着躯体疾病的加重，患者可出现谵妄，此时临床上可以见到错觉、幻觉以及不协调的精神运动性兴奋等情况。③昏睡期：昏睡是意识清晰度障碍的表现之一，主要表现为意识清晰度的明显下降。昏睡期的患者对言语刺激的应答反应基本消失，而保持对非言语刺激（如疼痛刺激，较强的声、光、冷、热的刺激）的部分应答反应，由于昏睡期患者的唤醒阈值明显提高，因而患者不能被完全唤醒。④昏迷期：表现为对言语和非言语刺激均完全没有应答反应，患者完全不能被任何刺激所唤醒。随着昏迷程度的加深，可以出现震颤、抽搐、肌张力增高、腱反射亢进、各种病理征阳性等情况。而随着昏迷程度的继续加深，患者可表现为各种形式的震颤及抽搐均停止、肌张力明显下降、腱反射消失、各种病理征消失、光反射迟钝等。提示重度昏迷的关键指标是角膜反射的消失。急性肝性脑病发展迅速，患者可很快由上述的第一期进展到第四期；而慢性肝性脑病则发展缓慢，精神症状也可时轻时重。此外，慢性肝性脑病的患者可出现人格改变、智能障碍以及幻觉、妄想等症状。

　　肝性脑病目前尚无特效疗法，需采用综合措施。治疗要点为去除诱因、降低血氨、保肝和支持疗法。精神障碍的处理中，应禁用或慎用麻醉药、镇静剂和抗精神病药以免诱发肝昏迷，必要时可慎用少量地西泮及对肝脏功能影响相对少的小剂量抗精神病药，如奥氮平等。

（三）胰腺疾病

　　欧美各国对有关胰腺疾病所致的精神障碍报道较多，Tras 等发现胰腺癌中患精神障碍者为 76%，其中 2/3 为首发症状。Lamton 等报道 20 例慢性胰腺炎中有 13 例曾住在精神科，其中 10 例先被诊断为精神障碍。中进英吉等对慢性胰腺炎进行了心身疾病的研究，能引起精神障碍的胰腺疾病有急、慢性胰腺炎和胰腺癌等。

　　急性胰腺炎所致精神障碍的发生，是由于在急性胰腺炎时往往出现胰腺出血或坏死，引起肾功能、肝功能、呼吸功能不全等，导致多种脏器衰竭，从而影响到脑功能。加上脑循环障碍、酸中毒、电解质紊乱、肝性脑病、尿毒症等因素对脑的影响，更易促使精神症状的发生。精神障碍主要表现为抑郁状态、幻觉妄想状态（以被害妄想及评论性幻听为主）、智力障碍及遗忘、意识障碍（定向不良、错乱或谵妄状态等）。

　　慢性胰腺炎引发的精神障碍主要与胆道疾病或长期饮酒有关，但也有学者提出心理因素和性格特征可能参与其中，部分病例符合心身医学模式。常见的精神障碍包括神经衰弱综合征、抑郁状态、谵妄以及错乱状态等。

　　胰腺癌所致精神障碍的发病机制有内分泌异常、营养障碍、神经递质等学说，精神障碍以抑郁状态为主，且有 2/3 为首发症状，患者可出现抑郁、焦虑、悲观等情绪，但精神运动抑制不明显；其次为幻觉妄想状态，幻听较多，妄想以关系妄想、被害妄想为主。

　　精神障碍的治疗以对症治疗为主，抑郁、焦虑症状用抗抑郁药、抗焦虑药，其他精神障碍可用抗精神病药。当急性胰腺炎出现意识障碍时，选用药物要慎重。

三、心血管疾病

　　心血管疾病与心理因素或精神障碍之间的关系非常密切，精神因素作为应激源可诱发或导致心血管疾病；心血管疾病也可诱发或导致精神障碍，心血管病引发的中枢神经系统功能紊乱可导致各种精神综合征或精神障碍，包括情绪或心境障碍、认知障碍及精神病性障碍。大量证据表明，焦虑、抑郁等精神心理因素会对心脏产生不良影响。美国心身医学研究所明确原发性高血压、原发性低血压、冠状动脉粥样硬化性心脏病、冠状动脉痉挛、神经源性心绞痛、阵发性心动过速、功能性期前收缩和心脏神经症等心血管疾病与精神心理因素密切相关。

近年来国内发展较快的一门学科"双心医学"（psycho-cardiology）在临床诊疗理念和研究方面取得了较快的发展。积极发现和处理心理、社会因素等，在心血管疾病的诊疗及预后康复中具有重要作用。

（一）冠心病

冠心病（coronary heart disease）常见的临床表现为胸痛、心绞痛以及心肌缺血或心肌梗死（myocardial infarction）。冠心病的六个危险因素包括年龄、性别、家族史、高血压、高血脂和缺乏体力活动，这六个危险因素都可以被抑郁、焦虑和慢性应激加剧。

心绞痛常由不良情绪或精神压力诱发，患者出现症状后常表现为紧张和不安，治疗后多数人短期内可恢复平静。部分患者会因此变得过度小心谨慎，担心症状再次发作导致严重后果。焦虑情绪导致患者即使在病情稳定的情况下也反复就医，影响日常生活。部分患者因焦虑而表现出过度换气、胸闷气短、心悸及不典型性胸痛。对于焦虑伴随的躯体症状如不能及时识别，会为进一步诊治带来困难。

发生心肌梗死后患者较常出现焦虑情绪，急性心肌梗死且病情较重者也可出现谵妄等急性器质性精神障碍的症状。急性心肌梗死患者被送入病房、重症监护室或手术室后，常因感到难以预知病情发展、无法掌控自身命运而引发较明显的焦虑恐惧情绪，也有患者出现沮丧或抑郁情绪。已有研究表明，心肌梗死急性期焦虑程度高的患者，发生室性心动过速、心室颤动、再梗死及缺血的概率明显高于焦虑程度较低者，焦虑和抑郁还可降低心率变异性并增加心脏性猝死的风险。

临床工作中也常见到以下情况：心绞痛或心肌梗死后的患者在常规心血管药物干预或良好的血管重建术后，仍反复出现胸闷、气短、胸痛等症状，心电图检查多表现为非特异ST段改变或非特异性T波改变，行各种检查后也均未发现严重心肌缺血的证据，然而患者不断有症状主诉，并反复就医。此时应考虑到身心相互影响导致的治疗困难，并及时请精神科会诊。

（二）高血压

越来越多的流行病学和临床研究证据支持行为心理学因素在高血压（hypertension）发病中的重要作用，尤其是被抑制的敌对情绪。应激因素、焦虑以及抑郁情绪既可诱发高血压，又可导致病情复杂。有些患者血压波动很大，短时间内血压可快速升高，伴心悸、头痛，常规使用降压药后又出现血压快速下降至过低，以至出现头晕、疲乏等症状。对于反复出现发作性血压升高的患者，如不用降压药又会担心血压过高导致高血压危象或出现严重的心血管事件，此类情况常使心内科医师在治疗上进退两难。也有些患者在用药及病情稳定的情况下，出现难以解释的血压波动。出现以上难治性高血压或难以理解的病情变化时，应考虑到情绪因素或情绪障碍对血压的影响。

（三）风湿性心脏病和二尖瓣脱垂所致精神障碍

风湿性心脏病（rheumatic heart disease）所致精神障碍中，脑衰弱综合征多见；有的患者可以出现情绪低落、兴趣下降、疲乏无力、言语动作减少、思维迟缓、语速缓慢等症状；此外，还有患者可以出现片段的视幻觉、听幻觉以及关系妄想、疑病妄想等精神病性症状；如果病情持续较长时间，患者可出现性格改变。

二尖瓣脱垂所致精神障碍主要表现为急性焦虑发作，呈发作性，每次发作持续时间可为数分钟或数小时，不同的患者发作频率不同。平时可出现脑衰弱综合征。

（四）心脏神经症

心脏神经症（cardiac neurosis）亦称心血管神经官能症或心血管神经症，是神经症的一种类型，主要是以心血管系统功能紊乱为表现，并伴有神经症的其他表现，常见心慌、呼吸困难、胸闷气短、心前区疼痛、头晕、失眠等症状。大多数发生在青年和壮年，以 20~40 岁者多见，女性多于男性，患者过度劳累和情绪激动时容易诱发。

心脏神经症的发生主要是由于抑郁、焦虑、紧张、负性事件等因素产生的创伤,使大脑皮质受到强烈刺激而引起大脑皮质兴奋与抑制过程出现障碍,导致中枢神经功能失调、自主神经功能紊乱,造成心脏血管功能异常。本病的发生与下列因素有关:①遗传性:家族成员患有焦虑障碍和神经症。患者家族中往往父母、兄弟、姐妹均有不同程度的神经症表现,因此易患有此病。②个性特点:患者通常情感较为脆弱、容易抑郁、好强、爱面子、要求完美,生活压力大,遇事紧张,容易诱发本病。③生活事件:如患者经历或亲闻同事或亲人因心脏病猝死,或因休息不足疲劳等出现心悸、心慌等症状时,会出现紧张、担心,也易诱发本病。④心理因素:患者不幸的婚姻生活、不良的家庭成员关系、人际交往能力差都会是风险因素。童年负性生活事件也有可能成为易感因素。⑤其他:某些症状(如心慌、心悸)可能与β受体过敏综合征(β受体功能亢进)相似,故有人认为机体对β受体过敏是引起本病的主要原因之一。

心脏神经症最典型的表现为惊恐发作,患者常常到心内科急诊或住院治疗。主要表现为突然发生的强烈不适,可有胸闷、心悸、出汗、手足发麻伴濒死感、要发疯感或失控感,每次发作约15分钟。发作可无明显原因或无特殊情境,以反复出现强烈的惊恐发作伴濒死感或失控感,以及严重的自主神经症状为特点。很多患者在特定场合发作后,会出现预期焦虑,并回避曾经发作时的场景。

四、呼吸系统疾病

(一) 肺性脑病相关精神障碍

肺性脑病(pulmonary encephalopathy)又称肺脑综合征(pulmono-cerebral syndrome),是指由慢性肺部疾病引起重度肺功能不全或呼吸衰竭时出现的一种精神障碍。引起肺性脑病的疾病包括慢性肺气肿、慢性气管炎、肺纤维化、肺结核等慢性呼吸系统疾病。

肺性脑病临床表现主要有:①意识障碍是肺性脑病的最主要表现。患者的意识障碍可以表现为嗜睡、昏睡、谵妄等,严重者可以出现昏迷。②脑衰弱综合征。在肺部疾病进展缓慢、肺功能较好的患者,或在出现意识障碍以前,许多患者均可有易疲劳、感到记忆力下降、注意力不集中、睡眠不好、情绪不稳定等脑衰弱综合征的症状。③有的患者可以出现精神病性症状,如听幻觉、视幻觉、关系妄想、被害妄想等精神病性症状。

根据慢性肺部疾病史、阻塞性肺病、呼吸困难、发绀和上述精神神经症状等可进行诊断。必要时结合实验室检查(血氧分压下降、二氧化碳分压升高)、脑电图(呈弥漫性慢波)等有助于诊断。

临床治疗:①首先要避免诱发肺性脑病的各种因素,如禁用或慎用麻醉药、催眠药、抗精神病药,预防呼吸道感染、充血性心力衰竭、气胸、血压下降等的发生。②加强通气功能,加速二氧化碳排出(但不可吸入高浓度氧,否则会引起意识障碍),改善脑缺氧,降低颅内压,维持电解质及酸碱平衡。③精神障碍的处理。有意识障碍时,如兴奋躁动较轻时不必应用抗精神病药,以免进一步抑制呼吸功能。兴奋加剧时可肌内注射地西泮或氟哌啶醇,意识清晰者,为控制精神症状可口服小剂量喹硫平或奥氮平等。④可用促进脑代谢药,如ATP、辅酶A、胞二磷胆碱等。

(二) 支气管哮喘

支气管哮喘(bronchial asthma,BA)是一种呼吸系统常见病、多发病,近年来的研究将其分为两类。一类为以过敏因素为主的变态反应性疾病,随着变应原的不断增多及免疫功能的减退,本类疾病近年来有增多的趋势,特别是在儿童;其主要病理改变是广泛的、可逆性的支气管黏膜水肿、分泌增加,以及呼吸道痉挛、狭窄、阻塞;主要临床表现是发作性咳嗽或伴有哮鸣音的吸气性呼吸困难,一般需应用支气管扩张剂与激素才能使症状缓解。另一类是以社会心理因素为诱因,产生支气管平滑肌反应性增高,在情绪应激时通过自主神经机制引起的哮喘,常可自发缓解。第一类哮喘的病因与变态反应、气道高反应性、遗传因素、呼吸道感染、神经调节、自主神经功能失调、内分泌异常、社会心理因素等多种因素有关。心理社会因素在两类支气管哮喘中都起着重要作用,即使在第一类支气管哮喘中,心理应激对哮喘的发生、发展与预后也有重要影响。

精神障碍的产生主要与肺功能不全有关：①情绪障碍型：患者在发作时常伴有恐惧焦虑、烦躁、抑郁等不良情绪。②抑郁-妄想型：可出现妄想，以被害妄想、关系妄想、罪恶妄想等为主，可伴有幻听，也常伴有轻度意识模糊。③癫痫样意识障碍型：多为短暂的意识丧失，类似癫痫小发作。患者在哮喘发作时还可伴有癫痫样抽搐。哮喘与意识障碍消长是平行的。有观察表明，哮喘发作与某些功能性精神病可能有拮抗作用，但这一现象仍需进一步研究证实。④其他自主神经功能紊乱，如头晕、眼花、出汗等。还可以出现癔症样发作。

临床治疗：①控制发作：急性期常需用解痉、平喘药。②去除发作诱因：如控制感染等。缓解期可进行特异性脱敏治疗。③抗变态反应药物的应用：如激素等，缓解期可进行非特异性脱敏治疗和应用免疫增强剂。④心理支持：对于心理因素在发作中起较大作用的患者，暗示治疗可缓解发作。⑤家庭治疗：如矫正家庭成员的育儿态度也颇为重要。

五、内分泌系统疾病

内分泌系统疾病的发生、发展和结局与心理和社会因素密切相关。内分泌系统疾病的患者经常出现精神症状，抑郁和焦虑最为普遍。越来越多的神经内分泌研究揭示了心身相互作用的生物学机制。应激对内分泌系统的影响受到广泛关注。

（一）糖尿病

糖尿病（diabetes mellitus，DM）是一组以血糖升高为主要表现的内分泌-代谢疾病，其主要发病机制是胰岛素分泌绝对或相对不足和/或靶细胞对胰岛素敏感性降低，进而引起糖、蛋白质、脂肪和水电解质代谢紊乱。糖尿病与精神病学的关系，在发病原因、发病机制以及精神症状的产生、预防及治疗等方面越来越受到重视。

糖尿病的病因和发病机制至今尚不完全清楚，一般认为遗传和心理、社会环境之间的复杂相互作用是糖尿病发病的主要因素。糖尿病导致的神经系统改变可引起自主神经功能紊乱的症状，糖尿病的酮症酸中毒引起的维生素缺乏、代谢障碍及合并的动脉硬化微血管改变与精神障碍的发生也有关。

糖尿病相关精神心理问题会出现以下临床表现。

1. 神经衰弱综合征　疲倦、无力、失眠、烦闷、疑病、注意力不集中、记忆力减退等。

2. 抑郁状态　情绪低沉、悲观、消极等，抑郁常同时伴有明显焦虑，这可能是本组患者自杀倾向较强的一个原因。抑郁表现女性重于男性，病程越长抑郁越重。

3. 焦虑状态　糖尿病患者的焦虑症状也很突出，患者可表现为焦虑、紧张、苦闷、恐惧，伴有心悸、多汗、脉速、坐立不安并多处就医等，患者的焦虑情绪会影响血糖的恢复，但与血糖的高低并不成正比。焦虑和抑郁两种状态往往相互混杂交织出现。

4. 幻觉状态　偶有一过性闪光、闪电或各种彩色物体的幻视。

5. 意识障碍　早期表现为嗜睡，多发生在躯体症状加重和血糖升高或接近昏迷前。随着血糖的变化，意识障碍的程度也有波动，如若糖尿病进一步恶化，意识障碍也随之加深，在恶化前先出现口渴、恶心、呕吐等酮症酸中毒症状，最后陷入昏迷，其间可有错乱状态。

糖尿病治疗的根本措施在于控制血糖。目前尚无有效的病因治疗，故糖尿病须终身治疗，疗效满意与否在于能否长期坚持治疗（包括饮食疗法、应用降糖药物等）。精神障碍时可酌情应用各种抗精神病药，如抗抑郁药、抗焦虑药，但吩噻嗪类药物具有升高血糖作用，需慎用。

（二）垂体前叶功能异常

垂体前叶功能异常可见两种情况。一是垂体前叶功能亢进（anterior pituitary hyperfunction），垂体前叶的嗜酸性细胞或嫌色细胞瘤可分泌过量的生长激素，在青春期造成巨人症，在成人造成肢端肥大症。其导致精神障碍的可能原因有：①躯体外型改变为精神因素导致患者出现精神障碍；②生长激素直接导致精神症状的产生；③生长激素水平改变通过其他中间环节（如代谢异常）导致精神障碍。二是垂体前叶功能减退（anterior pituitary hypofunction），由于不同性质的病变造成的垂体前叶激素分泌不足,继发了甲状腺激素、肾上腺皮质激素、性腺激素的分泌不足,进而导致躯体症状、体征以及精神症状的产生。

垂体前叶功能亢进时出现的精神障碍主要有:①个性改变。有的患者可表现为懒散、始动性差,有的患者可表现为情绪不稳和易激惹,还有的患者可出现幼稚行为和冲动行为。②认知功能水平的下降。表现为反应慢、领悟较困难,有的患者可出现智能障碍。③部分患者可表现出敏感、多疑。④少数患者可出现抑郁障碍。垂体前叶功能减退可伴有甲状腺功能减退、肾上腺皮质功能减退以及性腺功能减退时所伴发的各种精神障碍。

治疗上包括病因治疗、精神症状的治疗(如抗抑郁、抗焦虑、镇静催眠、应用抗精神病药及相应的心理治疗)、支持性治疗、对躯体症状和精神症状的护理和监护等。

(三) 甲状腺功能亢进

甲状腺功能亢进(hyperthyroidism)简称甲亢,可分为甲状腺性甲亢、垂体性甲亢、甲亢伴瘤综合征和/或人绒毛膜促性腺激素(human chorionic gonadotropin,hCG)相关性甲亢、卵巢甲状腺肿伴甲亢、医源性甲亢以及暂时性甲亢等。出现精神障碍的主要原因应该是甲状腺素的水平增高,导致中枢神经系统功能紊乱。格雷夫斯病(Graves' disease,GD)所致精神障碍是在一定遗传素质的基础上,对精神刺激的应激反应诱发躯体的免疫功能紊乱,使躯体免疫耐受、识别和调节功能减退,进而导致甲状腺自身的结构损害,发生功能异常以及 T_3、T_4 增高,并导致精神障碍的产生。GD符合心身疾病的条件,而临床上所描述的甲亢所致精神障碍主要是指的 GD 所致精神障碍。

GD 所致精神障碍的临床表现是在高代谢症状群的基础上出现精神症状。高代谢症状群可表现为怕热、多汗、食欲亢进、体重明显下降、皮肤温暖潮湿等;有的患者有体温的轻度增高。精神症状可出现躁狂发作的表现;有的患者可以出现幻觉、妄想等精神病性症状。甲状腺危象时,患者可出现意识障碍,主要表现为谵妄,同时伴有体温的明显增高。此外,近年来的研究提示,下丘脑-垂体-甲状腺轴(hypothalamic-pituitary-thyroid axis,HPT 轴)功能的不稳定与患者出现焦虑或激惹有密切关系,而稳定 HPT 轴的功能是治疗的关键。甲状腺功能异常相关精神心理障碍的处理包括症状治疗和支持治疗。有神经症状者可采用苯二氮䓬类药物,有抑郁情绪者可用抗抑郁药,有幻觉、妄想、兴奋、躁动和分裂样精神症状者可用小剂量抗精神病药,如氟哌啶醇、奥氮平、喹硫平等。

(四) 甲状腺功能减退

甲状腺功能减退(hypothyroidism)简称甲减,在临床上分为三种主要的类型,即原发性甲状腺功能减退(primary hypothyroidism)、继发性甲状腺功能减退(secondary hypothyroidism)或下丘脑-垂体性甲状腺功能减退(hypothalamic-pituitary hypothyroidism)和甲状腺激素抵抗综合征(thyroid hormone resistance syndrome),其中原发性甲减约占 90%。由于甲状腺激素的分泌减少,躯体代谢低下,引起透明质酸、黏蛋白、黏多糖在躯体各器官和组织的浸润,造成脑血流量减少、脑细胞萎缩、神经纤维退行性变等中枢神经系统病变,最终导致各种精神障碍的产生。有研究表明,甲减所产生的各种精神障碍与患者病前的个性也有一定的关系。对于婴儿期的患者来说,甲减的后果主要是导致躯体以及中枢神经系统的发育受到明显的影响,在此基础上出现精神方面的问题。

成人期甲减的精神症状主要表现为:①抑郁症状;②情感平淡或情感淡漠;③幻觉、妄想等精神病性症状;④智能障碍:患者可以出现智能的全面减退,如果及时发现并治疗原发性疾病,智能障碍是可逆的;⑤黏液性水肿昏迷:一般在冬季发生,老年患者多见,在发生昏迷以前一般有畏寒、嗜睡、体温下降等前驱表现。

治疗原则是:①对于甲减导致的抑郁症状可采用抗抑郁药治疗。②除治疗原发疾病以外,对于由甲减所导致的智能减退应加强训练,以促进其智能的恢复。③给予甲状腺素对于缓解患者抑郁症状有重要的作用,但应该根据患者整个 HPT 轴的功能情况具体处理,否则给予甲状腺素后会对患者的整个 HPT 轴功能造成干扰,反而不利于患者躯体症状以及精神症状的改善,因此对于某些病例应由精神专科医师和内分泌专科医师联合处理。④对于甲减的患者(特别是老年患者)应加强营养和护理。

(五) 肾上腺皮质功能异常

肾上腺皮质功能异常导致的精神障碍有两种情况,一种是肾上腺皮质功能亢进(库欣综合征,Cushing syndrome)导致的精神障碍,另一种是肾上腺皮质功能减退导致的精神障碍。库欣综合征产生精神障碍的原因目前并没有完全阐明,由于该综合征导致的精神障碍以情绪低落最为常见,临床上首先推测其可能和患者患病以后出现的向心性肥胖、"满月脸""水牛背"等特殊外貌有很大的关系,即认为躯体疾病可作为一个明显的心理因素导致精神障碍。另外,库欣综合征符合心身疾病的许多特点,如患者的发病与应激以及情绪因素有密切的关系,部分临床调查也显示部分患者有抑郁或自杀的家族史,此外还有部分患者以精神症状为首发症状。

慢性肾上腺皮质功能减退(chronic adrenocortical hypofunction)分为原发性和继发性两种,前者又称为艾迪生病(Addison disease),是由肾上腺本身的各种病变(如感染、结核、自身免疫肿瘤等)导致肾上腺的破坏,进而造成肾上腺皮质功能减退所致;后者是由下丘脑-垂体病变导致促肾上腺皮质激素(adrenocorticotropic hormone,ACTH)水平下降所致。关于慢性肾上腺皮质功能减退导致精神障碍的机制,可能和糖皮质激素、盐皮质激素、性激素的全面下降,进而使躯体出现低血糖、低血钠等症状相关。

库欣综合征患者中约有 1/2~3/4 出现精神症状,以抑郁症状最为常见。患者可表现出明显的情绪低落,在此基础上可出现自我评价下降、精神萎靡不振、睡眠障碍、思维和行为抑制等,也可伴有明显的焦虑情绪。患者的抑郁症状严重程度多为中重度,有的患者可有自杀观念和自杀行为,还有的患者可表现出抑郁性木僵。此外,有的患者可在抑郁综合征的基础上出现思维障碍,如被害妄想、关系妄想、疑病妄想等,在临床上呈现精神病性抑郁的表现。实验室检查发现,血中促肾上腺皮质激素释放激素(corticotropin releasing hormone,CRH)、ACTH 以及皮质醇增高,而皮质醇的增高产生中枢神经系统的毒性作用,导致中枢神经系统神经元树突、轴突乃至胞体的萎缩及凋亡,这种变化主要发生在中枢神经系统的海马、杏仁核以及前额叶皮质,从而导致个体认知功能障碍,如个体不能够赋予生活及日常行为意义并出现抑郁综合征。

慢性肾上腺皮质功能减退的患者约有 70% 可出现各种精神症状。其精神症状可表现为:①记忆障碍:特别是近记忆的障碍,还有一些患者可以在记忆障碍的基础上发展为智能活动的全面减退,在临床上出现类似痴呆的表现;②意志减退;③情绪不稳;④人格改变;⑤睡眠障碍;⑥在艾迪生病危象的情况下患者可出现各种类型的意识障碍,如嗜睡、昏睡、谵妄等。

对于以下丘脑-垂体-肾上腺轴(hypothalamic-pituitary-adrenal axis,HPA axis)功能亢进为主要病理生理背景的抑郁患者的治疗目标,应该是降低 HPA 轴的活性或稳定 HPA 轴功能。目前能够起到这一作用的抗抑郁药主要有帕罗西汀、舍曲林、西酞普兰、艾司西酞普兰、文拉法辛、度洛西汀等。这类患者所出现的精神病性症状仍应根据患者的具体情况使用第一代或第二代抗精神病药物。

六、手术科室相关疾病

手术科室相关疾病常见的心身问题几乎都是围绕手术的。手术对个体而言是一种应激事件,尤其是重大手术、紧急手术或者疾病治疗必须手术时。心身问题或心身反应贯穿于整个手术过程,包括术前、术中和术后。手术常见的心身反应包括境遇性抑郁、活动能力受限、睡眠紊乱、疼痛等。患病、手术、术后康复对个体来说都是重大的精神应激事件。需要接受现实,逐步采取措施,尽量减少应激,加快伤口愈合,预防可能的精神心理问题的发生。

(一) 减重手术

肥胖已经成为 21 世纪的"流行病",是目前全世界最关注的公众健康问题之一。肥胖会共病躯体疾病和心身疾病,导致生活质量的下降。由于这些共病,全球每年因肥胖死亡的人数达到了 250 万。肥胖会缩短寿命,严重肥胖患者预期寿命会缩短 20 年。肥胖越严重,共病越多,死亡风险越高。寻求减重手术治疗的肥胖患者往往是重度肥胖,躯体疾病和心身疾病共病更多,死亡风险更高。

NOTES

因肥胖进行减重手术的患者可能会共病抑郁、焦虑和自尊受损,还会存在行为问题,比如过度节食、间断暴食或者不断进食高热量食品和饮料。在社交领域中,进行减重手术的患者会有病耻感、受到歧视、被社会隔离、亲密关系不满意、工作问题多。肥胖往往被看作是患者的人格缺陷,而不是疾病。患者在社交和工作环境中通常会感到不被理解、被忽视,经常会遭受拒绝。由于精神心理因素在减重手术患者中的重要性,精神科医师应该参与减重手术前的评估和减重手术后的治疗。减重手术的目标不仅是减少体重,而且要减少甚至治愈躯体共病和精神心理问题共病。减重手术的失败往往是社会心理因素和/或进食障碍导致,而非技术因素导致。影响手术效果的因素有回避型人格特征、边缘型人格特点、被动攻击型人格特征等。手术后患者会更自律、较少的神经质、防御减少、自尊增加。手术后患者的体象感觉明显改善,自责明显减少,抑郁明显减轻。部分患者术后存在暴食和不可控的过度饮食反弹情况,表现为情绪化的过度进食、进食高热量的食物,因此这部分患者减重手术效果差,术后体重回升。术后进食方式是影响术后结局的一个重要因素。

(二)整形手术

美容整形手术的早期研究发现,在咨询美容整形手术的患者中,有 47.7% 的患者符合一种精神障碍的诊断。发生率最高的三种精神障碍为自恋型人格障碍、表演型人格障碍以及躯体变形障碍。自恋型人格障碍在咨询美容整形手术的患者中发生率可以高达 25%。躯体变形障碍的发生率在咨询美容整形手术的患者中是普通人群的 16 倍。自恋型和表演型人格障碍的特征为寻求注意、情绪化明显、情绪不稳定。躯体变形障碍的特征是对微小的身体瑕疵(甚至不能说是瑕疵)非常纠结、非常在意。

大多数人对美容整形手术适应良好。尽管很难去定量美容整形术后的心理效果,但是美容整形手术能恢复功能,改善患者的自尊。比如罹患乳腺癌的患者如果同时做了乳房成形术会比单纯进行乳房切除术感受更好,患者的满意度会更高;并且进行乳腺癌根治术的同时做乳房成形术与延迟做乳房成形术相比,心理问题更少。在美容整形手术中,对躯体变形障碍的患者需要谨慎。躯体变形障碍的患者通常偏执地认为身体有某种外貌缺陷,尽管不明显或影响相当小,医师和家人朋友的劝说无效,执意手术,此时建议精神科医师会诊。但需注意与患者的沟通语气和方式,需要先积极共情,再选择合适的机会会适当地提出诊疗建议。

(三)烧伤

烧伤后的心理应激逐渐令人关注。第一,烧伤作为重大的心理创伤,会出现相关的心理反应,严重的可能会引起创伤后应激障碍,出现烧伤事故相关场景的闪回、回避症状、高度警觉、易惊跳、噩梦等;第二,由于烧伤和/或治疗引起的疼痛,会出现焦虑、抑郁情绪;第三,患者外表形象的改变,运动、活动的受限对患者都是精神应激。患者既需要从外部(即他人对自己烧伤后身体变化的反应)来评估衡量,也需要从内部(即自身对烧伤后身体变化的反应)来评估衡量。值得关注的是,烧伤前的心理状态是烧伤后心理状态的最佳预测因子。

烧伤领域中研究最多的精神科疾病是物质使用障碍和创伤后应激障碍。对于被确认有酒精中毒或滥用问题的烧伤患者,急性治疗期需要处理酒精依赖的戒断症状,最佳处理方法可能是标准的戒断处理程序合并使用相对长效的苯二氮䓬类药物。在烧伤患者中出现酒精戒断症状会导致严重后果,对怀疑有酒精依赖的患者,须及时进行戒断处理。相当一部分烧伤患者会罹患创伤后应激障碍,患病率为 21%~43%。患者在烧伤后 1 个月以内会出现创伤后应激障碍的症状,包括再体验症状群、高警觉症状群。烧伤后罹患创伤后应激障碍的高危因素包括既往创伤次数较多、单纯恐惧症的病史,以及失控感增加。烧伤后创伤后应激障碍的治疗与其他类型所致创伤后应激障碍相同,包括药物治疗和心理治疗。

(四)重大心脏手术

心脏手术对患者和家属来说更是一个重大精神应激事件。对于接受重大心脏手术的患者来说,他们的心理痛苦远远大于一般人群。心脏瓣膜置换术患者围手术期常出现焦虑不安、抑郁、恐惧等情

NOTES

绪异常,这些异常的情绪可引起个体严重的心理与生理应激反应,同时也严重影响患者术后的恢复,以及患者重新返回工作岗位的能力及生活质量。这些情绪障碍的发生率较高。有调查显示,心脏瓣膜置换术后患者情绪障碍的发生率达 100%,其中焦虑、抑郁的发生率高达 81% 和 86%。也有报道术后 39% 的患者有精神障碍,大部分是抑郁发作,58% 有性功能障碍。以上数据提示接受心脏手术治疗的患者,术前术后都有不同程度的精神心理问题。

目前对心脏手术后患者认知功能是否损害的研究结果并不一致。有研究发现手术后患者的认知功能下降,虽然术后随访时患者的认知损害有所恢复,但仍有一部分患者在手术后 5 年依旧存在认知功能的损害,包括言语智商、总智商、视觉记忆保持能力及视觉空间结构能力、知觉速度、工作记忆及字词的短时记忆损害等。另外一些研究结果显示,手术后患者的认知功能并没有下降,相反还有一定程度的提高,研究样本多数来源于冠状动脉旁路移植手术的患者,研究结果证实即使是 60~70 岁老年患者,手术后其认知功能依然较手术前有所提高,而且在手术后 1~3 年都没有显著下降。对于使用体外循环施行手术的患者,在术前 1~3 天及术后 7~18 天分别进行测试,发现术后没有明显的认知功能下降。尽管当前研究的结果不一致,但研究者都发现出院时患者的认知功能水平是识测术后长期认知功能的重要指标。

(五) 重症医学科患者的睡眠障碍

重症监护病房(intensive care unit,ICU)患者 24 小时的总睡眠时间与非住院患者差异不显著,但睡眠结构差别显著。ICU 患者普遍存在昼夜节律紊乱,包括睡眠时相前移、时相后移及无固定节律性睡眠,夜间不睡、白天不醒的睡眠节律倒错者也不少见。在 ICU 内,频繁的唤醒使得睡眠时段片段化,慢波睡眠(slow wave sleep,SWS)和快速眼动睡眠(rapid eye movement sleep,REM sleep)持续时间和频率均减少。当患者转出 ICU 到普通病房后,在 ICU 治疗期间引起的睡眠改变大都会得到改善并恢复正常,也有一些患者可能会持续一段时间不能完全恢复。危重症患者发生昼夜节律紊乱的原因可能与 ICU 的环境中缺乏有效的计时器有关。并且,全身炎症反应也可能通过影响时间生物学标志物而使昼夜节律紊乱。

关于 ICU 中使睡眠最优化的研究包括对非药物性的睡眠集束化措施、明亮灯光治疗、耳塞、药物治疗、舒缓技术和不同机械通气模式等的研究,这些研究得出了一定的结果,但没有单一研究充分证明某项措施的有效性,这可能是因为成功改善 ICU 睡眠需要内因和外因共同作用。ICU 特定睡眠流程的广泛采用需要各中心对其实施作出实质性承诺。为了促成这些改变,需要展示出实实在在的好处,证明改变长期存在的工作流程和护理习惯是有意义的。

七、妇女相关疾病

(一) 妊娠与分娩期常见心身问题

妊娠与分娩是女性生命过程的一个特殊阶段,这个过程是一种自然的生理过程,也是严重的精神心理应激事件。由于生理和心理的巨大变化,以及这些巨大变化的相互影响,使得女性在孕产期容易产生各种精神心理问题导致孕产期不顺利、母婴并发症增多等结果。相关研究表明,孕产妇时期发生精神心理障碍会影响子代的心身健康。

孕期常见的心理反应包括焦虑、情绪低落、情感不稳以及易激惹。孕产妇的焦虑主要表现为对妊娠及分娩过程的担忧、紧张、思虑过度,同时伴有躯体不适的各种症状。由于对能否耐受妊娠及分娩过程、能否照顾婴儿缺乏自信心,以及原有生活能力下降,孕产妇会出现情绪低落。情绪不稳在孕产妇中十分常见,表现为情绪变化大,没有明确原因的委屈、哭泣,有时能达到周围人不能理解的程度。孕产妇的易激惹性主要表现为极易因小事而出现较强烈的情感反应,或暴怒发作,持续时间较短暂。

上述心理反应发生的同时,也会伴随多种生理功能紊乱,包括睡眠障碍、进食障碍、排泄障碍等。睡眠障碍多表现为入睡困难、睡眠浅表、多梦及早醒,白天感觉疲乏无力、头脑不清。进食障碍是孕期多见的生理症状,主要在焦虑紧张时出现,表现为食欲减退、反酸嗳气、恶心呕吐、胃胀等,导致孕妇体重增长缓慢,并发贫血、营养不良等影响胎儿发育;也可见不可控制的反复觅食行为,以缓解紧张、焦虑情绪,导致孕妇体重增长过快、糖脂代谢紊乱、胎儿体重偏大,进而可能导致难产。排泄障碍主要表现为无原因、无规律的腹泻、便秘、小便频繁等,特别是夜间失眠时,小便次数增加但尿量不多。上述情绪障碍引起的生理功能紊乱与妊娠引起的生理功能改变容易混淆,鉴别诊断时应该从孕妇的社会家庭关系、情绪状态、心理自我感受、临床辅助检查等多方面综合分析。

产后抑郁障碍(postpartum depression disorder,PDD)是指产妇在分娩以后出现抑郁症状,达到精神病学的抑郁发作诊断标准时,称为产后抑郁障碍,又称为产褥期抑郁障碍。国外报道的患病率为3.5%~33%,国内报道患病率为3.8%~16.7%。既往抑郁障碍病史是产妇分娩后抑郁障碍复发的高危因素,有部分患者的产后抑郁障碍实际上是产前抑郁障碍的延续。产后抑郁障碍症状一般较重,伴有精神病性症状,如不及时治疗,可能出现自杀及伤害新生儿的严重后果,应与产后不良情绪、产褥期精神病相鉴别。产后抑郁障碍应系统、规范、综合干预,使用抗抑郁药同时可合并抗精神病药物治疗,配合心理治疗以达到临床治愈。

(二)功能失调性子宫出血

功能失调性子宫出血(dysfunctional uterine bleeding,DUB)简称功血,检查患者的内、外生殖器官无明显器质性病变,是由下丘脑-垂体-卵巢轴功能失调引起的异常子宫出血,表现为月经周期、行经时间、月经量失去规律性,出血少时患者可以没有任何自觉症状,出血多时会出现头晕、乏力、心悸等贫血症状。引起功能失调性子宫出血的常见因素有精神创伤、过度紧张、情绪变化、环境气候变化、过度劳累、营养不良、代谢紊乱等,这些因素通过中枢神经系统影响下丘脑-垂体-卵巢轴功能调节,使得卵巢功能失调、性激素分泌异常,从而影响靶器官子宫内膜的周期性变化,外显的症状是月经紊乱。

对于功能失调性子宫出血患者,必须详细询问病史,做全面体格检查(包括妇科检查及辅助检查),排除器质性疾病,做出正确诊断,同时要注意患者有无精神紧张、心理压力、情绪波动、恐惧忧伤等心理因素,了解患者的性格特征、生活经历、应激事件等情况,给予必要的心理干预。

(三)经前期综合征

经前期综合征(premenstrual syndrome,PMS)又称经前紧张症,常见的症状可归纳为三方面:①躯体症状:表现为头痛、乳房胀痛、腹部胀痛、肢体水肿、体重增加等;②精神症状:表现为烦躁、紧张、易怒、焦虑、抑郁及饮食、睡眠、性欲改变等;③行为变化:表现为注意力不集中、自信心降低、工作效率下降、意外事故及冲动行为倾向等。经前期综合征一般采用心理治疗为主、药物治疗为辅的综合性治疗,针对不同个体制定治疗方案,以缓解症状为主;其中心理疏导十分重要,应寻找心理因素的根源,纠正不正确认知,保持健康的生活方式,建立应对疾病的自信心。如果情绪不稳定,严重影响生活和工作,要考虑抑郁障碍、焦虑障碍;如果诊断明确,选用抗抑郁药及抗焦虑药等药物治疗。

(四)绝经综合征

绝经(menopause)是每个女性生命进程中必经的生理过程,卵巢功能逐渐减退至停止,达到永久性无月经状态,连续12个月停经称为绝经,自然绝经年龄为50岁左右。围绝经期(perimenopausal period)是指女性自生育期的规律月经过渡到绝经的较长时间阶段,而绝经综合征(menopausal syndrome)是指女性绝经前后出现性激素波动或减少所致的一系列躯体及精神心理症状。

部分女性在围绝经期阶段的绝经综合征表现十分显著,患者有更多的神经精神症状,包括:倦怠、眩晕、失眠、头痛、易疲劳;惶惶不安、心慌意乱、担心害怕、烦躁易怒、沮丧忧郁、情绪不稳或情绪失控;严重的失落感、空虚、对未来悲观、担心衰老、害怕独处、没有安全感;记忆变差、反应迟钝、注意力不集中、日常工作能力及社交能力下降等;有的甚至出现自卑、自责、自罪及自杀行为;还有的以嫉妒、疑病、被窃或被害等妄想为表现,可伴有幻觉等。精神科诊断应该由精神科医师经过评估后做出。治疗应采取综合干预措施,包括心理治疗(支持性心理治疗、认知治疗、行为治疗、放松治疗等)以及药物治疗(抗抑郁药、抗焦虑药、雌激素补充等),可以获得更好的治疗效果。

八、儿童青少年相关疾病

(一) 儿童糖尿病

儿童糖尿病主要为1型和2型糖尿病。儿童1型糖尿病（type 1 diabetes，T1D）是一种自身免疫性疾病，具有遗传易感性的个体在多种因素作用下机体免疫功能出现障碍，自身抗原被激活，最终破坏胰岛β细胞，导致血清中胰岛素绝对缺乏，从而发生糖尿病，需要终身胰岛素补充治疗。儿童2型糖尿病（type 2 diabetes，T2D）则是由于胰岛素抵抗、胰岛素分泌不足，不能满足血糖升高的需要而导致发病，与儿童肥胖和遗传关系密切。

近年来，中国儿童1型糖尿病（T1D）的发病率呈显著上升趋势。根据《中国1型糖尿病诊治指南（2021版）》，过去20年间，中国15岁以下儿童的1型糖尿病发病率增加了近4倍。《中国儿童1型糖尿病标准化诊断与治疗专家共识（2020版）》指出，我国儿童T1D的发病率约为2/10万至5/10万，且有低龄化趋势。与此同时，随着生活方式的改变和肥胖率的上升，儿童和青少年2型糖尿病（T2D）的发病率显著增加。根据《中华儿科杂志》2020年发布的《儿童青少年2型糖尿病诊治中国专家共识》，儿童糖尿病中1型糖尿病占89.6%，2型糖尿病占7.4%。

研究显示，糖尿病患儿创伤后应激障碍（post-traumatic stress disorder，PTSD）的发生率明显高于普通人群，18.5%的1型糖尿病患儿有严重或很严重的PTSD，51.9%报告中度以上的PTSD，而且创伤性影响并不仅仅局限于诊断初期，可以持续影响整个病程。

患儿抑郁障碍、焦虑障碍的发生率也较普通人群儿童显著增高。确诊后的前5年是抑郁高发时期，尤其是第1年，而之后发病率会有所下降，直到确诊10年后发病率又会再次上升。20%~50%的青少年糖尿病患者可共病抑郁障碍。糖尿病会造成患儿恐惧不安及担忧，尤其是经历了低血糖发作后产生的对低血糖的恐惧和担忧。另外，长期的治疗和反复住院等也会使儿童感到厌烦。产生焦虑和抑郁的主要原因包括无法稳定控制血糖、反复住院、注射设备的使用、监测频率减少、对血糖控制的担心以及总体生活质量的下降。

糖尿病患儿也较易出现进食行为问题。荟萃分析表明，T1D青少年儿童进食行为问题的患病率为39.3%，明显高于正常对照组。青少年女性患者更易出现进食问题，可以表现为为了控制体重而节食、暴食、催吐、过度运动以及对形体和体重持有不理智的认知等。血糖控制不佳、糖化血红蛋白水平高、体重指数高及不合理的体态认知、低自尊、抑郁情绪都是发生进食行为问题的高危因素。

T1D影响患儿的认知能力发展，起病年龄、严重低血糖发作次数和持续高血糖与患者的认知能力损害相关。越早出现糖尿病，对认知功能的影响就越大。另外，糖尿病还影响儿童的生存质量。

儿童糖尿病主要依据血糖水平和糖化血红蛋白等生理生化指标的异常而做出诊断。但基于全人全程慢病管理的理念，对糖尿病儿童少年的全面评估十分必要。在诊断初期及之后的随访治疗期间，应该定期对患儿的相关代谢指标、可能的并发症以及心理行为和环境进行全面评估，心理行为评估通常包括神经心理发育状况、焦虑抑郁情绪（包括对低血糖的恐惧）、进食行为和生活质量。美国糖尿病协会指南推荐年满7岁的糖尿病患儿就应该开始进行独立的心理行为评估。家庭环境评估包括养育压力、家庭关系、家庭功能、父母精神健康状况。

儿童糖尿病的治疗目标包括控制血糖水平、促进儿童健康成长、预防和治疗并发症。治疗强调综合干预和全病程管理，需要多学科治疗团队。社会心理行为的干预是除药物治疗外的儿童糖尿病治疗管理的重要组成部分，主要包括健康教育，生活方式及饮食、运动管理，心理行为问题的干预，学校支持和管理，以及向成年期过渡的干预等。

(二) 儿童支气管哮喘

哮喘是儿童期最常见的慢性疾病之一，其发病与遗传易感性、环境变应原和精神心理等因素密切相关，包括遗传特质、低出生体重、肥胖、男孩、个性特点、情绪状态，环境因素包括变应原、感染、定植微生物、烟草、空气污染、气候变化、饮食、药物，还有父母养育方式、家庭环境。哮喘患儿共病精神心理障碍的比例高于普通人群。研究显示,患儿罹患精神心理问题的风险与儿童少年哮喘的严重程度呈正相关。如不积极治疗,1/3~1/2 的儿童期哮喘可以迁延至成人期。心理干预在哮喘儿童(尤其是严重哮喘儿童)处理中的作用越来越受到重视。

哮喘对患儿心理行为的影响是多方面的,包括焦虑、抑郁的增加和生活质量的下降、亲子关系的改变等,持续控制不佳或迁延不愈可引起哮喘患儿认知功能障碍。儿童哮喘认知功能障碍的主要临床表现为智力、注意力、学习记忆力、执行功能的下降。哮喘患儿共病注意缺陷多动障碍(attention deficit hyperactivity disorder,ADHD)的比例明显高于普通人群。究其原因,可能与哮喘症状反复发作引起的间歇性缺氧和睡眠障碍有关。

用于哮喘治疗的全身性皮质类固醇会产生一系列心理影响。大剂量泼尼松或泼尼松龙可引起情绪和行为变化,包括紧张、欣快或情绪波动、精神疾病发作、躁狂或抑郁状态、偏执状态和急性毒性精神病。这些副作用可以发生在既往无精神疾病史的患者身上,值得临床关注。

哮喘临床评估除了症状和体征外,临床医师还应该评估:①与哮喘发作相关的危险因素,包括家庭、学校的物理环境和心理环境,家长的心理状态和应对方式;②可能存在的精神症状和障碍(尤其是焦虑、抑郁)可以通过简单的问诊或量表进行筛查;③患儿的认知发育水平及对症状的感知能力,可以通过临床访谈和智力评估、心理测量进行;④治疗依从性评估可以了解患儿及家长对疾病及治疗的认识、应对方式,以及经济状况等影响依从性的因素。

儿童哮喘由于发育水平的不同而有不同的临床表现,诊断主要依据呼吸道症状、体征及肺功能检查,证实存在可变的呼气气流受限,并排除可引起相关症状的其他疾病。值得注意的是,焦虑伴随的过度通气可能会被误认为哮喘发作,但其不存在呼气气流受限和肺功能改变。另一个与心理因素有关的需要鉴别的疾病是声带功能障碍,表现为声带的反常运动,即在吸气时声带闭合,导致患者感觉不能呼吸、憋气、喉部紧张,抗哮喘药物治疗无效。声带功能障碍(vocal cord dysfunction,VCD)与焦虑和慢性应激有关,喉镜检查可以确诊鉴别,但声带功能障碍也可以与哮喘共病。

心理教育、自我管理、环境调整、运动治疗和心理治疗是除了常规药物治疗外重要的治疗手段。家庭治疗和认知行为治疗可以有效治疗儿童焦虑、抑郁以及改善哮喘的控制。放松训练可以减少哮喘的发作和降低严重程度,生物反馈训练可以提高呼气气流的峰值。在精神科药物治疗方面,需注意使用 β 受体拮抗剂可能与治疗哮喘常用的 β 受体激动剂相抵触而造成危险。抗精神病药物可以用于治疗激素所致的兴奋躁动,但需要多学科合作评估药物使用的获益和风险。

(三) 儿童肥胖

肥胖(obesity)是一种慢性疾病,近年来上升趋势明显,逐渐成为全球性的公共卫生问题,不但存在于发达国家,也存在于中低收入国家(尤其是城市地区)。据世界卫生组织资料,全球 5~19 岁年龄组的肥胖人口数从 1975 年的 1 100 万人增加到 2016 年的 1.24 亿人,有 4 100 万 5 岁以下儿童超重或肥胖。女童的肥胖率增加到近 6%,男童的肥胖率增加到近 8%。目前,儿童肥胖人口最多的国家是美国和中国。

儿童期肥胖与遗传因素关系密切,包括遗传对饮食和摄食行为的影响,但心理行为和环境因素等多种因素在儿童期肥胖的发病中也起到重要作用。对发育早期的研究显示,母孕期过度增重、剖宫产、出生体质量过高或过低、人工喂养方式不当均可能造成儿童肥胖。中国传统的儿童健康观对"胖"的追求,导致家长对儿童肥胖认知不足,儿童过度饮食而超重甚至肥胖。其他诸如屏幕时间的增多、学业繁重、运动不足、睡眠障碍也会导致儿童肥胖。值得注意的是,存在抑郁、焦虑等情绪障碍的儿童,甚至父母存在情绪障碍的儿童,更容易发生肥胖。

肥胖对儿童的影响包括心身两个方面,肥胖可以引起儿童亚临床冠心病和动脉粥样硬化,增加高血压和冠心病的风险;可增加哮喘发生的风险或导致现患哮喘的恶化;可增加糖尿病和非酒精性脂肪肝、睡眠呼吸暂停障碍的患病风险;还可能导致机体 C 反应蛋白水平增加、双足的结构和功能异常等躯体疾病。肥胖对儿童的心理影响也显而易见,肥胖儿童的抑郁障碍、焦虑障碍的发生率高于普通人群。肥胖青少年更容易自卑,出现社交问题。对肥胖儿童的随访发现,较正常体重儿童,肥胖儿童更容易发生成年肥胖,而且,年龄越大的肥胖儿童,出现成年肥胖的风险越高,也更容易出现抑郁、焦虑等情绪问题。

进行儿童肥胖的诊断时,除了需要测量身高、体重,确定其满足肥胖的标准,还需要除外遗传代谢和神经内分泌疾病、服用药物等所致的继发性肥胖,需询问药物服用史。对小于 5 岁以及有遗传性肥胖综合征特征(显著的过度进食)或严重肥胖家族史的儿童,建议做遗传学检查。鉴于肥胖易引起多种并发症,应对患儿糖化血红蛋白、血压、血脂、睡眠呼吸状况、非酒精性脂肪肝、多囊卵巢综合征进行评估筛查,以便及时发现可能的并发症。同时,对患儿智力、心理行为、环境因素的评估,也有助于制定个性化的综合干预方案。

儿童肥胖的治疗目标在于控制体重、促进儿童心身健康发展。主要包括饮食管理、运动和生活方式干预、认知与心理行为干预、药物与手术治疗,需要多学科团队的联合干预。家长的认知和治疗积极性对治疗预后也有较大影响。

九、老年相关疾病

人口老龄化已成为当前全球重点关注的社会问题之一。人口老龄化是社会进步、经济发展的结果,同时也使老年人群的健康问题成为备受关注的公共卫生问题和临床医学问题。老年期伴随着生理功能的变化,同时也有心理方面的改变,体现在感知、运动、记忆、智力、情感、人格等方面。老年人群常见的心身医学问题包括起病于老年期与脑退行性改变相关的老年期痴呆,以及老年期抑郁、双相情感障碍、焦虑障碍、分离障碍、偏执性精神障碍等神经精神障碍,也包括与躯体疾病伴发的精神障碍等。老年人因机体老化而各种疾病明显增多,老年躯体疾病与心理障碍密切相关的现象普遍存在。

(一)老年人的躯体疾病和精神心理问题

常表现为以下几个方面。

1. 躯体疾病引起精神心理障碍   对于老年人而言,躯体疾病是一种重要的应激事件,多数情况会引起他们的焦虑和悲伤。易感个体会发生焦虑障碍。心肌梗死、骨折或者手术等有可能引起恐惧症。一些慢性疾病,例如关节炎、感觉器官损害等也与主观性焦虑有关。老年人群中神经系统疾病在早期可能以精神心理障碍的方式表现,这需要进行躯体方面的检查,仔细鉴别。突出的言语、情绪方面的改变,可能是脑器质性疾病的表现。

2. 以躯体症状为主诉的精神心理障碍   精神心理障碍常伴随多方面的躯体症状,例如心悸、吞咽困难、恶心、感觉异常和疼痛等。躯体症状障碍是老年患者中较为常见的精神心理障碍,焦虑或者抑郁的老年患者更愿意选择综合医院就诊。

3. 精神心理障碍引起躯体疾病   精神心理障碍可能通过对机体功能的影响直接或间接导致躯体疾病。老年人由于压力应对能力下降,对程度较轻的生活事件冲击便可能产生较为强烈的应激反应,引发血压波动、心律失常、心肌梗死等。抑郁状态伴随的食欲下降可能导致老年人营养不良,进而导致一系列躯体问题。

4. 老年期常见的心身疾病   老年期常见的伴随心身问题的躯体疾病涉及各个系统,包括冠心病、阵发性室性(或室上性)心动过速、高血压、支气管哮喘、神经性咳嗽、慢性胃炎、胆囊炎、胆石症、习惯性便秘或腹泻、甲状腺功能亢进或减退、糖尿病、类风湿关节炎、带状疱疹、腰背痛、神经性皮炎、瘙痒症、阴道炎、泌尿系统感染、眩晕症、自主神经功能紊乱、神经性耳鸣、神经性耳聋、青光眼、癌症、慢性疼痛、睡眠障碍等。心身疾病的发生、发展与社会心理因素密切相关,不同躯体疾病中心理因素所占成分各有差异,理解和利用好心身特点对这类疾病的治疗和康复具有很大帮助。

(二)老年期抑郁障碍

抑郁障碍的症状包括情绪低落、活动减少、兴趣下降以及紧张、焦虑等症状。老年期抑郁障碍更易以躯体不适作为主诉就诊,而不是抑郁心境,从而导致医师更多地考虑躯体疾病,忽视对抑郁障碍的识别。老年期抑郁障碍的抑郁表现并不典型,以疑病症状、焦虑、激越、躯体症状、精神运动性迟滞、认知损害、虚无妄想、贫穷妄想、罪恶妄想多见,在评估中应注重认知功能评估、精神病性症状评估、自杀自伤风险评估等。

老年患者与青中年抑郁障碍患者相比,白质高密度和白质变性突出,血管性损害的特征也在老年抑郁患者中表现更为突出。抑郁多见于心血管疾病患者,抑郁的存在使患者住院时间延长、功能恢复减缓、功能损害加重、死亡率增高、医疗费用增加。心血管疾病共病抑郁可能与交感神经兴奋性改变、血小板活性增加、神经内分泌和神经免疫改变有关。糖尿病是独立于生活方式和其他危险因素的抑郁高危因素。脑卒中后抑郁发生率多在40%~60%,脑卒中的部位和严重程度与抑郁的发生有一定关系,脑卒中所致的躯体功能障碍及社会心理因素对其发生和预后有影响。帕金森病患者抑郁症状甚至可以出现于帕金森病明确诊断之前,帕金森病的黑质纹状体变性与抑郁的神经生化改变一致。抑郁是痴呆的高危因素,抑郁病史可增加患痴呆的风险。甲状腺功能亢进治疗后继发甲减可以导致抑郁,激素、某些抗高血压药物、肿瘤免疫抑制剂治疗等都可能诱发药源性抑郁。

中老年抑郁患者神经质性格特征、依赖模式突出,给周围人造成人际压力,可能导致社会支持减少;回避行为也可见于老年抑郁患者。认知模式也与抑郁产生有关。老年期各种负性生活事件可能越来越多,如亲友亡故、子女分居、地位改变、经济困窘、疾病缠身、居住地动迁等,加重老年人的孤独、寂寞、无用、无助感,成为心境沮丧、抑郁的根源。另外,早年的慢性应激刺激导致神经内分泌改变,造成海马区域齿状核神经元退化等,脑功能性损害也可能是晚发抑郁的危险因素。社会经济问题也是老年抑郁发生的重要影响因素。负性生活事件后经济状况恶化,处于经济困境会导致持续的抑郁状态。除此之外,长期照料有行为问题的老人和很少得到其他人的帮助,出现抑郁的比例更高。

老年期抑郁障碍治疗的目的在于减轻抑郁症状,预防自杀、复发和症状复燃,改善认知功能,帮助患者掌握应对技巧以更好地应对环境改变,提高生活质量。

基础治疗:保障营养摄入和积极治疗基础躯体疾病,鼓励患者规律起居、参加娱乐活动、增加人际交往等,丰富生活内容。体育锻炼可以作为轻中度老年期抑郁障碍患者的一线治疗以缓解抑郁症状,与抗抑郁药合并可用于治疗难治性抑郁。

心理治疗:心理治疗能改善老年期抑郁障碍患者的无助感、无力感、自尊心低下以及负性认知。但目前心理治疗在老年人中的应用并不充分。适用于老年人的心理治疗方法包括支持性心理治疗、认知行为治疗、问题解决治疗、人际关系治疗、家庭治疗、行为激活治疗、生命回顾治疗以及正念治疗等。老年期抑郁障碍治疗中更倾向于心理治疗与其他治疗联合使用。

药物治疗:抗抑郁药治疗是老年期抑郁障碍的主要治疗措施,老年患者接受抗抑郁药治疗可以减轻抑郁症状、缓解抑郁发作,总体疗效与年轻人相当。因老年人药物耐受性较差,仍建议个体化调整初始用药剂量。伴心血管疾病的患者可以酌情选择安全性较高、药物相互作用较少的治疗药物;伴有明显焦虑、疼痛等躯体症状的患者可以选择有相应治疗作用的抗抑郁药,可考虑短期小剂量合并使用苯二氮䓬类药物以及其他抗焦虑药;伴有明显睡眠障碍的患者也可选择具有镇静和睡眠改善作用的抗抑郁药。难治性抑郁和单纯抗抑郁药疗效不佳的患者可以考虑抗抑郁药之外的其他药物增效治疗,如第二代抗精神病药等。

老年期抑郁障碍预防:半数以上的老年抑郁患者首次发作是在老年期,因此预防的重点在控制抑郁的危险因素。具有较高抑郁风险的患有慢性躯体疾病的老年人接受心身关系指导、放松技术、认知重建、问题解决、睡眠的行为管理、营养和训练等治疗,能增加自我效能,减轻抑郁、焦虑、疼痛和失眠症状。其他初级预防途径还包括降低血管性抑郁的风险,控制高血压、高脂血症和高同型半胱氨酸血症,对躯体疾病共病的高危人群采取抗抑郁药治疗,降低抑郁歧视以使更多的老年人寻求和获得及时的抗抑郁治疗。

十、急诊医学相关问题

(一)自杀与自伤

1. 自杀   自杀是指一种蓄意的、具有致命性后果的行为,实施者知道或希望其行为有致命性后果。自杀的认定通常是由法医或相关司法机构完成的。有自杀行为但未导致死亡者称自杀未遂,这指的是有决心自杀但未成功。自杀意念指有自杀想法而且愿意去死,但未付诸行动的状态。目前国际上将自杀分为成功自杀、自杀未遂和自杀意念三类。

常见的自杀方法包括自缢、过量服药、溺水、坠楼等。以我国死亡登记资料为依据的研究结果表明,精神疾病患者约占全部自杀者的30%,其中因抑郁障碍导致的自杀占全部精神疾病自杀的25%,精神分裂症占27%。焦虑障碍、人格障碍、物质滥用、酒精依赖等均有着较高的自杀风险。自杀的预防可分为三级,即一级预防、二级预防和三级预防。一级预防主要是预防个体自杀倾向的发展;二级预防指对处于自杀边缘的人进行早期干预,即危机干预;三级预防是防止曾经自杀未遂的人再次产生自杀观念。

2. 自伤   自伤,属于本能行为的障碍,是指没有死亡动机下的伤害自体的行为。自伤方式有用刀、剪等器械切伤皮肤,吞食异物,过量服药等。自伤根据患者的行为动机分为蓄意性自伤和非蓄意性自伤两种,分别见于不同的精神疾病患者。

蓄意性自伤可发生于自杀的各类精神疾病,这类自杀可表现为自杀未遂。非蓄意性自伤包括以下几方面:①精神分裂症:患者在幻觉或妄想的影响下可出现自伤行为,如断指等。因精神病性症状存在,诊断较易明确。②抑郁障碍:患者在罪恶妄想的影响下,以自伤方式来惩罚自己,通常妄想与抑郁心境相随,可借此诊断。③精神发育迟滞或痴呆:患者因智能障碍,自我保护能力受损,误伤自己的身体,或者在受刺激时做出自伤行为。常见自伤行为有以头撞墙、咬伤自己等。智能评估或影像学检查有助于明确诊断。④癫痫:患者可在意识朦胧下出现自伤行为,脑电图(EEG)显示特征性的癫痫波,具有诊断价值。⑤人格障碍:边缘型人格障碍和表演型人格障碍都可发生自伤行为,有时可视作自杀姿态。一贯的异常行为模式,以及社交缺损有助于诊断。

自伤的处理包括躯体治疗和精神科治疗两方面。躯体治疗以处理自伤所致的外伤及其并发症为主。精神科治疗针对不同的病因给予相应的药物治疗,包括抗精神病药、抗抑郁药、抗癫痫药等。对于谵妄状态,采取对因治疗。对于精神发育迟滞和痴呆患者的自伤行为,主要加强对患者的监护,精神发育迟滞者可使用锂盐、丙戊酸盐和卡马西平,痴呆患者可使用益智药改善痴呆症状。人格障碍以心理治疗为主,辅助药物治疗。电抽搐治疗对于自伤和拒食是最佳治疗方法,可以迅速见效,是急诊情况下理想的联合治疗手段。对自杀未遂的蓄意自伤者,需要预防患者再次出现自杀行为。

(二)戒断综合征

戒断综合征指停用或减少精神活性物质后所致的一组综合征。临床表现包括精神症状、躯体症状或社会功能受损。戒断综合征的症状及病程与使用的精神活性物质种类和剂量有关。精神活性物质指来自体外、影响大脑精神活动而导致成瘾的物质,包括酒精、阿片类药物、大麻、镇静催眠药、抗焦虑药、中枢神经系统兴奋剂、致幻剂等。其中,阿片类物质的成瘾性最大,致幻剂的成瘾性最小。根据患者有长期的精神活性物质使用史,停用精神活性物质后出现上述戒断症状,诊断并不困难。

1. 不同的精神活性物质引起的戒断综合征具有不同的临床表现

(1)酒精戒断综合征:按其临床症状严重程度分为:①单纯性戒断症状:症状在停止饮酒4~8小时后出现,表现为坐立不安、出汗、心动过速、震颤、恶心呕吐等;②震颤谵妄:症状在停止饮酒3~5天后出现,可有严重的听幻觉和视幻觉、定向力障碍、注意缺损和失眠,若不加以治疗,可因呼吸衰竭或心力衰竭而死亡。

(2)阿片类药物(如吗啡)戒断综合征:症状在停药后5~6小时出现,表现为强烈渴求感、流涕流泪、肌肉疼痛或抽筋、胃部痉挛、恶心呕吐、瞳孔扩大、反复寒战、睡眠障碍等。

（3）苯二氮䓬类药物戒断综合征：症状在停药后 1~3 天出现，表现为焦虑、震颤、恶心呕吐、心慌、头痛失眠，严重者表现类似震颤谵妄或癫痫发作。一般持续 3 天至 2 周。

（4）中枢神经系统兴奋剂（如苯丙胺）戒断综合征：苯丙胺突然停用时可出现焦虑、抑郁、精神运动性迟滞或激越、胃肠道痉挛等，严重者可出现自杀。

2. 临床处理

（1）对症治疗：首要任务是对症处理上述戒断症状。可口服苯二氮䓬类药物，如地西泮 10mg/次，每天 3 次；或劳拉西泮 2mg/次，每天 3 次。震颤谵妄者，可给予地西泮 10mg/次，每天 4 次；或劳拉西泮 2mg/次，每天 4 次。癫痫发作患者，可予苯妥英钠 100mg/次，每天 2~3 次。每次用药间隔 4 小时。药物持续 1 周后逐渐减量，直至停药。

（2）支持疗法：补充营养，纠正水、电解质紊乱等。

（3）预防戒断综合征：递减饮酒量或其他精神活性物质；或选用作用较弱的代用品替代，并逐渐减少代用品量，直至停用。

（4）精神类药物治疗：针对患者的焦虑、抑郁、幻觉、妄想、思维散漫、行为异常等症状，选用相应的抗精神病药物。

（5）综合治疗：急性期戒断症状处理后，还应在专业的机构进行长期的康复治疗，预防复饮复吸。

（三）中毒性精神障碍

中毒性精神障碍是指某些有害物质进入体内，引起机体中毒，导致脑功能失调而产生的一种精神障碍。临床上较为常见的有工业中毒、农药中毒、医用药物中毒以及食物中毒等引起的精神障碍。

1. 不同的毒物引起的精神障碍有一定的个别特征，但不同物质急性中毒或慢性中毒的临床相具有一些共同表现。

（1）急性中毒：轻时表现为脑衰弱综合征，重时则表现为各种轻重不等的意识障碍，可从轻度的意识模糊、谵妄，到严重的昏迷。

（2）慢性中毒：在不同的阶段有不同的表现，早期往往呈现脑衰弱综合征。疾病发展时出现多种感知觉和情感障碍，有时可出现思维障碍。在疾病发展期或后期，智能障碍和人格改变日益明显，出现慢性脑器质性综合征。

2. 临床处理

（1）工业中毒相关精神障碍：①脱离中毒环境，改善劳动条件；②病因治疗：如汞中毒进行驱汞治疗（常用药物为二巯丙醇）；③对各种精神症状可给予抗精神病药治疗。

（2）农药中毒相关精神障碍：①消除毒物：可通过输液、洗胃、给予利尿剂等；②特效解毒剂治疗：如有机磷中毒可给予阿托品、碘解磷定等；③对症支持治疗；④对各种精神症状可给予抗精神病药。

（3）医用药物中毒相关精神障碍：停药后一般患者精神症状逐渐消失，必要时可输液加速药物的排泄。对于精神症状，必要时可应用镇静药或抗精神病药治疗。

十一、肿瘤

社会心理因素在恶性肿瘤发生、发展及诊疗、护理过程中起到非常重要的作用。大量研究表明健康行为和社会经济地位对肿瘤的发展和预后有显著影响，但压力和人格因素的作用尚不清楚。下丘脑-垂体轴和肾上腺激素释放的主要应激途径被认为可能影响肿瘤相关过程，如 DNA 损伤和修复，细胞凋亡、迁移和侵袭，血管生成以及免疫过程。通过各种实验设计，利用疾病的动物模型，已证明压力可通过不同途径对肿瘤的发生和发展产生重大影响。然而，这些发现的临床相关性尚不清楚。回顾性研究显示重要生活事件与肿瘤发病率之间存在统计学相关性，但回忆偏差可能会扭曲回顾性分析的结果。在临床背景下，肿瘤相关的心理后果目前更值得引起关注。心理负担和肿瘤及其治疗的直接生理影响会影响身体和大脑，导致神经内分泌和免疫系统发生变化，对心理健康和行为产生广泛影响。

国内曾对综合医院肿瘤患者的心理卫生问题及精神障碍进行调查，发现肿瘤患者存在明显的精神问题,值得引起重视。肿瘤患者的精神问题包括两个方面,一是心理问题,二是精神障碍。前者包括人格改变问题、抑郁、焦虑情绪等,后者包括酗酒及物质依赖、抑郁综合征、焦虑综合征、精神病性症状、睡眠障碍等。其中最值得关注的是抑郁症状及抑郁综合征和焦虑症状及焦虑综合征问题。调查表明,肿瘤患者中有明显抑郁情绪者为23.4%,符合抑郁障碍诊断标准者为10.6%;具有明显焦虑情绪者为23%,符合焦虑障碍临床诊断标准者为10.7%。调查还发现,导致肿瘤患者出现各种心理问题的主要原因包括家庭问题、就业问题、工作压力问题、重大生活事件问题、肿瘤的复发问题、相应精神障碍家族史等问题。此外,不同恶性肿瘤出现精神障碍的频率及严重程度有明显不同,如抑郁发作在消化系统肿瘤患者中更为常见,在肝癌患者中表现尤为突出;而乳腺癌患者焦虑障碍发生率高于其他类型肿瘤。

(一) 肿瘤患者的焦虑障碍

焦虑障碍在肿瘤患者中很常见。神经内分泌肿瘤(如嗜铬细胞瘤、小细胞肺癌、甲状腺癌)患者也可出现焦虑。一些抗癌治疗药物(如干扰素)可以导致焦虑和惊恐发作,化疗前常使用的类固醇激素可以引起情绪不稳和躁动不安,周期性化疗中会出现预期性焦虑、恶心或呕吐,突然停用大剂量麻醉性镇痛剂、镇静催眠剂会导致焦虑。面对威胁生命的疾病,焦虑是一种正常的反应,它通常在两周内逐渐消失。若焦虑症状持续存在,可能会发展为焦虑障碍。焦虑障碍患病率为10%~30%。

肿瘤患者常出现对死亡、毁容、残疾和依赖等问题的过分担心,表现出无助、无望的情绪,通常伴随食欲缺乏、失眠,常与抑郁障碍共病。焦虑障碍可以根据时间分为急性焦虑和慢性焦虑两大类。急性焦虑最常见于刚得知肿瘤诊断时,患者感到死亡的威胁,痛苦、无助和恐惧,可伴随躯体症状。常规检查、疾病复发、疾病进展、恶性肿瘤转移和应用新的治疗方法时,也会引发患者的焦虑。慢性焦虑常出现在病情平稳时,患者总担心肿瘤复发,不确定感和不安全感日渐增长,甚至出现惊恐发作。

最有效的治疗方法是综合心理治疗和药物治疗。心理治疗对减轻肿瘤伴发的焦虑障碍是有效的,可以降低孤独感、加强应对技巧。在轻到中度的焦虑障碍患者中可仅使用心理治疗。对药物治疗和心理治疗的对比研究发现,药物治疗有显著的疗效并且起效较快。常用的抗焦虑药物包括苯二氮䓬类药物、抗抑郁药和某些抗精神病药,要注意其与抗肿瘤药物之间可能存在的相互作用,并应从小剂量开始,根据药物耐受性逐渐滴定剂量至足量治疗。

(二) 肿瘤患者的抑郁障碍

肿瘤患者中重度抑郁发作的患病率为10%~25%,而在晚期肿瘤患者中,患病率可高达26%。但在临床上仍存在识别率低和治疗率不足的状况。常见导致抑郁的肿瘤科药物有类固醇(地塞米松、泼尼松)、干扰素、白细胞介素-2、长春新碱、丙卡巴肼等。抑郁可能与器官衰竭有关,或与肿瘤的营养、内分泌和神经系统并发症有关。促炎细胞因子(如白细胞介素-1、白细胞介素-6)和肿瘤坏死因子可能导致抑郁。肿瘤患者易发生抑郁的生物社会因素有:①生物学因素:如年龄小、有抑郁家族史、既往患抑郁障碍、晚期肿瘤、某些肿瘤(胰腺癌、头颈部肿瘤、肺癌、脑肿瘤、胃癌)、疼痛、疲乏等;②心理因素:如低自尊、消极的态度、习惯性压抑自己的负性情绪;③社会因素:如社会支持系统差、社会功能差、近期有丧失或应激生活事件、物质滥用等。抑郁症状的严重程度会影响患者的治疗依从性及预后,症状严重可加重其心理痛苦,延长住院时间。

对于肿瘤患者的抑郁症状的治疗,推荐采取心理治疗联合药物治疗的综合治疗。可采取个体心理治疗或团体治疗,常采用的心理治疗主要有支持性心理治疗、认知行为治疗等。抗抑郁药可以有效控制肿瘤患者的抑郁症状,肿瘤患者的一线抗抑郁药为SSRIs、SNRIs和NaSSAs。采用药物治疗时,起始和维持剂量要比身体健康的精神疾病患者的剂量低,要考虑对抗肿瘤治疗和肿瘤所在器官功能的影响。研究表明帕罗西汀、舍曲林、文拉法辛是细胞色素P450 CYP2D6酶的抑制剂,帕罗西汀的抑制作用最强,可降低乳腺癌内分泌治疗药物他莫昔芬活性代谢产物的浓度,从而影响其疗效。

(三) 肿瘤患者的疼痛管理

疼痛是肿瘤患者(尤其是中晚期肿瘤患者)最常见也最令患者痛苦的症状之一。约1/4新诊断恶性肿瘤的患者、1/3正在接受治疗的患者以及3/4晚期肿瘤患者合并疼痛。根据不同特征,疼痛可分

NOTES

为伤害感受性疼痛和神经病理性疼痛、急性疼痛和慢性疼痛、肿瘤侵犯所致疼痛、抗肿瘤治疗所致疼痛、与肿瘤相关的疼痛以及与肿瘤或治疗无关的疼痛。多数肿瘤患者(尤其是肿瘤晚期患者)常合并多种类型的疼痛。无论患者疼痛程度如何,都需要对患者进行心理社会评估:评估患者的心理痛苦水平;评估患者目前的精神状况,是否存在精神障碍,如焦虑、抑郁障碍;评估患者获得家庭和社会支持的程度;了解患者既往的精神病史;了解疼痛控制不佳的风险因素,如药物滥用史、神经病理性疼痛等。癌痛的顽固、持续存在,使之比其他任何症状更易引起患者的心理和精神障碍,焦虑、抑郁等不良情绪能明显加重患者对疼痛的感知和体验。

癌痛的疗法包括药物治疗和非药物治疗。在药物治疗中,规范化疼痛处理应持续、有效地缓解疼痛,减少镇痛药物的不良反应,最大限度地减轻治疗给患者带来的心理及精神负担,最大限度地提高肿瘤患者的生活质量。联合精神科药物通常可以提高阿片类药物的疗效。通过改善导致疼痛的并发症状来管理疼痛,具有独立的止痛作用。精神科药物可以在 WHO 三阶梯的全部阶梯中使用。常用的联合药物包括抗抑郁药、抗癫痫药、精神兴奋剂、抗精神病药等。常用药物包括文拉法辛、度洛西汀、阿米替林、加巴喷丁、氟哌啶醇、奥氮平等。针对癌痛患者的心理治疗目标是为其提供支持、信息和技能。治疗师可以强调患者既往的成功应对策略,并教会患者新的应对技能,如放松、认知重建、使用止痛药、自我观察记录、判断以及沟通技巧。常用于癌痛管理的心理干预手段包括意向性想象、认知分离与认知关注、被动性放松、渐进性肌肉放松、生物反馈、催眠以及音乐治疗等。治疗目标为指导患者体验并控制疼痛感受。

(四)肿瘤患者失眠管理

失眠是肿瘤患者常见的症状之一。研究发现,肿瘤患者在病程的各个阶段常常伴随着不同程度的睡眠障碍,失眠是肿瘤患者中最为常见的睡眠障碍,患病率为 17%~57%,是普通人群的 2~3 倍。失眠患者可能会出现疲乏无力、情绪问题、免疫抑制、免疫功能降低和神经内分泌功能改变等,是影响肿瘤患者身心健康和生活质量的一个重要因素。失眠的原因十分复杂,包括躯体因素、环境因素、精神心理因素和药物因素等。躯体症状(如疼痛、喘憋等)以及治疗的副作用等均有可能引起失眠。肿瘤患者普遍存在的对肿瘤的恐惧心理可能发展为焦虑、抑郁等情绪反应,也会影响睡眠。焦虑患者多为入睡困难和频繁觉醒,抑郁患者多以清晨早醒为主。许多药物(如苯丙胺、哌甲酯、咖啡因、麻黄碱、氨茶碱、异丙肾上腺素、柔红霉素、地塞米松、泼尼松等)均可能引起失眠,一些镇静催眠药的撤药反应也会引起反跳性失眠。

肿瘤患者失眠的治疗首先是针对病因的治疗。在抗肿瘤治疗的同时,对失眠症状给予必要的处理,针对不同的病因采取不同的措施,以达到缓解症状、恢复社会功能、提高生活质量、减少或消除与失眠相关的躯体疾病的治疗目标。药物治疗包括镇静催眠药、抗抑郁药以及其他第二代抗精神病药等。镇静催眠药选择非苯二氮䓬类药物作为治疗失眠的一线药物。主要包括唑吡坦、佐匹克隆等,这些药物选择性拮抗 γ-氨基丁酸-苯二氮䓬(GABA-BZDs)复合受体来发挥催眠作用,增加总睡眠时间,而无镇静、肌松和抗惊厥作用。用于治疗失眠的抗抑郁药包括米氮平、曲唑酮、阿米替林等。喹硫平、奥氮平等第二代抗精神病药物也具有较强的镇静催眠作用,小剂量使用可以改善肿瘤患者的入睡困难和延长睡眠时间。

除药物治疗,失眠认知行为治疗(cognitive behavioral therapy for insomnia,CBTI)是失眠非药物心理行为治疗的核心,应在药物治疗的同时进行认知行为治疗。研究表明,CBTI 对肿瘤患者的失眠是有效的,可以改善睡眠效率,缩短睡眠潜伏期,减少入睡后的觉醒时间,可持续有效至干预后 6 个月。CBTI 包括多个治疗部分,通常是认知治疗和行为治疗的综合,也可增加松弛疗法以及睡眠卫生教育。

十二、感染性疾病

躯体感染所致精神障碍(mental disorder due to physical infection)是由各种细菌、病毒、真菌、螺旋体、寄生虫等作为病原体引起中枢神经系统以外的全身感染所导致的精神障碍。急性期的临床表现:①意识障碍:这是绝大多数急性感染患者所表现的常见症状,统计表明有75%左右的急性感染患者可出现意识障碍。有的患者可表现为意识清晰度下降,如嗜睡、昏睡等;有的患者可表现为意识范围缩窄;有的患者则呈谵妄状态,即在意识清晰度改变的情况下伴随出现恐怖性的错觉、幻觉以及不协调的精神运动性兴奋。意识障碍可持续数小时、数天甚至更长时间。感染性疾病出现意识障碍多在高热的情况下,意识障碍的程度随体温的变化而加重或减轻。此外,意识障碍有昼轻夜重的特点。②精神病性症状:患者在没有意识障碍的情况下,可以出现各种幻觉、妄想、思维联想障碍等精神病性症状。幻觉以视幻觉和听幻觉较为多见,内容较为固定。③可出现行为紊乱、欣快或情绪高涨、情绪低落等。感染后期或恢复期容易出现精神症状:①焦虑及相关障碍:患者可以出现焦虑综合征、疑病综合征、脑衰弱综合征等焦虑及相关障碍。②人格改变:见于儿童严重的躯体感染以后,主要表现为行为模式的改变,如出现冲动攻击行为、多动、任性、说谎等,较为少见,但一旦出现,则难以消除。

(一)流行性感冒所致精神障碍

流行性感冒所致精神障碍(mental disorder due to influenza)的急性期和恢复期均可出现一些精神症状。一般早期可有脑衰弱综合征;与高热相伴随可以出现意识障碍或谵妄状态;在恢复期可以出现抑郁症状、焦虑症状,部分患者可出现短暂的幻觉和妄想。流行性感冒患者可以在意识障碍背景的基础上,出现特殊的幻觉,如见到泛滥的河水、感到身上有液体流出等。

(二)肺炎所致精神障碍

肺炎所致精神障碍(mental disorder due to pneumonia)患者在高热时可出现谵妄状态,病毒性支气管炎患者出现谵妄较少,可出现焦虑、烦躁、嗜睡、短暂的定向力障碍。

(三)伤寒所致精神障碍

伤寒所致精神障碍(mental disorder due to typhoid fever)的精神症状主要发生在伤寒的极期,并可持续到恢复期。主要的临床表现有:①意识障碍:主要呈谵妄状态;②情感障碍:主要表现为情感淡漠;③部分患者可出现短暂的牵连观念、关系妄想、被害妄想等;④反应迟钝。精神症状可能是部分伤寒患者的首发症状,此后才出现各种相应的躯体症状,患者在恢复期仍然对急性期所出现的妄想内容坚信。

(四)病毒性肝炎所致精神障碍

病毒性肝炎可引起:①脑衰弱综合征:患者可表现为情绪不稳定、精神和躯体易疲劳、失眠等症状;②意识障碍:多数患者表现为嗜睡,在病情严重的情况下,患者可以出现谵妄状态甚至昏迷;③情感障碍:有的患者可出现焦虑,有的患者可出现抑郁,表现为情绪低落、自我评价低,有自杀观念甚至自杀行为,还有的患者可表现出易激惹。

(五)HIV/AIDS相关精神障碍

感染HIV后80%的患者不表现出临床症状,因体内携带HIV病毒,能传给他人,具有主要的流行病学意义。10%~20%的患者经过2~10年潜伏期后可出现临床症状,其潜伏期长短与感染HIV的量有关。HIV病毒具有亲神经性,故出现神经系统症状较多,可有脑瘤症状、脑炎症状、周围神经症状等。在HIV感染后各期,患者可产生各种脑器质性精神障碍,如谵妄、痴呆、情感障碍、行为和人格改变等。一般认为痴呆是HIV病毒本身引起的脑退行性改变,或免疫功能降低引起的颅内病变及感染(如弓形虫病、淋巴瘤),以及系统性疾病所致的间接影响(如败血症、低氧血症)等造成的。

在感染早期,病毒影响皮质下结构,而皮质受损相对较轻。痴呆是艾滋病(AIDS)常见的临床表现,约占70%。起病缓慢潜隐,开始表现为乏力、倦怠、丧失兴趣、性欲减退;之后出现特征性认知障碍和行为障碍,主要有近事记忆障碍、定向力障碍、注意障碍、情感淡漠、行为退缩、精神运动性抑制、震颤、共济失调、癫痫发作、偏瘫等;晚期患者可能出现缄默和大小便失禁。AIDS相关的痴呆进展迅速,多在数周、数月发展为重度痴呆,进而死亡。

AIDS患者在整个病程中都可能发生谵妄,特别是在中枢神经系统感染、肺部感染、发热及水和电解质紊乱的情况下更易发生。部分患者在痴呆早期可出现躁狂发作、人格改变;明显痴呆时可伴有幻觉、妄想等精神病性症状。HIV感染者和AIDS患者可能会因患此疾病而产生心因性症状,主要表现为焦虑和抑郁,其中部分患者可出现焦虑障碍、抑郁障碍或创伤后应激障碍。

伴有明显精神症状的患者,可使用小剂量抗精神病药物。患AIDS可能导致继发性抑郁,同时还存在AIDS恐惧症或焦虑症(实际未患AIDS而过度担忧)的情况,这些均需接受抗抑郁药治疗。在HIV/AIDS的治疗中,心理辅导、心理咨询和心理治疗有着非常重要的地位,有效的心理干预不仅能够改善患者的生活质量,还可以提高患者对抗病毒治疗的依从性,从而延长他们的生存期。

第四节 会诊-联络工作模式

一、会诊-联络精神医学工作模式及技术

(一)会诊-联络精神医学发展简史

CLP起源于20世纪20—40年代,工作重点为在临床医疗、教学和研究方面加强精神科与其他医学专业和科室之间的联系,为非精神科住院的患者提供精神科会诊服务。起初的工作形式是会诊-联络医师接受非精神科医师的委托,对患者进行诊断性检查,并提出专业判断和处理建议。工作深入开展后,开始对患者的人格特征和疾病进行精神动力学检查,以减少患者的不良心理行为因素对躯体疾病诊治和转归的影响。之后,进一步开展以患者为中心而非以疾病为中心的心理治疗性会诊。随着会诊-联络精神医学不断发展,临床工作范围和内容也不断扩大,不仅针对患者,还针对家属和医疗小组中非精神科医务人员进行培训。20世纪70年代以后,CLP得到了广泛的传播和发展。由于疾病谱系的改变,社会心理因素在更多的慢性疾病(如糖尿病、冠心病、代谢综合征等)中扮演的角色逐渐得到重视,非精神科医师也开始认识到心理干预和行为方式的调整对于慢性疾病康复的重要性。

1970年起,哲学及医学领域的心身二元论体系逐渐被心身统一的观念所超越,生物医学模式逐渐被生物-心理-社会医学模式取代,CLP、心身医学及综合医院精神病学得到了极大的发展。1974年起,美国国立精神卫生研究院(NIMH)资助培养了几百名联络精神科医师。1987年在欧洲共同体资助下,欧洲14个国家的精神科医师成立了欧洲会诊-联络工作组(European Consultation-Liaison Workgroup,ECLW),开展了一系列跨国合作研究。1997年在欧盟框架下成立了欧洲会诊-联络精神病学和心身医学协会(European Association of Consultation-Liaison Psychiatry and Psychosomatics,EACLPP);美国精神医学学会(American Psychiatric Association,APA)则逐渐将CLP认同为心身医学,并于2004年正式成立了CLP亚专业组织心身医学分会(Academy of Psychosomatic Medicine,APM)。上述两个组织从成立至今一直致力于领导和组织欧美的CLP/心身医学的临床、教学及科研工作,并于2011年发表了有关CLP/心身医学的执业范围、工作程序、专业知识及技术标准等方面的共识。

CLP在世界各国发展不平衡,较为成熟的是北美和西欧地区。发展较快的一些国家已建立了比较系统的CLP服务网络,大型综合医院设有独立的会诊-联络精神科,专门负责医院里的精神科会诊和转诊服务,并开展系统的会诊-联络精神科医师培训和科学研究,CLP已成为精神科医师培养计划中的必修内容。

我国在20世纪80年代初引进了CLP的概念,精神病学教学的需要推动了大学附属综合医院精神科的建立。20世纪90年代,更多精神医学学者开始关注会诊-联络精神卫生服务,自卫生部组织制定了《中国精神卫生工作规划(2002—2010年)》以来,我国的精神卫生事业得到了迅速发展。20多年来,我国CLP事业的发展进入了快车道,主要表现在开设精神专科的综合医院数量发展迅速,获得CLP服务的患者越来越多。在"非典"、汶川地震、新冠疫情等公共灾害事件期间,精神科医师对发现和处理各类人群的心理反应也作出了重要的贡献。为增加交流和学习,中华医学会精神病学分会也设立了会诊-联络精神病学协作组。2018年1月3日,国家卫生和计划生育委员会在其发布的《进一步改善医疗服务行动计划(2018—2020)》中明确提出:鼓励有条件的医疗机构探索开展心血管疾病、肿瘤疾病、糖尿病等慢性疾病相关临床科室与精神科、心理科的协作,为患者同时提供诊疗服务和心

理指导。

目前 CLP 仍然面对较大的工作挑战,体现在:非精神科医师主要关注生物学的因素,对疾病缺少心理社会角度的认识,对精神心理问题会诊率低、识别率低;对已识别的精神障碍患者的治疗也存在不足,观念上仍侧重于治疗重性精神障碍;非精神科医师对精神障碍的认识亟待提高,请精神科会诊的目的主要是控制兴奋躁动、有严重自杀企图或不配合的患者,以免带来人身伤害,而并没有关注各种躯体疾病患者所存在的心理社会问题以及这些问题对患者躯体疾病治疗和预后的影响。从患者方面来讲,患者往往因为病耻感否认或排斥精神科问题,对治疗依从性不良。在管理上,精神卫生资源不足,医院尚未设立独立的会诊-联络精神科和专职医师,也没有系统的教育培训,会诊任务多由精神科医师甚至其他内科医师来兼职,会诊质量低,与非精神科医师定期接触少,对患者精神心理问题的识别和处理不及时,科室之间的合作通常仅限于科研需要,缺乏真正意义上的联络和合作。

(二) 会诊-联络工作模式

按照服务提供方式分类,CLP 一般采用会诊模式和联络模式。

会诊模式是 CLP 医师根据非精神科医师的要求提供精神病学会诊,但不直接作为非精神科医疗团队的成员参与患者的日常诊疗活动,也不对非精神科医师进行系统教学和培训。

联络模式是指 CLP 医师加入一个面向在非精神卫生专科就诊或住院的患者的医疗小组,从事会诊、查房和教学,为有必要得到精神专科治疗的患者提供会诊意见。联络为主的组织形式可以为患者提供更加连贯、完整的服务,更能体现生物-心理-社会医学模式。

针对不同患者群体,在会诊模式和联络模式的基础上还发展出更多的亚模式。

1. 会诊-转诊服务模式　在综合医院住院患者中,一些躯体疾病和治疗过程容易引起精神障碍、心理痛苦和不适。例如,恶性肿瘤患者可能会出现愤怒、焦虑、抑郁和绝望等情绪;严重躯体疾病的手术、化疗、放疗等可能引起患者不同程度的焦虑、恐惧、易激惹等心理反应。非精神专科的其他临床各科医师在面对躯体疾病所致的精神障碍、心理问题、心身疾病、躯体形式障碍、神经症等精神专科问题时,邀请精神科医师会诊,精神科医师参与患者治疗方案调整及随访等诊疗过程,结合精神科专业知识提供综合性治疗建议。

2. 多学科诊疗模式　现代医学学科专业划分越来越精细,但在实际临床工作中,专业细分导致各专科医师在具体诊疗过程中缺乏整体大局观,容易忽略其他专业更重要或危急的问题,给患者治疗带来不利影响。为使复杂医学问题有最好的诊疗方案,多学科诊疗(multi-disciplinary team,MDT)模式应运而生。MDT 模式通常指来自两个以上相关学科的专家,形成相对固定的专家组,针对某一器官或系统疾病,通过定期、定时、定址的会议,提出诊疗意见,使诊疗活动实现专业化、规范化及合理化,提升医疗整体水平和服务质量。多学科诊疗模式以专业顶尖化为基础,以服务患者为中心,注重人文关怀,从整体入手寻求最优目标和方法。

3. 以联络为主的标准服务模式　在这种组织形式中,CLP 医师定期与所属医疗团队及该团队的患者接触,不仅进行会诊,还提供心理治疗服务,甚至可以直接管理患者。除此之外,CLP 医师还要发挥在心理学事务方面的督导作用,为小组内部和小组成员与患者之间的沟通和关系问题提供建议,指导、协助小组成员处理日常工作中遇到的心理问题。该模式被认为能提供更优质的 CLP 服务,但由于该模式需要耗费更多的精神卫生专业及其他临床医学人力资源,运行效率偏低,难以在我国现阶段合格的精神卫生服务人力资源严重短缺的情况下广泛推广应用。

4. 对住院患者的主动筛查和提供分级精神卫生服务　第一级管理服务体系由经过培训的主管医师及护士构成,负责初步筛查测评,提供简单心理支持,必要时邀请精神专科会诊。第二级服务体系由具有一定专业技术资质的专职或兼职精神卫生服务人员构成,负责在本科室对轻中度患者进行个别及团体心理干预。第三级服务体系由心理卫生中心或精神心理科组成,负责筛查分级评估、结果分析、报告,并对中重度患者提供必要的会诊及转诊服务。该模式虽然具有一定的以联络为主的 CLP 模式特点,但第三级服务依然以向精神科专科医师提出会诊申请为起点,专科医师并未主动介入非精神科医疗团队实施诊疗行为。

5. 躯体疾病共病精神障碍的会诊-联络住院式治疗　是在 CLP 理念的基础上,开展三级查房和随访制度。三级查房制度是由总住院医师、主治医师和(副)主任医师组成的人才梯队负责。其中总住院医师负责全院患者的应邀会诊,主治医师按照分工负责躯体疾病科室的二级查房,(副)主任医师负责三级查房。随访制度:首次会诊后 48 小时内完成首次随诊,随后每周进行 1 次随诊,出院前 24~48 小时完成出院前随诊,旨在为躯体疾病共病精神障碍患者提供规律、系统的会诊-联络住院式诊疗服务。

(三) 会诊-联络服务的技术

精神科会诊的主要作用是提供专业的建议便于进行内外科治疗,其次是给患者提供直接的精神科治疗。在综合医院,非精神科医师主要通过精神科会诊来学习精神科的治疗方法和技术,形成对精神科的看法。会诊通常按以下程序进行。

1. 主管医师根据患者的具体情况向精神科提出会诊邀请。

2. 精神科会诊医师收到正式的会诊邀请单(电子或是书面的),限于请求会诊者可能缺乏精神科专业知识,会诊单上的很多信息往往比较含糊甚至有误导性,会诊医师可以当面或通过电话向主管医师了解具体情况,并让主管医师将请精神科会诊之事告知患者。

3. 复习患者的病史、病程记录和护理记录,了解患者既往及最近的一些信息,浏览医嘱了解最近是否有影响患者情绪或精神状态的药物更改,根据实验室检查和影像学检查结果明确精神症状有无器质性原因。

4. 与患者交谈进行完整的精神状况检查评估,包括患者的外表、意识、定向力、交流能力、思维内容、情绪与情感以及认知功能等。交谈时需尊重患者的隐私,最好在单独的地方交谈,一般不超过 30 分钟,首先向患者解释会诊的目的和必要性,消除患者的顾虑,明确患者病史、现在的主要问题,对于有认知功能损害的患者,还需要进一步询问知情者,并可进行一些心理测验和量表评估。对于存在冲动、不合作等特殊情况的患者,检查的内容要适当调整并有所侧重。

5. 根据目前掌握的症状、体征、实验室检查结果做出诊断,提出进一步的检查、需要采取的治疗措施和用药方法。在整个会诊过程中,会诊者可将支持性心理治疗融入面谈,通过深入的交谈过程给予心理干预。一些情况下,会诊者通过倾听和安慰也可以消除患者的激越症状,如果患者被认为对他人和自己具有危险性则可以考虑精神专科住院。

6. 不管方便与否,对经过会诊的患者进行随访是非常必要的,这也有利于观察病情进展和疗效的评估,随访过程中的精神状态变化很有可能具有诊断意义。对于不需要随访的患者也需要告诉主管医师。

一种疾病可出现多种精神症状,不同的疾病也可出现同样的精神症状,会诊-联络精神科医师需综合分析躯体疾病与精神症状之间的关系,归纳起来有以下几种情况:躯体疾病引起的器质性精神障碍,如各种脑病、中枢神经系统感染、肿瘤、外伤、治疗药物(如抗生素、抗帕金森病药物、激素)引起的精神症状等;躯体疾病共病独立的精神障碍,如躯体痛苦障碍、焦虑障碍、抑郁障碍等。

二、巴林特小组工作简述

(一) 巴林特小组工作简介

巴林特小组工作(Balint Group Work)是由匈牙利精神病学家兼心理分析师米歇尔·巴林特(Michael Balint)及其妻子、社会工作者伊妮德·巴林特(Enid Balint)于 20 世纪 50 年代在英国伦敦创立的一种方法,旨在培训全科医师或专科医师如何更有效地处理医患关系。巴林特小组工作方法着眼于澄清医患互动中的关系问题和更好地理解患者及其疾病,该小组由一小组全科或专科医师与经过培训的组长一起定期开会,讨论他们在医疗服务过程中遇到的与心理学有关的案例,重点针对医患关系进行讨论。1969 年,伦敦成立了第一个巴林特协会,之后在欧洲很多国家传授巴林特的主张,并在很多国家建立了巴林特小组。此后巴林特小组工作方法得到了持续的发展,并得到了国际上的认可。目前很多国家成立了巴林特小组或巴林特协会,1972年成立了国际巴林特联盟(International Balint Federation),联盟成员已由最初的英、法、荷、德、比利时几个国家发展至20多个国家。通过巴林特小组工作改善和提高医务人员对医患治疗关系的职业意识和能力,同时减少医务人员的职业耗竭。研究发现参加过巴林特小组工作培训的医师更具有自信心和一般心理学技术。

　　巴林特小组工作在中国历经20年的发展,已成为帮助医务工作者得到情感支持及不同角度的反馈,启发反思,缓解职业耗竭,为医务工作者提供人文关怀、维护其心理健康的有效途径之一。

(二)巴林特小组的人员设置和流程

　　一个巴林特小组一般包括8~12个成员,成员以医务工作者为主,其他包括临床心理工作者、医务社工等。巴林特小组可以每周、每月或者每季度连续进行一次或多次会谈,一个案例的工作时间在60~90分钟。巴林特小组工作的工作流程为:首先由成员报告及选择1~2个案例用于讨论。这些案例可以是成员亲身经历、曾激起强烈情绪反应或难以应对的,也可以是以往讨论案例的后续跟进报告。案例只需简要、非正式地报告,无须特殊准备和说明。报告时要强调医患互动,包括医师的感受、反应、想象,以及患者的形象和与患者相处时的整体感受,如同"讲述一个自己和患者的故事"。其他成员可以提出问题以澄清案例的事实部分。接着,案例报告者将椅子推后,暂时退出讨论圈,保持沉默,倾听和思考其他成员的发言。其他成员发挥推理和想象,从案例中角色的角度思考,着重于医患关系展开讨论。组员个性和生活经历不同,对案例的反馈也会不同,但不能评判、建议或提供解决方案,也不要求发言"正确"。最后,案例呈报者回到讨论圈内。

　　由于新型冠状病毒感染在全球的暴发流行,以及疫情管控期间的特殊要求,医务人员难以进行传统形式的现场巴林特小组工作,线上巴林特小组工作得到了初步探索。我国各地巴林特小组组长也开展了线上工作尝试。中国医师协会精神科医师分会医患关系工作委员会组织专家进行了讨论和反馈,对在线巴林特小组工作的工作原则和形式等内容进行了规定,并达成了共识,使得在线巴林特小组工作成为常规巴林特小组工作形式的有益补充。在线巴林特小组工作遵循常规巴林特小组工作流程,增加线上安全提示,具体工作流程如表8-1所示。

表8-1　在线巴林特小组工作流程

流程	时间/min	内容
成员介绍	3~5	如为新成立的小组,组长和组员先自我介绍,以便相互熟悉;非新成立的小组,此步骤可省略
活动守则	1~2	(1)隐私保护原则,包括隐去案例的辨识信息;限于小组内讨论不得扩散;参加视频会议仅限于个人,不得在嘈杂的公众场合参加或有其他未经允许的人一起参加 (2)保护原则,不提意见,不指责攻击 (3)尊重原则,关注案例,防止手机及环境干扰 (4)有序发言
征询案例	1~5	组长询问组员提供案例作为本次讨论内容的意愿,并举手示意;如有多位组员示意,可由组长决定或民主表决
报告案例	5~10	案例报告者自由陈述案例内容,描述其与患者的关系
事实澄清	5~10	组员向案例报告者提出事实性问题
案例报告者撤出	1	组长请案例报告者关闭语音,倾听组员的讨论
小组讨论	20~30	组员自由表达对案例的观点、感受、想象、假设和思考
返回后反馈	5	组长邀请案例报告者打开语音,返回小组;案例报告者自愿反馈倾听小组成员讨论后自己的印象、体验和观点
小组工作结束	1	组长感谢案例报告者提供案例和全体组员的参与

（三）巴林特小组工作的功能

按照奥利弗·塞缪尔（Oliver Samuel）医师的观点，巴林特小组应该达到如下目的：①鼓励医师评价自己的人际关系技能，并学习和了解他们能力的局限性；②促进医师与患者之间的沟通，以便有更深入的认知和理解；③让医师注意到他们与患者互动关系中的盲点。通过巴林特小组工作，医师可以做到：①更有信心面对过去觉得无法忍受的患者；②针对不同的患者可以使用不同的沟通技能；③更善于面对患者施加给医师的压力和情绪，在理性思考的基础上重新探讨患者真实合理的医疗诉求；④更能客观地分析与患者谈话的过程，积极反思自己对患者行为的反应是否恰当；⑤更能对过去认为患者不可理喻的行为加以理解。

随着巴林特小组工作的发展，巴林特小组工作的主要功能包括：①提供一个可以表达情绪的安全环境；②发现医患关系中的盲点和潜在假设；③减少团队成员在困难案例中挣扎所体验到的孤独、羞愧、无望等负面情绪；④帮助小组成员发展与患者及重要他人相处的能力。

（李惠春　魏　镜）

思考题

1. 会诊-联络中常见的精神问题有哪些，如何处理？

2. 内科常见的精神问题有哪些？这些问题对患者内科疾病的治疗与转归有哪些影响？

3. 简述生理-心理-社会因素对产后抑郁障碍发生及预后的作用和影响。

4. 肿瘤患者常见的会诊-联络精神问题有哪些？对于终末期肿瘤患者如何改善患者生存质量？

5. 简述会诊-联络精神医学的工作模式及技术。

扫码获取
数字内容

第九章
神经发育障碍

- 神经发育障碍是一组起病于发育早期、由多种病因造成的精神障碍,对个体的认知、语言、情感、行为和社交能力等方面产生影响,严重者可致终身残疾。
- 神经发育障碍包括多种类型,每种类型都有其特定的症状,这些症状可能从儿童期持续至成年期。
- 神经发育障碍病因尚不十分明确,治疗上多采用对症治疗,包括药物治疗和非药物治疗,其中药物治疗主要应用精神类药物,非药物治疗主要为康复治疗。

神经发育障碍(neurodevelopmental disorders)是指起病于18岁之前,各种有害因素导致神经系统和心理发育异常的一组精神障碍。表现为智力、语言、社会交往、注意、学习能力、运动等各个方面的发育延迟或偏离正常。神经发育障碍病因复杂,包括遗传性和获得性,其中遗传因素占据主导地位。鉴于其病因尚不明确,目前主要采取对症治疗。

第一节 概 述

在ICD-10、DSM-Ⅳ以及既往的儿童少年精神病学教科书中,儿童少年期相关的精神障碍一般包括智力低下、心理发育障碍、起病于儿童少年期的行为障碍和情绪障碍三个大类。而儿童少年和成人都可能起病的其他精神障碍(如精神分裂症、抑郁障碍、强迫障碍等)在各种分类和诊断标准中未单独划分出来,使用成人相应疾病的诊断标准。2013年DSM-5问世,儿童少年相关精神障碍的分类有了较大变化。一是列出了新的分类,即神经发育障碍,它包括了既往三大类精神障碍的多数疾病;二是神经发育障碍未包含的其他儿童少年精神障碍则划分到相应的精神障碍类别之中,如分离性焦虑障碍划分到焦虑障碍类别中,反应性依恋障碍划分到创伤及应激相关障碍类别中,对立违抗障碍和品行障碍划分到破坏、冲动控制和品行障碍类别中。ICD-11和DSM-5对神经发育障碍的分类基本相同,但ICD-11的疾病编码用发育性言语或语言障碍替代了DSM-5中的交流障碍,用发育性学习障碍替代了DSM-5的特殊学习障碍。此外,ICD-11增加了继发性神经发育综合征,编码至神经认知障碍中。

神经发育指儿童出生以后随着身体(尤其是中枢神经系统)的生长发育成熟,心理的各个方面,包括认知、情感、意志行为等心理活动以及能力、性格等心理特征逐渐发育成熟的过程。神经发育障碍起病于18岁之前,在个体发育早期即可出现典型的临床症状,并影响儿童个体的心理发育、社会功能、学业,以及成年后的工作能力、人际交往和社会适应能力等。

根据ICD-11,把神经发育障碍分为智力发育障碍、发育性言语或语言障碍、孤独症谱系障碍、注意缺陷多动障碍、发育性学习障碍、发育性运动协调障碍、刻板性运动障碍、其他特定的神经发育障碍和未特定的神经发育障碍。这一大组障碍症状多种多样,轻度者可表现为特定的学习或执行功能等能力不足,严重者可导致社会技能和智力全面受损。各种儿童神经发育障碍也常有共病现象,例如,有60%~70%的孤独症谱系障碍患者共病智力发育障碍,注意缺陷多动障碍患者伴有特定性学习障碍。一些神经发育障碍在临床表现方面有神经发育缺陷或延迟,同时还伴有一些附加症状。例如孤独症谱系障碍不仅有社会交往的特征性缺陷,还伴有重复行为、刻板动作和兴趣的局限等症状,这些

172

症状都具备才能做出诊断。

神经发育障碍的病因复杂,涉及遗传、环境、免疫、代谢及其他因素,这些不良因素导致儿童的心理发育迟缓、倒退或偏离正常,心理的各个方面达不到相应年龄的水平。一般起病于发育早期,症状持续到学龄期,青春期部分症状可自然缓解,如抽动症状、多动症状,但还有多数患者的症状可能持续存在,甚至持续到成年以后。神经发育障碍大多无明确的靶向治疗手段,主要采用对症治疗,包括药物治疗和非药物治疗。药物治疗主要应用精神类药物,对孤独症谱系障碍和注意缺陷多动障碍患者有较好的治疗效果。非药物治疗主要是根据患者的临床表现采取对症的康复手段来改善患者的功能,包括认知行为干预、运动和言语训练、音乐治疗和数字疗法等。

本章主要介绍常见的神经发育障碍。

第二节　智力发育障碍

智力发育障碍(intellectual developmental disorder,IDD)又称智力残疾(intellectual disability)、智力低下(mental retardation),发生在神经系统发育成熟(18岁)以前,以智力和社会适应能力发育迟缓、未能达到相应年龄水平为主要临床表现。

一、流行病学

IDD患病率因国家和地区、调查方法和诊断标准不同而各异。WHO 1985年报道IDD患病率轻度为3%,中、重度为0.3%~0.4%。文献报道的患病率多在1%~3%,亚洲各国报道的患病率在0.06%~1.3%。美国普通人群患病率为1%,严重IDD患病率为0.6%,青少年(≤18岁)患病率为3.2%。

2006年我国开展的第二次残疾人抽样调查,对全国31个省(自治区、直辖市)展开流行病学调查,采用格塞尔发育量表(Gesell Development Schedule,GDS)、韦氏儿童智力量表(Wechsler Intelligence Scale for Children,WISC)、韦氏成人智力量表(Wechsler Adult Intelligence Scale,WAIS)的评估结果和适应性行为作为IDD的诊断和分级标准,结果显示我国的IDD患病率约为0.75%,其中男性(55.35%)高于女性(44.65%),0~14岁占25.44%,≥60岁占10.16%。按照发育商(DQ)或智商(IQ)以及适应性行为将IDD分为轻度、中度、重度和极重度,患病率分别为0.31%、0.25%、0.12%、0.07%;城市患病率为0.4%,农村患病率为1.02%。以第七次全国人口普查数据来推测,我国约有1 080万人患有该疾病,其中约有275万人为0~14岁儿童。

二、病因与发病机制

IDD的病因复杂,目前多数无法明确。从围产期到18岁以前影响中枢神经系统发育的因素都可能导致IDD,主要是遗传和生物学因素,以及环境中各种影响心理发育的因素。使用现有的医学检查方法和技术,58%~78%的轻度IDD、23%~43%的重度IDD都难以发现和确认具体的病因。相对而言,轻度IDD的病因更难确定,更多与低社会经济处境、不利环境等社会心理因素有关;而重度IDD更多与遗传因素或生物学因素有关。目前已明确的病因主要有以下几个方面。

(一)遗传因素

1. 染色体异常　包括常染色体和性染色体的单体型、三体型、多倍体等染色体数目异常,染色体的倒位、缺失、易位、重复、环形染色体和等臂染色体等结构异常。导致智力发育障碍的常见原因有唐氏综合征(Down syndrome),即G组第21对染色体三体型;先天性卵巢发育不全,又称特纳综合征(Turner syndrome),为女性缺少1条X染色体;先天性睾丸发育不全,又称克兰费尔特综合征(Klinefelter syndrome),为男性X染色体数目增多;脆性X染色体综合征(fragile X syndrome),患者X染色体长臂末端Xq27和Xq28上有脆性位点。

2. 基因异常　DNA分子结构异常使机体代谢所需酶的活性不足或缺乏,导致遗传代谢性疾病,有智力发育障碍的临床表现。其中苯丙酮尿症、半乳糖血症、戈谢病（Gaucher disease, GD）、家族性黑矇性痴呆、脂质沉积症、黏多糖病、脑白质营养不良等常见。少数智力发育障碍是在多个基因的累积效应基础上，加上环境因素的影响所致，如结节性硬化、神经纤维瘤、斯德奇-韦伯综合征、萎缩性肌强直症、先天性甲状腺功能减退、着色性干皮病等疾病均会导致智力发育障碍。

3. 先天性颅脑畸形　如家族性小脑畸形、先天性脑积水、神经管闭合不全等疾病都可能导致智力发育障碍。

（二）围产期有害因素

在出生前，围产期的有害因素将影响胎儿神经系统的正常发育，进而影响智力发育。

1. 感染　母孕期各种病毒、细菌、螺旋体、寄生虫等感染，如巨细胞病毒、风疹病毒、流行性感冒病毒、肝炎病毒、HIV、弓形虫、梅毒螺旋体等。

2. 药物　很多药物可导致智力发育障碍，特别是作用于中枢神经系统、内分泌系统和代谢系统的药物，以及抗肿瘤和水杨酸类药物。

3. 毒物　环境、食物和水被有害物质污染，如铅、汞等。

4. 放射线和电磁波

5. 妊娠期疾病和并发症　孕妇患各种疾病，如糖尿病、严重贫血、肾脏病、甲状腺疾病等，以及先兆流产、妊娠高血压、先兆子痫、多胎妊娠等。

6. 分娩期并发症　前置胎盘、胎盘早期剥离、胎儿宫内窘迫、脐带绕颈、产程过长、产伤、早产等使胎儿颅脑损伤或缺氧。

7. 母体因素　母亲妊娠年龄偏大、营养不良、抽烟、饮酒，遭受强烈或长期的心理应激产生持续的情绪抑郁、焦虑等都可能与智力发育障碍有关。

8. 新生儿疾病　未成熟儿、低出生体重儿、母婴血型不合所致核黄疸、新生儿肝炎、新生儿败血症、胎儿颅缝早闭等。

（三）出生后不良因素

影响中枢神经系统发育的疾病和环境因素都可能导致 IDD。

1. 脑损伤　脑炎、脑膜炎等中枢神经系统感染，颅内出血，颅脑外伤，脑缺氧（溺水、窒息、癫痫、一氧化碳中毒、长时间呼吸困难）。

2. 内分泌和营养疾病　甲状腺功能减退，重度营养不良，均可能导致生长发育迟缓，神经系统发育不良，而影响智力发展。

3. 听觉或视觉障碍　特殊感官的缺陷，导致环境中听觉和视觉刺激不足，影响智力发展。

4. 环境因素　贫困、缺乏受教育机会、与社会隔离等因素使儿童得不到新知识、缺乏人际交往机会，从而影响智力发育。

三、临床表现

主要表现为不同程度的智力低下和社会适应困难。

（一）分级

WHO 根据 IQ 高低将智力发育障碍分为以下四个等级（表 9-1）。

表 9-1　智力发育障碍的严重程度

严重程度	智商	接受教育和康复训练能力	生活能力
轻度	50~69	初级教育或特殊教育	独立生活
中度	35~49	特殊教育和训练	简单生活技能，半独立生活
重度	20~34	简单训练	生活自理能力差，需要监护
极重度	<20	无能力	无生活自理能力，需要监护

1. **轻度**　IQ 在 50~69 之间,成年以后智力水平相当于 9~12 岁正常儿童,在全部智力发育障碍中占 85%。通常表现为在获取和理解复杂语言概念上的困难,以及学业技能上的困难。一般能掌握基本的自我照顾、做家务和做工实践的技能。

患者在幼儿期即可表现出智能发育较同龄儿童迟缓,如语言发育延迟、词汇不丰富、理解能力和分析能力差、抽象思维不发达。能完全独立自理生活,如独立进食、穿衣、洗漱、大小便控制及简单家务劳动。就读小学以后学习困难,学习成绩经常不及格或者留级,最终勉强完成小学的学业。一般在上小学以后教师发现患者学习困难,建议到精神科就诊而被确诊。患者能进行日常的语言交流,但对语言的理解和使用能力差。通过职业训练,成年后能从事简单的非技术性工作,获得简单生存技能和生活能力,大多可独立生活,基本可以达到作为成年人相对独立生活和工作的水平,但社会适应能力差,难以应对环境复杂的变化,可能需要适当的支持。

2. **中度**　IQ 在 35~49 之间,成年以后智力水平相当于 6~9 岁正常儿童,在全部智力发育障碍中占 10%。患者语言和学业能力各不相同,但一般仅限于基本水平。患者可能掌握自我照顾、做家务及做工实践的技能。大多数情况下,患者需要大量、持续的支持,才能达到作为成年人独立生活、工作的水平。

患者从幼年开始智力和运动发育都明显比正常儿童迟缓,语言发育差,表现为发音含糊不清,虽然能掌握日常生活用语,但词汇贫乏以致不能完整表达意思。计算能力为个位数加、减法的水平。不能适应普通小学的就读。通过规范的特殊教育与训练可学会自理简单生活,完成简单体力劳动,但质量差、效率低,处于半独立生活状态。

3. **重度**　IQ 在 20~34 之间,成年以后智力水平相当于 3~6 岁正常儿童,在全部智力发育障碍中占 3%~4%。患者仅有极少的语言和学业能力,同时还可能存在运动功能损害。患者在出生后即可出现明显的发育延迟,经过训练最终能学会简单语句,但不能进行有效语言交流。不会计数,不能在普通学校就读。患者动作笨拙、不灵活,经过长期的反复训练,可学会自己进食或简单的生活习惯,但日常生活需人照料。常伴随显著的运动功能损害、身体畸形,并可出现癫痫、脑瘫等神经系统疾病。情感反应不协调,易冲动。患者不具有社会行为的能力,经过反复训练可在监管下从事极为简单的体力劳动。

4. **极重度**　IQ 在 20 以下,成年以后仅能达到 3 岁以下正常儿童的智力水平,在全部智力发育障碍中占 1%~2%。患者交流沟通的能力极其有限,甚至完全没有语言能力,对危险不会躲避,不认识亲人及周围环境,毫无防御和自卫能力,以原始性的情绪(如哭闹、尖叫等)表达需求。生活不能自理,大小便失禁。完全依赖他人帮助才能生存。常合并严重神经系统发育障碍和躯体畸形。

(二)伴随其他症状及相关疾病

部分智力发育障碍患者可能伴随一些精神症状,如注意缺陷、情绪易激惹、冲动、刻板或强迫行为、自伤、破坏行为、幻觉、妄想等。也可能共病其他精神障碍,如注意缺陷多动障碍、抑郁障碍、双相障碍、焦虑障碍、孤独症谱系障碍等。

有的患者同时存在一些躯体疾病的症状和体征。如先天性卵巢发育不全、先天性睾丸发育不全患者有第二性征发育障碍的症状和体征,结节性硬化患者有皮脂腺瘤、白斑、甲周纤维瘤和颗粒状斑等皮损,80%~90% 的患者可伴有癫痫发作。以下是与智力发育障碍有关的几种常见先天性遗传病。

1. **唐氏综合征**　即 21-三体综合征,俗称先天愚型,是常染色体畸变中最常见的类型。60% 在胎儿早期夭折而流产,患病率随母亲年龄的增长而上升。其染色体核型有标准型、易位型和嵌合型三种。主要临床特征为智力低下、特殊面容和生长发育迟缓。

2. **脆性 X 染色体综合征**　呈 X 连锁半显性遗传,家系内患病风险呈逐代递增趋势。其 X 染色体长臂远端有一缩窄区,位于 Xq27.3 处存在脆性位点。本症患者身材较高,面长耳大,前额及颧骨突出,青春期后还可见大睾丸。语言障碍较突出,语言发育延迟、语言质量异常,可有重复语言、模仿语言或伴有急躁、冲动的喋喋不休,但其语言发育延迟与智力低下是相称的。有的患者可表现为活动过度或被动消极行为,有的有自残行为和类孤独症症状。部分病例可伴有神经系统异常,伴癫痫发作者达 15%。

3. 先天性睾丸发育不全　又称 Klinefelter 综合征,该病在一般人群中的发病率为 0.1%~0.2%,在不育男性中患病率可高达 3.1%。是父母双亲之一的生殖细胞在形成过程中发生性染色体不分离所致。其核型表现有 47,XXY;48,XXXY;49,XXXXY;以及 47,XXY/46,XY(嵌合体)等。临床特征为乳房肥大(女性乳房)、睾丸微小甚至无睾丸、无精子、阴茎小、胡子稀疏、喉结不明显。约 25% 的患者表现为智力低下。本病在青春期前症状不明显,故不易早期发现。在青春期前期应用雄激素治疗有一定改善作用。

4. 先天性卵巢发育不全综合征　约占女性智力缺陷的 6.4‰。其特征为身材较矮,第二性征发育不良,卵巢缺如,无生育力,部分患者智力轻度低下,有的患者伴发心、肾、骨骼等先天畸形。本症常见的染色体核型为 45,X,此外还有 46,X,del(Xp)或 46,X,del(Xq);46,X,i(Xq);45,X/46,XX 及 45,X/46,X,mar(嵌合体)等。

5. 苯丙酮尿症(phenylketonuria,PKU)　是遗传性代谢缺陷病的典型代表,先天性苯丙酮酸羟化酶的缺乏,不能将苯丙酮酸氧化成酪氨酸,致使大量苯丙酮酸蓄积影响到中枢神经系统的发育和正常的生理功能。几乎所有的患儿都有不同程度的智能低下,90% 以上为中度至重度。多动、攻击行为、情绪不稳等症状常见。PKU 一旦确诊,应该立即给予低苯丙氨酸饮食治疗。

6. 半乳糖血症(galactosemia)　半乳糖血症是一种先天性代谢病,属常染色体隐性遗传,群体发病率为 1/10 万。半乳糖-1-磷酸转变成葡萄糖-1-磷酸的过程受阻或乳糖聚积在血液、组织内,对肝、肾、脑等多种脏器造成损害,主要症状是营养障碍、白内障、智力低下和肝脾肿大等。由于基因突变引起了半乳糖-1-磷酸尿苷转移酶结构改变而失去功能,半乳糖积聚在血及组织内,并随尿排出。中间产物半乳糖-1-磷酸对细胞有害,主要侵犯肝、肾、脑和晶状体,故患儿哺乳后数日出现呕吐、腹泻、脱水等症状。一周后,肝脏肿大,出现黄疸、腹水和白内障。数月后出现智力发育障碍,常夭折。若出生后不喂乳类和乳制品,婴儿能完全正常地发育。若中途停止乳类食物可改善症状,但智力不能恢复。

7. 先天性甲状腺功能减退症(congenital hypothyroidism)　又称为呆小病、克汀病(cretinism),分地方性和散发性两类,为甲状腺素合成不足所致的全身性疾病,是导致智力低下的常见疾病之一,患者中女孩是男孩的 3 倍。由甲状腺先天缺陷引起者称为散发性克汀病,因母孕期的饮食中缺碘而引起者则称为地方性克汀病。患者生长发育缓慢、身材矮小、躯干长而四肢短、头大、颈短、手掌方形、指粗短、皮肤干燥、毛发稀疏、面部黏液性水肿、眼距宽、鼻梁扁平、唇厚、舌宽厚且常伸出口外。患者智力低下的症状明显,中等严重程度或以上者占近 1/3。患者安静、少动、反应迟钝、口齿不清、精神萎靡;有的患者喜怒无常、暴躁,听力和言语障碍均较明显。

8. 结节性硬化症(tuberous sclerosis)　为常染色体显性遗传性疾病,但外显率及临床症状变异较大。其主要临床表现有三大特征,即智力缺损、癫痫、面部皮脂腺瘤。患者自幼就表现出智力发育受损的症状,并随年龄增长而日趋明显。患者语言发育较迟缓,常可出现行为异常。约 60% 的患者可出现癫痫发作,常于童年期开始发作。面部的皮脂腺瘤在 4~5 岁时出现,对称性地分布于鼻翼两侧,呈褐色或红色。心脏、肾脏等器官也可发生腺瘤。颅内特别是侧脑室上皮细胞常可发生圆形纤维瘤。多数患者为中度的智力低下。

9. 胎儿酒精综合征　为母孕期(尤其是妊娠期前 3 个月)过量摄入酒精所致。患者主要表现为中枢神经系统症状、智力低下和身体发育缓慢等。

四、诊断与鉴别诊断

(一)临床诊断

若儿童 18 岁以前出现智力低下和社会适应困难的临床表现,IQ 低于 70,则可诊断为智力发育障碍。再根据 IQ 确切值及社会适应能力判断智力发育障碍的严重程度。IQ 在 70~90 者为智力正常与异常之间的边缘智力状态。

需要全面采集病史、进行精神检查和躯体检查,其中详细的生长发育史特别重要,据此可对儿童生长发育情况做出全面的临床评估。同时,根据年龄和智能损害的程度选择适用于患者的标准化发育量表或智力测验(如韦氏儿童智力量表)评估 IQ,采用儿童社会适应行为评定量表评估社会适应能力。

(二) 病因学诊断

对所有确诊为 IDD 的患者,应通过病史和躯体检查,遗传、代谢、内分泌、免疫等实验室检查,以及头部 CT、MRI、视频脑电图等特殊检查,尽量寻找病因,做出病因学诊断,以利于治疗和康复,同时也为患者家庭下一步优生优育提供有价值的资料和指导。

(三) 鉴别诊断

1. 智力暂时性发育迟缓　各种心理或躯体因素,如营养不良、慢性躯体疾病、学习条件不良或缺乏以及视觉、听觉障碍等都可能影响儿童心理发育,包括智力的正常发育,使儿童的智力发育延迟。当这些原因去除或纠正以后,心理发育速度在短期内加速,智力水平会赶上同龄儿童,据此与 IDD 鉴别。

2. 发育性学习障碍　发育性学习障碍患者存在学习技能上的显著持久的困难,听、说、读、写、拼音、算术、理解、记忆等学业技能低于同龄儿童,但是智能正常或者接近于正常,除学习技能以外的心理的其他方面发育完全正常。在不涉及特定技能的时候,可以完成学习任务。例如有语言发育障碍的儿童,能够通过书面方式学习,达到与智力水平相当的学习成绩。与之不同,IDD 患者在任何情况下,智力水平和学习成绩都始终保持一致。

3. 精神分裂症　精神分裂症患者的精神症状可影响到正常学习、生活、人际交往等社会功能。精神分裂症患者病前智能正常,有起病、症状持续及演变等疾病的发展过程,存在确切的精神病性症状,可根据这些特点与 IDD 相鉴别。

4. 孤独症谱系障碍　多数孤独症谱系障碍共病 IDD,因此容易误诊。孤独症谱系障碍患者的语言发育水平和交流能力、社会交往能力明显低于智力发育水平,并且伴有兴趣狭窄和行为刻板。IDD 患者智力发育全面低下,语言和社交能力与智力水平相符。

5. 注意缺陷多动障碍　IDD 患者常出现注意缺陷和活动增多的症状,轻度的 IDD 很容易被误诊为注意缺陷多动障碍。但是注意缺陷多动障碍患者通过药物等治疗后,其学业成绩可以明显提升,达到与智力相称的水平。而 IDD 患者,即使注意缺陷和多动症状改善,其学业成绩也无明显提升,并且语言、判断力、理解能力、运动能力以及社会适应能力始终难以改善。

五、病程与预后

出生前、围产期病因所致的患者在出生以后即表现出躯体和心理各个方面不同程度的发育迟缓和躯体畸形。智能损害程度较轻者多在入学以后因学习困难就诊后才被确诊。在出生以后因有害因素致病者,病前智力发育正常,病后智力发育停滞甚至倒退。

因为各种致病因素往往造成脑结构性或功能性不可逆损害,所以智能损害一旦发生就难以逆转,一般都不可能减轻或恢复到正常智力水平。患者的最终智力水平和社会适应能力视智力发育障碍的严重程度、接受特殊教育和康复训练的情况而定。

智力障碍患者的死亡率高于非智力障碍者,有研究显示,智力发育障碍患者的死亡率约为社区中同年龄段人群死亡率的 3 倍。智力障碍患者的预期寿命较非智力障碍者缩短 20 年。

六、预防与治疗

(一) 预防

IDD 一旦发生难以逆转,因此重在预防。做好婚前检查,检测遗传性疾病、产前先天性疾病;做好围产期保健,避免围产期并发症;做好新生儿遗传代谢性疾病筛查;防止和尽早治疗中枢神经系统疾病,这些都是预防 IDD 的重要措施。加强健康教育、提倡非近亲结婚、科学生养、保持健康的生活方式,也是重要的预防方法。一些发达国家依据专门的法律对所有新生儿实施一些常见遗传代谢性疾病的生化检查,尽早筛查出患者,为病因学治疗提供依据,早期实施干预和治疗,有效预防 IDD 的发生,或阻止智能损害程度的进一步加重。

（二）治疗

IDD 的治疗原则是以教育和康复训练为主,辅以心理治疗,仅少数患者需要对伴随的精神症状进行药物对症治疗。

1. 教育和康复训练   由学校教师、家长、康复训练师相互配合进行。教师和家长的任务是使患者能够掌握与其智力水平相当的文化知识、日常生活技能和社会适应技能。在对患者进行教育和康复训练时,要根据患者的智力水平因材施教。对各种程度的 IDD 患者的教育和康复训练内容如下所述。

（1）轻度 IDD 患者一般能够接受小学低年级到中年级的文化教育,最好在普通小学接受教育,但如果患者不能适应普通小学的学习也可以到特殊教育学校就读。目前国内绝大多数城市已开设了特殊教育学校,或者在普通小学设立了特殊教育班。教师和家长在教育过程中应采用形象、生动、直观的方法,对同一内容反复强化。日常生活能力和社会适应能力的培养和训练包括学习如何辨认钱币、购物、打电话、到医院就诊、乘坐公共交通工具,以及学习基本的劳动技能、规避危险和处理紧急事件的方法等。当患者成长到少年期以后开始对他们进行职业训练,使其成年后具有独立生活、自食其力的能力。

（2）中度 IDD 患者着重康复训练,主要内容是生活自理能力和社会适应能力,如洗漱、换衣,人际交往中的行为举止和礼貌,如何正确表达自己的要求和愿望等内容,同时加强人际交流中常用语言的训练。

（3）重度 IDD 患者的康复训练内容主要是训练患者与照料者之间的协调配合能力、简单生活能力和自卫能力,如进餐、如厕、简单语言交流,使患者能表达饥饱、冷暖,避免受外伤。可以将每一种技能分解成几个步骤,再逐步反复强化训练。

（4）极重度 IDD 患者难以实施任何教育和康复训练,主要是指导家属做好看护及护理,为患者建立安全的环境,提供营养均衡的饮食,帮助其提高身体的协调性。

2. 心理治疗   可针对患者的异常情绪和行为采用相应的心理治疗。常用的有效方法是行为治疗。通过行为治疗能够使患者建立和巩固正常的行为模式,减少攻击行为或自伤行为。心理教育和家庭治疗能使患者的父母了解疾病的相关知识,减轻焦虑情绪,更有效地配合专业人员对患者实施教育和康复训练。

3. 药物治疗

（1）病因治疗:适合于病因明确者。例如,半乳糖血症和苯丙酮尿症患者给予相应饮食治疗,先天性甲状腺功能减退患者给予甲状腺激素替代治疗,先天性脑积水、神经管闭合不全等颅脑畸形患者可实施相应外科治疗。对一些单基因遗传性疾病,可尝试开展基因治疗。

（2）对症治疗:IDD 患者约 30%~60% 伴有精神症状,导致接受教育和康复训练存在困难。因此,可根据不同的精神症状选用相应药物治疗。若患者伴有精神运动性兴奋、攻击行为或自伤行为,可选用氟哌啶醇、奋乃静、利培酮、氯氮平等药物。药物的治疗剂量视患者的年龄和精神症状的严重程度而定。若合并严重的抑郁症状或强迫症状,可选用 SSRIs 类抗抑郁药。若合并双相障碍或者焦虑障碍,可分别选用心境稳定剂、抗焦虑药。对于合并明显注意缺陷多动障碍症状的患者,当这些症状严重干扰其接受教育和康复训练时,可选用哌甲酯和托莫西汀等药物实施对症治疗。在药物治疗时,应当从小剂量开始,缓慢增加至最低有效剂量。应尽量避免多药联用,并且在症状得到控制后逐渐减量,直至停药。

【典型病例】

患者女性,8 岁,小学二年级学生,因学习成绩差就诊。患者 7 岁入学,老师发现患者上课时能安静听课,但反应速度慢、记忆力差,经常不能独自完成课堂作业,需要老师辅导。家庭作业也需要母亲辅导才能完成。学习成绩每学期不及格。在学校尊敬老师,与同学和睦相处,遵守纪律;在家性格温顺,听从父母的教育,能做整理被子、扫地等简单家务。患者是第一胎,母孕期正常,分娩时脐带绕颈。2 岁以后开始学步,2 岁半开始学喊"爸爸,妈妈"。4 岁时进幼儿园,但自我照顾能力比其他同龄儿童差。过去无重大疾病史。父母非近亲结婚。无精神和神经疾病家族史。躯体检查无阳性体征。精神检查时合作,安静,能认真回答问题,语言表达简短。韦氏儿童智力量表测验智商 63,言语智商 61,操作智商 64。

诊断:轻度智力发育障碍。

第三节　孤独症谱系障碍

20 世纪 80 年代末,孤独症谱系障碍(autism spectrum disorder,ASD)这个疾病名称开始出现,并被日益广泛使用。孤独症谱系障碍起病于心理发育早期,主要表现为三组持续性核心症状:社会交往障碍,语言交流障碍,兴趣范围狭窄、动作行为刻板。多数患者伴有智力缺陷,预后较差。具有典型的这三组核心症状者为孤独症谱系障碍。

本节按照最新的 ICD-11 分类和诊断标准,介绍孤独症谱系障碍。

一、流行病学

根据 2024 年发布的全球疾病负担调查,2021 年全球 ASD 患病率为 0.79%。中国大陆 0~14 岁儿童中 ASD 的患病率约为 0.7%,其中男孩约 1.0%,女孩约 0.2%,男女比约为 5∶1。

二、病因与发病机制

目前还不清楚孤独症谱系障碍的确切病因与发病机制,研究发现遗传与环境因素都与之有关。遗传因素如何导致该类疾病,易感基因的功能及其表达异常对脑发育有何具体影响,遗传因素与环境因素如何相互作用而导致该疾病,均有待进一步研究探讨。

(一)遗传

若孤独症谱系障碍患者的母亲再次怀孕,第二个子女的孤独症谱系障碍患病率为 5%。一些孤独症谱系障碍患者的父母和其他亲属也存在社会交往障碍和重复刻板行为。双生子同病率研究发现孤独症谱系障碍的遗传度为 37%~90%。目前在常染色体中已发现 10 个以上与孤独症谱系障碍相关的基因,已确认 15% 的患者存在基因变异,多数患者可能是多基因异常所致。

(二)脑功能及脑发育异常

研究发现孤独症谱系障碍患者一些脑区的功能异常、5-羟色胺等神经递质的水平异常。目前认为孤独症谱系障碍可能是调控脑发育和神经细胞之间连接的基因异常导致胎儿早期脑的正常发育受损所致。

(三)环境中有害因素及围产期危险因素

可能在妊娠早期影响胚胎的发育,增加孤独症谱系障碍患病风险。

三、临床表现

社会交往障碍,语言交流障碍,兴趣范围狭窄、动作行为刻板是孤独症谱系障碍的三大核心症状。ICD-11 将孤独症谱系障碍的症状划分为社会交往和沟通障碍、兴趣狭隘与刻板行为两大领域。

(一)社会交往障碍

患者不能与别人建立正常的人际交往。在婴儿期表情贫乏,没有期待被父母和他人拥抱、爱抚的表情或姿态,甚至拒绝父母的拥抱和爱抚。当患者得到关爱时不会流露出愉快和满足感。呼唤患者时没有回应,回避别人的目光对视。分不清亲疏关系,也不能与父母建立正常的依恋关系。例如,当遇到不愉快的事情或受到伤害时不会寻求父母的安慰,与父母分离时没有尾随等依恋行为。

患者与同伴之间缺乏正常的伙伴关系。在幼儿园时多独处,不与同伴一起玩耍,不关注也不参与同伴的游戏和活动。即使被迫与同伴在一起,也不会主动与别人交流,更不能全身心地投入集体活动之中。

患者不能觉察出一些人际交往中的非言语性信息(如对方声调和表情的变化),不关注别人的面部表情,因此不能理解他人的想法和情感,缺乏相应的行为反应,没有共情能力。

(二)语言交流障碍

患者语言发育明显落后于同龄儿童,这是多数患者就诊时的主诉。多数患者 3 岁时还不能说出有意义的词语和最简单的句子,不能用语言进行人际交流。4~5 岁时开始能说简单词语和句子,但不会使用代词或错用代词,尤其是你、我、他等人称代词。有时患者所说语句内容与所处环境、正在谈论的话题完全不相关。

患者说话时毫不关注别人是否正在听,很少注视对方的目光,好像是在自言自语。患者说话时语音没有节奏的变化,语调没有抑扬顿挫的变化,语言缺乏感情和感染力。说话的内容单调贫乏,常有刻板模仿言语或刻板重复言语,如模仿曾经从电视里听到的句子,重复别人刚说过的话,或反复询问同样一个简单的问题。在人际交往中不主动开始交谈,也不主动提问。

患者往往以动作或行为而不是语言来表达自己的愿望和要求。例如,用手指向需要的东西,或脱裤子表示自己要上厕所。患者的肢体语言,如点头、摇头、手势、面部表情变化等也比较少。

(三)兴趣范围狭窄、动作行为刻板

患者对于正常儿童喜爱的活动、游戏、玩具都不感兴趣,却喜欢废铁丝、瓶盖等非玩具的物品,或喜欢长时间观看转动的电风扇、流动的水等。对玩具独有的特点不感兴趣,却十分关注玩具的某一个非主要特征。例如,拿到一个玩具熊,不是欣赏整个玩具的体态可爱,而只注意玩具熊的绒毛,反复用手触摸,或用鼻子去闻。

患者保持日常活动的程序不变,如每天吃同样的饭菜;在固定的时间和地方解大小便,解便时一定要完全脱去裤子,甚至上衣;定时上床睡觉,只用同样的被子和枕头,入睡时必须用一个手帕盖住眼睛;上学时要走相同的路线等。若这些行为活动被改变,患者则焦虑不安、不愉快、哭闹,甚至有反抗行为。一些患者有刻板行为,如重复转动手,不停转圈、跺脚、舔墙壁等。

(四)智力低下及认知功能特征

孤独症谱系障碍患者中 50% 的患儿智能处于中度和重度低下水平,约 25% 为轻度低下水平,还有 25% 可能在正常范围。智力水平正常或接近正常的孤独症谱系障碍亦称为高功能型孤独症谱系障碍。不论患儿的智商是高还是低,临床表现的主要症状均相似,但智商低的患儿在社会交往、语言障碍和刻板行为的程度上更为严重。

部分孤独症谱系障碍患儿有一些特定的认知特征,智力测验显示患者的操作智商高于言语智商。一些患者具有很好的机械记忆和空间视觉能力。例如,能熟记日历、火车时刻表、汉字、车牌号等。在非言语智能测验中表现出计算、即刻记忆和视觉空间技能优于其他认知能力。例如,这些患儿 2~3 岁时就能认识字母或数数,2~4 岁能认识各种标记、各类汽车名称等。

1. 颜面认知　正常儿童或智力低下的儿童均能辨别每个人的颜面特征,从而分辨陌生人和熟悉的人,也能理解他人的面部表情。孤独症谱系障碍儿童却缺乏这种颜面认知能力,不能理解他人的言语性和非言语性交流方式的含义,将人的口、眼等颜面器官均看作无社交性意义的纯粹模样而已。对孤独症谱系障碍、智力发育水平低于这些孤独症谱系障碍的智力低下儿童做对照研究,发现孤独症谱系障碍儿童比智力低下儿童在有意识地笑、怒等表情的表达方面更加困难。

2. 感知觉　孤独症谱系障碍患者通过感受器接受外界刺激这一生理-心理现象的发育程度低。其中触觉、味觉和嗅觉等近距离感受器的发育相对较好,而视觉和听觉等远距离感受器的发育较差。比较物体的大小、物体之间的空间关系、依靠视觉来统合人的各个器官形成身体的立体图形等方面的能力均发育较差。此外,还有以下感知觉异常现象。

(1)痛觉:对痛觉的感受迟钝,所以受外伤后疼痛感不明显。

(2)触觉:不愿意用手或脚接触到沙子、泥土或水,喜欢用手去触摸或揉搓毛毯类物品。

（3）听觉：对很强烈的声音感觉迟钝、毫不在乎。但对某些特定的声音却很敏感，即使十分微弱也不能忍受，常常一听到这种声响便迫不及待地塞住耳朵。

（4）视觉：喜欢观看发光的或旋转着的物体。

（5）味觉：经常用舌去舔某些物品，或将小物品放入口中。偏食明显，对厌恶的食物非常敏感，一点不吃。

（6）嗅觉：对不少物品都会闻到一股臭味。

此外，孤独症谱系障碍儿童常有神经系统发育延迟，神经系统检查可发现一些原始反射持久不消失，多种神经系统软体征和脑电图异常。

（五）其他精神症状及共病

部分患者存在咬自己、打自己、撞墙等自伤行为。有的患者不怕疼痛，但对于某种声音或特殊刺激却非常敏感。

进食行为异常也是孤独症谱系障碍常见的症状，患儿可能表现出挑食、刻板的进食仪式或拒食等。但异常的进食行为一般不会直接引起营养不良。最近的调查显示约 2/3 的患者存在睡眠障碍病史，难以入睡、早醒和易醒都是常见的表现。

多数患者伴有注意缺陷多动障碍。部分患者合并抽动障碍、癫痫、脆性 X 染色体综合征、多发性硬化等疾病。

四、诊断与鉴别诊断

（一）诊断

患者在发育早期起病，有社会交往障碍，语言交流障碍，兴趣范围狭窄、动作行为刻板等三个方面的典型症状，排除儿童精神分裂症、IDD 以及其他广泛性发育障碍以后，可诊断孤独症谱系障碍。

若患者还有明确的 IDD，诊断为孤独症谱系障碍共病智力发育障碍。

在诊断孤独症谱系障碍时，尽可能说明个体化的临床特点。如是否伴有智力缺陷，是否伴有结构性语言受损，是否与已知的疾病、基因或环境等获得性因素相关，是否与其他神经发育障碍、精神障碍或行为障碍相关。也可以使用标注来描述孤独症谱系障碍症状，如首发年龄、是否有已获得技能的丧失、严重性等。这些对患者的更详细的临床描述能帮助临床医师将诊断个体化。例如，很多患者以前被诊断为阿斯伯格综合征，现在的诊断可以是孤独症谱系障碍，不伴智力发育障碍，伴轻度或不伴功能性语言受损。

临床评定量表用于辅助诊断、了解症状的严重程度、评估治疗和康复效果。常用的评定量表有孤独症行为评定量表（Autism Behavior Checklist，ABC）、儿童期孤独症评定量表（Childhood Autism Rating Scale，CARS）和克氏孤独症行为量表（Clancy Autism Behavior Scale，CABS）。

关注儿童 2 岁前的一些行为特点，有助于及时和尽早诊断。以下是孤独症儿童的一些早期行为特征。

1 个月：无视线的对视。哺乳时婴儿没有相应的肢体姿势。

2~3 个月：不关注周围人的面容和声音。成人与婴儿玩耍，或逗惹、拥抱婴儿，或给婴儿穿脱衣服时，婴儿均无相应的行为反应。

3~4 个月：不出现社会性微笑，避开他人的视线，被拥抱时表现出拒绝他人的姿势。

4~6 个月：不关注周围的人；面部表情无变化，如同"机器人"一般，或者经常是愁苦、不愉快的面容。

6 个月~1 岁：不认识经常接触的人；过分关注周围的声和光；自发性活动少；不会喃喃自语，而多表现为机械性单调的声音；明显偏食；经常有奇怪的手指活动；无分离性不安。

1~2 岁：不会模仿电视节目内容；无眼神交流；不搭理周围同龄儿童；有各种重复刻板动作和自伤行为；每天仪式地摆弄玩具，即使成功地完成，也无相应的愉快表情；不许别人改变事物的固定模式；睡眠和进食都缺乏正常规律。

(二)鉴别诊断

1. IDD   多数孤独症谱系障碍共病不同程度的智力低下,临床上容易误诊为 IDD,而漏诊孤独症谱系障碍。鉴别要点是孤独症谱系障碍的语言发育和交流能力、社会交往能力明显落后于患者的智力发育水平,并有兴趣狭窄和行为刻板的临床表现。IDD 患者的语言和社会交往能力与智力水平相称,智力发育全面低下。

2. 精神分裂症   孤独症谱系障碍患者的一些临床表现,如社会交往能力低下、刻板行为以及伴有的自伤行为、冲动行为等症状,容易与儿童期起病的精神分裂症混淆。但是孤独症谱系障碍起病于发育早期,一般在学龄前起病,存在社会交往和沟通能力低下、语言发育延迟等临床表现,药物对患者的核心症状治疗无效。儿童精神分裂症在学龄期以后起病,发病前心理发育正常,起病后主要表现为幻觉、思维破裂、妄想等精神病性症状,抗精神病药物治疗有效。可以根据这些特点相互鉴别。

3. 雷特综合征   患者人际交流少、语言表达能力差等临床表现与孤独症谱系障碍类似。鉴别要点在于雷特综合征患者多是女性,以共济失调、肌张力异常等运动技能和智力进行性衰退为临床特征,并有明显脊柱侧凸或后凸、生长发育迟缓等躯体症状和体征。

4. 发育性语言障碍伴感受性和表达性语言受损   该障碍患儿的主要临床表现为语言表达或理解能力的损害,但智力水平正常或接近正常(智商≥70),非言语交流较好,无社会交往的质的缺陷和兴趣狭窄及刻板重复的行为方式,故可鉴别。但是对于年龄小、功能水平高的孤独症谱系障碍患儿,鉴别有时存在困难,需全面了解患儿情况,随访观察,慎重做出诊断。

五、病程及预后

患者的症状一般 1~3 岁时被家长发现,症状严重患者可能 1~2 岁被发现,症状较轻患者可能 3 岁以后才被发现。有部分患者起病前心理发育基本正常,病后出现发育倒退现象,如 2 岁时能说一些简单的词、句,起病后这些语言逐渐消失,3 岁时仍不会说任何单词。

经过适当康复训练和教育,伴随年龄增长,多数患者的症状会逐渐减轻,如语言能力逐渐发展,对语言的理解和语言交流能力提高,人际交往能力改善。5 岁时的语言发育水平对预后影响很大,若当时仍缺乏有意义语言,不能会话,预后很差。部分患者在青春期容易出现易激惹或抑郁的情绪问题,以及自伤和攻击行为。

孤独症谱系障碍的长期预后一般较差,但早期、合理的教育训练在一定程度上可以改善其结局。大约 2/3 的患儿在社会适应性、工作能力和独立性方面较差,所以患儿进入成人期后,仍需要一些支持性服务。约 10% 的患者经过教育训练可"正常"生活,少数患者到成年期能够独立生活和工作。

六、干预和治疗

干预的基本目标是改善核心症状,即促进患者的语言发育,提高社会交往能力,矫正影响日常生活、学习和人际交往的刻板行为和不良行为,让患者掌握生活技能和学习技能。此外,还需要减轻和消除伴随的神经、精神症状。

患者接受干预越早越好,至少应在学龄前开始。当到学龄期语言交流能力和社交能力有所提高以后,部分患者可以入读普通小学,与同龄儿童一起接受教育,部分患者仍需要继续接受训练和干预。

(一)康复训练

这是至今国内外公认的改善孤独症谱系障碍核心症状、提高患者生活质量的最有效方法。目标是促进患者的语言发育,提高社会交往能力,使其掌握基本生活技能和学习技能。多数孤独症谱系障碍患者在学龄前不能适应幼儿园的教育,可在康复机构或特殊教育学校接受康复治疗师和特殊教育教师等提供的康复训练和特殊教育。学龄期语言交流能力和社交能力有所提高以后,部分患者可以到普通小学与同龄儿童一起接受教育,仍有部分患者需要继续接受特殊教育。

目前主要康复训练和教育方法有应用行为分析(applied behavioral analysis,ABA)、孤独症以及相关沟通障碍儿童的治疗和教育（treatment and education of autistic and communication related handicapped children，TEACCH）、人际关系发展干预法（relationship development intervention，RDI）。

（二）心理治疗

多采用行为治疗。主要目标是强化已经形成的良好行为，矫正影响到接受教育和训练、社会交往或危害自身安全的异常行为，如刻板行为、攻击行为、自伤或自残行为等。

认知治疗适用于智力正常，或学龄期、青春期的孤独症谱系障碍患者。目的是帮助患者认识自己与同龄人的差异、自身存在的问题，激发自身的潜力，发展有效的社会交往技能。

家庭治疗和咨询能使孤独症谱系障碍患者的父母了解患者存在的问题，掌握恰当的养育技能和应对技巧。

（三）药物治疗

目前还缺乏能够改变孤独症谱系障碍病程、改善核心症状的药物。当患者伴随的精神症状明显，威胁到自身或他人安全，或严重干扰患者接受教育和训练，影响日常生活时，使用药物对症治疗。

1. **第二代抗精神病药物**　利培酮、阿立哌唑已获得美国食品药品监督管理局批准用于治疗孤独症谱系障碍患者的易激惹和行为障碍。药物可减轻患者的易激惹情绪，减少自伤行为和攻击行为。利培酮适用于 5 岁以上孤独症谱系障碍患者。

2. **抗抑郁药**　所有抗抑郁药均未获准治疗孤独症等孤独症谱系障碍。对于抑郁、焦虑、强迫症状明显的 12 岁以上患者，酌情对症治疗。可选用药物有舍曲林、氯米帕明。

3. **治疗注意缺陷多动障碍药物**　包括中枢神经兴奋剂和托莫西汀，适用于共病注意缺陷多动障碍的 6 岁以上患者。孤独症谱系障碍患者对药物的耐受性较差，应使用较低剂量，并密切监测药物副作用（参见本章第五节注意缺陷多动障碍的药物治疗）。

【典型病例】

患儿男性，4 岁。因不说话、不与人交流就诊。母亲 30 岁怀孕，患儿是第一胎，母亲怀孕后期患有妊娠高血压。患儿出生时曾因脐带绕颈一度缺氧。8 个月时对妈妈的拥抱反应迟钝，不会伸手做出期待姿势，被妈妈抱起时，也不贴近母亲的身体，并缺乏高兴的情绪反应。妈妈亲吻时会后仰或避开。1 岁时，常独自发呆，或目光凝视，或独自微笑。2 岁上托儿所，喜欢一个人走来走去，不服从管教，从来不和其他小朋友一起玩耍。3 岁后偶尔叫"妈妈""爷爷"等人，不主动与周围的小朋友交往。近半年常喃喃自语，别人听不清也听不懂其内容。特别喜欢玩陀螺和瓶盖，对其他玩具不感兴趣。常注视旋转的电扇、排风扇。在幼儿园只坐固定的位子，有时会尖叫，在教室和院子里外狂跑。精神专科检查发现患儿对医师的问话不理不睬，与医师没有目光交流，独自玩手中的手机。

诊断：孤独症谱系障碍。

第四节　发育性学习障碍

发育性学习障碍（developmental learning disorder）是指个体在学习学业技能上出现显著而持续的困难，通常涉及阅读、书写和算数等基本技能。患者在这些学业技能上的表现明显低于其实际年龄和智力水平所对应的预期水平，可导致其在学业或职业功能上出现显著损害。发育性学习障碍在进入小学学习学业技能时开始显现。导致发育性学习障碍的原因不是智力发育障碍、感觉损害（听觉或视觉损害）、神经系统障碍或运动障碍、缺乏接受教育的机会、对教学使用的语种缺乏掌握、社会-心理逆境等。

一、流行病学

发育性学习障碍患病率在不同语言和文化背景下差别很大，国外报道患病率为 1%~24%，国内为 4.76%~11.57%。学龄儿童中，发育性学习障碍伴阅读功能损害的患病率为 2%~10%，平均约为 4%；伴书面表达功能损害的患病率 2%~8%，男女性别比为 3∶1；伴数学学习功能损害的患病率为 1%~6%，

NOTES

女性多于男性。

二、病因与发病机制

发育性学习障碍的病因与发病机制至今不明,有研究提示是遗传和环境因素共同作用的结果。

(一)遗传因素

阅读功能受损与书面表达功能受损的患者具有明显的家族聚集性特点。阅读功能受损先证者的一级亲属患阅读障碍的概率为 40%~60%,同卵双生子同病率(87%)明显高于异卵生子同病率(29%)。

(二)围产期危险因素

母孕期感染、宫内窒息等围产期并发症、早产儿、低体重儿等因素可增加罹患发育性学习障碍的风险。

(三)神经发育障碍

阅读功能受损患者的大脑存在明显较多的局灶性发育异常,尤其是靠近大脑外侧裂的语言区,包括额叶、顶叶岛盖、顶下小叶和颞叶。阅读功能受损患者左侧顶颞区灰质减少,可导致语言的言语结构加工(语音意识)出现问题。阅读功能受损的患者,其左脑半球中与阅读功能相关的区域[如额下回、顶下小叶(涵盖角回和缘上回)、中央区域以及腹侧颞叶皮质]均表现出激活不足的情况。颞叶加工缺陷影响了言语的知觉和产生,并导致语音加工缺陷。

(四)教养环境

养育环境不良、教养方式不当、心理应激等都是相关危险因素。这些危险因素可导致生理功能失调,引起认知加工过程紊乱而致病。

三、临床表现

患者智力正常或接近正常,学习机会与其他儿童一样,但听、说、读、写、拼音、算术、理解、记忆及社会能力差,学习能力和学业成绩明显低于同龄儿童。常见以下几种临床类型。

1. **发育性学习障碍伴阅读功能损害**(developmental learning disorder with impairment in reading) 表现为在学习阅读相关的学业技能时出现显著且持续的困难,如阅读的准确性、流畅性和阅读理解能力。患者在阅读技能上的表现明显低于实际年龄和一般智力功能的预期水平,从而导致学业或职业功能出现显著损害。

2. **发育性学习障碍伴书面表达功能损害**(developmental learning disorder with impairment in written expression) 表现为在学习书写相关的学业技能上显著而持续的困难,如拼写的准确性、语法与标点使用的准确性以及书面表达的组织性与连贯性。患者在书面表达技能上的表现明显低于实际年龄和一般智力功能的预期水平,导致学业或职业功能出现显著损害。

3. **发育性学习障碍伴数学学习功能损害**(developmental learning disorder with impairment in mathematics) 表现为在学习算数相关的学业技能上出现显著而持续的困难,如数觉(number sense)、对数字事实的记忆、计算的准确性、计算的流畅性、数学推理的准确性。患者在数学或算数技能上的表现明显低于实际年龄和一般智力功能的预期水平,导致学业或职业功能出现显著损害。

4. **发育性学习障碍伴其他特定的学习功能损害**(developmental learning disorder with other specified impairment of learning) 表现为在学习阅读、数学和书面表达以外的学业技能上的显著而持续的困难。个体在这些技能上的表现明显低于实际年龄和一般智力功能的预期水平,导致学业或职业功能出现显著损害。

四、诊断与鉴别诊断

(一)诊断要点(ICD-11 诊断标准)

1. 诊断任何一种发育性学习障碍都需要满足以下几个基本条件。

（1）在阅读、书写或算数学习相关学习技能方面存在明显缺陷,导致其相关技能显著低于个体实际年龄和智力功能所预期的水平。即使在相关学术领域给予适当指导,患者仍表现出学习困难。这些困难可能仅局限于某个特定方面(如无法掌握基本的计算,或准确、流利地解码单个单词)或同时影响阅读、书写和算数在内的多个方面。

（2）这些障碍通常出现在学龄早期。但对某些个体来说,可能到后期(包括成年期)当学习要求超过其受限的能力时才被发现。

（3）这些障碍无法用外界因素(如经济问题、不良环境或缺少教育机会)来解释。

（4）学习困难不能仅仅归因于其他疾病或障碍(例如运动障碍或视力/听力等感觉障碍)。

（5）学习困难导致个体的学习、职业或其他重要方面的功能严重损害。个体只有通过巨大的额外努力其功能才能得以继续维持。

2. 心理测评和评定量表有助于了解患者的心理发育和症状,协助诊断。

（1）学业成就测验:学业成就测验是主要用来评估听力理解、言语表达、书写、阅读理解、计算和基本推理等学习能力的工具。Gray 诊断阅读测试第 2 版(GDRT Ⅱ)和 Stanford 诊断性阅读评估是一般阅读能力的测试工具。另有评估口语阅读技能、阅读理解能力、发音流利性等工具,可重点评估患者某一项学习能力。国内目前还缺乏信度和效度都好的标准化学业成就测验。

（2）智能测验:用于了解患者智力的总体和结构的各个方面的水平。神经心理测验和学习障碍筛查量表也可作为辅助工具。

(二) 鉴别诊断

1. **孤独症谱系障碍**　孤独症谱系障碍患者因为语言发育迟缓和人际交往障碍而影响学习能力,多数有学习困难。但是,孤独症起病在幼儿期,即 3 岁前,患儿语言发育明显迟缓,非言语的人际交流能力差,并有刻板行为和兴趣狭窄等症状。据此可与发育性学习障碍鉴别。

2. **智力低下**　患者在出生以后学步、独立行走、开始说话等生长发育的各个方面均明显迟缓,智能测验显示智商低于 70,且智力结构的各个方面都呈全面低下的状态。发育性学习障碍患者智商正常或为边缘智力水平,其幼年的生长发育基本正常,仅在学习能力方面表现出发育迟缓。

3. **选择性缄默**　患者主要表现为仅在某些特定情景(如学校、陌生社交场合)不说话或很少说话。除此之外,患者的语言表达、理解等都完全正常,一般没有学习困难。这些特点可与发育性学习障碍相鉴别。

4. **注意缺陷多动障碍**　患者因为上课持续集中注意于学习的时间短暂,导致学习困难。但是,当经过适当心理治疗或药物治疗,患者能专心听课以后,学习困难明显改善,且没有某一特定学习能力迟缓的表现。根据这些特点可与发育性学习障碍鉴别。

5. **神经退行性疾病**　神经退行性疾病通常在中年或老年人中发生,逐渐导致神经系统功能的丧失。由神经退行性疾病或损害(例如创伤性脑损伤)导致学习困难的患者,会失去先前曾经获得的学习技能和先前拥有的学习新技能的能力。以上特点可与发育性学习障碍相鉴别。

五、病程与预后

部分患者的学习能力缺陷随着年龄增长可自行减轻或缓解,但一些患者的部分症状可能持续到成年。症状常导致患者在学校适应困难、学业失败,继发情绪问题、缺乏自尊、人际交往不良。少数共病品行障碍、注意缺陷与多动障碍、心境障碍的患者预后不良。

六、治疗和康复

1. **教育训练**　根据患者的临床表现类型,家长和学校教师共同制定个体化、针对性强的教育和训练计划。内容包括基本学习能力训练和综合性训练。学校提供相关的特殊教育或训练课程。训练应从易到难,循序渐进,形式多样,趣味性强,采用系统、累积式、多感官的教育模拟整合听、说、读、写等综合能力。

2. 心理治疗　发育性学习障碍的核心问题是在学习早期不能获得正确的学习技能。在此基础上，可能出现继发性心理改变，包括情绪焦虑、紧张、注意力不集中、行为障碍、适应困难。用支持性心理治疗方法，可减轻因学业失败而产生的焦虑和抑郁情绪，提高自信。

3. 药物治疗　一般不需要药物治疗，仅对于共病者使用药物对症治疗。例如，共病注意缺陷与多动障碍者可使用哌甲酯、托莫西汀治疗，有明显焦虑或抑郁情绪者可酌情使用抗焦虑药或抗抑郁药。

第五节　注意缺陷多动障碍

注意缺陷多动障碍（attention deficit hyperactivity disorder，ADHD）是起病于儿童期的常见的神经发育障碍，以注意力不集中和注意持续时间短暂、活动过多和冲动为主要临床表现，症状可造成患者的学业困难和人际关系不良。

一、流行病学

国外报道学龄儿童患病率为 2.4%~8.4%，国内调查患病率为 6.4%，全球儿童患病率约 7.2%，其中 60%~80% 可持续至青少年期，男性多于女性，性别比为（3∶1）~（9∶1）。美国儿科学会（American Academy of Pediatrics，AAP）最新研究表明 3~17 岁儿童患病率为 11.4%，其中 3~5 岁儿童为 2.4%，6~11 岁儿童为 11.5%，12~17 岁青少年为 15.5%。成人患病率为 2.58%，老年人患病率约为 0.77%。

二、病因与发病机制

病因与发病机制尚不清楚，目前认为是遗传和环境等多因素相互作用所致。

（一）遗传

ADHD 具有家族聚集现象，患者双亲患病率为 20%，一级亲属患病率为 10.9%，二级亲属患病率为 4.5%。同卵双生子同病率为 51%~64%，异卵双生子同病率为 33%。寄养子研究发现，患者血缘亲属的患病率高于寄养亲属的患病率。遗传度（heritability）平均为 0.8。

（二）神经解剖学

磁共振成像发现患者额叶发育异常，胼胝体和尾状核体积减小。功能磁共振研究报道本病患儿尾状核、额区、前扣带回代谢减少。正电子发射断层成像研究发现，患者中枢对注意和运动控制有关的运动前区及前额叶皮质灌流量减少，提示代谢率降低。

（三）神经生理学

患者脑电图异常率高，慢波活动增加。脑电图功率谱分析显示慢波功率增加、α 波功率减小、平均频率下降，提示患者中枢神经系统成熟延迟和大脑皮质的觉醒不足。

（四）神经生化

目前公认的有多巴胺、去甲肾上腺素及 5-羟色胺（5-HT）假说，其发现患者中枢神经系统多巴胺和去甲肾上腺素神经递质的功能低下、5-HT 功能亢进。

（五）其他相关危险因素

包括患者母亲的围产期并发症发生率高，孕期直接和间接吸烟、饮酒、感染、中毒、营养不良、服药、产前应激、胎儿宫内窘迫、出生时脑损伤、出生窒息、低出生体重等。与发病或症状持续有关的危险因素还有：铅暴露、双酚 A 等环境暴露；长期摄入加工肉类、比萨、零食，以及富含动物脂肪、氢化脂肪和盐等的西式饮食；家庭破裂，父母教养方式不当，父母性格不良［母亲患抑郁障碍或分离（转换）障碍，父亲有反社会行为或物质依赖］，家庭经济困难，住房拥挤，童年与父母分离、受虐待，学校的教育方法不当等因素。

三、临床表现

(一) 注意缺陷

最主要症状是注意持续时间短暂,注意易受环境影响而转移。患者在听课、做作业时注意难以保持持久,或易因外界刺激而分心;日常活动中不断地从一种活动转向另一种活动,难以遵守指令有始有终地完成任务;有意回避或不能完成如写作业等需要较长时间集中精力的任务。不注意细节,常因粗心大意而出错,经常遗失玩具、学习用具或其他随身物品,经常忘记日常的活动安排。与成人交谈时心不在焉,似听非听。

(二) 活动过多和冲动

患者难以保持安静,不停活动。听课时不断讲话、玩弄书本和文具,擅自离开座位。难以进行需要安静的活动或游戏,经常到处奔跑、喧闹或攀爬,难以安静地玩耍。少年期患者活动过多症状逐渐减轻。

患者的行为和情绪易冲动。在采取行动前缺乏思考、不顾及后果、凭一时兴趣行事,扰乱同伴的游戏,为此常与同伴发生纠纷或打斗。在各种场合说话多,别人讲话时不断插嘴或打断别人,课堂上老师提问尚未说完便迫不及待地抢先回答。不能耐心地排队等候。情绪不稳定,容易过度兴奋,或因受挫折而情绪低沉,或出现反抗和攻击性行为。提出的要求必须立即得到满足,否则就哭闹、发脾气。

(三) 学习困难

由于注意缺陷和多动影响了患者在课堂上的学习效果、完成作业的速度和质量,致使学业成绩低于患者智力所应该达到的水平。

(四) 其他神经发育异常

部分患者的精细动作、协调运动、空间位置觉等发育较差,如翻手、对指运动、系鞋带和扣纽扣都不灵巧,左右分辨也困难。

(五) 共病

ADHD 患儿 70% 共病其他神经发育障碍和精神障碍,33% 共病两种或以上障碍,例如睡眠障碍、语言发育障碍、智力障碍、发育性学习障碍、抽动障碍、对立违抗障碍、破坏性行为障碍、孤独症谱系障碍、焦虑障碍、抑郁障碍、遗尿症。少年期患者可能共病物质滥用、人格障碍等问题。

四、诊断与鉴别诊断

(一) 诊断要点

根据全面的病史以及躯体和神经系统检查、精神检查、辅助检查的结果,若符合以下要点可做出 ADHD 诊断。

1. 起病于童年期(12 岁以前)。
2. 注意障碍、活动过多和冲动症状持续 6 个月以上。
3. 在家、教室、公共场所等两个以上场合出现明显临床表现。
4. 症状对学业、人际关系、职业等社会功能产生不良影响。
5. 排除精神分裂症及其他精神病性疾病,症状不能用抑郁障碍、双相障碍、焦虑障碍、分离障碍、人格障碍、物质过量或戒断等精神疾病所解释。

智力测验能了解患者的智力水平,并观察患者在测验过程中注意缺陷的情况。智力测验结果发现 ADHD 部分患者的智商低于平均值或在边缘智力范围,多数患者言语智商高于操作智商,注意集中分量表得分较低。

临床评定量表既有助于诊断,又能评估病情严重程度以及治疗效果。临床常见问卷包括 ADHD 诊断量表父母版、Vanderbilt 父母及教师评定量表、Swanson,Nolan and Pelham 评定量表第四版(Swanson, Nolan and Pelham Rating Scales-Ⅳ,SNAP-Ⅳ)、康氏儿童行为量表(Conners Child Behavior Scale)和困难

NOTES

儿童问卷调查（Questionnaire-Children with Difficulties，QCD）。

（二）鉴别诊断

1. 智力发育障碍　患者常伴有注意缺陷和活动过多的症状，特别是轻度 IDD 患者很容易被误诊为 ADHD。鉴别要点是通过药物等综合性治疗，注意缺陷症状得到改善以后，ADHD 患者的学业成绩能够明显提高，达到与智力相当的水平；而 IDD 患者的症状难以改变，学业成绩无明显提高，始终与智力水平相符合，同时还有语言和运动发育迟滞，判断能力、理解能力和社会适应能力普遍偏低等特点。

2. 对立违抗性障碍/反社会品行障碍　该类患者的对立违抗行为、攻击行为和反社会性行为等临床表现都严重影响其社会功能，造成学业困难、人际关系不良等问题。注意缺陷与多动障碍患者的多动和冲动也可表现为不遵守学校纪律、容易与同伴发生矛盾和斗殴等问题。但是 ADHD 在学龄前起病，患者同时还具有明显的注意缺陷和学业困难，经过药物等治疗以后病情能够明显改善，据此可与对立违抗性障碍/反社会品行障碍相鉴别。部分 ADHD 患者同时合并对立违抗性障碍/反社会品行障碍，则应当做出两种疾病共病的诊断。

3. 心境障碍　患者在抑郁发作或躁狂发作时都表现为随意注意持续时间短、注意力容易分散、学习效率下降。ADHD 患者也有情绪不稳定，受环境因素影响情绪低落和兴奋的特点，因此两者有时容易混淆。鉴别要点是心境障碍患者患病前没有注意缺陷等症状，起病年龄一般在学龄期以后，有明确的起病时间，发病后主要症状是情绪问题，经过治疗，情绪障碍的症状得到改善以后，注意缺陷的症状也随之消失；而 ADHD 起病在 12 岁以前，表现为长期持续性注意缺陷和活动过多。

4. 孤独症谱系障碍　多数孤独症谱系障碍患者伴有注意缺陷、活动过多等症状。但是孤独症谱系障碍患者还表现为明显的言语发育迟缓、人际交往困难、兴趣狭窄和活动刻板等症状，而 ADHD 患者缺乏这些临床表现，可与之相鉴别。

5. 抽动障碍　患者主要表现为头面部、四肢或躯干肌群不自主地快速、短暂、不规则抽动，如挤眉弄眼、耸肩、歪颈、挥手、蹬足和扭动等，也可以伴有不自主的发声抽动，易被误认为多动。通过仔细的精神检查可发现抽动症状的临床特点，容易与 ADHD 相鉴别。但需要了解抽动障碍患者约 20% 合并 ADHD。

6. 精神分裂症　精神分裂症早期患者可能表现为不遵守学校纪律、活动过多、上课注意力不集中、学习成绩下降等，容易与 ADHD 相混淆。但精神分裂症患者会逐渐出现精神分裂症的特征症状，如幻觉、妄想、情感淡漠、孤僻离群、行为怪异等，而 ADHD 不会出现这些症状，可据此相鉴别。

7. 其他　社会环境问题（如虐待、父母关系不和谐或离婚、家庭经济压力、转校等）、医学相关基础问题［如听力损害、遗传性疾病（如脆性 X 综合征）、阻塞性睡眠呼吸暂停等］、神经及发育障碍性疾病（如癫痫、脑性瘫痪等）早期均可出现注意缺陷、多动或冲动症状，需与 ADHD 鉴别。

五、病程和预后

多数患者于幼儿期被观察到多动症状，但是 4 岁以前难以对是疾病还是正常行为活动做出区分。很多患者上小学以后因注意缺陷导致学习困难，或者活动过多和冲动不能遵守学校行为规范而就诊。青春期和成年后患者的活动过多症状减轻，但仍有明显注意缺陷，多数患者的症状持续到成人。

预后良好的相关因素是智商较高、家庭有良好支持系统、人际关系好、被同伴接纳、被老师关心和鼓励。相反，智商低于平均值或边缘智力、家庭缺乏良好的支持系统、人际关系差、被同伴排斥、缺乏老师的关心和鼓励、共病各种其他精神障碍及有遗传病史者则预后不良。

六、治疗和干预

（一）治疗原则

因人而异制定包括心理治疗和干预、药物治疗的综合性方案。一般 4~6 岁 ADHD 患儿首选非药物治疗，包括心理治疗和干预；6 岁以后采用药物治疗和非药物治疗相结合的综合治疗。

(二) 心理治疗和干预

主要方法有行为治疗、认知行为治疗和心理社会干预,并围绕这些方面开展家长培训和教师培训。

1. 行为治疗　有步骤地应用行为矫正和塑造技术对问题行为进行干预。利用操作性条件反射的原理,及时对患者的良好行为予以正性强化,对不良行为予以负性强化,用新的有效的行为来替代不适当的行为模式。

2. 认知行为治疗　结合认知策略和行为学技术的结构化治疗方法,通过矫正认知缺陷,采用行为管理技术,改善情绪和行为问题,建立新的认知行为模式。主要内容:让患者学习如何去解决问题,预先估计自己的行为可能带来的后果,克制自己的冲动行为,识别自己的行为是否恰当,选择恰当的行为方式。

3. 心理社会干预　包括支持小组、社交技巧训练、生物反馈训练、自我管理训练、家庭治疗、培训干预等方法。

4. 家长培训和教师培训　家长培训包括一般性培训[如父母行为管理培训(parent training in behavior management, PTBM)]和系统性培训。PTBM 如亲子互动疗法,有助于父母学习调整对儿童适龄的发展期望、加强亲子关系以及针对问题行为的具体管理技能。系统性培训旨在帮助家长理解 ADHD 的核心特征及行为表现,适应孩子的行为特点,同时学习应对问题行为的具体方法和技巧。教师培训包括向普通老师讲授儿童心理健康知识,对有问题的学生及时进行筛查、干预、转介和管理。此外,研究表明行为课堂干预适用于学龄前儿童。学校教师参与干预有利于减轻患者的症状,并改善其在学校的表现。教师可恰当运用表扬和鼓励的方式提高患者的自信心和自觉性,通过语言或中断活动等方式否定患者的不良行为,课程安排时考虑给予患者充分的活动时间。

(三) 药物治疗

治疗药物主要有中枢神经兴奋剂和非兴奋剂两类。研究证实中枢神经兴奋剂和选择性去甲肾上腺素再摄取抑制剂以及选择性 α_2 肾上腺素能受体激动剂对 6 岁以上 ADHD 患者的疗效肯定,其他药物未获得治疗适应证。

药物治疗的疗程据病情而定,可间断用药数月至数年不等,部分症状严重患者需要药物治疗到少年期,甚至成人期。通过每半年至 1 年对患者进行评估,决定是否需要继续药物治疗。药物治疗前后应监测心电图和生化指标。目前国内常用药物如下。

1. 哌甲酯(methylphenidate)　中枢神经兴奋剂,目前有短效剂和长效控释制剂两种类型,有效率为 75%~80%。药物不良反应有食欲下降、恶心、腹痛、入睡困难、情绪不稳、烦躁易怒、心率增快和血压增高等。目前研究认为长期治疗对儿童生长发育没有显著影响,仅会在治疗早期出现体重下降。在保证儿童营养摄入、定期监测身高和体重的情况下用药,一般不会出现生长发育受阻。对有潜在心功能不全的患者,猝死危险性升高,在用药过程中应警惕。中枢神经兴奋剂可能诱发或加重患者抽动症状,停药后抽动症状可以消失。若抽动症状轻,或仅在患者情绪紧张时出现,可以继续使用中枢神经兴奋剂;若抽动症状较重,则换用其他药物;当抽动症状非常严重或合并抽动秽语综合征时,应采用合用中枢神经兴奋剂与抗精神病药物的治疗方法。

在使用中枢神经兴奋剂时还必须考虑物质滥用的问题。使用大剂量中枢神经兴奋剂,特别是苯丙胺和哌甲酯,可能产生兴奋和欣快,若长期大剂量使用,患者对药物的耐受性有所增加,有物质依赖和物质滥用的潜在可能。有资料显示注意缺陷多动障碍患者若合并品行障碍,物质滥用的危险性增高。可通过严格的药物管理、适当掌握使用剂量、间断用药、相关知识的教育等方式避免物质滥用。

2. 托莫西汀(atomoxetine)　选择性去甲肾上腺素再摄取抑制剂,疗效与哌甲酯相当。托莫西汀常见不良反应有消化不良、恶心、呕吐、疲劳、食欲减退、眩晕和情绪不稳。少数有失眠、嗜睡等不良反应。同时,还需要监测自杀风险。药物在短期内对患者的身高和体重增长有一定负面影响,在使用过程中应当监测患者的生长发育情况。

3. 选择性 α_2 肾上腺素能受体激动剂　如胍法辛(guanfacine)和可乐定(clonidine)也显示可减

轻儿童和青少年的核心症状,尽管已获得 FDA 批准,但支持的证据仍少于中枢神经兴奋剂。

【典型病例】

患者男性,13 岁,初一学生。因"上课注意力不集中、好动、学习困难、易冲动"来诊。患者自幼儿园起即表现得比同龄儿童好动,经常爬高,不能安静地坐下来听故事或看电视。7 岁上学后,患者上课注意力明显不集中,学习时容易分心,东张西望或发呆。作业拖沓、脏乱、错误多,边玩边写,需人督促,常做到半夜才能完成。做事难以持久,经常丢三落四,几乎每天都要丢一样东西。上课时不能安静,扭来扭去,打扰别人活动,经常打断老师的话。学习为班级倒数几名。脾气暴躁,易冲动,常为一点小事大发雷霆,与老师、同学、家长等发生摩擦,不受同伴欢迎。9 岁时曾诊断为"注意缺陷多动障碍",但未接受治疗。随年龄增长症状没有改善,遂再次就医。社交及语言表达能力良好,生长发育水平与年龄相当。否认情绪不佳。患病以来睡眠、食欲良好,体重随生长发育正常变化,大小便正常。

既往身体健康,无重大疾病。患者 12 月龄时开始走路、说话,幼年生长发育正常。无神经、精神疾病家族史。体格检查正常,体重 50kg。精神检查可见注意力不集中,动作多,话多,东张西望,心不在焉。未发现其他精神症状。

心理测验及症状评估:①韦氏儿童智力测验:全智商 102,言语智商 109,操作智商 89。测验过程中注意力不集中。②儿童行为量表:分量表的因子分多动 16 分、违纪 12 分,超出常模,其余各分量表因子分均在正常范围内。③Conners 父母用量表:因子分学习困难 1.98 分、冲动多动 1.56 分,多动指数 2.5 分,超过常模。其余各因子分均在正常范围。④注意缺陷诊断量表:混合型。

诊断:注意缺陷多动障碍(混合型)。

治疗方案:对患者的父母进行 ADHD 相关知识的教育、训练父母养育和管理孩子的技能,同时使用托莫西汀药物治疗,定期随访。

第六节 刻板性运动障碍

刻板性运动障碍(stereotype movement disorder)是在生长发育早期出现的,以重复的、刻板的、无目的性自主运动为特征的神经发育障碍,临床表现不是由物质或药物的直接生理效应引起。这种刻板运动会明显干扰正常活动,或导致自身伤害。按刻板性运动障碍是否伴有对个人造成身体伤害的动作,分为伴有自我伤害的刻板性运动障碍和不伴有自我伤害的刻板性运动障碍。

一、流行病学

国内外目前尚无准确统计的刻板性运动障碍流行病学数据。简单的刻板运动可出现在 20%~70% 的正常发育儿童中,而复杂的刻板运动为 3%~4%。在智力障碍的儿童中,4%~16% 可能存在刻板或自我伤害行为。在孤独症谱系障碍等神经发育障碍的儿童中,存在刻板运动的比例可高达 61%~88%。智力水平和刻板动作的发生有明显的联系,较低的智商与刻板运动的可能性增加有关。另有研究发现,失明等感官缺陷的儿童有较高的刻板行为发生率。

二、病因与发病机制

刻板性运动障碍的病因尚不明确,通常认为是受到遗传、生物和社会等多因素的影响。患儿中有相关阳性家族史报告者在 17% 和 39% 之间,其中大多数是一级亲属。目前未发现刻板运动相关的特定基因,研究多集中在与孤独症谱系障碍有联系的基因上。X 连锁隐性遗传酶代谢缺陷疾病和自毁容貌症(Lesch-Nyhan 综合征)可能会出现自残、咬嘴唇等自我伤害行为。神经生化学研究发现脑内多巴胺功能亢进与刻板运动行为有关,表现为多巴胺激动剂可以引起或加重刻板行为。此外,有研究发现纹状体和前扣带皮质 γ-氨基丁酸(γ-aminobutyric acid,GABA)水平的下降与刻板运动的增加有关。社会隔离可以增加自我伤害性刻板行为的发生,周围环境压力、受挫、孤独和恐惧也会促发某些刻板运动行为。

三、临床表现

刻板性运动障碍可以表现为反复不停地摆手、摆动身体、撞头、咬自己、打自己等，可以是某种形式单一的出现，也可以是多种形式的组合。其共同的临床特征是重复性和无目的性，这些行为看起来好像是被外力驱使的一样。为了控制自己的刻板运动，某些患儿可能会采取诸如捆绑手臂等自我约束性行为。由于刻板运动的存在，患儿的日常生活、社会交往和学业等会受到某些影响，还可能导致自我伤害和躯体损伤。按是否具有自我伤害导致损伤的行为分为两种临床类型。

1. 刻板性运动障碍不伴自我伤害（stereotype movement disorder without self-injury）　刻板行为明显干扰正常活动，但不导致自我伤害和躯体损伤。不具伤害性的刻板动作包括摇摆身体、摇晃头部、弹手指和拍手。

2. 刻板性运动障碍伴自我伤害（stereotype movement disorder with self-injury）　伴自我伤害的刻板行为会导致躯体损伤，或如果没有采取保护措施就会导致损伤（如不戴头盔就会因刻板撞击头部导致损伤），严重者需要治疗。自我伤害导致损伤的行为包括反复撞击头部、拍打面部、戳眼睛，也包括撕咬手、嘴唇或身体其他部位。

临床上一些评估工具有利于准确评估儿童刻板行为。如重复行为量表（Repetitive Behavior Scale，RBS）及其修订版本（RBS-R）可用于量化孤独症和精神发育迟滞患儿的刻板行为，其中，RBS-R 在国内儿童孤独症群体中已取得较好的信度和效度。

四、诊断与鉴别诊断

（一）诊断要点

1. 症状在生长发育早期出现，通常在 3 岁之前。
2. 表现出重复的、刻板的、无明显目的（通常是有节律的）的自主运动。
3. 临床表现不是由物质或药物的生理效应（包括戒断效应）引起，也不能用其他神经发育或精神障碍解释。
4. 刻板运动行为明显干扰社交、学业或其他活动，或导致躯体损伤。

（二）鉴别诊断

在 ICD-11 的诊断系统中，明确刻板性运动障碍不包括抽动障碍、拔毛癖（强迫及相关障碍）、异常的自主运动，另外，刻板行为常见于孤独症谱系障碍，因此，刻板性运动障碍的诊断需要与孤独症谱系障碍、抽动障碍、强迫症及相关障碍以及其他累及神经系统的疾病作相应的鉴别。

1. 简单的刻板运动　简单的刻板运动又称生理刻板运动，在儿童和成人中都普遍发生，包括抖腿、扭头和咬指甲。这些行为随着儿童年龄的增长可逐渐消失，一般不会干扰其正常生活或引起痛苦，更不会引起身体伤害。

2. 孤独症谱系障碍　孤独症谱系障碍患儿常伴有刻板行为，但同时存在社会交往的缺陷、交流障碍以及局限的兴趣爱好等临床表现，而这些临床表现在刻板性运动障碍患儿中不多见，有助于二者鉴别。

3. 抽动障碍　刻板性运动障碍的起病年龄早于抽动障碍，一般在 3 岁之前，而抽动障碍通常于5~7 岁起病。刻板性运动障碍往往仅涉及手臂、手或身体某一部位，表现为有节律的重复性动作，运动通常固定不变且时间长，而抽动障碍的运动常变化，具有不随意、突发、快速、重复和非节律性等特点，两者在临床表现上有一定的区别。

4. 强迫症及相关障碍　在 ICD-11 中，拔毛癖和皮肤搔抓障碍归属于强迫症及相关障碍，表现为反复地拔毛和搔抓皮肤，导致皮肤及附件的损伤，且伴有试图减少或阻止此行为的失败尝试。强迫症及相关障碍的强迫动作往往与其强迫思维相关，患者可获得满足和愉悦感，行为具有一定目的性。而刻板性运动障碍的重复动作无目的性，好像是被外力驱使的一样。

5. 累及神经系统的其他疾病　结合患儿病史、神经系统检查和实验室检查可以排除相关疾病。

五、治疗

刻板性运动障碍的治疗原则,包括调整患儿周围环境与不良情绪、减少危险因素,对于中重度症状患者予以必要的监护和防护措施,以防止自我伤害,保障其安全。

目前治疗方法主要包括行为治疗和药物治疗。行为疗法包括采用习惯扭转等行为矫正技术,提倡治疗基于家庭和学校,以及让父母参与刻板性运动障碍的治疗之中。对于具有自我伤害行为的患者,可采用多巴胺受体拮抗剂,如氯丙嗪等。利培酮、氯米帕明和氟西汀,对孤独症儿童的刻板行为具有一定疗效。但目前药物治疗的证据尚且不足,需要研究进一步探究和证明。

第七节　抽动障碍

抽动障碍(tic disorder)是一组主要起病于儿童期,以运动肌肉和发声肌肉抽动为临床表现的儿童常见行为障碍。根据病程、临床表现分为短暂性抽动障碍(transient tic disorder)、慢性运动或发声抽动障碍(chronic motor or vocal tic disorder)、发声和多种运动联合抽动障碍(combined vocal and multiple motor tic disorder,又称 Tourette 综合征)。

一、流行病学

国外调查学龄儿童抽动障碍的患病率为 12%~16%,短暂性抽动障碍为 4%~20%,慢性抽动障碍为 1%~2%,发声和多种运动联合抽动障碍为 0.3%~0.8%。2022 年国内儿童流行病学报道 6~16 岁人群中抽动障碍总患病率为 2.5%(其中短暂性抽动障碍 1.2%,慢性抽动障碍 0.9%,发声和多种运动联合抽动障碍 0.4%)。另一项纳入 271 172 名儿童的荟萃分析显示,我国短暂性抽动障碍、慢性抽动障碍以及发声和多种运动联合抽动障碍的患病率分别为 2.57%、1.56% 和 0.39%。在抽动障碍及其各种亚型中,男童较女童多见,男女患病比约为(3~4):1。

二、病因与发病机制

抽动障碍是一种神经发育障碍性疾病,抽动障碍的确切病因不清,其发病机制可能是遗传、免疫、心理和环境因素共同作用的结果。Tourette 综合征、慢性运动或发声抽动障碍以生物学因素(特别是遗传因素)为主要病因,短暂性抽动障碍与生物学因素或心理因素有关。

(一)遗传

研究已证实遗传与 Tourette 综合征病因有关,但遗传方式不清。家系调查发现 10%~60% 的患者存在阳性家族史,双生子研究证实单卵双生子的同病率(75%~90%)明显高于异卵双生子(20%),寄养子研究发现寄养亲属中抽动障碍的发病率显著低于血缘亲属。研究还发现 Tourette 综合征患者亲属中慢性抽动障碍、强迫障碍、注意缺陷与多动障碍患病率显著增高。目前大多学者认为该病是多基因遗传,且存在性别差异。尽管已有研究证明抽动障碍发病与遗传因素相关,但大量的研究尚未证实其特定基因及遗传方式,而且既往研究成果难以被进一步复制加以证实。

(二)神经生化学

Tourette 综合征可能存在以下异常:①多巴胺活动过度或受体超敏;②苍白球等部位谷氨酸水平增高;③去甲肾上腺素功能失调;④5-羟色胺水平降低;⑤乙酰胆碱不足,活性降低;⑥γ-氨基丁酸抑制功能降低;⑦基底节和下丘脑强啡肽功能障碍。目前,最受关注的是兴奋性氨基酸,如谷氨酸和多巴胺系统间相互作用的异常。

(三)心理因素

各种心理因素,或引起儿童紧张、焦虑的原因都可能诱发抽动障碍,或使抽动症状加重或复发。

研究也证实,应激可诱发有遗传易感性的个体发生抽动障碍。

(四) 脑器质性因素

约 50%~60% 的该病患儿存在非特异脑电图异常;少数患儿存在头颅 CT 的异常,如脑萎缩;部分患儿存在左侧基底节缩小及胼胝体减小,提示患儿可能存在皮质-纹状体-丘脑-皮质通路的异常和脑的偏侧化异常;PET 研究提示患儿存在双侧基底节、额叶皮质、颞叶的代谢过度。

(五) 其他

有研究报道该病可能与乙型溶血性链球菌感染引起的自身免疫有关。药物(中枢神经兴奋剂、抗精神病药)也可诱发该病。有研究表明,微量元素失衡与儿童抽动障碍发病有关,如血铅水平升高或血锌水平降低被认为可能是抽动障碍发病的危险因素。研究发现,妊娠期孕妇精神心理压力、吸烟、饮酒和疾病的影响,出生时胎儿出现窒息、羊水吸入、早产、过期产等情况,都会导致儿童抽动障碍的发生率增加。

三、临床表现

(一) 临床症状

主要症状是运动抽动或发声抽动。简单的运动抽动表现为眨眼、耸鼻、歪嘴、耸肩、转肩或斜肩等;复杂的运动抽动包括蹦跳、跑跳和拍打自己等动作。简单的发声抽动表现为类似咳嗽、清嗓、嗤鼻或犬吠的声音,或 "啊""呀" 等单调的声音;复杂的发声抽动表现为重复语言、模仿语言、秽语等。抽动可发生在身体的单一部位或多个部位。

抽动症状的特点是不随意、突发、快速、重复和非节律性。若患者有意控制可以在短时间内不发生,但却不能较长时间地控制自己不发生抽动症状。在患者有不良心理因素、情绪紧张、躯体疾病或其他应激情况下症状出现频率高,睡眠时症状减轻或完全消失。

(二) 临床类型

1. 短暂性抽动障碍　为最常见类型。主要表现为简单的运动抽动症状。多首发于头面部,如眨眼、耸鼻、皱额、张口、侧视、摇头、斜颈和耸肩等。少数表现为简单的发声抽动症状,如清嗓、咳嗽、吼叫、嗤鼻、犬吠或 "啊""呀" 等单调的声音。也可见多个部位的复杂运动抽动,如蹦跳、跑跳和拍打自己等。部分患者的抽动始终固定于某一部位,另一些患者的抽动部位则变化不定,从一种表现形式转变为另一种。还有部分患者可能表现为多个部位的运动抽动症状,如有皱额、斜颈和上肢抽动等。抽动症状每天多次出现,持续 2~4 周及以上,病程 1 年以内。部分患者可能发展成慢性抽动障碍或 Tourette 综合征。

2. 慢性运动或发声抽动障碍　多数患者表现为简单或复杂的运动抽动,少数患者表现为简单或复杂的发声抽动,但不会同时存在运动抽动和发声抽动。抽动部位除头面部、颈部和肩部肌群外,也常发生在上下肢或躯干肌群,且症状表现形式一般持久不变。某些患者的运动抽动和发声抽动在病程中交替出现。如首发为简单的皱额和踢腿,持续半年后这些症状消退,继之以清嗓声的发声抽动。抽动的频率可能每天发生,也可断续出现,但发作的间歇期不超过 2 个月。慢性运动或发声抽动障碍病程持续,超过 1 年。

3. 发声和多种运动联合抽动障碍　以进行性发展的多部位运动抽动和发声抽动为主要特征。一般首发症状为简单运动抽动,以面部肌肉的抽动最多,少数患者的首发症状为简单的发声抽动。随病程进展,抽动的部位增多,逐渐累及到肩部、颈部、四肢或躯干等部位,表现形式也由简单抽动发展为复杂抽动,由单一运动抽动或发声抽动发展成两者兼有,发生频率不断增加。约 30% 出现秽语症(coprolalia)或猥亵行为。多数患者每天都有抽动发生,少数患者的抽动呈间断性,但发作间歇期不会超过 2 个月。病程持续迁延,对患者的社会功能影响很大。

(三) 其他症状及共病

部分患者伴有重复语言和重复动作、模仿语言和模仿动作。患者中 30%~60% 共病强迫障碍,

30%~50% 共病 ADHD,也有患者与心境障碍或其他焦虑障碍共病。

约 50% 以上的抽动障碍患儿和超过 80% 的 Tourette 综合征患者共病至少 1 种精神神经或行为障碍,约 60% 的 Tourette 综合征患者共病 2 种或 2 种以上,如 ADHD、强迫症及相关障碍、学习困难、焦虑、抑郁、睡眠障碍、自残或自杀行为、品行障碍。其中,ADHD 是最常见的共病,其次为强迫症及相关障碍,对抽动障碍患者的影响分别为 50%~60% 和 36%~50%。

(四)临床评估

对于儿童青少年抽动障碍的临床状态需进行全面的评估,不仅要对症状进行评估,还要评估抽动的性质、病程、当时的功能状况以及对社交、家庭、学校生活的影响程度。目前临床最常用的抽动严重程度测量方法之一是耶鲁大体抽动严重程度量表(Yale Global Tie Severity Scale,YGTSS),该量表可分别评估运动抽动和发声抽动,且对每类抽动进行 5 个方面的评价,即抽动的数量、频率、强度、复杂性、干扰,并独立评估抽动障碍所导致的损害,最后得出量表总分(最高 100 分)。总分<25 分为轻度,25~50 分为中度,>50 分为重度,据此进行患儿抽动严重程度的判断。

四、诊断与鉴别诊断

(一)诊断

儿童出现运动抽动和发声抽动,排除其他原因所致,可诊断为抽动障碍。各临床类型的诊断要点如下。

1. 短暂性抽动障碍

(1)起病于 18 岁之前。

(2)表现为单个或多个运动抽动或发声抽动症状。

(3)抽动每天发生多次,持续 2 周,但不超过 12 个月。

(4)排除 Tourette 综合征、小舞蹈症、药物或神经系统其他疾病所致。

2. 慢性运动或发声抽动障碍

(1)起病于 18 岁之前。

(2)以运动抽动或发声抽动为主要临床表现,但运动抽动和发声抽动并不同时存在。

(3)抽动 1 天内发生多次,可每天发生或间断出现,病程持续 1 年以上,但 1 年之内症状持续缓解期不超过 2 个月。

(4)排除 Tourette 综合征、小舞蹈症、药物或神经系统其他疾病所致。

3. 发声和多种运动联合抽动障碍

(1)起病于 18 岁之前。

(2)表现为多种运动抽动和一种或多种发声抽动,运动和发声抽动同时存在。

(3)抽动 1 天内发生多次,可每天发生或间断出现,病程持续 1 年以上,但 1 年之内症状持续缓解期不超过 2 个月。

(4)日常生活和社会功能明显受损,患者感到十分痛苦和烦恼。

(5)排除小舞蹈症、药物或神经系统其他疾病所致。

(二)鉴别诊断

1. 神经系统疾病   小舞蹈症、肝豆状核变性、癫痫性肌阵挛等神经系统疾病都有运动障碍,但这些疾病除了肢体或躯干的运动异常以外,有神经系统的其他症状、体征、实验室检查阳性发现,而且没有发声抽动,经相应治疗有效。

2. 强迫症及相关障碍   强迫症状也具有重复、刻板的特点,与运动抽动相似。但是,强迫症状是随意的,多数患者是为了缓解自己的强迫思维而主动采取的相应动作或行为。抽动障碍则是不随意的,还可能有发声抽动的症状,可据此相鉴别。

3. 分离障碍   儿童分离障碍发作有时可表现为抽动样或痉挛样的动作。但是,分离障碍患者有确切的、强烈的心理应激因素作为病因或诱因,症状严重程度变化与心理因素密切相关,经相应的心理治疗,心理因素消除以后,症状完全缓解。抽动障碍虽然在应激的情况下症状加重,但在没有心理因素的情况下同样有抽动症状发生。

4. 急性肌张力障碍　这是抗精神病药物的不良反应,表现为突发的局部肌群的张力增高,以颈面部为多,也可发生在肢体。特点是有明确的抗精神病药用药史,因局部肌群的张力增高而出现的异常动作持续存在一段时间后逐渐缓解,完全不随意。抽动障碍是快速的动作,可以受自己的意志控制在短时间内暂不发生。可根据两者的特点相鉴别。

五、病程与预后

抽动障碍多数起病于学龄前期或学龄期,症状时轻时重,有的自发缓解。若共病注意缺陷多动障碍、强迫症及相关障碍、心境障碍等,对患儿的日常生活、学业和社会适应能力影响较大。

抽动障碍大多起病年龄为 18 岁之前,4~8 岁最多见,平均年龄约为 6 岁,在 10~12 岁最严重,然后逐渐减少,部分在青春期后期和成年期早期消退。共病增加了抽动障碍的复杂性和严重程度,影响患儿学习、社会适应、个性和心理素质的健康发展,给疾病的诊断、治疗和预后增加困难和挑战。

短暂性抽动障碍预后良好,症状在 1 年以内减轻或消失。慢性运动或发声抽动障碍的病程迁延 1 年以上,多数患者的症状在青春期以前缓解,对日常生活、学习和人际交往等社会功能影响不大。发声和多种运动联合抽动障碍病程较长,多数患者在少年后期症状逐渐减轻、消失。部分患者的治疗效果不好,预后较差。少数患者的症状可能持续到成年期。

六、治疗

(一)治疗原则

通过对抽动进行初步评估建立治疗计划,确定是否存在同时发生的心理、社会、行为问题,并明确每个问题所造成的损害。根据临床类型和症状的严重程度选用综合性的治疗方法。对短暂性抽动障碍或症状较轻患者以心理治疗为主。慢性运动或发声抽动障碍以及 Tourette 综合征,或抽动症状较重对患者的社会功能产生不良影响时,采用心理治疗合并药物治疗。

(二)教育及家庭干预

对家长进行心理教育,使家长理解抽动障碍相关知识、掌握恰当养育技巧,有助于减轻患者的抽动症状。多数轻度、社会适应性较好的抽动障碍儿童,仅通过心理教育和支持就能取得疗效。

(三)心理治疗

选用支持性治疗、家庭治疗、行为治疗、认知治疗等方法,调整家庭系统,减轻患者因心理应激因素产生的抑郁、焦虑等不良情绪,并使患者掌握对心理应激事件的应对方式,提高患者的社会适应能力。其中,关于抽动障碍的行为治疗方法,文献报道有集结消极练习(massed negative practice)、习惯逆转训练(habit reversal training,HRT)、自我监控(self-monitoring)、放松练习、生物反馈等,但是这些方法的有效性还需要进一步的充分评估和证实。行为治疗是减轻抽动症状及其共病、改善社会功能的有效手段。多种行为干预包括 HRT、暴露与反应阻止(exposure and response prevention,ERP)、放松训练、正强化、自我监控等,其中 HRT 和 ERP 作为抽动障碍的一线治疗方法。目前最常用的是抽动综合行为干预(comprehensive behavioral interventions for tics,CBIT),CBIT 在 10~17 岁的 Tourette 综合征儿童中优于支持性心理治疗,并被认为是可用的一线治疗。

(四)药物治疗

对于影响日常生活、学校和社会活动的中重度抽动障碍儿童,当心理治疗、教育和行为治疗无效或无法控制时,需要药物治疗。

1. 常用药物

(1)硫必利(tiapride):有效率为 70%~80%。药物副作用较轻,少数出现嗜睡、乏力、头昏、胃肠道不适、失眠等。

（2）阿立哌唑（aripiprazole）：有效率约为60.2%。药物副作用主要有嗜睡、胃肠道反应和锥体外系不良反应等。

（3）氟哌啶醇（haloperidol）：有效率为70%~80%。药物主要有镇静和锥体外系副作用，在治疗过程中应密切观察、及时处理。

（4）可乐定（clonidine）：有效率为50%~86%。有口服和贴片两种治疗剂型。可乐定副作用有皮疹、嗜睡、低血压、头昏、失眠、白细胞减少、血小板减少、心电图异常等，有心脏疾病者可能出现心律失常或加重心律失常，在使用过程中应定期监测血压和心电图。

最近第二代抗精神病药物在抽动障碍治疗中的应用较多。在第二代抗精神病药物中，具有循证依据证明疗效较好的药物主要有阿立哌唑、利培酮、喹硫平、奥氮平、齐拉西酮等。抗精神病药物的使用必须从小剂量开始，逐步加量，若抽动症状依然明显，可以维持同一剂量1~2周后再逐步加量。由于患者的治疗反应是逐步的，因此药量的增减也要逐步进行，若突然停药可能导致症状的加重。

这些药物出现迟发性运动障碍的风险明显低于第一代抗精神病药物，但有些药物也可能产生急性肌张力障碍、静坐不能、烦躁不安等不良反应。在使用利培酮、奥氮平时还有体重增加等不良反应。哌咪清、齐拉西酮则可能出现心功能异常（如QT间期的延长）。因此，使用药物过程中最好监测心电图的变化。

2. 其他药物治疗

（1）中医药：一些荟萃分析结果支持单独使用中药和使用中药加西药治疗抽动障碍患者的有效性和安全性。其中菖麻熄风片被国家中医药管理局批准为治疗抽动障碍患儿的一线中药。针灸被证明是抽动障碍的一种有效替代疗法。

（2）抗癫痫药：如托吡酯、左乙拉西坦、丙戊酸钠等。托吡酯最为常用，小样本对照试验显示托吡酯对于抽动障碍患儿有效，但仍需要更有力的证据加以证实。

（3）神经调控治疗：重复经颅磁刺激、脑电生物反馈、经颅微电流刺激等神经调控方法，可尝试用于药物难治性抽动障碍患儿的治疗。

3. 针对共病障碍的治疗

（1）共病强迫症及相关障碍：可选用氯米帕明、舍曲林、氟伏沙明等治疗，一般需要与治疗抽动症状的药物联合应用。

（2）共病注意缺陷多动障碍：首选托莫西汀治疗，也可用可乐定或胍法辛。对于注意障碍多动症状较重、经以上治疗效果较差者，文献报道可用氟哌啶醇或利培酮合并哌甲酯治疗。

（刘寰忠）

思考题

1. 试述刻板性运动障碍与抽动障碍的鉴别要点。
2. 试述神经发育障碍的共同特性。
3. 注意缺陷多动障碍患儿在用药（哌甲酯）过程中，若出现抽动症状，应如何调整药物方案？
4. 试述注意缺陷多动障碍的主要临床表现及治疗方法。
5. 试述发育性学习障碍的临床表现及其与智力障碍的鉴别。

第十章
抑 郁 障 碍

扫码获取
数字内容

- 抑郁障碍发病率逐年增高,致死率、致残率高,已是疾病负担最重的精神障碍。
- 核心症状是与处境不相称的持续心境低落和兴趣或快感的丧失。
- 坚持全病程管理、个体化综合施治等干预原则。

抑郁障碍(depressive disorder,DD)是以情感障碍为主要表现的一组疾病的总称。近年来,抑郁障碍的患病率逐年增高,其造成的疾病负担在所有精神障碍负担中的比重最大,目前已成为人类第二大健康问题,也是我国疾病负担的第二大疾病。世界卫生组织预测,2030 年抑郁障碍将成为全球疾病负担第一位的疾病。此外,抑郁障碍患者的高自杀率已成为重要的公共卫生问题。

第一节 概 述

一、概念

抑郁障碍以情绪或心境低落为主要表现,伴有不同程度的认知和行为改变。其核心症状是与处境不相称的心境低落和兴趣或快感的丧失。在上述症状的基础上,患者常常伴有焦虑或激越,甚至出现幻觉、妄想等精神病性症状。部分患者存在自伤、自杀行为。这些症状群通常至少持续 2 周,严重者甚至持续数年,部分患者有反复发作的倾向,每次发作大多数可以缓解,但也有一些有残留症状,少数转为慢性持续病程,对个体的工作、学习、社会功能常常造成严重影响。在 ICD-11 中抑郁障碍包括:单次发作抑郁障碍、复发性抑郁障碍、恶劣心境障碍、混合性抑郁和焦虑障碍、经前期烦躁障碍、其他特定的抑郁障碍、未特定的抑郁障碍。

二、流行病学

抑郁障碍作为一类严重损害人类健康的常见精神障碍,其疾病负担在所有神经精神障碍中占首位。由于抑郁障碍的定义、诊断标准、流行病学调查方法和工具的不同,不同国家和地区所报道的患病率差异较大。据世界卫生组织估计,全球约有 3.8% 的人口患有抑郁障碍。对于抑郁障碍,所有国家在服务覆盖方面的差距都很大,即使在高收入国家,也只有 1/3 患有重性抑郁障碍的人接受过正式的精神卫生服务,低收入和中等收入国家超过 75% 的患者得不到治疗。

我国早期的流行病学研究常将单相抑郁障碍和双相抑郁障碍合并计算,且既往我国精神病学界对心境障碍的诊断过于严格,各项研究所报道的患病率和发病率数字相差甚远,故很难综合比较得出结论。随着我国精神医学的发展和国际诊断标准在国内的推广和普及,我国精神科临床医务工作者对于抑郁障碍也有了新的认识。2009 年在我国 4 省市进行的流行病学调查资料显示,心境障碍的月患病率为 6.1%,其中抑郁障碍为 2.06%,恶劣心境为 2.03%,患病率高,但治疗率不到 10%。2019 年报道的中国精神卫生调查结果显示,我国抑郁障碍的终生患病率为 6.8%,12 月患病率为 3.6%,其中男性为 3.0%,女性为 4.2%。

三、疾病负担

据世界卫生组织统计，抑郁障碍是全世界主要致残原因，也是造成全球疾病总负担的主要原因，预测 2030 年抑郁障碍将成为全球疾病负担第一位的疾病。2019 年全球疾病负担（global burden of disease，GBD）调查显示，抑郁障碍所致伤残调整生命年（disability-adjusted life year，DALY）排在所有疾病的第 13 位，以伤残损失健康生命年（year lived with disability，YLD）计算更是排在所有疾病的第 2 位，占所有疾病的 5.45%，是所有精神与物质使用障碍中疾病负担最重的。在中国，抑郁障碍所致 YLD 占所有疾病的比重为 4.92%，略低于全球平均水平。如果再考虑到抑郁障碍相关的自杀与自伤行为所导致的疾病负担，则抑郁障碍在所有神经精神障碍造成的疾病负担中最为严重。

世界卫生组织的最新数据显示自杀是全球 15~29 岁人群的第三大死因，自杀也是抑郁障碍患者最为严重的后果之一，我国每年大约有 28 万人自杀，其中 40% 患有抑郁障碍。美国所报道的抑郁障碍患者自杀率约为 85.3/10 万，约是普通人群的 8 倍。而抑郁障碍患者的自杀率显著高于普通人群，约 1/5 的抑郁障碍患者会以自杀的方式结束生命。尤其是未得到充分治疗的抑郁障碍患者，以及共病其他精神障碍（如焦虑障碍）和遭遇不良生活事件的抑郁障碍患者，自杀风险更高。一般认为，抑郁障碍患者自杀意念或自杀死亡的风险与年龄、性别、社会环境变化以及抑郁障碍严重程度相关。

第二节 病因与发病机制

抑郁障碍的病因及发病机制目前尚未完全阐明，目前一致的观点认为可能是由生物、心理、社会环境等多因素相互作用的结果。遗传、神经生化、神经内分泌、神经影像学及神经电生理等领域的研究发现均证实了抑郁障碍发病机制的生物学基础；抑郁气质等性格特征、童年的负性生活事件均增加了个体成年后发生抑郁障碍的易感性，成年期遭遇的单个或多个应激性生活事件是抑郁障碍发生的触发因素。上述各因素并不是单独发挥作用，抑郁障碍往往是遗传等生物学因素与环境交互作用的结果。

一、危险因素

（一）性别

抑郁障碍在女性中的患病率约为男性的 1.5~2 倍，女性的月经期、围产期、围绝经期是相对高发时期。这可能与激素水平、心理社会应激以及应激应对模式的差异有关。研究发现造成女性患抑郁障碍风险增加的因素包括生育控制和怀孕、工作与养育孩子间的冲突、婚姻冲突、性虐待、身体虐待以及贫穷等。

（二）年龄

抑郁障碍的发病年龄多在 21~50 岁，平均 30 岁左右。近年来抑郁障碍的发病有低龄化趋势。随着我国人口老龄化趋势的加剧，我国老年抑郁障碍的发病率和患病率也逐年上升。

（三）种族

抑郁障碍患病率有种族间的差异，这种差异常受社会文化及经济因素的影响。西班牙裔和非裔美国人的抑郁障碍患病率较白种人高，去除经济因素的影响后，西班牙裔美国人与白种人患病率接近，非裔美国人的患病率低于白种人。

（四）人格特征

人格特征也是诱发抑郁障碍的不可忽视的因素，人格缺陷（比如神经质性格、缺乏自信、追求完美的性格等）是抑郁障碍的危险因素。焦虑、强迫、冲动等特质较明显的个体也易发生抑郁障碍。

（五）社会环境

对婚姻状况不满意的个体发生抑郁障碍的危险性明显高于婚姻状况良好者，其中男性更为突出。

已婚者的抑郁障碍发生率较低,离婚后抑郁障碍发生率会大大增加。丧偶、婚姻不和谐、失业等负性生活事件均可增加患抑郁障碍的风险。在老年人群中,丧偶与抑郁障碍的关系尤为密切,特别是在亲人丧失后的2~3个月内,患抑郁障碍的风险大大增加。儿童期的负性生活事件是成年期发生抑郁障碍的重要危险因素,例如儿童期双亲丧失、缺乏双亲的关爱或受到虐待(特别是性虐待)、长期生活在相对封闭的环境、失去朋友或不能与成年人保持良好关系和进行正常交流等。不良的教育方式也会增加患抑郁障碍的风险,比如从小缺乏情感关爱,受到过度保护、挑剔、控制、拒绝等会增加抑郁障碍的风险。当一个人遇到困难时,缺乏社会或者家庭等的支持和帮助,也会增加抑郁的风险。社会经济地位也会影响抑郁发病,一般来说,低社会阶层者患重症抑郁的风险比高社会阶层者高。

(六) 躯体因素

躯体疾病对于患者是一种负性生活事件,抑郁障碍可能是疾病伴随的心理反应。恶性肿瘤、甲状腺功能减退、糖尿病、冠心病、帕金森病、癫痫、脑卒中、自身免疫性疾病、消化性溃疡、慢性肾病、艾滋病和慢性疼痛等常常导致抑郁情绪或抑郁障碍。躯体疾病发生前,机体可能有免疫系统的缺陷失调,而免疫系统的激活和抑郁障碍的发病直接相关。

(七) 精神活性物质的滥用和依赖

阿片类物质、中枢神经兴奋剂、致幻剂、酒精和镇静催眠药等物质的滥用和依赖均可成为导致抑郁情绪或抑郁障碍的危险因素。

(八) 药物因素

某些药物也可能成为抑郁障碍发病的危险因素,常见的有合成类固醇、皮质固醇类、抗精神病药(如氯丙嗪)、抗癫痫药(如丙戊酸钠、苯妥英钠等)、抗结核药(如乙硫异烟胺等)、降压药(如可乐定、利血平等)和抗肿瘤药等。在常规治疗量下这些药物即可导致部分患者出现抑郁情绪或加重抑郁障碍患者的症状。

多数情况下,多种抑郁障碍的危险因素共同发挥作用。例如,个体的人格完整性对长久保持和谐的婚姻关系至关重要,而婚姻状况又与家庭经济状况有密切的关系。在考虑危险因素时,应该全面分析个体所存在的问题。

二、病因与发病机制

(一) 遗传

遗传因素是抑郁障碍发生的重要因素之一。抑郁障碍患者的一级亲属罹患抑郁障碍的风险大约是一般人群的2~10倍,遗传度大约是31%~42%。双生子研究提示重性抑郁障碍的遗传度约为37%。异卵双生子的发病一致率约为20%,同卵双生子的发病一致率约为44%。早期的基因多态性位点研究主要关注与经典病理假说相关的单个基因位点在抑郁障碍发病中的作用,如5-羟色胺(5-hydroxytryptamine,5-HT)转运体、单胺氧化酶A(monoamine oxidase A,MAOA)、脑源性神经营养因子(brain-derived neurotrophic factor,BDNF)、神经炎性标志物等。新近的全基因组关联分析(genome-wide association study,GWAS)和下一代测序(next-generation sequencing,NGS)技术则试图从基因组的角度去揭示所有可能与抑郁障碍相关的基因多态性位点,但从目前的研究来看,抑郁障碍可重复性较高的相关基因多态性仍多与经典病理假说相关。此外,基因表达标志物和表观遗传学研究所发现的潜在标志物,也多涉及上述经典病理假说相关靶点。由于抑郁障碍可能涉及多个基因的异常,且不同基因间常存在相互作用,另外基因表达还受到异位显性和表观遗传机制的影响,故目前的遗传学研究结果往往难以重复,研究结论也需要谨慎看待。

(二) 神经生化

人类大脑内三大单胺能神经递质系统在抑郁障碍的发病中均扮演了重要角色,分别是去甲肾上腺素(norepinephrine,NE)、多巴胺(dopamine,DA)和5-HT神经递质系统,且这三个系统协同发挥作用。神经生化失调节假说认为,抑郁障碍患者的神经递质功能和内稳态功能失衡,抗抑郁药则可通过

NOTES

恢复上述系统的正常调节而发挥药理学作用。其中目前研究最广泛的是 5-HT 系统,5-HT 可直接或间接参与心境调节,其功能活性降低与抑郁障碍的发生有关。研究发现,对氯苯丙氨酸和利血平可使 5-HT 耗竭从而导致抑郁的发生,而三环类抗抑郁药(tricyclic antidepressants,TCAs)和选择性 5-HT 再摄取抑制剂(selective serotonin reuptake inhibitors,SSRIs)可通过抑制 5-HT 的重吸收发挥抗抑郁作用。合成 5-HT 的前体 5-羟色氨酸对抑郁障碍具有治疗作用,可抑制 5-HT 降解的单胺氧化酶抑制剂(monoamine oxidase inhibitors,MAOIs)也具有抗抑郁作用。此外,其他神经递质如肾上腺素、乙酰胆碱、组胺、γ-氨基丁酸等也与抑郁障碍的发病密切相关。研究发现,抑郁障碍不仅与体内神经递质的水平异常有关,也与相应受体功能的改变有关,即长期神经递质的异常,引发受体功能产生适应性改变,这种改变不仅有受体本身数量和密度的改变,还会累及受体后信号转导功能,甚至影响基因转录过程。

(三) 神经内分泌

抑郁障碍患者的下丘脑-垂体-肾上腺轴(hypothalamic-pituitary-adrenal axis,HPA axis)功能异常,表现为血中皮质醇水平增高、应激相关激素分泌昼夜节律改变以及无晚间自发性皮质醇分泌抑制等。临床中可以通过监测血浆皮质醇含量以及 24 小时尿 17-羟皮质类固醇的水平发现抑郁障碍患者上述皮质醇分泌异常表现。此外,抑郁障碍患者脑脊液中促肾上腺皮质激素释放激素(corticotropin releasing hormone,CRH)水平升高。大概 40% 的抑郁障碍患者地塞米松抑制试验阳性。肾上腺皮质激素水平异常可能为疾病提供了一个神经生物学基础,在此基础上,遗传素质、生活事件和应激发生相互作用。重复的生活应激,特别是从生命早期开始的应激,会导致垂体-肾上腺的高反应性,皮质类固醇水平缓慢升高,并导致一系列分子水平的异常,在功能和结构上对中枢神经系统造成不良的影响。

下丘脑-垂体-甲状腺轴(hypothalamic-pituitary-thyroid axis,HPT axis)也参与了抑郁障碍的发病,该假说的依据主要是相关激素分泌节律的改变,临床中也可以观察到甲状腺功能减退的患者会出现抑郁情绪、易疲劳、精力减退等抑郁症状。目前甲状腺功能异常与抑郁障碍之间的因果关系和病理生理学基础尚不清楚。

下丘脑-垂体-性腺轴(hypothalamic-pituitary-gonadal axis,HPG axis)也可能参与抑郁发病,女性抑郁障碍患者的雌激素水平较同龄健康女性低。产后性激素水平的急剧下降可能是抑郁障碍发病的危险因素。有研究提示激素替代疗法对绝经后女性有抗抑郁效果。男性抑郁障碍患者可出现睾酮水平下降,睾酮替代疗法虽有抗抑郁效果但会增加患前列腺癌的风险。

此外,生长激素、催乳素和褪黑素在抑郁障碍患者中也均可见不同程度的分泌改变,它们在抑郁障碍发病中的作用也有待进一步明确。

(四) 微生物-肠-脑轴

微生物-肠-脑轴(microbiota-gut-brain axis,MGBA)是指大脑和肠道之间的双向调节通路,通过神经、免疫、内分泌等多种途径相互作用。肠道微生物群通过这些途径影响大脑功能和宿主行为,同样,大脑功能和宿主行为也可通过这些途径对肠道微生物群造成影响。肠道微生物可以通过迷走神经直接与大脑通信,传递肠道微生物产生的信号,如某些肠道细菌可以产生 5-HT 等神经递质,通过迷走神经影响大脑的情绪调节中枢。慢性低度炎症是抑郁障碍的重要病理生理特征之一,肠道微生物可以调节宿主的免疫系统,影响炎症反应,肠道微生物失衡可以导致肠道屏障功能受损,使炎症因子进入血液循环,进而影响大脑功能。肠道微生物产生的代谢产物,如短链脂肪酸、胆汁酸等,可以通过血液循环影响大脑功能。

微生物-肠-脑轴与抑郁障碍相互作用,抑郁障碍患者可能由于应激反应、饮食改变、药物使用等因素,肠道微生物组成发生改变,这种改变可能进一步加剧抑郁症状。例如,下丘脑-垂体-肾上腺轴的过度激活可以影响肠道微生物的组成,导致肠道屏障功能受损。反之,肠道微生物失衡可能影响神经递质的合成和释放,导致情绪调节障碍。

(五) 神经可塑性

神经可塑性是指中枢神经系统结构和功能的可修饰性。研究表明,抑郁障碍患者的神经可塑性存在异常。BDNF维持着脑神经元的生长发育。在应激情况下，BDNF的表达可能受到抑制，使海马的BDNF供给中断，其中的易感神经元发生萎缩或凋亡，导致抑郁发生、抑郁反复发作或对抗抑郁治疗的反应性变差。临床影像学研究结果显示，抑郁发作期间，海马神经元体积缩小且功能受损。尸检研究发现，在抑郁障碍患者中，海马、眶额回、胼胝体膝下区、背侧前额叶皮质和杏仁核等脑区的灰质体积、神经元和神经胶质细胞数量均明显减少；某些皮质区域（如扣带回前部）的神经元体积也缩小。在抑郁障碍动物模型中，海马CA3区锥体细胞的树突数目减少、长度缩短，从而导致树突萎缩；组织病理学研究提示，这些神经细胞数目与结构的改变可能与细胞萎缩变性、细胞发生减少等过程有关。长期抗抑郁治疗可促进海马齿状回颗粒细胞的神经发生；长期应用NE和5-HT的选择性再摄取抑制剂和电抽搐治疗均有利于新生神经元的增殖和生长，可能与其增加海马中BDNF的表达有关；MAOIs对前额叶皮质中的BDNF水平也具有提升作用。目前的研究聚焦在BDNF如何影响神经元发育、突触可塑性和抑郁障碍中神经元的信息处理效率。

（六）神经影像学

随着磁共振成像（magnetic resonance imaging，MRI）技术的发展与普及，关于抑郁障碍脑结构和功能影像学的报道也越来越多，目前较为一致的发现主要涉及两个神经环路。一是以杏仁核和内侧前额叶皮质为中心的内隐情绪调节环路，包括海马、腹内侧前额叶皮质、喙下前扣带皮质、喙前扣带皮质、背侧前额叶皮质等，该环路主要受5-HT调节；二是以腹侧纹状体/伏隔核、内侧前额叶皮质为中心的奖赏神经环路，该环路主要受DA调节。抑郁障碍患者这两个环路都存在神经递质浓度、对负性/正性刺激的反应、静息功能连接、白质神经纤维、灰质体积、脑代谢等多个水平的异常，且可能分别涉及抑郁障碍患者不同的临床症状。2017年，德赖斯代尔（Drysdale）等采集了1 188例抑郁障碍患者静息态fMRI数据，通过对脑内的258个区域的功能进行连接分析，将抑郁障碍分成了4种亚型，并提出了将影像学数据作为生物学标记和生物学分类依据的假说。

此外，正电子发射体层成像（positron emission computerized tomography，PET）、单光子发射计算机体层成像（single photon emission computerized tomography，SPECT）和磁共振波谱（magnetic resonance spectroscopy，MRS）等神经影像学技术也提出了抑郁障碍脑内生化物质代谢异常的证据。

（七）神经电生理

神经电生理的研究手段包括脑电图（electroencephalogram，EEG）、脑诱发电位（cerebral evoked potential，CEP）等。抑郁障碍患者的EEG研究发现，抑郁严重程度与其左右脑半球平均整合振幅呈负相关，且抑郁障碍患者EEG异常有偏侧化现象，呈现出右半球的激活程度升高，多表现为右半球α波相对降低、α波的右/左比率降低及右半球快波波幅的相对增加，这种激活程度升高主要表现在额区，以右额叶为主，并与抑郁情绪产生有关。抑郁障碍的患者还可出现CEP的改变，抑郁发作时CEP波幅较小，并与抑郁障碍的严重程度相关，同时伴有事件相关电位（event-related potential，ERP）P300和N400潜伏期延长。

（八）心理社会因素

一般来说，生活中的应激事件（如亲人丧失、婚姻关系不良、失业、严重躯体疾病等）是抑郁障碍发生的危险因素，可能导致抑郁障碍的发生。如果多个严重不良的生活事件同时存在，则可能协同影响抑郁障碍的发生。动物实验和临床流行病学的研究结果都强有力地证实精神创伤（尤其是早年创伤）显著增加成年期抑郁障碍的发病风险。一项对2 000名成年女性进行的调查研究显示，早年的性虐待或躯体虐待与抑郁和自杀未遂发生增加显著相关。查普曼（Chapman）等对来自初级保健所的9 460名成年人进行了回顾性调查，发现早期的负性经历与重性抑郁障碍的现患率以及终生患病率显著相关，且早期不良经历种类越多，发生重性抑郁障碍的风险越高，并可使抑郁障碍患者的发病年龄提前。具有童年创伤史的抑郁障碍患者的治疗更为复杂，其往往对药物治疗的反应较差，在治疗时需要综合心理治疗。

综上所述，抑郁障碍的病因与发病机制涉及的方面较多且复杂，除上述观点外，还有学者提出了第二信使失衡假说以及抑郁障碍能量代谢假说等。然而至今仍缺乏有效的抑郁障碍特异性诊断标志,部分研究结果甚至难以重复验证,因此还需更多的研究进一步探索抑郁障碍的病因与发病机制。

第三节　临床表现

　　抑郁障碍的临床表现可分为核心症状、心理症状群与躯体症状群三个方面,但在具体的症状归类上,有些症状常常是相互重叠的,很难简单划一。发作至少持续2周,并且会不同程度地损害社会功能,给本人造成痛苦或不良后果。

一、核心症状

(一) 心境低落

　　是指自我感受或他人观察到的显著而持久的情绪低落和抑郁悲观。患者常常诉说"心情不好,高兴不起来",终日愁眉苦脸、忧心忡忡,可出现典型的抑郁面容,表现为眉头紧锁、长吁短叹。严重者甚至痛不欲生、悲观绝望,有度日如年、生不如死之感,常常主诉"活着没意思""心里非常难受"等。患者这种低落的情绪几乎在大部分时间都存在,且一般不随外界环境的变化而变化。

(二) 兴趣减退

　　患者对各种过去喜爱的活动或事物丧失兴趣或兴趣下降,做任何事都提不起劲。症状典型者对任何事物无论好坏等都缺乏兴趣,什么事情都不愿意做。例如患者在生病以前是很喜欢打篮球的人,现在对篮球却一点兴趣都没有。

(三) 快感缺失

　　患者体验快乐的能力下降,不能从日常从事的活动中体验到乐趣,即使从事自己以前喜欢的事情或工作也体会不到任何快感。部分抑郁障碍患者有时可以勉强自己参加一些活动,表面看来患者的兴趣似乎仍存在,但进一步询问就会发现,患者根本不会从这些活动或事情中感到快乐,从事的主要目的是希望能从悲观失望中摆脱出来或者消磨时间,有些患者还会觉得参加活动是一种负担。

　　上述三种症状相互联系、互为因果,不同患者可能同时出现三种症状,也可能只以其中某一、两种症状为突出表现。

二、心理症状群

(一) 思维迟缓

　　表现为思维联想速度减慢,患者自我感觉脑子反应迟钝,常见临床主诉为"脑子像是生了锈一样"或是"像涂了一层糨糊一样"。决断能力降低,变得优柔寡断、犹豫不决,甚至对一些日常小事也难以做出决定。临床上可见患者主动言语减少,语速明显减慢,语音变低,严重者甚至无法正常与他人交流。

(二) 认知功能损害

　　认知功能异常是抑郁障碍患者最常见的主诉,例如难以忘记过去的糟糕经历,注意力下降,反应时间延长,注意事物不能持久,导致学习、工作效率下降。另外还有患者表现出抽象概括能力、学习能力下降以及言语流畅性变差。大多数抑郁障碍患者都存在认知功能的损害,即使在抑郁情绪缓解后,有些患者的认知功能损害仍难以恢复。

(三) 负性认知模式

　　抑郁障碍患者认知模式的特点是负性的、歪曲的,无论对自己、他人还是未来都存在负性的认知。患者认为自己无价值、有缺陷,不值得人爱,将所处的环境看成是灾难性的,有着许多无法克服的障碍,对未来没有信心,感到没有希望,甚至悲观绝望。常见的负性认知包括非黑即白(极端化或对立思维,如不是成功就意味着失败)、灾难化(消极地预测未来而不考虑其他可能性)、贴"标签"(给自己或他人贴上固定的"大标签",不顾实际情况地下结论)、选择性关注(不看整体,选择性注意负性面,仅将注意力集中于消极的细节上)等。

(四)自责自罪

在悲观失望的基础上,患者会产生自责自罪。认为自己犯下了不可饶恕的错误,即使是一些轻微的过失或错误,也要对自己痛加责备,把自己看作是家庭和社会的巨大负担。例如,患者会因过去微不足道的不诚实行为或者曾让别人失望而有负罪感。严重时患者会对自己的过失产生深深的内疚甚至罪恶感,认为自己罪孽深重,必须受到社会的惩罚,甚至达到罪恶妄想的程度。

(五)自杀观念和行为

抑郁障碍患者常伴有消极自杀的观念或行为,感到生活中的一切都没有意义,活着没有意思,脑子里反复出现与死亡相关的念头,甚至开始详细地策划自杀,思考自杀的时间、地点和方式。患者认为"结束自己的生命是一种解脱""自己活在世上是多余的人",并最终发展成自杀行为。自杀行为是抑郁障碍最严重的症状和最危险的后果之一,临床工作者应对曾经有过自杀观念或自杀企图的患者保持高度警惕,并认真做好自杀风险的评估和预防。部分患者还会出现"扩大性自杀"行为,患者会认为自己的亲人活着也非常痛苦,帮助亲人死亡是帮助他们解脱,于是选择杀死亲人后再自杀,导致极其严重的不良后果。

(六)精神运动性迟滞或激越

精神运动性迟滞是指行为和言语活动显著减少,以思维发动的迟缓和行为上显著持久的抑制为主要特征。患者常常行为迟缓,生活懒散、被动,独坐一旁,不与人沟通,或整日卧床。严重者甚至无法顾及个人卫生,蓬头垢面、不修边幅,甚至达到亚木僵或木僵状态。

精神运动性激越与精神运动性迟滞的临床症状相反,表现为动作行为和言语活动的显著增加,患者大脑持续处于紧张状态,脑中反复思考一些没有意义、缺乏条理的事情。大脑过度活跃,使得患者无法集中注意力来思考一个中心议题,因此思维效率下降,无法进行创造性思考。在行为上则表现为烦躁不安、紧张,用手指抓握、搓手顿足、坐立不安或来回踱步等症状。

(七)焦虑

焦虑常常与抑郁症状共存,并成为抑郁障碍的主要症状之一。患者可表现为心烦、紧张、无法放松,担心失控或发生意外等,也可表现为易激惹、冲动等,患者常因过度担忧而使注意力不能集中。此外,焦虑合并抑郁的患者常出现一些躯体症状,如胸闷、心慌、尿频、出汗、坐立不安等。有时,躯体症状可以掩盖主观的焦虑、抑郁体验而成为临床主诉。

(八)精神病性症状

严重的抑郁障碍患者可出现幻觉或妄想等精神病性症状,这些症状涉及的内容多数与抑郁心境相协调,如罪恶妄想(认为自己应该受到惩罚)、无价值妄想(认为自己一无所有,是个没有用的人)、躯体疾病或灾难妄想(坚信自己患有某种难以治愈的疾病或者将有重大的灾难降临在自己身上)、嘲弄性或谴责性的听幻觉等。部分患者也会出现与心境不协调的精神病性症状,而与心境不协调的精神病性症状则与上述主题无关,如被害妄想、没有情感背景的幻听等。

(九)自知力缺乏

多数抑郁障碍患者自知力完整,能够主动求治并描述自己的病情和症状。有些严重的抑郁障碍患者的自知力不完整甚至缺乏,这种情况在存在明显自杀倾向者或伴有精神病性症状的患者中尤其常见,患者缺乏对自己当前状态的正确认识,甚至完全失去求治愿望。

三、躯体症状群

(一)睡眠异常

睡眠异常是抑郁障碍最常出现的躯体症状之一,表现形式多样,包括早段失眠(入睡困难)、中段失眠(睡眠轻浅、多梦)和末段失眠(早醒)。入睡困难最为多见,一般比平时延时超过 30 分钟。而以末段失眠(早醒)最具有特征性,一般比平时早醒 2~3 小时,醒后无法再次入睡。不过,与上述典型表现不同,非典型抑郁障碍患者可以出现睡眠过多(至少每天总计 10 小时的睡眠或比不抑郁的时候至少多睡 2 小时)的情况。

(二) 与自主神经功能紊乱相关的症状

焦虑抑郁状态的患者常表现出与自主神经功能紊乱相关的症状,如头晕、头痛、心慌、心悸、出汗、皮肤感觉异常(冷热感和发麻感)等。有的患者也可表现为内脏功能的紊乱,如出现便秘或腹泻、尿频尿急等症状。他们常由综合医院转诊至精神专科门诊。

(三) 进食紊乱

主要表现为食欲下降伴体重减轻。轻者表现为食不知味、没有胃口,但进食量不一定出现明显减少,此时患者的体重在一段时间内改变可能并不明显。严重者完全丧失进食的欲望,对自己既往喜欢的食物也不感兴趣,甚至不愿提到吃饭。进食后感觉腹胀、胃部不适,体重明显下降,甚至出现营养不良。非典型抑郁障碍患者则会有食欲亢进和体重增加的情况。

(四) 精力下降

表现为无精打采、疲乏无力、无法做事。患者感到自己整个人都垮了、散架了,常常诉说"太累了""没有精神""什么都没做也感到疲惫不堪",筋疲力尽、能力下降。

(五) 性功能障碍

很多抑郁障碍患者存在性欲的减退乃至完全丧失。有些患者虽然勉强维持性行为,但无法从中体验到乐趣。

四、特殊人群抑郁障碍表现

(一) 儿童抑郁障碍

起病于儿童或青少年时期,以情绪低落为主要表现的一类精神障碍。发病率近年有升高趋势,其核心临床表现与成人基本相同,严重影响儿童青少年身心健康和社会功能,多数患者存在复发倾向,一些青少年的抑郁症状可持续到成年。

但儿童和青少年可能不会像成人一样描述自己的悲伤或抑郁情绪,有时通过厌烦、孤僻甚至愤怒表现来表达悲伤。儿童还不具备和成人一样的描述及理解情绪的语言能力,因而,他们往往通过行为来表达抑郁心情。

1. **情绪症状**　感到心情压抑、不愉快,不活跃,对日常娱乐活动和学习缺乏兴趣和动力。部分患儿表现为反复的脾气暴发,易烦躁、易激惹,情绪暴发之间的心境呈持续性消极状态。

2. **思维症状**　思维联想速度缓慢、反应迟钝。注意力不集中,常表现为发呆或走神。静坐困难,不能完成相关任务/作业。但自卑和自责、自罪并不多见。

3. **意志行为**　行为被动、迟缓,不愿和周围人接触交往,不愿外出,不愿上幼儿园/上学。部分患者也可表现为不听管教、对抗父母、离家出走,严重的可出现言语暴力和/或冲动行为。

4. **躯体症状**　可能伴有躯体不适症状,如头昏、疲乏、气促、胸闷、胸痛等。体重减轻、食欲下降、睡眠增多或入睡困难。也有少数患儿出现食欲增强、体重增加。

(二) 老年期抑郁障碍

老年期抑郁障碍常伴有明显的焦虑、烦躁,有时会出现易激惹和敌意。与年轻患者相比,其精神运动性抑制和躯体不适主诉更为明显。

1. **焦虑、抑郁和激越**　老年患者对抑郁情绪往往不能很好地表达,常伴有明显的焦虑症状,有时躯体性焦虑可完全掩盖抑郁症状。可表现为终日担心自己和家庭将遭遇不幸、大祸临头,以至搓手顿足、坐立不安、惶惶不可终日。

2. **认知损害**　可表现为各种不同类型的认知功能损害,严重时可能与痴呆相似,约有 80% 的患者有记忆减退的主诉;10%~15% 的患者存在比较明显的认知障碍,计算力、记忆力、理解和判断力下降。其中一部分患者可能会出现不可逆痴呆。

3. 精神运动性迟滞　通常以随意运动缺乏和缓慢为特点,它影响躯体及肢体功能,且伴有面部表情减少、语言阻滞等。思考问题困难,对提问常无法立即回答。行动迟缓,情感迟钝,呈无欲状,对外界动向无动于衷。

4. 躯体症状　许多老年人否认抑郁症状的存在而表现为各种躯体症状,包括头痛、胸痛及全身疼痛;喉部堵塞感、胸闷和心悸;厌食、腹部不适、腹胀及便秘;自主神经系统症状,如面红、手抖、出汗和周身乏力等。

(三) 围产期抑郁障碍

围产期指妊娠末期到产后最初几周的时间段。除兴趣丧失、情绪低落、注意力不集中、睡眠障碍和自杀念头等精神症状外,还包含与妊娠反应重叠的症状,如躯体症状、疲劳、精力下降、睡眠和食欲变化等。严重围产期抑郁障碍患者可出现精神病性症状,如有患者存在命令性幻听或存在婴儿被迫害的妄想,症状严重者甚至出现自杀或杀死婴儿。抑郁症状在妊娠的前 3 个月和最后 3 个月比较常见,大多数女性的产后抑郁症状会在分娩后 3~6 个月缓解,约 30% 女性的抑郁症状会持续到产后 1 年,甚至可持续到产后数年。

第四节　临床分型

ICD-11 精神与行为障碍与 DSM-5 对抑郁障碍的临床分型略有差异,此处介绍的主要临床分型依据 ICD-11 分类。

一、单次发作抑郁障碍

单次抑郁障碍表现为 1 次持续时间至少 2 周的抑郁发作,且既往无抑郁发作史。抑郁发作以抑郁心境或快感缺失为主要特征,伴认知、行为或自主神经系统症状,影响社会功能。

二、复发性抑郁障碍

复发性抑郁障碍表现为至少出现 2 次抑郁发作,且 2 次发作之间有持续数月的正常心境。

三、恶劣心境障碍

过去称为抑郁性神经症,在 ICD-10 中也被称为“恶劣心境”,患者自我报告或他人观察到的在一天中的大部分时间,呈持续性的抑郁心境,病程常持续 2 年以上,其间无持续超过 2 个月的完全缓解期。从未有持续 2 周、症状数量达到抑郁发作的诊断要求,无躁狂或轻躁狂发作、混合发作史。患者具有求治意愿,生活不受严重影响,通常起病于成年早期,持续数年,与生活事件及个人性格有密切关系。

四、混合性抑郁和焦虑障碍

该分型在 ICD-11 抑郁障碍章节首次出现,主要表现是 2 周及以上的时间内,每天的大部分时间都存在焦虑和抑郁症状,但分开考虑抑郁症状或焦虑症状,其严重程度、症状数量和/或持续时间均不足以符合任何一种抑郁障碍、焦虑或恐惧性相关障碍的诊断。若是严重的焦虑伴以程度较轻的抑郁,则应采用焦虑障碍的诊断,反之,则应诊断为抑郁障碍。若抑郁和焦虑均存在,且各自足以符合相应的诊断,不应采用这一类别,而应同时给予两个障碍的诊断。该障碍会给患者造成相当程度的主观痛苦和社会功能的受损。

五、经前期烦躁障碍

很多女性在月经期会有周期性的轻度心境改变,但该诊断的核心特征为在过去 1 年的多数月经周期里,以固定模式出现情绪、躯体或认知症状,在经期开始后1周内基本缓解,症状导致明显痛苦,不是其他医疗状况或物质、药物的戒断所致。

第五节　评估、诊断与鉴别诊断

一、评估

为了明确抑郁障碍的诊断,必须对存在抑郁症状的患者进行全面的心理、社会和生物学评估,了解患者是否存在其他精神症状和躯体问题,最终明确诊断并制定合理的治疗方案。评估的具体内容包括现病史、目前症状、是否有自杀意念、既往是否有过躁狂发作或精神病性症状发作、目前的治疗情况及疗效、过去的治疗史、躯体疾病病史、家族史等。

对疑似抑郁障碍的患者,除了进行全面的躯体检查及神经系统检查外,还要注意辅助检查及实验室检查。主要检查项目包括:①常规检查:如血常规、心电图、尿常规、便常规、肝功能、肾功能、电解质、血脂以及血糖;②内分泌检查:如甲状腺激素、性激素等检查;③感染性疾病筛查:如乙肝、丙肝、梅毒、艾滋病检查;④脑电图、头颅CT/MRI检查。胸部X线、超声心动图、心肌酶学、腹部B超、相关免疫学检查等则根据临床需要进行。

量表通常被用来评估抑郁障碍的治疗效果。常用的量表有汉密尔顿抑郁量表(Hamilton Depression Scale,HAMD)、蒙哥马利-艾森贝格抑郁评定量表(Montgomery-Asberg Depression Rating Scale,MARDS)、贝克抑郁量表(Beck Depression Inventory,BDI)、抑郁自评量表(Self-rating Depression Scale,SDS)、患者健康问卷抑郁自评量表(Patient Health Questionaire-9,PHQ-9)等。评价疗效的级别包括临床治疗有效和临床治愈。临床治疗有效指抑郁症状减轻,HAMD-17减分率达到50%以上。临床治愈指抑郁症状完全消失时间大于2周,小于6个月,HAMD-17≤7分或者MARDS≤10分,并且社会功能恢复良好。如果患者抑郁症状完全缓解时间超过6个月,则认为达到临床痊愈。

二、诊断

现今国际上影响最大且为多数国家所采用的诊断标准为ICD和DSM系统。目前DSM已更新到DSM-5,DSM-Ⅳ分类中的心境障碍在DSM-5中被分为"抑郁障碍"和"双相障碍"两个独立的章节。ICD最新版是ICD-11,相比于ICD-10,修订后的分类强调疾病的同质性并趋于精简。ICD-11对"心境障碍"分类进行了简化,使其更适应临床的需要,将"心境(情感)障碍"更改为"心境障碍",将"混合性抑郁和焦虑障碍"和"恶劣心境"归入"抑郁障碍"分类中。依据ICD-11的标准,抑郁障碍的诊断标准及疾病分类如下。

抑郁发作需要在过去至少2周内,几乎每天大部分时间都存在至少5条以下特征性症状,其中至少1条症状源于情感症状群。

情感症状群:①抑郁心境,自我报告或他人观察,儿童和青少年可表现为易激惹;②活动中的兴趣或愉快感显著减退。认知-行为症状群:①注意力集中和维持能力下降,或决断困难;②无价值感或过度不适当的负罪感,严重时能达到妄想程度;③对未来的无望;④反复想到死亡(不仅是对死亡的恐惧)、反复的自杀意念(有或没有具体计划)或自杀未遂。自主神经症状群:①失眠(入睡困难、频繁醒来或早醒)或睡眠增加;②食欲显著变化(减退或增加)或体重显著变化(增加或减少);③精神运动激越或迟滞(他人可观察到,而不仅仅是不安或速度减慢的主观感觉);④精力下降或易疲劳;⑤上述症状不能用丧亲之痛来解释;⑥不是其他疾病(如脑瘤)的表现,也不是由物质或药物对中枢神经系统的影响所致(如苯二氮䓬类),包括戒断效应(如来自兴奋剂)。对于曾经经历过躁狂、混合性或轻躁狂发作的个体,不应诊断为抑郁障碍,而应诊断为双相障碍。症状可导致个人、家庭、社会、教育、职业或其他重要功能领域的严重损害。如果功能得以维持,则往往需要通过额外努力才能实现。

NOTES

根据抑郁发作的次数、症状数目和严重程度、心境紊乱对个人功能的影响程度等,可分为以下类型。

(一) 单次发作抑郁障碍

分为轻度、中度和重度,且既往无抑郁发作史。抑郁发作表现为一段时间内几乎每天出现的抑郁心境或对活动的兴趣或愉悦感降低,病程持续至少 2 周,并伴有其他症状,如集中注意力困难、无价值感或过度而不适当的内疚自罪、无望感、反复出现的死亡或自杀的想法、睡眠或食欲的变化、精神运动性的激越或迟滞、精力减退或乏力。

1. 单次发作抑郁障碍,轻度　所有抑郁症状都未达到重度。患者通常被症状所困扰,某个领域(个人、家庭、社交、教育、职业或其他重要领域)的功能受损。没有妄想或幻觉等精神病性症状。

2. 单次发作抑郁障碍,中度,伴(或不伴)有精神病性症状　抑郁发作的几个症状达到中度,或者有大量严重程度较轻的抑郁症状同时出现。多个领域(个人、家庭、社会、教育、职业或其他重要领域)的功能明显受损。依据发作期间是否伴有妄想、幻听等精神病性症状,注明伴或不伴精神病性症状。

3. 单次发作抑郁障碍,重度,伴(或不伴)有精神病性症状　抑郁发作的大多数症状都达到中度,或者有少量症状达到重度。大多数领域(个人、家庭、社会、教育、职业或其他重要领域)的功能严重受损。依据发作期间是否伴有精神病性症状,注明伴或不伴有精神病性症状。

4. 单次发作抑郁障碍,未特定严重程度　抑郁发作的病情信息不足,无法确定目前抑郁发作的严重程度。抑郁发作的特点是几乎每天情绪低落或至少持续 2 周的活动减少、兴趣降低,同时伴有其他症状。患者难以继续从事工作、社交或家务活动。

5. 单次发作抑郁障碍,目前为部分缓解　抑郁症状部分缓解,目前已不符合抑郁发作的定义性需求,但仍可能残留一些显著的情感症状。

6. 单次发作抑郁障碍,目前为完全缓解　目前处于完全缓解状态,曾经有抑郁发作病史,但目前已无任何显著的情感症状。在该次发作以前,无其他抑郁发作史。

7. 其他特定单次发作抑郁障碍

8. 未特定的单次发作抑郁障碍

(二) 复发性抑郁障碍

至少出现 2 次抑郁发作,2 次发作间隔至少数个月,其间没有显著的心境紊乱,没有符合躁狂发作标准的心境高涨和活动增多。就复发性抑郁障碍的患者而言,无论已发生过多少次抑郁,出现躁狂发作的危险始终不能完全排除,一旦出现了躁狂发作,诊断就应改为双相障碍。诊断应首先符合复发性抑郁障碍的特点,目前抑郁发作的严重程度分类同单次抑郁发作,具体如下。

1. 复发性抑郁障碍,目前为轻度发作。
2. 复发性抑郁障碍,目前为伴(或不伴)有精神病性症状的中度发作。
3. 复发性抑郁障碍,目前为伴(或不伴)有精神病性症状的重度发作。
4. 复发性抑郁障碍,目前发作严重程度未特定。
5. 复发性抑郁障碍,目前为部分(或完全)缓解状态。
6. 其他特定的复发性抑郁障碍。
7. 未特定的复发性抑郁障碍。

三、鉴别诊断

(一) 精神分裂症

伴有精神病性症状的抑郁发作或抑郁性木僵需与精神分裂症相鉴别,鉴别要点:①原发症状:抑郁障碍以心境低落为原发症状,精神病性症状是继发的;精神分裂症通常以思维障碍和情感淡漠等精神病性症状为原发症状,而抑郁症状是继发的。②协调性:抑郁障碍患者的思维、情感和意志行为等精神活动之间尚存在一定的协调性,精神分裂症患者的精神活动之间的协调性缺乏。③病程:抑郁障碍多为间歇性病程,间歇期患者基本处于正常状态;而精神分裂症的病程多为发作进展或持续进展,缓解期常有残留的精神症状。另外患者的病前性格、家族遗传病史、预后以及对治疗的反应等也可有助于鉴别诊断。

(二)双相障碍

双相障碍是心境障碍的一个主要疾病亚型,其临床表现是在抑郁发作的基础上,存在 1 次及以上的符合躁狂/轻躁狂的发作史。抑郁障碍的疾病特征是个体的情感、认知、意志行为的全面抑制,双相障碍的疾病特征是情感的不稳定性和转换性。部分抑郁发作患者并不能提供明确的躁狂、轻躁狂发作史,但是具有首次发病年龄早(25 岁或更早起病)、双相障碍家族史、伴有精神病性症状、抑郁发作突然且发作次数在 5 次以上、心境不稳定、易激惹或激越、睡眠和体重增加等临床特征,在这类抑郁障碍患者的诊治过程中,要高度关注和定期随访评估躁狂发作的可能性,以及时修正诊断。

(三)焦虑障碍

抑郁障碍和焦虑障碍常共同出现,但却是不同的精神障碍。抑郁障碍以"心境低落、兴趣下降、快感缺失"为核心表现,而焦虑障碍的主要特点是"害怕、恐惧、担心",这两种精神障碍的症状常存在重叠,如抑郁障碍患者和焦虑障碍患者都会有躯体不安、注意力集中困难、睡眠紊乱和疲劳等。焦虑障碍患者的情感表达以焦虑、脆弱为主,存在明显的自主神经功能失调及运动性不安,自知力一般良好,求治心切,病前往往存在引起高级神经系统活动过度紧张的精神因素;抑郁障碍以心境低落为主要临床相,患者自我感觉不佳,觉得痛苦、厌倦、疲劳,躯体化症状较重的患者也可伴有疑病症状。临床工作中需要根据症状的主次及其出现的先后顺序来进行鉴别。

(四)创伤后应激障碍

创伤后应激障碍常伴有抑郁症状,与抑郁障碍的鉴别要点在于,创伤后应激障碍在起病前有严重的、灾难性的、对生命有威胁的创伤性事件(如被强奸、地震、被虐待),并以创伤事件的闯入性记忆反复出现在意识或者梦境中为特征性症状,以焦虑或情感麻木、回避与创伤有关的人与事等为主要临床表现,虽然可有轻重不一的抑郁症状,但不是主要临床相,也无晨重夜轻的节律改变;睡眠障碍多为入睡困难,与创伤有关的噩梦、梦魇多见,与抑郁发作以早醒为特征表现不同。

(五)躯体疾病所致的精神障碍

抑郁与躯体疾病之间的关系有以下几种情况:①躯体疾病是抑郁障碍的直接原因,即作为抑郁障碍发生的生物学原因,如内分泌系统疾病所致的抑郁发作;②躯体疾病是抑郁障碍发生的诱因,即躯体疾病作为抑郁障碍的心理学因素存在;③躯体疾病与抑郁障碍共病,没有直接的因果关系,但二者之间具有相互促进的作用;④抑郁障碍是躯体疾病的直接原因,如抑郁所伴随的躯体症状。鉴别诊断时,通过全面的病史询问,详细的躯体、神经系统检查以及辅助检查,获得重要诊断证据,对上述几种情况进行区分。如果躯体疾病的诊断成立,也不能轻率地认定患者的情绪低落完全是由躯体疾病所致而不给予积极干预。即使躯体疾病是导致抑郁的直接原因,也要进行抗抑郁治疗,抑郁症状的改善也有利于躯体疾病的预后。

第六节 治 疗

一、治疗原则

抑郁障碍的治疗应遵循以下原则。

(一)全病程治疗原则

一半以上的抑郁障碍患者在疾病发生后 2 年内会复发。为改善抑郁障碍患者的预后,降低复燃和复发,现提倡全病程治疗。全病程治疗分为急性期治疗、巩固期治疗和维持期治疗。

急性期治疗(8~12 周):以控制症状为主,尽量达到临床痊愈,同时促进患者社会功能的恢复,提高患者的生活质量。急性期治疗效果在抑郁障碍预后和结局中起关键作用,及时、有效、合理的治疗有助于提高长期预后和促进社会功能康复。

巩固期治疗(4~9个月):以防止病情复燃为主。此期间患者病情不稳定,易复燃,应保持与急性期治疗一致的治疗方案,维持原药物种类、剂量和服用方法。

维持期治疗:持续、规范的维持期治疗可以有效地降低抑郁障碍的复燃/复发率。目前对维持期治疗的时间尚缺乏有效的研究,一般认为至少2~3年,对于多次反复发作或是残留症状明显者建议长期维持治疗。维持期治疗后,若患者病情稳定且无其他诱发因素可缓慢减药直至停药,一旦发现有复发的早期征象,应迅速恢复治疗。

(二) 个体化合理用药原则

选择抗抑郁药时应遵循个体化原则,需结合患者的年龄、性别、伴随疾病、既往治疗史等因素,从安全性、有效性、经济性、可及性等角度为患者选择合适的抗抑郁药及剂量。如患者伴有睡眠问题,则优先考虑可同时改善睡眠的抗抑郁药,对于老年患者则应避免选择不良反应多的药物。

(三) 量化评估原则

在治疗前、治疗中要定期对患者进行评估。不同时期,评估的侧重点不同。治疗前需综合评估患者的病情、躯体情况、社会功能以及社会家庭支持等,在治疗中应重点观察患者症状的变化情况及对药物的反应等。

(四) 联合用药的原则

抗抑郁治疗一般不主张联合用药。联合用药常用于难治性患者,选择两种作用机制不同的抗抑郁药联合使用以增加疗效,但不主张联用两种以上抗抑郁药。此外,还可根据患者的具体情况考虑联合锂盐、第二代抗精神病药或三碘甲状腺原氨酸治疗,如有伴精神病性症状的抑郁障碍,可考虑采用抗抑郁药和抗精神病药物合用的药物治疗方案。

(五) 联盟治疗原则

由于目前尚缺乏对抑郁障碍的客观诊断指标,临床诊断在很大程度上依赖完整真实的病史和全面有效的精神检查,而彼此信任、支持性的医患联盟关系有助于患者在治疗过程中配合。同时应与患者家属建立密切的合作关系,最大程度调动患者的支持系统,形成广泛的治疗联盟,提高患者的治疗依从性。

二、药物治疗

(一) 抗抑郁药的种类

1. 新型抗抑郁药　选择性5-羟色胺再摄取抑制剂(selective serotonin reuptake inhibitors,SSRIs)、5-羟色胺及去甲肾上腺素再摄取抑制剂(serotonin-norepinephrine reuptake inhibitors,SNRIs)、去甲肾上腺素和特异性5-羟色胺能抗抑郁药(noradrenergic and specific serotonergic antidepressants,NaSSAs)、去甲肾上腺素和多巴胺再摄取抑制剂(norepinephrine dopamine reuptake inhibitors,NDRIs)、5-羟色胺受体拮抗剂/再摄取抑制剂(serotonin antagonist/reuptake inhibitors,SARIs)和其他一些新型抗抑郁药(如褪黑素 MT_1/MT_2 受体激动剂和 $5-HT_{2C}$ 受体拮抗剂)以及新型多模式作用机制抗抑郁药凭借在安全性和耐受性方面的优势已经成为一线推荐药物,大量的循证医学研究验证了这些药物治疗抑郁障碍的有效性,并且不同药物总体有效率之间不存在显著性差异。

抗抑郁药的选择应该考虑患者的症状特点、年龄、是否有共病,抗抑郁药的药理作用(半衰期、P450酶作用、药物耐受性、潜在的药物间作用等),患者既往的治疗、对药物的偏好以及治疗成本等。应尽量单一用药,从小剂量开始,根据病情需要和患者耐受情况,逐步递增剂量至足量和足够长的疗程(至少4周)。药物治疗一般2~4周开始起效,如果使用某种药物治疗4~6周无效,可考虑换用同类其他药物或作用机制不同的另一类药物。换药无效时,可考虑联合使用2种作用机制不同的抗抑郁药。

（1）SSRIs：目前用于临床的有氟西汀、舍曲林、帕罗西汀、氟伏沙明、西酞普兰和艾司西酞普兰。急性期治疗中，众多随机对照研究支持 SSRIs 治疗抑郁障碍的疗效优于安慰剂，不同 SSRIs 药物间的整体疗效无显著性差异。2018 年 *The Lancet* 上发表了一篇网络荟萃分析，比较了 21 种抗抑郁药的急性期疗效和可接受性，结果显示所有的抗抑郁药疗效均优于安慰剂组；就可接受性而言，阿戈美拉汀和氟西汀的脱落率低于安慰剂组，而氯米帕明高于安慰剂组。21 种抗抑郁药之间头对头比较显示，阿戈美拉汀、阿米替林、艾司西酞普兰、米氮平、帕罗西汀、文拉法辛和伏硫西汀比其他抗抑郁药更有效，氟西汀、氟伏沙明、瑞波西汀和曲唑酮有效性最低；就可接受性而言，与其他抗抑郁药相比，阿戈美拉汀、西酞普兰、艾司西酞普兰、氟西汀、舍曲林和伏硫西汀耐受性更优异，阿米替林、氯米帕明、度洛西汀、氟伏沙明、瑞波西汀、曲唑酮和文拉法辛被试脱落率偏高。综合有效性和可接受性后，艾司西酞普兰、伏硫西汀和阿戈美拉汀的疗效和耐受性最为平衡。在儿童和青少年药物选择方面，2016 年 *The Lancet* 上发表的荟萃分析结果显示，氟西汀在疗效上优于安慰剂，在耐受性上也优于其他类型的抗抑郁药（如度洛西汀、丙米嗪），故在儿童抗抑郁药物的选择上，氟西汀的疗效和耐受性较为平衡。

（2）SNRIs：具有 5-HT 和 NE 双重摄取抑制作用，高剂量时对 DA 摄取有抑制作用，对 M_1、H_1、α_1 受体作用轻微，不良反应相对较少。代表药物为文拉法辛、度洛西汀和米那普仑。此类药物特点是疗效与剂量有关，低剂量时作用谱和不良反应与 SSRIs 类似，剂量增加后作用谱加宽，不良反应也相应增多。度洛西汀和其他双重作用机制的 SNRIs 在治疗共病糖尿病周围神经痛的抑郁患者方面比 SSRIs 更有优势，另外度洛西汀也能有效治疗纤维肌痛。

（3）NaSSAs：米氮平为此类药物的代表，此类药物主要通过阻断中枢突触前 NE 能神经元 α_2 自身受体及异质受体，增强 NE、5-HT 从突触前膜的释放，增强 NE、5-HT 传递及特异阻滞 $5\text{-}HT_2$、$5\text{-}HT_3$ 受体，此外对 H_1 受体也有一定的亲和力，同时对外周 NE 能神经元突触 α_2 受体也有中等程度的拮抗作用。米氮平对抑郁障碍患者的食欲下降和睡眠紊乱症状改善明显，且较少引起性功能障碍。

（4）NDRIs：代表药物为安非他酮。荟萃分析显示安非他酮治疗抑郁障碍的疗效与 SSRIs 相当。对于伴有焦虑症状的抑郁障碍患者，SSRIs 的疗效优于安非他酮，但安非他酮对疲乏、困倦症状的改善要优于某些 SSRIs。安非他酮对体重增加影响较小，甚至可减轻体重，这一点可能适用于超重或肥胖的患者。另外，安非他酮还应用于戒烟治疗。但是，在合并癫痫或伴有精神病性症状时，不宜使用安非他酮。

（5）SARIs：代表药物为曲唑酮，此类药物通过抑制突触前膜对 5-HT 的再摄取，并阻断 $5\text{-}HT_1$ 受体、突触后 $5\text{-}HT_{2A}$ 受体、中枢 α_1 受体发挥作用，具有较好的镇静作用，适用于伴有激越或者睡眠障碍的患者。

（6）褪黑素 MT_1/MT_2 受体激动剂和 $5\text{-}HT_{2C}$ 受体拮抗剂：代表药物为阿戈美拉汀。多项临床研究证实阿戈美拉汀具有明显的抗抑郁作用，此外对于季节性情感障碍也有效。由于其作用于褪黑素受体，阿戈美拉汀具有与褪黑素类似的调节睡眠作用，这种对睡眠的改善作用往往在用药第 1 周就会显现。用药剂量范围为 25~50mg/d，每天 1 次，睡前服用。使用该药物前需进行基线肝功能检查，血清氨基转移酶超过正常上限 3 倍者不应该使用该药治疗，治疗期间应定期监测肝功能。

（7）新型多模式作用机制抗抑郁药：代表药物为伏硫西汀，其既有转运体抑制作用，又有受体调节作用。伏硫西汀可以选择性抑制 5-HT 转运体，激动 $5\text{-}HT_{1A}$ 受体，部分激动 $5\text{-}HT_{1B}$，拮抗 $5\text{-}HT_{1D}$、$5\text{-}HT_3$ 和 $5\text{-}HT_7$ 受体，不仅可以有效抑制 5-HT 再摄取，提高脑内 5-HT 浓度，还可降低 γ-氨基丁酸神经传递，增强去甲肾上腺素、多巴胺、乙酰胆碱、组胺和谷氨酸能神经元的神经传递功能。多项临床研究证实，伏硫西汀可以有效改善抑郁障碍患者的快感缺失、情感迟钝等症状，并可以改善多个维度的认知症状，从而帮助患者实现功能恢复的治疗目标。用药剂量范围为 10~20mg/d，每天 1 次。

2. 传统抗抑郁药　包括 TCAs、MAOIs 和基于三环类药物开发的四环类药物，由于其耐受性和安全性问题，作为二线推荐药物，目前国内使用的三环类和四环类药物有阿米替林、氯米帕明、丙米嗪、多塞平和马普替林。大量研究证明此类药物可有效治疗抑郁障碍，其中阿米替林的疗效略优于其他三环类药物。小剂量的多塞平（3~6mg/d）常用于失眠障碍的治疗,四环类药物氯米帕明的抗强迫疗效较为肯定。

MAOIs 由于其安全性和耐受性问题,以及药物对饮食的限制问题,作为三线推荐药物。MAOIs 可以有效治疗抑郁障碍,常用于其他抗抑郁药治疗无效的抑郁障碍患者。国内仅有吗氯贝胺作为可逆性单胺氧化酶再摄取抑制剂,与三环类药物疗效相当。

3. 中草药 目前在我国获得国家药品监督管理局正式批准治疗抑郁障碍的药物还包括中草药,主要用于轻中度抑郁障碍的治疗。包括:①圣约翰草提取物片,是从草药(圣约翰草)中提取的一种天然药物,其主要药理成分为贯叶金丝桃素和贯叶连翘。②舒肝解郁胶囊,是由贯叶金丝桃、刺五加复方制成的中成药胶囊制剂,治疗轻中度单相抑郁障碍属肝郁脾虚证者。治疗轻中度抑郁障碍的疗效与盐酸氟西汀相当,优于安慰剂。③巴戟天寡糖胶囊:治疗中医辨证属于肾阳虚证者的轻中度抑郁障碍。

4. 氯胺酮 又称 2-邻氯苯基-2-甲氨基环己酮,是 N-甲基-D-天冬氨酸受体(N-methyl-D-aspartate receptor,NMDAR)的非竞争性拮抗药,近年的研究证据表明氯胺酮具有快速抗抑郁效应,部分学者认为氯胺酮在难治性患者中的快速抗抑郁作用是半个世纪以来抑郁障碍研究的最大突破。不过,氯胺酮本身作为一种致幻剂具有成瘾性,因此,如何合理地应用于临床还需进一步研究和探索。

(二) 抗抑郁药的不良反应

1. 常见不良反应及处理 SSRIs 最常见的不良反应是胃肠道症状(恶心、呕吐和腹泻)、激越/坐立不安、性功能障碍(勃起或射精困难、性欲减退和性冷淡)以及偏头痛和紧张性头痛等,某些 SSRIs 还会增加跌倒或体重增加等风险。SNRIs 的常见不良反应也包括恶心、呕吐、激越症状和性功能障碍等。此外,SNRIs 还会引起血压升高、心率加快、口干、多汗和便秘等与去甲肾上腺素能系统相关的不良反应。米氮平的常见不良反应包括口干、镇静和体重增加,因此较适合伴有失眠和体重较轻的患者。安非他酮的常见不良反应为头疼、震颤和惊厥、激越、失眠、胃肠不适,注意当高剂量使用时有诱发癫痫的风险,由于安非他酮不影响 5-HT 能系统的功能,因此很少发生性功能障碍。阿戈美拉汀常见的不良反应有头晕、视物模糊、感觉异常,以及潜在肝损害的风险,在使用前和治疗时应注意监测肝功能。三环类药物不良反应涉及抗胆碱能(口干、便秘、视物模糊和排尿困难)、抗组胺能(镇静、体重增加)、心血管系统(直立性低血压、缓慢性心律失常和心动过速)和神经系统(肌阵挛、癫痫和谵妄)。

2. 5-HT 综合征(5-hydroxytrypta-mine syndrome,5-HTS) 临床表现有恶心、呕吐、腹痛、颜面潮红、多汗、心动过速、激越、震颤、腱反射亢进、肌张力增高等,病情进展可出现高热、呼吸困难、抽搐、酸中毒性横纹肌溶解、继发球蛋白尿、肾衰竭、休克和死亡。它是一种严重的不良反应,需早期发现、及时确诊、停药并进行内科紧急处理。

3. 撤药综合征 约 20% 使用抗抑郁药的患者在服用一段时间的抗抑郁药后停药或减药时会出现症状。撤药综合征的发生与抗抑郁药的种类关系不大,当使用抗抑郁药时间较长或是服用半衰期较短的药物时易发生。一般表现为流感样症状、精神症状及神经系统症状等,撤药综合征的症状有时可能被误诊为病情复燃或复发。所以,在临床实践过程中需与患者进行沟通,增加患者的依从性,避免在短期内快速撤药,应在医嘱的指导下逐渐减药甚至停药,从而防止撤药综合征的出现。

4. 自杀 虽然目前尚无肯定结论证实抗抑郁药与自杀的关系,但是,抗抑郁药往往在使用初期抗抑郁效果尚未显现时,不良作用就已显露,加之疾病本身就会使患者自杀风险增高,因此在治疗初期应注意评估患者的自杀风险。此外,在整个治疗过程中也需要对自杀风险进行评估。

三、心理治疗

(一) 支持性心理治疗

支持性心理治疗(supportive psychotherapy,SP)通过倾听、安慰、解释、指导和鼓励等方法帮助患者正确认识和对待自身疾病,使患者能够积极主动配合治疗,通常由医师或其他专业人员实施,该疗法几乎适用于所有抑郁障碍患者,可配合其他治疗方式联合使用。

(二)认知行为治疗

认知行为治疗(cognitive behavior therapy,CBT)通过帮助患者认识并矫正自身的错误信念,缓解情感症状、改善应对能力,并可减少抑郁障碍的复发。常用的干预技术包括识别自动思维、识别认知错误和逻辑错误、真实性检验等。

(三)精神动力学治疗

精神动力学治疗(psychodynamic psychotherapy,PDT)是在经典的弗洛伊德精神分析治疗方式上逐步改良和发展起来的一类心理治疗方法,目前推荐用于治疗抑郁障碍的精神动力学治疗主要为短程疗法。如通过谈话中的某些具体实例去发现线索和问题,从中选择患者认可的某个需要重点解决的焦点冲突,通过治疗让患者自我感悟和修通,对该问题和冲突提升认识,同时学会新的思考或情感表达方式。

(四)人际心理治疗

人际心理治疗(interpersonal psychotherapy,IPT)用于识别抑郁的促发因素(包括人际关系丧失、角色破坏和转变、社会性分离或社交技巧缺陷等),处理患者当前面临的人际交往问题,使患者学会把情绪与人际交往联系起来,通过适当的人际关系调整和改善来减轻抑郁,提高患者的社会适应能力。该疗法可能起效较慢,可能需经过数月的治疗甚至治疗结束后数月,患者的社会功能才得以改善。

(五)婚姻和家庭治疗

婚姻和家庭治疗(marriage and family therapy,MFT)是一种专注于改善家庭关系和解决家庭问题的疗法。婚姻治疗以促进良好的配偶关系为目标,重点为发现和解决夫妻之间的问题,治疗原则是积极主动、兼顾平衡、保持中立、重在调适和非包办。家庭治疗是以家庭为对象实施的团体心理治疗,旨在改善家庭的应对功能,帮助患者及其家属面对抑郁发作带来的压力,并防止复发;其特点为不着重于家庭成员个人的内在心理分析,将焦点放在家庭成员的互动关系上,从家庭系统角度解释个人的行为与问题,个人的改变有赖于家庭的整体改变。

(六)数字化疗法

CBT 是治疗抑郁障碍的有效心理治疗方法之一,许多数字化疗法基于此开发。如一些在线 CBT 程序,通过提供结构化的课程、练习和作业,帮助患者识别和改变负面思维模式,学习应对策略。另外还有情绪调节训练小程序(app)的应用,为患者提供"认知情绪训练",要求用户识别和回忆不同情绪的面孔,通过训练来提高对情绪信息处理的认知控制,配合抗抑郁药使用,为对传统药物治疗仅部分反应的患者提供了新选择。基于大数据和人工智能(AI)的精准医疗数字疗法也在研究中,通过收集用户的真实行为数据和生理指标,利用深度学习算法模型和大数据分析等人工智能技术,为用户提供精准的个性化干预方案,将科研成果转化为临床服务,使抑郁障碍的治疗更加精细。

四、物理治疗

(一)电抽搐治疗

电抽搐治疗(electroconvulsive therapy,ECT)是给予中枢神经系统适量的电流刺激,引发大脑皮质的电活动同步化,即诱发一次癫痫放电,进而引起患者短暂意识丧失和全身抽搐发作,达到治疗的目的。对于药物治疗效果不佳的患者,ECT 是最有效的治疗方式。电刺激前通过静脉麻醉并注射适量肌肉松弛剂,使抽搐发作不明显,称为改良电抽搐治疗(modified electroconvulsive therapy,MECT),是目前临床使用的主要形式。MECT 可改善患者的情绪,但其机制尚不清楚,治疗的可能机制包括增加血脑屏障通透性、改变乙酰胆碱能和 GABA 能神经元的功能状态、增强 5-HT 受体的敏感性以及增加催乳素释放和血浆中内啡肽及前列腺素 E_2 浓度等。MECT 可有效地缓解重性抑郁障碍患者的症状,对伴有自杀观念的患者有较好的疗效,可在较短时间内快速地控制自杀意念,从而降低患者自杀死亡率。治疗抑郁障碍时,MECT 的次数一般为 8~12 次,其近期疗效较为明确,但疗效维持时间较短,因此建议与抗抑郁药联合治疗,避免治疗停止后症状复发。

(二)重复经颅磁刺激治疗

重复经颅磁刺激(repetitive transcranial magnetic stimulation,rTMS)治疗是抑郁障碍非药物治疗的重要手段之一,因其无创性而得到逐步推广。2008年FDA批准了rTMS用于治疗难治性抑郁障碍,2010年rTMS被纳入美国精神医学学会编制的《抑郁障碍治疗实用指南》。rTMS的抗抑郁机制可能是通过影响深部脑组织(如基底核、纹状体、海马、丘脑和边缘叶等)局部大脑皮质兴奋性和血流活动,改变脑内神经递质、细胞因子及神经营养因子而发挥作用。rTMS的最大不良反应是诱发癫痫发作,另外还有头痛、刺激部位皮肤损伤和诱发躁狂等。rTMS治疗后,10%~30%的患者会出现头痛,但持续时间短,无须特殊处理,多可自行缓解。

(三)迷走神经刺激

迷走神经刺激(vagus nerve stimulation,VNS)是临床上难治性癫痫发作的常规治疗手段。迷走神经在解剖上同大脑中情绪调节的区域存在联系,同时,临床上观察到接受VNS治疗的癫痫患者可有情绪改变,因此VNS被开发应用于抑郁障碍的治疗。VNS存在一定的不良反应,包括声音改变、咳嗽、吞咽困难、感觉异常和咽炎等,这些情况随着治疗进行可能逐渐改善。鉴于VNS治疗的有效性和安全性,FDA已批准VNS作为抑郁障碍的辅助治疗手段。

(四)深部脑刺激

深部脑刺激(deep brain stimulation,DBS)是将脉冲发生器植入脑内,通过释放弱脉冲刺激脑内相关核团,改善抑郁症状。不同研究刺激的核团有所不同,主要集中在胼胝体、扣带回、伏隔核、腹侧纹状体和缰核等区域。目前DBS抗抑郁的确切机制尚不清楚。对于多种药物、心理和ECT治疗效果均较差的难治性抑郁障碍患者,可以考虑尝试DBS治疗。虽然DBS给难治性抑郁障碍患者带来希望,但目前尚处于试验性治疗阶段。

五、特定人群抑郁障碍的治疗

抑郁的发生风险与性别、年龄也有一定关系,如儿童、老年、女性,这部分人群除具有抑郁障碍的一般临床特征外,还具有其特征性症状及病理生理改变。因此,在临床治疗中应给予更多的关注。在确定治疗方案时应多方面综合考虑,真正做到个性化最优治疗。

(一)儿童青少年

儿童青少年抑郁障碍的治疗,应坚持抗抑郁药与心理治疗并重的原则。

心理治疗适合不同严重程度的儿童青少年抑郁障碍患者,有助于改变认知、完善人格、增强应对困难和挫折的能力,最终改善抑郁症状、降低自杀率、减少功能损害。规范、系统的CBT和IPT对儿童青少年抑郁障碍有效,支持性心理治疗、家庭治疗也有一定疗效。如果6~12周心理治疗后抑郁症状无明显改善,通常提示需合并抗抑郁药物。

目前还没有一种抗抑郁药对儿童和青少年绝对安全。舍曲林、氟西汀和西酞普兰是国外儿童青少年抑郁障碍的一线用药,其疗效和安全性得到了证实。舍曲林在我国已有6岁以上儿童强迫症的适应证。西酞普兰对QT间期的影响具有剂量依赖性的特点,日剂量不宜超过40mg。其他类抗抑郁药,如文拉法辛、米氮平、三环类抗抑郁药等,因缺乏对于儿童青少年抑郁障碍疗效与安全性的充分证据,应慎用。如果单独用药效果不明显,可合用增效剂,但在青少年抑郁患者中尚缺乏充分的临床证据。

用药应从小剂量开始,缓慢加至有效剂量。由于儿童青少年个体差异很大,用药必须因人而异,尽可能减少、避免不良反应的发生。抗抑郁药可能与18岁以下儿童青少年的自杀相关行为(自杀企图和自杀观念)和敌意(攻击性、对抗行为、易怒)有关,使用时应密切监测患者的自杀及冲动征兆。

对于病情危重、可能危及生命(如自杀倾向或木僵、拒食等)、采用其他治疗无效的青少年患者(12岁以上),可采用MECT治疗。

NOTES

（二）老年人

老年抑郁障碍治疗除遵循抑郁障碍的一般治疗原则外，要特别注意老年人的病理生理改变以及社会地位改变的影响，定期监测患者躯体功能状况。

治疗老年抑郁的 SSRIs 类药物（如舍曲林、西酞普兰、艾司西酞普兰等）临床研究证据比较多。除了抗抑郁疗效肯定、不良反应少，其最大的优点在于抗胆碱能及心血管系统不良反应轻微，老年患者易耐受，可长期维持治疗。SNRIs 类药物亦可用于老年抑郁障碍治疗，代表药物为度洛西汀、文拉法辛等，其不足之处在于大剂量时可引起血压升高，在使用时需逐渐增加剂量，并注意监测血压的改变。NaSSAs 类药物米氮平能显著改善睡眠质量，适用于伴有失眠、焦虑症状的老年抑郁障碍患者。阿戈美拉丁通过调节生物节律也可改善老年患者的抑郁情绪。老年人应慎用三环类抗抑郁药，此类药物有明显的抗胆碱能作用及对心脏的毒性作用，易产生严重的不良反应。

目前对于老年人联合用药的相关证据尚不充分，可结合个体情况慎重选用，对难治性的老年抑郁障碍患者可优先考虑。可小剂量联合应用第二代抗精神病药物，如奥氮平、喹硫平、利培酮、阿立哌唑等，但应同时监测肝、肾功能以及血糖、血脂等指标，同时注意药物间的相互作用。

老年患者的起始剂量一般低于相对年轻的成人患者，但滴定至有效剂量或有必要。需注意药物的蓄积作用，老年人对药物的吸收、代谢、排泄等能力较差，因此血药浓度往往较高，易引起较为严重的不良反应。

心理治疗能改善老年抑郁障碍患者的无助感、无力感、自尊心低下以及负性认知，常用的方法包括 CBT、IPT 及问题解决等方法。

MECT 适用于老年抑郁障碍中自杀倾向明显者、严重激越者、拒食者以及用抗抑郁药无效者，同时无严重的心、脑血管疾病；也适用于老年抑郁的维持治疗。

（三）围产期女性

处理围产期抑郁障碍（perinatal depression，PND）时，症状较轻的患者给予健康教育、支持性心理治疗即可，如既往有过轻到中度抑郁发作，可给予 CBT 和 IPT 治疗。重度或有严重自杀倾向的患者可以考虑抗抑郁药治疗，此时应该权衡治疗和不治疗对母亲和胎儿的风险，向患者及家属讲清楚抗抑郁药物治疗与不治疗的利弊。治疗应根据抑郁的严重程度、复发的风险、孕妇和家属的意愿来进行调整。目前抗抑郁药在孕期使用的风险与安全性尚无最后定论。当前孕妇使用最多的抗抑郁药是 SSRIs 类，应尽可能单一用药并考虑患者既往治疗情况。

关于妊娠期使用抗抑郁药后产生的不良事件主要涉及胎儿发育、新生儿发育和长期发育 3 个问题。除帕罗西汀外，目前并未发现孕期使用 SSRIs 类抗抑郁药可增加患儿发生心脏疾病的风险和死亡风险；但可能增加早产和低体重儿的风险。SNRIs 类药物和米氮平可能与发生自然流产有关。

对于药物治疗无效或不适合的重度围产期抑郁障碍伴精神病性症状及高自杀风险的患者，可根据患者情况选用 MECT。

第七节　预后与康复

经过抗抑郁治疗，大部分患者的抑郁症状可缓解或显著减轻，但仍有约 15% 的患者无法达到临床治愈。首次抑郁发作缓解后约半数患者不再复发，但对于 3 次及以上发作或是未接受维持治疗的患者，复发风险可高达 90% 以上。影响复发的因素主要有：①维持治疗的抗抑郁药剂量及使用时间不足；②应激性生活事件；③社会适应不良；④慢性躯体疾病；⑤家庭社会支持缺乏；⑥阳性心境障碍家族史等。抑郁症状缓解后，患者的社会功能一般可恢复到病前水平，但有 20%~35% 的患者会有残留症状以及社会功能或职业能力受到不同程度的影响。

抑郁障碍患者的精神康复主要包括个人生活自理能力的康复、家庭职能的康复、社交技能的康复及职业技能的康复。抑郁障碍患者的康复可以在医院和社区中进行，但我国的社区精神残疾康复系统发展还不够完善,甚至有相当一部分抑郁障碍患者因疾病反复发作或病程慢性化无法正常参与社会生活而长期留在医院,不仅损害了患者康复的信心,也加重了家庭和社会负担。因此结合我国国情来看,精神残疾的院内康复十分重要,应该在患者住院后尽快开展,使其住院期间尽量恢复社会功能,提高治愈率,为社会康复打下良好基础。

（陆 林 姚志剑）

思考题

1. 简述抑郁障碍的多因素致病机制与个体差异。
2. 简述抑郁障碍治疗目标的多元化与长期管理。
3. 简述抑郁障碍与社会环境的相互影响。

第十一章
焦虑及恐惧相关障碍

- 焦虑障碍核心症状是对未来威胁产生紧张、担忧和畏惧的内心体验以及回避的行为反应,是最常见的精神障碍,常与其他精神障碍共病。
- 恐惧相关障碍核心症状是对当下感知到的紧迫威胁产生过度的惧怕以及回避行为。
- 治疗原则强调综合、个体化和长期治疗。

焦虑及恐惧相关障碍(anxiety and fear-related disorders)是指以精神和躯体的焦虑/恐惧症状或以避免焦虑/恐惧的行为为主要临床特征的一类精神障碍。焦虑与恐惧两种现象的关系十分密切,焦虑是对未来预期性威胁的反应,而恐惧是对当下感知到的紧迫威胁的反应。区别各种焦虑及恐惧相关障碍的关键在于激发这种焦虑或恐惧的刺激或环境。焦虑及恐惧相关障碍会导致个人、家庭、社交、学业、职业或其他重要领域功能的显著损害,但患者在接受及时、有效的治疗后,临床症状通常可以显著改善,患者可以恢复良好的社会功能。

第一节 概　述

一、流行病学与疾病负担

据美国健康指标和评估研究所(IHME)统计,1990—2019 年全球焦虑及恐惧相关障碍的患病率约为 3.9%。根据世界卫生组织(WHO)发布的科学简报,在 2020 年新冠疫情期间全球焦虑障碍及恐惧相关患者比例呈现大幅上升趋势,增加了 25.6%。2019 年发布的中国精神卫生调查显示,我国各类精神障碍中,焦虑及恐惧相关障碍的加权终生患病率和 12 月患病率最高,分别为 7.6% 和 5.0%,其中男性 12 月患病率为 4.8%,女性 12 月患病率为 5.2%。

2019 年全球疾病负担(GBD)调查显示,焦虑及恐惧相关障碍所致伤残调整生命年(DALY)排在所有疾病的第 24 位,占所有疾病的 1.13%;伤残损失健康生命年(YLD)排在所有疾病的第 8 位,占所有疾病的 3.34%。我国焦虑及恐惧相关障碍所致 YLD 占所有疾病的 2.98%,略低于全球平均水平。此外,尽管焦虑及恐惧相关障碍患者的自杀率较抑郁障碍低,但也存在一定自伤自杀风险。

二、共同特征

尽管焦虑及恐惧相关障碍的临床亚型表现各异,但它们均存在共同的特点,具体包括以下三点。

1. 起病常与社会心理因素有关。

2. 病前多有一定的易感素质和人格特征。

3. 临床症状表现多种多样,主要有以下 7 个特点。

(1)精神性焦虑:焦虑及恐惧相关障碍患者通常会表现出过度的、不合理的担忧与恐惧。焦虑障碍患者的担忧往往没有明确的对象或具体的原因。他们可能会对未来的事情充满不安,担心各种可能出现的问题,即使这些问题发生的概率很低。恐惧障碍患者的恐惧则通常指向特定的事物或情境。

(2)运动性焦虑:指无目的的行为、动作增多,效能下降,运动性不安。患者可有表情紧张、双眉紧锁、姿势僵硬不自然、坐立不安、来回走动,甚至奔跑喊叫等症状,也可表现为不自主震颤或发抖。此外,为了缓解焦虑或恐惧情绪,患者常常会采取回避行为,避免接触引发焦虑或恐惧的事物或情境,例如社交场合、高处、密闭空间等。这种回避行为虽然在短期内可以减轻焦虑或恐惧,但长期发展会限制患者的生活范围,影响其正常的社交、学习、工作和生活。

（3）躯体性焦虑:多为自主神经功能紊乱的表现,常见症状有:①呼吸系统症状:呼吸困难较突出,主观感觉吸气不足、胸闷、呼吸不畅,可出现叹息样呼吸或窒息感;②心血管系统症状:心悸、心前区痛(呈针刺样或隐痛、钝痛等),可持续数小时,局部有压痛感;③神经系统症状:耳鸣、视力模糊、头晕及晕厥等;④自主神经功能紊乱的其他表现:尿频、尿急、性欲下降、性功能障碍、月经紊乱、手/足心多汗等,急性发作时可出现大汗淋漓,头颈、面部、四肢肌肉紧张,严重时甚至可出现抽搐;⑤睡眠障碍:典型症状为入睡困难、睡眠轻浅、多梦、易惊醒、早醒。

（4）没有可以证实的器质性疾病或病理性改变可以解释患者的症状。

（5）对疾病有一定的自知力,往往因痛苦感明显而有较强烈的求治意愿。

（6）社会功能相对完好,行为一般保持在社会规范允许的范围内。

（7）病程大多持续迁延。

三、病因与发病机制

焦虑及恐惧相关障碍的病因与发病机制复杂,可能涉及环境因素、生物因素(如遗传学、神经影像学、神经生化等)以及心理学等多种因素,但目前尚未完全阐明。整体而言,生物、心理、社会三个层面的致病因素在焦虑及恐惧相关障碍的发生、发展过程中相互影响。

(一)生物学因素

1. 遗传因素　近年来国内外焦虑及恐惧相关障碍的家系研究、双生子研究以及相关研究均提示焦虑及恐惧相关障碍存在一定的遗传倾向。研究表明,若家族中有焦虑及恐惧相关障碍患者,其亲属的发病风险会显著增加,但基因与环境的相对贡献及影响权重目前尚不清楚。研究发现,焦虑及恐惧相关障碍患者单胺氧化酶A、儿茶酚-O-甲基转移酶、5-羟色胺转运体(serotonin transporter,5-HTT)、5-羟色胺1A(5-hydroxytryptamine 1A,5-HT$_{1A}$)受体和促肾上腺皮质激素释放因子(corticotropin releasing factor,CRF)受体等基因存在突变或表达异常,其中,5-HTT的基因多态性与焦虑及恐惧相关障碍易感性相关性较强。

2. 神经环路异常　脑影像研究发现焦虑及恐惧相关障碍患者的神经环路异常主要涉及以下三个模型:①基于杏仁核环路的神经模型:杏仁核是情绪、感知及恐惧条件反射的关键神经基础,该区域与前额叶皮质的功能连接对情绪调节至关重要。焦虑及恐惧相关障碍患者中,杏仁核到前额叶皮质的上行投射增强,下行调节通路减弱,致使威胁信息传递过强,焦虑情绪无法得到有效的控制和缓解。②基于脑岛环路的神经模型:脑岛是一个多模态整合中枢,参与情感、认知、内脏和躯体感觉信息处理等多种重要生理心理功能。焦虑及恐惧相关障碍患者脑岛通常处于过度激活状态,当个体面临压力或潜在威胁时,脑岛的神经元活动会显著增加,这种过度激活可能导致身体出现躯体性焦虑反应,如心搏加快、呼吸急促、出汗等。此外,焦虑及恐惧相关障碍患者脑岛与杏仁核之间的功能连接往往增强,导致对威胁性刺激产生过度反应。③基于脑网络的神经模型:焦虑及恐惧相关障碍患者执行控制网络(executive control network,ECN)和默认网络(default mode network,DMN)功能减退,而突显网络(salience network,SN)和腹侧注意网络(ventral attention network,VAN)则过度活跃。

3. 神经递质紊乱　5-羟色胺(5-HT)、去甲肾上腺素(NE)、多巴胺(DA)、γ-氨基丁酸(GABA)等均参与焦虑及恐惧相关障碍的发生和发展过程。例如,5-HT水平过低时,个体情绪调节能力下降,容易出现焦虑、抑郁等情绪问题,还会影响睡眠和食欲,进一步加重焦虑症状。NE水平升高会激活交感神经系统,使机体处于警觉和应激状态,引发心慌、出汗等躯体性焦虑反应。DA功能失调会影响大脑的奖赏系统和动机水平,导致个体对压力更为敏感,易引发焦虑及恐惧相关障碍。GABA作为抑制性

NOTES

神经递质,其含量减少会使神经细胞兴奋性无法有效抑制,大脑过度兴奋,从而产生焦虑、紧张等情绪。

(二)心理因素

1. 性格特质   敏感、追求完美、过度需要认可和控制欲较强等性格特征可能增加个体患焦虑及恐惧相关障碍的风险。这些性格特点可能导致个体在面对压力和挑战时更容易产生焦虑情绪。

2. 认知偏差   焦虑及恐惧相关障碍患者常常存在认知偏差,例如过度概括、灾难化思维等。这些认知偏差可能导致个体对现实世界的评价过于负面,从而增加焦虑水平。

3. 潜意识冲突   精神分析理论认为,焦虑及恐惧相关障碍可能与潜意识中的内心冲突有关。这些冲突可能源于过去的创伤经历或未解决的心理问题,当这些冲突浮现到意识层面时,会导致焦虑症状。

4. 应对方式   面对压力和困难时,倾向于使用负性应对方式(如逃避、投射等)的个体更容易发展成焦虑及恐惧相关障碍。

(三)环境因素

环境因素在焦虑及恐惧相关障碍的发生发展中占据重要地位。长期处于高压力的生活环境,如高强度任务、人际关系紧张、经济困难、生活不稳定等,都可能成为焦虑及恐惧相关障碍的诱因。童年时期的不良经历,如父母离异、被虐待或忽视等,会在个体心理上留下创伤,影响其性格塑造和应对压力的方式,增加成年后罹患焦虑及恐惧相关障碍的风险。突发的重大生活事件,如亲人离世、失业、婚姻破裂等,也会打破心理平衡,使个体难以应对,从而陷入焦虑情绪之中,若不能及时调整,就可能发展为焦虑及恐惧相关障碍。

四、临床评估与分类

(一)临床评估

临床评估贯穿于焦虑及恐惧相关障碍的筛查、识别、诊断与鉴别诊断、治疗和预后随访的全过程,其主要作用是监测焦虑及恐惧发作的特征、内容和严重程度,了解患者的人格特征,探询有无可能的诱发因素及其他可能引起此类情况的危险因素,从而为制定合适的治疗方案提供依据。焦虑及恐惧相关障碍的临床评估内容包括以下四方面。

1. 病史采集   病史采集对象应包括多种可能的信息来源,如患者本人和知情者;内容包括观察的和叙述的。焦虑的内容、症状特点和发生背景是病史采集的重点,应包括:①患者的发病年龄、当时的个人背景和社会心理因素;②疾病发展过程中相关的生物、心理和社会因素以及发生的时间先后和因果关系;③焦虑及恐惧相关障碍的临床特征,包括发病的缓急、最早出现的症状、最突出的症状、精神和行为方面的症状、躯体症状(主要是自主神经系统功能紊乱)、睡眠和饮食变化、病程特征(呈发作性还是持续性)等,也要注意询问有无自杀或情绪消极等抑郁症状以及对患者社会功能和生活质量的影响;④既往躯体病史和共病,尤其是对于初次发病的老年患者,需考虑由躯体疾病或使用某些物质引发的可能性;⑤治疗情况;⑥个人史和家族史。

2. 体格检查和实验室检查   规范的体格检查(神经系统查体)和实验室检查(如甲状腺功能检测、肾上腺功能检测、心电图检查等)有助于排除躯体疾病导致或诱发焦虑症状的可能性,必要时需要做毒品的尿检。

3. 精神状况检查   精神状况检查应围绕精神性焦虑和躯体性焦虑两大核心症状群展开。精神性焦虑是指患者主观体验到的紧张、担心,关注症状存在与否的同时需评估其严重程度。躯体性焦虑多以自主神经系统功能亢进的症状为主,部分患者则表现为无客观依据的主观性不适,这类症状要同时根据患者的言语表述和检查者的观察来判断。此外,要关注其他可能出现的症状以及共病情况,如抑郁情绪、认知功能、成瘾行为、自杀意念和行为等。

4. 量表评估   常用的焦虑症状评定量表包括汉密尔顿焦虑量表(Hamilton Anxiety Scale,HAMA)、焦虑自评量表(Self-Rating Anxiety Scale,SAS)、贝克焦虑量表(Beck Anxiety Inventory,BAI)、状态-特

质焦虑问卷（State-Trait Anxiety Inventory，STAI）、广泛性焦虑障碍量表-7（Generalized Anxiety Disorder Scale 7-item，GAD-7）等。

（二）分类

目前国际上较通用的精神障碍诊断和分类系统包括 ICD-11 及 DSM-5，但它们对焦虑及恐惧相关障碍相关的分类有所不同（表 11-1）。

表 11-1　焦虑及恐惧相关障碍分类体系

DSM-5	ICD-11
焦虑障碍	焦虑及恐惧相关障碍
F93.0 分离焦虑障碍	6B00 广泛性焦虑障碍
F94.0 选择性缄默症	6B01 惊恐障碍
F40.2 特定恐怖症	6B02 场所恐惧障碍
F40.10 社交焦虑障碍	6B03 特定恐惧障碍
F41.0 惊恐障碍	6B04 社交焦虑障碍
F40.00 广场恐怖症	6B05 分离焦虑障碍
F41.1 广泛性焦虑障碍	6B06 选择性缄默症
F06.4 躯体疾病所致的焦虑障碍	6B0Y 其他特定的焦虑及恐惧相关障碍
F41.8 其他特定的焦虑障碍	6B0Z 未特定的焦虑及恐惧相关障碍
F41.9 未特定的焦虑障碍	

第二节　惊　恐　障　碍

惊恐障碍（panic disorder）又称急性焦虑发作，是指反复出现不可预期的惊恐发作的一类焦虑障碍。这种惊恐发作不限于特定的刺激或情境。惊恐发作的临床特点是反复突然出现强烈的害怕、恐惧或不适，可有濒死感或失控感，发作时伴有明显的心血管和呼吸系统症状，如心悸、呼吸困难、窒息感等，发作通常不会超过 1 小时。此外，惊恐障碍还表现为对惊恐发作的复发有持续性的担心，或一些意图回避复发的行为。

一、流行病学

2019 年发布的中国精神卫生调查显示，我国惊恐障碍 12 月患病率为 0.3%，终生患病率为 0.5%。惊恐障碍起病年龄呈双峰模式，第一个高峰出现于青少年晚期或成年早期，第二个高峰出现于 45~54 岁，儿童时期发生的惊恐障碍往往不易被发现或表现出与教育相关的回避行为。

二、临床表现

惊恐障碍核心特点是反复出现的且不可预测的惊恐发作，通常持续时间在 1 小时内可自然缓解。发作间歇期患者日常生活基本正常，但对惊恐发作有预期性焦虑，可出现回避行为。

（一）惊恐发作

1. 精神症状　突然的、快速发生的惊慌、恐惧、紧张不安、濒死感、失控感、不真实感、人格解体或现实解体等。

2. 自主神经症状　心悸、心慌、呼吸困难、胸痛或胸部不适、出汗、震颤或发抖、窒息或哽噎感、头昏或眩晕、失去平衡感、发冷发热感、手脚发麻或针刺感、恶心或腹部不适等。

（二）预期焦虑与回避行为

多数患者在惊恐发作的间歇期表现出反复担心再次出现相似的发作。因担忧再次发作时会发生危险，常寻求他人陪伴，或回避一些自认为可能再次出现惊恐发作的活动和场合，如不愿独自外出、不愿去人多拥挤的场所、外出必须有人陪伴等。

NOTES

三、诊断与鉴别诊断

(一) 诊断

惊恐障碍诊断要点:惊恐障碍表现为反复的、非预期的惊恐发作。这种惊恐发作不限于特定的刺激或情境。惊恐发作定义为散在的、发作性的强烈恐惧或忧虑,伴有快速出现的躯体反应(如心悸或心率增加、出汗、震颤、气促、胸痛、头晕或眩晕、寒冷、潮热、濒死感)。此外,惊恐障碍还表现为对惊恐发作的复发或其显著性有持续性的担心,或一些意图回避复发的行为,导致个人、家庭、社交、学业、职业或其他重要领域功能的显著损害。此类障碍并非由物质或躯体疾病所导致。

(二) 鉴别诊断

1. 躯体疾病　常见的可引起惊恐发作的躯体疾病包括甲状腺功能亢进、低血糖、嗜铬细胞瘤、癫痫、室上性心动过速、二尖瓣脱垂、哮喘、慢性阻塞性肺疾病等。通过相应的体格检查和实验室检查可以明确诊断。

2. 其他精神障碍　惊恐障碍的核心症状是惊恐发作,区别于其他发生在特定的刺激或情境中的焦虑及恐惧相关障碍,如社交焦虑障碍或特定恐惧障碍,后者可引发惊恐发作但是可以预测,而惊恐障碍的惊恐发作是不可预测的。抑郁障碍伴有惊恐发作,通过有无抑郁发作,有助于鉴别诊断。精神分裂症也可出现惊恐发作,但患者的精神病性症状有助于鉴别诊断。分离(转换)障碍可有类似惊恐发作的表现,但患者有夸张、做作、暗示性强的特点,发病与心理因素和生活事件相关。

3. 物质或药物所致惊恐发作　中枢神经系统兴奋剂(如可卡因、苯丙胺、咖啡因等)中毒或者中枢神经系统抑制物质(如酒精、巴比妥类等)突然戒断可诱发惊恐发作。详细的病史采集和相应的体格检查(如意识状态、记忆、言语连贯性等的检查)有助于鉴别诊断。

四、干预与治疗

惊恐障碍的治疗目标为控制急性发作,减少或消除惊恐发作,改善预期性焦虑和回避行为,预防再次发作,提高生活质量,改善社会功能。

治疗原则包括:①综合治疗:包括心理治疗和药物治疗。②长期治疗:包括急性期治疗和维持期治疗,急性期治疗用药应当足量、足疗程,控制患者的焦虑症状;维持期治疗减少复发,恢复患者的社会和职业功能。③个体化治疗:根据疗效和耐受性,调整药物剂量,个体化治疗。

(一) 药物治疗

药物治疗可以减少惊恐发作的频率,减轻发作的严重程度,也可缓解预期性焦虑及恐惧性回避症状,进而改善总体功能。目前推荐首选抗抑郁药,包括选择性 5-羟色胺再摄取抑制剂(SSRIs)和 5-羟色胺及去甲肾上腺素再摄取抑制剂(SNRIs)等。鉴于抗抑郁药通常起效较慢,因此临床上早期常采用苯二氮䓬类药物联合抗抑郁药治疗。急性治疗期通常持续 8~12 周,随后进入至少 1 年的巩固期和维持期,若患者病情复杂,持续治疗往往会持续数年。

(二) 心理治疗

1. 认知行为治疗　认知行为治疗是目前惊恐障碍的一线心理治疗方法,常用的治疗技术包括针对疾病的心理教育、错误信念的认知矫正、躯体不适症状的内感性暴露及呼吸控制技术等。

2. 支持性心理治疗　向患者解释疾病的性质及预后,以减轻患者的心理负担和发作间歇期的焦虑情绪,同时可鼓励患者坚持治疗计划。

3. 精神动力学治疗　传统精神动力学治疗可能对那些缺乏独立和自信的患者有所帮助,对某些患者来说是一种有用的辅助治疗,但通常不适合急性期使用。

五、预后与康复

惊恐障碍的预后因人而异。多数患者若能及时接受系统治疗,症状可得到有效控制,社会功能和生活质量能明显改善。部分患者可能会反复发作,影响康复进程。生活中若长期处于高压力、不良环境或自身心理素质欠佳,更易复发,预后也相对较差。定期复诊调整治疗方案,对维持良好预后至关重要。

惊恐障碍的康复不仅需要适当的药物和心理治疗,也需要社会系统的支持(如亲人的陪伴与关心)。此外,日常规律作息、适度运动、培养兴趣爱好、正确对待工作及生活的压力也至关重要。

第三节　广泛性焦虑障碍

广泛性焦虑障碍(generalized anxiety disorder,GAD)是以广泛且持续的焦虑和担忧为基本特征,伴有运动性紧张和自主神经功能亢进表现的一种慢性焦虑障碍。广泛性焦虑障碍与正常"焦虑"的区别在于,该病的担忧是明显过度、普遍且难以控制的,并伴有明显的痛苦,导致个人、家庭、社交、学业、职业或其他重要领域功能的显著损害。

一、流行病学

2019 年发布的中国精神卫生调查显示,我国广泛性焦虑障碍的 12 月患病率为 0.2%,终生患病率为 0.3%;在美国一般人群中,广泛性焦虑障碍的年患病率为 3.1%,终生患病率为 5.7%,女性患病率约是男性的 2 倍。美国流行病学调查研究显示,该病发病年龄变异性较大,大部分起病于成年早期,另一发病高峰为老年时期,45~55 岁年龄组患病率比例最高。

二、临床表现

广泛性焦虑障碍的症状具有持续性,对患者的日常生活和工作学习造成明显的不利影响。广泛性焦虑障碍的临床表现可以分为精神症状和躯体症状两个方面。

(一) 精神症状

主要是以持续、泛化、过度的担忧为特征。这种担忧不局限于任何特定的周围环境,担心的内容可以是无法明确描述的对象或内容,而只是一种莫名的提心吊胆或惶恐不安,这种紧张和担心与现实很不相称,使患者感到难以忍受,但又无法摆脱;或对负性事件的过度担忧存在于日常生活的很多方面,如过度担心自己或亲人患病或发生意外、异常地担心工作出现差错等。

(二) 躯体症状

主要是运动性紧张和自主神经功能亢进。运动性紧张主要表现为坐卧不宁、紧张性头痛、颤抖、无法放松等;自主神经功能亢进的症状可以涉及多个系统,如消化系统(口干、过度排气、肠蠕动增多或减少)、呼吸系统(胸部压迫感、吸气困难、过度呼吸)、心血管系统(心慌、心前区不适)、泌尿生殖系统(尿频、尿急、勃起障碍、痛经)、神经系统(震颤、眩晕、肌肉疼痛)等。

三、诊断与鉴别诊断

(一) 诊断

广泛性焦虑障碍的基本特征是在大多数日子里出现显著的焦虑症状,并持续至少数月。有广泛性的忧虑(即"自由浮动性焦虑")或聚焦点在诸多日常事件的过度的担忧(多为家庭、健康、经济情况、学业、工作)。同时伴有附加症状,如肌紧张、运动性坐立不安、交感神经过度活跃、主观体验的精神紧张、难以维持注意集中、情绪易激惹或睡眠紊乱。这些症状导致显著的痛苦,或导致个人、家庭、社交、学业、职业或其他重要领域功能的显著损害。症状不是另一种健康情况的临床表现,也不能是某种作用于中枢神经系统的药物或物质所致。

(二) 鉴别诊断

1. 躯体疾病　很多躯体疾病可能引发类似广泛性焦虑障碍的症状,需要仔细鉴别。例如甲状腺功能亢进,患者甲状腺激素分泌过多,会出现心慌、手抖、多汗、烦躁不安等症状,与焦虑表现相似,但通过甲状腺功能检查(如测定 T_3、T_4、TSH 水平)可发现异常。嗜铬细胞瘤能间断或持续释放大量儿茶酚胺,导致血压急剧升高、心悸、焦虑等,查血尿儿茶酚胺及其代谢产物等指标可辅助诊断,以此与广泛性焦虑障碍区分。因此,在做出广泛性焦虑障碍诊断前应该考虑到躯体疾病的可能性,进行必要的相关临床检查和实验室检查。

2. 其他精神障碍 ①抑郁障碍:抑郁障碍的核心症状是情绪低落、兴趣减退,焦虑症状常伴随出现;广泛性焦虑障碍则以焦虑情绪为主要表现,虽也可能有情绪低落,但程度和持续时间与抑郁障碍不同,且抑郁障碍通常有典型的生物学症状,如早醒、体重下降等。②惊恐障碍:惊恐障碍的焦虑表现为突然发作的、不可预测的惊恐体验,常伴有濒死感、失控感,发作时间短暂,一般数分钟至半小时内缓解;而广泛性焦虑障碍的焦虑是持续的、慢性的,无明显发作性。③精神分裂症:早期可能有焦虑症状,但随着病情发展,会出现幻觉、妄想等精神病性症状,思维、情感、行为不协调,与广泛性焦虑障碍差异明显,借此可鉴别。

3. 物质使用所引起的戒断反应或药源性焦虑 长期使用酒精、咖啡因、苯丙胺、可卡因等精神活性物质,在戒断时可出现焦虑症状,如手抖、心慌、坐立不安等,有明确的物质使用及戒断史可作为判断依据。药源性焦虑是服用某些药物后引发的,如类固醇皮质激素、甲状腺素等,用药后出现焦虑症状,调整药物剂量或停药后症状改善,以此与广泛性焦虑障碍相鉴别。

四、干预与治疗

广泛性焦虑障碍的治疗目标为减轻广泛性的焦虑症状,缓解患者的恐惧担忧情绪,调节自主神经功能,降低躯体症状出现的频率,预防再次发作,从而恢复患者受损的社会功能。

广泛性焦虑障碍的治疗需遵循综合治疗、长期治疗和个体化治疗原则。综合治疗是指要综合药物治疗和心理治疗,有助于全面改善患者预后。长期治疗是指在急性期治疗缓解或消除焦虑症状及伴随症状后,继续长期治疗恢复患者社会功能和预防疾病复发。个体化治疗是指在治疗过程中全面考虑患者的年龄特点、躯体状况、既往药物治疗史、有无合并症,选择特定的治疗方式或者治疗方式组合。

(一)药物治疗

新型抗抑郁药(如 SNRIs、SSRIs 以及 5-HT_{1A} 受体部分激动剂)被推荐作为广泛性焦虑障碍的一线治疗药物。三环类抗抑郁药、抗惊厥药、第二代抗精神病药等其他药物虽然有确切的抗焦虑疗效,但因为不良反应、耐受性以及长期使用的安全性等问题,被列为广泛性焦虑障碍的二线治疗药物。此外,苯二氮䓬类药物起效快,治疗初期可以短期联合使用,以快速控制焦虑症状。

(二)心理治疗

1. 认知行为治疗 目前普遍认为认知行为疗法是治疗广泛性焦虑障碍的最优选择。在认知层面,帮助患者识别那些导致焦虑的负面思维模式(如过度担忧未来、灾难化想象等),引导其理性分析这些想法的不合理性。在行为层面,通过放松训练(如深呼吸、渐进性肌肉松弛等),帮助患者缓解焦虑带来的身体紧张感。同时,设计暴露练习,让患者逐渐面对引发焦虑的场景,减少逃避行为,增强应对能力,从而改善焦虑症状。

2. 支持性心理治疗 通过心理教育向患者解释有关疾病的知识,提高患者对治疗计划的配合度,告知患者相关的用药常识以及如何处理不良反应,降低患者对疾病的继发焦虑,通过倾听、鼓励、支持等技巧向患者传递积极情绪,增进治疗依从性。

(三)物理治疗

1. 重复经颅磁刺激(repetitive transcranial magnetic stimulation,rTMS) 利用磁场刺激大脑皮质神经细胞,调节神经活动,改善焦虑症状。刺激模式通常为低频刺激(如 1Hz),刺激靶点则以背外侧前额叶皮质较为常用。

2. 生物反馈治疗　通过仪器监测人体的生理信息,如心率、皮肤电反馈、肌肉紧张度等,让患者直观了解自身生理状态,在专业人员指导下进行放松训练,学会调节生理反应,可减轻焦虑症状,对广泛性焦虑的治疗有效。

五、预后与康复

广泛性焦虑障碍的预后有不同走向。多数患者在接受有效治疗后,症状能逐渐减轻,焦虑水平降低,生活基本恢复正常。但也有患者病情迁延不愈,因长期焦虑影响睡眠、工作、人际关系。若合并其他精神障碍,预后更复杂。坚持治疗、定期评估和调整方案,能争取较好的预后。

广泛性焦虑障碍的康复需要精神科医师的专业指导、心理治疗师/咨询师的协助以及综合医院医务人员、社区卫生人员、社会工作者的帮助。全社会加强心理健康科普、缓解工作生活压力、倡导健康的生活方式等,对广泛性焦虑障碍患者的康复也至关重要。除此以外,患者自身要保持积极心态,主动学习情绪管理方法,日常减少压力源,合理安排的工作生活,参加社交活动,实现身心康复。

第四节　恐惧障碍

恐惧障碍(phobia),原称恐怖性神经症,表现为暴露于某个或多个物体或情境时反复出现的、明显而过度的恐惧或焦虑。个体通常会产生强烈的生理反应,会主动采取措施回避,或者不得不带着强烈的恐惧和焦虑面对这些物体或情境。症状持续至少数个月,且严重程度足以导致显著的痛苦,影响其正常生活。恐惧障碍主要包括三类亚型,分别是场所恐惧障碍(agoraphobia),社交焦虑障碍(social anxiety disorder)和特定恐惧障碍(specific phobia)。

一、流行病学

(一) 场所恐惧障碍

场所恐惧障碍的患病率在全球范围内约为 0.6% 到 6%。在亚洲国家,这一患病率相对较低。2019 年发布的中国精神卫生调查显示,我国场所恐惧障碍的终生患病率为 0.4%,12 月患病率为 0.2%。场所恐惧障碍通常可起病于儿童期,发病高峰多在青少年期和成年早期,女性患者数量是男性的 2 倍。

(二) 社交焦虑障碍

社交焦虑障碍是焦虑及恐惧相关障碍中最为常见的亚型之一,多数国家的年患病率在 0.5%~2.0%。2019 年发布的中国精神卫生调查显示,我国社交焦虑障碍终生患病率为 0.6%,12 月患病率为 0.4%。在美国,该病患病率相对较高,年患病率达 8%,终生患病率为 13%。

(三) 特定恐惧障碍

全球特定恐惧障碍的终生患病率约为 3%~15%,我国特定恐惧障碍的 12 月患病率为 2.0%,终生患病率为 2.6%。一般女性患病率是男性的 2 倍多。

二、临床表现

(一) 场所恐惧障碍

场所恐惧障碍主要表现为对特定场所或情境的恐惧,患者害怕处于被困、窘迫或无助等环境,包括害怕到会场、剧院等人多拥挤的场所,害怕乘坐公共汽车、地铁、飞机等交通工具,害怕单独离家外出,甚至害怕单独留在家里。主要临床特点是患者在难以迅速离开或逃离的特定场所出现明显的、不合理的恐惧或焦虑反应。患者持续性的焦虑是因为害怕这些情境会造成特定的不良后果(如惊恐发作、一些失能或无力解决的情况、令人难堪的躯体症状)。由于患者有强烈的害怕、不安全感或痛苦体验,常主动回避这些情境,或只有在特定情况下(例如有信任的同伴陪同)进入这些情境,或不得不带

NOTES

着强烈的恐惧或焦虑进入、忍受这些情境。

(二) 社交焦虑障碍

社交焦虑障碍也称社交恐惧症(social phobia),临床表现为患者在一些社交或公共场合出现显著的害怕或焦虑。轻者与人接触交往时表现腼腆、害羞、不自然、紧张,不能充分发挥应有的交际能力;显著者表现为害怕在小团体中被人审视,害怕做出令人尴尬的行为,一旦发现别人注意自己就不自然,不敢抬头、不敢与人对视,甚至觉得无地自容,不敢在公共场所演讲,集会不敢坐在前面等。通常伴随脸红、手抖、恶心或尿急等症状,这些症状可发展到惊恐发作的程度。尽管患者也知道这种担忧是毫无根据的,但仍然担忧自身的行为举止或焦虑反应会遭到他人负面的评价,并因此常常主动回避社会交往,或带着强烈的害怕或焦虑去忍受。

(三) 特定恐惧障碍

特定恐惧障碍表现为患者对特定物体或情境产生强烈、不合理的恐惧或焦虑。特定恐惧障碍的恐惧对象主要有五种类型:动物型(如蜘蛛)、自然环境型(如暴风雨)、血液-注射-损伤型(如针头)、情境型(如封闭空间)和其他刺激因素(如可能导致哽噎或呕吐的情况)。一般而言,患者的恐惧只针对一种特定类型的事物,少数患者也会出现同时对多种对象感到恐惧的状况。与这些事物的接触往往会引起患者强烈的情绪和生理反应,并导致一定的回避行为。

三、诊断与鉴别诊断

(一) 诊断

1. 场所恐惧障碍   场所恐惧障碍诊断要点如下:①对多个可能难以逃脱、求助的情境(如乘坐公共交通工具、在拥挤的人群中、独自离家外出、独自购物、在电影院中或排队中)有明显而过度的担心、焦虑。②个体持续性的焦虑是因为害怕这些情境会造成特定的不良后果,如惊恐发作、一些失能或无力解决的情况、令人难堪的躯体症状。③个体主动回避这些情境,或只有在特定情况下(如有信任的同伴陪同)进入这些情境,或不得不带着强烈的恐惧或焦虑进入、忍受这些情境。④症状持续至少数个月,且导致显著的痛苦,或导致个人、家庭、社交、学业、职业或其他重要领域功能的显著损害。

2. 社交焦虑障碍   社交焦虑障碍诊断要点如下:①个体在一个或多个社交情境中持续出现显著而过度的恐惧或焦虑,如社交互动(谈话)、被观看(吃、喝的时候)以及在他人面前表演(演讲时)。②个体担心自己的言行或表现出的焦虑症状会被他人负面评价。③个体会持续回避相关社交场景,或带着强烈的恐惧或焦虑去忍受。④上述症状会持续数月,给个体带来严重痛苦,或导致其个人、家庭、社会、教育、职业或其他重要领域功能的显著损害。

3. 特定恐惧障碍   特定恐惧障碍诊断要点如下:①个体暴露于或接触某个或多个物体或情境(如接近某种动物、乘坐飞机、站在高处、在幽闭的空间中、看到血或损伤等)时反复出现明显而过度的恐惧或焦虑。②这种恐惧或焦虑明显超出这类物体或情境的实际危险性。③症状持续至少数个月,且严重程度足以导致显著的痛苦,或导致个人、家庭、社交、学业、职业或其他重要领域功能的显著损害。

(二) 鉴别诊断

1. 躯体疾病   恐惧障碍的诊断需要进行全面的体格检查(如心电图、心脏彩超、脑电图、血常规等辅助检查)以排除躯体疾病可能导致的焦虑恐惧及回避症状。

2. 广泛性焦虑障碍   恐惧障碍和广泛性焦虑障碍都以焦虑为核心症状,但恐惧障碍的焦虑由特定的对象或处境引起,呈境遇性和发作性,而广泛性焦虑障碍的焦虑常没有明确的对象,通常随时都可能出现焦虑,没有特定场合和时间。

3. 回避型人格障碍   回避型人格障碍的核心恐惧是他人的拒绝、嘲笑或羞辱。与恐惧障碍患者相比,回避型人格障碍的患者所针对的场景更为广泛,恐惧障碍患者则相对局限,其回避行为的动机在于害怕产生严重不良后果,且能认识到这种焦虑或担忧是过度的和不合理的。

4. 抑郁障碍　抑郁障碍患者和恐惧障碍患者都可出现社交行为的减少,但抑郁障碍患者是因情绪低落和动力不足,且除回避社交外,还有抑郁障碍的其他核心症状。恐惧障碍患者则主要是为避免特定物体或情境引发的预期焦虑而采取回避的行为。

5. 强迫症及相关障碍　强迫症及相关障碍可能与特定恐惧障碍之间有相似之处,但前者的恐惧是受其强迫观念的影响。

四、干预与治疗

(一) 场所恐惧障碍

场所恐惧障碍的治疗要遵循焦虑及恐惧相关障碍治疗原则,强调全病程和综合治疗,主要治疗包括心理治疗与药物治疗。场所恐惧障碍的治疗应以认知行为治疗与药物联合治疗为主。

1. 心理治疗　针对场所恐惧障碍具有循证证据支持的心理治疗是认知行为治疗,这是临床指南中推荐的一线心理治疗。在认知行为治疗中,治疗师通常会先与患者建立起稳固且信任的治疗关系,在此基础上采取疾病教育、认知重组、暴露与反应阻止、放松训练等方法进行治疗。

2. 药物治疗　场所恐惧障碍的药物治疗与惊恐障碍相似,尤其对伴有惊恐发作者应先采用抗焦虑治疗。临床上主要应用的药物包括 SSRIs 和苯二氮䓬类。在急性期或出现急性焦虑发作时,推荐在选用 SSRIs 治疗的同时短期使用苯二氮䓬类药物以快速缓解恐惧症状。目前,苯二氮䓬类药物在临床上广泛应用于场所恐惧障碍患者,并在开放性试验中被报道疗效及耐受性良好,但在某些患者中使用时要考虑药物依赖及撤药反应。具体的一线推荐药物和用药原则方法,可参见惊恐障碍的药物治疗原则和推荐。

(二) 社交焦虑障碍

成人社交焦虑障碍的治疗强调全病程治疗,首推药物联合心理治疗,无论是药物治疗还是心理治疗都需要维持至少 12 个月。目前尚无批准用于儿童社交焦虑障碍的药物,国外指南推荐儿童及青少年社交焦虑障碍的治疗首选个体或团体认知行为治疗,次选短程精神动力学治疗,如果合并严重的抑郁障碍或物质依赖,则需要使用药物治疗。

1. 心理治疗　首选认知行为治疗,可采用个体心理治疗或团体心理治疗的形式。除了暴露疗法,社交焦虑障碍的治疗通常还会加入认知重建和社交技能训练。认知重建主要针对自我概念差、害怕别人负性评价的患者,与暴露疗法联合使用效果会更好;社交技能训练主要采用模仿、角色表演和指定练习等方式,帮助患者学会适当的社交行为,减轻在既往感到恐惧的社交场合的焦虑。

2. 药物治疗　目前推荐使用 SSRIs 和 SNRIs 类药物作为社交焦虑障碍的一线治疗。我国国家药品监督管理局批准的治疗社交焦虑障碍的药物有帕罗西汀,美国食品药品监督管理局批准的治疗社交焦虑障碍的药物包括帕罗西汀、氟伏沙明、舍曲林等。药物治疗要从小剂量开始,根据治疗反应调节剂量。如需快速改善症状或睡眠障碍严重时,可短期合并苯二氮䓬类药物。一般情况下抗抑郁药治疗社交焦虑障碍需 4~12 周方可起效。

(三) 特定恐惧障碍

特定恐惧障碍的治疗措施以心理治疗为主,其中认知行为治疗是最有效的方法。与其他焦虑及恐惧相关障碍不同,目前在特定恐惧障碍的药物治疗方面缺乏充分的临床证据支持,从临床效果来看,药物治疗获益较小且疗效有限,亟待进一步研究。

1. 心理治疗　认知行为治疗最为有效,包括暴露疗法、系统脱敏疗法、放松训练、认知矫正等。其中,暴露疗法针对不同的刺激源,将患者多次直接暴露于诱发恐惧的情境中并逐渐提高暴露等级,通过让患者体验恐惧情境、进行放松训练而逐步减轻症状。近年来,虚拟现实技术的发展为特定恐惧障碍的治疗提供了新的暴露治疗途径,这种计算机模拟技术提高了暴露场景的真实感和可操作性。

2. 药物治疗　短期使用苯二氮䓬类药物可减少急性期的焦虑行为、缓解预期焦虑。苯二氮䓬类药物可能对某些类型的恐惧障碍(如飞行恐惧障碍)有效,但需要考虑其副作用,适用于无物质滥用史的患者。苯二氮䓬类药物治疗无效时可选用 SSRIs 类药物,其起效时间较长,适用于预期在较长时间内会重复暴露于恐惧刺激情境下的患者。

五、预后与康复

(一)场所恐惧障碍

场所恐惧障碍起病多在 18~35 岁之间,症状常有波动。本病如不予治疗,症状可能变得严重,也可能自行减轻。许多患者可在短时间内好转甚至完全缓解。研究发现病程持续 1 年的场所恐惧障碍在随后 5 年内的症状变化很小。慢性场所恐惧障碍常可继发出现短时的抑郁发作。

家庭、朋友等社会支持系统的辅助对于场所恐惧障碍患者的长期预后有重要影响。有研究显示,许多无法独自外出的场所恐惧障碍患者在配偶、家人或朋友的陪伴下可以进行长距离的旅行并能参与大部分活动,这种活动非常有利于患者社会功能的康复。

(二)社交焦虑障碍

社交焦虑障碍病程较长,常常与其他精神障碍共病,以情感障碍多见。研究显示,社交焦虑障碍患者发生抑郁障碍的风险增加了 3~6 倍。社交焦虑障碍是一种高度致残的精神障碍,在过去,它对患者社会功能和生活质量的影响很大程度上被低估了。因此,如不能获得及时有效的治疗,患者的生活将受到极大的影响,极端情况下可引起完全的社会隔离。

社交焦虑障碍的病程较长,因此康复需要的时间也较长。患者不仅需要接受常规的治疗,还需要家人和社会的帮助、鼓励和包容。家人应耐心引导患者接受针对性的社交技能练习,带其在实践中逐步克服由恐惧引发的焦虑情绪及回避行为。只有让患者回归到日常的工作与生活中,该病才能真正走向康复。

(三)特定恐惧障碍

特定恐惧障碍通常始于童年或成年早期。现有证据显示,儿童期的动物恐惧障碍大多数可以不经治疗而自行缓解,其他特定恐惧障碍若不进行治疗则有慢性发展的趋势,一般病程越长治疗效果越差。

对于特定恐惧障碍而言,实际上完全康复的案例并不多,主要原因可能在于患者自身对治疗的抵触,并且特定的恐怖情境在很多情况下并不会影响到正常的生活。但是如果想实现彻底康复,患者必须在接受专业治疗的基础上,于日常生活中逐步增加与所恐惧对象或情境的接触,也就是进行"生活中的暴露",来克服内心的恐惧。

第五节 分离焦虑障碍

分离焦虑障碍(separation anxiety disorder)的主要特征为个体与其特定的依恋对象分离或离开熟悉的环境时,产生与其发育水平不相符、与现实环境不相称的过度恐惧或焦虑。该病在 ICD-10 中被归类为特发于童年的情绪障碍,但越来越多的证据显示,这种障碍并非只在儿童中出现。因此,该病在 ICD-11 和 DSM-5 中作为焦虑及恐惧相关障碍的一个亚型被单独列出。

一、流行病学

分离焦虑障碍可起病于不同的年龄阶段。据美国 Shear 等 2006 年的调查数据显示,儿童分离焦虑障碍的患病率为 4.1%,而成人为 6.6%。

二、临床表现

当患者与依恋对象分离或离开其熟悉的环境时,表现出过度的焦虑,如担心亲人发生意外或自己被拐卖,担心依恋对象一去不复返;持久而不恰当地害怕独处,因害怕分离而不愿去学校或幼儿园;当预料将与依恋者分离时,患者马上会表现出过度的情感反应,如哭叫、发脾气、淡漠或社会退缩,部分患者甚至会表现出一些躯体症状,如恶心、呕吐、头痛、胃痛、浑身不适等。其焦虑的严重程度明显超过正常的离别情绪反应,社会功能也会受到明显的影响。未成年人的依恋对象多为母亲,也可以是祖父母、父亲或其他照料者,成年人的依恋对象多为配偶、子女等。

三、诊断与鉴别诊断

(一)诊断

分离焦虑障碍的诊断要点:①个体对与依恋对象(即与之有深刻情感联结的对象)分离时会产生明显且过度的恐惧或焦虑。可表现为害怕依恋对象受到伤害或遭遇不测,不愿离家上学或上班,与依恋对象分离时产生反复的、过度的痛苦体验。②恐惧焦虑等症状持续至少数月。③这些症状不能用其他精神障碍更好地解释,并导致患者感到明显的痛苦,或导致患者在个人、家庭、社会、教育、职业或其他重要方面的功能严重损害。

(二)鉴别诊断

在排除器质性精神障碍及精神活性物质所致精神障碍的基础上,分离焦虑障碍应与以下精神障碍相鉴别。

1. 正常分离焦虑　部分幼儿初次与依恋对象分离时,会产生焦虑和回避行为,但经过一段时间会自行缓解。

2. 惊恐障碍　该病患者主要表现为反复的、非预期的惊恐发作,常由于担心惊恐发作而要求亲人陪伴,但其核心担忧并非在于亲人的离开,而是惊恐发作时无法自我救助,并且其所要求的陪伴者往往不具有不可替代性。但需要注意,分离焦虑障碍患者在依恋对象突然离开时也可出现惊恐发作。

3. 社交焦虑障碍　该病患者主要表现为在社交情境中出现明显而过度的恐惧或焦虑。个体担忧自己的行为举止或焦虑症状会遭到他人负面的评价,并因此回避社交情境,或在不得不进入社交情境时忍受强烈的痛苦。与分离焦虑障碍患者类似,社交焦虑障碍患者可能拒绝上学、拒绝前往某些社交场合,但分离焦虑障碍患者的回避行为是为了避免与重要依恋对象分离,只要依恋对象在身边,分离焦虑障碍患者通常不会在社交场合出现严重的焦虑或担忧。

4. 抑郁障碍　抑郁障碍可能也存在不情愿离家的状况,但主要关注点不是担忧或害怕意外降临到依恋对象身上,而是参与外界活动的动机降低。然而,有分离焦虑障碍的个体可能在分离或预期分离时出现抑郁症状。

四、干预与治疗

分离焦虑障碍的治疗遵循全病程综合治疗原则,以心理治疗为主,药物治疗为辅,早期识别及全程干预,同时强调个体化的治疗原则。

(一)心理治疗

1. 认知行为治疗　认知行为治疗是目前治疗分离焦虑障碍循证依据最多的心理治疗,包括健康教育、认知重建、暴露疗法、放松训练等。成年分离焦虑障碍患者可采用逐级暴露疗法,提高患者对分离所产生的焦虑的耐受度和控制能力。

2. 家庭治疗　分离焦虑症状反映了家庭系统中的一些关系问题,尤其是家庭中父母和儿童的依恋关系。家庭治疗主要着眼于家庭中两代人之间的症状传递及精神病理的演变,以改善家庭结构模式及家庭关系。对家庭系统进行干预是减少儿童分离焦虑症状的关键。此外,家庭治疗对成年患者同样有效。

(二)药物治疗

对于心理治疗无效的分离焦虑障碍患者或焦虑、恐惧症状较严重者可予以药物治疗,同时成年分离焦虑障碍患者常共病其他类型的焦虑障碍及情感障碍,需要加强共病治疗效果时可以使用药物治疗。常用药物有 SSRIs、SNRIs 及苯二氮䓬类药物。由于缺少一定量的药物研究基础，儿童分离焦虑障碍的药物治疗主要参考儿童其他焦虑障碍用药。美国儿童与青少年精神病学会 2020 年发布的《儿童和青少年焦虑障碍评估及治疗临床实践指南》建议，对 6~18 岁分离焦虑障碍患者可采用 SSRIs、SNRIs 治疗，但联合治疗（认知行为治疗和 SSRIs）可优先于单一认知行为治疗或 SSRIs 治疗。

五、预后与康复

儿童青少年分离焦虑障碍的预后较好，接受专业治疗的儿童青少年患者通常能顺利度过该阶段，即便未采取任何治疗措施，约 80%~95% 的儿童青少年患者的症状也会自行缓解。但仍有部分儿童患者可能在青少年早期再次出现症状，甚至持续到成年阶段，影响正常工作和生活。近年来开展的随机对照研究发现，成人分离焦虑障碍患者接受治疗后短期症状缓解效果显著，但长期预后尚缺乏充足的相关数据支持。

另外，为促进患者康复，分离焦虑障碍患者的依恋对象必须对以往的照顾模式以及相处方式进行深刻反思并做出积极改变，努力构建稳定的、功能良好的家庭结构，为患者营造良好的康复环境。

第六节　焦虑与其他疾病共病问题

一、概述

共病（comorbidity）概念由耶鲁大学流行病学教授 Feinstein 于 1970 年首次提出，指个体同时符合两种或两种以上疾病诊断的现象。焦虑障碍常与其他疾病共病，主要包括其他类型的精神障碍和躯体疾病。共病的患者通常面临更加严峻的预后，可能面临更长的病程、更严重的功能损害、更低的生活质量，以及更高的自杀风险。临床医师需根据此类患者复杂的症状表现制定针对性的治疗方案。

二、焦虑障碍共病其他精神障碍

（一）抑郁障碍

抑郁障碍和焦虑障碍共病是精神障碍共病中最常见的形式。ICD-11 首次在抑郁障碍章节中划分了"混合性抑郁和焦虑障碍"，尽管该障碍患者不单独满足抑郁障碍和焦虑障碍的诊断标准，但足见抑郁、焦虑症状共存的普遍性与重要性。抑郁障碍患者常常表现出不同程度的焦虑症状。根据 DSM-Ⅳ 的诊断与分类标准，抑郁障碍与广泛性焦虑障碍、场所/社交恐惧症、惊恐障碍和强迫症及相关障碍共病的四分相关系数分别为 0.62、0.52、0.48、0.42。综合国外研究数据，在患有抑郁障碍的青年人群中，有 15%~75% 共病焦虑障碍。国内的调查数据显示，重性抑郁障碍共病焦虑障碍最为常见，共病率为 27%。

抑郁障碍和焦虑障碍共病的机制多样，包括遗传、人格和先天气质因素等。早期双生子研究发现了遗传因素在抑郁、焦虑发生中的重大作用，并认为从遗传的角度来说，抑郁障碍和焦虑障碍本质上是同一种疾病。后续研究发现，遗传和环境因素均与抑郁障碍和焦虑障碍共病的形成有关，并且此种关联在女性中更加显著。除此之外，特定的人格特征（如神经质）也被认为与抑郁障碍和焦虑障碍的共病相关。

（二）双相障碍

双相障碍与焦虑障碍共病同样常见。在 DSM-Ⅳ 诊断框架下，研究发现大约有一半双相障碍患者共病焦虑障碍，具体来说，双相障碍共病惊恐障碍、社交/特定恐惧症、广泛焦虑、创伤后应激障碍、强迫症及相关障碍的比例分别为 22.3%、21.7%、20.0%、15.8%、13.0%。国内数据显示，双相障碍与焦虑障碍共病率为 15.4%。

对于双相障碍与焦虑障碍的共病机制，目前的研究尚不足，但已有一些结果显示该类共病是遗传、神经生物学和社会心理因素共同作用的结果。例如,双相障碍患者与惊恐障碍患者均存在与处理威胁和奖励信息相关的神经影像学和神经生化方面的异常。

三、焦虑障碍共病躯体疾病

焦虑障碍常与各类躯体疾病共病,其中一部分患者的焦虑症状是由其躯体疾病诱发的,而另有一部分患者是由长期的焦虑症状引发了躯体器质性病变。焦虑障碍共病躯体疾病的患者常以各类躯体不适为主诉就诊,例如头痛、失眠、腹泻、全身乏力、心悸、尿频、尿急等,临床医师在识别、诊治此类患者时需格外注意其共病情况。综合医院患者躯体疾病共病焦虑障碍较为常见。国外数据显示,在超半数基层医疗机构的患者中存在焦虑、抑郁及躯体化症状。国内大样本研究显示,综合医院患者中焦虑障碍的患病率为 8%。积极治疗此类患者的原发躯体疾病和控制其焦虑症状都非常重要。

对于焦虑障碍共病躯体疾病患者,积极治疗躯体疾病以及控制焦虑症状都非常重要。在治疗过程中,应由精神科医师、内/外科医师、心理治疗师等组成的多学科诊疗团队协同合作,综合考量患者所患躯体疾病的类型以及所合并焦虑障碍的严重程度,充分考虑各类精神类药物与其他治疗药物的相互作用,权衡利弊,为患者制定合理的、个体化的综合治疗方案。

（刘志芬）

思考题

1. 焦虑及恐惧相关障碍有哪些共同临床特征?
2. 广泛性焦虑障碍的治疗原则与方法主要包括哪些?
3. 恐惧障碍主要包括哪几类亚型?诊断要点分别是什么?

第十二章
精神分裂症及其他原发性
精神病性障碍

- 精神分裂症病因复杂,与遗传因素密切相关,并伴随多种神经生物学改变。
- 精神分裂症临床表现多样,核心症状包括妄想、幻觉、思维(言语)紊乱、运动行为明显紊乱或异常(包括紧张症)及阴性症状。
- 精神分裂症患者社会功能显著受损,生活质量明显下降。
- 精神分裂症治疗原则以药物治疗为主,结合综合治疗、全病程管理和个体化合理用药策略。

第一节 精神分裂症概述

精神分裂症(schizophrenia)是指一组病因未明的重性精神障碍,具有感知觉、思维、情感、行为、认知等多方面精神活动的显著异常,并导致明显的职业和社会功能损害。多起病于青春期后期或成年早期(16~25岁),发病的高峰期男性为20~25岁,女性约为25岁。女性的另一个疾病高发期在围绝经期前后。多缓慢起病,病程迁延,呈慢性化和功能衰退的倾向。患病时通常意识清晰,临床上主要表现为妄想、幻觉、思维(言语)紊乱、运动行为明显紊乱或异常(包括紧张症)、阴性症状这五大症状的一种或多种,阴性症状主要是情感表达减少与意志减退。大多数患者缺乏对疾病的自知力(insight),否认疾病症状的异常。

早在19世纪末,现代精神病学的奠基人克雷佩林(Kraepelin)医师将这组精神异常定义为"早发性痴呆"(dementia praecox),强调其是一种表现为早发(成年早期发病)的精神异常并伴有社会功能逐渐衰退的疾病。瑞士精神病学家布鲁勒(Bleuler)在1911年命名"精神分裂症"(schizophrenia)这个疾病诊断名词,他强调这组患者以显著的思维和情感障碍为主要表现,用"4A"症状来描述其精神症状:思维联想障碍(association disturbance)、情感淡漠(apathy)、矛盾意向(ambivalence)和内向性(autism)。

精神分裂症在成年人群中的终生患病率为1%左右(0.5%~1.6%),年患病率为0.26%~0.45%,男女相似,但男性患者有更多的阴性症状且病程延长(两者与预后不良关系密切)。国内近年来流行病学调查数据可见表12-1。据估算,我国目前有700万左右的精神分裂症患者。由此每年所造成的医疗费用支出、患者本人及家属的生产力损失十分惊人。该病的预后不良,大约2/3的精神分裂症患者长期存在慢性精神病性症状,社会功能损害明显,精神残疾率高。全国残疾人流行病学调查数据显示,精神分裂症患者约占精神残疾人的70%,精神分裂症是导致精神残疾的最主要疾病。此外,大约5%~6%的精神分裂症患者死于自杀,约20%有1次以上的自杀未遂,有自杀观念的比例更高,这是导致精神分裂症患者死亡率比普通人群高8倍的原因之一。精神分裂症患者遭受意外伤害的概率也高于普通人群,平均预期寿命缩短约10年。

近年来,神经科学研究的快速发展显著促进了精神医学的发展。越来越多的脑影像学研究发现

表 12-1　精神分裂症国内流行病学调查数据

调查范围	年龄/岁	终生患病率/%	时点患病率/%	发表年份
浙江	≥15	—	0.96	2005
北京	≥18	0.72	0.66	2012
河北	≥18	—	0.63	2006
广西	≥15	0.98	—	2010
山东、浙江、甘肃、青海	—		0.80	2009
贵州	≥15	0.38	0.33	2003
西藏	≥15	0.37	0.34	2004
江西	≥15	0.78	0.58	2004
海南	≥15	1.37	—	2014
全国(不含港澳台地区)	≥18	0.70	0.60	2019

精神分裂症患者存在脑白质连接和不同脑区灰质体积异常,多伴有全脑体积与前额叶、颞叶灰质的减少。眼追踪运动(eye tracking movement)与脑电图的异常也可能成为精神分裂症的生物学标志。这些发现使人们越来越清楚地认识到精神分裂症是一种神经发育性障碍,或者更准确地说是脑神经环路连接与功能的异常改变。越来越多的基因组学研究、后基因组时代的基因功能研究、蛋白质组学研究、表观遗传学研究被开展,未来将发现更多、更有力的有关精神分裂症发生、发展相关的生物学标志,揭示精神分裂症的疾病本质与病理机制。

第二节　精神分裂症病因与发病机制

一、遗传因素

精神分裂症的发病机制尚未完全明确,但普遍认为遗传因素在精神分裂症的发病中起重要作用。研究显示精神分裂症是一种复杂的多基因遗传病,该病的遗传度约为 80%。精神分裂症的患病风险随着亲属与精神分裂症先证者的遗传相似度的增加而增加,其中同卵双生子或父母均为精神分裂症的子女的患病风险最大,约为 40%~50%(表 12-2)。也有研究发现精神分裂症父亲或母亲所生子女由正常寄养家庭抚养,成年后仍有较高的患病率。

表 12-2　精神分裂症患者亲属患精神分裂症的风险

血缘关系	患病风险/%
子女	
双亲中有一位患病	13
双亲均患病	50
同胞	
同胞中有一位患病	9
同胞中有一位患病,双亲中也有一位患病	17
同卵双生子	43~50
异卵双生子	4~17
二级亲属(孙子/女,侄子/女,叔、伯、姨妈等)	2~6
三级亲属(表兄妹、堂兄妹等)	2

注:以普通人群精神分裂症患病率等于 1% 为参考。

随着测序技术的发展和精神分裂症遗传研究的逐步开展,越来越多的精神分裂症易感基因被发现。大规模的全基因组关联分析(genome-wide association study,GWAS)确定了上百个与精神分裂症相关的单核苷酸多态性(single nucleotide polymorphism,SNP)位点,累及的重要基因主要包括多巴胺 D_2 受体基因(*DRD2*)、与电压门控钙离子通道和谷氨酸能神经传递相关的基因,以及 B 淋巴细胞谱系和补体途径等免疫相关基因。常见变异是由有微小效应的 SNP 在常见等位基因上产生的累加效应,为疾病贡献了大部分的遗传风险。罕见变异由于对个体风险的贡献很大,在精神分裂症的发病中也起重要作用,但目前被鉴定为大效应风险因素的基因仍较少。二代测序研究发现基因 *SETD1A*(编码组蛋白-赖氨酸 N-甲基转移酶)和基因 *RBM12*(编码 RNA 结合蛋白 12)的罕见破坏性突变与精神分裂症密切相关。此外,精神分裂症患者携带的罕见破坏性突变在 FMRP 的靶标、钙通道、N-甲基-D-天冬氨酸受体(NMDAR,谷氨酸受体之一)和调节活性的细胞骨架相关蛋白(ARC)等通路富集。大规模拷贝数变异(copy number variation,CNV)研究确定了 8 个与精神分裂症显著关联的染色体区域,包括 1q21.1、2p16.3、3q29、7q11.2、15q13.3、16p11.2(远端及近端)和 22q11.2,主要涉及编码突触成分的基因集,包括 ARC 和 NMDAR。总的来说,精神分裂症常见和罕见的风险变异在突触功能、谷氨酸和钙信号转导、发育通路和免疫反应等相关的基因通路上富集;此外,精神分裂症常见和罕见的风险位点部分集中在相同的风险基因或通路上,例如突触组织、分化和传递相关基因,提示其在精神分裂症致病机制中发挥重要作用。

精神分裂症的遗传学研究存在难点,主要有以下几个原因:首先是遗传异质性高,精神分裂症可由多个基因的多种类型的遗传变异导致,极大地增加了该病的复杂性。其次是缺乏一致的表现型和家系的遗传同源性。基因的表现型可以有多个特征,受多个基因位点控制,也可以是基因间相互作用的结果。即使是确定的基因型,由于其他遗传或环境因素的作用也可以有多个表现型。此外,受限于测序技术的发展与应用,目前针对精神分裂症基因组的探索并不完善,例如仍然缺乏对 50bp~1kb 的缺失、重复,以及小于 3Mb 的插入、倒位和易位的全面研究。由于上述原因,精神分裂症的遗传研究与结果的解释变得非常复杂。

二、神经生化

在精神分裂症患者中,多种神经递质通路发生了改变,并影响了多个神经系统中抑制和兴奋状态之间的平衡。

(一)多巴胺假说

精神分裂症的多巴胺假说在 20 世纪 60 年代提出,即认为精神分裂症患者中枢多巴胺(dopamine,DA)功能亢进。药理学和脑成像研究有一系列一致的证据表明,DA 能神经传递功能障碍与妄想和幻觉等精神病症状的发生有关。滥用促进 DA 释放剂如可卡因或苯丙胺,会使正常人产生幻觉和妄想。大多数抗精神病药主要通过阻断或部分抑制多巴胺 D_2 受体来达到治疗作用,且第一代抗精神病药的效价与 D_2 受体的亲和力有关。此外,PET 研究发现首发未用药精神分裂症患者纹状体 D_2 受体数量增加,DA 的释放增加与精神分裂症阳性症状的严重程度呈正相关。然而,DA 功能障碍并不能解释精神分裂症的全部临床症状,如阴性症状和认知功能损伤。

(二)谷氨酸假说

谷氨酸是皮质神经元重要的兴奋性递质,中枢谷氨酸功能不足可能是精神分裂症的病因之一。在传统的多巴胺假说基础上,人们越来越关注大脑谷氨酸系统的功能障碍,也有越来越多药理学、尸检研究、脑成像和遗传学研究的证据支持谷氨酸能神经传递失调在精神分裂症病理生理学中的作用。1970 年,氯胺酮和苯环己哌啶(PCP)作为 NMDAR 的非竞争性拮抗剂,被发现可诱发精神分裂症样症状,包括阳性症状、思维障碍以及阴性症状和认知症状。一项关于精神分裂症尸脑的荟萃分析显示,NMDAR 亚基 NR1 的 mRNA 和蛋白质在前额叶皮质显著减少,精神分裂症患者 NMDAR 的密度和亚基组成异常。此外,NMDAR 的调节位点已被作为精神分裂症的潜在治疗靶点进行研究,有多项研究报道 NMDAR 甘氨酸结合位点的完全激动剂 D-丝氨酸,可使患者的阳性、阴性、认知和抑郁症状得到改善。除了 NMDAR,针对 α-氨基-3-羟基-5-甲基-4-异噁唑受体(α-amino-3-hydroxy-5-methyl-4-isoxazolepropionic acid receptor,AMPAR)、海人藻酸受体(kainate receptor,KAR)和代谢型谷氨酸受体(metabotropic glutamate receptor,mGluR)开发的新型药物能够改善精神分裂症动物模型的阳性、阴性和认知症状。因此,谷氨酸受体或可作为改善精神分裂症阴性症状和认知功能损伤的第二代抗精神病药的有力潜在靶标。

(三)γ-氨基丁酸假说

γ-氨基丁酸(γ-aminobutyric acid,GABA)是脑内主要的抑制性神经递质。多项研究报道精神分裂症的 GABA 合成酶谷氨酸脱羧酶 1(glutamate decarboxylase 1,*GAD1*)基因的 mRNA 表达降低以及 GABA 能神经元活性降低。GABA 对 DA 活动有调节作用,GABA 神经元抑制不足会导致 DA 神经元活动增加。

(四)其他

精神分裂症可能还与其他系统如 5-羟色胺、乙酰胆碱、肾上腺素、神经肽、氧化应激、第二信使等改变有关。

三、神经内分泌

大脑是一个重要的神经内分泌器官,精神分裂症存在异常的神经内分泌调节,如下丘脑-垂体-肾上腺轴(hypothalamic-pituitary-adrenal axis,HPA axis)、下丘脑-垂体-甲状腺轴(hypothalamic-pituitary-thyroid axis,HPT axis)、下丘脑-垂体-性腺轴(hypothalamic-pituitary-gonadal axis,HPG axis)失调等。

(一)下丘脑-垂体-肾上腺轴

HPA 轴失调被认为与精神分裂症风险有关。慢性应激会过度激活 HPA 轴,导致皮质醇水平异常升高,进而可能导致海马神经元及胶质细胞过度激活和炎症反应,从而促进精神分裂症的发生。此外,越来越多的证据表明肠道微生物组对 HPA 轴的影响。肠道菌群失调可通过细胞因子介导的慢性炎症反应,间接影响皮质醇的释放和敏感性。

(二)下丘脑-垂体-甲状腺轴

甲状腺素对中枢神经系统的发育有重要意义。部分精神分裂症患者可有促甲状腺激素释放激素兴奋试验(TRH-ST)异常,即促甲状腺激素释放激素(thyrotropin-releasing hormone,TRH)对促甲状腺激素(thyroid-stimulating hormone,TSH)的反应迟钝,以及其他甲状腺功能的改变。此外,中枢 DA 系统抑制 TRH 的释放,TRH 对黑质-纹状体 DA 系统的调节有直接作用。TRH 还能刺激垂体分泌催乳素。

(三)下丘脑-垂体-性腺轴

精神分裂症患者可有卵泡刺激素(follicle-stimulating hormone,FSH)对促性腺激素释放激素(gonadotropin-releasing hormone,GnRH)反应下降,DA 受体拮抗剂也能使 FSH 和促黄体激素(luteinizing hormone,LH)的水平明显下降。HPA 轴和 HPG 轴具有相互作用,皮质醇的升高会抑制下丘脑中的 GnRH 神经元、垂体释放 LH 和 FSH 以及性腺激素的产生,从而抑制 HPG 轴,HPG 轴也显示可调节 HPA 轴的活动。

(四)其他

精神分裂症患者可有催乳素(prolactin,PRL)水平下降及 PRL 日夜节律的改变。精神分裂症患者中枢 DA 功能亢进,而 DA 是 PRL 的抑制因子。在青春期发病的精神分裂症患者中,生长激素(growth hormone,GH)对 TRH 和促黄体素释放素(LHRH)的反应性升高。在病程长、以阴性症状为主要表现以及血小板单胺氧化酶活性减低的精神分裂症患者中,GH 对 DA 受体激动剂呈迟钝反应。也有研究显示精神分裂症患者脑脊液中胆囊收缩素(cholecystokinin,CCK)的含量下降,而抗精神病药有 CCK 类似物的作用。

四、神经影像学

1976 年,Johnstone 和他的同事使用世界上第一台 CT 扫描仪,在精神分裂症患者中发现了侧脑室扩大。随着技术的不断发展,越来越多的神经影像学方法被用于研究精神分裂症。一系列影像学证据表明,精神分裂症患者存在脑结构异常、脑连接障碍和功能障碍等。

(一) 结构影像学发现

精神分裂症中的脑结构异常已被广泛报道。大样本结构磁共振成像(structural magnetic resonance imaging,sMRI)研究显示,相较于健康人,精神分裂症患者总灰质和白质以及全脑体积减小、侧脑室扩大。灰质变化主要表现为前扣带回、额叶(尤其是内侧前额叶和额下回)、岛叶、丘脑、中央后回、内侧颞叶灰质体积减小;白质变化主要表现为海马、杏仁核、丘脑、伏隔核减小,苍白球增大;皮质厚度和皮质表面积广泛减少(尤其是额叶和颞叶),且减少程度与精神分裂症临床症状的严重程度呈正相关。大样本弥散张量成像(diffusion tensor imaging,DTI)研究显示,精神分裂症存在广泛的白质纤维异常,几乎影响所有的白质区域,其中前放射冠和胼胝体受累最为明显。

(二) 功能影像学发现

功能核磁共振成像(functional MRI,fMRI)已被用于识别精神分裂症的大脑功能异常。在任务态 fMRI 研究中,精神分裂症患者执行工作记忆任务多出现背外侧前额叶皮质的活动异常;执行心理理论任务,内侧前额叶皮质、前扣带回皮质、颞顶结合区、颞上沟等多个心理理论脑网络区域功能活动异常;执行情绪处理任务,精神分裂症患者表现出情绪处理网络多个脑区的激活减弱,楔叶视觉处理区激活增加,提示精神分裂症患者存在异常的视觉信息整合。在静息态 fMRI 研究中,精神分裂症主要在前额叶和颞叶区域存在明显的功能失常。总的来看,前额叶-颞叶通路异常可能是精神分裂症的核心缺陷。

(三) 脑影像学研究展望

脑是人体最为复杂的器官,许多科学家致力于揭开大脑的谜团,但目前构建的脑知识图谱仍存在大量空白。使用神经影像学技术研究大脑有得天独厚的优势,可直接在体获取数据、实时成像。目前精神分裂症的神经影像学研究已经获取了一系列脑结构、功能改变的实质性证据,但仍存在一些挑战。首先,现有研究的样本量仍需扩大;其次,需要创新和优化成像技术及数据分析方法以获取更准确、多样的大脑相关数据;最后,需要联合其他组学数据进行多组学分析,开发可靠的诊疗预测模型,也为精神分裂症的致病机制研究提供有力线索。

五、神经电生理

精神分裂症患者中出现异常脑电图(electroencephalogram,EEG)的概率是 20%~40%。EEG 是一种简便且无创的脑电信号检测方法,针对脑电的相关研究有望筛选到精神分裂症的生物标志物,预测疾病的诊断和疗效。

(一) 事件相关电位 P300

精神分裂症表现为 P300 波幅降低且存在左右不对称和 P300 潜伏期延迟。随着病情反复和病程进展,精神分裂症患者的 P300 波幅还会进一步降低。P300 波幅左右对称性的降低,可能与左侧颞上回萎缩有关。此外,P300 具有家族遗传性。

(二) 失匹配负波

精神分裂症表现为听觉失匹配负波(mismatch negativity,MMN)波幅降低。听觉 MMN 被认为是 NMDA 的功能指标。NMDA 受体拮抗剂可降低健康人的 MMN。NMDA 受体与突触可塑性和学习、记忆等高级认知功能密切相关。而有诸多证据显示,MMN 和患者的认知水平密切相关。MMN 具有遗传性,精神分裂症的亲属也表现出 MMN 波幅降低趋势。此外,MMN 或可作为精神分裂症的预测标志物。MMN 缺陷的严重程度与高危人群转化为精神病的时间长短有关,而且 MMN 波幅较高的患者在进行听觉知觉训练后可表现出显著的改善。

(三) 前脉冲抑制与感觉门控 P50 抑制

精神分裂症表现为前脉冲抑制(prepulse inhibition，PPI)缺陷。PPI 具有遗传倾向，患者的一级健康亲属也可表现有 PPI 缺陷。精神分裂症患者有听觉 P50 抑制异常，该表型具有遗传性。P50 门控缺陷被认为是精神分裂症阳性症状的机制之一，因为 P50 门控缺陷，感觉输入缺乏必要的过滤而导致信息超载，进而导致幻觉的产生。氯氮平可以改善精神分裂症患者的 P50 门控，可能通过增强 GABA 受体功能实现。此外，研究表明 P50 门控缺陷与注意力、工作记忆差和处理速度低有关。除 P50 门控外，N100 门控也有报道在精神分裂症患者中存在缺陷。

(四) gamma 神经振荡

精神分裂症的谷氨酸功能障碍与大脑皮质和海马小清蛋白(parvalbumin，PV)阳性中间神经元的功能障碍有关，这些神经元对 NMDA 受体的改变很敏感，快速尖峰神经元与锥体神经元的同步放电，为 gamma 神经振荡的产生提供基础，而 gamma 神经振荡对良好的认知功能至关重要。这些神经元的功能障碍可能导致精神分裂症患者的认知缺陷。

六、心理社会因素

心理社会因素可能与精神分裂症的发生有关，包括文化、职业和社会阶层、城市化、移民、孕期饥饿、社会隔离与心理社会应激事件等。临床上还发现，大多数精神分裂症患者的病前性格多表现为内向、孤僻、敏感多疑，很多患者病前 6 个月可追溯到相应的生活事件。国内调查发现，精神分裂症发病有精神因素者占 40%~80%。这些社会心理应激因素对精神分裂症的复发也有重要的诱发作用(表 12-3)。

表 12-3　与精神分裂症有关的环境因素

生命周期	环境因素	荟萃分析证据
胎儿时期	孕期并发症，尤其是胎儿缺氧和胎儿烟酸缺乏	M+
	孕期感染，孕期应激，孕期烟酸缺乏	M+/-
	胎儿的父方年龄过大(>45 岁)	M+
	孕期接触某些化学物质(如：铅)	M-
生长早期	早期培养环境的质量(学校、父母)	M-
	孩童时期的创伤(虐待或疏忽)	M+/-
青少年时期	发育时期的成长环境(包括人口密度、城市大小、5~15 岁期间成长的地方)	M+
	滥用大麻	M+
	移民	M+
	生活应激事件	M+/-
	创伤性大脑损伤	M-
全生命周期	社会环境(社会分化，社会阶层以及社会剥夺)	M-

注：M+，至少一项荟萃分析的阳性结果；M+/-，没有确定的荟萃分析结果；M-，没有荟萃分析。

资料来源：VAN OS J，RUTTEN B P，POULTON R. Gene-environment interactions in schizophrenia：review of epidemiological findings and future directions. Schizophr Bull，2008，34(6)：1066-1082.

七、其他因素

其他与精神分裂症有关的主要环境因素见表 12-3。其中，产科并发症、母孕产期营养不良、缺乏母乳喂养，孕妇在妊娠期吸烟、饮酒、接触毒物等可能通过影响胎儿神经系统发育，增加子女成年后患精神分裂症的可能性。父方年龄过大可能通过胎儿携带更多的新生突变，使得其增加精神分裂症的患病风险。此外,一些关于精神分裂症患者出生季节的研究发现,冬春季节(12月~3月)出生者所占比例比其他季节出生者高10%。

第三节 精神分裂症临床表现

精神分裂症的主要临床表现为感知障碍、思维及思维联想障碍、情感障碍及意志与行为障碍四个方面。Schneider医师在1959年提出精神分裂症"一级症状"(first-rank symptom),大量的临床诊断研究表明,医师对这些一级症状可以达成相当高的临床诊断一致性。Schneider一级症状包括:①争论性幻听;②评论性幻听;③思维鸣响或思维回响;④思维被扩散;⑤思维被撤走;⑥思维阻塞;⑦思维插入;⑧躯体被动体验;⑨情感被动体验;⑩冲动被动体验及妄想知觉。需要指出的是,"一级症状"也并非精神分裂症的特异性症状,其他一些精神障碍如双相障碍、脑器质性精神障碍中也可见到。

一、前驱症状

除上述症状外,绝大多数精神分裂症患者在首次发病前的一段时间内就已存在感知、思维、言语、情绪、行为等多方面的异常(也可称为"亚临床状态"),这段时间称为精神分裂症前驱期(prodromal stage)。前驱期症状包括:①不同寻常的或者奇怪的信念(例如,牵连观念或奇幻思维),达不到妄想的程度;②不同寻常的知觉体验(例如,感受到一个看不见的人存在);③大致可以理解的语言,但会离题、含糊或啰唆;④不寻常的行为,但又没有完全紊乱(例如,收集废品、在公共场合自言自语、囤积食物);⑤阴性症状(例如,个人卫生或梳洗的功能明显受损,主动性、兴趣或精力显著缺失),情感迟钝或不适切;⑥明显的社会隔离或退缩;⑦情绪改变,如抑郁、焦虑、情绪波动、易激惹等。处于前驱期的患者社会功能部分受损,且常常对这些症状有较为合理化的解释,因此容易被忽略。

有前驱期表现者发展为精神病性障碍的可能性较大,这类人群被称为"超高危人群"(ultra high risk for psychosis,UHR)。国外对UHR多个临床纵向研究发现,超高危人群在1~2年随访期内转化为精神分裂症的比例高达30%~35%。DSM-5修订过程中提出"轻微精神病综合征"(attenuated psychosis syndrome)这一新的诊断亚型,对前驱期的个体进行早期诊断与治疗,但因为尚缺乏强有力的研究支持证据,目前将该诊断亚型暂时归于有待进一步研究的类别之中。在前驱期实施早期干预能在多大程度上预防精神病发生还是未知数,有待研究来证实。

二、核心症状

目前在临床上诊断精神分裂症主要依据精神状况检查来发现精神症状,通过临床症状来进行诊断。关于精神分裂症的主要临床表现,美国2013年版DSM-5将精神分裂症的症状分为5个维度:妄想、幻觉、思维(言语)紊乱、运动行为明显紊乱或异常(包括紧张症)及阴性症状。强调精神分裂症与精神病性障碍的诊断标准是必须同时存在两个及以上症状。

(一) 妄想

妄想属于思维内容障碍。妄想的内容可能包括各种主题(例如被害的、关系的、躯体的、宗教的、夸大的)。被害妄想(例如,坚信有人迫害自己或家人)是最常见的。关系妄想(例如,周围人的言行都是针对他的)也非常常见。夸大妄想(例如,相信自己有超乎寻常的能力、财富或名声)和钟情妄想(错误地相信另一个人钟情于他)也能见到。此外,妄想还包括物理影响妄想、被控制感、被洞悉感、思维扩散、思维播散等。妄想内容多是怪异的,甚至荒谬不可理解。患者的行为往往受妄想的支配。

(二) 幻觉

幻觉是没有外界刺激作用于相应的感觉器官时出现的一种知觉体验。幻觉多清晰、生动,并不受自主控制。幻觉可以发生在任何感觉形式上,但在精神分裂症及相关障碍中,幻听是最常见的。幻听内容多半是争论性的、评论性的或命令性的。幻听还可以以思维鸣响的方式表现出来,即患者所进行的思考,都被自己的声音读了出来。精神分裂症患者也可出现其他少见的幻觉,如幻视、幻触、幻味和幻嗅。幻觉出现在清醒的知觉状态下,有临床诊断意义;那些在入睡前或觉醒前出现的短暂幻觉,正常人也有可能出现,诊断意义不大。

(三) 思维(言语)紊乱

思维紊乱(思维形式障碍)通常可从个体的言语中推断出来。思维散漫表现为谈话内容似乎每一句都可以理解,但整段谈话的主旨不清晰,使对话难以聚焦于重点,包括谈话离题或接触性离题。思维破裂表现为从一个话题跳转到另一个主题,内容缺乏逻辑联系。更严重者其言语可能紊乱到完全无法理解,思维不连贯,语言组织毫无逻辑。部分精神分裂症患者表现为思维逻辑障碍,在逻辑推理、因果关系和概念组织方面异常。部分精神分裂症患者表现为思维贫乏,患者自己体验到脑子里空洞洞的,没有什么东西可想。交谈时言语少,内容单调,词穷句短,在回答问题时异常简短,多为“是”与“否”,很少加以发挥。

(四) 运动行为明显紊乱或异常(包括紧张症)

明显紊乱或异常的运动行为可能表现为各种形式,从儿童式的“幼稚行为”到无法预测的激越都有可能出现。患者的任何目标导向行为都可能出现问题,导致日常生活的困难。

紧张症行为表现为对环境反应的显著减少。这包括对抗指令(违拗症),保持一个僵硬、古怪的姿态,以及完全缺乏言语和运动反应(缄默症和木僵)。它也包括无明显诱因时无目的的过多的运动行为(紧张性激越)。其他特征表现为刻板运动、凝视、扮鬼脸、模仿语言和模仿动作。

(五) 阴性症状

阴性症状是正常心理功能的减退或缺失,涉及情感、社交及认知方面的缺陷。阴性症状是精神分裂症的基本症状,多数精神分裂症患者都有阴性症状,但在其他精神病性障碍中并不显著。精神分裂症存在两个显著的阴性症状:情感表达减少和意志减退。情感表达减少包括面部表情、目光接触、讲话语调(韵律)的减少,以及通常在言语时用作加强语气的手部、头部和面部动作的减少。意志减退是指不能开始并且坚持目标导向的行为。若严重到被认为是病理性状态,意志减退则是全面的,使得个体不能完成许多不同类型的活动(例如,工作、智力活动、生活自理)。其他阴性症状包括言语贫乏、快感缺乏和社交减少。言语贫乏表现为言语表达减少。快感缺乏表现为对正性刺激缺少愉快体验和回忆过往愉快经历时愉悦性的减少。社交减少是指明显缺乏社交兴趣,可能与动力缺乏有关,但也可能是社交机会少的体现。

三、病程特点

世界卫生组织将精神分裂症的病程类型归纳为以下几种,具有较好的临床和研究实用性:①单次发作,完全持久的缓解;②单次发作,不完全缓解;③两次或多次发作,间歇期完全或基本正常;④两次或多次发作,间歇期残留部分症状;⑤首次发作后即表现为持续的精神病态(无缓解期),逐渐衰退。

精神分裂症在初次发病缓解后可有不同的病程变化,大约15%的患者可获临床痊愈和良好的预后。大部分患者病程为渐进性发展,在反复发作后可出现部分残留症状未见明显缓解以及人格改变、社会功能下降,临床上呈现为不同程度的精神残疾状态,每次发作都造成人格的进一步衰退和瓦解。病情的不断加重最终导致患者长期住院或反复入院治疗。

第四节　精神分裂症诊断与鉴别诊断

一、诊断

国际诊断分类与标准有世界卫生组织的 ICD-11 和美国精神医学学会的 DSM-5,国内有中华医学会精神科分会的 CCMD-3。本章主要介绍 ICD-11 和 DSM-5 诊断系统中的精神分裂症诊断标准。

NOTES

（一）ICD-11 的精神分裂症诊断标准（6A20）

核心（必要）特征：至少具备下列症状中的 2 项（根据个体报告，或通过临床医师、其他知情者观察），且症状在 1 个月或 1 个月以上的大部分时间内持续存在，其中至少有 1 项症状符合第 1~4 项中的任一项。

1. 持续的妄想　如夸大妄想、关系妄想、被害妄想。

2. 持续的幻觉　可以出现任何形式的幻觉，但最常见的是听幻觉。

3. 思维紊乱（思维形式障碍）　如词不达意及联想松弛、言语不连贯、语词新作。严重时，患者的言语过于不连贯以至于无法理解（词语杂拌）。

4. 被动体验、被影响或被控制体验　如个体体验到其感觉、动机、行为或思想不是由自己产生的，而是被他人强加的，或思维被抽走、被广播。

5. 阴性症状　如情感平淡、思维或言语贫乏、意志缺失、社交缺乏或兴趣缺失。

6. 明显的行为紊乱　可以出现在任何有目的的活动中，如个体表现出怪异的或无目的的行为，或受不可预知、不恰当的情绪反应干扰的行为。

7. 精神运动性症状　如紧张症性不安或激越、作态、蜡样屈曲、违拗、缄默或木僵。注意：如果紧张症综合征出现于精神分裂症中，则应同时诊断与其他精神障碍相关的紧张症。

这些症状并非由其他医疗状况（如脑肿瘤）引起，也并非物质或药物作用于中枢神经系统的效应所致（如皮质类固醇的效应），包括戒断反应（如酒精戒断）。

（二）DSM-5 的精神分裂症诊断标准（F20.9）

A. 至少 2 项下列症状在 1 个月中大多数时间存在（如经成功治疗，则时间可以更短），其中至少 1 项必须是①、②或③：①妄想；②幻觉；③言语紊乱（例如，频繁地离题或不连贯）；④明显紊乱的行为或紧张症行为；⑤阴性症状（即情绪表达减少或动力缺乏）。

B. 自紊乱发生以来的很大一部分时间段内，至少 1 个重要方面的功能水平，如工作、人际关系或自我照顾，明显低于障碍发生前具有的水平（或当障碍发生于儿童或青少年时，人际关系、学业或职业功能未能达到预期的发展水平）。

C. 这种障碍至少持续 6 个月。此 6 个月内应至少 1 个月（如经成功治疗，则时间可以更短）符合诊断标准 A 的症状（即活动期症状），还可包括前驱期或残留期症状。在前驱期或残留期中，该障碍可表现为仅有阴性症状或至少有 2 项诊断标准 A 所列的轻微症状（例如，奇特的信念、不寻常的知觉体验）。

D. 分裂情感障碍和抑郁或双相障碍伴精神病性特征已经被排除，因为：①没有与活动期症状同时出现的重性抑郁或躁狂发作；②如果心境发作出现在症状活动期，则只存在于此疾病的活动期和残留期整个病程的小部分时间内。

E. 该障碍不能归因于某种物质（如毒品）、药物或其他躯体疾病的生理效应。

F. 如果有孤独症谱系障碍或儿童期起病的交流障碍病史，有持续至少 1 个月的显著的妄想或幻觉，同时伴有其他精神分裂症诊断所需的症状（如经成功治疗，则可少于 1 个月），则才可做出精神分裂症的额外诊断。

在 DSM-5 中，除了诊断标准的核心症状，认知、抑郁和躁狂症状维度的评估对区分不同精神分裂症谱系及其他精神病性障碍来说，也是非常重要的。精神分裂症患者常有认知缺陷，与职业和功能损害有关。认知缺陷包括陈述性记忆、工作记忆、语言功能和其他执行功能的下降，也有信息加工速度的减慢。也发现有注意力下降，感觉的加工速度和抑制能力也存在不同程度的异常。部分精神分裂症患者表现为社会认知障碍，包括推论他人意图的能力（心理理论）缺陷，注意一些不相关的事件或信号，并解释为是有意义的，也可能导致产生解释性妄想。这些损害在症状缓解时可持续存在。

（三）与诊断相关的其他问题

部分有精神病性症状的个体可能缺少对其疾病的自知力。自知力缺乏对治疗依从性有重要影响,它预示了高复发率、非自愿治疗次数增加、不良的心理社会功能、攻击性和不良的病程。

　　儿童期精神分裂症的基本特征同上述核心症状,但是更难做出诊断。比起成人,儿童期的妄想和幻觉可能描述不清,视幻觉更常见,应该与正常的幻想相区分。许多儿童期发病的障碍(如孤独症)可出现言语紊乱以及行为紊乱(如注意缺陷多动障碍)。在排除儿童期常见的其他障碍之前,不应把这些症状归因于精神分裂症。儿童期发病的案例与不良预后的成人案例类似,以逐渐发病和阴性症状为主。被诊断为精神分裂症的儿童,更可能经历非特定的情绪行为紊乱,以及精神病理、智力和语言功能改变,以及轻微的运动功能发育迟缓。

　　晚发型精神分裂症通常指 40 岁以后发病,多见于女性,在临床表现上可能与早发型有所不同,例如症状以精神病性特征为主,但相对保留较好的情感表达和社会功能。病程进展缓慢。患者多能维持日常工作和生活,在治疗过程中对药物和心理干预反应较好,预后相对较佳,但需密切观察以防症状波动。

二、鉴别诊断

(一) 继发性精神病性障碍

　　1. 躯体疾病、脑器质性疾病所致　　理论上讲,凡能引起大脑功能异常的疾病均可能出现精神病性症状,尤其当额叶和中脑受到损伤时。当患者表现出任何不典型或少见的症状,或有意识水平变化时应注意与其他疾病相鉴别。即使是对以往诊断为精神分裂症的患者也需要排除由躯体疾病所致,比如既往的精神症状也许由未被诊断出来的脑肿瘤所致。有谵妄、重度或轻度神经认知障碍的患者,也可有精神病性症状。躯体疾病、脑器质性疾病所致精神障碍常有以下共同特点可与精神分裂症相鉴别:①躯体疾病与精神症状的出现及加重在时间上密切相关,病情的消长常与原发疾病相平行。②精神症状多在意识障碍的背景下出现,幻觉常以幻视为主,症状可有昼轻夜重,较少有精神分裂症的"特征性"症状。某些患者由于病变的部位不同,还会有相应的症状表现。③体格检查可不同程度地找出某些阳性发现。④实验室检查常可找到相关的证据。

　　2. 物质或药物使用所致　　某些精神活性物质及治疗药物(如激素类、抗帕金森病药等)的使用可导致精神症状的出现。鉴别时需考虑:有确定的用药史;精神症状的出现与药物使用在时间上密切相关;用药前患者精神状况正常;症状表现符合不同种类药物所致(如有意识障碍、幻视等)精神障碍的特点。

　　DSM-5 诊断时需明确精神症状与物质或药物使用之间的因果关系。虽然多数症状在使用期间或停止后不久显现,但即使出现延迟,只要能合理归因于物质影响,仍可纳入物质所致障碍的范畴。在物质或药物停止使用后,精神症状可能持续一段时间。DSM-5 未对具体持续时间作严格规定,但要求评估症状是否超出物质预计的生理效应范围。若症状持续超过常规恢复期,需考虑其他诊断或并发症的可能性。

(二) 其他精神病性障碍

　　精神分裂症需要有至少 1 个月的病程,而急性短暂性精神病性障碍与精神分裂症相比病程较短,病程小于 1 个月。妄想性障碍的核心在于以持久的、非离奇的妄想为主导。患者可能出现与妄想密切相关的幻觉、情感反应或行为改变,但除此之外,其他精神病性症状通常不显著,日常生活能力相对保留。这一特点可使妄想性障碍与精神分裂症相区别。

(三) 心境障碍

　　1. 分裂情感障碍　　根据 DSM-5 诊断分裂情感障碍时,需要重性抑郁或躁狂发作与精神分裂症的活动期症状同时出现,且心境症状存在于活动期和残留期整个病程的大多数时间内。

　　2. 伴精神病性特征或紧张症的重性抑郁或双相障碍　　精神分裂症与伴精神病性特征或紧张症的重性抑郁或双相障碍之间的区别,取决于心境紊乱和精神病性症状的时间关系,以及抑郁或躁狂症状的严重程度。如果妄想或幻觉只出现在重性抑郁或躁狂发作时,则诊断为抑郁障碍或双相障碍伴精神病性特征的可能性大。

(四) 强迫性障碍和躯体形式障碍

有强迫性障碍和躯体形式障碍的个体也可能存在不良的自知力或缺少自知力,其先占观念可能达到妄想的程度。但这些障碍可以通过显著的强迫思维、强迫行为、对外表或体味的先占观念、囤积或聚焦于身体的重复行为,与精神分裂症相区分。

(五) 分裂型人格障碍

分裂型人格障碍可以通过和持续的人格特征有关的阈下症状与精神分裂症相区分。在 DSM-5 中,分裂型人格障碍(schizotypal personality disorder)和分裂样人格障碍(schizoid personality disorder)均被归类为"集群 A"人格障碍,与精神分裂症谱系密切相关,但并不等同于精神分裂症。DSM-5 将这些障碍视为人格层面的持久模式,同时强调与精神分裂症在认知、情感和行为上的某些重叠特征,反映出潜在的神经发育和心理病理连续性。分裂样人格障碍表现为在社交、认知和情感体验等方面存在异常,通常能够维持基本的日常生活功能,但在亲密关系和社会交往中存在困难。分裂情感型人格障碍则主要表现为对社会关系和情感表达的广泛回避。

三、辅助检查

精神分裂症的辅助检查主要包括常规的实验室检查和必要的影像学检查。近年来有不少重要的研究发现与进展,但尚未获得一致的、有高灵敏性与特异性的、用于诊断的生物学标记,研究发现主要包括脑电生理、脑影像学和神经心理测验等,目前仅能作为诊断的参考依据。

第五节　精神分裂症干预与治疗

一、治疗原则

(一) 全病程治疗

综合治疗原则强调药物与非药物手段相结合,以优化疗效和提升患者生活质量。抗精神病药物治疗是治疗精神分裂症最有效和最基本的治疗手段,一旦诊断精神分裂症,需要尽早实施有效的足剂量、足疗程的全病程抗精神病药物治疗,全病程治疗包括急性期、巩固期和维持期治疗。在此基础上,心理治疗、物理治疗等非药物干预措施同样重要,以促进恢复和增强患者的日常生活能力和社会功能。

(二) 首发精神分裂症治疗

尽早接受药物治疗,通常疗效较好。形成治疗联盟,提高治疗依从性。为患者和家庭提供健康教育。治疗共病,整合多学科服务。加强康复训练,降低复发率,减少社会功能衰退。

(三) 慢性精神分裂症治疗

该型病程多迁延、症状未能完全控制,常残留阳性症状及阴性症状,包括抑郁及自杀。阴性症状和认知功能损伤可能是主要临床表现,且多伴有社会功能的缺陷。治疗中应注意:①进一步控制症状,提高疗效,可采用换药、加量、合并治疗的方法;②加强随访,以便随时掌握病情变化,调整治疗;③对治疗依从性差的患者,推荐抗精神病药长效针剂治疗;④进行家庭教育,强化患者及其家属对治疗的信心;⑤加强社会功能训练。

二、药物治疗

(一) 药物治疗分期与措施

精神分裂症的药物治疗可分为急性期、巩固期、维持期治疗三个连续的阶段。

1. 急性期治疗

(1) 治疗目标:①尽快缓解精神分裂症的主要症状,争取最佳预后;②预防自杀及防止伤害自身或危害他人的冲动行为的发生。

（2）针对首发患者：①早发现、早确诊、早干预、早治疗；②积极采用全病程治疗的概念；③根据精神症状的特点及经济状况，尽可能选用疗效确切、症状作用谱广泛、不良反应轻、便于长期治疗、经济上能够负担的抗精神病药；④积极进行家庭健康教育宣传，争取家属重视、配合对患者的全病程治疗。

（3）针对复发患者：在开始治疗前仔细了解过去的用药史，参考患者既往疗效最好的药物和有效剂量，在此基础上可适当提高药物的剂量和适当延长疗程。如果有效则继续治疗；如果治疗无效，应考虑换药或合并用药。复发患者的维持治疗应尽可能延长。同时进行家庭教育，宣传长期治疗的意义，以取得患者和家属配合，提高治疗依从性。

（4）急性期治疗的注意事项：①于治疗开始前详细询问病史，进行躯体、神经系统和精神检查，同时进行心电图及各项实验室检查，包括血尿常规、肝肾功能、血糖、血脂等，了解患者的躯体状况。②若患者为首次使用抗精神病药，应从小剂量开始，逐渐加量，避免严重不良反应的发生而影响治疗。③推荐单一药物治疗，只有两种单一药物治疗无效后才考虑其他方法。④避免频繁换药。抗精神病药的起效时间一般为2~4周，除非患者出现严重的、无法耐受的不良反应，一般不建议在短于4周时终止已开始的治疗。⑤根据疾病的严重程度、家庭照料情况和医疗条件选择治疗场所，包括住院、门诊、社区和家庭治疗；当患者具有明显的危害社会安全和严重自杀、自伤行为时，应实施非自愿住院治疗。

2. 巩固期治疗　在急性期的精神症状有效控制之后，患者进入一个相对的稳定期，此期如果过早停药或遭遇应激，将面临症状复燃或波动的危险。特别强调此期药物治疗的剂量与急性期治疗剂量相同，此期称为巩固期治疗。

（1）巩固期治疗的目的：①防止已缓解的症状复燃或波动；②巩固疗效；③控制和预防精神分裂症后抑郁和强迫症状，预防自杀；④促进社会功能的恢复，为回归社会做准备；⑤预防常见药物不良反应的发生，如迟发性运动障碍、闭经、泌乳等，体重增加，糖脂代谢异常，心、肝、肾功能损害等。

（2）巩固期治疗的场所：急性期治疗大多需住院治疗，在精神症状得到有效控制之后，建议巩固期以社区和门诊治疗为主，有条件的地区可以开展日间康复治疗。门诊治疗的患者应保证每个月复诊一次，在医师的指导下及时解决康复过程中遇到的困难和问题，及时发现和处理药物的不良反应。

（3）巩固期治疗的药物剂量：原则上维持急性期的药物剂量。因药物不良反应直接影响患者服药的依从性和医患关系，或出现较为明显的、无法耐受的不良反应时，可以在不影响疗效的基础上适当调整剂量。

（4）巩固期治疗的疗程：至少持续6个月。患者因药物不良反应无法耐受或其他原因时，可以在不影响疗效的基础上适当缩短疗程。

3. 维持期治疗　在疾病相对缓解后进入维持期治疗，治疗目的是预防和延缓精神症状复发，以及改善患者的功能状态。

（1）维持期治疗的重要性：①维持期治疗能有效地降低复发率，有研究证实维持用药组比未维持用药组的复发率明显降低，大约是（16%~23%）：（53%~72%）；②维持用药组的复发症状比未维持用药组的症状轻；③症状复发会直接影响患者的工作和学习功能，减少复发有利于患者社会功能的维持。

（2）维持期治疗的剂量调整：维持期在疗效稳定的基础上可减量至原巩固剂量的1/3~1/2。减量宜慢，可每6个月减少原剂量的20%，直至最小有效剂量。若患者病情稳定，并且能够耐受药物的不良反应，建议抗精神病药每天单次给药维持治疗，提高对治疗的依从性。维持期若患者服药的依从性差，监护困难，或口服用药肠道吸收差时，建议使用长效制剂，长效制剂同时也可作为急性期治疗的药物选择。

（3）维持期治疗的疗程

1）首发患者：1989年的国际共识建议首发患者维持期为1~2年。

2）复发患者:《中国精神分裂症防治指南》(第二版)中规定维持期的长短根据患者的情况决定,一般不少于 5 年。

3）特殊患者:对有严重自杀企图、暴力行为和攻击行为病史的患者,维持期的疗程应适当延长。

(二)抗精神病药的分类

目前抗精神病药包括第一代和第二代抗精神病药,均主要用于治疗精神分裂症各种亚型和其他相关精神障碍。

1. 第一代抗精神病药

（1）概述:第一代抗精神病药指主要作用于中枢 D_2 受体的抗精神病药,包括如下几类。

1）吩噻嗪类:如氯丙嗪、硫利达嗪、奋乃静、氟奋乃静及其长效剂、三氟拉嗪等。

2）硫杂蒽类:如氯哌噻吨及其长效剂、氟哌噻吨及其长效剂、氯普噻吨等。

3）丁酰苯类:如氟哌啶醇及其长效剂、五氟利多。

4）苯甲酰胺类:如舒必利等。

在研制第二代抗精神病药过程中,大量以第一代抗精神病药作为标准对照药的双盲研究及临床应用经验均证明,第一代药物治疗精神分裂症阳性症状有效,但也提出了其用药的局限性。

（2）药理作用:第一代抗精神病药主要作用于脑内 D_2 受体,为 D_2 受体拮抗剂。其他药理作用包括对 α_1、α_2 肾上腺素能受体,毒蕈碱能 M_1 受体,组胺 H_1 受体具有阻断作用。临床上治疗幻觉、妄想、思维障碍、行为紊乱、兴奋、激越、紧张综合征有明显疗效。对阴性症状及伴发抑郁症状疗效不确切。

（3）安全性:第一代抗精神病药可引发多种不良反应,主要引起锥体外系不良反应(extrapyramidal side effect),包括急性肌张力障碍、帕金森综合征、静坐不能(发生率为 60% 左右)、迟发性运动障碍(发生率为 5% 左右),影响患者的社会功能及生活质量,继而影响患者治疗的依从性,从而导致疾病复发,带来不良的预后。

氯丙嗪的不良反应主要为过度镇静,中枢和外周的抗胆碱能样作用,明显的心血管反应(如直立性低血压、心动过速、心电图改变),致痉挛作用,对心、肝、肾、血液等器官系统的毒性作用。

氟哌啶醇的主要不良反应为引发锥体外系运动障碍,其发生率达 80%,迟发性运动障碍的发生率比其他抗精神病药高。该药对躯体器官作用较弱,虽无明显降低血压、加快心率的作用,但可引发心脏传导阻滞,有患者猝死的报告。

舒必利的主要不良反应为失眠、烦躁、催乳素水平增高相关障碍(如泌乳和闭经、性功能改变和体重增加)。EPS 在剂量大时也可出现。也可出现心电图改变,以及一过性谷丙转氨酶升高。

（4）局限性:①不改善认知功能,如药物不能改善执行功能、工作记忆、语言与视觉运动、精细运动功能,但是可改善注意力的某些指标。药物的抗胆碱能作用可能会使记忆受损恶化。②对核心的阴性症状作用微小。③约有 30% 患者的阳性症状不能有效缓解。④引发锥体外系不良反应比例高,常导致患者用药的依从性不佳。还可能引起其他严重的副作用。⑤药物对患者工作能力的改善作用较小。甚至由于过度镇静,而影响工作和生活质量。

2. 第二代抗精神病药

（1）概述:与第一代抗精神病药相比,第二代抗精神病药(second generation antipsychotics,SGAs)的药理特征是拮抗 5-羟色胺($5\text{-}HT_{2A}$)受体和多巴胺(D_2)受体。它们具有较高的 $5\text{-}HT_2$ 受体阻断作用,称为 5-羟色胺-多巴胺受体拮抗剂(serotonin-dopamine receptor antagonists,SDAs),对中脑边缘系统的作用比对黑质-纹状体系统的作用更具有选择性,包括氯氮平、利培酮、奥氮平和喹硫平等。第二代抗精神病药不但对阳性症状疗效较好,而且对阴性症状、认知症状和情感症状有效,同时引发 EPS 的概率较小,是精神分裂症治疗的临床一线推荐使用药物。

（2）分类:第二代抗精神病药按药理作用分为如下四类。

1）5-羟色胺-多巴胺受体拮抗剂:如利培酮(risperidone)、齐拉西酮(ziprasidone)、舍吲哚(sertindole)。

2）多效受体靶向药（multi-acting receptor targeted agents，MARTAs）：如氯氮平、奥氮平、喹硫平、佐替平（zotepine）。其中奥氮平和喹硫平相对较少引发锥体外系不良反应。

3）选择性多巴胺 D_2/D_3 受体拮抗剂：如氨磺必利（amisulpride，又称阿米舒必利）、瑞莫必利（remoxipride）。

4）多巴胺受体部分激动剂：如阿立哌唑（aripiprazole）。

利培酮及其活性代谢药物帕利哌酮长效针剂、阿立哌唑长效针剂以及国外的奥氮平长效针剂均被广泛应用于精神分裂症的维持治疗。

（3）安全性：各种第二代抗精神病药的药理机制不尽相同，对神经递质受体的作用也有差异，所以不良反应也各不相同。主要不良反应如下。

1）锥体外系不良反应：EPS 发生率较小，与剂量有关，较大治疗剂量出现 EPS 风险增高，主要见于利培酮、齐拉西酮、氨磺必利、阿立哌唑、奥氮平，而氯氮平和喹硫平 EPS 发生率较低。

2）血催乳素水平升高：引起月经失调或泌乳，主要见于利培酮和氨磺必利。

3）心电图 QTc 间期延长：主要见于齐拉西酮、舍吲哚和氨磺必利。QTc 间期延长可能是发生尖端扭转型室性心动过速（TdP）的警告，临床一般将 QTc 间期>500ms，或比基础值增加>60ms，视为有引起 TdP 的危险，以及发展为心源性猝死的可能。

4）体重增加：以氯氮平和奥氮平最明显，利培酮和喹硫平居中，齐拉西酮和阿立哌唑较少引起体重增加。体重增加与食欲增加和活动减少有关，体重增加容易并发糖尿病、高脂血症、高血压等。对体重增加明显者应该进行生活方式干预，也可以考虑使用口服降糖药二甲双胍。

（三）抗精神病药的不良反应及其处理

1. 锥体外系不良反应 与药物阻断黑质-纹状体通路 DA 受体有关，主要表现为帕金森综合征、急性肌张力增高、震颤、静坐不能、迟发性运动障碍。第一代抗精神病药，特别是高效价类药物发生比例高，通常使用抗胆碱能药物对症处理，但对迟发性运动障碍不能使用抗胆碱能药物，可使用氘丁苯那嗪（靶向囊泡单胺转运体 2 的小分子口服抑制剂），或换用第二代抗精神病药，如氯氮平或喹硫平。

2. 过度镇静 常见表现为困倦、乏力、头晕，与药物对组胺 H_1 受体的阻断作用有关，第一代抗精神病药中以低效价类多见（舒必利除外），第二代抗精神病药中氯氮平、奥氮平比较明显。多于用药初期发生，宜缓慢加量，可睡前用药，避免有危险的操作活动。

3. 心血管方面不良反应 常见直立性低血压和心动过速，也可发生心动过缓和心电图改变如 ST-T 改变及 QT 间期延长，与药物对 α 肾上腺素能受体的阻滞作用有关，低效价第一代抗精神病药和氯氮平较为多见。多发生于用药初期，可减缓加量速度或适当减量，低血压的患者应卧床观察，心动过速可给予 β 受体拮抗剂对症处理。心电图 QTc 间期延长主要见于齐拉西酮、氨磺必利和舍吲哚。

4. 内分泌改变 第一代抗精神病药可通过抑制下丘脑漏斗结节 DA 受体导致催乳素分泌增高，表现为闭经、泌乳和性功能改变。第二代抗精神病药中利培酮也比较常见。目前无肯定有效的治疗方法，减药后可能减轻，如不减轻可考虑换用无此类作用的第二代抗精神病药，如阿立哌唑、氯氮平或喹硫平。

5. 体重增加和糖脂代谢异常 长期使用抗精神病药可发生不同程度的体重增加，同时患者容易出现糖脂代谢异常，高脂血症、冠心病、高血压以及 2 型糖尿病的发生率增加。其中低效价第一代抗精神病药，以及第二代抗精神病药氯氮平、奥氮平发生率较高。应对服药治疗的患者监测血糖、血脂，建议注意饮食结构和增加运动。

近年来，第二代抗精神病药氯氮平、奥氮平等引起高血糖、2 型糖尿病及酮症酸中毒的报道引起了广泛的关注。Sernyak 等的大样本研究报道门诊治疗的精神分裂症患者使用第一代与第二代抗精神病药后 2 型糖尿病发生率为 18%，发病率随年龄增加而上升，在 60~69 岁年龄组高达 25%。引起血糖增高或糖尿病的机制与体重的增加和胰岛素抵抗有关。目前主要通过生活方式干预和药物干预治疗及预防肥胖和糖尿病。生活方式干预有运动疗法和饮食控制,能使患者摄食减少、活动增加,从而减轻患者的体重。口服降糖药二甲双胍能增加肌肉组织对葡萄糖的摄取,从而达到减轻体重和改善胰岛素抵抗的作用。其他可以减轻体重的药物有5-羟色胺选择性再摄取抑制剂(serotonin-selective reuptake inhibitors, SSRIs)类抗抑郁药氟西汀、氟伏沙明,H_2受体拮抗剂尼扎替丁(nizatidine),金刚烷胺等,但这些药物对干预抗精神病药所致体重增加的疗效还需严格的研究证实。

6. 胆碱能改变有关的不良反应　药物的抗胆碱能作用可导致口干、便秘、视力模糊、尿潴留等,第一代抗精神病药此类作用较强,如患者不能耐受则减药或换用此类作用轻微的药物。

7. 肝脏损害　抗精神病药引起一过性转氨酶增高较为常见,多可自行恢复,一般无自觉症状,轻者不必停药,合并护肝治疗;重者或出现黄疸者应立即停药,加强护肝治疗。

8. 癫痫发作　属较严重的不良反应,氯氮平较易诱发,其他低效价抗精神病药也可诱发。可减低药物剂量,如治疗剂量无法减到发作阈值以下,建议合并抗癫痫药物,或者换药。

9. 恶性综合征　属少见但严重的不良反应,主要表现为高热、肌紧张、意识障碍和自主神经系统功能紊乱(如出汗、心动过速、尿潴留)等。发生率为0.2%~0.5%,但病死率高达20%以上。发生机制尚不清楚,可能与药物引起DA功能下降有关。药物剂量过高、频繁换药、多种药物合并使用可能与此有关。一旦发生应立即停用所有抗精神病药,补充液体,纠正酸碱平衡和电解质紊乱,物理降温,预防感染。可以试用DA激动剂,也有报道电抽搐治疗有效。

10. 粒细胞缺乏症　属严重不良反应。氯氮平引起较为多见,发生率为1%~2%,是其他抗精神病药的10倍,严重者甚至可发生死亡。使用氯氮平的患者在最初3个月内应每周检查白细胞计数,以后也应注意检测。一旦发现白细胞计数低于4.0×10^9/L,应立即减量或停药,必要时给予升白细胞药物等。严重的粒细胞缺乏症应给予隔离和抗感染治疗。服用氯氮平而发生粒细胞缺乏症的患者不应再接受氯氮平治疗。卡马西平可增加氯氮平引起粒细胞缺乏症的危险性,应注意避免以上两种药物合用。

三、心理治疗

(一)一般性集体与个别心理干预

针对患者在康复中出现的问题进行干预,前3个月每个月1次,每次30~60分钟。以后每3个月进行1次。心理治疗的内容包括让患者学会如何正确对待精神疾病。可通过集体心理治疗从医务人员和其他患者那里了解坚持服药的重要性、学会药物自我处置方式从而提高服药的依从性,以及了解复发的征兆及自我应对方法、如何调节自我情绪、如何预防疾病复发、如何应对心理冲突和如何进行心理自救等。

(二)认知行为治疗

认知行为治疗(cognitive behavioral therapy, CBT)的主要目标是针对残留症状,减轻幻觉与妄想症状及这些症状对患者产生的困扰。精神分裂症的认知行为治疗主要步骤如下:①建立并维持良好的治疗关系,形成治疗联盟,以及对患者进行评估;②针对导致症状持续存在的因素,发展应对策略;③应用"应激易感模式"帮助患者理解疾病及其症状;④帮助患者应对幻听和妄想等症状,减轻这些症状带来的应激与困扰;⑤识别患者的自动思维,处理患者的情感症状与对自我的负性评价;⑥发展应对症状恶化的策略,降低复发危险性,改善患者社会功能。

认知行为治疗分为个体治疗与小组治疗两种形式,以个体认知行为治疗为主,小组认知行为治疗需要有经验的治疗师才能完成。精神分裂症的认知行为治疗有时间限定,通常患者需要的治疗时间为:每次15~45分钟,每周1次或每2周1次,共15~20小时。难治性患者则需要更长的时间。

(三)家庭治疗

在我国,绝大多数精神分裂患者与家庭成员生活在一起,家庭关系是否和睦以及家庭支持的程度是影响精神分裂症复发和转归的重要因素。家庭干预的治疗重点是改变家庭成员的人际关系,治疗的过程是发现与个体心理障碍有关的家庭内部因素。"高情感表达"（对患者过分指责或过分宽容）和缺乏关爱的家庭，患者的预后差，易复发。通过家庭干预治疗，可改变患者原来不适应的家庭关系，有利于患者拥有良好的家庭氛围。目前常用的家庭干预模式有危机取向家庭干预、行为模式的家庭治疗、降低情感表达的治疗。有效的家庭干预至少需要 6 个月，长期的家庭干预（大于 9 个月）可显示出持久的疗效，持续 2 年或更长。

(四) 社会技能训练

精神分裂症患者，特别是有大量阴性症状的患者，常常存在社会功能、工作能力等方面的障碍。社会技能训练（social skill training）主要应用学习的理论，纠正患者在日常生活、就业、社交等方面的问题，使他们提高或重获社会技能。

社会技能训练包括基本模式和社会问题解决模式。基本模式也称运动技能模式，是指把复杂的社会问题分解为几个简单的部分，治疗师反复讲解、演练以及患者进行角色扮演。多项研究证实基本模式对改善特殊社会技能有效，疗效可以持续 12 个月。社会问题解决模式包括几方面问题的解决，如药物管理、症状处理、娱乐、基本交流、自我照料等。

(五) 职业康复训练

由于社会歧视和功能损害等原因，精神分裂症的竞争性就业率低于 20%。近 10 余年来，精神卫生工作者与公共卫生决策者通过开设庇护工场和组织就业前培训项目帮助精神分裂症患者发展他们需要的职业技能。这些技能包括学习一些与工作相关的正式或非正式制度以及完成特殊任务的技能，其目标是增加患者竞争性就业的机会。研究发现传统的职业康复（vocational rehabilitation）模式（训练与安置模式）可以促进患者适应庇护工场的工作，也有学者发展了安置与训练模式，尽最大可能支持患者竞争性就业。支持性就业训练对患者增强自信、改善生活质量与预防复发可能有效。

(六) 认知康复治疗

认知功能障碍是精神分裂症的核心症状，常见的是记忆、注意、问题解决与执行功能障碍。认知功能的改善可以带来生活质量的改善，也可以提高其他心理社会干预效果，改善功能结局。

认知康复技术可采用个体或小组形式。精神分裂症的认知康复治疗（cognitive remediation）有几种不同的治疗模式，如：①认知增强治疗（cognitive enhancement treatment，CET），包括以记忆、注意及问题解决为重点的能力训练和小组形式的社会认知训练两种；②神经认知增强治疗（neurocognitive enhancement treatment，NET），与 CET 相似，还包括工作能力康复；③个体执行功能训练（individual executive function training），包括认知适应性、工作记忆及计划三方面的训练；④其他认知康复技术。目前研究证实认知康复治疗可以改善精神分裂症患者的认知功能。

(七) 主动性社区治疗

主动性社区治疗（assertive community treatment）是由精神科医师、护士、社会工作者和职业治疗师等组成多学科的团队，提供治疗、康复和支持性活动。与一般的精神卫生服务相比，主动性社区治疗有几个特点：治疗在社区进行，强调团队服务，提供全面整体服务。主动性社区治疗中每位治疗者通常负责 12 名患者，而在一般的个案管理中每位治疗者负责的患者多达 30 名。基于 25 项有关主动性社区治疗的随机对照研究显示，与一般社区服务相比，主动性社区治疗可降低患者的住院次数与住院时间，增加居住稳定性，改善精神症状与生活质量。

(八) 多元化干预

多元化干预（multi-element intervention）是为（首发）精神分裂症患者提供专业化、住院或门诊综合干预服务，重点在于症状的控制与功能恢复。较著名的有澳大利亚早期精神障碍预防与干预中心（Early Psychosis Prevention and Intervention Centre）倡导的综合干预模式。改善症状、降低复发率、增强社会功能、促进精神分裂症患者回归社会是心理社会干预的主要目标，但单一的心理社会干预治疗往往不能达到这些目标。当前，对精神分裂症患者倾向于实施多元化的综合干预，这将是今后一段时间有关精神分裂症研究的重点。

四、物理治疗

（一）电抽搐治疗

电抽搐治疗（electroconvulsive therapy，ECT）于 1938 年发明，因其操作简便、疗效确切而被广泛应用于临床。ECT 适应证包括：严重抑郁，有强烈自伤、自杀行为，明显自责自罪；极度兴奋躁动、冲动伤人；拒食、违拗和紧张性木僵；精神类药物治疗无效或对药物治疗不能耐受。20 世纪 60 年代引入短暂麻醉和肌肉松弛剂的改良电抽搐治疗（modified ECT，MECT），使治疗过程更加安全、易于接受。

虽然 MECT 安全性较高、并发症少，但仍有一些疾病需谨慎使用。绝对禁忌证包括脑器质性疾病、心血管疾病、骨关节疾病、出血性疾病、未破裂的动脉瘤畸形、急性全身性感染以及严重肝肾疾病和呼吸系统疾病等。相对禁忌证或增加风险的情况包括颅内占位性病变、新近颅内出血、不稳定的心脏病、视网膜脱离风险、嗜铬细胞瘤以及可能导致麻醉意外的状况。临床应用时需严格评估患者病情，确保安全有效地实施 MECT。

（二）经颅磁刺激治疗

经颅磁刺激（transcranial magnetic stimulation，TMS）由 Barker 等人发明，是通过头皮刺激大脑皮质运动区、脊髓神经根或周围神经，并在相应的肌肉上记录复合肌肉动作电位的一种皮质刺激法。该技术因功能独特且具有无痛、无创、操作简便和安全可靠等优点，很快被应用于临床。

重复经颅磁刺激（repetitive TMS，rTMS）是在 TMS 基础上发展起来的新的神经电生理技术，它将磁刺激器的刺激频率由原来的 0.3~1.0Hz 提高到 100.0Hz，可通过不同频率刺激对皮质产生兴奋或抑制作用，开辟了临床应用的新领域。在临床上，rTMS 能影响认知功能、言语功能和情绪等，也被用于精神分裂症的治疗，研究发现低频 rTMS（通常是 1.0Hz）可改善精神分裂症患者的认知功能、阴性症状和幻听。

第六节　精神分裂症预后与康复

由于不同研究所选用的诊断与预后标准不同，故研究之间的可比性较差。结合已有资料可得出以下结论：①精神分裂症患者的病程特征具有很大的异质性；②将近半数患者在平均 6 年的随访期间会有明显的改善；③疾病的前 5 年病程变化最大，然后进入一个相对的平台期；④精神分裂症患者的总体预后差于分裂情感障碍和心境障碍；⑤病程和结局的差异与所选用的诊断标准有关；⑥精神分裂症的长期结局难以预测。

多数研究认为，女性，已婚，初发年龄较大，急性或亚急性起病，病前性格开朗、人际关系好、职业功能水平高，以阳性症状为主症，症状表现中情感症状成分较多，家庭社会支持多，家庭情感表达适度，治疗及时、系统，维持服药依从性好等指标常是提示结局良好的因素。反之，则为结局不良的指征。

第七节　其他原发性精神病性障碍

其他精神病性障碍（other psychotic disorders）是指除精神分裂症以外，以精神病性症状为主要临床特征的一组精神障碍。这些精神障碍虽具有精神分裂症的某些临床特征，并可能在遗传上有某种关联，但相互之间在临床表现、病程和转归上并不存在直接的联系。其他精神病性障碍包括持久妄想性障碍、急性短暂性精神病性障碍、分裂情感障碍及其他原发性精神病性障碍。这些精神病性障碍病因不明，疾病诊断分类体系不同，其命名和诊断标准也略有不同，因此给临床以及科学研究带来了一定的影响。其他精神病性障碍的诊断主要依据临床表现。对其他精神病性障碍的治疗主要为参照精神分裂症或双相障碍等临床表现类似的精神障碍进行对症治疗。药物治疗主要以抗精神病药治疗为主,部分需加用抗抑郁药或心境稳定剂,心理行为治疗对某些类型的患者亦有效。

一、妄想性障碍

　　妄想性障碍(delusional disorder)又称为偏执性精神障碍(paranoid disorder),是一组以长期持续性妄想(或伴有与妄想内容相关的一过性幻觉)为唯一或最突出的临床特征的精神障碍。持久妄想性障碍的妄想内容常为被害、夸大、嫉妒、疑病等。妄想的内容及出现的时间与患者的生活处境密切相关,具有逻辑性、系统性的特点。患者人格保持完整,除了与妄想或妄想系统直接相关的行为和态度,情感、言语和行为均正常。起病隐袭,病程演进缓慢,甚至可持续终身。持久妄想性障碍不能归类于器质性障碍、精神分裂症、心境(情感)障碍等疾病中。

(一)病因与发病机制

　　确切病因不明。家族流行病学调查(Kendler 等,1981)显示,持久妄想性障碍患者家族成员的精神分裂症患病率(0.6%)低于精神分裂症患者家族成员(3.8%)。而持久妄想性障碍患者一级亲属的偏执型人格障碍患病率(4.8%)高于内科疾病以及精神分裂症患者的一级亲属,但其精神分裂症、分裂样人格障碍、情感障碍患病率并无增加(Kendler 等,1985)。基因连锁分析(Debnath M 等,2006)研究发现,HLA-A*03 基因与妄想性障碍和偏执型精神分裂症存在明显关联。生化研究(Morimoto 等,2002)提示,持久妄想性障碍与多巴胺能活动亢进有关。认知和实验心理学认为,持久妄想性障碍患者倾向于选择性地提取现实中可获得的信息,在信息不充分的前提下得出结论,并且难以设身处地地理解别人的意图和动机(Fennig 等,2005)。从精神动力学的观点看,偏执被认为是对可能威胁到患者自尊或自我的应激或挫折的一种保护性防御反应。

(二)临床表现

　　此病表现形式多样。以被害妄想为表现者坚信被人用一种或一些恶意的方式陷害,包括躯体、名誉和权利方面的受害。患者搜集证据、罗列事实或反复诉讼(诉讼狂),不屈不挠。以夸大妄想为表现者夸大自身价值、权力、知识、身份和地位,或坚信与神仙或名人有某些特殊关系等。以嫉妒妄想为表现者又称奥赛罗综合征(Othello 综合征),主要怀疑配偶不贞,故常对配偶采取跟踪、检查、限制外出等方式而防止配偶出现"外遇"。以钟情妄想为表现者又称克雷宏波综合征(Clerambault syndrome),女性多见,表现为坚信某异性对自己钟情。此外,疑病妄想表现为患者坚信自己患有某种严重疾病或存在某种严重身体缺陷,因而反复求医、检查,客观事实无法纠正其信念。躯体变形障碍表现为对外貌某一处或多处细微缺陷的过度关注,患者认为这些缺陷严重影响自身形象,即使实际上这些"缺陷"在他人看来微乎其微或根本不存在。

　　概括起来,此类患者的临床表现均有以下共同特点:①妄想形式各异但比较固定,内容不显荒谬离奇,是现实生活中有可能发生的事情;②妄想的发展符合逻辑,可有一定的现实基础,结构比较系统严密;③患者的情感、态度和行为与妄想系统相一致,在不涉及妄想内容的情况下,其他方面的精神功能基本正常;④典型病例缺乏其他精神病理改变,如没有清晰、持久的听幻觉和精神分裂症的其他特征性症状,也无脑器质性疾病、物质滥用等的证据;⑤病程演进较慢,妄想往往持久甚至持续终身,但一般不会出现人格衰退和智能缺损,并有一定的工作生活能力。

(三)诊断与鉴别诊断

　　1. 诊断要点　首先需要通过与患者、家人和知情人沟通来澄清妄想是否存在。诊断要点:①存在一个(或多个)妄想,妄想是最突出的或唯一的临床特征,妄想持续存在至少 3 个月(DSM-5 要求至少 1 个月)。②除了受妄想本身或其结果的影响,患者的功能没有明显损害,没有明显的离奇或古怪行为。③从不符合精神分裂症、心境障碍的诊断标准;妄想不是躯体疾病或某种物质的生理效应所致;也不能用另一种精神障碍来更好地解释。

　　DSM-5 妄想性障碍诊断标准如下。

　　A. 存在一个(或多个)妄想,时间持续 1 个月或更长。

B. 从不符合精神分裂症的诊断标准 A。需要注意的是,如果存在幻觉,则不突出,并且与妄想的主题相关,例如与昆虫大批出没的妄想有关的被昆虫寄生的感觉。

C. 除了受妄想或其结果的影响,功能没有明显损害,没有明显的离奇或古怪行为。

D. 如果出现躁狂或重性抑郁发作,则这些发作对于妄想的病程而言是短暂的。

E. 这种障碍不能归因于某种物质的生理效应或其他躯体疾病,且不能用其他精神障碍来更好地解释,如躯体变形障碍或强迫症。

DSM-5 将妄想性障碍分为 7 种亚型:①钟情型:相信他人对自己怀有爱慕之情;②夸大型:自认为具备未被认可的伟大才能或有重要发现;③嫉妒型:坚信配偶或爱人不忠;④被害型:认为自己被阴谋迫害或妨碍;⑤躯体型:纠结于身体功能或感觉的异常;⑥混合型:多个妄想主题并存且无单一主导;⑦未特定型:无法清楚划分的妄想主题。

2. 鉴别诊断

(1)躯体疾病:很多躯体疾病及代谢中毒状态可以出现妄想,复杂性的妄想更多见于皮质下(如边缘系统和基底节)功能受损的患者。半数以上亨廷顿病和特发性基底节钙化的患者在其病程中会出现妄想;右侧脑梗死的患者妄想症状常见并伴有病感失认(anosognosia)和双重性记忆错误(reduplicative paramnesia),如患者相信自己同一时刻处在不同的地方。卡普格拉综合征(Capgras 综合征)可见于多种中枢神经性疾病、维生素 B_{12} 缺乏、肝性脑病、糖尿病及甲状腺功能减退等。寄生虫妄想、变兽妄想、离体自窥症(heautoscopy)及钟情妄想(erotomania)也可见于癫痫、中枢神经损伤及代谢中毒性疾病。因此,在诊断确立前,有必要进行相应的躯体、神经系统检查及必要的辅助检查来排除上述可能的原因。

(2)谵妄、痴呆及物质相关障碍:谵妄和痴呆患者也可出现妄想。谵妄患者有波动性的意识水平障碍及认知功能受损可鉴别。痴呆患者同样可以通过神经心理测验来鉴别。妄想性障碍患者可伴有酒精依赖,但酒精依赖所致的精神障碍常伴有幻觉。兴奋剂、大麻及其他物质或药物也可导致妄想症状,但多数这类患者的妄想症状在停止物质使用后会较快消失。

(3)其他:妄想性障碍还需要与精神分裂症、心境障碍、躯体形式障碍及偏执型人格障碍鉴别。妄想性障碍除妄想不怪异外,还缺乏精神分裂症的其他特征性症状且社会功能也相对完好。躯体妄想患者需要与抑郁障碍及躯体形式障碍鉴别。躯体型妄想性障碍的患者缺乏抑郁障碍的其他体征及广泛性的抑郁情绪。躯体形式障碍患者对躯体疾病的坚信程度不如妄想性障碍,对他们的躯体障碍持将信将疑的态度,而妄想性障碍则坚信躯体疾病是存在的。极度偏执的偏执型人格障碍有时难以与妄想鉴别。

(四)治疗与预后

因大多患者缺乏自知力而不愿求医,即使住院也难以建立良好的医患关系,治疗依从性差。一般来讲,对有敌意、攻击、自杀隐患的患者有必要进行适当的监管和强制性住院治疗。抗精神病药可改善妄想性障碍的症状并防止恶化或复发,尤其对由于妄想伴发的激越症状有效。伴有焦虑和抑郁的患者可予抗焦虑和/或抗抑郁药。对于躯体型妄想性障碍者,也可试用抗抑郁药。对服药依从性差的患者,可选择长效抗精神病药制剂。抗精神病药的剂量和疗程可参照精神分裂症的治疗常规。

心理干预有助于良好医患关系的建立,提高治疗的依从性,使患者对疾病性质和治疗方法有所了解。由于这类患者大多敏感多疑,故推荐个别心理治疗。心理干预常配合药物治疗进行。在治疗过程中,治疗者要以共情的态度来对待患者,治疗方式应围绕患者对于妄想信念产生的主观痛苦来进行,这样才有可能取得患者的配合。治疗者不要支持、反对或质疑患者的妄想信念,也不要试图让患者马上改变他的想法。常用的有支持性心理治疗、认知治疗和社交技能训练。也可以给患者和家属进行疾病和治疗方面的家庭干预,包括健康教育,建立医患联盟,可以教育患者的家属和照料者不要就妄想观念的内容与患者辩驳,鼓励家庭以稳定患者情绪、配合治疗为主要目标。

此病病程多呈持续性,有的可终身不愈。部分患者老年后由于体力与精力日趋衰退,症状可有所缓解。少数患者经治疗后可有较好的缓解。

二、急性短暂性精神病性障碍

急性短暂性精神病性障碍（acute and transient psychotic disorder）是一类急性发作、病程短暂的精神病性综合征。其特点是：既往精神状况正常的个体在没有任何前驱期症状的情况下急性起病，在2周内达到疾病的顶峰状态，并通常伴有社会和职业功能的急剧恶化。症状包括妄想、幻觉、思维形式和结构障碍、困惑或意识模糊及情感与心境障碍。也可出现紧张症性精神运动性障碍。症状的性质与强度通常在每天之间甚至1天之内都有快速明显的变化。病程不超过3个月，大多持续数天到1个月（DSM-5对病程的要求是1天到1个月）。缓解完全，个体能恢复到病前功能水平。此类患者以往被分类为反应性、癔症性、应激性及心因性精神病。

（一）病因与发病机制

病因尚不明确。家族研究发现，急性短暂性精神病性障碍患者一级亲属中急性短暂性精神病性障碍的发生率是精神分裂症患者一级亲属的3倍，而精神分裂症的发生率仅是后者的1/4。情感障碍在急性短暂性精神病性障碍和精神分裂症先证者一级亲属中的发生率相似。据此，有学者认为，急性短暂性精神病性障碍、情感障碍和精神分裂症是处在由症状维度和病程维度构成的连续谱系上的不同的点。在症状维度上，按不伴有精神病性症状的情感障碍、伴有精神病性症状的情感障碍、急性短暂性精神病性障碍、分裂情感障碍、精神分裂症依次构成一个连续谱。在病程维度上，按慢性恶化、复发后在不同程度上康复、单次发作后完全康复依次构成一个连续谱。

除了与个体的遗传易感素质有关，环境因素是否导致个体患病、患哪一种精神障碍，取决于以下因素：①环境因素作用的时间：如发生在脑发育过程的早期，则倾向于患精神分裂症；如发生在成年期，则倾向于患急性短暂性精神病性障碍。②环境因素对大脑损伤的程度：急性短暂性精神病性障碍患者大脑损伤程度往往较轻。流行病学调查发现，其发病与以下因素有关：女性、社会经济地位低下、居住在农村、应激、分娩后3个月内、不明原因的非特定的短期发热及夏季等。其他因素如病毒感染、自身免疫应答失调、大脑损伤、营养不良等也可能参与急性短暂性精神病性障碍的发病过程。值得注意的是，精神分裂症患者的这些因素多发生于成长发育期，但急性短暂性精神病性障碍患者多发生于成年期。

（二）临床表现

患者通常在2周内或更短时间内出现急性的精神病状态，症状多变，每天之间甚至1天之内都有明显变化。表现为片段的妄想或幻觉，妄想和幻觉形式多种多样。患者亦可表现为言语和行为紊乱。情绪可表现为淡漠、迷惑恍惚、焦虑激越等。观察发现，急性短暂性精神病性障碍患者在发病早期较最后变成慢性精神疾病患者的发病早期会更常出现心境不稳定、意识模糊和注意障碍。特征性的症状包括情绪的反复无常、行为紊乱或怪异行为、缄默不语或尖叫以及近事记忆受损。有些症状提示有谵妄的可能，需进行仔细的医学检查，尤其要排除药物不良反应所致的可能性。

部分患者在疾病发作前有应激源。最明确的应激源是指在类似环境下对该文化处境中的大多数人构成应激反应的事件，如亲人亡故；非预期性地失去工作或婚姻；战争、恐怖主义和严刑所致的心理创伤等。

病程一般为几天到1个月，少数患者可达3个月。

（三）诊断与鉴别诊断

1. 诊断　当急性起病的精神病性症状持续时间不超过3个月（DSM-5要求不超过1个月），且精神病性症状不能用精神分裂症、心境障碍、分裂情感障碍、妄想性障碍及物质使用或躯体疾病等所致精神障碍来更好地解释时，可诊断急性短暂性精神病性障碍。DSM-5中急性短暂性精神病性障碍有3种亚型：①有应激源；②没有应激源；③产后发作。临床医师不能单纯依靠患者提供的病史材料来判断，要从其他知情者处获得有关前驱期症状、既往精神疾病史、最近有无精神活性物质或某些药物

NOTES

的使用以及发病前有无促发因素等信息来综合判断。

DSM-5 诊断标准如下。

A. 存在 1 项 (或更多) 下列症状, 至少其中 1 项必须是①、②或③:①妄想;②幻觉;③言语紊乱, 如频繁地离题或不连贯;④明显紊乱的行为或紧张症行为。需要注意的是, 不包括文化认可的反应性症状。

B. 这种障碍的发作持续至少 1 天, 但不超过 1 个月, 最终能完全恢复到发病前的功能水平。

C. 这种障碍不能用抑郁障碍、双相障碍伴精神病性特征, 或其他精神病性障碍如精神分裂症、紧张症来更好地解释, 也不能归因于某种物质 (如滥用的毒品、药物) 的生理效应或其他躯体疾病。

2. 鉴别诊断　即使有明确的心理社会诱因, 短暂的精神病发作也不一定就是急性短暂性精神病性障碍, 因为应激源可能与精神疾病的发作只是巧合。如果精神病性症状持续时间超过 3 个月, 则有必要考虑是否为精神分裂症、分裂情感障碍、伴有精神病性症状的心境障碍及妄想性障碍等。如果精神病性症状是在明显的应激源后发生且持续时间不足 3 个月 (通常为数天到 1 个月), 缓解彻底, 功能恢复到病前水平, 则强烈提示该病的诊断。

其他需要考虑的鉴别诊断包括伴有明显的心理症状和体征的做作性障碍、诈病以及躯体疾病和物质使用所致的精神障碍。做作性障碍的症状是故意产生的;诈病是为了某种特殊目的而装精神病 (如为了获得住院机会);与躯体疾病及物质使用有关的精神障碍, 通过医学和药学检查可以明确病因, 如果患者承认使用了非法类物质, 医师需要评估是物质导致的中毒还是戒断症状。此外, 还需与分离性身份障碍以及与边缘型和分裂型人格障碍有关的精神病性发作相鉴别。

(四) 治疗与预后

短期住院有利于评估和保护患者。评估包括监测患者症状的变化以及有无潜在危险。安静和结构化的病房环境有利于患者重新获得真实感。在住院前或等待药物起效的过程中, 有时需对患者进行必要的隔离、保护及看护。

药物对症治疗常选用抗精神病药和苯二氮䓬类药物 (benzodiazepines, BZDs)。兴奋激越者可选用氟哌啶醇、齐拉西酮肌内注射, 也可选择奥氮平、喹硫平等镇静作用较强的药物口服。BZDs 常用于此类疾病的短期治疗, 尽管 BZDs 对精神病性症状的长期治疗受限或无益, 但短期使用有效且不良反应较抗精神病药明显少而轻。有些患者在精神病性症状缓解后的前 2~3 周使用抗焦虑药常常有用。总体上, 此类患者一般不需要长期的药物治疗, 如果患者需要药物维持治疗, 则需要考虑诊断的正确性。

尽管住院和药物治疗大多能改善患者的短期状况, 但治疗的难处在于如何消除疾病对患者及其亲属可能导致的心理创伤。心理治疗有利于对患者及其家属解释应激源与精神疾病发作之间的关系, 探索和发展新的应对策略。治疗要素包括帮助患者重新获得自尊和自信。在强化患者自我结构的同时, 使用能促进问题解决技能的个体心理治疗有效, 家庭成员如能参与则效果会更好。

据 ICD-11 的定义, 急性短暂性精神病性障碍的病程不应超过 3 个月, 但该病的出现提示患者具有精神疾病的易感性素质。国外有随访研究发现, 首诊患者约半数其后发展为精神分裂症、心境障碍等疾病, 但整体预后较好。少数患者在精神病性症状消失后会出现抑郁症状。无论是在精神病性症状的发作期还是发作后的抑郁期, 都要防止患者自杀。

提示预后良好的因素包括:病前适应能力良好、病前没有分裂特质、有严重的促发因素、起病急、情感症状明显、发作期有意识模糊和困惑、没有情感迟钝、症状持续时间短、无精神分裂症家族史。

三、分裂情感障碍

分裂情感障碍 (schizoaffective disorder) 是指精神分裂症症状和情感症状同时存在又同样突出, 常有反复发作的精神疾病。精神分裂症症状为幻觉、妄想及思维障碍等精神病性症状, 情感症状为躁狂发作或抑郁发作症状。分裂情感障碍的患病率约为精神分裂症的 1/3, 终生患病率约为 0.3%, 患病率女性多于男性,主要由于女性中抑郁亚型的发病率较高。

(一) 病因与发病机制

病因尚不明确。既往的病因学研究涉及家系调查、生物学标记、短期治疗反应与长期预后等方面,但这些研究设计的前提均认为分裂情感障碍是一组同质性疾病。而近来的研究提示,分裂情感障碍的躁狂型和抑郁型之间、分裂情感障碍与精神分裂症之间在病因学上既有重叠也有差异。在精神分裂症个体的一级亲属中,分裂情感障碍的风险增加。一级亲属有精神分裂症、双相障碍或分裂情感障碍的个体,分裂情感障碍的风险增加。有研究提示,精神分裂症和心境障碍具有遗传学上的相关性,如位于染色体 1q42 的 DISC1 基因与分裂情感障碍、精神分裂症及心境障碍都有关。总体上,分裂情感障碍的预后好于精神分裂症而差于心境障碍;同样,与精神分裂症相比,分裂情感障碍患者较少出现恶化性病程,且对锂盐的治疗反应更好。

(二) 临床表现

作为一种发作性障碍,情感症状与精神分裂症症状在疾病的同一次发作中都很明显,难分主次。ICD-11 中强调这两类症状同时或几乎同时(几天内)发生,而 DSM-5 则进一步要求患者在无情感症状的阶段至少持续 2 周出现幻觉或妄想等精神病性症状。患者有显著的精神分裂症症状(例如妄想、幻觉、思维形式障碍、被影响体验、被动体验、被控制体验),同时伴有典型的心境发作症状,如抑郁发作(抑郁心境、兴趣缺乏、精力减退等)、躁狂发作(心境高涨、言语增多、躯体和思维活动速度增快等)或混合发作。

分裂情感障碍反复发作的患者,尤其是具有典型躁狂发作而非抑郁发作者,通常急性起病,症状鲜明,虽然常伴有广泛的行为紊乱,但一般在数周内即可完全缓解,仅极少数发展为慢性残余症状状态。

(三) 诊断与鉴别诊断

1. ICD-11 诊断要点

（1）核心（必要）特征

1）符合精神分裂症全部诊断要求的同时存在情感症状,情感症状满足以下心境发作之一的诊断要求:中度或重度的抑郁发作、躁狂发作或混合发作。需要注意的是,在构建分裂情感障碍的诊断时,抑郁发作的症状必须包括情绪低落,不能仅依据兴趣减退或愉悦感降低。

2）精神病性症状和情感症状同时发生或在相差数天内发生。

3）精神病性症状和情感症状共同存在至少 1 个月。

4）这些症状或行为不是其他医疗状况或疾病(如脑肿瘤)所致,也不是物质或药物(如皮质类固醇)作用于中枢神经系统的效应所致,包括戒断反应(如酒精戒断)。

（2）其他临床特征

1）分裂情感障碍可以急性起病,在数天内出现严重的异常表现;也可以隐匿性起病,体征和症状逐渐发展。

2）分裂情感障碍患者往往有心境发作史,曾被诊断为抑郁障碍或双相障碍。

3）前驱期通常在精神病性症状出现之前数周或数个月。这个阶段的典型特征通常包括:对工作或社交活动失去兴趣、忽视个人仪表或卫生习惯、睡眠周期颠倒以及出现轻微的精神病性症状,可伴有不同程度的焦虑和抑郁症状。

4）伴有缓解期的发作性病程是分裂情感障碍最为常见的疾病模式。

5）分裂情感障碍患者常常感到明显的痛苦,且在个人、家庭、社交、学业、职业或其他重要领域的功能有明显损害。然而,痛苦感和心理社会功能的损害并非诊断分裂情感障碍的必要条件。

2. 鉴别诊断

鉴别诊断需要考虑所有可能引起心境障碍和精神分裂症的情况。通过全面的病史材料、躯体检查和必要的辅助检查可以排除可能的器质性原因及物质(药物)使用等因素所致。脑影像学检查及脑电图有助于排除中枢神经系统疾病及癫痫。癫痫所致精神障碍的症状以偏执、幻觉及牵连观念为特征,控制好癫痫发作能减轻精神症状,这有别于分裂情感障碍。如果患者在疾病的不同发作中分别表现出精神分裂症及情感症状,例如精神分裂症后抑郁,不应诊断为分裂情感障碍。

(四) 治疗

分裂情感障碍作为一种慢性反复发作性的精神疾病,明确诊断、确定目标症状以及症状的严重程度、风险及功能损害是治疗前评估的重点。

分裂情感障碍急性发作期需要快速控制精神病性症状和情感症状,首选药物治疗。但由于其临床表现的复杂性,治疗的目标多是针对目标症状,包括精神病性症状、躁狂症状和抑郁症状。药物治疗会采用抗精神病药、心境稳定剂、抗抑郁药以及镇静催眠药的联合用药方案。药物治疗方案需要兼顾急性期的疗效和安全性以及长期维持治疗的安全性。

对于分裂情感障碍躁狂相来说,现有证据显示第二代抗精神病药(SGAs)单药治疗或联合心境稳定剂均有疗效。个体化治疗应考虑临床症状的严重程度,轻度患者可以采用第二代抗精神病药单药治疗起始,足量足疗程。若疗效不佳可以考虑换用另一种SGAs,或联合心境稳定剂治疗。严重的患者推荐以联合治疗作为初始治疗。心境稳定剂与抗精神病药联用时需要注意药物的相互作用,治疗期间应定期评估症状,监测血药浓度、甲状腺功能、肾功能及血常规等指标,适时调整治疗方案。

分裂情感障碍抑郁相可以采用SGAs单药治疗,或合并抗抑郁药或心境稳定剂。若足量足疗程SGAs单药治疗后,抑郁症状仍突出,则可以考虑合并治疗。合用SSRIs或TCAs会与抗精神病药产生药代动力学和药效动力学两方面的相互作用,临床应用时应注意药物剂量,严密监测药物不良反应。病情严重的患者,如自杀风险高、拒食危及生命、伴有紧张症特征、严重兴奋或难治性的患者可以首选电抽搐治疗,研究显示改良电抽搐治疗(MECT)对于此类患者的疗效有优势。

分裂情感障碍患者发病时缺乏自制力,容易伤人和自伤,自杀率较高。一旦疑似患有该疾病,应尽早去精神卫生机构进行专业诊断和及时治疗。指导患者及家属持续随访诊疗,巩固维持用药,以减少复发;注意保护患者安全,防止发生意外。

家庭治疗、社会技能训练及认知康复治疗有益。患者症状范围的巨大变化常使得家庭成员难以适应疾病的变化及患者的需求。因此,应向患者及家属解释疾病的性质、诊断和预后的不确定性,提高治疗依从性。

分裂情感障碍需要长期维持治疗,但由于治疗依从性不佳,维持期治疗期间应加强心理社会干预,包括健康教育、家庭干预等,有利于改善治疗的依从性和长期预后。有研究显示抗精神病药的长效针剂单药治疗或联合心境稳定剂对分裂情感障碍维持治疗有疗效,且安全性好。

四、其他原发性精神病性障碍

(一) 其他特定的精神分裂症谱系及其他精神病性障碍

此类别有典型精神分裂症谱系及其他精神病性障碍(如妄想、幻觉、紊乱的思维和言语以及紧张行为)的症状,造成痛苦和社会职业功能损害,但不符合其他任何特殊诊断。有时在诊断精神分裂症谱系障碍的症状充分产生之前,可使用该诊断。

DSM-5诊断系统中,"其他特定"针对以下情况:患者明确患有此类疾病,病史及症状信息较完备,但无法放入特定的诊断分类。DSM-5指出,在给出"其他特定"诊断时,临床工作者需要记录该诊断的特定理由,即经过评估后发现,患者具体处于何种临床状况,以至于不满足精神分裂症等诊断。DSM-5给出了一些能够归类为"其他特定"的示例:①持续性听幻觉:出现于缺少任何其他特征的情况下;②妄想伴显著的重叠性心境发作:在妄想症状相当显著的一段时间内,存在持续性妄想伴重叠的心境发作(如诊断标准规定,在妄想性障碍中只有短暂的心境障碍,则不符合此诊断);③轻微精神病综合征:存在精神病样症状,但低于完全的精神病性障碍的阈值(如症状不那么严重、更短暂,且自知力相对保留);④妄想性障碍个体的伴侣的妄想症状:在关系的背景下,起主导作用的伴侣的妄想素材成为另一方妄想的内容。

(二)未特定的精神分裂症谱系及其他精神病性障碍

DSM-5 诊断系统中,未特定的精神分裂症谱系及其他精神病性障碍适用于那些临床表现为具备精神分裂症谱系及其他精神病性障碍的典型症状,且引起有临床意义的痛苦,或导致社交、职业或其他重要功能方面的损害,但不符合精神分裂症谱系及其他精神病性障碍任一种疾病的诊断标准的情况。可在下列情况下做出未特定的精神分裂症谱系及其他精神病性障碍诊断:临床工作者选择不标注未能符合任一种特定的精神分裂症谱系及其他精神病性障碍的诊断标准的理由,或因没有充足的信息而无法做出更特定的诊断(例如,在急诊室的环境下)。"未特定"主要针对以下情况:患者明确患有此类疾病,但目前信息不充分,导致临床相模糊,尚达不到诊断"其他特定"的水平。这也与等级诊断的思想一致。另外,在某些保险体系中,"未特定"的精神障碍在理赔时可能会需要更为严格的审查。

精神科领域内,以下 4 种情况可以考虑使用"未特定":①患者符合某类疾病的一般特征(如精神病性症状)但并不满足所有标准,或当前症状被认为不具有临床意义;②患者存在突出的影响社会及职业功能的行为,但这些行为被认为并非该类疾病的常见表现;③尚不确定精神症状的病因,在怀疑精神症状与躯体状况相关时,这一点尤其重要;④现有信息尚不足以支持特定诊断,但临床表现符合这一大类疾病的标准。

(李 涛)

思考题

1. 精神分裂症的病因有哪些?
2. 精神分裂症的主要临床表现有哪些?
3. 精神分裂症的鉴别诊断有哪些?
4. 对确诊的精神分裂症患者,如何制定合理的治疗计划?

第十三章
双相及相关障碍

- 情感不稳定是双相障碍的核心临床特征。
- 双相障碍病程多形演变,呈现出发作性、循环往复性、混合迁延性、潮起潮落式等反复、交替、不规则的发作形式。
- 双相障碍抑郁发作通常表现为疲劳、动力缺乏、兴趣下降,伴易激惹、愤怒情绪等。
- 双相障碍应全病程治疗。以心境稳定为治疗目标,而非对症治疗。以心境稳定剂或具有心境稳定作用的第二代抗精神病药作为基石治疗,抗抑郁药需要在心境稳定剂的基础上谨慎使用,不能单独使用。

双相障碍(bipolar disorder,BD)是一类既有躁狂发作或轻躁狂发作,又有抑郁发作,甚或抑郁躁狂混合发作的常见精神障碍。躁狂发作时,表现为情感高涨、思维活跃、言语活动增多、精力充沛;抑郁发作时,则见情绪低落、兴趣或愉快感丧失、疲乏无力等症状。双相障碍临床表现复杂,情感不稳定是其核心临床特征,虽然以躁狂与抑郁为主要临床表现,但常伴有强迫、焦虑症状和物质滥用,也可出现幻觉、妄想或紧张症等精神病性症状。病程多形演变,发作性、循环往复性、混合迁延性、潮起潮落式等不一而足,呈现出反复、交替、不规则等发作形式。间歇期或长或短,间歇期社会功能相对恢复正常,但也可存在社会功能损害;多次反复发作之后会出现发作频率加快、病情越发复杂等现象。

双相障碍具有起病年龄早、患病率高、自杀率高、复发率高、致残率高、疾病负担重的特点,临床上误诊、漏诊、未治、误治的现象非常普遍,从而严重影响患者的疾病结局与整体预后。

随着精神医学临床与基础研究进展,双相障碍的概念逐渐被扩展到"双相谱系障碍"(bipolar spectrum disorder)。2013年发布的DSM-5中,将双相谱系障碍从心境障碍中独立出来,与精神分裂症、抑郁障碍等并列为大类精神障碍,并将双相障碍的内涵扩展到"双相及相关障碍"(bipolar and related disorders)。

第一节 概 述

一、历史及发展

古希腊人认为躁狂是一种疯狂乱语、情绪亢奋的状态。躁狂和抑郁的关系可能早在公元前1世纪就有记载,Soranus曾发现在一次发作中同时存在躁狂和抑郁,表现为愤怒、情感不稳、失眠,有时感到悲伤和自卑,他还指出有交替发作的倾向。法国医师Falret(1854)曾描述躁狂和抑郁可在同一患者身上交替出现,命名为"环性精神病"(folie circulaire),其症状为发作性,可自行缓解。

德国精神病学家Kahlbaum(1882)首先提出躁狂和抑郁不是两个独立疾病,而是同一疾病的两个阶段,并命名为环性精神障碍(cyclothymia)。Kraepelin(1896)通过纵向研究,将躁狂和抑郁合二为一,命名为躁狂抑郁症(manic-depressive insanity,MDI)。德国Leonhard(1957)根据情感相位(polarity)特征提出单相(unipolar)与双相(bipolar)的概念,既有躁狂又有抑郁发作者称为双相障碍。反复出现躁狂或抑郁发作而无相反相位者,称为单相障碍。Angst 和 Perris(1966)的研究进一步证实了

Leonhard 单、双相障碍的分类观点,并逐渐被人们所接受。该分类现已成为 ICD 及 DSM 等诊断分类系统中有关心境障碍分类的基础。

在 ICD-10、DSM-Ⅳ、ICD-11 以及我国曾应用的 CCMD-3 诊断体系中,双相障碍与抑郁障碍归为心境障碍(mood disorder)。然而,鉴于双相障碍谱系与精神分裂症及其他精神病性障碍谱系在症状特点、家族史及遗传学方面的联系,以及双相障碍和抑郁障碍在治疗选择、预后上的差异,DSM-5 将双相谱系障碍从心境障碍中独立出来,并将双相谱系障碍的内涵进一步扩大,规定将曾有抑郁发作但未达到病程标准或症状标准的阈下轻躁狂发作归为其他特定的双相障碍。DSM-5 关于双相及相关障碍划分为:双相Ⅰ型障碍、双相Ⅱ型障碍、环性心境障碍、物质/药物所致双相及相关障碍、其他躯体疾病所致双相及相关障碍、其他特定的双相及相关障碍、未特定的双相及相关障碍。

二、流行病学

由于诊断概念及分类存在分歧,且早期心境障碍的流行病学研究未将单、双相障碍分开,很难加以综合比较而得出结论。

20 世纪 70 年代,北京、上海、四川、宁夏、山东等地先后进行了精神障碍的流行病学调查,但由于各地使用的诊断标准和流行病学调查方法不一,最终结果差异较大。情感障碍(或称情感性精神障碍,包括抑郁障碍与双相障碍)的年患病率为 0.03‰~0.07‰。1982 年,在全国 12 个地区首次使用 WHO 统一的流行病学调查方法及工具,对 15 岁以上人口进行调查,发现情感障碍的年患病率为 0.76‰,时点患病率为 0.37‰,而同期一些国际流行病学调查显示双相障碍的时点患病率为 0.60‰~13.10‰,Weissman(1988)报告的时点患病率为 1.0%。我国的双相障碍患病率与国外有较大差距,这可能与当时我国对于双相障碍的概念理解存在差异,所使用的诊断标准以及流行病学调查方法和工具与国外不一致有关,其中可能相当一部分心境障碍被误诊为精神分裂症。进入 21 世纪之后,中国临床研究、医学教育和学术交流逐渐与世界接轨。近年来随着我国不断强化培训临床医师对双相障碍的识别诊断技巧及规范治疗能力,促进了对该病的正确理解和认识,准确诊断率逐渐提高。2009 年,*The Lancet* 发表了中国 4 个省份精神障碍流行病学调查(2001—2005 年)报告,费立鹏(Michael Phillips)等使用《DSM-Ⅳ-TR 轴Ⅰ障碍临床定式检查(SCID),中文版》进行社区调查,发现双相障碍的月患病率为 0.2%。2011 年,覆盖亚洲、欧洲、美洲、大洋洲 11 个国家横断面家庭调查的世界心理健康调查计划(共调查 61 392 名成年人,其中中国深圳市入组近 1 万人)显示,全球双相障碍的终生患病率为 2.4%。其中,美国双相障碍患病率全球最高,12 个月患病率与终生患病率分别达 2.8%、4.4%;而我国深圳市的双相障碍的 12 个月患病率为 1.2%,终生患病率为 1.5%。2019 年,*The Lancet Psychiatry* 发表了我国精神障碍流行病学调查,调查结果显示:双相障碍的 12 个月患病率(加权)为 0.5%,终生患病率(加权)为 0.6%。

第二节 病因与发病机制

双相障碍的病因尚不清楚。流行病学调查及基础与临床研究提示遗传因素、生物因素和心理社会环境等多种因素都对其发生有着重要影响,基因和环境的交互作用影响了双相障碍发展进程。

一、遗传因素

遗传因素是双相障碍最主要的危险因素,临床上双相障碍具有明显的家族聚集性,亲属间关系越近,遗传倾向越明显,同卵双生子的同病一致率最为突出。

(一) 群体遗传学研究

群体遗传学研究提示双相障碍虽有明显的家族聚集性,但其遗传方式不符合常染色体显性遗传,属于多基因遗传病。双相障碍在人群中的患病率为 1%~2%,而其先证者亲属的患病率高出一般人群

10~30 倍。双相障碍先证者和亲属关系的研究表明,血缘关系越近,发病风险也随之增加,一级亲属患病率远高于其他亲属,并且有早发遗传现象(即发病年龄逐代提早、疾病严重性逐代增加)。由此可见,遗传因素在双相障碍病因中占重要地位。

(二) 家系研究

遗传倾向调查发现,双相障碍的遗传度高达 80%(Tsuang 和 Faraone,1990),比抑郁症(major depressive disorder,MDD)的遗传度(40%)高出许多。双相 I 型障碍先证者的一级亲属罹患双相 I 型障碍的可能性比对照组高 8~18 倍,患抑郁障碍的可能性高 2~10 倍;而抑郁障碍先证者的一级亲属罹患抑郁障碍的可能性比对照组高 2~3 倍,患双相 I 型障碍的可能性高 1.5~2.5 倍。

研究还发现,50% 的双相 I 型障碍患者的父母至少有一人患有心境障碍(抑郁障碍或双相障碍)。如果父母一方患有双相 I 型障碍,其子女有 25% 的机会罹患心境障碍;若父母双方都患有双相 I 型障碍,其子女罹患心境障碍的机会为 50%~75%。表明双相 I 型障碍患者的家系传递与遗传因素的关系更密切。

(三) 双生子、寄养子研究

双生子研究显示,同卵双生子的同病一致率(33%~90%)比异卵双生子(10%~25%)高。

寄养子研究显示,患双相障碍的寄养子的生身父母罹患该病的概率比正常寄养子的生身父母高,而生身父母患双相障碍的寄养子中患该病者比生身父母正常的寄养子要多。寄养于正常家庭的双相障碍患者的生身父母的双相障碍患病率明显高于寄养父母;寄养于双相障碍父母的正常寄养子的患病率低于患病父母的亲生子女。Mendlewicz 和 Rainer 调查了 29 例双相障碍寄养子的双亲,发现其生身父母中 31% 被诊断为情感障碍,而其寄养父母中只有 12% 患有情感障碍,提示患病父母的亲生子女即使寄养到环境基本正常的家庭中仍具有更高的双相障碍发病风险,说明环境因素在双相障碍发病中所起的作用不如遗传因素明显。

(四) 分子遗传学

连锁分析发现在多个染色体上都有可能存在双相障碍的致病基因连锁位点,其中,获得至少 1 项研究重复证实的有 18p11.2、21q22、22q11-q13、18q22、12q24、4p16 等染色体区域。关联分析显示双相障碍与 5-HT 转运体、多巴胺转运体、多巴胺 β-羟化酶(DBH)基因、酪氨酸羟化酶(TH)基因、单胺氧化酶(MAO)基因存在关联;此外,其余定位于双相障碍连锁区域内的单胺类神经递质相关的基因在双相障碍病因机制中的作用仍不能完全排除,如 *5-HT_{2A}*(13q14-q21)、*5-HT_{1A}*(5q11.2-q13)、*5-HT_{2C}*(Xq24)、*5-HT_6*(1p35-p36)、*5-HT_7*(10q21-q24)、*DRD_4*、*DRD_5* 及 *COMT* 等。

双相障碍属于多基因遗传病,单核苷酸位点突变、拷贝数变异、插入或缺失、线粒体 DNA 变异等遗传变异,以及 DNA 甲基化、组蛋白修饰等表观遗传变异均可能增加患病风险。大量连锁分析均未发现同质或显著阳性结果,表明绝大多数双相障碍患者的遗传机制并未涉及大效应基因位点。全基因组关联分析(genome-wide association study,GWAS)用于发现常见微效单核苷酸位点,多项研究发现 L 型钙离子通道 α 亚基(CACNA1C)、锚蛋白 3(ANK3)、神经蛋白聚糖(NCAN)、腱膜蛋白 4(TENM4)等基因所在区域与双相障碍显著相关。多基因分析表明单核苷酸多态性标记的常见突变可解释家系和双生子研究估计遗传度的 20%~30%。2019 年,精神病基因组学联盟双相障碍工作组(The Psychiatric Genomics Consortium-Bipolar Disorder Working Group,PGC-BD)发表了迄今为止最大样本量的 GWAS。其中第一阶段纳入了 20 352 例双相障碍患者和 31 358 例健康对照,第二阶段即独立样本验证阶段纳入了 9 412 例患者和 137 760 例健康对照。结果共定义了 30 个全基因组显著位点,包括 20 个新发现位点;这些显著位点包含了编码离子通道、神经递质转运体和突触成分的基因;富集分析显示基因富集于胰岛素分泌调节通路和内源性大麻素信号通路等。由 GWAS 识别所得风险基因计算出多基因风险分数(polygenic risk score,PRS)是判断疾病风险的有效指标,高 PRS 与发作次数多、发病时间早显著相关。

二、神经免疫炎症

约半数双相障碍患者至少共病 1 种与免疫功能紊乱有关的疾病。患者存在免疫相关基因多态性、基因表达、炎症因子等的改变。炎症因子水平在双相障碍的急性期和缓解期都有异常,并与症状特征、病程、认知功能、治疗应答和预后相关。在躁狂发作期患者的血浆白介素-23(IL-23)和转化生长因子 β_1(TGF-β_1)水平显著升高,而临床治愈患者的血浆炎症因子水平则显著下降。

双相障碍存在免疫激活现象。研究发现患者尸脑组织前额叶、背外侧前额叶和眶额回等部位的免疫相关蛋白表达上调;而在外周单核细胞中,也发现免疫相关蛋白,包括磷酸二酯酶 4B(PDE4B)、IL-1β、IL-6、肿瘤坏死因子(TNF)、TNF-诱导蛋白 3、环加氧酶 2(PTGS2 或 COX-2)、正五聚蛋白 3(PTX3)、趋化因子 2(CCL2)、CCL7、CCL20、趋化因子受体 1(CCR1)、细胞周期蛋白 42(CDC42)、Bcl-2相关蛋白 A1、上皮膜蛋白 1(EMP1)、丝裂原活化蛋白激酶 6(MAPK6)等的表达异常。同时,双相障碍患者子女外周血单核细胞中免疫相关蛋白表达上升,而患病子女的表达异常比例更高于健康子女。

细胞因子在大脑的主要作用在于参与神经免疫炎症过程,参与情绪、能量和活性调节。外周血细胞因子可通过各种方式通透血脑屏障,外周血细胞因子水平一定程度上可以反映其在大脑中的水平和功能。因此,有关双相障碍细胞因子的研究多数集中在患者外周血的细胞因子水平,其异常主要表现为促炎因子上升和抗炎因子下降。研究发现双相障碍患者外周血中 IL-6、IL-8、TNF-α 水平上升,IL-1、IL-2 水平下降;但不同特征的双相障碍患者的细胞因子改变存在异质性,外周血细胞因子的水平可能与疾病状态、症状特点、病程、严重程度及药物使用等多种因素有关。

双相障碍与免疫异常是孰先孰后的关系还是相生相伴的关系,目前观点并不一致。胎儿期和儿童期的免疫异常可能是重性精神障碍的危险因子;脱髓鞘和线粒体代谢异常可能参与双相障碍、精神分裂症、抑郁障碍的发病过程,而免疫因素可能是脱髓鞘和线粒体代谢异常导致细胞凋亡的介质,也可能是引起脱髓鞘和线粒体代谢异常的原因。反之,免疫指标异常也可能是双相障碍发展的结果,当大脑损伤、炎症、缺氧或处于某些疾病状态时,脑内的细胞因子水平会随之发生改变。

三、神经可塑性与神经营养失衡

神经可塑性(neuroplasticity)是指中枢神经系统(central nervous system,CNS)在形态结构和功能活动上的可修饰性。神经营养失衡假说与神经可塑性密切相关。脑源性神经营养因子(brain-derived neurotrophic factor,BDNF)与酪氨酸激酶受体 B(TrkB)结合,激活参与神经营养因子作用的信号转导途径,对发育过程中神经元的存活、分化以及成年神经元的存活、功能起重要作用。抗抑郁药、丙戊酸盐或锂盐等心境稳定剂、电抽搐治疗均能够增加神经元的可塑性,从而产生神经保护作用。

心境稳定剂增加神经元可塑性的机制可能和参与调控神经元内信号转导的通路有关。

(一)磷酸肌醇-蛋白激酶 C 通路

心境稳定剂可抑制磷酸肌醇-蛋白激酶 C 通路。锂盐和丙戊酸盐可以抑制肌醇向胞内转运;同时锂盐作为肌醇磷酸酶的非竞争性抑制剂,可阻止三磷酸肌醇转化为肌醇,从而影响蛋白激酶 C 信号转导通路。

(二)Wnt 信号通路

心境稳定剂通过作用于 Wnt 信号通路提高神经元可塑性。Wnt 可激活散乱蛋白(disheveled,Dsh),后者能抑制糖原合成酶激酶-3β(GSK-3β)和蛋白激酶 A,GSK-3β 可以磷酸化 β-连环蛋白,使其降解。锂盐通过抑制 GSK-3β 提高 β-连环蛋白水平,产生抗凋亡效应,并通过 T 细胞因子/淋巴增强因子 1(Tcf/Lef-1)刺激轴突生长。丙戊酸盐和其他抗惊厥药也通过抑制 GSK-3β 或诱导 β-连环蛋白拮抗凋亡。

(三)神经营养因子下游信号转导通路

心境稳定剂可影响神经营养因子信号转导通路。脑源性神经营养因子信号转导通路可能参与电抽搐治疗和心境稳定剂治疗的作用机制。

四、氧化应激损伤

神经元氧化应激水平增加可导致细胞膜蛋白脂质过氧化,从而造成信号传递、结构塑形以及细胞弹性损伤。硫代巴比妥酸反应物质(TBARS)水平和蛋白质醛酮类化合物分别是衡量细胞脂质和蛋白过氧化程度的直接指标。体内磁共振研究显示双相障碍患者脑内磷酸肌酸、磷酸单酯以及细胞内pH水平相比健康人发生了明显变化,这些指标提示患者存在氧化磷酸化、能量生成以及磷酸脂质代谢异常。

双相障碍患者存在脂质过氧化现象,研究发现未经治疗的躁狂发作患者血浆脂质过氧化指标显著高于健康人群以及经锂盐治疗的躁狂发作患者,提示脂质过氧化水平升高与双相障碍的症状有关。临床前研究发现,大鼠经重复注射苯丙胺(安非他明,amphetamine)后运动增加,同时鼠脑内出现广泛的蛋白质以及脂质氧化损伤;小鼠研究也发现苯丙胺可引起时间依赖性以及脑区选择性的蛋白羰基化合物(醛、酮)和TBARS水平升高,提示氧化应激在兴奋激越状态时出现。

神经营养因子可能参与双相障碍的发生过程。双相障碍患者在躁狂相或抑郁相均存在血浆脑源性神经营养因子水平下降,胶质细胞源性神经营养因子(GDNF)以及神经营养因子3(NT-3)水平上升。双相障碍患者血浆TBARS与BDNF水平呈显著负相关,提示氧化应激状态改变可能与双相障碍患者中常见的BDNF水平异常降低存在机制上的联系。同样,荟萃分析结果也表明脂质过氧化指标TBARS水平以及一氧化氮活性在双相障碍患者中升高,提示双相障碍患者存在氧化损伤。

五、线粒体功能障碍

能量代谢异常与情感发作状态密切相关。大脑作为双相障碍的主要病变器官,是人体组织中最耗能的器官之一,细胞内的线粒体数量也是最多的。人脑线粒体功能异常主要通过凋亡或氧化反应使神经元发生退行性改变而产生作用。动物研究表明,锂盐对神经元具有保护作用,能够增强线粒体能量代谢并减少氧化损伤;分子药理学研究显示包括锂盐在内的所有心境稳定剂,其疗效主要通过上调线粒体外膜的抗凋亡蛋白(Bcl-2)实现。DNA芯片研究显示编码电子传递链成分的相关线粒体及细胞核基因与双相障碍具有显著相关性,而且在双相障碍患者中,线粒体电子传递链相关基因表达量明显下降。结构和功能磁共振研究显示双相障碍患者的特定脑区,如前额叶皮质和边缘叶发生了结构改变以及功能损害,功能磁共振研究提示前额叶皮质和边缘叶的pH、磷酸肌酸以及腺苷三磷酸(ATP)水平下降,而这些指标都是大脑能量代谢异常的"金标准"。临床研究则发现某些线粒体疾病如慢性进行性眼外肌麻痹,常常共病双相障碍、抑郁障碍以及分裂情感障碍等精神障碍。因此,双相障碍患者脑内线粒体可能存在结构及功能异常。

90%以上的细胞能量由线粒体通过氧化磷酸化过程产生。产能由三羧酸循环和电子传递链共同完成。电子传递链被阻断可导致ATP合成减少及超氧阴离子过度生成,从而引发膜磷脂过氧化或蛋白质和DNA氧化,启动级联反应,造成细胞凋亡和组织损伤。其中,线粒体DNA(mtDNA)在线粒体代谢中具有非常重要的生物学作用。当mtDNA的突变位点位于种系发育中高度保守的序列,或突变的碱基有重要功能时,可引起线粒体电子传递链或氧化磷酸化功能受损,使线粒体自由基产生增多,mtDNA突变加速,ATP生成减少,细胞生理、生化活动所需能量供给不足,即导致组织、器官病变和功能衰退。

六、神经影像

双相障碍的结构和功能影像学研究结果不尽一致,主要发现涉及眶额皮质、基底节、杏仁核、海马等与认知和情感调节关系较密切的神经环路的损害,也涉及以上脑功能区白质的微观结构改变,这些改变可能导致皮质和皮质下连接损害和脑功能连接损害,最终导致双相障碍的临床症状(表13-1)。

表13-1 双相障碍的主要神经影像学研究结果

部位	研究方法	主要结果
杏仁核	MRI,fMRI,PET	多数研究显示杏仁核体积增大,代谢异常
海马	MRI,PET,SPECT	海马体积减小、正常均有报道;右侧海马代谢增高
基底节	MRI,fMRI,PET	尾状核体积增大、正常均有报道,多数研究提示尾状核、纹状体激活异常,纹状体代谢降低
白质	MRI,DTI	绝大多数研究报道深部脑白质高信号,额叶多见,与年龄相关
眶额皮质	MRI,PET,DTI	多数报道代谢下降,体积减小

(一) 结构影像学

结构影像学发现,双相障碍患者的大脑结构异常包括前额叶、边缘系统前部和中部脑区局部灰质的体积减小及白质结构变化,非特异性的脑室扩大,白质高信号增加等异常表现,发病年龄早的患者表现往往更为明显。锂盐对改善双相障碍患者大脑结构改变有显著作用,可以增加内侧颞叶和前扣带回的体积,但药物对局部大脑结构的具体作用尚未明确。

(二) 功能影像学

功能影像学方面,虽然 PET/SPECT 研究结果各不相同,但总体显示双相抑郁可见全脑弥漫性血流减少/代谢降低,以额叶和前扣带回更明显;而躁狂发作显示全脑血流增加和代谢亢进。同时,额叶、基底节部位的 D_2 受体结合状态和精神分裂症类似,伴有精神病性症状的双相障碍患者存在 D_2 受体结合过度,而非精神病性双相障碍患者和健康人之间无差异。

七、神经递质

(一) 5-羟色胺

5-羟色胺(5-hydroxytryptamine,5-HT)参与情绪调节,其活性降低与抑郁发作相关,而增高则可能与躁狂发作有关。中枢 5-HT 递质及其相应受体的功能改变与双相障碍发生有关。如双相障碍患者尸检中发现脑脊液 5-HT 代谢产物 5-羟吲哚乙酸(5-HIAA)水平低于正常人,也发现 5-HIAA 水平降低与自杀和冲动行为有关,5-HIAA 浓度越低,抑郁程度越重。

(二) 去甲肾上腺素

去甲肾上腺素(norepinephrine,NE)也与双相障碍有关,双相抑郁患者尿中肾上腺素代谢产物 3-甲氧基-4-羟基-苯乙二醇(MHPG)较对照组明显降低,转为躁狂发作时 MHPG 含量则升高;酪氨酸羟化酶(TH)是 NE 生物合成的限速酶,而 TH 抑制剂 α-甲基酪氨酸(AMPT)可以控制躁狂,导致轻度抑郁。

(三) 多巴胺

研究发现某些抑郁发作患者脑内多巴胺(dopamine,DA)功能降低,躁狂发作时则功能增高。多巴胺前体 L-多巴(L-DOPA)可使双相抑郁转为躁狂;多巴胺受体激动剂(吡贝地尔、溴隐亭)则或使双相抑郁患者转为躁狂;而拮抗多巴胺受体的抗精神病药可治疗躁狂发作。

(四) 乙酰胆碱

乙酰胆碱(acetylcholine,ACh)能与去甲肾上腺素能之间存在平衡,脑内乙酰胆碱能神经元过度活动,可能导致抑郁;而去甲肾上腺素能神经元过度活动,可能导致躁狂。亦有发现使用胆碱酯酶抑制剂(毒扁豆碱)提高脑内胆碱能活性,使躁狂症状减轻,抑郁症状加剧。

(五) 谷氨酸

此外,双相障碍患者存在谷氨酸(glutamate,Glu)能系统异常,可能与额叶皮质甘氨酸高亲和力、N-甲基-D-天冬氨酸(NMDA)受体下调和局部脑区谷氨酸转化率的改变有关。

（六）γ-氨基丁酸

抗惊厥药如丙戊酸盐等具有心境稳定作用，其药理作用与脑内 γ-氨基丁酸（γ-aminobutyric acid，GABA）含量的调控有关。有研究发现双相障碍患者血浆和脑脊液中 GABA 水平下降。

八、神经内分泌

（一）下丘脑-垂体-肾上腺轴

下丘脑-垂体-肾上腺轴（hypothalamic-pituitary-adrenal axis，HPA axis）与抑郁发作有密切关系。抑郁障碍和双相障碍患者的 HPA 轴活性增高，抑郁发作患者血浆皮质醇浓度过高，且分泌昼夜节律也有改变，无晚间自发性皮质醇分泌抑制；约 50% 的单相抑郁和双相抑郁患者呈现地塞米松抑制试验（dexamethasone suppression test，DST）阳性。

（二）下丘脑-垂体-甲状腺轴

下丘脑-垂体-甲状腺轴（hypothalamic-pituitary-thyroid axis，HPT axis）方面，研究发现双相障碍患者中 TSH 对 TRH 的反应增强，血浆基础 TSH 浓度升高。其他异常包括 TSH 对 TRH 的反应钝化、血浆 TSH 浓度夜间峰值钝化或缺失，以及检测到抗甲状腺微粒体抗体或抗甲状腺球蛋白抗体。这些抗甲状腺抗体并非因锂盐治疗而产生，但锂盐能加速这些抗体的形成。抑郁心境常与甲状腺功能减退显著相关；也有报道伴快速循环发作特征的双相障碍患者甲状腺功能减退发生率更高。

（三）下丘脑-垂体-生长激素轴

通过对下丘脑-垂体-生长激素轴（hypothalamic-pituitary-growth hormone axis，HPG axis）研究发现，双相障碍抑郁发作和伴精神病性症状抑郁发作患者中生长激素（GH）对地昔帕明（desipramine）反应降低，部分患者中生长激素对胰岛素的反应也降低；GABA 受体激动剂巴氯芬（baclofen）可以促进躁狂发作患者的生长激素明显分泌，但在抑郁障碍患者中并不存在。

九、生物节律

早在 20 世纪 80 年代，Ehlers 和 Frank 等提出了社会时间控制器（social zeitgeber）理论，认为一系列的生活事件可以导致社会生物节律紊乱（social rhythm disruption，SRD），如睡眠障碍、饮食紊乱等，从而使得易感个体出现抑郁发作。该理论一部分来源于抑郁障碍患者的生物节律紊乱，如睡眠-觉醒周期紊乱、体温改变、褪黑素改变以及皮质醇释放节律改变。以前，研究多聚焦于抑郁发作，目前越来越多的研究和证据关注社会生物节律对于双相障碍躁狂发作的影响。

除"外在扳机"（external trigger）（即社会时间控制器理论）可导致易感人群患病外，长期的 SRD 使得易感个体处于一种基本稳定的功能失调状态，这种状态逐渐成为患者的一种特质，使得患者更容易出现抑郁发作或躁狂发作，这就是"内在扳机"（internal trigger）的作用。

Malkoff-Schwartz 等发现，与健康对照相比，双相障碍患者在发病的前 8 周经历的社会生物节律紊乱事件更多，并且至少经历一件 SRD 事件的比例远高于对照人群（分别为 55%、10%）。双相躁狂组的 SRD 事件与疾病发作相关，SRD 事件的 8 周时间窗可能促发躁狂，而对双相抑郁组没有如此效应，这种 SRD 事件与躁狂发作相关的现象可能是因为躁狂更受社会生物节律的影响。2000 年，Malkoff-Schwartz 进一步比较了健康对照和心境障碍患者 8 周和 20 周的 SRD 事件，发现躁狂患者在发作前经历更多的 SRD 事件，而 20 周的结果与 8 周的结果不存在统计学差异。

双相障碍患者在发病前经历的 SRD 事件更多，生物节律紊乱导致睡眠障碍、进食障碍等情况，从而使易感个体出现抑郁发作；躁狂发作患者 SRD 事件与疾病发作相关，生物节律紊乱持续 8 周可能是促发躁狂的时间窗。然而，迄今关于社会时间控制器理论的证据十分有限，相关研究样本量小，无法明确其因果关系，仍需要更多的大样本、设计良好的研究予以证实。但这样的研究和理论对于理解双相障碍的病理机制和临床表现都有重要意义。

十、神经生理

神经生理变化与双相障碍病理机制的关系主要见于以下学说。

（一）神经细胞信息传递系统

双相障碍患者存在鸟苷酸结合蛋白（G 蛋白）活性异常增强，表现为躁狂患者 Gi 蛋白（抑制性 G 蛋白，inhibitory G protein）活性增强，而抑郁患者 Gs 蛋白（刺激性 G 蛋白，stimulatory G protein）功能亢进，这意味着 G 蛋白高活性可能是双相障碍的一种素质标记，也可能是一种功能状态。也有研究发现双相障碍患者存在细胞内 Ca^{2+} 释放活动增加，未经治疗的双相抑郁患者细胞内的 Ca^{2+} 水平明显高于单相抑郁患者，但治疗后双相障碍患者的 Ca^{2+} 水平与健康对照无差异，由此推断细胞内 Ca^{2+} 水平升高可能是双相障碍的状态性标志。

（二）点燃及敏感作用假说

1992 年 Post 提出了心境障碍点燃假说。该假说的理论基础是重大心理社会应激因素在心境障碍发病起始阶段有着至关重要的作用。另外，行为敏感性在疾病的复发、快速循环研究中也较为常见，有学者在点燃假说基础上提出了敏感作用假说。在点燃效应模型中存在应激敏感作用这一元件，假说认为对应激源的敏感性可以促使双相障碍疾病的初发及快速循环，由此认为，点燃假说与敏感作用假说理论基础具有同源性。

十一、社会心理因素

双相障碍同卵双生子的同病一致率并未达到 100%，表明风险基因并非双相障碍的唯一致病因素。近年来，环境因素在双相障碍中的作用日益受到关注，包括产前、分娩期和产后不良因素，如孕期及产前弓形虫等感染、母亲吸烟及严重的心理压力、产科并发症、受精时父亲年龄大等。但相关研究的同质性不高，仍需前瞻性队列研究来确证。产后风险因素包括童年创伤、心理应激、物质滥用等。

双相障碍患者童年创伤的发生率是健康对照的 2.63 倍，情感虐待或情感忽视的影响尤其显著。童年创伤与双相障碍早发、预后差、自杀风险增加、情绪症状严重及物质滥用等特点显著相关。

应激性生活事件也是双相障碍的风险因素，一项大型病例对照研究发现，一级亲属自杀、离婚、残疾或失业等事件与躁狂发作首次住院明显相关。研究发现应激能降低大脑皮质和海马等与认知相关脑区的脑源性神经营养因子（BDNF）表达水平和树突棘密度，提高与情绪相关的杏仁核和伏隔核区域的 BDNF 表达水平和树突棘密度，表明应激能通过神经环路重构来调节情感和认知平衡，以适应应激环境。

双相障碍常与大麻、阿片（鸦片）、可卡因、酒精等物质滥用共病，且两者间的因果关系常被认为是双向的。一项大型前瞻性队列研究发现，在对混杂因素进行校正后，大麻滥用将首次发作双相障碍的风险增加了 5 倍，且两者存在剂量-反应关系。

此外，部分双相障碍的发作具有季节性特征，即冬季为抑郁发作，而夏季为躁狂发作，且此种季节性存在性别差异，在女性中更明显。

第三节　临床表现与类别

一、临床表现

（一）躁狂发作

躁狂发作的典型临床症状是心境高涨、思维奔逸和精力增强、活动增多。

1. 心境高涨　患者主观体验特别愉快，自我感觉良好，整天兴高采烈，得意扬扬，笑逐颜开，洋溢着欢乐的情绪和神态，甚至感到天空格外晴朗，周围事物的色彩格外绚丽，自己亦感到无比快乐和幸福。患者这种高涨的心境具有一定的感染力,常博得周围人的共鸣,引起阵阵的欢笑。有的患者尽管心境高涨,但情绪不稳,变幻莫测,时而欢乐愉悦,时而激动暴怒。部分患者则以愤怒、易激惹、敌意为特征,甚至出现破坏及攻击行为,但很快转怒为喜或赔礼道歉。

2. 思维奔逸　表现为联想过程明显加速,自觉思维非常敏捷,思维内容丰富多变,思潮犹如大海中的汹涌波涛。有时感到自己的舌头在和思想赛跑,言语跟不上思维的速度,常表现为言语增多、滔滔不绝、口若悬河、手舞足蹈、眉飞色舞,即使口干舌燥、声音嘶哑,仍要不停地讲话。但讲话的内容较肤浅,且凌乱不切实际,常给人以信口开河之感。由于患者注意力随境转移,思维活动常受周围环境变化的影响,致使话题突然改变,讲话的内容常从一个主题很快转到另一个主题,即表现为意念飘忽(flight of ideas),有的患者可出现音联和意联。

患者的思维内容多与心境高涨相一致,自我评价过高,表现为高傲自大、目空一切、自命不凡、盛气凌人、不可一世。可出现夸大观念,认为自己是最伟大的,能力是最强的,是世界上最富有的,甚至可达到夸大或富贵妄想的程度,但内容并不荒谬。有时也可出现关系妄想、被害妄想等,多继发于心境高涨,且持续时间不长。

3. 精力增强、活动增多　表现为精力旺盛,兴趣范围广,动作快速敏捷,活动明显增多,且忍耐不住,爱管闲事,整天忙忙碌碌,但做事常常虎头蛇尾,一事无成。对自己的行为缺乏正确判断,常常随心所欲,不考虑后果,如任意挥霍钱财,有时十分慷慨,将高级烟酒赠送同事或路人。注重打扮装饰,但并不得体,招引周围人的注意,甚至当众表演,乱开玩笑。自认为有过人的才智,可解决所有的问题,乱指挥别人,训斥同事,专横跋扈,狂妄自大,自鸣得意,但毫无收获。社交活动多,随便请客,经常去娱乐场所,行为轻浮,且好接近异性。自觉精力充沛,有使不完的劲,不知疲倦,睡眠需要明显减少。病情严重时,自我控制能力下降,举止粗鲁,甚至有冲动毁物行为。

4. 躯体症状　患者自我感觉良好,很少有躯体不适主诉,常表现为面色红润,两眼有神,体格检查可发现瞳孔轻度扩大,心率加快,且有交感神经亢进的症状,如便秘。因患者极度兴奋,体力过度消耗,容易引起脱水、体重减轻等。

5. 其他症状　患者的主动和被动注意力均有增强,但不能持久,易为周围事物所吸引,急性期这种随境转移的症状最为明显。部分患者记忆力增强,且无法抑制,多变动,常常充满许多细节琐事,对记忆的时间常失去正确的分界,以至与过去的记忆混为一谈而无连贯性。在发作极为严重时,患者极度兴奋躁动,可有短暂、片段的幻听,行为紊乱而毫无目的指向,伴有冲动行为;也可出现意识障碍,有错觉、幻觉及思维不连贯等症状,称为谵妄性躁狂(delirious mania)。多数患者在疾病的早期即丧失自知力。

老年患者主要表现为易激惹,狂妄自大,有夸大观念及妄想,言语增多,但常较啰唆,可有攻击行为。意念飘忽和性欲亢进等症状较少见。病程较为迁延。

(二) 轻躁狂发作

躁狂发作临床表现较轻者称为轻躁狂,患者可存在持续数天的心境高涨、精力充沛、活动增多,有显著的自我感觉良好,注意力不集中也不能持久,轻度挥霍,社交活动增多,性欲增强,睡眠需减少。有时表现为易激惹,自负自傲,行为较莽撞,但不伴有幻觉、妄想等精神病性症状。患者社会功能有轻度的影响。部分患者有时达不到影响社会功能的程度,一般人常不易觉察。

(三) 抑郁发作

抑郁发作临床上以心境低落、思维迟缓、认知功能损害、意志活动减退和躯体症状为主。需要强调的是,双相障碍抑郁发作患者通常以疲劳、动力缺乏、兴趣下降,伴易激惹、愤怒情绪等表现更为突出。

1. 心境低落　主要表现为显著而持久的情感低落,抑郁悲观。患者终日忧心忡忡、郁郁寡欢、愁眉苦脸、长吁短叹。程度轻的患者感到闷闷不乐,无愉快感,凡事缺乏兴趣,提不起劲,感到"心里有压抑感""高兴不起来";程度重的患者可痛不欲生,悲观绝望,有度日如年、生不如死之感,患者常诉说"活着没有意思""心里难受"等。部分患者可伴有焦虑、激越症状,特别是围绝经期和老年抑郁障碍患者更明显。双相抑郁常具有晨重夜轻节律改变的特点,即情绪低落在早晨较为严重,而傍晚时可有所减轻,如出现则有助于诊断。

在心境低落的影响下,患者自我评价低,自感一切都不如别人,并将所有的过错归咎于自己,常产生无用感、无希望感、无助感和无价值感。感到自己无能力、无作为,觉得自己连累了家庭和社会。回想过去,一事无成,并对过去不重要的、不诚实的行为有犯罪感;想到将来,感到前途渺茫,预见自己的工作要失败,经济状况要崩溃,家庭要出现不幸,自己的疾病必然会恶化。在悲观失望的基础上,常产生孤立无援的感觉,伴有自责自罪,严重时可出现罪恶妄想;亦可在躯体不适的基础上产生疑病观念,怀疑自己身患癌症等;还可能出现关系妄想、贫穷妄想、被害妄想等。部分患者亦可出现幻觉,以听幻觉较常见。

2. 思维迟缓　患者思维联想速度缓慢,反应迟钝,思路闭塞,自觉“脑子好像是生了锈的机器”“脑子像涂了一层糨糊一样”。临床上可见主动言语减少,语速明显减慢,声音低沉,对答困难,严重者交流无法顺利进行。

3. 认知功能损害　研究认为抑郁发作患者存在认知功能损害。主要表现为近事记忆力下降,注意力障碍(反应时间延长),警觉性增高,抽象思维能力差,学习困难,语言流畅性差,空间知觉、眼手协调性及思维灵活性等减退。认知功能损害导致患者社会功能障碍,而且影响患者远期预后。

正电子发射体层摄影(positron emission tomography, PET)研究发现,抑郁发作患者额叶中部皮质和背前侧血流量的下降与执行功能下降有关。患者威斯康星卡片分类测验(Wisconsin Card Sorting Test, WCST)的总反应数、随机错误数、持续错误数增加,表明患者信息反馈后行为改变困难、认知灵活性下降、学习及归纳规律的能力减退。也有研究显示,抑郁发作患者精神运动速度减慢、瞬间和延迟自由回忆有缺陷,提示患者存在选择性回忆障碍,即能够将信息编码,但回忆和再认的特定过程受损。

与受教育程度相匹配的对照研究发现,抑郁发作患者的智商明显降低。这反映了在高级认知过程中,患者涉及视觉记忆-控制、空间知觉力、视觉分析综合能力、逻辑联想能力、部分与整体关系的认知能力及思维灵活性、想象力及抓住事物线索的能力均受到损害,致使患者环境适应能力下降。

4. 意志活动减退　患者意志活动呈显著持久的抑制。临床表现为行为缓慢,生活被动、疏懒,不想做事,不愿和周围人接触交往,常独坐一旁,或整日卧床,不想去上班,不愿外出,不愿参加平常喜欢的活动和业余爱好,常闭门独居、疏远亲友、回避社交。严重时,连吃喝、个人卫生都不顾,蓬头垢面、不修边幅,甚至发展为不语、不动、不食,可达木僵状态,称为“抑郁性木僵”,但仔细精神检查后发现患者仍流露出痛苦抑郁情绪。伴有焦虑的患者,可有坐立不安、手指抓握、搓手顿足或踱来踱去等症状。

严重患者常伴有消极自杀的观念或行为。消极悲观的思想及自责自罪,可萌生绝望的念头,认为“结束自己的生命是一种解脱”“自己活着是多余的”,并会使自杀企图发展成自杀行为。这是抑郁障碍最危险的症状,应提高警惕。长期追踪发现约15%的抑郁障碍患者最终死于自杀。

5. 躯体症状　在抑郁发作时很常见。主要有睡眠障碍、乏力、食欲减退、体重下降、便秘、身体任何部位的疼痛、性欲减退、勃起功能障碍、闭经等。躯体不适的体诉可涉及各脏器,如恶心、呕吐、心慌、胸闷、出汗等。自主神经功能失调的症状也较常见。病前躯体疾病的主诉通常加重。睡眠障碍主要表现为早醒,一般比平时早醒2~3小时,醒后不能再入睡,这对抑郁发作具有特征性意义。有的表现为入睡困难,睡眠不深;少数患者表现为睡眠过多。体重减轻与食欲减退不一定成比例,少数患者可出现食欲增强、体重增加。

一般认为躯体不适体诉可能与文化背景、受教育程度和经济状况等有关,体诉较多的患者,其受教育程度及经济状况均较差。有的抑郁障碍患者其抑郁症状为躯体症状所掩盖,而使用抗抑郁药有效,有人称之为“隐匿性抑郁”(masked depression)。这类患者长期在综合医院各科就诊,虽大多数无阳性发现,但容易造成误诊。

6. 其他　抑郁发作时也可出现人格解体、现实解体及强迫症状。

（四）混合发作

至少 2 周内每天的大多数时间里，躁狂症状与抑郁症状同时存在而且凸显，或躁狂症状与抑郁症状快速转换。DSM-5 取消了"混合发作"（mixed episode）的诊断亚型类别，而增加了"混合特征"（mixed feature）的描述。"混合特征"可用于躁狂/轻躁狂发作与抑郁发作。前者指的是躁狂或轻躁狂发作时同时伴有 3 个或更多的抑郁症状（抑郁心境、愉悦感缺乏、精神运动性迟滞、疲劳或精力不足、无价值感或内疚、自杀意念），但不包括决策困难、失眠或睡眠过多、精神运动性激越，因为这些症状可以出现在任何一极（pole）；而抑郁发作伴混合特征特指抑郁发作时同时伴有至少 3 个情感高涨相关症状（包括心境高涨或亢奋、自尊心膨胀或夸大、比平时更健谈、意念飘忽、精力旺盛或有目标的活动增多、冲动、睡眠需求减少），但不包括注意力分散、易激惹或精神运动性迟滞，因为这 3 个症状也可以发生于任何一极。需要注意的是，抑郁发作伴混合特征既可以发生于双相障碍，也可以发生于单相抑郁，体现了心境障碍的谱系特点。

（五）特殊人群的临床表现

1. 儿童青少年双相障碍　儿童青少年双相障碍患病率约为 1%，其临床特点是易激惹、环性心境改变和共病注意缺陷多动障碍（ADHD）、非自杀性自伤与进食障碍等，较少表现为典型的心境障碍发作病程，多表现为慢性、混合发作性模式。

儿童青少年躁狂发作的主要特点是情感症状不典型，行为障碍突出，常具有攻击和破坏行为，同时伴有精神病性症状，但随着时间推移，情感症状会表现得越来越明显。症状包括认知、情感和意志行为三个方面。

（1）认知：一是夸大，觉得自己能力出众、钱财最多、权力很大等，表现为自以为是、自吹自擂。二是说话有力、声音响亮、夸夸其谈、难以打断等。三是思维奔逸，患儿会说"我的脑子像奔跑的兔子"等。四是意念飘忽，可询问其父母患儿是否频频改变话题，谈话内容是否很乱、缺乏中心思想。五是注意力分散，患儿极容易受到外界影响而分散注意力，出现随境转移。六是精神病性症状，儿童双相障碍常会伴有精神病性症状，甚至首发症状就是精神病性症状；临床上需要仔细评价精神病性症状是否与心境发作一致。

（2）情感：一是欣快，可表现为高兴，喜欢喧闹，欢叫，表情丰富，极度愉快、轻浮、愚蠢等。二是易激惹性增高，儿童躁狂发作时情绪具有发作性和极端性，是常见症状之一；患儿表现为极具攻击性、破坏性的行为，常对小事表现出极度愤怒、攻击、自伤、伤感，对挫折、批评的耐受性下降，易引发暴发性的愤怒和抵抗性的情绪反应。

（3）意志行为：一是睡眠需求减少，患儿每晚睡眠时间比正常同龄儿童少 2 小时以上，甚至只睡 4~5 小时，有时午夜就醒来，在家里找事做或四处游荡，白天也没有疲劳感。二是指向性活动增加，表现为活动增多，要求增多，此症状对诊断儿童躁狂发作有一定的特异性。三是精神运动性激越，激越常有强制性，如果嗜好没有得到满足、不良感受没有消除，情绪就会立即暴发。四是性意向亢进，男童喜亲吻母亲、抚摸别人的生殖器等，青少年躁狂发作患者会找多人性交。五是自杀，双相障碍抑郁发作、伴混合特征或精神病性症状时，可出现自杀观念和自杀企图，但自杀并非躁狂发作的核心症状。

2. 老年期双相障碍　包括早发型双相障碍（起病于 50 岁之前）和晚发型双相障碍（起病于 50 岁及其后）。晚发型双相障碍的家族聚集性相对较低，会有较多的躯体和神经系统并发症，如脑血管疾病、痴呆等。老年期双相障碍患者的躁狂症状出现频率较低，程度也较轻，更多表现为情绪易激惹，一般能较快获得缓解。

老年期双相障碍患者抑郁发作时，除了抑郁心境，多有显著的焦虑烦躁情绪及易激惹和敌意，躯体不适及精神运动性抑制较年轻患者更多。其中躯体不适主诉以消化道症状常见，有时也有易激惹和敌意的症状，可出现较明显的认知功能损害症状，严重时类似痴呆，称之为抑郁性假性痴呆。老年患者躁狂发作多起病急骤，情感高涨、意念飘忽、性欲亢进等症状表现不典型，反而表现为易激惹、情绪不稳，缺乏共鸣和感染力，常以激惹性增高、兴奋躁动、到处乱跑、爱管闲事等为主要表现。患者可伴有偏执症状,多为敌对性和迫害性内容。老年患者的夸大妄想幼稚、愚蠢。如果在 65 岁以后首次出现躁狂发作,应高度警惕脑器质性病变可能,须做各种影像学及实验室检查,以助排除。

3. 围产期及围绝经期双相障碍 女性一生在经历月经来潮、妊娠、分娩、哺乳、绝经等一系列特殊生理过程中,均伴随着激素水平和生理状态的改变,这些改变对女性的情绪、行为和思维有一定影响,使女性特别易罹患某些特定的精神障碍。双相Ⅱ型障碍在女性中更常见,双相障碍女性患者在妊娠期易出现病情恶化,而产后的复发风险也很高。女性进入围绝经期后,由于性腺功能衰退,卵巢停止排卵,并逐渐闭经,也容易出现情感障碍病情复发。

需要注意的是,双相障碍女性患者的临床特征存在一些特殊性。

(1)发作形式:女性患者抑郁发作次数多,而躁狂发作次数较少。其抑郁发作往往持续时间更长,治疗效果差或难治,同时女性患者也常会经历更多的混合发作和快速循环的病程。

(2)临床表现:女性躁狂发作的症状更多表现为思维奔逸和随境转移,有别于男性患者的夸大、冒险行为及过度活跃。

(3)共病情况:女性患者比男性患者存在更多共病,研究显示,首次住院的躁狂发作患者中,女性患者共病率是男性的 2.7 倍,合并焦虑障碍的比例尤其高。与此同时,也常共病内分泌和代谢性疾病等躯体疾病。

(六)双相障碍共病

1. 共病其他精神障碍 双相障碍共病现象十分突出,共病会对双相障碍的病程和预后产生很多不良影响,故需引起重视,及时处理。相关报道指出,双相障碍共病其他精神障碍的比例高达 90% 以上,而更有 70% 的患者共病 3 种及以上精神障碍。其中常见的有物质滥用、焦虑障碍、进食障碍、人格障碍、冲动控制障碍和注意缺陷多动障碍等。在 DSM-Ⅳ轴Ⅰ大类精神障碍中,最常见双相障碍与焦虑障碍共病,共病率约为 74.9%;其次是双相障碍共病物质滥用/成瘾障碍,共病率为 42.3%;年轻患者则常见双相障碍共病注意缺陷多动障碍、冲动控制障碍与进食障碍。而在 DSM-Ⅳ轴Ⅱ人格障碍中,双相障碍与边缘型人格障碍关系复杂,共病率近 20%,明显高于其他人格障碍,有学者认为双相障碍与边缘型人格障碍共病是由生物学和环境背景共同影响及二者相互作用的结果。

双相障碍共病有如下临床特点:①发病年龄早:共病焦虑障碍的双相障碍患者发病年龄更早,平均为 15.6 岁,而无焦虑障碍共病的患者平均发病年龄为 19.4 岁;②心境发作频繁:共病焦虑障碍、物质滥用/成瘾障碍的双相障碍患者其心境发作更加频繁,容易出现快速循环发作;③自杀风险增加:焦虑障碍、物质滥用障碍等共病使双相障碍患者的自杀企图、自杀意念等风险增加 1.0~1.5 倍,且自杀与药物/物质滥用之间会形成恶性循环;④药物治疗效果不佳:有焦虑障碍、物质滥用/成瘾障碍等共病的患者对心境稳定剂的反应较差,常需要 3 种以上药物联合治疗,临床疗效不佳,缓解期时间短,生活质量和社会功能受损更为明显。

2. 共病躯体疾病 双相障碍还常共病躯体疾病,包括内分泌和代谢性疾病(糖尿病、肥胖、代谢综合征)、心血管疾病、疼痛障碍、自身免疫性疾病等。

双相障碍共病代谢综合征相当常见,是普通人群的 1.6~2.0 倍。流行病学调查显示代谢异常将导致双相障碍死亡率提高 1.9~2.1 倍,而代谢综合征也会增加疾病的严重程度和自杀风险。双相障碍患者发生代谢综合征的原因可能与药物引起体重增加、不良的生活方式等有一定关系,但同时有研究指出双相障碍和代谢综合征有着共同的病理机制,其中包括遗传因素、异常激活的免疫炎症信号转导级联、胰岛素抵抗等。因此推测,治疗代谢综合征的药物或能治疗双相障碍,国外已有尝试将胰岛素增敏剂吡格列酮、罗格列酮用于治疗双相障碍共病代谢综合征的临床研究,其疗效与安全性有待深入研究。

二、分类类别

关于双相障碍的诊断分类,各个诊断系统不尽相同。尤其是 DSM-5 的问世,使有关双相障碍的分类出现巨大的改变。在 ICD-10、CCMD-3、DSM-Ⅳ中,双相障碍与抑郁障碍归类于心境障碍。而

2013 年发布的 DSM-5 取消了"心境障碍",取而代之的是将"双相及相关障碍""抑郁障碍"并列于精神障碍大类类别中。WHO 发布的 ICD-11 中,双相障碍亚类类别与 DSM-5 更接近,但仍然将双相障碍与抑郁障碍归类于心境障碍大类。

(一) ICD-10 的分类类别

ICD-10 中双相障碍属于"心境障碍"分类中的亚类,分类如下。

F31.0　双相障碍,目前为轻躁狂

F31.1　双相障碍,目前为不伴精神病性症状的躁狂发作

F31.2　双相障碍,目前为伴精神病性症状的躁狂发作

F31.3　双相障碍,目前为轻度或中度抑郁

F31.4　双相障碍,目前为不伴精神病性症状的重度抑郁发作

F31.5　双相障碍,目前为伴精神病性症状的重度抑郁发作

F31.6　双相障碍,目前为混合状态

F31.7　双相障碍,目前为缓解状态

F31.8　其他双相障碍

F31.9　双相障碍,未特定

(二) DSM-5 的分类类别

DSM-5 中关于双相障碍的概念扩大为双相谱系障碍,独立成章,即"双相及相关障碍",其亚型分类如下。

双相 I 型障碍

双相 II 型障碍

环性心境障碍

物质/药物所致双相及相关障碍

其他躯体疾病所致双相及相关障碍

其他特定的双相及相关障碍

未特定的双相及相关障碍

(三) ICD-11 的分类类别

ICD-11 将双相及相关障碍定义为包括躁狂发作、混合发作、轻躁狂发作或相关症状在内的一类发作性心境障碍。典型特征是:病程中上述发作类型与抑郁发作或抑郁症状交替出现。

6A60　双相 I 型障碍

6A60.0　双相 I 型障碍,目前为不伴精神病性症状的躁狂发作

6A60.1　双相 I 型障碍,目前为伴精神病性症状的躁狂发作

6A60.2　双相 I 型障碍,目前为轻躁狂发作

6A60.3　双相 I 型障碍,目前为轻度抑郁发作

6A60.4　双相 I 型障碍,目前为不伴精神病性症状的中度抑郁发作

6A60.5　双相 I 型障碍,目前为伴精神病性症状的中度抑郁发作

6A60.6　双相 I 型障碍,目前为不伴精神病性症状的重度抑郁发作

6A60.7　双相 I 型障碍,目前为伴精神病性症状的重度抑郁发作

6A60.8　双相 I 型障碍,目前为未特定严重程度的抑郁发作

6A60.9　双相 I 型障碍,目前为不伴精神病性症状的混合发作

6A60.A　双相 I 型障碍,目前为伴精神病性症状的混合发作

6A60.B　双相 I 型障碍,目前为部分缓解,最近为躁狂或轻躁狂发作

6A60.C　双相 I 型障碍,目前为部分缓解,最近为抑郁发作

6A60.D　双相 I 型障碍,目前为部分缓解,最近为混合发作

6A60.E　双相Ⅰ型障碍,目前为部分缓解,最近为未特定的发作

6A60.F　双相Ⅰ型障碍,目前为完全缓解

6A60.Y　其他特定的双相Ⅰ型障碍

6A60.Z　未特定的双相Ⅰ型障碍

6A61　双相Ⅱ型障碍

6A61.0　双相Ⅱ型障碍,目前为轻躁狂发作

6A61.1　双相Ⅱ型障碍,目前为轻度抑郁发作

6A61.2　双相Ⅱ型障碍,目前为不伴精神病性症状的中度抑郁发作

6A61.3　双相Ⅱ型障碍,目前为伴精神病性症状的中度抑郁发作

6A61.4　双相Ⅱ型障碍,目前为不伴精神病性症状的重度抑郁发作

6A61.5　双相Ⅱ型障碍,目前为伴精神病性症状的重度抑郁发作

6A61.6　双相Ⅱ型障碍,目前为未特定严重程度的抑郁发作

6A61.7　双相Ⅱ型障碍,目前为部分缓解,最近为轻躁狂发作

6A61.8　双相Ⅱ型障碍,目前为部分缓解,最近为抑郁发作

6A61.9　双相Ⅱ型障碍,目前为部分缓解,最近为未特定发作

6A61.A　双相Ⅱ型障碍,目前为完全缓解

6A61.Y　其他特定的双相Ⅱ型障碍

6A61.Z　未特定的双相Ⅱ型障碍

6A62　环性心境障碍

6A6Y　其他特定的双相及相关障碍

6A6Z　未特定的双相及相关障碍

第四节　诊断与鉴别诊断

双相障碍的诊断应主要根据病史、临床症状、病程及体格检查和实验室检查,典型病例诊断一般不困难。目前国际上通用的诊断标准有 ICD-10 和 DSM-5,以及即将推行的 ICD-11。但任何一种诊断标准都难免有其局限性,而密切的临床观察、把握疾病横断面的主要症状及纵向病程的特点、进行科学的分析是临床诊断的可靠基础。

一、诊断要点

(一) 早期正确诊断对治疗和预后的影响

双相障碍的临床表现复杂且病程多变,常被误诊或漏诊,从首次出现症状到被确诊平均需要7~10 年。在美国,有 69% 的双相障碍患者曾被诊断为其他疾病,其中单相抑郁最为常见,其他疾病包括焦虑障碍、精神分裂症、人格障碍和精神活性物质滥用等。双相障碍诊断的关键是对躁狂和轻躁狂病程的识别,而在特殊人群,如儿童、青少年和老年人中,躁狂或轻躁狂常不典型,容易出现混合发作和烦躁不安,很容易被漏诊。

双相障碍抑郁发作时常被误诊为抑郁障碍(单相抑郁),于是临床医师使用抗抑郁药治疗,因此如果不能及时准确地识别并明确诊断,将会加重病情并使其复杂化。虽然在抗抑郁药能否诱发轻躁狂上还有争议,但是它对双相障碍的疗效不佳已经达成共识。而这部分没有被识别出的双相障碍在长期不合理的治疗中往往被当作难治性抑郁,这不仅导致患者长期处于病情发作状态、无法回归社会,更大大增加了社会和家庭的负担。

(二) 躁狂识别的困难

躁狂识别困难的常见原因包括:①患者常否定或忽略躁狂症状;②轻躁狂发作时患者情感状态可

以是愉悦的,功能保持较好,并不一定会带来痛苦感;③躁狂很少被及时治疗,除非有严重的躁狂发作病史;④混合发作常被误认为是激越性抑郁,破坏性症状和易激惹被认为是异常人格;⑤儿童躁狂常被误诊为注意缺陷多动障碍;⑥躁狂伴精神病性症状被当成精神分裂症的诊断依据;⑦物质滥用/成瘾障碍在年轻患者中常见,它所引起的躁狂更常见混合发作和烦躁而不是欣快。

(三) 双相抑郁的特点

　　双相障碍各种类型中最易被漏诊和误诊的是双相Ⅱ型障碍。双相Ⅱ型障碍一般首次以抑郁发作为主,而且抑郁病程持续的时间和发作的次数都要远远多于轻躁狂,追溯轻躁狂发作的病史比较困难。但是双相抑郁在临床特征上有别于单相抑郁,了解这些特征可能有助于早期正确诊断双相障碍。与单相抑郁比较,双相抑郁更可能具有以下特征:生物节律紊乱或日间嗜睡;其他不典型抑郁症状,如暴饮暴食和/或非自杀性自伤;精神病性症状和/或病理性自罪感;精神运动性迟滞和/或"灌铅样麻痹";突然起病或病程迁延;产后抑郁;季节性症状群;情绪不稳、易激惹或阈下躁狂症状;双相障碍家族史;发作次数大于 3 次;精力旺盛型人格特征等。

二、诊断标准

(一) ICD-10 关于双相障碍的诊断标准

　　本病的特点是反复(至少两次)出现心境和活动水平明显紊乱的发作,紊乱有时表现为心境高涨、精力和活动增加(躁狂或轻躁狂),有时表现为心境低落、精力降低和活动减少(抑郁)。发作间期通常以完全缓解为特征。

　　1. 躁狂与轻躁狂发作　躁狂发作通常起病突然,持续时间两周至四五个月不等(中位数约 4 个月);抑郁持续时间趋于长一些(中位数约 6 个月);但除在老年期外,很少超过 1 年。两类发作通常都继发于应激性生活事件或其他精神创伤,但应激的存在并非诊断必需。首次发病可见于从童年到老年的任何年龄。发作频率、复发与缓解的形式均有很大变异,但随着时间推移,缓解期有渐短的趋势。中年之后,抑郁变得更为常见,持续时间也更长。

　　(1) 躁狂发作:心境的高涨与个体所处环境基本协调,表现可从无忧无虑的高兴到几乎不可控制的兴奋。心境高涨同时伴有精力增加和随之产生的活动过多、言语迫促(pressure of speech),以及睡眠需要减少。正常的社会抑制消失,注意不能持久,并常有显著的随境转移。自我评价膨胀,随意表露夸大或过分乐观的观念。

　　也可出现知觉障碍,如:觉得色彩特别生动(且往往是美的);专注于物体表面或质地的精微细节,主观感到听觉敏锐。患者可能着手过分和不切实际的计划,挥金如土,或变得攻击性强、好色,或在不恰当的场合开玩笑。某些躁狂发作中,不出现心境高涨,而代之以易激惹和多疑。首次发作还常见于 15~30 岁,但也可发生在从童年后期直至 60~70 岁的任何年龄。

　　发作至少应持续 1 周,严重程度达到完全扰乱日常工作和社会活动。心境改变应伴有精力增加和上述几条症状(特别是言语迫促、睡眠需要减少、夸大、过分乐观)。

　　(2) 轻躁狂发作:轻躁狂是躁狂的较轻表现形式;与环性心境相比,其心境和行为的异常又更为持续也更为明显,故不宜归于其下。轻躁狂不伴幻觉和妄想。存在持续的(至少连续几天)心境高涨、精力增强和活动增多,常有显著的感觉良好,并觉身体和精神活动富有效率。社交活动增多,说话滔滔不绝,与人过分熟悉,性欲望增强,睡眠需要减少等表现也常见,但其程度不致造成工作严重受损或引起社会拒绝。有时,易激惹、自负自傲、行为莽撞的表现替代了较多见的欣快的交往。

　　可有注意集中困难和注意损害,从而降低从事工作、得到放松及进行闲暇活动的能力,但这并不妨碍患者对全新的活动和冒险表现出兴趣或有轻度挥霍的表现。发作持续 1 周以上(DSM-5 则规定发作状态持续 4 天以上)。

　　2. 抑郁发作　患者本次发作表现为"抑郁发作",且"过去必须至少有一次轻躁狂、躁狂或混合性的情感发作"。抑郁发作的诊断标准如下。

患者通常具有心境低落、兴趣和愉快感丧失、精力不济或疲劳感等典型症状。其他常见症状是：①集中注意和维持注意的能力降低；②自我评价降低；③自罪观念和无价值感（即使在轻度发作中也有）；④认为前途暗淡悲观；⑤自伤或自杀的观念或行为；⑥睡眠障碍；⑦食欲下降。病程持续至少2周。

根据抑郁发作的严重程度，将其分为轻度、中度和重度三种类型。

（1）轻度抑郁发作：指具有至少2条典型症状，再加上至少2条其他症状，且患者的日常工作和社交活动有一定困难，患者的社会功能受到影响。

（2）中度抑郁发作：指具有至少2条典型症状，再加上至少3条（最好4条）其他症状，且患者工作、社交或家务活动相当困难。

（3）重度抑郁发作：指3条核心症状都存在，并加上至少4条其他症状，其中某些症状应达到严重的程度；症状极为严重或起病非常急骤时，依据不足2周的病程做出诊断也是合理的。除了在极有限的范围内，几乎不可能继续进行社交、工作或家务活动。

应排除器质性精神障碍，或精神活性物质和非成瘾物质所致的精神障碍。

3. 混合发作 患者过去至少有过一次躁狂、轻躁狂或混合性情感发作，目前或表现为混合性状态，或表现为躁狂、轻躁狂及抑郁症状的快速转换。

虽然双相障碍最典型的形式是交替出现的躁狂和抑郁发作，其间为正常心境分隔；但是，抑郁心境伴以连续数日至数周的活动过度和言语迫促，以及躁狂心境和夸大状态下伴有激越、精力和本能驱力降低，都并不罕见。抑郁症状与轻躁狂或躁狂症状也可以快速转换，每天不同，甚至因时而异。如果在目前的疾病发作中，两套症状在大部分时间里都很突出且发作持续至少2周，则应做出混合性双相障碍的诊断。

4. 伴或不伴精神病性症状 ICD-10诊断标准中，就患者是否伴有精神病性症状进行了标注。如患者在本次躁狂/轻躁狂或抑郁发作中，伴有幻觉、妄想、木僵等精神病性症状，则称之为"伴精神病性症状"，反之则为"不伴精神病性症状"。

（二）DSM-5关于双相及相关障碍的诊断标准及对DSM-Ⅳ的更新

DSM-5将DSM-Ⅳ-TR中的"心境障碍"拆分为"双相及相关障碍"和"抑郁障碍"两个独立章节。

1. DSM-5中双相及相关障碍分类

（1）双相Ⅰ型障碍：至少曾有1次躁狂发作；躁狂或抑郁发作都不可能归于分裂情感障碍、精神分裂症、分裂样精神障碍、妄想性精神障碍、其他特定或未特定的精神分裂症谱系障碍和其他精神病性障碍。

（2）双相Ⅱ型障碍：至少曾有1次轻躁狂发作和抑郁发作；从无躁狂发作史；轻躁狂或抑郁发作都不可能归于分裂情感障碍、精神分裂症、分裂样精神障碍、妄想性精神障碍、其他特定或未特定的精神分裂症谱系障碍和其他精神病性障碍。

（3）环性心境障碍：在ICD-10、DSM-Ⅳ中，环性心境障碍（cyclothymic disorder）归类于持续性心境障碍，并未将其划分为双相障碍。而在DSM-5诊断标准中，明确"环性心境障碍"属于双相及相关障碍的一种。

环性心境障碍是指心境持续不稳定，包括众多的轻度情绪低落和轻度情绪高涨时期。一般认为患者的心境起伏与生活事件无关。这种心境不稳定通常开始于成年早期，呈慢性病程，但不代表患者没有稳定的正常心境，有时患者也可以存在一次心境稳定持续数月的情形。诊断要点是心境持续的不稳定，包括高、低两种对立的情绪轻度波动且持续多个周期，但没有任何一次在严重程度或持续时间等要素上符合双相或者单相抑郁的诊断标准，病程要求为成年患者至少持续2年，儿童青少年患者至少持续1年。如果出现了躁狂、抑郁或混合发作，则必须是处在整个病程开始的最初2个月内，否则应诊断为双相障碍。

（4）物质/药物所致双相及相关障碍：患者在服用物质/药物或接受某种治疗后出现符合躁狂发作、轻躁狂发作或抑郁发作诊断标准的临床表现，且这种反应超过了物质/药物或治疗应有的生理反应。

（5）其他躯体疾病所致双相及相关障碍：某些躯体疾病导致的符合躁狂发作、轻躁狂发作或抑郁发作诊断标准的临床表现。病史、体格检查、辅助检查等证据证实患者出现的上述症状是源于某种躯体疾病。常见的疾病有库欣病、多发性硬化、脑卒中、脑外伤。

（6）其他特定的双相及相关障碍：DSM-5 对以下个体情况给予"其他特定的双相及相关障碍"的分类。①有抑郁障碍病史，且除不符合连续 4 天发作时间外，完全符合轻躁狂标准的个体情况；②虽然连续 4 天或以上存在轻躁狂症状，但症状过少不足以满足双相Ⅱ型障碍诊断标准的个体情况。

2. DSM-5 有关躁狂/轻躁狂发作症状学标准的更新　为了提高诊断的准确性和便于临床早期识别，躁狂和轻躁狂发作的标准 A 在心境变化的基础上强调了活动和能量水平的变化。

3. DSM-5 有关"混合发作"的更新　原有的混合发作中关于同时满足躁狂发作和抑郁发作标准的要求被取消了。取而代之的是，如果在躁狂或轻躁狂发作的基础上呈现抑郁的特征，或者在抑郁障碍或双相障碍抑郁发作的基础上呈现躁狂或轻躁狂的特点，就加以"伴混合特征"这个标注。

4. 新增"伴焦虑困扰"的标注　指那些伴有焦虑症状的患者，在 DSM-5 中有特定的定义，而这些症状并不是诊断双相障碍的症状学标准的一部分。

（三）ICD-11 关于双相及相关障碍的诊断标准

1. 双相Ⅰ型障碍

（1）基本特征：至少有 1 次躁狂发作或混合发作史（参见心境发作的基本特征）。尽管单次躁狂发作或混合发作就足以诊断双相Ⅰ型障碍，但这一疾病的典型病程特征为反复出现的抑郁发作、躁狂发作或混合发作。虽然有些发作可能是轻躁狂，但是病史中至少要有 1 次躁狂发作或混合发作。

（2）目前心境发作类型、精神病性症状、目前抑郁发作严重程度和缓解程度的标注：应该对双相Ⅰ型障碍中目前心境发作类型、目前抑郁发作严重程度、有无精神病性症状、缓解程度进行分类（参见抑郁发作严重程度和精神病性症状的描述）。

2. 双相Ⅱ型障碍

（1）基本特征：至少分别有 1 次明确的轻躁狂发作史和 1 次明确的抑郁发作史（参见心境发作的基本特征）。这一疾病的典型病程特征表现为复发性抑郁发作和轻躁狂发作。

（2）目前心境发作类型、目前抑郁发作严重程度、精神病性症状和缓解程度的标注：应该对双相Ⅱ型障碍中目前心境发作类型、目前抑郁发作严重程度、有无精神病性症状、缓解程度进行分类（参见抑郁发作严重程度和精神病性症状的描述）。

三、鉴别诊断

（一）精神分裂症或分裂情感性障碍

属于常见临床问题。首先，双相障碍患者较常出现幻觉、妄想等精神病性症状。其次，躁狂发作和抑郁发作时的某些症状，可能与精神分裂症或分裂情感性障碍难以鉴别。如躁狂发作时表现为易激惹、冲动和好斗，则常常与精神分裂症混淆，尤其是出现怪异和偏执的妄想，过度兴奋或明显的不协调的情感时，常易与精神分裂症尤其是青春型的愚蠢荒唐行为混淆；躁狂发作严重时，思维联想速度加快以至于患者不能表达出完整的内容，出现思维内容的跳跃，常会被误以为是思维散漫，继而被误认为是分裂样精神障碍的思维障碍，在临床上有时难以鉴别；严重的抑郁发作可以出现木僵状态，会与精神分裂症的紧张性木僵难以鉴别。

鉴别双相障碍与精神分裂症或分裂情感性障碍需要特别关注患者的情感症状特点、社会功能水平、家族史、自然病程和先前病程的特点。其鉴别要点为：①原发症状：精神分裂症出现的精神运动性兴奋或抑郁症状等情感症状并非原发症状，其以思维障碍和情感淡漠为原发症状；双相障碍则以情感高涨或低落为原发症状。②协调性：精神分裂症患者的思维、情感和意志行为等精神活动是不协调的，常表现为言语零乱、思维不连贯、情感不协调、行为怪异；而双相障碍的情感症状与思维、意志行为

NOTES

通常相协调。③病程特点:精神分裂症的病程多数为发作进展或持续进展,缓解期常有残留精神症状或人格改变;而双相障碍是间歇发作性病程,间歇期基本正常。④病前性格、家族遗传史、预后和药物治疗的反应等均有助于鉴别。

(二)人格障碍

双相障碍的患者具有人格障碍共病率高的特点,尤其是边缘型人格障碍、表演型人格障碍、自恋型人格障碍。边缘型人格障碍的易激惹性、不稳定性、冲动性和自杀性等症状与双相障碍的特点重叠。表演型人格障碍的情感暴发、狂怒、过分表现、爱打扮等与躁狂发作的特点重叠。自恋型人格障碍的自命不凡、自我评价过高、骄傲自大的特征与躁狂发作的特点重叠。

与人格障碍的鉴别点主要为:①病程特点:双相障碍具有发作性病程特点,缓解期基本恢复正常。而人格障碍具有持续性病程特点,起病于 18 岁之前,发作无规律性,其行为模式和情感特点是影响广泛、渗透到生活的各个方面。②治疗疗效:大部分双相障碍患者经过心境稳定剂治疗,病情能够获得缓解,且缓解期社会功能基本恢复正常。而对于人格障碍患者,心境稳定剂虽有部分疗效,但很难完全控制病情,很难恢复到正常状态。

(三)注意缺陷多动障碍

双相障碍和注意缺陷多动障碍有着多组症状的重叠,如话多、注意力不集中和精神运动性兴奋。临床上二者共病率高,尤其是儿童青少年双相障碍患者,其临床症状的表现容易出现不典型特征,一般趋向于连续性、慢性、快速循环和混合特征的病程特点,因此很难与注意缺陷多动障碍鉴别。

主要鉴别点包括:①起病年龄:ADHD 一般起病于儿童期,常在 7 岁之前起病,而双相障碍起病多在青少年期或青春期;②家族史特点;③季节性:双相障碍更具有季节性波动的特点;④症状特点:双相障碍主要以情绪不稳为主要特点,而 ADHD 以注意力缺陷为主要特点;⑤治疗反应性:心境稳定剂主要对双相障碍有效,而中枢神经兴奋剂主要对 ADHD 有效。

第五节　治疗与预防

一、双相障碍的治疗

(一)治疗原则

1. 综合治疗原则　应综合运用精神类药物治疗、物理治疗、心理治疗(包括精神健康教育、家庭治疗等)和危机干预等措施,其目的在于提高疗效、改善依从性、预防复发和自杀、改善社会功能和提高患者生活质量。

2. 长期治疗原则　由于双相障碍几乎终身以循环方式反复发作,其发作的频率远比抑郁障碍高,尤以快速循环型患者为甚。因此,双相障碍常是慢性过程障碍,应坚持长期治疗原则以阻断反复发作。近年来临床上常出现因对双相抑郁认识不足而引起的误诊和漏诊问题,从而导致不正确的治疗,促使患者转为躁狂,诱发或加重快速循环发作,使发作频率增加、正常间歇期缩短。有学者发现37% 的双相抑郁患者被误诊为单相抑郁,因而早期诊断及合理的治疗策略非常重要。

(1)急性期治疗:目的是控制症状、缩短病程。注意治疗应充分,并达到病情缓解(remission,临床治愈),以免症状复燃或恶化。如非难治性病例,一般情况下 6~8 周可达到此目的。

(2)巩固期治疗:目的是保持病情稳定缓解而达到痊愈(recovery,康复)、防止症状复燃、促使社会功能的恢复。药物(如心境稳定剂)剂量应与急性期相同。一般抑郁发作的巩固治疗时间为 4~6 个月,躁狂或混合发作患者可能需要再延长 2~3 个月。如无复燃,即可转入维持期治疗。在此期间应配合心理治疗,以防止患者自行减药或停药。

(3)维持期治疗:目的在于防止复发,维持良好社会功能,提高患者生活质量。维持治疗的时间因人而异。如有 2 次以上的发作者,其维持治疗的时间至少 2~3 年,以避免复发。在维持期治疗中,在密切观察下可适当调整治疗措施和药物治疗的剂量,如逐渐减少或停用联合治疗中的非心境稳定剂。

若患者长期处于康复状态,考虑停药时,应逐渐实施。在停药期间如有复发迹象应及时恢复原治疗方案,缓解后应给予更长的维持治疗期。在此期间应去除可能的社会心理不良因素及施以心理治疗(包括家庭治疗),以便提高抗复发效果。

(二)躁狂发作药物治疗

躁狂发作药物治疗主要使用心境稳定剂及抗精神病药。

1. 心境稳定剂

(1)锂盐:临床上常用碳酸锂(lithium carbonate),是治疗躁狂发作的首选药,它既可用于躁狂的急性发作,也可用于缓解期的维持治疗,有效率约80%。急性躁狂发作时碳酸锂的剂量为600~1 500mg/d,维持治疗剂量为600~900mg/d。老年及体弱者剂量适当减少。一般起效时间为10~14天。由于锂盐的治疗剂量与中毒剂量比较接近,在治疗中除密切观察病情变化和治疗反应外,应对血锂浓度进行监测,并根据病情、治疗反应和血锂浓度调整剂量。急性期治疗血锂浓度保持在0.6~1.0mmol/L为宜,维持治疗时则在0.4~0.8mmol/L较为合适,当然更需要视具体患者的个体情况而定。

在急性躁狂发作时,锂盐起效前,为了控制患者的高度兴奋症状以防衰竭,可合并抗精神病药或电抽搐治疗。但有报道氟哌啶醇和锂盐合用可能会增强神经毒性和心脏毒性作用,故不建议两者联用。如使用锂盐患者因兴奋躁动症状需要联用其他药物,一般建议联用第二代抗精神病药或苯二氮䓬类药物。在合并电抽搐治疗时,由于锂盐具有加强肌肉松弛剂的作用,使呼吸恢复缓慢,故锂盐剂量宜小。

锂盐的不良反应主要有恶心、呕吐、腹泻、多尿、多饮、手抖、乏力、心电图的改变等。锂盐中毒则可有意识障碍、共济失调、高热、昏迷、反射亢进、心律失常、血压下降、少尿或无尿等,必须立即停药,并及时抢救。

(2)抗惊厥药:主要有丙戊酸盐(钠盐或镁盐)和卡马西平。

1)丙戊酸盐:许多研究显示丙戊酸盐对急性躁狂发作患者的疗效与锂盐相同,在用药第5天后开始起效。丙戊酸盐对混合发作、快速循环发作的疗效与单纯躁狂发作的疗效接近。丙戊酸盐的治疗剂量为500~1 500mg/d。有效血药浓度为50~100μg/ml。该药可与碳酸锂联用,但剂量应适当减小。丙戊酸盐常见的不良反应为胃肠道症状、震颤、体重增加、脱发等。

2)卡马西平:卡马西平适用于锂盐治疗无效、快速循环发作或混合发作的患者。该药也可与锂盐联用,但剂量应适当减小,治疗剂量为600~1 200mg/d。常见不良反应有镇静、恶心、视物模糊、皮疹、再生障碍性贫血、肝功能异常等。

2. 抗精神病药

氯丙嗪、氟哌啶醇、奥氮平、喹硫平、利培酮、阿立哌唑及氯氮平等均能有效地控制躁狂发作的兴奋症状,且疗效较好。只有第二代抗精神病药被认为具有心境稳定剂的作用,可单药或与心境稳定剂联合用于躁狂发作的急性期和维持期治疗。第一代抗精神病药,如氯丙嗪、氟哌啶醇,虽具有较好的控制兴奋躁动的作用,但因其不具有心境稳定的作用以及锥体外系不良反应和导致转相抑郁的风险较高,故一般仅短期用于严重兴奋躁动,且一般不作为首选。

(三)双相抑郁药物治疗

1. 心境稳定剂

(1)锂盐:锂盐具有抗抑郁作用,并极少引起转躁或转为快速循环。可用于双相抑郁的急性期和维持期治疗。有关双相抑郁的随机对照研究显示,锂盐的有效率为79%。

(2)拉莫三嗪:可用于双相抑郁的急性期和维持期治疗。与安慰剂的随机对照研究证实,拉莫三嗪(lamotrigine)能有效治疗急性双相抑郁,并能有效预防抑郁复发。常用剂量为200~400mg/d。用药后易出现皮疹,故加药速度应缓慢,与丙戊酸盐、卡马西平等药物联用时,需要调整药物剂量。

2. 第二代抗精神病药

目前为止,有循证证据支持对双相抑郁具有疗效的第二代抗精神病药主要有喹硫平、鲁拉西酮和奥氮平,均已经被美国和/或欧洲批准用于双相障碍抑郁发作的治疗。此外,

NOTES

鲁拉西酮也被批准用于治疗儿童青少年双相抑郁；国内研究显示哌罗匹隆也可以有效治疗青少年双相抑郁患者。

3. 抗抑郁药　抗抑郁药在治疗双相抑郁中的应用一直以来备受争议。以下几种情况可考虑联用抗抑郁药：①单独使用心境稳定剂疗效不佳的患者，特别是双相Ⅱ型障碍抑郁发作的患者；②抑郁症状严重；③抑郁发作持续时间很长，如长达4周以上；④既往治疗经验提示只有使用抗抑郁药才有效。

双相抑郁使用抗抑郁药时需要注意转躁的风险。使用原则有：①必须与心境稳定剂或第二代抗精神病药联合使用；②可用于急性期，一般不建议维持期继续使用；③选择转躁率低的抗抑郁药，如5-羟色胺再摄取抑制剂（帕罗西汀除外）、安非他酮、阿戈美拉汀、伏硫西汀等，或奥氟合剂。

（四）电抽搐治疗

电抽搐治疗（ECT）对急性重症躁狂发作、严重消极自杀企图的抑郁发作患者或锂盐治疗无效的患者有一定治疗效果。可单独应用或合并药物治疗，一般隔日一次，4~10次为一疗程。合并药物治疗的患者应适当减少药物剂量。电抽搐治疗后仍需用药物维持治疗。

（五）心理治疗

双相障碍的患者在急性期及维持期等各个时期，容易出现各种各样的心理问题。除了患者本身家庭、工作以及个性方面的问题，患者对疾病不了解也会导致出现很多问题，如病耻感、忽视疾病的治疗、过度关注疾病对自己的影响等。因此，需要在疾病的不同时期给予患者和家属全方位的心理支持和疾病宣教。如教会患者和家属如何早期发现复发的征兆、药物治疗的重要性、如何做好自我情绪管理、药物的常见不良反应及其解决方案、双相障碍的预后、可能导致疾病复发的因素等。

二、双相障碍的预防

双相障碍是容易复发的精神障碍。有人认为在一生中只发作一次的双相病例仅占5%。多数研究发现，40%的双相障碍患者在一年内复发，60%的双相障碍患者在两年内复发，73%的患者在五年内复发。在最初的3次发作，每次发作间歇期会越来越短，以后发作间歇期持续时间不再改变。对每次发作而言，显著和完全缓解率约为70%。长期随访研究发现，双相障碍患者平均终身发作9次，两年发作1次，主张应长期服用锂盐预防性治疗。经双盲对照研究证实锂盐维持治疗2年，无效或复发患者只有11%，而安慰剂组为75%。服用锂盐预防性治疗，可有效防止躁狂或双相抑郁的复发，且预防躁狂发作更有效，有效率达80%以上。预防性治疗时锂盐的剂量需因人而异，但服药期间血锂浓度保持在0.4~0.8mmol/L一般即可获得满意的效果。

心理治疗和社会支持系统对预防本病复发也有非常重要的作用，应尽可能解除或减轻患者过重的心理负担和压力，帮助患者解决生活和工作中的实际困难及问题，提高患者应对能力，并积极为其创造良好的环境，以防复发。

（方贻儒）

思考题

1. 目前的双相障碍核心诊断标准强调抑郁发作和躁狂/轻躁狂发作是否合适？

2. 双相障碍抑郁发作和抑郁障碍的抑郁发作比较有哪些异同点？

3. 双相障碍抑郁发作或躁狂/轻躁狂发作的严重程度应当如何评判？

4. 如何看待双相障碍的治疗原则？与抑郁障碍的治疗原则相比，双相障碍的治疗原则中更需要关注哪些方面？

第十四章

强迫症及相关障碍

- 强迫症及相关障碍是临床上常见的一类精神障碍,主要包括以强迫思维和强迫重复行为为主的精神障碍、囤积障碍和聚焦于躯体的重复行为障碍。
- 强迫症病因涉及遗传、神经生化、免疫与内分泌、大脑结构与功能、神经电生理等异常以及心理社会因素。遗传与环境因素相互作用,通过生理与心理等复杂机制导致疾病的发生与发展。
- 强迫症的核心症状是强迫思维和强迫行为。强迫思维包括强迫观念、强迫意象和强迫冲动,强迫行为包括外显行为和精神行为。
- 强迫症的治疗原则是药物与心理治疗的联合治疗。认知行为治疗是一线心理治疗方法,SSRIs类药物是一线治疗药物。

强迫症及相关障碍(obsessive-compulsive or related disorders,OCRDs)是以重复思维和行为为特征的,在病因和诊断上具有相似性的一组精神障碍。ICD-11 中 OCRDs 主要包括三种亚类:一是以强迫观念、侵入性思维和先占观念为主并伴有相关重复行为的强迫症、躯体变形障碍、疑病症和嗅觉牵连障碍等;二是并不伴有侵入性非自愿思维,而以强迫性地收集物品并因抛弃这些物品而痛苦为特征的囤积障碍;三是聚焦于躯体的重复行为障碍,主要是针对身体皮肤、毛发的重复的习惯性动作,如皮肤搔抓症、拔毛症,思维内容并不明显。这些症状会导致患者个人、家庭严重痛苦,或使患者在社交、教育、职业及其他重要功能领域严重受损。

ICD-11 中 OCRDs 主要包括:

6B20　强迫症

6B21　躯体变形障碍

6B22　嗅觉牵连障碍

6B23　疑病症(疾病焦虑障碍)

6B24　囤积障碍

6B25　聚焦于躯体的重复行为障碍

6B2Y　其他特定的强迫症及相关障碍

第一节　强迫症概述

一、概念

强迫症(obsessive-compulsive disorder,OCD)即强迫障碍,既往也称强迫性神经症,是指一种以反复出现的强迫思维和/或强迫行为为主要临床特征的精神障碍。强迫思维是指脑内反复出现的侵入性、非意愿的观念、意象或冲动意向,常伴有焦虑情绪。强迫行为是包括精神行为在内的重复行为,患者依据僵化的规则或为达到一种"完整感"(sense of completeness)对强迫思维所采取的一系列反应。患者常常使用强迫行为来忽视、压抑或中和这些强迫思维。强迫症患者自我强迫与反强迫同时存在,体验到强迫思维或行为是自己的,是自己主观活动的产物,但又不是患者自己所期望的,也非自己所能接受的,所以患者必须采取对策来加以有意识地抵抗;为此患者感到痛苦,或对自己的社会功能造成不同程度的影响。多数患者对症状有一定自知力,主动求治。

二、历史发展

虽然在人生的某一阶段,许多人偶尔或短暂出现过强迫体验或症状,但因其持续时间短暂和严重程度不足以明显影响个体的生活、学习、工作、人际交往等社会功能而不受重视。当强迫症状持续存在,导致个体明显痛苦或妨碍其社会功能时,就可能构成强迫症。

1838 年,法国 Esquirol 描述了第一例"强迫怀疑"的病例。1861 年,Morel 开始使用"强迫观念""情绪性妄想",将其归为情感性疾病。1877 年,德国 Westphal 就强迫观念提出了较完整的概念。他认为强迫观念的特点是内容的非异己性,患者对它具有批判能力,这种观念强制性地违反了患者的意愿,患者希望摆脱它而不能控制,并感到痛苦。1895 年,Freud 把强迫症和恐惧症分开,作为两个不同的疾病单元。

在 ICD 和 DSM 诊断分类体系中,强迫症一直属于神经症范畴。随着精神病学对神经症认识的不断深入,美国 DSM-Ⅲ 开始放弃了神经症这一术语,把神经症分为焦虑障碍、躯体形式障碍和分离障碍,将强迫症归属于焦虑障碍。ICD-10 未给出神经症的描述性定义,把强迫症归属于神经症性、应激相关的及躯体形式障碍大类。DSM-5 把强迫症作为新增的精神障碍进行分类,将其从焦虑障碍中独立出来,纳入强迫症及相关障碍。ICD-11 也采取了与 DSM-5 相类似的观点,将 OCRDs 独立作为一大类精神障碍,将强迫症以及以重复思维与行为为主要特征的相关障碍归到这一大类精神障碍。

ICD-10 和 DSM-5 对强迫思维和强迫行为进行了明确的区分。DSM-5 中强迫思维包括观念、意象和冲动,强迫行为包括可观察的行为和精神行为。ICD-10 明确区分了强迫思维和强迫行为,并不强调精神行为,且忽视强迫思维和强迫行为的功能联系。DSM-Ⅳ 认为原发性强迫思维和继发性强迫行为构成了动态的关系,强迫思维导致焦虑,强迫行为缓解焦虑。DSM-5 仍然认为强迫思维是强迫行为的先决条件,并且对强迫思维荒唐性的认识程度进行评价,引入了"自知力"的概念。目前公布的 ICD-11 基本完全接受了 DSM-5 的观点。

三、流行病学

既往认为强迫症是一种少见疾病,但近年来的研究和临床工作发现强迫症并不少见。世界范围内报告的强迫症终生患病率大约为 0.80%~3.00%。美国终生患病率达 2.00%~3.00%,年患病率约为 1.20%。在亚洲其他国家终生患病率相对较低,为 0.10%~1.00%。

我国(不含港澳台地区)既往调查强迫症时点患病率为 0.10%~0.30%,终生患病率为 0.26%~0.32%;个别研究报道终生患病率为 2.40%,年患病率为 1.60%。我国香港和台湾地区的终生患病率为 0.74%~1.00%。尽管我国的调查数据因调查目的、调查工具、抽样方法、调查地区等不同而有较大差异,但总体上与国际的数据基本一致。

强迫症首次发病年龄多在青春期或青春期前后,儿童青少年平均起病年龄为 7.6~12.5 岁。美国共病调查复测(National Comorbidity Survey Replication,NCS-R)研究显示,接近 1/4 的男性患者在 10 岁前发病,女性常在青春期发病,平均发病高峰年龄是 19~29 岁。多数研究发现女性患病率高于男性,一项跨国研究报告男女患病率之比为 1.0∶(1.2~1.8)。各年龄组患病率比较,16~34 岁组最高,随年龄增加,患病率有所降低。青年患病率为老年的两倍。城乡患病率对比,国内研究报告无明显差异,国外研究显示城市高于农村。

约 56%~90% 的强迫症患者终身至少共病某一种其他精神障碍。NCS-R 调查中,最常见的共病有焦虑障碍、心境障碍、冲动控制障碍和物质使用障碍,与抽动障碍以及其他强迫相关障碍的共病也很常见。79.2% 的强迫症患者在共病焦虑障碍后开始发病,共病某种双相障碍前后得病的比例与焦虑障碍相似,共病冲动控制障碍和物质使用障碍后得病的患者分别是 92.8% 和 58.9%。

强迫症具有反复恶化或缓解的慢性病程,治疗较为困难,是一种致残性较高的疾病,在世界银行和 WHO 致残性疾病排名中占第 10 位,对患者的生活质量、婚姻、家庭、职业、人际关系等社会功能具有不同程度的影响。强迫症患者在所有领域(如工作、家庭和社会活动)的生活质量都显著下降,而且患者亲属和照料者的生活质量也低于健康对照。据报道,强迫症患者的生活质量与精神分裂症患者相似。在 NCS-R 评估前 12 个月内,65.3% 的患者用希恩残疾量表(Sheehan Disability Scale,SDS)评估显示有严重的功能损害,而且在人际关系和社会功能维度损害最严重,一年内平均有 45.7 天不能履行功能。尽管如此,很多患者却不寻求治疗。一般从发病到首次就医平均需要 7 年。美国流行病学责任区(ECA)调查显示,在 30 岁前发病的患者中有 74% 可能会延误诊断,而另外一项研究表明 50% 的患者在就医前 20 年就已经出现强迫症状。国内调查发现强迫症就诊人数占总门诊人数的 1.8%,误诊率 26.3%。NCS-R 报告只有 30.9% 的严重强迫症患者得到特定的治疗。所以,强迫症患者仍然存在识别率低、就诊率低、恰当治疗率低和误诊率高的问题。

第二节　强迫症病因与发病机制

强迫症的病因与发病机制目前并不十分清楚。现有的研究显示,强迫症的发病与遗传因素、神经生化、免疫与内分泌、大脑结构与功能、神经电生理以及心理社会因素有关。

一、遗传因素

(一) 家系研究

家系调查发现,强迫症具有家族聚集性。成年患者一级亲属中强迫症的患病率大约是无强迫症人群一级亲属患病率的 2 倍,一级亲属强迫症终生患病率为 6%~55%。在儿童青少年时期发病的强迫症患者一级亲属的患病率要比晚发患者亲属的患病率更高,甚至高达 10 倍。具有强迫症状和行为的先证者的家庭成员其强迫症状发生的风险也相对增高。不同症状维度的强迫症亚型在家族聚集性上会有所变化。囤藏、污染/清洁症状患者具有最高的家族聚集性,与对称相关内容的强迫症亚型的家族聚集性比散发病例更为常见。针对强迫症患者和强迫症状个体亲属的分析也明显地支持遗传的作用,不同家庭类型复发风险比较的趋势接近加性遗传模型的预测。

(二) 双生子研究

强迫症患者同卵双生子的同病率为 65%~85%,而异卵双生子的同病率为 15%~45%,同卵双生子的同病率大约是异卵双生子的 2 倍。在强迫症状水平上,同卵双生子(87%)和异卵双生子(47%)的同病率也有类似的结果。强迫症双生子研究的荟萃分析显示,加性遗传效应大约占 41% 的方差,非共享环境因素大约占 51% 的方差,提示遗传与环境的交互作用在强迫症病因中的作用。

(三) 分子遗传学研究

强迫症的候选基因研究尚处于起步阶段,5-羟色胺能、儿茶酚胺能、谷氨酸能基因变异可能在强迫症发病中具有潜在的作用,但一直没有得到有力的证据支持。最近的 GWAS 研究提示强迫症是一种多基因遗传病,存在包括谷氨酸能基因在内的许多风险基因位点,如 SLC1A1、GRIN2B、GRID2 和 DLGAP1 等。由于强迫症的异质性表现,在症状维度上的遗传变异可能存在差异。聚焦强迫症状维度可能会提高全基因组中候选基因的识别能力。最近针对 399 名强迫症患者的基因分析研究表明,SETD3 与囤积症状有关,代表不同生物通路或过程(锌离子反应、脂质代谢、G 蛋白介导的过程等)的基因在症状维度(攻击、秩序、性/宗教等)间存在不同的关联。在 GWAS 中基于单核苷酸多态性(single nucleotide polymorphism,SNP)遗传度研究也揭示了强迫症的遗传结构。SNP 遗传度的估算因测量和查证方法的变化而变化。常见的 SNP(次等位基因频率 ≥1%~5%)的遗传度为 0.25~0.43,具体取决于发病年龄和查证方法。同时,SNP 遗传度因常见强迫症状类型而不同。强迫行为比强迫思维具有更高的 SNP 遗传度,但这些研究结果重复性较差。

既往发现强迫症有细胞遗传异常,也涉及罕见变异。最近许多高分辨率研究也提示了罕见的拷贝数变异(copy number variation,CNV)和单核苷酸变异。全基因组扫描显示,强迫症患者和对照组CNV负担的总体率尽管没有差异,但与大脑和神经发育关联丰富的基因具有潜在的较大CNV负担。如 PTPRD、BTBD9、NRXN1、ANKS1B 基因或 16p13.11 位点中发现了特异性罕见 CNV。以前的研究发现这些基因与强迫症、Tourette 综合征和神经发育障碍有关。许多双生子和家系研究发现强迫症与抽动障碍、厌食症、ADHD 等疾病存在遗传相关性,如囤积和抽动障碍的遗传相关性为 0.35,强迫症状和抽动障碍的遗传相关性为 0.37。CNV 调查发现,强迫症患者中与神经发育障碍相关的大基因缺失负担增加了 3 倍。这些基因缺失一半位于 16p13.11,3 个 16p13.11 缺失是新发生的。强迫症患者 CNV 的总体重新发生率为 1.4%,介于健康对照组和孤独症谱系障碍患者 CNV 的发生率之间。由于强迫症的异质性特点,需要扩大样本量、纯化样本等措施来进一步开展有关研究。

二、神经生化

在皮质-纹状体-丘脑-皮质(cortico-striatal-thalamic-cortical,CSTC)环路中的几种关键神经递质,包括 5-羟色胺、多巴胺和谷氨酸可能在强迫症的发病和维持中发挥重要作用。

(一) 5-羟色胺

20 世纪 80 年代以来,研究者们主要依据临床精神药理研究发现并提出强迫症的 5-HT 异常假说。5-羟色胺再摄取抑制剂(serotonin reuptake inhibitors,SRIs)氯米帕明对强迫症治疗有效,SSRIs 对强迫症状也有明显的改善作用。尽管有研究报告强迫症患者脑脊液中 5-HT 及其代谢物水平发生变化,并在有效治疗后恢复正常,但研究证据很少,几乎没有证据表明 5-HT 缺乏在强迫症病理机制中具有因果作用。许多涉及 5-HT 功能的药理学挑战范式研究没有得出阳性结果或相互矛盾的结果。有研究认为,给强迫症患者服用选择性 5-HT 激动剂(m-氯苯哌嗪)可使患者的强迫症状加重。对 SRIs 有反应的患者进行急性色氨酸耗竭,暂时降低大脑 5-HT 水平,并没有使强迫症状加重,反而使抑郁程度增加。也有 5-HT 能基因(如 5-HT 转运体)的变异与强迫症之间关系的研究报道,观察到中脑 5-HT 转运体受体结合区域的改变,但结果也不一致。迄今为止,强迫症 5-HT 能异常的直接证据仍然难以找到,5-HT 系统功能异常的性质还有待研究。

(二) 多巴胺

在动物模型中,多巴胺在刻板行为(包括梳理毛发)中起着关键作用。强迫症的暴露与反应阻止治疗中涉及一系列认知和情感过程,包括奖赏过程,多巴胺在其中起着重要作用。对部分难治性强迫症患者联合应用 SRIs 和多巴胺 D_2 受体拮抗剂增加多巴胺能神经功能后具有增效作用。有一些研究报道了儿茶酚胺能基因(包括 COMT)的变异和强迫症之间的联系,分子影像学研究发现强迫症患者纹状体 D_2 受体减少。另外,Tourette 综合征作为 OCRDs 核心疾病,多巴胺能系统在其发病中起着关键作用。这些证据提示,多巴胺能神经系统也参与了强迫症及相关障碍的病理生理机制。

(三) 谷氨酸

近年来脑影像、基因组学、神经生化、动物模型等研究提示谷氨酸能神经系统参与了强迫症的病理机制。脑脊液和磁共振光谱学研究表明,强迫症患者谷氨酸代谢物发生改变,提示这个系统可能在强迫症病理机制中起作用。此外,谷氨酸基因(如 SLC1A1 和 GRIN2B)的变异与强迫症有关,而强迫症全基因组关联分析的荟萃分析表明,若干谷氨酸能系统基因(如 GRID2 和 DLGAP1)与强迫症有关。在小鼠强迫症模型中,DLGAP3 或 SAPAP3 在纹状体中表达。SAPAP3 缺失的小鼠其皮质纹状体突触存在缺陷并出现强迫性梳理行为,而 SSRIs 可以减轻这种行为。利鲁唑(riluzole)能抑制谷氨酸突触前的释放,直接作用于离子受体,提高 EAAT2 的表达和功能,从而增加谷氨酸清除率。对 NMDA 受体非竞争性拮抗剂美金刚(memantine)、氯胺酮(ketamine)等药物也进行了难治性强迫症辅助治疗或单独治疗的尝试,发现具有一定的价值。

三、免疫与内分泌

（一）免疫机制研究

炎症和免疫在精神障碍病理机制中的作用受到越来越多的关注，但在强迫症中的研究比较少。

研究人员最早关注到 A 群乙型溶血性链球菌感染相关儿童自身免疫性神经精神障碍（pediatric autoimmune neuropsychiatric disorder associated with streptococcal infection，PANDAS）与强迫症的关系。一项丹麦的儿童队列研究显示，链球菌测试阳性儿童罹患强迫症的风险增加。强迫症患者的一级亲属似乎也更易受到链球菌感染的困扰。后来发现，继发性强迫症或者强迫综合征也可见于自身免疫性脑炎、多发性硬化等系统性自身免疫性疾病。我国台湾省的调查发现，既往有自身免疫性疾病的患者较对照具有较高的强迫症发病率，特别是在红斑狼疮、皮肌炎和干燥综合征患者中。强迫症患者罹患自身免疫性疾病的风险增加 43%。最近某些研究在强迫症患者中也发现了一些免疫学改变，如 TNF-α、IL-1β 和 IL-6 等的改变，同时也发现患者血液中亚临床的炎症变化和微生物组学变化。然而，这些研究结果并不一致，仍然值得进一步研究。

（二）内分泌机制研究

在临床上强迫症患者病前多受到心理社会因素的影响，研究人员假设强迫症患者可能存在 HPA 轴功能失调，从而导致更高的皮质醇水平。有研究发现强迫症患者脑脊液中促肾上腺皮质激素释放激素（CRH）浓度增高，有荟萃分析发现患者的皮质醇水平呈上升趋势，但是研究并没有得出一致的结果。因此，为了弄清其因果关系，还需要进一步研究。

四、大脑结构与功能

已有的神经心理测验显示，强迫症患者存在双侧或优势侧额叶功能障碍；部分脑外伤、癫痫、Tourette 综合征患者可以出现强迫症状；某些强迫症患者具有神经系统软体征；影响大脑基底节功能的疾病患者也可出现强迫症状。这些证据提示强迫症状的出现可能与额叶或基底节的功能异常有关。

Alexander（1986）提出的强迫症与皮质-纹状体-丘脑-皮质（CSTC）神经环路活动异常的假设认为，皮质-纹状体-苍白球内侧部-丘脑-皮质的直接通路具有易化运动的功能，而皮质-纹状体-苍白球外侧部-丘脑底核-丘脑-皮质的间接通路可抑制非意愿的运动。强迫症状与直接通路的过度兴奋和间接通路的相对抑制密切相关。该假设认为，纹状体（尤其是尾状核）是原发的病理脑区，丘脑起着对信息输入、输出的门控作用，纹状体的功能异常导致其对丘脑的抑制作用减弱，丘脑的门控功能出现缺陷，导致眶额皮质（与强迫观念有关）和前扣带回（与非特异性焦虑有关）高度激活而出现强迫观念和行为。强迫动作可代偿纹状体的功能，使丘脑继续发挥门控作用，以缓解焦虑和减轻强迫观念。

近年来采用脑结构与功能影像方法对这一假设进行了一系列研究，得出了有意义的结果。对强迫症患者大脑结构的 12 项基于体素的形态测量（VBM）信号差异映射荟萃分析发现，患者背内侧前额叶皮质体积减小和双侧豆状核体积增加。有的患者单侧或双侧尾状核头部灰质体积减小。一项荟萃分析报告了药物治疗占比较高的强迫症患者也有广泛的白质异常，尤其是在前中线束（扣带回束前部和胼胝体之间的交叉处）。有研究也报告了强迫症症状维度特异性特征的证据，强迫性伤害症状与双侧前颞极体积减小有关，强迫性污染症状与尾状核较小有关。与健康对照相比，强迫症患者眶额皮质（OFC）、前扣带回皮质（ACC）和部分基底节（特别是尾状核）的活动增加。这些脑区异常激活在药物（ACC、尾状核、OFC 活动减少）或暴露与反应阻止（尾状核活动减少）成功治疗后趋于正常。其他有效的治疗方法也与患者大脑活动减少相关，如深部脑刺激［ACC、前额叶皮质（PFC）活动减少］、神经外科手术（ACC、尾状核、PFC、丘脑活动减少）和经颅磁刺激（ACC、OFC、PFC 活动减少）。提示强迫症患者前额眶内侧皮质和基底节神经环路活动增强。最近一项应用信号差异映射荟萃分析显示，在情绪处理过程中，强迫症患者双侧杏仁核、右侧壳核、眶额皮质延伸至前扣带回和腹内侧前额叶、中颞叶皮质和左下枕叶皮质的激活增强。杏仁核激活改变在未服药患者中最为强烈，而在服药患者中右侧壳核的改变最为明显。

　　但是,强迫症患者大脑结构和功能的一些改变,如海马体积较小、背内侧前额叶皮质和岛叶周围区域变化也常见于其他精神疾病,而较大的基底节体积是强迫症特异性的脑结构改变。但这在老年患者中最为明显,可能与疾病和/或药物的长期影响有关。未服药的强迫症患儿丘脑较大,可能反映出大脑成熟度的改变。有必要对强迫症和强迫相关障碍进行纵向研究以关注其发病前的神经发育情况,以及药物治疗和其他干预措施的长期效果。

五、神经电生理

　　过去大量的电生理研究似乎发现了与 OCD 患者行为和心理缺陷有关的各种神经生物学变化。最近一篇系统综述发现,强迫症患者定量脑电图(quantitative electroencephalography,QEEG)显示额叶 α 和 θ 频段非对称性似乎较明显,静息状态下额颞叶慢波(δ 和 θ)活动增加,但 α 和 β 频段能量增加或降低的结果并不一致。睡眠相关脑电图显示,强迫症患者 REM 密度增加、睡眠效率降低和持续时间缩短,与抑郁障碍患者具有类似的睡眠结构。事件相关电位(event-related potential,ERP)研究中,错误相关负波(error related negativity,ERN)振幅显著增大是一致的发现,表明认知任务时过度激活的行动监测。有大量证据表明 ERN 可能是强迫症的潜在内表型。P3 增强和更大的 N2 负波分别表明皮质高觉醒和反应抑制受损。较短的 N2 和 P3 潜伏期表明认知加工速度加快。

　　在强迫症患者电生理研究中,额叶不对称性增加、额叶活动减慢和 ERN 增强是一致的发现。然而,睡眠脑电图和 P3、N2 的结果不一致。未来需要围绕认知任务期间的脑电活动以及使用经颅磁刺激-脑电图(TMS-EEG)进一步了解强迫症的潜在大脑病理生理学机制。

六、心理社会因素

(一)应激和创伤

　　现有的观点认为,应激在强迫症的发病、发展、复发和预后转归等过程中具有一定作用。患者在发病前多存在应激性事件,而且其发生的频率也增加。不良的围产期事件(如分娩并发症)、父母僵化刻板的过度保护养育方式以及应激性或创伤性事件,如童年期躯体虐待、性虐待、忽视等可能是强迫症的潜在危险因素。但是由于目前有关研究多为横断面或回顾性研究,不能排除回忆偏差和对病因的事后错误解释的影响。

(二)人格特征

　　强迫症患者在病前具有内向、胆小、认真、优柔寡断、严肃、刻板、循规蹈矩、追求十全十美等人格特征。在 20 世纪 80 年代前,认为强迫型人格是强迫症发病的先决条件,但目前相关的共病研究并未发现二者之间的直接关系。尽管在病前有 15%~35% 的患者具有强迫型人格特征,但具有强迫型人格障碍的患者并不一定就会发展成为强迫症。强迫型人格障碍与强迫症的关系尚无定论。

(三)认知行为理论模型

　　强迫症的认知行为理论模型基于认知行为治疗(cognitive behavioral therapy,CBT)对强迫症的确切疗效。

　　1. **学习理论**　学习理论认为强迫症状的形成是构成焦虑反应的经典条件反射和强迫动作或行为的操作条件化的结果。引起焦虑的无条件刺激与某种观念或动作多次结合,这种观念或动作就会引起焦虑反应或内心的冲突。患者为了试图控制这种内心冲突而不断强化,形成强迫思维。当强迫动作或行为的实施可以降低条件性焦虑时,通过负强化作用而使强迫动作或行为得以维持。暴露与反应阻止(exposure and response prevention,ERP)就是通过阻止这一循环而起作用的。

　　2. **认知理论**　认知理论认为当个体处于某种情境时大脑涌现出的想法、想象或冲动意向,主要与污染、肮脏、性、暴力、错误、背叛、宗教等有关,当个体发现这些思维与自身歪曲的信念系统(如夸大的责任感、高估威胁、完美主义要求、高估思想的重要性、不容忍不确定性等)相互作用而出现负性自动思维时,会引起负性情绪。为了预防和排除这种威胁或危险,患者采取中和行为,降低焦虑,使强迫症状得以出现和维持。

(四) 其他心理因素

认知-情感研究范式强调对伤害的过度担忧(如对唤起厌恶刺激的高敏感和过度的执行监控)和不能控制这种担忧(如反应抑制执行功能受损、过度的刺激-反应习惯形成)的过程可能导致功能失调。在有关神经心理学的研究中,强迫症患者存在一系列的神经心理损害,包括认知灵活性、计划、工作记忆和反应抑制等执行功能的改变,以及厌恶加工、恐惧消除、奖励加工和情绪调节等方面的改变,但这些认知-情感改变是如何导致强迫症状的还需要进一步研究。

传统的精神动力学派认为强迫症与肛欲期正常成长过程的退行和固化有关。心理发育停滞在肛欲期,无意识领域的冲突通过隔离、抵消、反应形成、置换等防御机制的使用而表现出强迫症状。新精神动力学派认为,对儿童发展的过度要求和控制是导致强迫症状产生的关键因素。

综上所述,强迫症是在遗传和环境因素相互作用下发生的。在病理心理学层面有认知-情感加工和行为学习理论对其发生和维持的心理机制进行了解释。在脑功能环路中主要发现 CSTC 环路及相关脑区与其发病和转归有关。但是阐明这些现象背后的遗传、神经生化、内分泌及电生理等机制,从而揭示强迫症的病理生理机制仍然任重而道远。最终还需要更多的研究阐明从遗传和环境危险因素到强迫症的不同阶段和亚型的发生机制,以深入探讨遗传和环境风险因素如何影响内表型,从而最终导致强迫症发生的细胞和分子机制。

第三节   强迫症临床表现

强迫症的主要临床表现有强迫思维、强迫动作或仪式、焦虑、抑郁情绪和回避行为。约 70% 的患者同时具有强迫思维和强迫动作,只有强迫思维的患者约占 25%,仅出现强迫动作的病例少见。

一、强迫思维

强迫思维(obsession)是反复进入患者头脑中的侵入性的、非意愿的观念、意象或冲动,大多数可引起患者的焦虑,患者试图压抑、忽视或中和它们,但并不成功,为此感到痛苦。

(一) 强迫思维的形式

最常见的有强迫观念、强迫意象和强迫冲动。

1. 强迫观念   强迫观念包括强迫性怀疑、强迫性穷思竭虑、强迫性联想(包括强迫性对立思维)和强迫性回忆(对过去的经历、往事等反复回忆)。

(1) 强迫性怀疑:是指患者对自己做过的事情存在一种不确定感,如门窗是否关好,做的事、说的话是否正确,东西是否被污染等。尽管患者经过反复多次核实或询问,但心中仍不踏实。患者在多数情况下知道这是没必要的、多余的,其他人也不这样做,但自己就是不能控制,为此感到苦恼。如患者接触门把手后,总觉得双手被细菌污染、害怕自己得病或传染给家人,而必须反复清洗,才能平息自己内心的不安。

(2) 强迫性穷思竭虑:是指患者常常对某些哲学问题或自然界中大家司空见惯的现象穷追不舍,刨根问底。如宇宙是如何形成的、人是从哪里来的、眉毛为什么长在眼睛上面而不长在眼睛下面等。

(3) 强迫性联想:是指患者在某种场合出现不能控制的联想,给自己带来危害或风险,而感到紧张害怕。如见到或听到 "4",就会想到死亡;看到三角形图案,就联想到婚外恋、第三者插足等。

(4) 强迫性回忆:是指患者不由自主地反复回忆以往经历,尽管事情很小,不值得回忆,但仍挥之不去,控制不住,感到苦恼。有一患者在马路上遇见一位熟人,打招呼后,自己要停下来回忆这人叫什么名字、在什么地方认识的等一系列问题,回忆完毕后才能进行自己的下一步活动。

2. 强迫意象   强迫意象是患者脑内反复出现逼真的令其痛苦、不能控制的形象内容,如画面、声音等。有患者一见到异性,大脑内就会闪现男女间淫秽的画面,自己评价自己不道德、不干净,从而感到非常痛苦。

3. 强迫冲动　强迫冲动是指患者有一种强有力的内在驱使,感到有一种冲动要去做某种违背自己意愿的事情。如患者看到尖锐的物体,就想到自己用其伤及自己的孩子;站到阳台上,脑内就出现跳下去的冲动。患者一般认为自己不会真的去做,也知道这种想法是非理性的,但这种冲动出现时自己欲罢不能、紧张害怕,从而采取回避行为。

(二) 强迫思维的内容

强迫思维内容涉及范围很广,但多是令人苦恼或厌恶的。较为常见的症状维度有:①污染与清洁:包括怕脏、怕细菌或病毒等污染;②对称与精确:怀疑事情做得不到位、不对称、不精确、不正确等,而出现检查、重复、排序和计数等;③被禁止或禁忌的想法:害怕伤害自己或他人、死亡或疾病、性或猥亵、亵渎神灵或宗教、厌恶或憎恨别人、担心人际关系、担心攻击他人、说出被禁止的想法或日常琐事等。患者通常在多个维度上表现出症状,其中以强迫性怀疑和担心被污染最为常见。

二、强迫行为

强迫行为(compulsion)是包括精神行为在内的非意愿进行的重复行为。患者为了减轻强迫思维伴随的痛苦,或者由"不完整感"(sense of incompleteness)、"不恰当感"(sense of not just-right)等主观感知体验驱动而采取的有意识的强迫动作或行为。强迫动作或行为可以是外显性的,也可以是内隐性的。从根本上讲,这些强迫动作或行为既不能使患者愉快,也无助于完成有意义的任务,只是为了消除内心的不确定感或焦虑情绪。最常见的强迫动作或行为是为了缓解怕脏或污染、怀疑等强迫观念所引起的苦恼而出现的强迫性洗涤、强迫性检查,以及强迫性计数和强迫性仪式行为。

(一) 外显性强迫动作或行为

常表现为清洗、检查、重复、触摸、收藏或囤积、保持有序和整洁、询问等重复行为。

1. 强迫性检查　患者为了确认门、煤气阀、水龙头等是否关好,做过的事情是否精确、完美,做完的试题答案是否正确,而反复检查、核对,经常检查几遍或十几遍。

2. 强迫性洗涤　患者担心自己的手、身体、衣服、床单、家具等被污染,而反复洗手、洗澡、洗涤衣物,擦洗被污染的家具、物品等。有时洗涤几遍、十几遍,甚至持续几小时。

3. 强迫性仪式动作　有的患者经常重复某些动作,久而久之变得程序化,称为强迫性仪式动作。患者怕污染,习惯于执行自己设定的洗漱程序。脸盆中的水必须达到一定的量,袖口必须在肘部以上,先洗额部,再洗面颊部,然后是下颌,且不能触及头发。如果这些程序稍有变化,或受到干扰,没有按程序办,患者内心就会焦躁不安、感到痛苦。

4. 强迫性询问/陈述　患者也可反复询问或陈述同一个问题,担心别人没有听清楚,或害怕自己没有听明白,或对生活中的事情自己不能确定,反复询问,需要得到别人的肯定答案,才得以放心,称为强迫性询问/陈述。

5. 强迫缓慢　有的患者在反复重复的外显行为表现上并不明显,其明显特征就是缓慢,这种现象被称为强迫缓慢(compulsive slowness)。实质上,强迫缓慢是一种隐蔽性的强迫性仪式动作。患者在穿衣服、洗脸、刷牙时,为了确保精确、万无一失或达到自己满意的状态,而将从事这些活动的动作进行得十分缓慢。为此,患者在上学、上班等方面会经常迟到。

(二) 内隐性强迫动作或行为(精神行为)

表现为计数、祈祷、默默地重复字词等。强迫性计数患者不能控制地计数,如反复数楼梯的阶数、楼层数、地砖数、电线杆数等。有的患者在做某事前一定要默默地计数,达到一定的数字或遍数,才能开始做这些事情,否则会内心不安。

在疾病的初期,患者会对强迫动作或行为感到焦虑、紧张、痛苦不安,认为会对自己的生活和工作造成很大的影响。但是,随着病程的延长,有的患者对强迫动作或行为的痛苦会越来越轻,甚至与强迫动作或行为和平共处,内心痛苦程度会有所减轻。

三、其他继发症状

由于强迫思维和强迫行为的存在,患者会同时出现相应的其他症状和社会功能方面的问题。

(一) 情绪症状

由于强迫症患者意识到自己的强迫思维或行为是没有必要的、不现实的,但自己又无法控制,为此担心自己失去控制,所以感到苦恼、焦虑或恐惧,甚至是愤怒。这在儿童青少年患者中更容易出现。由于强迫症状具有隐蔽性,患者不愿让别人知道,所以会尽量避免与人接触,且在强迫行为上浪费大量的时间,造成患者的社会隔离、功能受损而继发抑郁情绪,严重者达到抑郁发作的程度,甚至出现自杀风险。焦虑和抑郁情绪反过来又会加重强迫症状,以致形成恶性循环。

(二) 回避行为

强迫症患者常常回避那些能够激发令人讨厌的强迫思维或导致费时费力的强迫动作或行为出现的情境。如怕脏的患者,往往避免到肮脏的公共场所、使用公共厕所;怕细菌污染的患者,避免进入医院等。严重时,有的患者为了避免出现清洗、检查、重复等强迫行为给自己带来的苦恼,其回避行为可以成为主要特征,甚至不能出家门上学或工作。

(三) 家庭成员间关系问题

有的强迫症患者在屈从于强迫症状以缓解自己的焦虑、痛苦的同时,会要求家人容忍其强迫症状,甚至要求家人也要按照自己强迫症状的要求来做。家庭成员不理解,为此造成家庭成员间的日常生活冲突,使得人际关系变得紧张。这样紧张的人际关系,会导致患者强迫症状的加重或持续。家庭成员如果完全屈从于患者的强迫行为,反而也会强化患者的强迫思维和行为的持续,不利于患者强迫症状的缓解。

四、强迫症的亚型

强迫症患者的临床表现丰富多变。目前对其病因学、临床现象学和治疗结局的研究提示强迫症是一组异质性精神障碍。所以,目前根据强迫症状内容、症状自知力程度和共病特征提出了强迫症亚型的概念。

(一) 强迫症状特征分型

通过对强迫症状内容的临床观察和因素分析,将最常见的强迫症状分为五个维度,分别是污染/清洗、攻击性/检查、对称性/排序/安排、性/宗教(也称为"禁忌思想")和囤积。也有研究将攻击性/检查与性/宗教合在一起成为四个症状内容维度。目前,ICD-11 将囤积症状为主的强迫症亚型独立称为囤积障碍,其作为单一疾病单元也体现了这一观点。在临床表现特征中可以出现强迫思维为主型、强迫行为为主型或二者混合型。

(二) 自知力分型

大部分强迫症患者能够认识到强迫症状的不合理性,也知道他们的症状是没有意义的,因而感到痛苦,所以自知力是存在的。在临床上约有 5% 的患者并不能认识到自己的强迫症状的不合理性,而认为是合理的,有的患者甚至坚信强迫症状的合理性,达到妄想的程度。所以,ICD-11 依据患者对强迫症状的认识和相信程度分为自知力良好和自知力差两个亚型。DSM-5 提出了自知力好或良好(患者认为强迫思维很可能不是真的)、自知力差(患者认为强迫思维可能是真的)、无自知力/妄想性信念(患者坚信强迫思维是真的)三种亚型。一般来说,强迫症患者具有良好的自知力,只有少数人表现出较差的自知力或无自知力/妄想性信念。

(三) 其他分型

由于发病在青春期前的患者在遗传、症状特征、治疗转归上的特点,有学者提出早发强迫症亚型。因儿童抽动障碍患者具有较高的强迫症共病率,提出共病抽动障碍的强迫症亚型。

第四节　强迫症诊断与鉴别诊断

强迫症的诊断基于全面的病史、体格检查、必要的实验室检查和辅助检查、诊断性访谈评估。在病史采集中除访谈患者外,也需要向家属了解相关病史,因为有的患者会隐藏自己的症状。在评估患者时也应进行自杀风险的评估。一项荟萃分析发现,强迫症患者比健康对照的自杀风险高。582名患者中,36%出现过自杀企图,20%有过自杀计划,11%曾试图自杀,10%目前有自杀企图。

在进行客观诊断时,可以使用结构化的诊断性访谈工具,如DSM-5临床定式访谈(Structured Clinical Interview for DSM-5 Disorders,SCID-DSM-5)和简明国际神经精神访谈(MINI-International Neuropsychiatric Interview,M.I.N.I)。针对强迫症状严重程度进行量化评估,成年人可用耶鲁-布朗强迫量表(Yale-Brown Obsessive-Compulsive Scale,Y-BOCS),儿童可用儿童耶鲁-布朗强迫量表(Children's Y-BOCS,CY-BOCS)。

一、诊断

在临床上,当患者存在以强迫症状为主要特征的临床表现,强迫症状持续存在一定的时间,患者为此感到痛苦或社会功能受到损害,并且除外其他躯体疾病或精神障碍等可能引起强迫症状的情况时,就可以考虑强迫症诊断。明确做出临床诊断需要依据精神障碍的诊断标准。ICD-11的诊断标准详细内容已公布,目前看与DSM-5的诊断标准内容基本一致。

ICD-11关于强迫症的诊断标准如下。

1. 持续存在强迫思维、强迫行为或二者同时存在。

(1)强迫思维:强迫思维是重复的、持续的思维(如污染的想法)、意象(如暴力画面)和冲动/驱动(如刺伤某人),是侵入性的、非意愿的,常常引起明显的焦虑。患者试图忽略或压制这些强迫思维,或实施强迫行为来中和它们。

(2)强迫行为:强迫行为是一种重复的行为或仪式,包括重复的精神行为。个体觉得有必要依据严格的规则对强迫思维做出反应,或达到一种"完整感"。

1)外显行为:外显行为包括重复清洗、检查和整理物品。

2)精神行为:精神行为包括在脑海中重复特定的短语以防止负面结果、反复回忆以确保自己没有造成伤害,以及在脑内默默计数。

强迫行为与恐惧事件没有任何现实的联系(如对称安排物品以防止伤害所爱的人),或是明显过度(如每天淋浴数小时以预防疾病)。

2. 强迫思维或强迫行为很耗时(如每天耗时超过1小时),或导致明显的个人痛苦或个人、家庭、社会、教育、职业或其他重要功能严重损害。如果要使功能得到保持,就需要患者额外付出极大的努力。

3. 强迫思维和行为症状不是其他疾病(例如基底节卒中)的表现,也不是某种物质或药物(例如苯丙胺)作用于中枢神经系统所产生影响(包括戒断效应)的结果。

4. 强迫思维和行为症状不能用其他精神障碍所致的症状来解释(DSM-5明确提出,而ICD-11未提及)。

在临床上可以依据上述标准做出强迫症诊断。同时,也有必要进行临床亚型的诊断,以指导治疗计划制定和预后估计。依据其主要的临床表现特征(如强迫思维为主型、强迫行为为主型、强迫思维和行为混合型)、患者对自己强迫思维或行为的相信程度(即自知力)做出评估。

(1)自知力一般或良好:在大多数时间里,个体能够接受一种可能性,即他们特定的疾病信念可能是不真实的,并且愿意为自己的体验接受另一种解释。即使在某个时间内(如高度焦虑时),个体自知力不完整,也仍适用于该级别。

(2)自知力较差或缺乏:在大多数或所有时间里,个体都确信他们特定的疾病信念是正确的,无法为自己的体验接受另一种解释。个体所表现出的自知力缺乏并不随着焦虑水平的变化而显著变化。

是否伴有抽动障碍或抽动障碍病史,在 DSM-5 和 ICD-11 中是需要关注的特定类型,伴有抽动障碍可能对使用多巴胺受体拮抗剂治疗更有效果。

二、鉴别诊断

由于在很多情况下,强迫症状的出现受到很多因素的影响,在正式做出诊断前必须进行必要的鉴别诊断。在这方面,全面的躯体和心理评估对鉴别诊断是至关重要的。

(一) 其他强迫相关障碍

要与过度关注个人外表的躯体变形障碍,主要表现为重复行为的拔毛症、皮肤搔抓症、囤积障碍,以及疑病症、嗅觉牵连障碍等其他强迫相关障碍进行鉴别(详见本章中相应内容)。

(二) 焦虑障碍

强迫症患者可以表现出焦虑、紧张、害怕,甚至也出现回避行为,所以需要与焦虑障碍鉴别。

1. 广泛性焦虑障碍　广泛性焦虑障碍患者所担忧、思虑的事情是生活中的琐事,内容变化不定,自己的控制意愿不强,甚至没有控制意愿,同时伴有自主神经兴奋和运动不安症状。而强迫症患者担心、焦虑的对象是强迫症状,控制意愿强烈,但控制无效,表现出明显的强迫症状。

2. 恐惧性焦虑障碍　恐惧性焦虑障碍患者所担心害怕的是外界客体或处境,控制的意愿并不强烈,甚至没有控制的意愿,在完全回避恐惧的对象后焦虑、恐惧症状完全消失,同时也并不存在强迫行为。而强迫症患者没有明确害怕的客体对象,甚至害怕的仅仅是一种"可能性",回避行为比恐惧性焦虑障碍弱,回避后恐惧症状也不能完全消失。

(三) 抑郁障碍

在临床上,约有 1/3 的抑郁障碍患者可以出现强迫症状,强迫症患者也可以出现抑郁症状,二者也需要鉴别。

抑郁障碍患者往往抑郁情绪出现在前,强迫症状在后,且具有抑郁发作的特征性症状(明显的"三低"症状、早醒、晨重夜轻变化等)。强迫症患者的强迫症状往往是导致抑郁症状出现的原因,且没有抑郁障碍的症状特点。如果在临床上强迫症状与抑郁症状均达到临床诊断标准,可以做出两种障碍的诊断。

(四) 精神分裂症

某些精神分裂症患者可以出现强迫症状,有的强迫症患者的症状也具有一定的荒谬性和不合理性,特别是自知力差甚至缺乏自知力的患者,在临床上需要与精神分裂症进行鉴别。

这时要注意收集精神分裂症的特征性精神病性症状,如思维联想障碍、思维逻辑障碍、幻觉、妄想、情感淡漠、强制性思维的异己体验等。同时,精神分裂症患者对强迫症状的体验并不深刻,痛苦并不明显,主动控制的意愿不十分强烈,也有助于与强迫症进行鉴别。

(五) 脑器质性疾病

一些脑器质性疾病,如脑肿瘤、脑出血、脑外伤、脑炎等,特别是基底节病变的患者可以出现继发性强迫症状。这些患者的强迫症状往往表现较为单调,缺乏相应的情感体验。还可以通过病史、神经系统阳性体征和必要的辅助检查结果加以鉴别。

第五节　强迫症治疗

强迫症的治疗方法主要包括药物治疗、心理治疗和神经调控治疗。由于强迫病因复杂、共病多、病程迁延,在治疗上要遵循综合治疗、个体化治疗和全病程治疗的原则。急性期治疗目标在于尽量减轻强迫症状,缓解患者痛苦。长期治疗目标是使强迫症状完全缓解,达到临床痊愈,促进社会功能全面康复。在治疗过程中,首先要与患者建立良好的治疗关系,对患者及家属就有关疾病性质、治疗特点进行充分的心理教育;然后进行心理治疗和/或药物治疗。目前推荐的一线心理治疗方法是CBT,治疗药物是SSRIs。当单独使用药物或CBT无效时,联合使用可以使约25%的患者有效。当联合药物治疗时患者更容易接受CBT,而CBT可以使患者在停用药物治疗后得以维持疗效,减少复发或反复。临床上一般认为,CBT联合药物治疗是强迫症的理想治疗模式。对于难治性强迫症患者,尚可联合神经调控和精神外科治疗。

一、药物治疗

强迫症的药物治疗主要以5-HT再摄取抑制剂为主。常用的药物有TCAs(氯米帕明)和SSRIs(氟西汀、舍曲林、帕罗西汀、西酞普兰、氟伏沙明等)。这些药物治疗对50%~70%的强迫症患者有效,但不能完全消除强迫症状。

氯米帕明除具有选择性5-HT再摄取抑制作用外,还有较强的去甲肾上腺素再摄取抑制作用。在TCAs中,氯米帕明最具有抗强迫作用,是最早用于治疗强迫症的精神类药物。有文献报道氯米帕明总体疗效优于SSRIs,但在头对头比较研究中没有得到证实。SSRIs由于抗胆碱能和心血管副作用小,很少诱发癫痫,在安全性上明显优于氯米帕明,是目前在临床上治疗强迫症的一线用药。在治疗强迫症时,SSRIs所需剂量较大,要比治疗抑郁障碍的剂量大。一般用到患者可以耐受的最大剂量。药物滴定宜从小剂量开始,逐渐加量至最高治疗剂量。药物治疗一般起效较慢,需要4~6周,最快也要2周。强迫症状明显缓解要在用药8~12周以后。所以,一种药物治疗是否有效必须经过足量、至少8~12周的治疗才能确定。虽然不同SSRIs之间的疗效相差不大,但药物不良反应会有差别。需要依据患者的既往治疗反应、潜在的不良反应、药物相互作用、共病躯体疾病情况、成本和药物的可及性等因素进行个体化选择。

药物治疗有效后需要长期维持治疗,一般推荐12~24个月以上。由于强迫症是一种慢性病程疾病,停用药物后患者的强迫症状复发率很高。有研究报道,突然停用药物治疗,90%的患者会复发。所以,较长时间的维持治疗可能对强迫症的复发预防是有益的。

大约1/2的患者首次足量足疗程单一药物治疗后疗效不佳,可以考虑联合应用CBT。当CBT不可及和不能耐受暴露时,有效药物治疗策略包括换用不同的SSRIs,超最大推荐剂量应用SSRIs、5-羟色胺及去甲肾上腺素再摄取抑制剂(serotonin-norepinephrine reuptake inhibitors,SNRIs)或氯米帕明。超说明书剂量使用药物时需要取得患者的知情同意,并密切观察可能出现的药物不良反应。当患者换用三种不同种类药物系统治疗后仍无足够的疗效时,可以采用药物联合治疗以增进疗效。在药物联合增强治疗中,常用的联合药物有抗精神病药、氯米帕明、苯二氮䓬类药物、谷氨酸能类药物。这些药物均有研究提示有明确的增效作用,但均未获得我国国家药品监督管理局和美国食品药品监督管理局(FDA)批准。氯米帕明联合一种SSRIs进行治疗时,剂量不宜过大,以防出现严重的药物不良反应,如癫痫发作、心律失常和5-HT综合征。患者表现出明显的焦虑、紧张不安时,可以合并使用苯二氮䓬类药,如氯硝西泮等。氯硝西泮能作用于GABA和5-HT系统,与氯米帕明或SSRIs联用可有增强抗强迫的作用,是治疗强迫症较好的辅助用药。症状比较荒谬、自知力不全的患者可以合用低剂量高效价抗精神病药治疗,如利培酮、阿立哌唑等,也有增强抗强迫作用,特别是对于共病抽动障碍的患者。目前有研究提示美金刚、拉莫三嗪、托吡酯、N-乙酰半胱氨酸(N-acetylcysteine)等影响谷氨酸能类药物联合治疗难治性强迫症具有一定疗效。

二、心理治疗

强迫症最常用的心理治疗方法是包括暴露与反应阻止(ERP)技术的认知行为治疗(CBT)。现有的证据显示,单一CBT对强迫症有效。在能够接受这种治疗的患者中大约有70%可获得疗效。约有30%的患者拒绝这种治疗。药物治疗可能有助于患者接受CBT治疗。

CBT的核心是暴露与反应阻止以及认知重构(cognitive restructuring,CR)。在具体实施CBT时,首先注意 CBT 的共同因素的有效应用,才能保证 CBT 的疗效。这些共同因素包括治疗关系的建立、疾病知识的教育、强迫症状复发的监控等。暴露是让患者暴露于促发强迫症状、导致回避的现实情境。同时,教育患者强迫行为只是缓解焦虑的一种手段,实际上不采取强迫行为也可以消除焦虑。所以,反应阻止就是鼓励患者在促发强迫行为出现的情境中控制自己的强迫行为。这种暴露的过程往往采用等级暴露,按照由弱到强的焦虑等级逐步进行。暴露可以是在现实情境中,也可以是想象的情境,也可用虚拟现实(virtual reality,VR)技术模拟暴露情境。通过反复地暴露在诱发焦虑和不愉快的环境中,可经习惯化而逐渐减轻焦虑反应。反应阻止可以打断强迫症状中的负强化,逐渐建立新的正常的行为反应模式。ERP 并不是一次完成的,往往需要保证 15~30 小时最基本的训练时间,才能保证疗效。认知重构是针对患者对责任的过分夸大、夸大危险、强调思想的重要性、不容忍不确定性等歪曲认知,通过苏格拉底式提问、证据检验或行为实验等认知矫正方法纠正其错误认知,从而改善患者的强迫动作和焦虑情绪。

对于混合性强迫症状患者可以选用 CBT,对于以强迫动作或仪式行为为主的患者,可以 ERP 治疗为主。对于只有强迫思维的患者,认知治疗是其主要的心理治疗手段。以前认为对于强迫思维或内隐性强迫行为的患者应采用思维阻断疗法(thought stopping technique)。患者想象其强迫症状的思维过程,结合外部控制手段,人为抑制并中断其思维,经过多次重复,促使患者的内隐行为和强迫思维消失。但在临床实际应用中效果并不肯定。

患者的强迫症状往往会涉及其他家庭成员,导致家庭成员屈从于患者的强迫症状,或蔑视、拒绝患者。所以,在对强迫症患者的 CBT 治疗中,家庭成员的配合、理解是非常重要的。同时,家庭成员间的关系往往与患者的疗效、症状恶化或复发密切相关,这对儿童青少年患者尤为重要。所以,基于家庭的 CBT 治疗也是非常必要的。

强迫症患者,尤其是缺乏自知力的患者,在寻求治疗的过程中缺乏对该疾病的了解、对其症状感到尴尬,或对暴露在恐惧刺激下感到焦虑,这使得参与和坚持 CBT 治疗面临挑战。采用动机访谈技术、共情患者的痛苦体验、讨论强迫症状益处及代价,以及探索减少强迫症状的获益和代价等,对患者接受治疗很有帮助。

个体和团体 CBT 对强迫症均有效,也可以通过互联网、手机 APP 等形式进行。患者在治疗期间坚持完成家庭作业,如在家中进行暴露和认知矫正练习,其效果可以可靠地预测 CBT 短期和长期疗效。在住院环境中,针对严重难治和常规强迫症患者进行强化 CBT 治疗方案的试验数量仍然很少,但初步结果提示可能是有益的,值得进一步研究。

三、神经调控治疗

强迫症的神经调控治疗有非侵入性和侵入性方法。非侵入性方法包括重复经颅磁刺激(repetitive transcranial magnetic stimulation,rTMS)和经颅直流电刺激(transcranial direct current stimulation,tDCS),侵入性方法包括深部脑刺激(deep brain stimulation,DBS)。

(一)非侵入性方法

rTMS 通过头部磁性线圈产生的电流调节神经元活动,刺激靶点包括辅助运动皮质和背外侧前额叶皮质。越来越多的证据支持 rTMS 对强迫症的疗效,对于难治性强迫症联合使用也有一定效果。FDA 已批准深部 rTMS 用于强迫症的治疗。目前 tDCS 治疗强迫症尚处于研究阶段,初步结果令人鼓舞。

(二)侵入性方法

近年来新发展起来的 DBS 技术,需要神经外科医师在内囊前肢、腹侧囊和腹侧纹状体、伏隔核或腹侧尾状核、丘脑底核和丘脑下脚等脑区植入电极,通过调节脑刺激器的电量和电刺激的频率对过度活跃的脑区进行刺激,从而调节神经环路神经兴奋水平,达到缓解和消除强迫症状的目的。此技术没有毁损性,是可逆的,对大脑创伤小,术后并发症少,但价格昂贵,只适用于非常难治的病例。大约

30%~50% 的重度难治性强迫症患者对这些不同的治疗有反应。

四、其他治疗

在强迫症治疗中还有一些其他方法可供临床选择。在心理治疗中包括动力性心理治疗、基于正念的 CBT、接纳承诺治疗等。在药物联合增强治疗中，碳酸锂等药物联合 SSRIs 具有增强抗强迫的作用。电抽搐治疗、瑜伽、冥想训练、体育锻炼和针灸也可以在临床上尝试使用。然而，目前尚没有足够的循证证据来支持推荐这些治疗作为临床上强迫症的常规治疗选择。

经过系统的心理、药物治疗，确实证明各种方法没有效果，而且强迫症本身或其合并症给患者带来生命威胁、严重的功能障碍或严重的精神痛苦时才考虑选择传统精神外科治疗。精神外科治疗，如内囊毁损、扣带回白质切除术，通过切断和破坏与强迫症状产生有关的神经环路中的神经纤维，达到缓解强迫症状的目的。但由于手术具有一定的毁损性，术后并发症的发生率较高，目前临床上很少应用。

第六节　强迫症预后与康复

强迫症的病程多迁延，可达几年或十几年，呈波动性。40%~60% 的患者经过充分治疗症状可以明显改善。大部分患者需长期服药 1 年以上，有的患者可能需要终身服药。难治性强迫症是导致精神残疾的常见精神障碍之一，1/3 的患者属于难治性病例，社会功能受损，预后较差。Skoog 等（1999）进行了一项 40 年的前瞻性研究，在 10 年之内约有 60% 的强迫症患者总体症状得到改善。研究结束时，症状改善的患者达到 80%。其中，20% 患者的症状完全缓解，60% 患者仍有明显的症状，10% 没有改善，10% 反而恶化。以下因素与治疗困难、预后差有关：男性，单身，社会经济地位低，学历低，强迫症家族史，发病年龄较早，性、宗教和囤积症状，起病缓慢，强迫症状严重，功能损害严重，自知力差，共病多，治疗关系差，体验痛苦想法的意愿低，对改变的阻力大，治疗依从性低，家庭成员对强迫症状妥协大，SSRIs 治疗早期反应差。最近一项分析表明，无强迫症家族史的儿童对 CBT 的治疗反应要比有家族史的高 6 倍。

考虑到强迫症的慢性病程和复发性，复发预防策略对于强迫症的临床治疗和康复起着至关重要的作用。大约 1/5 的成年患者能够痊愈，而儿童患者持续满足强迫症诊断或阈下强迫症的估计约为60%。复发给患者带来相当大的痛苦、严重的功能损害和生活质量损害。目前对强迫症复发预防研究主要集中在 SSRIs 和氯米帕明的维持治疗，在安慰剂对照条件下的治疗持续时间长达 12 个月。随访时间较长的 CBT 后强迫症复发的研究相对较少。就成年患者而言，与安慰剂对照相比，SSRIs 在预防复发方面具有整体优势。但即使在 SSRIs 维持治疗下，长期处于良好状态的患者停止维持治疗也会增加复发风险。由于童年和青春期是人生中成长发育的关键时期，预防复发对于儿童青少年患者显得更为重要。一项儿童强迫症随机对照复发预防研究显示，帕罗西汀在预防复发方面要优于安慰剂。目前缺乏有力的证据来提示维持治疗持续多长时间就可以安全停止治疗。最近的指南强调维持治疗的重要性，维持药物治疗至少需要 12 个月以降低复发风险。

研究表明，强迫症是最严重的致残性精神障碍之一。在美国，每年用于强迫症治疗的费用估计超过 100 亿美元。这给患者、家庭和社会的经济发展带来很大损失。因此，从全病程康复的角度出发，减轻强迫症给患者带来的社会功能损害、降低强迫症患者的致残率、促进其社会功能康复显得尤为重要。为此，需要加大公众和专业人员教育力度，提高强迫症的识别率、就诊率和恰当治疗率，加强共病的治疗，提高临床治愈率。将强迫症患者纳入精神康复体系，提高维持治疗率和保障必要的维持治疗时间，降低复发率。注重复发征兆管理，与患者及其家属合作，对复发前兆症状保持警惕。在强迫症患者因遇到生活事件导致强迫症状出现波动时及时恢复之前已知的有效治疗措施，进行"强化" CBT 或恢复药物治疗，及时控制症状，减少复发。

NOTES

第七节　强迫相关障碍

强迫症及相关障碍包括强迫症、躯体变形障碍、嗅觉牵连障碍、疑病症、囤积障碍、聚焦于躯体的重复行为障碍以及其他特定和未特定的强迫症及相关障碍。在前面章节中系统介绍了强迫症的历史发展与流行病学、病因与发病机制、临床表现与类别、诊断与鉴别诊断、治疗、预后与康复，本节就OCRDs中其他主要的强迫相关障碍进行简要介绍。

一、躯体变形障碍

躯体变形障碍（body dysmorphic disorder，BDD）是指以患者持续专注于自身躯体一个或多个自我察觉到的缺陷或外貌瑕疵为主要特征的精神障碍。通常发生在青春期，有研究报道2/3的患者在18岁之前发病。青少年患病率约为2%，女性患病率较高。国际上大多数美容手术患者的患病率为3%~16%。尽管躯体变形障碍发病年龄相对较早，但患者对症状的羞耻感、尴尬感和耻辱感经常干扰求助行为，因此通常患者在患病10~15年后才会寻求帮助。

躯体变形障碍的主要临床特征如下。

1. 持续专注于一个或多个感知到的缺陷或外貌上的瑕疵（常为鼻子、脸、眼睛或女性胸部等），或总体上的丑陋。这对其他人来说并不明显，或只是轻微的。

2. 对感知到的缺陷或不足有过度的自我意识。常有自我牵连观念，相信人们正在注意、评判或谈论这些缺陷或不足。

3. 对缺陷的先占观念或自我意识伴随以下行为特征。

（1）重复和过度行为：如反复检查缺陷外观或严重性（如照镜子），或将相关特征与其他人进行比较。

（2）过度试图隐蔽或改变缺陷的行为：如特定着装、不必要的整容手术等。

（3）明显的回避行为：回避社交或其他增加这种缺陷带来痛苦的情境，如镜面、更衣室、游泳池等。

4. 这些症状不是其他疾病的表现，也不是由某种物质或药物对中枢神经系统的影响所致，包括戒断效应。这些症状会导致个人的严重痛苦，或者患者个人、家庭、社会、教育、职业或其他重要功能领域的严重损害。患者只有通过大量额外的努力才能使功能得以维持。

躯体变形障碍的治疗原则及方法与强迫症基本一致。由于躯体变形障碍患者的自知力相对较差，治疗关系的建立非常重要。这种疾病具有复发性、慢性的病程，在没有干预的情况下很可能持续存在。

二、嗅觉牵连障碍

嗅觉牵连障碍（olfactory reference disorder）是指以患者持续存在先占观念，相信自己正在散发出一种可觉察到的、难闻的或令人厌恶的气味（如体味或口臭），其他人无法察觉或者只能轻微注意到为主要特征的一种精神障碍。嗅觉牵连障碍常发生在二十几岁，青春期或青少年发病也常见。患者在接受正确诊断前，常会就感知到的气味多次咨询非精神卫生服务机构专家，如内科、外科和牙科专家。

嗅觉牵连障碍的主要临床特征如下。

1. 持续存在先占观念。认为自己散发出恶臭或令人厌恶的气味（如体味和口臭），这种气味对其他人来说是不可察觉的或轻微可察觉的。患者的担忧与可察觉到的气味明显不成比例。

2. 对感知到的气味有过多的自我意识。通常包括自我援引观念，相信人们正在注意、评判或谈论这种气味。

3. 先占观念或自我意识伴随重复和过度行为。如反复检查体味或可感知的气味来源（如衣服），或反复寻求保证。过度伪装、改变或防止察觉到的气味，如使用香水或除臭剂，反复洗澡、刷牙或换衣服，避免食用某些食物等。明显回避社交、其他情境或刺激物，如乘坐公共交通工具或与他人接近的其他情境,这些情境或刺激物会增加这种味道带来的痛苦。

4. 这些症状不是其他疾病的表现,也不是由某种物质或药物对中枢神经系统的影响(包括戒断效应)所致。

5. 这些症状会导致个人的严重痛苦,或患者个人、家庭、社交、教育、职业或其他重要功能领域的严重损害。

嗅觉牵连障碍常被认为是一种慢性和持续性障碍,随着时间的变化,病情可能会恶化。由于该障碍刚开始被看作一种独立疾病,有关治疗的资料缺乏,针对强迫症的心理治疗和药物治疗可以试用。

三、疑病症

疑病症(hypochondriasis)既往又称疑病障碍(hypochondriacal disorder)或疑病性神经症,是以害怕自己被传染或患上某种严重疾病的优势观念为主要特征的一种精神障碍。男女发病机会均等,在各个年龄阶段均可发病,但在 20~30 岁发病者多见,常为慢性波动性病程。由于疑病症诊断标准的变迁,精确的患病率数据目前不清楚。国外调查显示,社区人口 1~2 年患病率为 1.3%~10.0%,在普通内科诊所就诊人群中疑病症 6 个月患病率为 4%~6%,但也有高达 15% 的报道。

疑病症的主要临床特征如下。

1. 持续存在对可能患上一种或多种严重的、进行性的或危及生命的疾病(如艾滋病、癌症、血液病等)的先占观念或恐惧。

2. 通常会对身体体征或症状做出灾难性的错误解释,包括正常或常见的感觉,如担心紧张性头痛是患了脑瘤。所以,疑病症患者通常对健康高度焦虑,对身体感觉和症状高度敏感,并且很容易对自己的健康状况感到恐慌、焦虑,甚至惊恐发作。

3. 这种先占观念伴随着重复和过度的健康相关行为,如反复检查身体以寻找疾病证据,花费过多的时间搜索有关可怕疾病的信息,反复寻求安慰与保证,如反复就医;或与健康相关的非适应性回避行为,如避免就医、回避相关健康信息等。

4. 这种疑病观念程度和健康相关的重复或回避行为明显过度,与患者实际健康状况明显不成比例。这些疑病观念和行为导致个人的严重痛苦,或者个人、家庭、社交、教育、职业或其他重要功能领域的严重损害。

疑病症治疗中心理治疗占重要地位。对患者的疾病教育、建立良好治疗关系非常重要。目前有证据显示 SSRIs 和 CBT 对其具有一定的治疗效果。疑病症通常被认为是一种慢性复发性疾病,严重者会导致严重功能损害。

四、囤积障碍

囤积障碍(hoarding disorder)是指以反复需要收藏物品的冲动或行为,或难以丢弃物品的痛苦导致生活空间的使用或安全受到影响为主要特征的一种精神障碍。囤积障碍在儿童和青春期(11~15岁)发病,到青春期中期患病率高达 2.0%~3.7%。40 岁以后发病很少见。晚年发病可能是痴呆相关的认知缺陷和行为症状的表现,而不是囤积障碍。临床上女性较男性常见,但流行病学研究报道男性囤积障碍的患病率更高。

囤积障碍的主要临床特征如下。

1. 物品囤积或贮藏导致生活空间变得拥挤不堪、杂乱无章,以至于其使用或安全受到影响。如患者生活区整洁则可能是别人干预的结果。患者可能无法找到重要物品(如账单、税单),无法在家中轻松走动,甚至在紧急情况下无法离开家。在准备食物,使用水槽、家用电器(如冰箱、炉子或洗衣机)或家具(如沙发、椅子、床、桌子)时也可能受到影响。

2. 物品囤积是由以下两种原因造成的。

(1)与囤积物品有关的重复性冲动或行为:囤积行为可能是被动的(如收集收到的账单或信件),

也可能是主动的(如过度收集免费物品、购买或偷窃的物品)。女性表现出更多的过度主动获得行为,尤其是强迫性购买囤积物品。

（2）由于觉得需要保存物品以及丢弃物品的痛苦,而难以丢弃物品。

3. 囤积行为导致个人的严重痛苦,或患者个人、家庭、社交、教育、职业或其他重要功能领域的严重损害。

囤积障碍通常呈慢性和进行性的病程,在临床上属于难治性疾病,作为独立疾病单元的治疗研究相对较少。CBT、行为治疗以及 SSRIs 和 SNRIs 会有一定效果。随着年龄的增长,囤积物品的后果会变得更加严重。患者会暴露于由囤积行为引起的各种风险中,如火灾危险、坠落伤害、腐烂及易腐食品的污染,以及因接触灰尘、花粉和细菌而过敏等。所以,囤积障碍患者会出现躯体共病,也容易出现与其他精神障碍的共病。有囤积症状的儿童和青少年更有可能同时患有强迫症或注意缺陷多动障碍。老年患者常会与抑郁障碍、焦虑或恐惧相关障碍以及创伤后应激障碍共病。

五、聚焦于躯体的重复行为障碍

聚焦于躯体的重复行为障碍(body-focused repetitive behavior disorders)是指以患者不能成功地减少或阻止针对躯体表皮的反复的、习惯性行为(如拔头发、撕皮、咬嘴唇)并导致躯体表皮损害(如脱发、皮肤损伤、嘴唇擦伤)为特征的一组精神障碍。这种行为可能发生在一天中分散的短暂事件中,也可能发生在频率较低但持续时间较长的时期。这些症状会导致个人的严重痛苦,或患者个人、家庭、社交、教育、职业或其他重要功能领域的严重损害。

聚焦于躯体的重复行为障碍的主要临床特征如下。

1. 拔毛症　拔毛症(trichotillomania)的特征是反复揪扯自己的毛发,导致严重脱发。可发生于任何长毛发的身体部位,但最常见的是头发、眉毛和眼睑。患者不能成功地停止或减少这种行为。这些症状会导致个人的严重痛苦,或患者个人、家庭、社交、教育、职业或其他重要功能领域的严重损害。

2. 皮肤搔抓症　皮肤搔抓症(skin-picking disorder,SPD)的特征是反复撕扯自己的皮肤,导致皮肤损伤。最常见的部位是面部、手臂和手,但患者会选择多个身体部位进行。患者不能成功地减少或停止这种行为。这些症状会导致个人的严重痛苦,或患者个人、家庭、社交、教育、职业或其他重要功能领域的严重损害。

3. 其他特定的聚焦于躯体的重复行为障碍　是指针对表皮的反复的、习惯性动作,而非拔毛或撕扯皮肤,如咬嘴唇或咬指甲。患者试图停止或减少行为的尝试失败。这种行为导致重大损伤或其他外观影响。这些症状会导致个人的严重痛苦,或患者个人、家庭、社交、教育、职业或其他重要功能领域的严重损害。

聚焦于躯体的重复行为障碍未经治疗病程会迁延,转为慢性,随着时间变化而病情波动。在治疗方面没有特效的治疗方法。目前心理治疗,特别是 CBT 具有一定效果,SSRIs 也可以试用,有的患者可能有效。

(李占江)

思考题

1. 简述强迫症从焦虑障碍中独立出来的原因。
2. 简述强迫症及相关障碍的共同临床特征。
3. 简述强迫症临床亚型划分的主要思路及可能的发展。
4. 简述强迫症药物治疗原则及强化治疗策略。

第十五章
应激相关障碍

- 应激相关障碍是临床上常见的一类精神障碍,主要包括六个亚类,在所有亚类中,创伤后应激障碍所造成的精神活动损害最为严重和持久。
- 创伤后应激障碍的核心症状有三组,即创伤性再体验症状、警觉性增高症状、持续性回避和麻木症状。
- 应激相关障碍采用全病程治疗、个体化合理用药等治疗原则,药物治疗针对患者的症状,心理治疗解决患者实际存在的问题。

第一节 概 述

应激(stress)在精神病理学中的核心作用可追溯至弗洛伊德20世纪初的著作。当时,弗洛伊德与约瑟夫·布洛伊尔(Josef Breuer)合作研究了一种精神障碍,目前该障碍称为创伤后应激障碍(post-traumatic stress disorder,PTSD),最初应用创伤后诱发理论(post-traumatic induction theory)的模型来描述对创伤后的反应。然而,他后来更支持一个基于内心威胁或冲突导致焦虑的模型。这一视角为后来对人格与心理健康因素的心理学研究奠定了基础;该模型也强调童年早期经历对于随后出现的适应性问题的重要性。尽管"应激"一词在19世纪和20世纪初被广泛提及,但当时的精神医学文献很少研讨应激这个概念,直到第二次世界大战结束,人们才越来越多地关注退伍战士表现出的PTSD症状。从那时起,应激的概念在精神障碍与躯体疾病方面广为流行。

机体在正常状态下处于一种内环境的动态平衡,又称为"内稳态"(homeostasis)。当面临应激事件时,个体要付出努力来解决或逃避(战斗或逃跑,fight or flight)应激事件,此时机体就会发生通常所说的应激反应。精神应激一旦发生,一般会以一系列的反应体现出来,这些反应包括分子水平上的生物化学反应,激素水平上的调控以及系统整合方面的行为、情绪和认知的变化等,统称为应激反应。应激反应的目的在于克服或去除应激源(是指作用于个体并使其产生应激反应的刺激物)对自身造成的不利影响,最终有利于个体的生存及种族的繁衍。从生物学的角度来讲,这时几乎所有的器官均会先后发生变化,尤其是神经内分泌、心血管、免疫、胃肠系统最先出现功能改变。机体此时发生的改变包括:需要优先保证大脑和肌肉功能的能量动员;注意力高度集中在觉察到的危险或者困难处境上;大脑灌注率和局部脑葡萄糖消耗增加;心输出量增加,呼吸加快,血液重新分配,大脑和肌肉的能量供应和代谢增强;免疫功能改变;生育功能和性行为抑制;食欲和哺乳功能下降等。这些反应都与增加机体对应激的适应有关。相对于机体原来的"内稳态",此时在应激状态下的变化是一种"异稳态",个体正是通过这种"异稳态"来尽快摆脱或战胜应激源以使"内稳态"恢复。

然而,这种具有保护作用的抗应激损害的"异稳态"与某些疾病的病理生理过程并无明显的界限,或者说其本身在某种条件下也可能具有病理生理作用。如应激时,交感肾上腺髓质系统的兴奋导致儿茶酚胺(去甲肾上腺素、肾上腺素等)的分泌增加,进而引起心血管系统的反应——心率加快、血压升高、各系统间血液供应的重新分配、血糖升高等,以提高机体克服或去除应激源的能力。但这种状态如果过度或者持续时间过长,就可能会对心血管系统造成不利的影响,如小血管的痉挛、血管内皮的损伤等。在适当应激的情况下,这种不良的影响是可逆的,但如果这种状态长期存在或反复发生,这种影响就会变成病理性的且难以逆转,成为促发高血压、动脉粥样硬化、糖尿病、脑卒中等疾病的重要因素。在有其他心血管疾病高危因素(如高盐饮食、家族史阳性者)存在的情况下,这种不良影响就更为明显。因此,当应激反应过强或者经常发生时,这种"异稳态"就会持续或经常性地存在而成为机体的一种负荷,称为"异稳态负荷"。在此情况下,抗应激系统终将不堪重负,甚至其本身在机体的"异稳态负荷"中也受到损伤,从而发生失代偿或代偿失调形成精神创伤,导致与精神应激相关的躯体疾病、精神疾病或其他病理现象。

第二节　创伤后应激障碍

一、概述

创伤后应激障碍(post-traumatic stress disorder,PTSD)是指个体经历、目睹或遭受一个或多个涉及自身或他人的实际死亡,或受到严重伤害,或生命、躯体完整性受到威胁后,延迟出现并持续存在的一类精神障碍。创伤性再体验症状、警觉性增高症状、持续性回避和麻木症状是PTSD的三组核心症状,患者的心理、社会功能严重受损。PTSD是应激相关障碍中一类临床症状严重、预后不良、可能存在脑损害的应激障碍。

该疾病的概念最早可追溯至100余年前的第一次世界大战,战争创伤所造成的"士兵激越症""战争性神经官能症"和"炮弹休克症"是PTSD的早期表述。第二次世界大战期间,人们进一步认识到"炮弹休克症"可以大范围发生,但由于当时研究水平所限,PTSD与一般应激反应及其他精神疾病难以明确鉴别,因此,这种症状群被称为"总体应激反应"。随着研究的深入,1980年美国精神医学学会在其制定的DSM-Ⅲ中首次提出了PTSD的概念,PTSD被正式确立为一种可独立诊断的疾病。除战争以外,生活中的创伤性事件(自然灾害、严重交通事故、暴力犯罪等)也会引起不同程度的应激障碍。进入21世纪,世界范围内频发的大型灾难(如地震、战争等)导致受灾人群中PTSD患者激增。

二、流行病学

虽然大多数人在经历创伤性事件后都会出现严重程度不等的症状,但研究表明只有5%~10%的人最终成为PTSD患者。美国通过大量流行病学研究表明:在普通人群中PTSD的发生率约为8.3%,其中男性发生率为5.0%,女性发生率为10.4%。导致PTSD发生的有关危险因素包括精神障碍的家族史与既往史、遗传易感因素、幼年时期的心理创伤(如遭受性虐待、10岁前父母离异)、性格内向及神经质倾向、创伤性事件前后面临其他负性生活事件、家境不好、身体健康状态欠佳,以及创伤后无有效的社会、家庭支持和干预等。

患PTSD后,至少1/3的患者因为疾病的慢性化而终身不愈,丧失劳动能力;同时出现酒精滥用或依赖的可能性是普通人群的5.2倍;阿片类药物滥用或依赖的可能性是普通人群的3倍;抑郁障碍的发病率是普通人群的2.8倍;70%~91%的患者难以入睡或保持睡眠;80%的患者可能存在共病诊断,符合至少一种其他精神障碍,如抑郁障碍、双相障碍、焦虑障碍等;PTSD的自杀率是普通人群的6倍。

三、病因与发病机制

PTSD与精神创伤最为密切,没有经历强烈的创伤性生活事件,无论个体多么易感,都不会发生PTSD。但PTSD的发生又存在个体差异,据调查,平均只有8%经历精神创伤的个体会发展为PTSD。

创伤性事件是否导致疾病不仅与事件本身的强度有关,更取决于个体对创伤性事件的主观体验程度。同样的创伤性事件对不同人群(如年龄、性别、职业等不同的社会背景)的影响及引起的主观体验不同。

（一）遗传学生物标志物

通过对有创伤经历、发展或未发展为 PTSD 的人群以及正常人群进行比较，发现外周血单核细胞糖皮质激素受体（glucocorticoid receptor，GR）数量增加对 PTSD 发展有一定预测性，GR 抑制剂 FK506 结合蛋白 5（FKBP5）mRNA 低水平和糖皮质激素诱导的亮氨酸拉链蛋白（glucocorticoid-induced leucine zipper，GILZ）mRNA 高水平是 PTSD 症状独立的危险因素。促肾上腺皮质激素释放激素 1 型受体基因（*CRHR1*）多态性可预测外伤患者罹患 PTSD 的发生率。*FKBP5* 基因多态性将通过调节功能性糖皮质激素受体反应元件发挥等位基因特异性效应（高表达 FKBP5 蛋白会抑制 GR 功能，导致 HPA 轴负反馈失调，皮质醇水平升高）；童年创伤（如虐待、忽视）可诱导 *FKBP5* 基因内含子区域的 DNA 脱甲基化，增加成年期应激相关障碍如 PTSD 的发病风险。PTSD 患者外周血单个核细胞（peripheral blood mononuclear cell，PBMC）中 p11 信使 RNA 较健康对照组低，提示 PTSD 可能与 p11 表达水平特异性改变显著相关。PBMC 中 p11 基因的低表达可能是 PTSD 的一个特异性标志。

（二）神经内分泌

PTSD 存在下丘脑-垂体-肾上腺轴（HPA 轴）功能紊乱，PTSD 个体基线皮质醇水平较低，创伤性事件幸存者皮质醇水平低与后期发展为 PTSD 风险升高有关。但基线皮质醇水平及应对应激源时皮质醇反应性的结果并不一致，这可能与皮质醇水平的昼夜节律和性别差异有关。然而，在急性应激源暴露下皮质醇反应低下与 PTSD 风险升高有关。

其他神经内分泌因素如月经周期和妊娠。研究表明卵巢类固醇激素是 PTSD 易感性和症状表现的重要调节机制。低水平雌二醇与 PTSD 恐惧消退的受损有关，高水平垂体腺苷酸环化酶激活肽（一种与应激相关行为和生理有关的蛋白）仅与女性 PTSD 有关。此外，在罹患 PTSD 的女性中，中枢抗焦虑神经活性类固醇异孕烯醇酮（一种有效的 γ-氨基丁酸抑制调节剂）的水平降低。而男性睾酮水平下降与 PTSD 发生率和 PTSD 风险增加有关。外周血神经肽 Y（neuropeptide Y，NPY）在慢性和重大应激后由交感神经元大量释放，调节外周血单个核细胞的功能和儿茶酚胺的释放，减轻炎症反应，外周血 NPY 水平降低将导致 PTSD 的易感性，NPY 水平高则保护个体，使其不发展为 PTSD。胃促生长素（ghrelin）是一种从胃中分泌、促进食欲的蛋白，可增强啮齿类动物的恐惧效应，可能是 PTSD 的生物标志物。

（三）炎性因子

有关研究显示 PTSD 患者的 IL-1、IL-2、IL-6 水平升高，这些炎性标志物与 PTSD 症状严重程度呈正相关。在 PTSD 患者中 C 反应蛋白水平也升高，并且 C 反应蛋白水平与 PTSD 症状加重，以及与对安全信号的惊跳反应抑制受损有关。此外，PTSD 患者免疫细胞对糖皮质激素的敏感性改变，导致炎症反应加剧。

（四）心理生理标志物

过度的惊跳反应是一种过度警觉症状，是诊断 PTSD 的核心症状。突然听到巨大声响后，心率明显加快（皮肤电导和肌电图不明显）能有效鉴别 PTSD 与非 PTSD 的警觉反应症状，这是发展为 PTSD 后的警觉、焦虑的表现，而不是 PTSD 的易感因素。有些研究者采用习得性恐惧来探索创伤后的高度警觉，生理实验表明，与未患 PTSD 的创伤性事件幸存者相比，PTSD 患者在暴露于创伤相关情境剧本时，表现出显著的心率加快反应。条件性恐惧是 PTSD 常用的研究指标，在最初习得之后，条件性恐惧会经历巩固、消退和再巩固等过程，而 PTSD 患者这一过程受到影响。

（五）大脑结构及功能

杏仁核是神经网络的重要区域，主要调节恐惧相关的条件反射和非条件反射。PTSD 患者在暴露于创伤相关刺激、非创伤性情绪刺激及静息状态下，杏仁核激活增加。功能影像学研究表明，静息状态下杏仁核局部血流和活动相对增加，杏仁核与后扣带回的功能连接与随访期临床用 PTSD 诊断量表（Clinician-Administered PTSD Scale，CAPS）评分呈正相关，提示杏仁核激活增加是 PTSD 重要的病理基础之一。

NOTES

PTSD 患者的海马体积小于未经历创伤的受试者和经历创伤未发生 PTSD 者。正电子发射体层摄影（positron emission tomography, PET）显示静息状态下 PTSD 患者海马活化增加，提示 PTSD 患者海马结构存在异常。

除此之外，神经影像学研究报道 PTSD 患者大脑前额叶皮质（prefrontal cortex, PFC）体积显著缩小，特别是内侧 PFC（medial PFC, mPFC）。弥散张量成像（diffusion tensor imaging, DTI）作为一种新方法也被用于 PTSD 患者的研究，发现患者内侧额叶白质异常。

总之，PTSD 的发病机制涉及多维度病理生理过程：恐惧条件化的惊跳反射增强，可能与前额叶-杏仁核神经环路调控失衡有关；快速眼动睡眠（REM sleep）期的恐惧记忆消退功能受损，导致病理性记忆巩固及噩梦频率增加；共病精神障碍（如焦虑或抑郁障碍）的既往史，可能通过共享遗传易感性或神经内分泌失调加剧 PTSD 风险。

四、临床表现

（一）创伤后应激障碍的临床表现

PTSD 的核心症状有三组，即创伤性再体验症状（re-experience symptom）、警觉性增高（hypervigilance）症状、持续性回避和麻木（avoidance and numbing）症状。儿童与成人的临床表现不完全相同，且有些症状是儿童特有的表现。

1. 创伤性再体验症状　创伤性再体验症状主要表现为：在意识清晰的情况下反复出现闯入性的回忆或脑海里重现创伤性事件；睡眠中反复出现与创伤性事件有关的噩梦；面对与创伤性事件有关的事件、场景、人物等触景生情并产生严重的精神痛苦或生理应激反应。

创伤性体验的反复重现是 PTSD 最常见也是最具特征性的症状。部分患者有时会出现分离症状，持续时间可从数秒到几天不等，称为闪回（flashback）。此时患者感觉再次亲临创伤性事件发生的现场，就如同放电影一样生动、清晰。除此之外，患者还可能频频经历与创伤性事件相关的噩梦。在梦境中，也会反复出现与创伤性事件密切相关的场景，产生与当时相似的情感体验，患者常常在梦中尖叫，从噩梦中惊醒，在醒后继续主动"延续"被中断的场景，并产生强烈的情感体验，如恐惧不安等。有的患者还可以表现为突然的冲动行为，或由于认知上的判断，感到事件有可能再次发生而出现惊恐发作。

2. 警觉性增高症状　这一症状在创伤暴露后的第 1 个月内最普遍、最严重。几乎每个患者都存在这种症状，为一种自发性的持续高度警觉状态。在这种状态中，患者可能花很多时间和精力去寻找环境中的危险性信息。PTSD 患者会出现持续性过度警觉症状，如难以入睡或易醒、易受惊吓、易发怒、易激惹、注意力难以集中等。过度警觉通常还会伴有自主神经症状，如心慌、气短等。

3. 持续性回避和麻木症状　在创伤性事件后患者对创伤相关刺激表现为持续的回避。回避对象包括具体的场景与情境，有关的想法、感受及话题等。

回避可分为有意识回避和无意识回避。有意识回避可表现为极力不去想与创伤性经历有关的人与事，不愿提及有关事件，避免有关的交谈。无意识回避可表现为对创伤性事件的选择性/防御性遗忘、失忆，而与创伤性事件无关的记忆则保存完好，好像患者希望把这些创伤性事件从自己的记忆中抹掉。无意识回避也可表现为创伤性事件发生后拼命地工作即心理学上称为"升华"，患者往往不会认识到他们拼命地工作其实也是一种逃避行为，但有时他们会意识到自己一旦停下来，创伤性事件就会不由自主地在脑海中浮现。另外，患者对负性刺激回避过度会导致分离症状。分离是由于个体意识和记忆正常联结过程的隔断而对创伤经历保持无意识的一种机制，是个体试图远离创伤而进行自我保护的表现。

患者也可出现情感麻木，对周围的环境刺激普遍反应迟钝，出现社会性退缩。对以往的爱好失去兴趣，疏远周围的人。对未来的生活、学习、工作都失去憧憬。外表上给人木讷、淡然的感觉，但机体实质上处于警觉状态。

4. 其他症状

（1）认知和心境的消极改变：在遭遇创伤性事件后，许多患者出现了认知和心境方面的消极改变。他们对任何事情都失去了兴趣，对别人的爱和关心也无动于衷，对未来感到心灰意冷。该症状严重时患者甚至万念俱灰以至于出现自杀倾向。

（2）睡眠障碍：睡眠障碍是 PTSD 最常见的症状之一，列在症状标准第二项"高警觉性"类。尽管传统观点倾向于将 PTSD 的睡眠问题视为焦虑的继发表现，但现有研究尚未证实二者间的单纯因果关系，神经影像学数据显示，PTSD 患者的睡眠障碍与默认网络-杏仁核功能连接异常显著相关，而焦虑症状更关联于前额叶-边缘系统调控失衡。PTSD 的睡眠障碍发生率非常高，据研究报道可高达 60% 以上，在临床实践中，几乎所有的 PTSD 患者创伤后似乎都有过睡眠障碍。

睡眠障碍的临床表现包括：与高警觉性关联的入睡困难或易惊醒；创伤性内容的噩梦；无噩梦回忆的觉醒；睡眠潜伏期延长。治疗比较棘手，且不一定随 PTSD 其他症状的缓解而缓解，常常成为主要的残留症状，而使患者难以获得彻底治愈。

（3）有些患者还可表现为酒精或其他物质滥用、攻击性行为、伤人毁物、自伤或自杀行为等，这些不良行为往往是患者心理行为应对方式的表现。有些患者伴有人格改变，如性格孤僻、内向、不信任他人，同时抑郁症状也是 PTSD 患者常见的伴随症状。

ICD-11 认为伴有上述症状的个体可归为一个新的诊断分类——复合性创伤后应激障碍（complex post-traumatic stress disorder，C-PTSD），认为这类个体需要特殊的干预及管理。

（二）儿童创伤后应激障碍的临床表现

1. 儿童 PTSD 的特异性应激源 一项荟萃分析发现，经历创伤后儿童 PTSD 的发生率为 15.9%。根据创伤性事件类型的不同，PTSD 的患病率也不同，并且不同创伤类型引发的 PTSD 的症状模式和症状网络也可能存在差异。女孩较男孩更高危，人际创伤是其重要的发病原因（32.9%）。

但是并不是每次突发性事件的影响都是消极的，也会产生积极作用，称为创伤后成长（post-traumatic growth，PTG）。它是指个体同主要的生活危机进行抗争后所体验到的一种积极心理变化，主要包括自我觉察的改变、人际体验的改变和生命价值观的改变 3 个方面的内容。

引发儿童 PTSD 的原因（应激源）与成人不同，儿童创伤应激源多同他们发育过程中遇到的恐惧事件有关。目睹家庭暴力或受到身体虐待是与儿童 PTSD 严重程度较为密切相关的应激源。虽然一次性暴露于高强度创伤性事件是儿童 PTSD 的主要原因，但多次暴露于低强度应激性事件（与家人分离、与同伴分离等）的影响也不容忽视。

2. 儿童 PTSD 的一般表现

（1）创伤性再体验症状可表现为梦魇、反复再扮演创伤性事件、进行与创伤有关的主题游戏、面临创伤相关线索时情绪激动或悲伤等。

（2）儿童回避症状常表现为分离焦虑、依赖性强、不愿意离开父母。

（3）儿童高度警觉症状常表现为过度的惊跳反应、高度的警惕、注意力不集中、易激惹或暴怒、不能入睡等。

3. 儿童 PTSD 的特异性表现

（1）攻击行为、抢夺、寻衅滋事等。

（2）强烈的生理反应，如头晕、头痛、腹痛、呕吐、大汗等。

（3）强烈的心理痛苦和烦恼，以及反复闯入的痛苦回忆、经常从噩梦中惊醒，出现较少的症状是情感表述困难与回避行为。

不同年龄段的儿童 PTSD 的症状可能表现不同。学龄前儿童主要表现为急躁、呆滞、睡眠问题与畏惧夜晚、行为退化、分离焦虑等；学龄儿童可能存在拒绝上学、在家或学校出现攻击行为、社会退缩、注意力不集中、成绩下降、胃痛、头痛、害怕睡觉等症状；青少年前期与青少年期可能会表现为自我伤害行为、有自杀的念头、叛逆行为、分离症状、人格解体、物质滥用等。儿童和青少年 PTSD 也往往与其他精神科疾病共病。

（三）精神创伤的临床评估

PTSD 的临床评估与其他精神障碍不同的是,除详细的体格检查、实验室检查和精神状况检查外,还包括对精神创伤性事件的详细评估。

1. 评估的注意事项　如果是在大规模的群体创伤性事件或者大规模的灾难过后不久就到现场进行 PTSD 或心理创伤的筛查与评估,因其工作量大、工作条件差,此时需要尽快对可疑患者进行筛查性分类,确定是躯体损伤还是心理损伤,再开始进行创伤性事件和临床症状的评估。在此期间,主要取决于精神科医师的基本访谈技能和简易操作的评估工具。这种初始的评估还应包括对创伤的反应程度、基本照顾和情绪支持的一般医疗服务和精神科照护服务,被评估者对自身或他人的潜在危险等。

评估过程中始终应该注意的是,在创伤性事件发生后,过早或不恰当地挖掘事件或患者的体验可能增加患者的痛苦,引发对生动和细致的创伤性事件的回忆,此时评估应限于收集与治疗有关的重要信息。因为医师在不恰当的时机进行询问会导致患者对治疗的抵抗。针对经历创伤性事件的个体,精神科医师需基于其敏感性评估干预时机,将创伤事件探讨与情感宣泄延迟至客观安全环境建立且主观痛苦水平降低后进行。

2. 评估的基本内容　创伤性事件的评估包括事件发生的整个过程以及被评估者在这个过程中的反应和对创伤性事件的态度及认识等。还应该注意评估症状与创伤相关事件的时间关系。其他包括是否可获得各类资源(如安全的住宅、社会支持系统、伴侣照顾、食物、衣服、医疗服务等),确定既往创伤经历和共存的躯体或心理疾病,包括抑郁障碍和物质依赖等。一般来讲,对被评估者经历的事件进行评估时最重要的是评估事件是否具有突发性、负性、严重性与不可控制性。

3. 常用的创伤评估工具　临床评估中,医师除了根据临床经验进行评估,最好同时使用具有灵敏性和特异性的标准化评估方法,如定式临床访谈、自评量表和心理生理健康监测等,以利于提高评估的准确性以及对疾病严重程度的变迁做出纵向的标准化监测。同时,临床医师可能还需要复习病历记录、询问多个知情者以更为准确地了解被评估者的行为和经历。

常用的创伤评估工具包括临床用 PTSD 诊断量表(Clinician-Administered PTSD Scale,CAPS)、DSM-Ⅳ临床定式访谈(Structured Clinical Interview for DSM-Ⅳ,SCID-Ⅳ)、PTSD-17 清单(PCL-17)等。

五、诊断与鉴别诊断

（一）诊断

PTSD 诊断过程中,病史采集及上述的临床评估至关重要。患者的自知力多存在,因此病史采集和临床评估时,医患沟通最好使用开放性提问,耐心倾听,才能真正了解创伤性事件的细节,有助于明确诊断。

PTSD 患者起病前有一个或多个明确的严重精神创伤性事件,继之出现上述的"三联症":创伤性再体验症状、警觉性增高症状、持续性回避与麻木症状。内容与创伤性事件息息相关,持续数周以上,社会功能受损。体格检查、实验室检查不能发现特异性的病理生理异常。如果合并抑郁障碍、焦虑障碍和物质滥用等,可下共病的诊断。如果辅助使用临床诊断评估工具如 CAPS 或 SCID-Ⅳ,可使诊断更为标准化。

（二）鉴别诊断

1. 正常心理反应　对重大灾难性事件的正常心理反应持续时间较短,社会功能保持相对完整,经过有效的心理危机干预能迅速缓解,多表现为一过性的生理、心理反应。

2. 适应障碍　适应障碍的应激源主要是生活环境或社会地位的改变,而且这些改变是长期存在的,患者的人格基础在此病的发生、发展过程中起了重要作用,临床表现为抑郁、焦虑、害怕等,伴有适应不良的行为或生理功能障碍。而 PTSD 的应激源几乎对每一个人来说都是严重的、异乎寻常的,临床表现是与创伤性事件有关的"三联症"。

3. 抑郁障碍　抑郁障碍的核心症状是情绪低落、思维迟缓、活动减少,通常没有明显的生活事件,也没有与创伤性事件相关的创伤性再体验症状。PTSD 患者有前述的特征症状,也可出现明显的抑郁症状,如因丧失性创伤性事件后失去亲人而内疚、自责。如果超出居丧反应的范畴,符合抑郁障碍的诊断标准,可做出抑郁障碍的共病诊断。

4. 强迫症　强迫症患者,特别是有强迫思维的患者,其脑中也会不由自主地出现挥之不去的强迫思维,多数患者往往能认识到这些思维是没有必要的,从而出现反强迫的症状。而且这些强迫思维出现之前通常没有明显的创伤性生活事件,即使存在,其强迫思维也不一定与生活事件密切相关,这类患者多具有明显的强迫人格特征。PTSD 患者的"再体验症状"不是强迫观念,闯入脑海中的是既往发生过的创伤性事件,是相对固定不变的,而且患者并不会认为这种闯入性记忆是不恰当的,他只是希望这些痛苦的经历不要再出现。

5. 惊恐障碍　惊恐障碍可以表现为发作性焦虑、恐惧感、窒息感,持续约数分钟缓解,有时容易与 PTSD 的再体验症状混淆。鉴别的要点是有无强烈的精神创伤史、惊恐症状是否与创伤有关。

(三) 诊断的注意事项

从临床表现和诊断标准来看,PTSD 的诊断似乎比较简单明了。但在临床工作中,PTSD 是一个难以诊断的疾病,这种困难来自 PTSD 的不同表现形式,比如儿童 PTSD 与成人 PTSD 就有很多不同之处。此外,PTSD 经常与各种躯体、精神疾病共病,使患者的临床表现显得错综复杂,增加了 PTSD 诊断的难度。

1. 儿童 PTSD　尽管不少儿童遭遇过成年人的虐待、校园暴力、自然灾害和人为灾害,但仅有少部分儿童完全符合 PTSD 的诊断标准,较多的儿童则是出现 PTSD 的症状以及与之相关的功能损害,如不敢上学、怕见人。诊断儿童 PTSD 需注意以下几点。

(1) 暴露于特殊的创伤性事件:除了成人 PTSD 常见的创伤性事件,评估儿童 PTSD 时,还要注意经历的特殊创伤性事件,如儿童性虐待的问题。尽管儿童性虐待并不一定威胁到他们身体的完整性或使儿童遭受明显的暴力(如仅仅是对生殖器的抚摸,而并没有阴茎的插入)。此外,儿童目睹尸体或尸体的一部分也可能带来心理创伤。

(2) 再现症状:儿童一般至少会持续以下列方式之一再现创伤性事件。

1) 可能对创伤性事件具有重现性,或出现紊乱的思维、记忆和想象,或出现与创伤性事件有关的身体感觉联想。低龄儿童(一般指小于 9 岁)可以出现重复地玩与创伤性事件有关的游戏;遭受性虐待的儿童反复出现玩不恰当的接触身体的游戏等。

2) 反复做噩梦,其内容可以与创伤性事件有关或无关。

3) 可能感到创伤性事件似乎就在眼前(一种闪回);其极端形式为他们可能会在数秒、数天体验到分离状态。低龄儿童可以出现与创伤相关的活动,如遭受性虐待的儿童可能将物体插入自己或其他小孩的阴部。

4) 当他们遭遇到与创伤性事件相似的人和事时,容易出现心理或躯体不适症状。如经历过水灾的 PTSD 患儿可能听到下雨声就出现惊恐反应或不敢入睡。

(3) 回避和麻木:儿童一般至少会持续体验到以下 3 个回避和麻木症状。

1) 尽量回避与创伤性事件有关的想法、感觉或话题,并回避让他们回忆创伤性事件的人和事。

2) 难以回忆起创伤性事件的某些方面,存在心理遗忘。

3) 对外部世界的兴趣减低,存在精神麻木。

4) 年长的儿童对未来缺乏长远打算;低龄儿童则很少出现这种情况,因为他们本身形成对未来想法的能力有限。

(4) 过度警觉:儿童一般至少会持续体验到以下 2 个过度警觉症状。

1) 难以入睡或易醒,而不论是否存在与创伤有关的梦。

2）显得过度警觉（如每晚要父母多次检查家里的门是否锁好）、出现明显的惊跳反应（如听到电话铃声便跳起来）或者不敢离开父母的怀抱。

3）容易发脾气、易激惹。

4）难以集中注意力或难以完成功课。

（5）一般认为，对小于 9 岁的低龄儿童使用"成人版"的诊断晤谈是不适合的，因为他们难以详细描述事件的发生、经过与体验。因此，对于低龄儿童 PTSD 的诊断标准，不仅取决于医师对儿童的观察和与其进行的交流，也要注意低龄儿童的自我报告。在评估受虐的低龄儿童的过程中要加强照管。

2. 阈下 PTSD　有关阈下 PTSD 的定义及其相应的诊断标准一直是一个颇有争议的问题。研究发现，创伤性事件后受影响人群中出现部分 PTSD 临床症状的比例明显高于符合诊断标准的比例，有些个体其症状可能持续或发展为符合诊断标准的 PTSD，如果给予及时干预有可能促进病情的尽早恢复。但是目前尚无公认的阈下 PTSD 的诊断标准。

合并躯体或精神障碍的 PTSD 患者，其症状更重，持续时间更长，诊断容易混淆，更易导致新的应激性事件。诊断评估过程中，应先评估这类患者的理解判断能力，必要时应等待心理功能重建后再进行评估。以前曾患 PTSD 的个体，在遭受近期创伤应激后可增加罹患 PTSD 的风险，先前 PTSD 发生时的症状（如失眠、易激怒、高警觉）在近期应激中可再次出现或恶化。

六、病程与预后

PTSD 的临床症状通常在创伤后的最初 3 个月内发生，甚至在创伤后立即出现，一般不超过创伤性事件后 6 个月。整个患病周期的变化因人而异，大约 50% 的患者 3 个月内完全恢复正常，但部分患者会演变为慢性疾病，甚至终身不愈。创伤性事件的严重性、暴露于创伤性事件的时长和接近性可能影响 PTSD 的病程。个体对创伤的初始反应经常符合急性应激障碍（acute stress disorder, ASD）的诊断标准（3 天至 1 个月），但在完全符合 PTSD 的诊断标准前可能会有数月甚至数年的延迟。PTSD 的症状和相对占主导的症状可以随着时间的变化而不同，症状持续时间也有差异。需要注意的是，ICD-11 规定产生特征性的症状至少持续几周，不再限定具体病程，描述更为灵活，避免了临床诊断的"假精确"。

在未接受过任何治疗的情况下，约 50% 以上的 PTSD 患者 1 年以内可以自愈；积极的治疗对于慢性化的患者也是有效的，虽然依然有一部分患者终身不愈。

七、干预与治疗

总体上来讲，PTSD 的发病机制还未完全阐明，因此目前的治疗方法基本上还是经验性治疗，包括药物治疗、心理治疗与物理治疗。从循证医学研究的证据看，目前更倾向于各种治疗方法的联合应用，比如心理治疗与药物治疗的联合使用。药物治疗针对患者的症状，心理治疗解决患者实际存在的问题。

（一）治疗前需要特别关注的问题

确诊为 PTSD 的患者需尽早治疗，在制定治疗方案前，需要对患者的状况如年龄、性别、生活背景、创伤史、共病情况、有无自杀倾向等影响治疗的因素进行综合评估和分析，以提高治疗的效果。

1. 年龄　创伤暴露及由此导致的 PTSD，可以发生在所有年龄阶段，包括婴儿。但所有形式的创伤暴露率在青春期晚期最高。虽然年龄和发生 PTSD 的相关性研究结果不一致，但在治疗过程中，年龄是需要考虑的重要因素。例如，在成年早期遭遇导致肢体缺失的创伤会引发如何长期适应残疾的问题；而相同的创伤如果发生在人生的晚期，可能引发恐惧、依赖心理，导致丧失灵活性及需要家庭照料，这两种情况的治疗计划显然是不同的。

儿童 PTSD 的治疗因其心理应对能力相对不成熟而具有特殊性。年龄大的 PTSD 患者合并躯体疾病(如高血压、肾衰竭、心脏病)及合并用药的情况较多,老年人心理应对机制僵化、刻板,较难采取灵活的办法处理创伤影响,而且躯体状况不良时常放大心理创伤的效应,尤其是心血管疾病、神经系统疾病患者。这些都是治疗前需要充分考虑的问题。

2. 性别　女性多见的创伤性事件是被强奸或性侵犯。这种性别在创伤暴露上的后果不同也是治疗时需考虑的因素。如对强奸或性侵犯后的最初评估需要积极主动地以开放的状态去听取患者的倾诉,从而获得必需的体格检查和研究的资料以及建立信任;制定治疗计划时要充分考虑这类创伤的特殊后果,如性传播疾病、妊娠、自尊的伤害、愤怒或内疚的情绪等。孕妇的治疗尤其是药物治疗有诸多限制,需要考虑。

3. 生态-社会-文化因素　生态环境因素极大地影响创伤性事件的性质及强度、修复和重建的难度,进而影响社会动员、紧急救援和恢复重建的可能性与有效性,影响灾难相关人群的士气和信心,因此也可能会影响到 PTSD 患者对治疗的信心。

民族或亚文化群体的文化传统、精神风貌,以及他们与其他民族、群体的关系,会影响这些群体中的个体在面临危机时的态度、价值观、心理防卫机制及应对行为,因而可能放大或减轻灾难应激的心身后果。例如文化和社会支持系统的保护性作用,可能通过提供一个能够使患者体验到社会支持和对创伤性事件进行解释的背景来实现,潜在地给患者提供一个正性的自我评价,缓冲应激性事件的负性影响。文化规范也可能促成创伤性知觉的形成,例如一位强奸受害者的家庭成员可能因为受害者使他们"蒙羞"而避开受害者。

所以,制定和实施治疗计划时,应该注意创伤性事件发生地的概况,患者民族文化背景、习俗、社会经济地位、性别及家庭角色,以及政策、法律、传媒等因素对患者当前临床情况的影响。治疗最好在不远离患者的文化环境和家庭环境的状况下进行。

4. 躯体和精神疾病的共病　PTSD 患者常表现出复杂的症状组合和共病状态。这种混杂状态可能导致 PTSD 治疗不充分,也可能导致不适当地提供了内科或外科治疗,包括不必要的成瘾药物的应用。因此,在制定这类 PTSD 患者的治疗方案时,应该和其他内科医师协作进行,以利于正确诊断和治疗。

与精神疾病或躯体疾病共病的 PTSD 患者一般来说症状更严重,成为慢性 PTSD 的可能性更大。这样的个体经常需要较长的治疗时间,这与共病的种类和严重程度相关。而且,因为躯体和精神状况虚弱,这些患者需要高水平的治疗和支持来完成日常生活活动,一些治疗手段可能使他们疲惫不堪。所以,有共病的 PTSD 患者需要循序渐进的治疗计划,这个治疗计划从初级的支持途径开始并发展为以恢复病前功能为目标的治疗方案。

5. 创伤史与进行性创伤　对继发的创伤来说,过去的创伤可能增加易损性、促进 PTSD 的发展,而且使治疗和痊愈复杂化。一般情况下,只要伤害还在持续,患者就不易康复(例如患者持续处于暴力伤害的环境中,或者地震的幸存者持续处于余震的环境中),所以要对次生或者持续性创伤是否存在进行评估。在治疗过程中,尤其是在心理治疗过程中,提供一个安全的环境使患者脱离持续的伤害至关重要。现有证据表明,药物治疗可能在一定程度上缓解特定症状(如焦虑或失眠),但其疗效在持续暴力暴露的环境中可能受到显著限制,且个体差异较大。

6. 攻击性行为　随着 PTSD 的发展,预期危险和潜在创伤会发生和增加,或患者会为"逃跑、战斗或僵住"做好准备,这和 PTSD 患者睡眠减少一样可能导致患者的心理耐受力降低,最终引发与诱发事件不成比例的攻击行为。

抗惊厥药有时用于治疗易激惹和攻击性行为,但是有关疗效的证据很少。对于发生在闪回背景下的攻击性行为,治疗再体验症状可以降低其程度。同时,治疗物质滥用共病也可能减少攻击性行为。

7. 自伤和自杀行为　PTSD 在初期企图自杀的可能性是焦虑障碍的 2 倍,约占心境障碍的一半。人格障碍、严重的 PTSD 症状、抑郁、精神活性物质使用问题、注意缺陷多动障碍以及社会支持不良均为额外的自杀风险因素。当患者长期陷入自责、病理性羞耻或愤怒情绪,或由于躯体残疾、创伤事件中亲友伤亡而出现复杂性哀伤反应时,其自杀风险可能显著升高。

因此,在对任何一位 PTSD 患者制定治疗计划前,都必须评估是否有自杀的风险。有自杀倾向的患者需要在能确保安全的环境中接受恰当的药物以及心理治疗。这些患者的疗程可能比单独治疗 PTSD 的疗程长。在一些罕见的情况下,抗抑郁药在治疗初期可导致躁动不安以致增加自杀、出现攻击性行为的风险,或触发自杀、攻击性行为,应予注意。

8. 失眠或噩梦 失眠和噩梦是 PTSD 常见的睡眠障碍症状,因此治疗 PTSD 的一线药物对该症状有效。然而,睡眠障碍或者噩梦也常常在 SSRIs 治疗后仍持续存在,甚至因为这些药物的使用而加重。在这些情况下,首先要评估患者的生活模式,如是否有咖啡因类物质的大量使用造成睡眠紊乱。在药物疗效持续不佳的情况下,要考虑与睡眠相关的呼吸障碍,如阻塞性睡眠呼吸暂停低通气综合征(obstructive sleep apnea hypopnea syndrome,OSAHS)、夜间周期性肢体运动障碍或者其他睡眠障碍;必要时可进行多导睡眠监测。

9. 精神症状 多达 40% 的 PTSD 患者可有精神症状。幻觉、错觉、被害妄想等较为常见。诊断时确定这些症状是源于 PTSD 还是源于其他共病很重要。

10. 患者的依从性 PTSD 患者的药物依从率不高。治疗开始时需要建立良好的医患关系,向患者和家属提供必要的治疗信息,尽可能与患者和家属一起制定治疗计划,了解患者对治疗的态度和期望值。当治疗无效时,医师应考虑到药物不依从性。如果患者正处于与创伤相关的法律诉讼程序中,症状很可能因为对创伤性事件的回忆而恶化,尤其是当情况对患者不利时。如果创伤幸存者认定赔偿是康复的必要条件,这对药物治疗反应与患者的依从性也会有一定影响。

(二)药物治疗

1. 药物治疗的基本方法 当确定 PTSD 的诊断,并决定采用药物治疗之后,针对 PTSD 的三大主要症状,目前首选 SSRIs(舍曲林、帕罗西汀和氟西汀等),它们有较多的临床治疗证据。起始剂量小(舍曲林 25mg/d、帕罗西汀 10mg/d、氟西汀 10mg/d 等)。低起始剂量一般更适用于对躯体化症状较为敏感的患者。也可用正常起始剂量(氟西汀 20mg/d、舍曲林 50mg/d、帕罗西汀 20mg/d)。其他 SSRIs 对 PTSD 也有疗效,只是证据水平较低。也有证据表明 SNRIs 文拉法辛对 PTSD 有较好的疗效,但应注意高血压和其他心血管系统的副作用(尤其是在高剂量时)。也有研究报道米氮平对 PTSD 有效。传统抗抑郁药如三环类或单胺氧化酶抑制剂对 PTSD 也是有效的,如果因费用限制而不能使用 SSRIs 或 SNRIs 时,可以使用三环类如丙米嗪或阿米替林。不过应该注意毒副作用,包括心血管系统副作用、癫痫风险、抗胆碱能副作用、饮食限制等。一般不把单胺氧化酶抑制剂作为首选药物(表 15-1)。

表 15-1   部分 PTSD 药物治疗规范和指南的特点

规范/指南	年份	内容
专家共识指南	1999	一线用药:SSRIs、文拉法辛和萘法唑酮;二线用药:TCAs
哈佛南岸计划之精神药理学规范	1999	早期使用催眠药处理睡眠障碍,曲唑酮首选;之后用 SSRIs 处理持久存在的 PTSD 日间症状
英国国家卫生和临床技术优化研究所指南	2005	回顾了 SSRIs 在 PTSD 中的应用,并提出 SSRIs 治疗 PTSD 的疗效效应值比通常认为的小
加拿大临床实践指南	2005	一线用药:氟西汀、帕罗西汀、舍曲林和文拉法辛缓释剂。二线用药:米氮平、苯乙肼和吗氯贝胺,加辅助用药奥氮平或利培酮
国际精神药理学规范项目	2005	一旦确诊 PTSD,推荐 SSRIs 为一线药物,次选文拉法辛和米氮平
国际创伤应激研究学会指南	2008	推荐 SSRIs 为一线药物,之后加用第二代抗精神病药扩大治疗,认为哌唑嗪有希望
美国精神医学学会指南	2009	总结了新的研究证据,提出 SSRIs 没有以前认为的那么有效,认为哌唑嗪对 PTSD 的睡眠障碍是一个有希望的选择

续表

规范/指南	年份	内容
VA/DoD 用于处理创伤后应激的临床实践指南	2010	强烈推荐 SSRIs 和 SNRIs,提出哌唑嗪、米氮平和辅助性使用第二代抗精神病药是有益的;如果曲唑酮和其他催眠药疗效不充分,推荐考虑用哌唑嗪辅助治疗噩梦
哈佛南岸计划之精神药理学规范	2013	建议初始治疗时选用哌唑嗪和曲唑酮来治疗 PTSD 的睡眠障碍,抗抑郁药治疗 PTSD 的核心症状,加用抗精神病药治疗伴随的精神病性症状,必要时选用第二代抗精神病药、可乐定、托吡酯或拉莫三嗪
英国国家卫生与临床优化研究所指南	2018	SSRIs 及文拉法辛均可考虑,但均不应作为一线治疗,应定期随访;抗精神病药应辅助心理治疗
澳大利亚国立健康与医学研究理事会指南	2021	推荐 SNRIs(如文拉法辛)、SSRIs(如帕罗西汀或氟西汀)

注:DoD,美国国防部;VA,美国退伍军人事务部;SNRIs,5-羟色胺和去甲肾上腺素再摄取抑制剂;SSRIs,选择性 5-羟色胺再摄取抑制剂;TCAs,三环类抗抑郁药。

越来越多的证据表明第二代抗精神病药对 PTSD 的辅助治疗有效,因此应该对这类药物有所重视。对于共病其他精神疾病的 PTSD 患者,第二代抗精神病药(如奥氮平、喹硫平、利培酮、阿立哌唑)有效。与第一代抗精神病药相比,第二代抗精神病药导致锥体外系不良反应和急性心血管副作用的概率相对较低,但对其他的副作用,尤其是体重增加和代谢综合征(包括高血脂、高血糖、糖尿病),以及由此而产生的远期心脏副作用应予重视。

2. 睡眠障碍的药物治疗　越来越多的证据显示睡眠障碍是 PTSD 的重要症状之一。所以治疗一开始就要进行睡眠评估,而且如果睡眠问题一直存在且总体治疗效果不佳,在治疗路径的每一步都要进行睡眠再评估。有些专家认为,只有在治疗睡眠障碍的基础上开展针对 PTSD 其他核心症状的治疗,才可能是有效的。即首先应针对睡眠障碍进行治疗,然后再考虑使用 SSRIs 等药物针对 PTSD 其他症状进行治疗。其理由是,SSRIs 对 PTSD 的疗效并没有预期的好,而且性功能障碍的不良反应明显,有时还会加重睡眠障碍。

(三) 心理治疗

1. 创伤聚焦的认知行为治疗　创伤聚焦的认知行为治疗(trauma-focused cognitive behavioral therapy,TF-CBT)技术包括暴露疗法、虚拟现实暴露、眼动脱敏与再加工、应激接种训练、心理教育治疗等。认知行为治疗常被用于个体、团体和家庭治疗的形式中。认知行为治疗理论认为,个人对情境的感知与解释影响个体对该情境的情感和行为反应;对经验的感知与解释存在偏差、扭曲或缺失可导致适应不良行为。在治疗中,适应不良性的信念可通过再学习得到改变。这一治疗方法对于改善 PTSD 患者的由歪曲认知引起的不安全感、内疚感、无助感以及愤怒等症状有较好的疗效。

(1)暴露疗法:研究表明,暴露疗法(exposure therapy)对改善 PTSD 的症状有较好的效果。暴露疗法包括对 PTSD 症状的解释、理解,放松和焦虑管理技术,对病理性信念的认知治疗,对创伤性事件的想象和情境暴露,提高对创伤性事件的适应和耐受能力。这种治疗方法通过设置无实际威胁、模拟创伤情境进行重复暴露,通过重新学习,改变原有形成恐惧性条件反射的模式,以改变触景生情的歪曲认知与躯体反应的警觉性,逐渐使病理性创伤恐惧反应消退。

常用的暴露疗法包括延长暴露疗法(prolonged exposure therapy,PE)、叙述性暴露疗法(narrative exposure therapy,NET)、想象暴露疗法(imaginal exposure therapy,IET)。让患者面对触景生情的类似创伤情景,来唤起患者的创伤记忆,然后治疗这些病理性记忆部分。应用暴露疗法要考虑到个体的差异,如考虑患者对过度警觉的耐受性、想象能力、依从性等。治疗师应采取循序渐进的脱敏方式,降低患者焦虑的水平和恐惧的敏感性。

(2)虚拟现实暴露:虚拟现实暴露(virtual reality exposure,VRE)是一种有发展前景的疗法,美国已尝试将该技术用于治疗患 PTSD 的军人。VRE 是在电脑上设计一个虚拟的创伤情境,并且情境可

NOTES

随头部运动而发生自然变化。在一项 VRE 的研究中,研究人员让患者戴上头盔显示器、立体声耳机,通过设备模拟出各种与创伤性事件相关的虚拟场景,让患者产生身临其境的感觉,通过分级暴露可以明显减轻 PTSD 患者的诸多症状,具有较为广阔的应用前景。但其缺点在于开发成本较高,需要适时更新。

（3）眼动脱敏与再加工:眼动脱敏与再加工(eye movement desensitization and reprocessing,EMDR)包括认知治疗成分和眼球运动,作为一种新的、在时间上非常经济的心理治疗技巧开始得到广泛应用。该技巧主要与创伤性的记忆症状相关。操作过程中让患者想象一个创伤场景,同时眼睛追踪治疗师快速移动的手指,然后集中调节其认知和警觉反应。反复多次,直至移动眼球过程中,患者产生的正性想法能与恐怖场景联系起来,使警觉反应减轻。EMDR 是治疗 PTSD 的基础方法,而不是一个孤立的方法。目前,美国主要将 EMDR 用于单一创伤因素(暴力、强奸、车祸等)所致的 PTSD,对复合因素(如战争、灾害等)所致的 PTSD,一般不采用本疗法。

（4）应激接种训练(stress inoculation training,SIT):用于存在慢性应激症状的患者。治疗的基本程序包括 20 次治疗的家庭作业,由教育阶段和应对技能训练阶段两个部分组成。治疗从教育阶段开始,包括对治疗项目的原理和理论基础进行解释。SIT 第二阶段集中于应对技能的学习和应用。SIT 可治疗与创伤有关的各种焦虑症状,对回避症状有缓解作用。

（5）心理教育治疗:Marsac M. L. 等针对受伤害儿童的父母建立了专门的网站,基于该网站进行心理教育治疗,目的是帮助受伤害儿童预防 PTSD 的发生。

具体的基于网络的心理教育方法包括:教导父母如何更准确地评估孩子的反应和损伤,并为孩子提供恰当的应对援助;教授父母如何解决回避症状,并为孩子寻求额外的帮助。干预包括互动功能、引人入胜的视频,以及根据父母对孩子的反应提供量身定制的建议,并形成书面的保健计划。父母浏览并阅读关于 PTSD 的信息和选择性视频剪辑,听取其他家长的经验,并基于孩子的 PTSD 症状评分,构建个性化的护理计划。

2. 非创伤聚焦的认知行为治疗　非创伤聚焦的认知行为治疗(non-TF-CBT)包括精神动力学治疗、催眠治疗和团体治疗。

（1）精神动力学治疗:治疗的重点在于帮助患者理解与以前经历、人格有关的创伤性事件的意义,治疗目标是解决创伤性事件所激发的无意识的冲突。

（2）催眠治疗(hypnotherapy):一种通过人为引导(如放松训练、单调刺激或注意力聚焦想象)诱发的特殊意识状态,其特征介于睡眠与清醒之间。临床研究表明,催眠技术可有效促进创伤性记忆的提取,并协助处理相关的痛苦情绪体验。催眠治疗对闪回和回避症状有较好的缓解作用,并能有效改善其睡眠质量。

（3）团体治疗(group therapy):随着对 PTSD 认识的不断深入,对创伤遗留的精神或心理问题,开始以团体治疗为单元替代个体治疗的方式。如因自然灾害患 PTSD 者和遭受强奸经历的受害者,常常对外界有疏远感、被隔离感、耻辱感、被贬低感、自责感等,所以团体治疗也许能给患者提供一个被接纳和感同身受的氛围,有助于在理解的基础上建立人际关系。患者可以在小组中学习处理羞耻感、罪恶感、愤怒及害怕等情绪,帮助他们建立自尊和信任。

（四）其他治疗

1. 一般治疗方法

（1）保证充足的睡眠和休息:足够的睡眠与合理的休息有助于 PTSD 患者消除疲劳,同时可以缓解焦虑、恐惧、紧张不安、抑郁、激越、愤怒情绪及闪回反应,保证患者以充沛的精力面对现实,适应新的生活。因此,解决睡眠问题是治疗 PTSD 的重点之一。

（2）科学合理饮食:应激反应过程是过度消耗机体能量的过程,如果缺乏合理科学的饮食,可能导致机体处于虚弱或衰竭状态。健康的饮食能增强机体的免疫功能,提高个体对应激的自我调节能力。物质滥用可导致新的精神问题,加重创伤对躯体及心理的损害,因此 PTSD 患者应避免采用大量吸烟、酗酒等方法缓解压力。

（3）参与文体活动：一方面,文体活动不仅能增强体质、提高情趣、转移注意力,还能增强个体的意志力和自信心。另一方面,文体活动能缓解紧张焦虑,促进肌肉放松,有利于机体环境的稳定性。

2. 生物反馈治疗　生物反馈治疗（biofeedback therapy）借助于生物反馈仪,将机体内环境的生理变化加以描记,如皮肤温度、肌电、心率、血压以及脑电活动,放大并转换为人们可视或可听到的信号,加以认识与体验,并学会自我调节,来达到整合心身平衡的目的。

3. 改良电抽搐治疗　目前认为,改良电抽搐治疗（MECT）对抑郁障碍特别是难治性抑郁障碍有效,短期缓解率可达 86.7%~94%。然而,对于 PTSD 患者,MECT 的临床证据较为有限且结果不一致：部分研究表明,MECT 可改善 PTSD 患者的抑郁症状及自杀风险,但对创伤性记忆（如闪回、高警觉）的缓解作用较弱；另有病例报告显示,PTSD 共病患者在 MECT 后情绪症状可能改善,但仍需联合创伤聚焦心理治疗（如 EMDR）以增强长期疗效。此外,MECT 对伴有精神病性症状的抑郁障碍与 PTSD 共病患者的疗效可能因神经生物学异质性而降低,需个体化评估。

4. 重复经颅磁刺激治疗　重复经颅磁刺激（rTMS）是一项近年来新开展的无痛、无创治疗技术,它利用一定时变磁场在脑内诱发电磁场,产生感应电流,以此刺激提高大脑细胞的兴奋性,并影响脑内多种代谢和电生理活动。

（五）特殊人群的治疗

1. 儿童和青少年 PTSD 治疗　由于缺乏明确的适应证,药物治疗不作为儿童和青少年 PTSD 的一线治疗方案,应首选心理治疗。治疗方案包括：①关于 PTSD 的心理教育；②放松和应对技巧；③情感监测和情绪调节技能；④对创伤的反应认知处理；⑤帮助儿童建立治疗性创伤性事件的叙述；⑥创伤性事件的现场暴露和应对技巧练习；⑦亲子互动；⑧监测并加强个体安全。治疗过程中要保证让儿童及其父母感到足够安全,调节痛苦情绪,以便发展认知行为和自我调节技能,减轻体验创伤叙事过程中的应激反应。

2. 老年 PTSD 治疗　多项双盲对照研究提示 SSRIs 对老年 PTSD 的疗效较为理想,必须从小剂量开始,如舍曲林以 12.5mg/d 为起始剂量。NaSSAs 亦有推荐,如米氮平能有效缓解 PTSD 的睡眠问题,起始剂量应为成年人的一半。苯二氮䓬类药物增加快速眼动睡眠的时间,可加重 PTSD 的噩梦和闪回症状,应慎重使用。老年 PTSD 心理治疗的相关研究很少,且结论并不一致。临床上应根据老年患者不同的 PTSD 症状,进行有针对性的个体化治疗。

八、预防与康复

早期干预的两个主要目标是：减缓早期症状的发展；提高出现症状者的缓解可能性。

（一）开展健康教育

健康教育是预防 PTSD 发生最积极的方式之一。健康教育是通过信息传播和行为干预,帮助个体和群体掌握卫生保健知识,树立健康观念,自愿采取有利于健康的行为和生活方式的教育活动。教育的目的是消除或减轻影响健康的危险因素,预防疾病,促进健康和提高生活质量。健康教育主要包括大众健康教育、灾难发生后健康教育、患者及家属健康教育、危机干预人员的培训教育等。

（二）心理危机干预

心理危机干预是帮助应激者处理急性应激反应的一线治疗方法。当个体遭受突发的、不可预测的重大应激性事件时,发生急性应激反应,应及时给予心理干预。而早期认知行为治疗仍是主要的预防手段,延长暴露疗法、认知加工疗法也能有效改善 PTSD 症状。

（三）建立心理社会康复系统

当个体遭受应激事件时,及时给予家庭和社会支持可提高个体对应激源或生活事件的应对能力和耐受力,如亲属、同事、领导之间相互理解或支持,在一定程度上可以减轻个体的心理压力,降低应激强度,提高对应激事件的耐受性。

一是成立危机干预小组和危机干预中心,采用集体性心理干预,不仅要重视经历者本身的心理及其变化,也要注意构成支持系统的人员的心理辅导工作;二是建立专家协助机制,精神卫生及心理医师必须拥有从事心理治疗的技能与临床经验,善于敏锐地观察,及时帮助患者分析及解决问题,使患者远离疾病或尽早康复;三是建立社区辅助支持系统,在全社会范围内进行支持和教育,有助于保障远期的预后和康复进程,预防复发。

(四) 其他

运动锻炼及放松训练可能会减轻遗传易感个体的 PTSD 症状,但证据不足;良好的社会支持及某些基因型是 PTSD 的保护性因素,积极的应对方式与创伤后成长呈显著正相关。

第三节　适 应 障 碍

一、概述

适应障碍(adjustment disorder,AD)是指个体在遭遇压力事件后难以适应,其对可识别的心理社会应激源表现出不适应的情绪和/或行为反应,这些情绪和/或行为反应的水平与应激源的严重程度或强度不成比例。这些症状的特点是压力反应与社会或文化对应激源的预期反应不一致,和/或导致明显的痛苦和日常功能受损。

适应能力包括个性心理特征、应对应激的方式、过去经历和克服类似处境的经验和技巧、获取社会支持的能力及个体的生理状态等因素。只有在应激源较强而个体适应能力较弱时,才可能发生适应障碍。

适应障碍的发生与应激源和个体适应能力有关。应激源可以是单一的或多重的,可以突然而来或逐渐产生。与 ASD 和 PTSD 不同的是,适应障碍的应激源强度较弱,多为日常生活中常见的生活事件。

二、流行病学

国外认为适应障碍较常见,有研究报道适应障碍占精神科门诊的 5%~20%,国内尚缺乏有关的流行病学报道。国外有研究表明男女患病之比为 1:2。任何年龄皆可发生,但青少年最常见,成年人中单身女性的患病风险最高。基于人群的研究发现,普通人群的患病率为 2%。特定的高风险样本,如失业不久的人群和死者家属,患病率要高得多(分别为 27%、18%)。

三、病因与发病机制

引起适应障碍的精神应激事件强度较弱,多为日常生活中常见的事件。如青少年最常见的应激事件有父母不和或离婚、迁居外地、学习环境改变(如从农村中学升入城市大学);成年人中最常见的应激事件有婚姻冲突、经济问题或残疾子女出生等;老年人最常见的应激源是退休、社会地位变迁及丧失子女等。面对这些需要适应的应激事件,多数人能很好适应,适应能力差的个体可能出现适应障碍。

另外,社会科学研究者在试图理解应激源与精神病理学发展的动态变化时,有必要采用生命历程与发展的视角。生命历程社会领域模型是一个经常用以指导公共精神卫生研究的发展模型。例如,在生命早期,儿童可能会面临着发育方面的挑战和问题,从创伤性生活事件(如父母死亡)和重大的慢性应激源(如贫困)到常见的困难(如同伴关系问题)和日常纠纷(如与兄弟姐妹的冲突)。在青少年期和成年早期,形成自我意识—身份认同—建立亲密关系成为发展中的重要挑战。随着向成年期过渡,有关的角色责任越来越大,要求越来越高,年轻人经历的应激也越来越多。其他的挑战和应激在整个成年期均会出现。个人必须协调婚姻与家庭、就业与退休,急、慢性疾病甚至死亡,以及与这些生活事件相关的发展性应激。

尽管研究表明，在某些人群中，适应障碍的患病率往往显著高于抑郁障碍和焦虑障碍，但从历史上看，很少有适应障碍的研究。因此，对该疾病的现象学、神经相关性、风险因素等方面的了解相对较少。

四、临床表现

适应障碍的表现形式多样，主要以情绪障碍为主，如抑郁、焦虑，也可以表现为适应不良的品行障碍为主，这与年龄有某些联系。症状表现不一定与应激源的性质相一致，症状的严重程度也不一定与应激源的强度相一致。

适应障碍的症状包括：①焦虑和抑郁情绪：成年人多见情绪症状，焦虑、抑郁以及与之有关的躯体症状都可出现，但达不到焦虑障碍或抑郁障碍的诊断标准。可表现为轻度的情绪低落、无望沮丧、悲伤、哭泣、焦虑紧张、担心害怕、神经过敏、心悸气短、胃肠不适等。②品行问题：青少年以品行障碍为主，如侵犯他人的权益或行为与其年龄要求不符，逃学、盗窃、说谎、斗殴、酗酒、破坏公物、过早开始性行为等，可伴有焦虑和抑郁情绪。儿童也可表现为退化现象，如尿床、幼稚言语或吮拇指等。③上述症状混合存在：如焦虑、抑郁、做事依赖和行为矛盾、无故发脾气、行为紊乱等。

由于在诊断标准中应激源、负性情绪和功能失调的程度并没有明确的量化标准，目前适应障碍主要是基于临床访谈和评估。

五、诊断与鉴别诊断

（一）诊断

ICD-11 和 DSM-5 对于适应障碍的诊断标准，共同点是适应障碍的诊断必须在可识别的生活应激源出现之后，并且只能在没有其他临床诊断的情况下进行。这两种诊断系统都认为适应障碍为一种短暂的状况。

1. 个体对一种可确定的社会心理应激源或多重应激源表现出非适应性反应，通常发生在应激源出现后的 1 个月之内。

2. 对应激源的非适应性反应主要表现为过分关注应激源或其导致的后果，包括过度地担心、反复痛苦地思考应激源或反思其带来的后果。

3. 对应激源的非适应性反应导致个体的人际、家庭、社会、教育、工作或其他重要方面的功能明显受损。如果功能得以保持，肯定是额外付出了显著的努力。

4. 一旦应激源及其带来的后果终止，这些症状将在之后的 6 个月内消失。

5. 这些症状的特异性或严重程度不符合其他精神行为障碍（如 PTSD、抑郁发作或焦虑障碍）的诊断标准。

（二）鉴别诊断

适应障碍的抑郁和焦虑情绪一般较轻，且脱离应激环境后其症状减轻。患躯体疾病后也可出现适应障碍，与躯体疾病的严重程度不一定呈正相关，但其症状大多围绕躯体疾病的现实问题。另外从病程、发作特点可加以鉴别。

1. **抑郁障碍** 抑郁症状是适应障碍患者的常见症状，应与抑郁障碍相鉴别。一般来讲，抑郁障碍患者的抑郁症状较重，常出现消极念头，甚至自杀企图和行为。症状有昼夜节律变化，且发病时精神因素不甚明显，既往有抑郁或躁狂发作史，也可有家族史。抑郁障碍、适应障碍均可发生睡眠障碍，抑郁障碍中夜间睡眠中断和早醒更常见。

2. **人格障碍** 人格障碍一般发病于早年，常有多年持续的人际适应不良史，且无明显的应激源。有时人格障碍患者可被应激源所加剧，但应激源不是人格障碍形成的主导因素。如果人格障碍患者在应激源作用下出现了新的症状，且符合适应障碍的诊断标准，则应做出适应障碍和人格障碍的共病诊断。

3. 躯体疾病所致精神障碍　指由于中枢神经系统以外的各种躯体疾病造成中枢神经系统功能紊乱所致的精神障碍的总称。临床上可出现各种类型的精神异常表现。精神症状多数具有昼轻夜重的特征,严重程度一般与躯体疾病的严重程度消长一致;精神障碍的病程、预后与躯体疾病的病程、转归密切相关。

六、病程与预后

一般而言,症状的表现及严重程度主要取决于患者的病前个性特征。病程一般不超过 6 个月。若应激源持续存在,病程可能延长,不论病程长短、起病急缓,预后都是良好的,尤其是成年患者。

七、干预与治疗

采用心理治疗措施(表 15-2)、减少或脱离应激源是适应障碍的治疗原则,必要时可采用药物对症治疗。

一般来说,适应障碍是对应激生活事件的过度反应,并且影响了患者的社会功能,导致日常生活或学习功能受损。最好的治疗方法是以解决问题为导向。也就是说,治疗应有助于患者认识和理解应激源背后的含义,消除或减少潜在的应激源,减轻症状,培养应对和解决问题的能力,增强适应社会和自我管理压力的能力。

表 15-2　适应障碍的心理治疗

心理治疗	适应证
认知行为治疗:学习放松技巧,转移注意力,逐渐改变适应不良的认知和行为,缓解其焦虑抑郁情绪	伴有严重焦虑和抑郁情绪者
人际关系治疗:提高当前人际关系的质量	伴有抑郁情绪者
婚姻治疗	与恋爱或婚姻有关的应激源
家庭治疗:冲动控制及愤怒的管理和交流,帮助照料者识别并改善孩子的想法和行为	儿童和青少年,伴有品行障碍者
问题解决疗法:有助于适应变迁的环境并学会转移注意力、调整心态	伴有不良的应对方式者
小组治疗:提供一个安全的空间练习社交和沟通技巧,以及增强应对能力	青少年患者

(一) 减少或消除应激源

一些症状较轻的适应障碍患者在改变环境或消除应激源后,其精神症状可逐渐消失。因此,应尽量减少或消除应激源。如对住院的儿童、老人应提倡家属陪护,以减少对医院和疾病的恐惧感。

(二) 心理治疗

对适应障碍的治疗主要采用心理治疗措施,减少应激源,如应激源无法减少或消除,则增强患者应对能力、建立支持系统以达到最佳适应状态。治疗的首要目标就是关注应激所致的明显的功能障碍,帮助患者调整这种失衡。很多应激是可以避免或最小化的(承担了超过个人承受能力的责任,以及与陌生人交往缺乏保护、有风险的性生活)。其他一些应激可能在部分患者身上会引发过度的反应(如被家人抛弃)。患者就可能企图自杀,或不与人交往,社会功能受到严重影响。

运用心理咨询、危机干预、家庭治疗、团体治疗等,鼓励患者把应激所致的恐惧、焦虑、愤怒、绝望、无助感,用言语表达出来。治疗的目标就是帮助患者正视他们正在遭受的担忧和冲突,找出减少应激源的方法,提高他们的应对能力,帮助他们从不同角度来看待应激源,建立关系(如支持网络)来帮助他们管理应激源和自己。

(三) 药物治疗

一般不首选药物治疗,但针对某些特定的症状,如焦虑、抑郁、失眠等,如造成患者主观痛苦和社会功能损害,可酌情采用药物对症治疗,以低剂量、短疗程为宜。尤其是在患者接受心理治疗或支持性治疗 3 个月后仍然没有缓解时,药物治疗可发挥重要作用。

关于适应障碍的随机对照药物临床试验很少。曲唑酮(50~150mg/d)可有效改善睡眠、焦虑及抑郁症状。严重的抑郁情绪影响功能时可酌情考虑 SSRIs 治疗。对于有自杀企图或暴力行为的适应障碍患者,应转入精神病专科医院,既有利于脱离应激源,又有利于系统的专科治疗。

(四)自我调节治疗

无论是离婚、失业、职业变迁还是重大疾病等,自我调节治疗都有助于提高自信,应对压力。支持小组提供了一个表达并处理自己感受和经历的平台,有助于获取额外的应对方法。此外,自助手册和基于网络的自助干预也是有益的。此外,还包括形成健康的生活节奏、保证充足的睡眠、积极参加有趣的娱乐和体育活动。其他治疗方法有记日记、肌肉和呼吸放松练习、冥想等。

八、预防与康复

适应障碍可能是重度抑郁障碍的预警期,也可能是患者对应激源产生的抑郁状态。临床医师需要注意难治型适应障碍伴随严重抑郁的可能。类似地,伴有焦虑的适应障碍可能继发于焦虑障碍。

第四节　儿童期应激相关障碍

一、反应性依恋障碍

(一)概述

反应性依恋障碍(reactive attachment disorder,RAD)是一种罕见但严重的病症,由于生命早期被忽视或虐待,婴儿和幼儿的基本情感需要不能被满足,使得患儿不能与父母或者照料者建立起健康的依恋关系,从而导致以社会关系持续异常、伴有相应情绪障碍且与环境变化有关为主要表现的一组综合征。RAD 涉及儿童早期多个领域的功能损害,严重损害了年幼儿童与成年人或同伴之间的人际交往能力。

(二)流行病学

RAD 的患病率尚不清楚,但在临床中相对罕见。被寄养或被收养机构养育的曾遭受过严重忽视的幼儿可能患病。但是在这样的儿童中,该障碍的发生比例仍然不高,低于 10%。虽然难以准确评估,但最近的数据表明患病率为 1%~2%。

(三)病因与发病机制

严重的被忽视是诊断 RAD 的必要条件,也是该障碍的唯一已知风险因素。可能的情况包括对情感的持续忽视、身体虐待、多次变换照料者、父母酒精依赖或药物滥用、一级亲属精神病家族史阳性。另外,自身的个体差异,如个体对接收到的环境信息的认知加工能力和基因遗传等,也与 RAD 的形成有关。

(四)临床表现

RAD 可以从婴儿期开始。在 9 个月~5 岁,该障碍的临床表现类似,即这个年龄段的儿童没有或仅有不超过最低限度的依恋行为,同时存在着与之相关的情绪化的异常行为。如不明原因的退缩、恐惧、悲伤或者烦躁,不去寻求安慰或者对旁人的安慰没有反应,基本无笑容,密切关注他人但不参与社交活动,不会去寻求支持或帮助,在将要被抱起时不会主动伸手,没有兴趣玩捉迷藏或其他互动游戏。

(五)诊断

婴儿期及儿童早期的 RAD 主要特征表现为异常的与发育程度不相符的依恋行为,即儿童极少去找一个依恋对象来寻求安慰、支持、保护和照料。其本质特征为儿童和成人照料者之间缺乏依恋关系或依恋关系建立不足。这些表现必须在 5 岁前就已经出现。

1. 对照料者表现出情感退缩式的行为模式,即当感觉痛苦时,儿童不会寻求照料者的安慰;同时,他们对照料者的安慰也基本没有反应。

2. 表现为持续性的社交和情绪障碍,包括以下列出的 2~3 种情况:对他人很少有社交性的或情感性的回应;有限的正性情感;在与照料者的互动中,表现出无法解释的烦躁、悲伤和恐惧。

3. 曾经经历过一种极端的不被满足的照料模式,即社会忽视,表现为持续地缺乏由照料者提供的安慰、鼓励和喜爱等基本的情感需求;或者因为反复更换照料者而没有机会建立稳定的依恋关系(如寄养家庭的频繁更换);或者成长在特定环境下,如儿童多、照料者少的特殊机构,一直没有机会建立依恋关系。

4. 儿童的异常表现是由上述照料模式导致的,并且不符合孤独症谱系障碍的诊断标准。

5. 病程至少持续 12 个月。

RAD 的诊断除对儿童进行全面的精神检查外,还应观察母子互动以及对父母进行精神评估。若父母同意,家访可能会更全面地了解病史资料。还需进行全面的体格检查,以排除精神发育迟缓、神经系统疾病、躯体虐待、营养不良等疾病。

(六) 干预与治疗

RAD 的治疗中,对有关发育迟滞、语言障碍或其他可能的临床状况的评估很有必要。此外,评估照料者对儿童的照顾态度、在治疗过程中照料者的直接亲自参与也非常重要。

RAD 治疗的重点在于让儿童远离不良的养育环境,悉心接受照料,建立起儿童与照料者之间良好的互动关系。治疗方法以心理治疗为主。针对有攻击性和对立违抗行为的儿童可能需要行为矫正治疗。

1. 心理治疗　可以借鉴用于 5 岁以下儿童受创伤家庭的心理治疗方法。心理治疗可以在家中或治疗室展开,采取的方式一般是非结构化的,可以使用游戏、语言和身体接触来促进父母和孩子的互动,引导他们学会处理和转化负性情绪,帮助解决冲突,教会他们表达自身感受。目的是恢复亲子关系中的安全感、信任感和满足感。在促进亲子互动的过程中需要帮助照料者察觉、认识儿童的情绪体验,并把这种情绪体验与照料者自己的情绪体验建立联系,过程中可使用正性强化技术、解决小挫折的技巧以及行为重塑技能等。

2. 药物治疗　目前为止没有药物可以增加儿童的依恋行为,但针对 RAD 中的某些症状药物还是有帮助的。第二代抗精神病药和心境稳定剂可以有效减少 RAD 儿童的情绪失控和攻击 / 敌对行为。当 RAD 共病广泛性焦虑障碍或者其他焦虑障碍时会导致病情加重,抗抑郁药可用于改善焦虑症状。由于前额叶的功能失调也会导致症状加重,尤其表现在对冲突行为的控制上,因此临床工作中应注意对注意缺陷障碍的筛查,如果发现共病,可以使用中枢神经兴奋剂。

二、脱抑制性社会参与障碍

(一) 概述

脱抑制性社会参与障碍(disinhibited social engagement disorder, DSED)是指一种社交行为异常,常起病于 5 岁之前,与生命早期的被忽视有关,其核心表现为超出社会预期的、亲疏不分的社交行为模式。患儿对陌生成人过分亲近、完全无戒备,可表现为过分亲密的言语和肢体接触以及不真切的情感表达。该障碍严重损害了年幼儿童与成年人或同伴之间的人际交往能力。其病程可以持续到青少年时期,但是否在成人中也有表现,目前尚不清楚。这种社交障碍的疾病转归因人而异,即便在养育环境明显改善之后,如从孤儿院转入收养家庭,部分患儿的社交异常症状仍会持续存在,可能持续至青春期。

DSED 的评估需要建立在儿童与主要照料者关系的背景下直接观察儿童。患有 DSED 的儿童无法区别依恋对象,很愿意离开照料者,毫不犹豫地陪伴或"离开"陌生人。通常具有侵入性,缺乏适当的社交和身体界限,而且在情感上"过于聪明",寻求关注。他们的"友好"经常被照料者描述为不舒服,寻求关注有时包括攻击性行为。

(二) 流行病学

DSED 的患病率尚不清楚。在那些在寄养家庭或收养机构中长大的曾遭受过严重忽视的儿童中也只占少数。

(三) 病因与发病机制

严重的社会忽视是诊断 DSED 的必要条件,也是该障碍的唯一已知风险因素。这种社会忽视通常在生命的最初几个月或该障碍被诊断之前就已经存在。在自己家庭中成长的儿童,其患病风险主要在父母方面,包括贫穷、父母有物质滥用问题或精神疾病。

1. 社交忽视或剥夺　如对儿童成长过程中的情感需求或身体上的需求予以忽视,照料者与儿童之间没有情感交流、躯体接触等。

2. 反复变换主要照料者　各种原因导致儿童的主要照料者频繁更换,或者是寄养儿童的寄养家庭频繁变换。

3. 成长在不寻常的环境中　如儿童福利院,儿童多、照料者少,或者其他类似机构。

(四) 临床表现

在年幼儿童中可能表现为亲疏不分,对陌生成人采取过分亲近、完全无戒备的社交行为模式,同时有着不断寻求关注的行为。他们可以主动去接近陌生人,可以轻易被领走;完全没有社交边界,不知道区分熟人和陌生人;为了吸引注意可能会出现一些过激行为。

处于童年中期的儿童可能表现为过分亲密的言语和肢体接触,以及不真切的情感表达,尤其是在跟陌生成人打交道时。

当这种社会障碍持续到青少年时期,同伴关系会受到影响,可能表现为频繁的关系冲突以及依旧亲疏不分的社交行为模式。

(五) 诊断

诊断该病时儿童的发育年龄须至少为 9 个月。

1. 儿童表现为主动与陌生成人亲近和互动的行为模式,至少包括以下两种情况。

(1) 在与陌生成人亲近和互动的过程中很少害羞或一点都不害羞。

(2) 自来熟的言语或肢体接触(超出了文化许可的该年龄段的社交界限)。

(3) 儿童冒险离开再回来时很少或完全不跟成人照料者打招呼,在陌生的场所也同样如此。

(4) 可以心甘情愿地跟着陌生成人离开,很少犹豫或一点也不犹豫。

2. 上述行为并不只是一时冲动,而是脱抑制性的社会行为模式。

3. 曾经经历过一种极端的不被满足的照料模式,即社会忽视,表现为持续地缺乏照料者提供的安慰、鼓励和喜爱等基本的情感需求;或者因为反复变换主要照料者而没有机会建立稳定的依恋关系(如寄养家庭频繁更换);或者成长在特定环境下,如儿童多、照料者少的特殊机构,导致没有机会建立依恋关系。

4. 儿童的异常表现是由上述照料模式导致的。

5. 病程至少持续 12 个月。

(六) 治疗

1. 心理治疗　心理治疗是干预 DSED 的最有效方法。治疗目标是促进儿童的多感官体验、增加交流,让儿童学习社交技巧、感受情绪、进行自我探索等。可以选择的治疗方法包括游戏疗法和创作型艺术疗法。针对没有形成依恋的患儿,帮助他们建立与父母和其他主要照料者的依恋关系应当是首要目标。不推荐使用任何强制性的治疗措施来促进依恋关系的建立,不过,针对有攻击性和对立违抗行为的儿童可能需要行为矫正治疗。

2. 药物治疗　目前没有证据表明药物可以改善 DSED 的核心症状。但是当 DSED 与焦虑障碍、ADHD 或情感障碍共病时,可以使用相应药物来改善症状,不过学龄前儿童的用药仍需谨慎。

第五节　其他应激障碍

一、复合性创伤后应激障碍

复合性创伤后应激障碍（complex post-traumatic stress disorder，C-PTSD）的概念最初由美国的研究者 Judith L. Herman 在 1992 年首先提出。她认为传统意义上的 PTSD 通常是经历一过性的异乎寻常的创伤性事件后出现的一系列症状群，为单纯型 PTSD。而在遭受持续时间较长的、反复发生的、起始于幼年时期的、无法逃离的创伤性事件后，受害者会表现出超过单纯型 PTSD 定义范围的症状群，即除了表现出与事件直接关联的症状，还伴有显著的自残、暴力、酗酒或其他物质滥用等行为问题，以及对自身认同和情感感受的认知改变。

为了区别两类不同的创伤性事件，Lenore C. Terr 提出可将创伤性事件分为Ⅰ型（单纯性）和Ⅱ型（复合性）。突发的一过性的创伤性事件称为Ⅰ型创伤；持续或反复出现的、与虐待或性侵害有关的创伤称为Ⅱ型创伤。Ⅰ型创伤导致的 PTSD 为单纯型 PTSD，而Ⅱ型创伤导致的 PTSD 则称为 C-PTSD。该疾病是 ICD-11 新增的诊断单元，由 ICD-10 中"成人人格与行为障碍"章节中的灾难性经历后的持久的人格改变修订而来，但较其有更广泛的症状反应。

C-PTSD 和 PTSD 的症状表现有一定重叠，可能存在相似的发病因素，但也有研究表明经历童年期躯体虐待、童年期性虐待、成年期躯体虐待及失业这 4 种类型的创伤性事件尤其是经历童年期性虐待后更易发展为 C-PTSD 而非 PTSD。

根据 ICD-11 的诊断标准，C-PTSD 除了符合所有 PTSD 的诊断特征（再体验、刻意回避、高警觉性），还有严重的情绪调节问题、自我认知改变（如认为自己非常渺小，一无是处，伴有持续性内疚、羞耻感）、不能持久维持良好的人际关系等，因而导致明显的人际、家庭、社会关系损害，以及教育、职业功能损害。

二、延长哀伤障碍

（一）概述

延长哀伤障碍（prolonged grief disorder，PGD）又被称为病理性哀伤（pathological grief）、创伤性哀伤（traumatic grief）或复杂性哀伤（complicated grief）。有别于正常的丧亲反应，PGD 是指丧失亲人之后持续的哀伤反应，往往超过 6 个月，难以随着时间推移得到缓解。患者难以摆脱失去亲人的痛苦，关于逝者的想法挥之不去，情绪和行为偏离生活常态，最终导致个体的社会功能受到严重的影响。

目前，药物治疗的效果并不理想，心理治疗是该疾病的首选策略。DSM-5 中无 PGD 的诊断单元，与 PGD 相应的"持续性复杂丧痛障碍"被纳入"有待进一步研究的候选障碍"中。ICD-11 首次将 PGD 纳入应激相关障碍并设定明确的定义，有助于临床工作者识别 PGD 并及时给予干预。

（二）流行病学

目前，国内缺乏 PGD 相关的流行病学数据。国外的研究表明，PGD 的患病率并不一致，为 4%~13%，与地域、种族、特定研究群体等均相关。1 项荟萃分析显示，约 10% 的个体在经历亲人去世后达到 PGD 的诊断标准，且年龄越大 PGD 患病率越高。

（三）病因与发病机制

PGD 的高危患病群体包括女性、老年人、文化程度低及家庭收入低下者。此外，有流产史、经历儿童期分离焦虑、遭受童年虐待、父母离世、与逝者关系亲密、对逝者存在过度的情感依赖、不安全的依恋关系、暴力性的致死事件、对亲人的去世缺乏心理准备、缺少有效的社会支持等，也会增加患 PGD 的风险。影像学的研究提示 PGD 患者存在伏隔核奖赏区域的过度激活。个体的认知方式同样会影响丧亲经历，而认知缺陷可能会增加 PGD 症状的严重程度。

（四）临床表现

PGD 相关的临床症状紧密围绕丧亲事件,表现为持续性的、极度的痛苦体验。患者往往沉浸在对逝者的缅怀之中,不愿意接受亲人离世的事实,仍幻想着重新相聚。患者对与逝者相关的事物过度敏感(如逝者的照片或往事),有意识地避免接触与逝者相关的事物,对亲人的离世可能存在过分的自责。通常而言,PGD 患者找不到生活中的自我定位,也不愿意接受生活中新的角色,难以再次相信他人。患者与外界隔离、疏远,不愿接受他人的帮助,或是不再愿意与他人建立亲密关系,否则,对于某些 PGD 患者而言,与他人建立亲密关系意味着对逝者的背叛。除了持续的、慢性的悲伤,患者还会有情感麻木、孤独的感受,对未来的生活不抱有希望,个人的社会功能受到显著影响,生活质量严重受损,这些症状往往持续半年,并不会随着时间的推移而减轻。

PGD 患者出现自杀的风险明显增高,也更容易罹患高血压及其他心血管疾病、肿瘤、免疫功能异常等。

（五）诊断

PGD 的诊断主要依靠临床表现,目前尚无特异性的实验室或辅助检查指标。PGD 的主要诊断要点如下。

1. 亲近关系的人离世。

2. 每天都想念逝者,或是达到了病态的程度。

3. 每天都有 5 个及更多的下述症状,或是症状的程度达到了病态。

（1）自我定位混乱,或是自我感知下降。

（2）难以接受亲人离世的事实。

（3）避免接触能够让人想起逝者的事物。

（4）在亲人离世后难以再信任他人。

（5）对亲人的离世感到痛苦或是愤怒。

（6）自己的生活难以步入正轨(如结交新的朋友、培养兴趣爱好等)。

（7）在亲人离世后变得情感麻木。

（8）在亲人离世后觉得生活不尽如人意、空虚或没有意义。

（9）对亲人的离世感到惊慌失措、茫然或是震惊。

4. 在亲人离世后症状持续 6 个月以上。

5. 上述症状导致了有临床意义的社交、职业、教育或是其他重要领域的功能受损。

6. 上述症状无法用抑郁障碍、广泛性焦虑障碍或 PTSD 等疾病来解释。

值得注意的是,个体经历失去亲人后的居丧反应后不一定表现为延长哀伤障碍,也可能会发展为 PTSD 和抑郁发作,但 PTSD 必须具备再体验创伤性事件等核心症状。如果所经历的丧亲是所爱之人因创伤性事件死亡,个体可能同时发展为 PTSD 和 PGD。PGD 也不同于抑郁发作,因为 PGD 的症状主要为关注于失去亲爱的人,而抑郁发作的思维和情感反应则涉及生活的各个方面。

（六）干预与治疗

虽然对正常的哀伤反应是否需要干预未得到共识,但对 PGD 进行干预有较统一的意见,正确的干预对于 PGD 症状的改善有较为明确和持久的疗效。

1. 药物治疗　目前,药物治疗 PGD 的疗效还不明确。一些案例报道和开放性研究表明,SSRIs 可能有助于改善 PGD 症状,但有一项随机对照研究仅表明 TCAs 能够减轻丧亲者的抑郁症状,但对哀伤反应本身并无帮助。某些专家认为药物治疗可以作为心理治疗的辅助策略,这同样需要进一步的研究来评价疗效。

2. 心理治疗　心理治疗较药物治疗在 PGD 中的研究更多。针对 PGD 的认知行为疗法主要分为个体心理治疗、集体心理治疗和基于网络的心理治疗。PGD 患者个体心理治疗有别于一般的个体心理治疗,要体现出针对性,着力于缓解患者的哀伤反应。从内容上可以分为两部分,包括接受亲人离世的事实和重新开始新的生活。从形式上可以分为暴露刺激、认知重构和行为干预等。

　　PGD 患者的生活质量严重下降、社会功能明显受损,随着疾病的慢性化,患者罹患各类躯体疾病及出现自杀行为等风险增高。对于某些丧亲的人群,及时进行心理干预或许有助于降低 PGD 的发病率。心理干预或药物干预可能有助于减轻患者的症状,但实际疗效仍不明确。早期识别和早期治疗的效果也有待研究予以明确。

(马现仓　王育梅)

思考题

1. 是否存在群体性的创伤后应激障碍?
2. 请从生命历程和发展的视角理解应激与适应风险模型。
3. 复合性创伤后应激障碍与边缘型人格障碍有何异同点?
4. 反应性依恋障碍与孤独症如何鉴别?

第十六章
分离障碍、躯体痛苦障碍及进食障碍

扫码获取
数字内容

- 分离障碍的主要特点是患者表现为一个或多个精神整合过程的不自主中断，表现为分离性精神症状或分离性神经症状。
- 躯体痛苦障碍是一种以经常担心或相信各种躯体症状的优势观念为特征的精神障碍。躯体症状持续存在，造成患者痛苦并过度关注，患者因这些躯体不适症状反复就医，尽管相应的医学检查均未见明显异常，医师也反复解释，但均不能消除患者疑虑。
- 进食障碍是指在心理因素、社会因素和文化因素交互作用下出现的异常进食行为，可伴有对体重和体形的显著担忧。

第一节 分 离 障 碍

分离障碍（dissociative disorder）既往称"分离（转换）性障碍"，旧称"歇斯底里"。由于"歇斯底里"一词在非医学界是常被用于描述无理行为的贬义词，会给患者造成不良的心理负担，因此我国改称为"癔症"。1980年以后，西方倡导使用"分离性障碍"和"转换性障碍"。自ICD-10使用以后，"癔症"的概念已逐渐被废弃，代之以"分离（转换）性障碍"。最新的ICD-11中改称为"分离障碍"。

一、概述

早在公元前1900年古埃及记载，古希腊的Hippocrates认为该病是子宫游走所致，因此用古希腊语子宫的单词"hystera"来命名，后被衍生为"hysteria"，音译为"歇斯底里"。在中世纪欧洲学者认为，分离障碍是魔鬼附体，主张消灭肉体以拯救灵魂。19世纪中叶，躯体化障碍、分离性运动和感觉障碍均称为癔症。19世纪后期法国的Charcot通过催眠暗示的方法诱发或消除分离障碍的症状，他一方面认为分离障碍是一类与心理因素密切相关的疾病，另一方面推论该疾病可能有大脑器质性病变。分离障碍患者对自己的躯体功能障碍常表现出漠不关心的态度，法国医师称之为"泰然漠视"（la belle indifférence）。Bernheim在1884年创用"精神神经症"一词作为癔症一类疾病的统称，认为这类疾病与心理因素有关。Babinski建立了一套神经系统的检查方法，科学区分分离障碍与神经系统的器质性疾病。

"分离"（dissociation）是Janet于1889年提出的概念，他认为分离障碍患者的某些观念和认知过程可从意识的主流中分离出去，此过程是下意识的，并可通过催眠逆转，同时提出用遗传退化学说来解释，认为分离障碍主要是人格分离所致，是一种精神整合功能的崩溃状态。而Freud的性压抑学说认为，分离障碍是由于患者幼年时代的性本能被压抑，这种被压抑的本能冲动通过其他途径表达出来，Freud和Breuer(1895)开创性使用"转换"（conversion）一词。Freud认为"分离"和"转换"都是无意识防御过程，可将令人痛苦的情感和思想从意识中排除。

二、分类

由于分离障碍与神经症都未发现器质性病变，且心理应激是两者共同的致病因素，因此ICD-10将传统的"癔症"改为分离（转换）性障碍，但仍保留在神经症的分类中。

313

　　DSM-Ⅳ取消了神经症的术语,舍弃"癔症"这一名称,分为分离性障碍、转换障碍、躯体化障碍,并将分离性障碍单独列为一个章节,而转换障碍也有可能存在功能性躯体症状,因此将转换障碍和躯体化障碍均归入躯体形式障碍这一类别之下。在 DSM-Ⅳ 中,出神与附体障碍是在附录中列出的分离性障碍的一种表现形式。而 DSM-5 出神与附体不再属于"障碍",而是分离性身份障碍的一种症状和综合征,即"附体体验"。

　　分离障碍独特的临床特征是除此之外其他神经症所不具备的,并且分离障碍严重时患者否认有病,自知力缺失,故 ICD-11 取消了神经症的术语,并将分离障碍独立成章。这在理论上也将促进病因病理的进一步研究,在实践中也有助于与神经科多种疾病相鉴别,更有助于开发分离障碍的特殊治疗。ICD-11 将分离性神经症状障碍纳入到本单元,而 DSM-5 将其称为转换障碍。ICD 及 DSM 分类系统对分离障碍的主要诊断分类区别见表 16-1。本章节以最新的 ICD-11 为基础进行介绍。

表 16-1　ICD-10、ICD-11、DSM-Ⅳ、DSM-5 中分离障碍的主要诊断分类

ICD-10 分离(转换)性障碍	ICD-11 分离障碍	DSM-Ⅳ分离性障碍	DSM-5 分离障碍
分离性遗忘	分离性神经症状障碍	分离性遗忘症	分离性身份障碍
分离性漫游	分离性遗忘症	分离性神游症	分离性遗忘症
分离性木僵	出神障碍	分离性身份障碍	人格解体/现实解体障碍
出神与附体障碍	附体出神障碍	人格解体障碍	其他特定的分离障碍
分离性运动障碍	分离性身份障碍	未特定的分离性障碍	未特定的分离障碍
分离性抽搐	部分分离性身份障碍		
分离性感觉麻木和感觉丧失	人格解体-现实解体障碍		
混合性分离(转换)性障碍	其他分离障碍		
其他分离(转换)性障碍	分离障碍,未特定		
分离(转换)性障碍,未特定			

　　在正常情况下,意识、知觉、记忆、身份是一个有机的统一体,分离障碍则是一种复杂的心理-生理紊乱过程,不是物质或药物的直接效应所致。分离障碍的主要特点是患者表现为一个或多个精神整合过程的不自主中断,表现为分离性精神症状或分离性神经症状。症状变化快,受损程度和持续时间表现不一,每天甚至每小时都会不同,常导致个人、家庭、社交、学业、职业等功能的显著损害。

三、流行病学

　　分离障碍是较常见的精神疾病,但相关的流行病学调研相对较少,且诊断分类的明显差异导致患病率的巨大差异。分离障碍在普通人群中的终生患病率为 10%。多数学者认为文化落后、受教育程度低、生活在社会经济状况发展相对滞后或封闭的地区、迷信观念重的青春期或围绝经期女性患病率较高。多数患者首次发病在 35 岁之前,如果首次发病是在中年之后,就应首先考虑神经系统疾病或其他躯体疾病。在我国部分地区有儿童、青少年集体发作的情况。随着时代的进展和社会变迁,以及研究者采用的流行病学调查方法和工具的不同,本病的患病率较 20 世纪有增长趋势。

四、病因与发病机制

(一)病因

1. 生物学因素

　　(1)遗传因素:分离障碍的遗传学研究结果不一致。Kraulis(1931)研究了先证者的所有亲属,发现患者父母中有 9.40% 曾患分离障碍住院;兄弟姐妹中有 6.25% 曾患分离障碍住院;父母和兄弟姐妹

中分别有 1/2 和 1/3 患有人格障碍。Slater（1961）对 12 对同卵双生子和 12 对异卵双生子进行了 10 年前瞻性研究，先证者的同胞中竟无一例同病。

（2）躯体因素：临床发现神经系统的器质性损害有促进分离障碍发病的可能。多发性硬化、颞叶局灶性病变、散发性脑炎、脑外伤等均可导致分离障碍发作。有人发现脑干上段特别是间脑及以上结构的器质性损害可导致分离症状，而此水平以下的神经系统损害则少见分离症状。

（3）脑结构与功能：随着 PET 和 MRI 在脑结构和功能研究中的广泛应用，已经发现分离障碍患者的海马及杏仁核体积缩小，前额叶、丘脑、颞上回等脑区功能异常，但这些改变缺乏特异性，需要进一步研究。

2. 心理因素

（1）童年期经历：童年期的创伤性经历，如承受严重的精神压力、令人恐惧的家庭环境、性虐待等。

（2）个性特征：个体的性格及素质与分离障碍的发病和类型有关。通常认为，具有表演型人格的人是罹患本病的易感个体，即以人格幼稚为突出特点，常表现为情感丰富、情绪反应强烈而不稳定、有表演色彩、炫耀自己以吸引别人注意的自我中心倾向、富于幻想并善于模仿、细致敏感且易接受暗示，自我暗示也很强烈。对此国外还有善于要挟和性挑逗等特征的描述。

（3）应激事件：对应激事件的经历和反应是引起本病的重要因素，如遭遇对个体有重大意义的生活事件，包括家庭、工作、人际关系困难，导致患者内心冲突或强烈的情绪体验（如委屈、气愤、恐惧、悲伤、羞愧等）。

3. 社会文化因素　　文化影响着个体如何展示和交流自身症状，如何解释症状，并且寻求何种类型的照顾。时代的发展、社会文化背景、文明程度、经济发展水平、迷信观念，甚至地域差异都对本病的发病率、发病形式、临床症状、转归产生不同程度影响。跨文化研究发现，随着社会文化水平及文明程度的提高，分离障碍以兴奋为主要表现者较为少见（如分离障碍的抽搐发作、情感暴发）；反之，症状呈现出较为安静、含蓄的趋势，较多地表现为躯体化的形式。

（二）发病机制

分离障碍的发病机制尚不完全清楚，较有影响的观点大致可归纳为两种。

第一种观点认为分离障碍是一种原始应激现象，即人类在危急状态下所表现出的本能反应，包括：①兴奋性反应，如狂奔、乱叫、情感暴发等；②抑制性反应，如昏睡、木僵、瘫痪、聋、哑、盲等；③退行性反应，如幼稚行为、童样痴呆等。持这种观点者以 Kraepelin 为代表（1927）。Janet（1907）的意识分离观点与其相近，认为在应激状态下，大脑皮质对传入的刺激抑制增强，可能导致对感知整合失调，出现分离症状。19 世纪强调催眠和暗示的各类学说也均属此种观点。巴甫洛夫认为人类有两种行为方式，一是受理性支配的行为，二是受情绪支配的行为。后一种行为直接产生于皮质下结构而不受大脑皮质控制，他认为分离障碍属于这种行为方式。第二种观点认为分离障碍是一种有目的的反应。临床实践发现分离障碍常首发于困境之中或危难之时，而且分离障碍的发作往往能使患者脱离这种环境或逃避某些责任。这种由鲜明的目的所产生的意志努力，给人以深刻印象。

Freud 的精神分析学说本来属于第一种观点，因为其强调本能和潜意识冲动在本病中的作用。但精神分析也始终在讨论分离障碍的目的，因此，精神分析学说实际上把上述两种观点兼收并蓄了。Freud 认为个体将意识中无法调和的冲突阻抑到潜意识中，一种是患者部分意识和主体意识分离，将相互冲突的矛盾双方分开，表现为分离症状；另一种是通过复杂的心理防御机制将心理冲突转化为躯体症状，这些症状往往是其无法解决的内在心理冲突或愿望的象征性转换，此时表现为转换症状，从而减轻了由心理冲突所致的焦虑不安，称之为"原发性获益"。行为主义认为，如果患者能从症状保留中获取某种社会利益，如逃避责任和现实困难、获得同情和照顾，即"继发性获益"，或因条件反射性联系而使症状习惯化，成为自动反应，即环境对症状起到诱发和强化作用，症状就可能持续存在。

五、临床表现

(一) 分离障碍的共同临床特征

1. 多发病于青少年,常急性起病,也可呈慢性病程,临床表现千变万化、复杂多样;但就同一患者而言,症状相对单一,反复发作时主要症状基本相同。

2. 起病可存在重要的心理社会诱因,尽管患者常予以否认。初次发作时可由直接的压力、刺激、他人暗示或自我暗示诱发,反复发作者可由回忆、联想、面临相似困难处境等方式诱发。

3. 可有明显的表演型人格特征。

4. 对严重的躯体功能障碍(如失明、失音、瘫痪)"泰然漠视",不主动求治,反而更关注他人对其疾病的态度。

5. 疾病发作时常有"原发性获益"或"继发性获益"现象,如有利于患者发泄压抑情绪、摆脱困境、获取别人的注意和同情、得到支持和补偿等。

6. 不是由神经系统疾病、颅脑损伤、神经发育性障碍等器质性疾病或另一种精神障碍所致,也不是由物质或药物的直接生理效应所致。

7. 症状导致个人、家庭、社交、学业、职业等功能显著损害。

8. 分离障碍共病现象较多,常与边缘型人格障碍、抑郁障碍、双相障碍、焦虑障碍、酒精所致精神障碍、躯体痛苦障碍、创伤后应激障碍、适应障碍等多种疾病共病。

(二) 分离性神经症状障碍

分离性神经症状障碍(dissociative neurological symptom disorder)以往称分离性运动和感觉障碍,也是"转换障碍"的主要症状群。表现为运动、感觉或认知功能正常整合的中断或不连续,但客观的神经系统检查和实验室检查不能发现导致这些运动和感觉障碍的器质性基础,或所发现的证据不能解释患者的神经系统症状。

1. **视觉异常(visual disturbance)** 表现为失明、弱视、管状视野、单眼复视、视觉扭曲或视幻觉。失明虽然突然发生,但患者保留了完好的活动能力,对光反射大多存在且视觉诱发电位正常。

2. **听觉异常(auditory disturbance)** 表现为突然失聪、听力减退、选择性耳聋、听幻觉。突发性聋,但前庭功能大多正常,有时对声音刺激有瞬目反应,有时睡眠中被叫醒,患者电测听和听觉诱发电位正常。

3. **头晕或眩晕(vertigo or dizziness)** 表现为在静止时仍有旋转感或目眩感觉。

4. **感觉异常(sensory disturbance)** 表现为麻木感、紧绷感、刺痛感、烧灼感、疼痛,或其他与触觉、嗅觉、味觉、平衡觉、本体感觉、运动感觉或温度觉有关的感觉异常症状。患者可表现为局部或全身的感觉缺失、感觉过敏,或与既往感觉体验不一致,感觉异常的边界可因暗示而改变。还有些患者常感觉到咽部异物感、梗阻感,或喉部肌肉挛缩感,导致吞咽困难,咽喉部检查未发现异常,既往称为"癔症球"(globus hystericus)。有的患者头部有紧箍感、沉重感。

5. **言语异常(speech disturbance)** 不用言语而用书写或手势与人交流,或因感到自己无法言语而表现为缄默症。想说话但发声困难(dysphonia,发声困难症),或仅发出嘶哑的、含糊的、细微的声音(dysarthria,构音困难症),甚至发不出声音(aphonia,失音症)。检查声带正常,可正常咳嗽或梦呓。

6. **非癫痫性抽搐发作(non-epileptic convulsion)** 表现为癫痫或抽搐发作的症状,既往称"假性癫痫发作"。受到精神刺激或暗示时发生,常表现为缓慢倒地、呼之不应、全身僵直或肢体抖动,或在床上翻滚,或呈角弓反张姿势。呼吸时急时停,可出现掀衣服、抓头发、捶胸或咬人等动作。患者表情痛苦,眼角含泪,无口舌咬伤、跌伤,无大小便失禁。发作时脑电图正常。一般持续数十分钟,在有人围观时发作更为严重。发作后没有神情呆滞和睡眠,有时可呈木僵样,但意识保持清醒。

7. **瘫痪或无力(paresis or weakness)** 表现为意向性移动躯体部位或运动协调的异常、失能。可表现为单瘫、偏瘫、截瘫、交叉瘫。伴有肌张力增强者常固定于某种姿势,被动运动时出现明显抵抗,但入睡后完全消失。病程持久者可能出现失用性肌萎缩。检查不能发现神经系统损害证据。

8. 步态异常(gait disturbance)　表现为影响行走能力或行走方式异常,包括类似共济失调的步态、怪异步态以及不借助帮助无法站立。患者几乎不会跌倒或跌伤,甚至有的患者在没有注意别人是否关注自己时或逃离危险时可正常行走。

9. 运动异常(movement disturbance)　可表现为类似舞蹈症、肌阵挛、震颤、肌张力障碍、面部痉挛、运动障碍等。检查不能发现相应神经系统受损证据。

10. 认知症状群(cognitive symptoms)　表现为记忆、言语或其他认知领域的损害,也称为分离性假性痴呆。

(1)甘瑟综合征(Ganser 综合征):在精神刺激后突然出现的、非器质因素引起的智力障碍。对于简单的问题,却给予近似错误的回答。如 1+1=3、一双手有 9 个手指;如患者用钥匙开门,会把钥匙倒过来插入钥匙孔,给人以做作的印象。

(2)童样痴呆(puerilism):精神创伤后出现,患者突然变得天真幼稚,虽系成人却以幼儿自居,牙牙学语、活蹦乱跳、撒娇淘气,逢人便称叔叔阿姨。

(三)分离性遗忘症

分离性遗忘症(dissociative amnesia)表现为突然出现的对重要叙述性记忆无法进行回忆,通常近期有严重急性创伤、应激事件或重大内心冲突,患者体验了无法忍受的屈辱、内疚、愤怒、失望、绝望。遗忘内容广泛,但一般围绕令患者痛苦的创伤性事件,可能表现为无法回忆特定时间段内相关事件或全部事件,或无法回忆某一系统信息,或无法回忆一生全部事情,甚至包括个体身份。遗忘不是由器质性原因所致,也无法用正常的健忘或疲劳来解释。遗忘的程度和完全性每天可有所不同,甚至不同检查者所见也可不一样,但总有一个固定的核心内容在觉醒状态下始终无法回忆。遗忘一般突然缓解,且很少复发。

分离性遗忘症可表现为游离性漫游。游离性漫游(dissociative fugue)也称分离性漫游,是指患者在觉醒状态下,突然似乎有目的地离开住所或工作单位一段时间,或无目的和无计划地漫游。漫游过程中患者意识范围狭窄,但能保持基本生活能力(如饮食起居、料理个人卫生)和简单的社会交往能力(如购票、乘车),短暂接触看不出患者有明显异常。有的患者忘掉自己以往生活经历,以新的身份出现。漫游开始和结束都是突然的,一般历时数小时至数周,清醒后对发病经过不能完全回忆。

(四)出神与附体

1. 出神障碍　出神障碍(trance disorder)也称分离性恍惚,表现为个人意识状态显著改变,或个体原有身份丧失。意识范围明显缩窄,患者处于自我封闭状态,注意和意识活动局限于当前环境的一两个方面,只对环境中的个别刺激有反应,对过程全部或部分遗忘。出神障碍是反复发作的,或如果根据 1 次发作做出诊断,那么该发作应至少持续数天。出神障碍不包括有被替换其他身份的体验,且不是疲劳、催眠或梦游引起。

2. 附体出神障碍　附体出神障碍(possession trance disorder)表现为处于出神状态的个体,伴原有身份被外界"附体"的身份所取代,行为或动作有被附体物控制的体验,如身份被鬼、神、精灵、某种"力量"或已死去的人所替代,声称自己是某鬼神或死去的人在说话。出神与附体是不自主的、不随意的、不必要的、非己所欲的病理过程,常有局限且重复的一系列动作、姿势、单调言语,有不受自我控制体验。

(五)分离性身份障碍

分离性身份障碍(dissociative identity disorder)以往称双重或多重人格,表现为身份瓦解,出现两个或多个相互独立的人格,缺乏自我主体感。每种人格均有其独特的自我体验、感知觉、情感、认知、记忆、行为模式。至少有两种人格反复地取得个体意识及交流功能的执行控制权,这两种(或多种)人格各自独立、互无联系、交替出现。在某一时刻只显示一种人格,完全意识不到另一种人格的存在,这些身份表现常常截然不同,却代表了患者身份中不能整合的各个方面。其他的分离症状都可出现在患者身上,如遗忘、神游、人格解体、现实解体等。首次发生人格转变是突然的,往往与精神创伤密切相关,之后人格转换可由联想、特殊生活事件或接受放松、催眠、发泄治疗时诱发。一般来说,分离性身份障碍预后不良,尤其是患有并发症的个体。

(六)人格解体-现实解体障碍

人格解体-现实解体障碍(depersonalization-derealization disorder)表现为持续或反复的人格解体或现实解体的体验,或两者皆有。

1. 人格解体 人格解体是指患者感受到自我躯体完整性、心理活动、生理活动分离的体验,表现为一种认为自己陌生、不真实的体验,或感到自己就像一个旁观者从体外观察自己的思维、情感、感觉、身体或行动。

2. 现实解体 现实解体是指患者感知的环境知觉出现分离的体验,表现为感觉到他人、物体或世界是陌生的或不真实的(如梦一般,有虚幻、恍若隔世、模糊朦胧、了无生机、黯淡无色、扭曲等感受),或感到自我脱离了周围环境,仿佛自己是一个外部观察者在观察自我。

在人格解体或现实解体的过程中,患者表现为情感麻木和动作机械(如"觉得变了一个人""什么感觉也没有了,麻木不仁了"),但患者感觉非常苦恼,且个体的现实检验能力仍保持完整,自知力存在,患者并不把自己的主观感受当作客观现实,因此不是妄想。

六、诊断与鉴别诊断

(一)诊断要点

1. 有以下障碍之一的临床特征。
(1)分离性神经症状障碍。
(2)分离性遗忘症。
(3)出神障碍。
(4)附体出神障碍。
(5)分离性身份障碍。
(6)人格解体-现实解体障碍。

2. 有心理社会因素致病的证据,表现在时间上与严重急性创伤、应激事件或重大内心冲突有明确的联系。如果没有心理诱因致病的证据,诊断应为暂时诊断,而且应继续从生理和心理两个方面进行探究。

3. 导致个人、家庭、社交、学业、职业等功能的显著损害。

4. 不存在可以解释症状的躯体障碍证据。

医师要十分慎重对待分离障碍这一诊断,在疾病发展过程中,对于其原有症状的性质和变化、新出现症状的临床意义、症状之间的相互联系都应给予及时评估。

(二)鉴别诊断

1. 急性应激障碍和创伤后应激障碍 急性应激障碍和创伤后应激障碍的发生、发展和精神刺激因素密切相关,患者在强烈应激事件后立刻发病,无反复发作病史,预后良好。分离障碍的应激性创伤性事件在程度上可能较之要轻,既不是异乎寻常的,更不是灾难性的,往往是寻常的生活事件。

2. 精神分裂症和双相障碍 分离障碍的情绪不稳定、冲动行为和幼稚动作等表现易与急性发作的青春型精神分裂症以及双相障碍相混淆。青春型精神分裂症患者的情感变化莫测、忽哭忽笑,与周围环境无相应联系,思维混乱、联想散漫,行为荒诞离奇、愚蠢可笑、不可理解。同时依据病程的纵向发展也有助鉴别,如持续的认知功能损害、慢性迁延病程。双相障碍周期性反复发作病程,典型的躁狂、抑郁症状,情感障碍的阳性家族史等,可资鉴别。

3. 躯体痛苦障碍 躯体痛苦障碍的核心表现是围绕症状的过分疑虑、感受和行为。典型的分离性神经症状障碍患者对症状泰然漠视的态度与前者恰恰相反。

4. 癫痫大发作　分离障碍的非癫痫性抽搐发作与癫痫大发作的鉴别见表16-2。

表16-2　非癫痫性抽搐发作与癫痫大发作的鉴别

鉴别点	非癫痫性抽搐发作	癫痫大发作
发作地点	多在白天、被人关注时、人群中、安全地带	无选择性
发作诱因	多在精神刺激之后（也可自我暗示发作）	无明显诱因
先兆	内容形式多变	内容形式固定
发作形式	形式多变、表情痛苦、保持呼吸	症状刻板、呼吸停止
意识	多清楚、可有朦胧	丧失
言语	可以讲话	绝无
眼球运动	躲避检查者	固定朝向
眼睑	掰开时阻抗大	松弛
拇指	发作握拳时常在其余四指之外	常在其余四指之内
咬伤	较少咬伤自己，可咬伤他人	可咬伤自己的舌、唇
摔伤	较少、较轻	较重，多伤在头面部
大便失禁	无	可有
小便失禁	偶有	常有
持续时间	数分钟到数小时	数秒到数分钟（除持续状态外）
睡眠中发作	无	常见
病理反射	无	可有
脑电图	正常	可见棘波，或阵发性 θ 或 δ 波

5. 诈病　诈病是指毫无病情，为了某种目的而蓄意模仿的遗忘、运动及感觉丧失等症状；或是虽有一定病情，但是为了达到某一目的而故意夸大病情的情况。多发生在监狱、法庭、工伤及交通事故中。其特点包括：①主观性和目的性：在主观愿望支配下，为实现某种目的，故"症状"具有明显的主观性和目的性；②表演性：乐于诉说和表现自己的"症状"，故意夸大"病情"，并十分注意周围人对自己"症状"的态度和反应；③"症状"消长的突然性："症状"多突然产生，缓慢发生或既往反复发作者均极为少见，而且目的一旦达到后，"病情"不久就会痊愈。

很多学者认为分离障碍的发作似乎也存在"目的"，但这种"目的"是从客观角度分析得出的，患者并无明显的主观意识。更重要的是分离症状一旦发生，是主观意志无法控制的。

6. 神经系统和躯体疾病　分离障碍的诊断一定要慎重，因为许多疾病都可以有分离症状，如躯体疾病（多发性硬化、系统性红斑狼疮、脑外伤、肝性脑病前期等）、感染中毒性疾病、神经系统疾病（病毒性脑炎、重症肌无力、周期性瘫痪、颅内占位、部分声带麻痹、视神经炎、硬膜下血肿等）。主要依据疾病特殊症状表现和阳性体征、神经系统检查和各种实验室检查的阳性发现进行鉴别。应特别指出，分离障碍与躯体疾病共病时，尤其是躯体疾病症状较轻时，躯体疾病极易漏诊，应予高度警惕。

七、病程与预后

分离障碍多数为急性起病，常由明显的精神因素促发，之后症状可逐渐增多或迅速发展到严重阶段。病程多为发作性且持续时间短，大多在几周或几个月后趋向缓解，60%~80% 可以在一年内自发缓解。

分离障碍患者一般预后良好。短期康复的有利因素是：突然发作、病程短，有明显的应激事件且能及时合理解决，没有共病，有自觉康复意愿、症状不恒定、治疗及时、患者有明显的即时获益。而病前有明显的人格缺陷、存在持续的心理社会因素、涉及诉讼过程的患者预后不佳。如果患者生病后心理冲突得到缓解,减轻了由心理冲突所致的焦虑不安,则给患者带来了"原发性获益";在患病期间患者从外界环境获得了更多的好处,如受到亲人的关怀、照顾,免除很多工作负担和社会责任等,则患者得到了"继发性获益"。这两种"获益"虽然给患者带来了眼前利益,却延缓了症状的消除,导致疾病迁延不愈。

八、干预与治疗

大多数分离障碍患者会自然缓解或经过心理治疗、环境支持而得到缓解。治疗的重点在于引导患者进行正常生活,提高应对生活事件的能力。在治疗过程中应注意以下几点:①首先需要与患者建立起良好的医患关系和治疗联盟,尊重患者,在整个治疗过程中给予支持性心理治疗;②避免过多的反复检查、不恰当的提问,避免多人围观和对患者症状过分关注;③恰当的解释不仅可以消除患者的心理因素,更有利于消除症状;④应与患者家属形成联盟,由于患者家庭关系常因疾病受到影响,治疗也常需要家庭成员配合,因此取得家庭支持显得尤为重要。

(一) 心理治疗

1. 暗示疗法 暗示疗法是治疗分离障碍的经典方法,特别适用于那些急性发作而暗示性高的患者。

(1) 觉醒时暗示治疗:开始时医师向患者说明检查结果,用简洁的语言向患者解释其疾病,说明即将采用的治疗方法,并强调通过治疗功能障碍可以完全恢复正常,令患者对治疗产生高度信心和迫切的治愈要求。针对有运动和感觉障碍的患者,可以选用10%葡萄糖酸钙静脉注射,或用电刺激患病部位,配合言语、按摩和被动运动,鼓励患者,语言强化,使患者相信通过治疗功能障碍正在逐渐恢复。

(2) 催眠暗示治疗:开始前须进行催眠感受性检验,确定患者是否适合语言催眠。如果患者具有一定的催眠感受,可使用语言催眠,在患者进入催眠状态后进行暗示治疗。如果患者催眠感受不强,可选用2.5%硫喷妥钠或5%~10%异戊巴比妥钠0.5g,溶于20ml注射用水中缓慢静脉注射,使患者进入半睡眠状态,再按照上述觉醒时暗示治疗方法,使用语言或配合电刺激、被动运动等方式进行暗示。

2. 个别心理治疗 首先详细了解患者的个人发展史、个性特点、社会环境状况、家庭关系、重大生活事件。然后让患者表达、疏泄内心的痛苦、积怨和愤懑。对患者的心理因素和心理冲突持中立、接纳、理解和共情的态度,而不应站在社会道德的角度来审视,既不随声附和,也不批评指责。要注意患者当前所遭遇的心理社会因素和困境,不能只着眼于挖掘童年的精神创伤。医师的认知和观点不宜强加于患者,最好是与患者共同寻找问题、分析问题、解决问题。

(二) 药物治疗

药物在分离障碍的治疗方面不占主导地位,药物治疗疗效有限,主要采用对症治疗或针对共病的精神障碍进行治疗。对于伴有精神症状或兴奋躁动的患者可给予镇静药(如苯二氮䓬类药物)或抗精神病药,且多数患者入睡转醒后兴奋症状消失。伴有焦虑抑郁症状时可给予小剂量抗焦虑药和抗抑郁药进行治疗,可使患者更好地接受心理治疗,并避免此类症状作为患者自我暗示的基础而诱发新的发作。

九、预防与康复

分离障碍是一种容易复发的疾病,及时消除病因,使患者对自身疾病性质有正确的了解,正视自身存在的性格缺陷,改善人际关系,可以预防疾病复发。如患者反复发病、康复缓慢,可能与以下因素有关:①患者没有自我反省使其发病的心理社会因素;②患者根本没有努力进行康复治疗,对于医师的建议不予采纳;③患者的症状是受到过度刺激引起的,没有经过长期、无刺激的休息;④患者长期住院治疗或在家休养，其家属对患者缺少正性支持、经常给予迁就或不适当的强化。

值得强调的是，早期充分治疗对预防分离障碍症状的反复发作和疾病的慢性化具有重要意义。在患者症状基本消失后仍有可能在特定环境下通过暗示或自我暗示再发，因此仍需要一段时间系统的心理治疗，可以帮助患者领悟促使其产生分离症状的内在冲突，使人格分离的各个部分逐步整合并稳定。对初次发病的患者，对疾病进行合理解释，说明症状与心理因素、性格特征的联系，配合心理治疗和言语暗示，往往能取得良好效果。对病程较长、有反复发作倾向的患者，应根据病情，制定心理治疗与药物治疗相结合的整体治疗计划。此外，帮助患者学习新的解决问题的方式和策略来应对生活中的问题和困难也十分重要。

第二节　躯体痛苦障碍

躯体痛苦障碍是 ICD-11 新提出的疾病名称，包括 ICD-10 中躯体形式障碍的躯体化障碍、未分化的躯体形式障碍、躯体形式的自主神经功能紊乱、持续的躯体形式的疼痛障碍等，但将躯体形式障碍中的疑病障碍（ICD-11 中为疑病症）归为强迫症及相关障碍。躯体痛苦障碍在人群中有很高的发病率，该疾病与患者的心理社会因素密切相关，并有一定的家族聚集性。其治疗以心理治疗为主，适当联合抗抑郁、抗焦虑药物进行治疗。

一、概述

传统心身二元论认为精神病学主要关注"非器质性"或"功能性"的精神症状或躯体症状。早在古希腊时期，针对难以用病理生理改变来解释的躯体症状而提出了"癔症"概念。基于随访资料，1859 年美国 St Louis 学派的精神病学家把一群查无实据的慢性、涉及多个系统的躯体症状，采用布里凯（Briquet）的名字来命名，他们认为这类症状是癔症的一种形式。Guze（1970）将其命名为布里凯综合征（Briquet 综合征）。"躯体化"一词最早由 Steckel（1943）创用，是精神分析理论用以解释心理冲突的防御机制术语，其躯体症状的含义是由患者察觉不到的心理冲突引起，与 Freud 的"转换"概念相同。

躯体痛苦障碍（bodily distress disorder，BDD）是一种以经常担心或相信各种躯体症状的优势观念为特征的精神障碍，躯体症状持续存在，造成患者痛苦并过度关注，患者因这些躯体不适症状反复就医，尽管相应的医学检查均未见明显异常，医师也反复解释，但均不能消除患者疑虑。躯体痛苦障碍对患者的影响不比躯体疾病轻，无论能否被医学解释，个体痛苦是真实的。有时患者的躯体症状可能与其他躯体疾病有关，因此，躯体痛苦障碍的诊断与同时存在的躯体疾病并不相互排斥，但患者感受的痛苦和焦虑以及对疾病的关注程度远远超过疾病本身的严重程度。尽管患者症状的发生、发展与负性生活事件、艰难处境或心理冲突密切相关，但患者常常否认别人说他们的躯体不适有心理因素的存在，也拒绝探讨心理病因的可能。躯体痛苦障碍主要特征是反复出现多种多样、变化多端的躯体症状，患者主诉多、检查多、治疗多、病程长，对治疗丧失信心，常伴有焦虑抑郁情绪，到精神科就诊前曾多次就诊于综合医院的非精神科及基层卫生医疗机构，他们常常要求医师帮助他们缓解躯体不适，为了缓解躯体不适常愿意接受各种治疗。

二、分类

DSM-Ⅲ（1980）摒弃了心理动力解释，首次将躯体形式障碍作为一种精神障碍列入其分类，与焦虑障碍等疾病并列。把 Briquet 综合征称为躯体化障碍，作为躯体形式障碍的主要临床类型，与转换障碍、疼痛障碍、疑病症、身体变形障碍等并列。其诊断标准非常严格，以至于许多具有长期多种躯体症状的患者被排除在外，而被划分到未分化的躯体形式障碍中。DSM-Ⅲ-R（1987）和 DSM-Ⅳ（1994）基本沿用了这一分类。

ICD-10(1992)参照 DSM-Ⅲ的分类,划分出躯体形式障碍,与神经症性障碍和应激相关障碍并列,与 DSM 分类系统不同的是,在 ICD-10 中转换障碍不属于躯体形式障碍而归入分离(转换)性障碍,身体变形障碍则包括在疑病障碍之内。

随着对疾病生物学理解逐渐深入,DSM-5(2013)中删去"医学无法解释的症状",取消了器质性与功能性的二分法,更强调此类障碍在症状表现上的特征,而回避在诊断中对病原学或致病机制的假设。DSM-5 将躯体变形障碍划为强迫症及相关障碍。

由于"躯体化"一词带有明显的病因暗示,容易造成对躯体症状的误判,因此 DSM-5 及 ICD-11 均不再使用"躯体化"概念。该组障碍目前的分类存在很多争议,尤其是对该组障碍与分离障碍之间的关系一直存在不同理解,ICD-10、ICD-11、DSM-Ⅳ、DSM-5 对这组障碍均有着迥然不同的界定,尤其是 ICD-10 到 ICD-11,该组障碍更是发生了巨大变化。专家们全面修订这一部分分类,从多维度来描述临床综合征、病程、症状数目、认知以及伴随的精神障碍。ICD 及 DSM 分类系统对躯体痛苦障碍及相关障碍主要诊断分类区别见表 16-3。本文以最新的 ICD-11 为基础进行介绍。

表16-3　ICD-10、ICD-11、DSM-Ⅳ、DSM-5 中躯体痛苦障碍及相关障碍主要诊断分类

ICD-10 躯体形式障碍	ICD-11 躯体痛苦障碍	DSM-Ⅳ躯体形式障碍	DSM-5 躯体症状及相关障碍
躯体化障碍	躯体痛苦障碍	躯体化障碍	躯体症状障碍
未分化的躯体形式障碍	躯体完整性烦恼	未分化的躯体形式障碍	疾病焦虑障碍
躯体形式的自主神经功能紊乱	其他特定的躯体不适及躯体体验障碍	转换障碍	转换障碍(功能性神经症状障碍)
持续的躯体形式的疼痛障碍	未特定的躯体不适及躯体体验障碍	疼痛障碍	心理因素影响的其他躯体疾病
疑病障碍		疑病症	做作性障碍
其他躯体形式障碍		躯体变形障碍	其他特定的躯体症状及相关障碍
未特定的躯体形式障碍		未特定的躯体形式障碍	未特定的躯体症状及相关障碍

三、流行病学

躯体痛苦障碍是 ICD-11 中新的分类名称,目前还没有躯体痛苦障碍的终生患病率等资料。不同诊断标准、不同地域、不同机构对躯体痛苦障碍的流行病学研究的结果目前还不一致。使用传统的相关诊断术语、诊断标准的研究发现,躯体痛苦障碍患病率小于 1%,女性患病率为男性的 2 倍。在初级保健机构,躯体痛苦障碍约为 1%~2%;在住院患者中,躯体痛苦障碍的比例高达 5%。在绝大多数研究中,躯体痛苦障碍增加了其他精神障碍(如抑郁、焦虑障碍)的患病风险。

四、病因与发病机制

躯体痛苦障碍的发病机制研究多来自以前对躯体形式障碍、疑病症或疼痛障碍的研究,确切病因不明,目前研究结果显示病因是多因素,整合了心理社会因素、认知行为理论、神经生物学因素,强调生物-心理-社会医学模型。

(一) 生物学因素

1. 遗传因素　躯体痛苦障碍可有家族聚集性,约 20% 患者的女性一级亲属也符合躯体痛苦障碍的诊断。躯体痛苦障碍的家族聚集性可以受遗传、环境因素或两者共同的影响。

2. 神经生化因素　功能性躯体症状与 5-HT 系统和下丘脑-垂体-肾上腺轴基因变异有关。另外,内分泌和免疫系统、氨基酸和神经递质可能参与发病。有研究认为,躯体痛苦障碍患者可能存在脑干网状结构滤过功能失调。脑干网状结构维持意识状态,保持正常注意和唤醒功能,过滤不必要的信息。当其滤过功能失调后,过去不被患者感知的内脏器官活动被感知,致使注意力由外转向身体内

部,加之情绪焦虑紧张时体内各种生理变化加剧,这些生理变化信息不断被感受,就可能被患者感知为躯体不适的症状。

(二) 心理因素

1. 童年期经历 个人成长史中,童年经历是进行心理动力理解的基础,之后的人生描述,能勾勒出患者对待不同人生阶段成功与挫折的反应。幼时受到父母过度的照顾或忽略、童年患病经历、长期与慢性疾病患者共同生活、生活中存在现实冲突等均可能是易感因素。

2. 个性特征 躯体痛苦障碍患者多具有"神经质"的人格基础,具有较高的躯体先占观念和疑病观念,其特点多为敏感、多疑、固执、被动依赖、孤僻、冷淡、偏执、易激惹、以自我为中心等。患者过分关注自身的健康和感受,导致感觉阈值降低,躯体感觉的敏感性增加,因而更容易感觉到各种躯体症状。

(三) 社会文化因素

躯体症状在不同的社会文化环境中,可以有多重象征意义并具备某些社会功能。情绪表达受特定的社会文化影响,在发展中国家或发达地区的基层社会,负性情绪常被看成是耻辱的表现,从而阻碍了该类情绪的直接表露。另外,由于环境、人口、医疗设备的限制,患者在繁忙拥挤的医疗机构中常常隐藏情绪症状,而以一些直接的、易被接受的躯体症状为主诉。

文化上,我国文化所决定的行为准则鼓励了躯体症状的表达,这种表达可以寻求别人的注意和同情、免除某种责任和义务等,因此患者会掩饰、否认甚至不能感受到自己的情绪体验而关注躯体不适。传统中医认可的患病模式,也容易被患者利用作为探讨问题、解决问题的挡箭牌,如气虚、血虚等概念。

五、临床表现

(一) 躯体痛苦障碍的共同临床特点

1. 症状复杂多样 躯体痛苦障碍患者往往存在精神因素和情绪表达的躯体化特点,症状复杂多样、反复出现、时常变化,但未能找到明确的器质性依据。

2. 反复医学检查和疗效不好 患者认为疾病的本质是躯体健康问题,为了查出原因会不惜代价反复就医检查,若不能说服医师接受这一点,便会愤愤不平,此时更易伴有寻求注意的行为。患者会频繁更换医院和专家,尝试各种治疗方法,服用多种药物,但患者对躯体症状的变化及各种药物调整引起的不适感往往比较敏感,顾虑重重,依从性差。另外,患者对医学知识一知半解,常将其归咎为躯体疾病,反复在临床各科诊治,拒绝接受精神障碍的诊断及治疗。长期的非正规诊疗导致治疗效果不好,容易影响医患关系。

3. 常有应激相关问题 病前常有刺激性生活事件或境遇所造成的心理社会应激,并且长期生活事件可能是其慢性迁延性病程的原因。患者倾向于将应激事件放大,产生更大的应激。病后,当患者不被家人、朋友、同事理解时,应激加重,形成恶性循环。

(二) 躯体痛苦障碍的各系统常见临床表现

主要表现以丰富多样、经常变化、反复出现的自主神经支配的器官系统(如心血管、胃肠道、呼吸系统)的躯体症状为主诉,描述其症状时经常含糊不清、不精确,部位变化不定。女性患者在陈述其症状时常常是戏剧化、夸张、生动鲜明的。且通常具有以下特点:①持续存在自主神经兴奋的客观体征,如心悸、出汗、颤抖、脸红;②涉及特定器官或系统的主观主诉,在自主神经兴奋症状的基础上,又发生了非特异的,但更具个体特征和主观性的症状,如部位不定的疼痛、烧灼感、紧束感、沉重感、肿胀感;③存在某一器官可能患严重障碍的先占观念和由此而生的痛苦体验,医师反复保证和解释无济于事;④经检查均不能证明这些症状确系相关的器官或系统发生障碍所致。

1. 消化系统躯体症状 胃部灼热感、饱胀感,腹胀、腹痛、神经性腹泻、便秘,呃逆、嗳气、反酸、恶心、呕吐等。胃肠道检查可仅见浅表性胃炎或肠易激综合征,难以解释患者经常存在的严重症状。

2. **呼吸循环系统躯体症状**　非劳力性呼吸困难、心悸胸闷、阵发性心动过速、心前区不适、非心脏性胸痛、呼吸急促、血压波动、晕厥,过度换气伴感觉异常、喉部异物或梗阻感等。

3. **肌肉骨骼系统躯体症状**　以持续、严重的肌肉、关节疼痛为主,可伴有麻木感、无力等特征。症状特征表现为:①常见的疼痛部位是头痛、非典型面部痛、腰背痛和慢性盆腔痛,疼痛可位于体表、深部组织或内脏器官,性质可为钝痛、胀痛、酸痛、刺痛或游走痛等,疼痛的时间、性质、部位常常变化;②患者趋向于把注意力集中在疼痛上,疼痛信念对其持续存在起着重要作用,并试图用疼痛来解释他们的所有问题;③患者往往服用多种药物、寻求偏方、接受物理治疗甚至外科手术治疗,未取得确切效果,有的甚至导致镇静镇痛药物依赖,并伴有焦虑、抑郁和失眠,社会功能明显受损。

4. **泌尿生殖系统躯体症状**　尿频、尿急、尿痛、排尿困难,性冷淡、勃起和射精障碍、经期紊乱、经血过多等。

5. **假性神经系统躯体症状**　头痛、头晕、晕厥,不自主运动,瘫痪,遗忘,感觉丧失、感觉过敏等。

6. **一般症状**　注意力不集中、记忆力下降、疲乏无力、食欲下降、睡眠障碍等。

上述躯体症状如果涉及 2 个系统的 3 个症状,或 1 个系统的 4 个及以上症状,则称为单器官躯体痛苦障碍(single-organ type BDD);如果患者的躯体症状涉及 3 个或 4 个系统的 3 个以上的躯体症状,则称为多器官躯体痛苦障碍(multi-organ type BDD)。

六、诊断与鉴别诊断

(一) 诊断要点

1. 主诉痛苦的躯体症状,躯体症状涉及较多系统,且随着时间变化而不断变化。偶尔有单个症状,如疼痛或疲劳。

2. 对症状过分关注或不成比例地关注,患者坚信症状会造成健康影响,或带来严重后果,到处反复就医。

3. 恰当的医学检查及医师的保证均不能缓解对躯体症状的过分关注。

4. 躯体症状持续存在,即症状在一段时间(如至少 3 个月)的大部分时间均存在。

5. 症状导致个人、家庭、社会、教育、职业或其他重要功能的损害。

(二) 鉴别诊断

1. **躯体疾病**　以往躯体形式障碍的诊断尤其强调排除器质性疾病,但这一强调使诊断灵敏度降低。患者因各种躯体不适反复就诊的过程中,鉴别躯体疾病一直是一个艰巨的任务。原发性躯体疾病具有特殊的体征及症状、明确的与症状相称的客观检查结果,主诉相对集中,并能用当今医学知识解释。躯体痛苦障碍患者的主诉更严重,功能损害更大,躯体症状的数量通常超过相关的躯体疾病表现,且"查无实据"。躯体痛苦障碍患者的躯体症状可能与其他躯体疾病有关,即使是诊断明确的躯体痛苦障碍患者也有同时罹患新的躯体疾病的可能,尤其是在老年人中更普遍,这种情况下,往往易出现漏诊,尤其是在躯体疾病的症状尚未充分表现时。如果长期患躯体痛苦障碍者躯体主诉的重点和稳定性发生转化,应考虑进一步检查和排除新的躯体疾病。

2. **疑病症**　躯体痛苦障碍患者关注的重点是症状本身及症状的严重程度对个体的影响;疑病症则更多地关注潜在进行性的严重疾病过程及担心其致残后果,有坚定而明确的关于患病的超价观念。疑病症患者倾向于要求进行检查以确定或证实潜在疾病的性质,而躯体痛苦障碍患者要求治疗以消除症状。在躯体痛苦障碍中,常有药物过度使用,同时也存在长期不遵医嘱的情况;而疑病症患者害怕药物及其副作用,常频繁更换医师寻求保证。

3. **抑郁障碍**　抑郁障碍常伴有躯体不适症状,而躯体痛苦障碍也常伴有程度不等的焦虑抑郁情绪。抑郁障碍以情绪低落为主要临床相,可有早醒、晨重夜轻的节律改变,自责自罪、自杀企图等症状,求治心也不如躯体痛苦不适障碍患者强烈,伴随的躯体症状也不如躯体痛苦不适障碍突出、广泛且持续。如果焦虑和抑郁本身在严重程度和持续时间上不足以诊断,则不需分开诊断。

4. **焦虑障碍** 广泛性焦虑障碍患者可能有疾病焦虑和躯体症状,此时的疾病焦虑是众多焦虑之一,躯体不适也很少限定于某一器官或系统,并且不形成疑病观念或对躯体症状的先占观念。惊恐障碍的发作是急性的,所伴有的躯体症状常常与濒死感相伴;而躯体痛苦障碍是一种慢性过程,患者担心长期不愈。

5. **分离性神经症状障碍** 分离性神经症状障碍患者的躯体症状多有心理诱因,表现为时间上与应激性事件有明确的联系,丧失某些神经功能,并采取泰然处之的态度,暗示和催眠治疗有较好的疗效。躯体痛苦障碍患者展示的是躯体症状带来的精神痛苦,态度一贯是围绕症状寻求检查和治疗。

6. **妄想障碍** 妄想障碍(如精神分裂症的躯体妄想、抑郁障碍中的疑病妄想)最典型的表现是信念具有怪异性质,内容多离奇;伴有思维障碍或幻觉妄想;躯体症状较少,较为恒定;患者往往对躯体不适症状漠不关心,并不积极求治,自知力差。

七、病程与预后

躯体痛苦障碍呈慢性波动性病程,患者对躯体症状的关注和严重程度可有波动。在未得到有效治疗前常呈持续性,病程多超过半年,持续数年,甚至数十年。这类患者最初在综合医院非精神科多次就诊,反复检查,接受多种药物治疗,效果不佳。

有明确精神诱发因素、急性起病、疾病早期躯体症状较少、病前人格健康、社会功能保持较好者预后良好。起病缓慢、病程持续2年以上、人格缺陷、伴有严重焦虑抑郁情绪、受教育水平及经济社会地位低、治疗依从性差、生活中长期存在难以避免的应激处境者则预后较差。

八、干预与治疗

躯体痛苦障碍没有特异性的治疗方法,目前主张以心理治疗为主,适当配合药物治疗。为使患者能得到及时有效的治疗,针对基层医疗保健机构和综合医院非精神科医务人员的相关培训非常重要,使他们意识到躯体症状可能不仅仅源自躯体疾病,还可能与心理、社会文化因素密切相关,从而减少他们对"医学不能解释的躯体症状"的患者的偏见。

(一)治疗原则

1. **定期复诊** 尽量避免因症状变化而不规律复诊,降低对专科治疗的渴求。同时也应强调如果出现新的情况,要及时复诊。

2. **建立医患联盟** 要以耐心、同情、接纳的态度对待患者的痛苦和诉述,理解他们躯体体验的真实性,同时强调治疗的必要性,建立治疗联盟。

3. **强调心理因素的作用** 一旦完成患者精神障碍的评估,就应向患者及家属提出心理社会因素与躯体痛苦不适障碍关系的讨论,鼓励患者及家属提问,强调心理因素在治疗中的作用。

4. **恰当解释疾病的本质** 医师应对检查的结果给予清楚的报告并进行恰当的解释,解释既不要加重患者对躯体不适的体验,也不要彻底否认患者的躯体问题。尽可能停止没有必要的检查和过度治疗,以免强化患者的疾病行为。但如果躯体症状加重或出现新的症状,必须进行适当的检查和评估,以便及时排除器质性障碍。

5. **科普教育** 告知患者此种疾病的发病与生物、心理和社会因素有关,教会患者应对躯体症状,消除其对躯体症状的担忧。对家庭成员进行相关疾病的科普知识教育,避免家庭成员强化患者的疾病行为。

(二)心理治疗

心理治疗的目的在于让患者逐渐了解所患疾病的本质,改变其错误的观念,解除或减轻精神因素的影响,使患者对自己的身体情况与健康状态有一个相对客观的评估,逐渐建立对躯体不适的合理性解释。

1. **支持性心理治疗** 建立良好的医患关系,提高患者对医师的信任度,增强治愈信心。医师既要对患者的痛苦表示理解，又要引导患者将注意力集中在治疗目标和已获得的成果上，如睡眠改善、疼痛减轻等。要勉励患者将轻微的躯体不适视同正常感知的一部分，并采取接纳放松的态度。

2. 认知行为治疗　着重于纠正患者歪曲的认知，改变特殊刺激与痛苦体验之间的联系。帮助患者认识疾病本质，消除患者的疑虑和负性观念，改变过度就医行为。

3. 家庭治疗　重点是使家庭成员之间相互理解、相互尊重、相互支持。协助患者增强对社会环境和家庭的适应能力，鼓励患者努力学会自我调节。

(三) 药物治疗

临床上抗抑郁药、抗精神病药均可用于治疗躯体痛苦障碍，但并不是所有药物的有效性都得到了临床研究证实。药物治疗主要针对患者的焦虑抑郁情绪，常选用抗焦虑药和抗抑郁药治疗。对慢性疼痛患者可选择 SNRIs、三环类抗抑郁药治疗及镇痛药对症处理。对有偏执倾向或难治性患者可慎用小剂量第二代抗精神病药治疗。

九、预防与康复

首先，良好的医患关系及规律的支持性访视、避免盲目使用没有明确证据的检查及治疗方法可能有助于患者预防和康复。

其次，治愈的关键往往并非躯体痛苦障碍的躯体症状，而是改善患者对疾病的不良认知。躯体痛苦障碍的症状并非一日形成，大多都经过了复杂认知行为的重塑过程，是像蚕茧般被各种不良认知和行为习惯层层包裹而形成的顽固症状。让患者认识自己的不良疾病行为，分析引发疾病的有关因素，建立对生活事件的正确态度，重建对躯体症状的认知评价，对于预防疾病复发有一定帮助。

最后，应注意评估患者的社会支持系统，识别和改善促发或加重患者躯体症状的日常生活状况，减少躯体症状的继发性获益。同时，帮助患者认识到自己的个性缺陷及其在疾病发生发展中的作用，使患者学会与症状共存，鼓励患者参加力所能及的活动，有助于患者全面康复。

第三节　进食障碍

进食障碍（eating disorder）是指在心理因素、社会因素及特定文化因素交互作用下导致的异常的进食行为和/或对食物的先占观念，可有对体重和体形的显著担忧。主要包括神经性厌食、神经性贪食、暴食障碍，ICD-11 中将回避-限制性摄食障碍、异食癖、反刍-反流障碍也纳入该疾病分类中。进食障碍的诊断标准构成相互排斥的分类体系，尽管存在共同的心理特征和行为特征，但是这些障碍的病程、结局和治疗需求差异显著。

一、概述与分类

(一) 概述

20 世纪 70 年代之前进食障碍一直被认为是罕见的。1694 年 Richard Morton 首次报道了两例典型的神经性厌食病例，描述为"神经性消耗"，并将其与结核病区分开来。19 世纪末英国 William Gull 提出了"神经性厌食症"，描述其典型特征是自我有意识地主动限制进食量和种类，造成显著消瘦。他强调保持体重的需要以及家庭角色在该疾病中的作用。"anorexia nervosa"这一英文词源自希腊文"食欲下降"和拉丁文"神经起源"的词根，但在之后的临床观察中发现，除非到了疾病后期，否则神经性厌食患者并没有食欲下降。

1959 年美国 Stunkard 报道，在肥胖人群和正常体重人群中均存在暴食、继之催吐和导泻，命名为"暴食综合征"。1950 年 Hilde Bruch 分析了神经性厌食障碍患者的心理特点。就心理学机制而言，"苗条"文化既可造成对食欲的压抑，也可将其反转为暴饮暴食，因此，很长一段时间厌食和贪食被认为是同一种疾病的不同表现形式。直到 1979 年 Russell 首次命名并描述了神经性贪食综合征。神经性贪食（bulimia nervosa）的 "bulimia" 源于希腊语,其含义是反复吃下一顿像宴席量般多的食物。而暴食障碍被认识得更晚,直到 1992 年才首次被报道。

（二）分类

30 多年来,在历经数次修订的各个诊断系统中,进食障碍是被修改较多的一组障碍。这类疾病正处于各国医学专家的关注之下,对其疾病本质的认知深度正在逐渐增加。DSM-Ⅲ中神经性厌食和神经性贪食才被纳入,正式列为进食障碍下属的独立诊断。DSM-Ⅳ进一步将神经性厌食分为限制型和暴食型,后者包含了那些虽然存在贪食症状,但持续符合神经性厌食诊断标准的进食障碍。同时将神经性贪食分为清除型和非清除型（DSM-5 取消了此亚型的划分）。ICD-10 将进食障碍、非器质性睡眠障碍、非器质性性功能障碍共同纳入 "伴有生理紊乱和躯体因素的行为综合征"。DSM-Ⅳ-TR 及 DSM-5 将以上三类障碍分别作为独立的疾病单元。DSM-5 及最新的 ICD-11 将 "进食障碍" 诊断分类扩大为 "喂食及进食障碍",将 "首发于婴儿及童年早期的喂食及进食障碍" 纳入该分类,原因是观察到这些障碍有时也起病于婴幼儿和青少年期。这一大类唯一的共同特征仅为进食行为异常。暴食障碍在 DSM-Ⅳ 中被列入未特定的进食障碍中的一个亚型,近十余年暴食障碍受到西方国家的关注,DSM-5 以及 ICD-11 将其作为独立的疾病单元与神经性厌食、神经性贪食并列,之后才逐渐被人熟知。ICD 及 DSM 分类系统对进食障碍及相关障碍主要诊断分类区别见表 16-4。本文以 ICD-11 为基础进行介绍。

表 16-4　ICD-10、ICD-11、DSM-Ⅳ、DSM-5 中进食障碍及相关障碍主要诊断分类

ICD-10 进食障碍	ICD-11 喂食及进食障碍	DSM-Ⅳ进食障碍	DSM-5 喂食及进食障碍
神经性厌食	神经性厌食	神经性厌食	神经性厌食
非典型神经性厌食	神经性贪食	神经性贪食	神经性贪食
神经性贪食	暴食障碍	进食障碍,未特定	暴食障碍
非典型神经性贪食	回避-限制性摄食障碍		回避性/限制性摄食障碍
伴有其他心理紊乱的暴食	异食癖		异食症
伴有其他心理紊乱的呕吐	反刍-反流障碍		反刍障碍
其他进食障碍	其他特定的喂食及进食障碍		其他特定的喂食及进食障碍
进食障碍,未特定	喂食及进食障碍,未特定		喂食及进食障碍,未特定

二、病因与发病机制

（一）生物学因素

1. 遗传因素　进食障碍有家族聚集现象,神经性厌食、神经性贪食之间存在交叉遗传现象。双生子研究发现,同卵双生子比异卵双生子同病率高。基因多态性研究显示,神经性厌食的易感基因位点可能在染色体 1p33-p36 上;神经性贪食易感基因位于染色体 10p 上;暴食行为与人类肥胖基因、多巴胺受体基因和 μ 阿片受体基因有关。

2. 神经递质　神经递质研究主要集中在单胺类,如多巴胺、去甲肾上腺素,特别是 5-HT 的异常与神经性厌食关系密切。5-HT 可能与食欲、饱腹感、满足感、冲动和情绪改变有关;多巴胺可能与食物奖赏效应、动机或执行功能有关。与神经性厌食患者相比,神经性贪食患者血和脑脊液中去甲肾上腺素和 5-HT 的异常变化更明显。

3. 神经内分泌　瘦素可导致饱足感,对食欲有抑制效应,低体重的神经性厌食患者的血浆和脑脊液的瘦素水平偏高。神经肽 Y 与进食行为有关,可促进进食并降低代谢率,在消瘦的神经性厌食患者的脑脊液中神经肽 Y 的水平显著升高而并未刺激进食,但在一定程度上可解释神经性厌食患者采取极端过度运动的原因。

4. 脑影像学　脑影像学研究发现,部分神经性厌食患者的脑沟、脑回增宽,脑室扩大,大脑灰质、白质总量减少,但可随体重的回升得到纠正,又称假性脑萎缩。脑垂体、杏仁核、海马、前扣带回体积改变与进食障碍有关。SPECT 呈现单侧颞叶的低灌注现象,可能与视觉空间问题和体象障碍有关。边缘系统是与进食障碍关系最密切的脑功能区,这一区域的失衡可能与进食障碍有关。

(二) 心理因素

1. 童年期经历　童年期受到躯体、心理、性虐待及忽视的儿童试图发泄情绪或获得某种控制感,对进食障碍的发生有一定影响。神经性贪食患者童年在家庭冲突中被抛弃、被忽视,以及儿童期过度焦虑比神经性厌食患者更多见。童年期与父母关系不良、贫穷混乱的家庭环境、缺乏父母监管、情感剥夺、对无营养物质的心理渴求等增加异食癖的患病风险。

2. 个性特征　进食障碍最重要的人格特征是低自尊及完美主义。神经性厌食患者性格还具有拘谨内向、敏感、自我评价低、过度依赖、回避型人格、易焦虑、易冲动、认知刻板固执的特点。神经性贪食患者性格特点包括缺乏自信、对亲密关系恐惧、对社会赞赏和避免冲突强烈需要、自我期望高、情绪不稳、易怒、控制力差、调整心理冲突能力差等,完美主义较神经性厌食患者轻。

3. 应激事件　慢性应激、工作学习过度紧张、新环境适应不良、社交关系障碍均与神经性厌食起病相关。由于体形偏胖而被评价外貌和体形、嘲弄与进食障碍有关。为解除内心的压力和矛盾可能出现情绪化进食,这种情况下食物可以作为一种心理安慰,从而导致暴食行为。研究发现通过摄食行为大脑奖赏系统可获得满足从而缓解压力。

(三) 环境因素

1. 社会因素　大量媒体广告宣传、饮食习惯改变、现代女性社会角色转变等成为进食障碍发生发展的重要社会文化背景。20 世纪后半期,进食障碍发病率显著增加与追求所谓"骨感美"的社会文化背景有关。纤瘦的体形对于上流社会女性非常重要,她们对自我价值的判断很大程度上取决于体形和体重以及控制体重的能力。芭蕾舞演员、时装模特、运动员(花样滑冰、体操等)等成为该病的高危人群。青春期同伴对体形的关注、对饮食的态度在进食障碍的发病中也起着重要作用。

2. 家庭因素　家庭关系紊乱在进食障碍的发病中起重要作用,进食障碍的发生甚至起到了阻止家庭内部争议的作用,而厌食被认为是孩子为了维护家庭稳定的一种防御机制。进食障碍患者的家庭中,常存在父母对子女的过度保护、过度操控、将个人价值观强加在子女身上,使子女感到缺乏自主权。精神分析观点认为进食行为的自我控制被作为独立的标志,所以进食行为的改变便成为表达不开心或是对父母过度控制的反抗。神经性厌食患者不良的家庭环境有以下特征:纠纷多、关系紧张、溺爱、孩子缺乏独立性、趋于刻板、缺乏解决冲突的技能、常常回避冲突。神经性贪食患者家庭表现为可变性、情绪不稳、冲动、负性情感,家庭矛盾更明显,家庭控制更直接。暴露于精神疾病家族史,特别是抑郁和物质滥用也是进食障碍常见的危险因素。

三、神经性厌食

神经性厌食(anorexia nervosa)是指以个体有意通过节制饮食等手段,导致体重明显低于正常标准为特征的进食障碍。表现为相对于个体身高、年龄、生长发育阶段的显著低体重。成人的体重指数(body mass index,BMI)低于 18.5kg/m^2。神经性厌食不等于食欲减退,也不同于正常的节食,低体重不是无法获得食物和其他健康问题所致。低体重伴有持续性、防止体重回升的行为模式,包括减少能量摄入(限制摄食)、清除行为(自我催吐、导泻等),以及增加能量消耗(过度运动)。核心特征是特有的关于体形和体重的超价观念,对体重增加的恐惧,低体重或体形是个体自我评价的中心,即使体重已经很低,仍不肯进食并拒绝治疗。

该病多发于青少年女性,起病于 13~20 岁,13~14 岁和 17~18 岁是两个高发年龄段,平均发病年龄女性为 16~17 岁,男性为 12 岁。经济收入水平高的人群患病率高。本症常为慢性迁延性病程,缓解和复发呈周期性交替,可能并发抑郁障碍、焦虑障碍、强迫症、物质滥用和人格障碍等。预后不良的相关因素包括:病程长、发病年龄较晚、体重过低、病前不良人格、病前家庭关系不和睦、社会适应差等。

(一)临床表现

1. 核心症状

（1）故意限制进食:常为首发症状。患者对进食持有特殊的态度和行为,有意限制进食,或有特殊的处理食物方法,甚至严格限制食物种类、成分及进食顺序。患者进食缓慢,有时嚼而不咽。逐渐发展为完全不吃,即使体重很低,仍不愿进食。随着病程迁延,可伴有间歇发作的暴饮暴食,甚至会进食他们平时回避的食物,还可出现冲动、自伤行为,这种表现随病情的慢性化和年龄的增加变得越来越频繁。

（2）担心变胖:采用各种方法避免体重增加,如自我催吐、滥用药物(利尿剂、泻药、减重药物等)、过度运动等行为。

（3）体象障碍:患者常常表现为对进食增加体重有先占观念和非理性担心肥胖。有些患者即使已经骨瘦如柴仍认为自己胖,或认为身体的某部位胖,对自身体象存在歪曲认识,这种现象被称为体象障碍。

（4）否认病情:患者节食行为具有隐蔽性,患者从不主诉厌食或体重下降,甚至拒绝求治。患者否认对体形的歪曲认识,部分患者可能会说谎、回避他人或以腹胀、缺乏食欲等为理由来解释其限制饮食。常常是家属发现患者消瘦、进食少、闭经才带其来就诊。

2. 躯体症状

患者体重下降并明显低于正常标准,导致各种生理功能改变,甚至对生命造成威胁。患者皮下脂肪减少,皮肤苍白干燥、失去弹性和光泽、发黄、有瘀斑,指甲脆弱;"皮包骨",可能并发压疮,伤口愈合困难;毛发干枯脱落,腋毛及阴毛变得稀疏。头昏眼花、心动过缓、心律不齐、低血压、低体温和晕厥提示心血管疾病的危险性。最常见的胃肠道症状包括饱胀、胀气、便秘、腹痛和恶心。如有低蛋白血症可出现皮肤水肿,或因进食减少出现低血糖反应。水钠长期缺乏可导致肾素分泌增加和自主性继发醛固酮增多症。滥用泻药和清除行为可导致电解质紊乱,最严重的是低钾血症,可表现为肌无力和疲乏。由于胃酸对牙釉质的影响,自我催吐的患者可以发生牙侵蚀症和龋齿。极度营养不良时,可致劳动力丧失,呈全身无力状态,行动亦需扶持。甚至有患者因感染衰竭导致死亡。

3. 内分泌症状

如果在青春期前起病,发育会放慢甚至停滞。女孩乳房不发育、月经初潮延迟或原发性闭经;男孩生殖器呈幼稚状态。青春期后起病,女性闭经是最常见的就诊原因,男性可出现性欲减退或勃起功能障碍。对育龄女性而言,流产、不孕、剖宫产率增加,产后抑郁风险增加。

4. 精神症状

随着病情的发展和体重的下降,患者可出现失眠,甚至彻夜不眠,注意力和记忆力减退、决策困难。在营养不良和饥饿状态下,焦虑、抑郁情绪更加突出,常有情绪不稳、易激惹、强迫观念和行为、个性改变、精力减退、性欲下降、社交退缩,严重者可出现自伤、自杀行为。

(二)诊断与鉴别诊断

1. 诊断要点

（1）节食导致明显的体重减轻,体重指数<18.5kg/m²,或在青春期不能达到预期的躯体增长标准。

（2）通过限制性摄食、禁食维持低体重,或在此基础上合并自我催吐、滥用药物(利尿剂、泻药、减重药物、食欲抑制剂等)、过度运动、回避导致发胖的食物。

（3）往往存在体象障碍,表现为异乎寻常的持续害怕发胖的超价观念。

（4）中重度患者常有明显的内分泌紊乱。

（5）可有间歇性暴饮暴食。

2. 鉴别诊断

（1）躯体疾病:辅助检查和实验室检查是必不可少的,必须排除躯体疾病所致的体重下降,如慢性消耗性疾病、脑肿瘤、内分泌疾病、肠道疾病,还要注意患者消瘦的程度、心血管系统的状态,以及维生素是否缺乏等。

（2）抑郁障碍：神经性厌食患者可伴发抑郁症状，而抑郁障碍往往也存在食欲减退。抑郁障碍以情绪症状为主导，同时有思维、行为和生物学节律改变。在少数情况下，不排除两者共病的可能性。

（3）精神分裂症：精神分裂症可出现进食减少、拒食，但其主要特征为思维、情感、行为异常，自知力不完整。

（三）干预与治疗

神经性厌食的治疗需在维护躯体功能正常的基础上强调心理治疗，联合营养治疗和药物治疗。治疗第一步是建立良好的医患关系，通过讨论制定明确的饮食计划，取得患者对治疗计划的配合，形成治疗联盟。通过心理教育，让患者了解治疗的益处，治疗过程中需要不断提高患者的治疗依从性。

1. 营养支持　治疗的第一紧迫目标是帮助患者将营养状态恢复到正常水平。恢复体重是一个渐进性过程，通常需要 8~12 周。大多数进食障碍患者在 6 个月内达到理想体重的 90%，月经才能恢复。要保证患者的正常营养，纠正水、电解质紊乱；要定期测体重，确定目标体重和理想体重增长率；可供给高热量饮食，给予静脉输液或静脉高营养治疗；补充多种维生素及微量元素。

2. 心理治疗

（1）心理健康教育：首先应给予疾病知识的健康教育，要取得患者的信任和充分合作，采取必要的支持性心理治疗使患者建立信心。

（2）认知治疗：应了解患者在处理和解释事件时的系统性认知歪曲，从而纠正其不良认知，如体象障碍、自卑、家庭问题等，进行认知重构。

（3）行为治疗：主要采取阳性强化的治疗原理，达到目标体重便给予奖励，物质和精神奖励相结合。

（4）家庭治疗：主要针对与起病有关的家庭因素，进行系统的家庭治疗有助于缓解症状、减少复发。

（5）生物反馈治疗：生物反馈治疗也可以作为一种调节技术，结合放松训练可使患者稳定情绪、减轻焦虑。

3. 药物治疗　治疗目的有两个，一是调节与满足感有关的神经递质或神经肽从而改善食欲；二是治疗与神经性厌食共病的其他精神障碍。有研究发现，使用以下药物可以让患者获益。

（1）抗抑郁药：SSRIs，如氟西汀、帕罗西汀、舍曲林、氟伏沙明（尤其对食物有强迫观念者）等，可以改善焦虑抑郁情绪；丙米嗪、阿米替林，对伴贪食者效果较好。

（2）抗精神病药：小剂量第二代抗精神病药，如奥氮平、喹硫平、帕利哌酮等，舒必利对单纯厌食者效果较好。

四、神经性贪食

神经性贪食（bulimia nervosa）表现为频繁反复发作、不可控制的冲动性暴食发作（每周 1 次或更多次，持续至少 1 个月）。暴食发作定义为在独立的一段时间内，体验到对进食行为失去控制，进食明显增多，无法停止进食，或无法对进食类型或数量进行控制。伴有反复、不适当的预防体重增加行为（如自我催吐、滥用泻药或灌肠剂、禁食或剧烈运动等），也可与神经性厌食交替出现。个体存在与体重或体形相关的先占观念，这种先占观念对自我评价有强烈影响。患者的体重波动很大，但没有神经性厌食的严重体重减轻，大多数患者体重正常或略增加，体重低于正常者通常存在神经性厌食病史。

性别差异与神经性厌食相类似，神经性贪食发病年龄稍晚一些，多见于青春晚期 16~22 岁。25% 的患者发病之前有神经性厌食病史。未经治疗者，1~2 年后 25%~35% 症状自行缓解。经正规治疗后，50%~90% 缓解。该病的复发率较高，有研究调查发现，治疗成功后 6 个月至 6 年内的复发率为 30%~50%。病程长、病前社会功能差、症状严重、需住院治疗、伴发精神疾病、物质滥用、社会支持不良的患者预后差。

（一）临床表现

1. 核心症状

（1）频繁暴食发作：是本症的主要特征。暴食常在不愉快的心情下发生，发作时食欲大增，食量为常量的数倍，且进食速度很快，进食的食物通常是高热量、口感好的易于快速食用的食物，甚至是平时严格控制的"发胖"食物（如蛋糕、面食、含大量脂肪的食物）。发作间歇期食欲多数正常，仅少数食欲下降。

（2）失控感：暴食发作时患者有不可抗拒、难以克制的进食欲望，一旦开始暴食，很难自动停止，也很难被他人阻止。暴食过程常因腹胀、腹痛或精疲力竭而结束。

（3）暴食后补偿行为：因恐惧暴食带来的体重增加，患者常采取多种手段增加排泄、减少吸收或过度运动，如进食后自我诱发呕吐、导泻、服用利尿剂、减重药物。

2. 躯体症状

可出现神经内分泌紊乱和各器官功能的严重损害。由于反复咀嚼和呕吐，可导致腮腺及下颌下腺肿大、龋齿等体征。反复自我催吐可导致食管撕裂并致休克、心律失常；长时间持续的代偿行为可造成水、电解质紊乱。严重的暴食行为可导致急性胃扩张。

3. 精神症状

因暴食行为感到害羞，常偷偷独自进行，有时可伴有其他偷窃和欺骗行为。常伴有情绪改变，表现为情绪不稳、烦躁易怒、焦虑抑郁，其内容多与体重和体形有关。最初暴食可以减轻压力，但紧接着是罪恶感或厌恶感、耻辱、内疚自责及担忧等情绪，常常否定自己，认为自己没有毅力，这些情绪影响患者社会功能，因而形成暴食—怕胖—焦虑—补偿行为—暴食的恶性循环。焦虑、抑郁障碍发生率高于神经性厌食，自杀的危险性更高。

（二）诊断与鉴别诊断

1. 诊断要点

（1）存在反复发作难以克制的暴食，每次都在短时间内摄入大量食物。

（2）持续存在进食的先占观念，对进食有强烈的欲望或冲动。

（3）患者试图以诱发呕吐、导泻、过度运动、滥用减重药物消除暴食引起的肥胖。

（4）存在认为自己太胖的感知，对肥胖有强烈的恐惧。

（5）若已明确诊断为神经性厌食，或交替出现经常性厌食与间歇性暴食的症状，只诊断为神经性厌食。

2. 鉴别诊断

（1）躯体疾病：消化系统疾病如吸收不良、胰腺炎、胆囊壁纤维化、感染性肠道疾病可致呕吐；内分泌系统疾病如糖尿病、甲状腺功能亢进、艾迪生病、希恩综合征、垂体功能减退可致贪食；克莱恩-莱文综合征（Kleine-Levin 综合征）、间脑病变、颞叶癫痫除有贪食行为外还伴有其他体征和症状。

（2）精神分裂症：以精神病性症状为首发症状，可继发暴食，常缺乏自知力，而神经性贪食患者有主动求治意愿。

（3）神经性厌食：在进食障碍中最主要的两大类就是神经性厌食和神经性贪食，两者相同点在于都存在对体重增长的病态恐惧以及对体形的歪曲认知。不同点如下。

1）起病年龄不同：神经性厌食多起病于青少年，神经性贪食起病稍晚。

2）预期体重不同：前者对于体重的预期值远远低于正常范围，后者对体重及体形的过分关注和不客观评价并不那么极端，能够把体重控制在接近正常范围。

3）暴食行为不同：前者的暴食行为是在长期节食后继发的食欲亢进，之后仍以节食为主，因"暴食却不胖"而得意；后者虽经常给自己制定正常食量的进食计划，但在进食过程中往往难以自控而出现暴食行为，之后出现抵消行为，但并不因为体重基本在正常范围内而得意，反而会因自己的失控而后悔自责。

4）目的不同：前者多数是在对周围环境不满的情况下发生，目的是证明自身的价值感、控制自己与他人关系或引起关注；后者常隐蔽、隐瞒，多在不良情绪时发生，主要是发泄对自己不满意的情绪，希望通过暴食来解决自己的内心冲突,难以顾及对人际关系的破坏作用。

5)治疗依从性不同:前者不愿意改变,治疗被动,阻抗性大,难以建立有效的治疗关系;后者能认识到自身问题,常主动求治,依从性好。

(三)干预与治疗

和神经性厌食一样,心理治疗联合适当的医学、营养学干预是神经性贪食的一线治疗方法。建立多学科治疗小组,与患者达成协议,制定个性化的治疗方案。对神经性贪食的治疗比神经性厌食要容易,因为神经性贪食患者最终由于症状引起的痛苦感而寻求治疗,更希望康复,常常可建立良好的医患关系。

1. 心理治疗   心理治疗多采用CBT、行为治疗和生物反馈治疗。多项研究显示,CBT对神经性贪食有效,CBT主要改变患者过分关注体形的歪曲认知。行为治疗专用于治疗暴食和清除行为,方法包括限制暴露于可能引起暴食和清除行为的因素、制定替代行为的策略、延迟进食后的呕吐反应。生物反馈治疗可使患者情绪稳定、缓解焦虑、提高放松和控制冲动的能力。

2. 药物治疗   药物治疗一直被认为是有一定疗效的,因为神经性贪食同时伴有明显的情绪障碍,可选用氟西汀、异丙嗪、阿米替林。托吡酯与安慰剂的双盲对照研究显示,托吡酯能有效减少神经性贪食患者的暴食和清除行为。

五、暴食障碍

暴食障碍(binge-eating disorder)表现为频繁、反复出现暴食发作(每周1次或更多次,持续至少1个月)。暴食发作定义为在独立的一段时间内,体验到对进食行为失去控制,进食明显增多,无法停止进食,或无法对进食类型或数量进行控制。暴食发作的个体常体验痛苦,并伴有负性情绪。与神经性贪食不同,患者没有对肥胖的恐惧,因此暴食发作不会伴有反复、不适当的阻止体重增加的行为(如自我催吐、滥用泻药或灌肠剂、禁食或剧烈运动等)。

多见于肥胖人群,女性多于男性。多起病于20岁左右,可持续到中年以后。有较高的自发缓解率。发作频率、严重程度、冲动、共病其他精神障碍等因素与预后有关。

(一)临床表现

1. 核心症状

(1)反复暴食发作:暴食常与应激、对体重体形的关注和饮食限制相关的负性情感有关。与神经性贪食的暴食行为基本一致,主要特征是频繁、不可控制的暴食。暴食常在没有饥饿感时发生,发作时有不可抗拒的摄食欲望,其食量为常量的数倍,进食速度快,有时甚至不咀嚼、狼吞虎咽。暴食的食物通常是高热量、口感好、易于快速食用的食物。发作频率不等,多数为1周内发作数次。发作间歇期食欲多数正常,仅少数食欲下降。

(2)失控感:发作时对进食不能控制,无法停止进食,患者缺乏饱腹感或对饱腹感失去正常反应,一直进食至出现恶心、不舒服的腹胀、腹痛为止。

2. 躯体症状   肥胖比例高,还可继发高血压、高血脂、空腹血糖升高及代谢综合征。

3. 精神症状   暴食后先有满足感,随着继续暴食进而产生痛苦感,常伴有自责、内疚、厌恶、罪恶感、担忧和焦虑抑郁情绪,严重者可产生自杀观念。此外还可合并赌博障碍、注意缺陷障碍、物质滥用等。有些患者对体形体重不满意,但严重程度比神经性贪食轻。

(二)诊断与鉴别诊断

1. 诊断要点

(1)存在反复发作难以克制的暴食,每次都在短时间内摄入大量的食物,进食量超出常人。

(2)在没有饥饿感的前提下进食大量食物,经常单独进食,进食速度快,直到有饱胀感。

(3)进食后感到自责内疚,对暴食感到痛苦,但不会出现不适当的阻止体重增加的行为(如自我催吐、滥用泻药或灌肠剂、禁食或剧烈运动等)。

2. 鉴别诊断

（1）神经性贪食：暴食障碍不会出现自我催吐、导泻、间断禁食、过度运动等代偿行为，并且在暴食发作间歇期不会出现影响体重、体形的限制饮食行为。

（2）肥胖：共病暴食障碍的肥胖个体对体重、体形的过度评价更多，摄入热量更多，功能损害更大，生活质量更差，主观更为痛苦，共病其他精神障碍的比例更高。

（三）干预与治疗

治疗原则是改善认知，减少暴食行为，减轻体重。

（1）心理治疗：作为首选治疗，其中开展最多的是 CBT，纠正负性认知，改善负性情绪和进食行为，可有效控制暴食发作。还可使用人际心理治疗、辩证行为治疗、行为减重治疗等干预方法。

（2）躯体治疗：主要针对高血压、糖尿病、代谢综合征等疾病进行对症支持治疗。

（3）药物治疗：当心理治疗疗效欠佳或存在严重的精神障碍共病时，可考虑加用药物治疗。可选用氟西汀、舍曲林、中枢神经兴奋剂二甲磺酸赖右苯丙胺和抗癫痫药托吡酯，可有效减少暴食发作和进食冲动。

六、其他进食障碍

（一）异食癖

异食癖（pica）表现为反复进食非营养、不可食用的物质，这些物质通常基于年龄和易得性而发生变化，包括沙子、石头、泥土、颜料、油漆、粉笔、石膏、树叶、头发、肥皂、塑料、金属、纸、动物粪便等非食物的物体或材料，或大量的盐、谷物等未加工的食物。异食行为与发育水平及所处的文化背景不相称，行为导致健康损害、功能受损。因摄取物质或物体的性质、量或频率而存在显著的危险性。

可见于儿童的各个年龄段，以 5~10 岁儿童最多见，多数患儿性格怪异，常伴有行为障碍和痛苦情绪。随年龄增长可自发缓解，偶有持续到青春期甚至成年期。

本病需要与精神发育迟滞、孤独症谱系障碍、脑器质性精神障碍、精神分裂症的异食行为相鉴别。

目前对于异食癖尚缺乏有效的治疗措施。首先应建立家庭支持，对父母和患儿进行心理健康教育训练，加强饮食照顾、改善环境、改变不良进食方式。心理治疗主要为行为治疗（包括厌恶疗法、正性强化法、行为塑造法）。同时积极治疗营养缺乏、贫血等并发症。

（二）回避-限制性摄食障碍

回避-限制性摄食障碍（avoidant-restrictive food intake disorder，ARFID）表现为异常的进食或喂养行为，包括回避食物、对进食或食物缺乏兴趣、食欲缺乏、腹痛和恐惧性呕吐。因摄入食物的量或种类不足，无法充分满足个体的能量和营养需要，导致体重明显减轻和特定的营养素显著缺乏。这种异常的进食行为模式并不反映出对体重、身材的担忧。

回避-限制性摄食障碍患者是对食物的特殊性状（如颜色、质地）厌恶，或对进食的负性后果恐惧（如恐惧噎食）。如同时存在对体重增加和对体形的歪曲认知，需同时考虑神经性厌食的诊断。本病还需要与躯体疾病、喂食困难有关的疾病、反应性依恋障碍、孤独症谱系障碍、焦虑障碍、强迫症、抑郁障碍、精神分裂症等疾病相鉴别。

目前对回避-限制性摄食障碍的有效干预措施较少，暴露疗法、CBT 可能起到重要作用。

（三）反刍-反流障碍

反刍-反流障碍（rumination-regurgitation disorder）表现为有意反复把之前咽下的食物返回到口腔（即反流），这些食物可以被再咀嚼和再吞咽（即反刍），或者将食物故意吐出来（但不是呕吐）。往往不伴有腹部不适、恶心、干呕、厌恶情绪。部分患儿可同时伴有摇头、转头等行为。患儿反刍是一种自觉自愿的过程，并伴有愉快感。但反刍如被别人看到会感到尴尬，并试图隐瞒症状，甚至发展为回避进食以及回避进食的社交场所。反流行为是频繁的（至少每周数次），且这种情况已经持续了一段时间（至少数周）。反流行为不完全由其他直接引起反流的疾病（如食管狭窄或影响食管功能的神经肌肉障碍)或引起恶心呕吐的疾病(幽门狭窄)导致。

　　反刍-反流障碍的诊断只适用于发育年龄至少为 2 岁的个体。在婴儿中,该障碍通常自发缓解,但也可能持续并影响患儿生长发育,甚至导致重度营养不良。

　　该病的治疗首先应建立良好的亲子关系,以教育和解释为主,可采用厌恶疗法或惩罚疗法,也可通过生物反馈治疗帮助患儿学习自我控制。

(胡　建)

思考题

1. 分离障碍、躯体痛苦障碍、进食障碍的病因有哪些?
2. ICD-11 中分离障碍、躯体痛苦障碍、进食障碍的分类有哪些?
3. 分离障碍、躯体痛苦障碍、进食障碍的临床表现有哪些?

第十七章
物质使用障碍

扫码获取
数字内容

- 物质使用障碍是世界范围内的公共卫生和社会问题。
- 物质使用障碍的核心症状是对成瘾物质的渴求和强迫性用药行为。
- 物质使用障碍的治疗原则是全病程、个体化、综合治疗等。

物质使用障碍（substance use disorder，SUD）是指使用精神活性物质所致的精神和行为障碍，是世界范围内的公共卫生和社会问题。物质使用障碍导致劳动力丧失、精神健康严重受损、传染性疾病传播等问题，已成为危害我国人民身心健康及社会稳定的社会问题。

第一节 概 述

物质使用障碍是指精神活性物质使用所导致的精神和行为障碍，临床症状和综合征包括急性中毒、有害使用、依赖综合征、戒断综合征、戒断状态、精神病性障碍及遗忘综合征。物质使用障碍不仅是公共卫生与医学领域的挑战，还是重大社会问题。

本章分为两个部分，第一部分总体概述物质使用障碍的流行病学、基本概念、病因与发病机制，以及精神活性物质相关问题的检查与诊断；第二部分分别展开介绍各种精神活性物质，主要是阿片类、兴奋剂类、酒精、烟草，以及其他精神活性物质所致精神障碍的流行病学、病因与发病机制、临床表现、诊断与鉴别诊断、干预治疗与预后。本章通过表格框架的方式，介绍了成瘾物质的分类、药理机制、DSM-5 及 ICD-11 对物质使用障碍的最新诊断分类。

一、流行病学

联合国毒品和犯罪问题办公室（UNODC）发布的《2024 年世界毒品报告》显示，2022 年全球毒品使用者已增至 2.92 亿，10 年来增长了 20%，全球毒品问题正持续恶化。超过 6 400 万人罹患药物使用障碍，大麻仍是全球使用最广泛的毒品。2022 年全球共有 2.28 亿人使用大麻，有 6 000 万人使用阿片类，有 3 000 万人使用苯丙胺，有 2 300 万人使用可卡因。仅根据人口变化预测，到 2030 年，全球吸毒人数将增加 11%。2022 年估计有 1 390 万人注射毒品，注射吸毒者感染人类免疫缺陷病毒（HIV）的风险是非注射吸毒者的 35 倍。约有 3 560 万人患有物质使用相关的躯体疾病，估计归因于吸毒的残疾和过早死亡所损失健康寿命年数对应的伤残调整生命年（disability-adjusted life year，DALY），在 2007—2018 年增加了 17%。另外还有 20 亿饮酒者、13 亿吸烟者。根据 WHO 估计，仅由酒精、烟草及非法药物使用导致的死亡占全世界死亡总数的 12.4%。

20 世纪 80 年代以来，我国各地都不同程度地存在着与毒品有关的违法犯罪活动。除大麻、可卡因和海洛因（二乙酰吗啡）等传统毒品之外，还出现了数百种合成毒品，其中许多并不在国际列管之下。合成毒品，诸如甲基苯丙胺（冰毒、麻古）、亚甲二氧甲基苯胺（MDMA，摇头丸）、氯胺酮（K 粉）的使用有明显增加趋势。精神活性物质使用导致国民躯体及精神健康受损、劳动力丧失、人类免疫缺陷病毒感染及其他传染性疾病传播，已经成为危及我国人民身心健康及家庭、社会稳定的社会问题。

二、基本概念

(一) 精神活性物质

精神活性物质(psychoactive substance),指能够影响人类情绪、行为,改变意识状态,并有致依赖作用的一类化学物质,人们使用这些物质的目的在于获得或保持某些特殊的心理、生理状态。毒品是社会学概念,指具有很强的成瘾性并在社会上禁止使用的物质,我国的毒品主要指阿片类、可卡因、大麻、兴奋剂等物质。

能够产生依赖的物质有很多,从最熟悉的酒精、烟草到海洛因、甲基苯丙胺、MDMA 等。有的是天然的,有的是半合成的;有的是非法的,有的是合法的。它们有着不同的药理特性和毒性特点。如表17-1 所示,精神活性物质可分为以下种类。

表 17-1　精神活性物质分类

种类	举例
酒精	啤酒、葡萄酒、白酒、威士忌酒、伏特加酒、杜松子酒
苯丙胺类药物	苯丙胺、右苯丙胺、甲基苯丙胺、MDMA、西布曲明、芬氟拉明等
咖啡因	咖啡、茶、软饮料、镇痛药
大麻	
可卡因	古柯叶、盐酸可卡因、可卡因碱(cocaine alkaloid,crack)
致幻剂	麦角酸二乙胺(LSD)、麦司卡林(mescaline)
吸入剂	汽油、胶水、油漆、油漆稀释剂
尼古丁	香烟及其他烟草制品
阿片类	海洛因、吗啡、美沙酮、可待因、芬太尼、喷他佐辛(pentazocine)、丁丙诺啡
苯环己哌啶及类似物	苯环己哌啶、氯胺酮
镇静催眠药	苯二氮䓬类、巴比妥类
其他	蛋白同化甾类(anabolic steroids)、γ-羟基丁酸(GHB)等

(二) 中毒

中毒(intoxication)是一种可逆的、特殊物质短暂大量摄入所致的状态。所致的异常行为或精神状态改变与近期暴露于作用于中枢神经系统的药物有关,其显著改变包括:精神运动性激越、意识障碍、情绪不稳、感知障碍、认知损害等精神病性症状及恶心、呕吐、腹痛等躯体症状。

(三) 有害性使用模式

ICD-11 分类中的有害性使用模式(harmful pattern of use)是指连续、反复或间断的物质使用模式已造成自身的躯体损害(如自行注射导致的血液传播感染)与精神健康损害(如物质所致心境障碍),或对他人的健康造成损害。有害性使用强调的是仅引起不良后果,没有导致明显的戒断症状或者耐受性增加。

(四) 耐受性

耐受性(tolerance)是一种状态,指药物使用者必须增加使用剂量方能获得所需的效果,或使用原来的剂量则达不到使用者所追求的效果。

(五) 戒断状态

戒断状态(withdrawal state)指停止使用药物、减少使用剂量或使用拮抗剂占据受体后所出现的特殊的心理生理症状群,其机制是由长期用药后突然停药引起的适应性的反跳(rebound)。不同药物所致的戒断症状因其药理特性不同而不同,一般表现为与所使用药物的药理作用相反的症状。例如酒精(中枢神经系统抑制剂)戒断后出现的是交感神经反跳性激活,表现为兴奋、激越、不眠,甚至癫痫样发作等症状群。

（六）依赖综合征

依赖综合征（dependence syndrome）是一组认知、行为和生理症状群，个体尽管明白使用成瘾物质会带来明显的问题，但还在继续使用，自我用药的结果导致了耐受性增加、戒断症状和强迫性用药行为。所谓强迫性用药行为是指使用者不顾一切后果冲动性使用药物，是控制抑制能力受损的表现。

传统上将依赖分为躯体依赖（physical dependence）和心理依赖（psychological dependence）。躯体依赖也称生理依赖，它是由反复用药造成的一种病理性适应状态，主要表现为耐受性增加和戒断症状。心理依赖又称精神依赖，它令使用者产生一种愉快满足的或欣快的感觉，驱使使用者为寻求这种感觉而反复使用药物，表现出所谓的渴求（craving）状态。

三、病因与发病机制

影响精神活性物质使用的相关因素有很多，生物、心理、社会学因素相互交织，在精神活性物质的开始使用、持续使用、依赖形成、复发、康复等方面起着重要作用。

（一）生物和遗传因素

Olds 和 Milner 在 1954 年发现了一个有趣的现象，他们在对大鼠进行脑的电刺激、探查中脑网状系统睡眠控制区的一次实验中，将刺激电极错误地插埋入实验鼠的脑腹侧被盖区。这样一个偶然的机会使他们发现大鼠具有乐于接受通常被认为是惩罚性电刺激的本能。这种本能非常强大，以至于实验大鼠以 500~5 000 次/小时的速率疯狂踏压杠杆，连续自行刺激。电刺激所产生的强化效应要比自然奖赏物，如食物、水强得多。后续的实验表明，如果让实验动物选择电刺激或食物、水，那么动物往往选择电刺激。另外，动物对脑部自我电刺激所产生的奖赏作用从不满足，它们会不停按压杠杆以获得快感。强烈的奖赏作用及缺乏满足感是直接激活脑部奖赏系统的两大特征。

中脑边缘系统多巴胺神经通路（mesolimbic dopamine neural pathway）是自然奖赏物（与个体生存、种族延续相关的本能行为，如饮食、性等）及精神活性物质产生快感的重要部位。奖赏系统起于腹侧被盖区（ventral tegmental area，VTA），投射到伏隔核（nucleus accumbens，NAc）和前额叶皮质（prefrontal cortex，PFC）。有多种神经递质涉及奖赏效应，多巴胺（dopamine，DA）是主要的神经递质。自然奖赏物及精神活性物质均能激活奖赏环路，在奖赏发生前、发生时，中脑边缘系统多巴胺释放增加。

1. 精神活性物质急性作用的神经生物学机制 精神活性物质与自然奖赏均可激活中脑边缘系统多巴胺奖赏环路，但前者比后者的激活作用更快速、更强，从而令个体产生强烈的快感。活体的微透析研究发现，几乎所有的精神活性物质，包括可卡因、苯丙胺类药物、阿片类药物、尼古丁、酒精，尽管它们有不同的药理作用，但是都能升高 NAc 细胞外的 DA 水平。但最近的研究表明，NE、5-HT 也可能参与了精神活性物质的急性奖赏作用。

阿片类药物能抑制 GABA 神经元，以减少 GABA 对多巴胺神经元的抑制作用，从而增加多巴胺神经元兴奋性（脱抑制作用）；阿片类药物也能直接影响 NAc。可卡因和苯丙胺能分别通过阻滞 DA 重吸收及增加 DA 释放来提高 NAc 中 DA 的功能。酒精通过易化 GABA 和拮抗 NMDA 受体发挥镇静、抗焦虑作用，也可激动阿片肽神经元向 NAc 的传入。尼古丁通过激活尼古丁受体，使 VTA 多巴胺神经元激活。PCP 能阻滞兴奋性谷氨酸传入 NAc 的冲动。（表 17-2）

表 17-2 精神活性物质的急性作用机制

物质	作用机制
阿片类	激动 μ、δ、κ 阿片受体，拮抗 GABA 受体等，从而降低 DA 系统的抑制作用，使 DA 释放增加
可卡因	抑制单胺类重吸收转运体，使突触间隙 DA 增加
苯丙胺	刺激单胺释放，使突触间隙 DA 增加
酒精	易化 GABA 受体功能、抑制 NMDA 谷氨酸受体功能
尼古丁	激动尼古丁乙酰胆碱受体，使 DA 释放增加
大麻	激动大麻（CB1 和 CB2）受体

续表

物质	作用机制
致幻剂	部分激动 5-HT$_{2A}$ 受体
PCP、氯胺酮	拮抗 NMDA 谷氨酸受体

2. 精神活性物质慢性作用的神经生物学机制　长期慢性使用精神活性物质,机体发生更为复杂的变化,这些变化可以是分子水平的,也可以是受体、细胞水平的,甚至是结构的。

(1)耐受性:反复使用精神活性物质后,大量的 DA 释放可以使中脑边缘系统为主的神经网络发生适应性改变(adaptation change),例如 DA 等神经递质在可预测的奖赏过程中减少或停止释放、多巴胺转运体(dopamine transporter,DAT)功能及 D$_1$ 受体下调,导致愉悦感及快感减弱,大脑奖赏环路对奖赏刺激的敏感性降低,要达到之前的药物效应,需要更多的剂量,即药物耐受性的机制。以渐增剂量使用阿片类物质数周,人和实验动物对阿片类均产生明显的耐受性,数百倍常规剂量的吗啡在某些成瘾个体只能产生轻微的生理效应。

耐受性可分为代谢耐受(metabolic tolerance)和细胞耐受(cellular tolerance),前者主要通过增加肝脏代谢酶活性使药物代谢分解增加。细胞耐受性在依赖中更为重要。在中枢神经系统、离体组织和细胞中,所形成的细胞耐受有两种层次:一是在受体水平,表现为与之偶联的效应器减少;二是在细胞、突触和神经网络水平,表现为由于长期使用精神活性物质,内稳态机制使中枢神经系统功能与结构发生改变,以保持机体的正常功能。这种机制与神经元和突触的适应过程有关,涉及神经可塑性(neuroplasticity)改变。

(2)戒断症状:以阿片类为例,持续激动阿片受体,机体为保持正常生理功能就会产生适应性改变,这种代偿作用导致了耐受。机体要维持正常的生理功能,必须有阿片激动剂的存在。如果突然停止使用、减少使用或使用拮抗剂,则机体需要重新适应,出现一系列变化,表现为戒断症状,此过程称为反适应(counteradaptation)。阿片类戒断时细胞水平的表现之一就是腺苷酸环化酶活性增加。

(3)渴求与动机敏化:对精神活性物质的渴求(期望再次获得精神活性物质的效应)与强迫性、持续性用药关系密切,即使在长期戒断后仍会持续存在。现认为,与渴求及药物线索刺激相关的敏化(sensitization)机制导致了成瘾的特征之一,即强迫性用药行为。

动机敏化可以定义为获得奖赏的动机增强。在物质依赖发展过程中,物质本身是非条件刺激(unconditioned stimulus,US),与物质摄入相关联的中性刺激是条件刺激(conditioned stimulus,CS),即物质相关线索(如图片、平时使用物质的工具、环境等)。CS 与 US 使用后的感受反复匹配,通过巴甫洛夫式学习,巩固形成成瘾记忆。相关线索便习得了改变大脑动机系统的能力,当个体再次暴露于这些条件性线索时会触发主观动机增强。例如酒精依赖者暴露于酒精相关线索,会产生奖赏预期,诱发主观渴求和生理反应,促使依赖者习惯性、自动化的酒精寻求及使用行为。

(4)复发:是指在戒断一段时间后,再次使用精神活性物质,并回到戒断前的状态。应激性刺激、药物相关线索能激发从前额叶皮质以及杏仁核(amygdala)投射到腹侧被盖区的谷氨酸(glutamate,Glu)神经通路,促使腹侧被盖区释放更多的 DA 到伏隔核,从而促使药物使用者再次使用药物。

3. 遗传学研究表明遗传因素在物质依赖中也起着重要作用　与物质依赖形成相关的遗传方式属于多基因遗传,这些基因构成了易感性,与环境相互作用,导致依赖。大量研究已证明,动物对某些物质依赖的形成具有显著的遗传性。如不同品系的小鼠对吗啡依赖的形成具有显著差异,有些品系的鼠极易成为阿片类依赖的动物模型,而有些品系则很难。

物质依赖的易感性因素是由基因所决定的。酒精依赖的遗传度为 52%~63%。双生子研究发现,酒精依赖遗传素质在男性为 48%~73%,女性为 51%~65%。遗传学机制复杂,涉及基因、基因表达、酶、分子通路等。有些遗传素质具有保护作用,例如乙醇首先代谢为乙醛,然后在乙醛脱氢酶 2(aldehyde dehydrogenase 2,ALDH2)的作用下变成乙酸进入能量代谢循环,缺乏 ALDH2 或 ALDH2 活性很低的个体不能有效地将乙醛代谢为乙酸,在饮酒后乙醛堆积,产生诸如全身发红、心悸、恶心、头痛等症状,从而促使这些人远离酒精。

(二) 心理因素

对于一般人来说,如果知道了毒品的危害,不会主动尝试;可对于具有某些特殊人格特征的人,虽然已经知道毒品的危害,可能依然不顾一切主动接近毒品。临床研究发现,有两种类型的人格与成瘾行为有关,一种具有反社会性人格,如冲动、好奇、好动、本能欲望要求立即满足,可以不计后果,这些人在幼年时往往表现出情绪不稳、不遵守纪律、说谎、打架等特点;另一种具有明显的焦虑人格特征,如害羞、自卑、紧张、敏感。前一种人格特点可能是由于奖赏系统张力较低,需要不断的外界刺激方能维持奖赏系统的张力,此类人格特征者吸毒往往较早;后一种人格特征者往往把用药作为缓解不良情绪的手段之一,依赖行为发生较晚。

行为理论认为,精神活性物质具有明显的强化作用,包括正强化(positive reinforcement)和负强化(negative reinforcement)。多数精神活性物质都有增加正性情绪的作用,吸毒后的快感以及社会性强化作用都对使用精神活性物质起到正强化作用;同样也具有负强化效应,精神活性物质有迅速、短暂地缓解负性情绪的作用。重要的是,在形成依赖后,由于戒断症状的出现,使用者必须反复使用精神活性物质才能解除戒断症状,这是最为强烈的负强化。物质使用形成依赖后,各种精神应激增加,情绪更为不稳定,使用者往往通过更多的物质使用来缓解不良情绪。

(三) 社会环境因素

1. 可获得性　从鸦片战争到解放初期,我国饱受鸦片之苦。新中国成立后,中央人民政府政务院颁布《关于严禁鸦片烟毒的通令》,主要对走私、贩卖、种植、生产鸦片类物质者进行严厉的打击,通过控制供给,使鸦片类物质滥用问题基本销声匿迹。

2. 家庭因素　学习的早期形式之一是模仿,模仿学习的最早对象往往是家庭成员,儿童、青少年首先看到父母、兄长使用药物,并从他们那里得到使用药物的知识和途径。家庭矛盾、单亲家庭、家庭支持系统差,不能相互理解、相互支持,住房紧张,过分保护、放纵、虐待等,都是滥用药物的危险因素。一旦家庭有几个成员滥用药物,由于相互影响,这种状况就很难改变,处于这种环境下的家庭成员只好继续使用药物来解决家庭冲突。

3. 同伴影响、社会压力　开始使用药物的时期往往是心理发育过程中的"易感期"——青少年期。青少年是一个亚文化体,有共同的世界观、认知系统,同时鉴别能力较差,价值观念很容易受其所在小团体的影响,加上好奇、寻求刺激、追求时髦,以及把使用成瘾物质作为成人标志的驱使,吸毒者多数是在这种环境下接触并逐渐陷入的。

四、检查与诊断

(一) 检查

1. 病史　患者进入医疗场所后,应由医师、护士从不同的角度了解患者的药物滥用史及与药物使用有关的问题。

(1) 药物使用史:所使用药物的种类、剂量,特别是入院前数天的使用情况,每天所花费的钱物,用药模式、使用途径(口服、静脉注射、吸入),开始使用的年龄、使用的时间等。

(2) 治疗史:包括既往治疗情况、治疗种类(自愿或强制)、治疗具体方法、患者的合作程度、治疗时间、患者对治疗的态度及评价、治疗后的效果及预后等。

(3) 与药物滥用有关的躯体疾病:包括肝炎史、颅脑外伤史、躯体外伤史、结核病史、肺部感染史、性病史、艾滋病史、亚急性心内膜炎史、溃疡脓肿史等。

(4) 其他:家族史、既往史、社会因素,包括家族中是否有药物或酒精滥用者和其他精神疾病患者、生活环境、住房、法律问题、教育程度、工作史、性生活史、经济来源、是否欠债等。

2. 躯体检查　许多药物滥用者常有躯体问题,下面一些体征应予注意。

(1) 一般情况:营养状况、体重、脱水征、有无中毒或戒断症状等。

（2）生命体征：体温、呼吸、脉搏、血压。

（3）各器官系统的症状和体征

1）皮肤：注射痕迹、瘢痕（沿静脉走行，一般在四肢，也可见于颈部、乳房、腹股沟、阴茎处），皮肤的各种感染等。

2）眼睛：瞳孔大小、是否流泪等。

3）鼻：鼻腔溃疡，严重的鼻腔感染提示通过鼻内用药。

4）口及咽喉：反复的口腔感染、溃疡提示艾滋病的可能。

5）肺部：结核病及其他慢性感染等。

6）心脏：有心脏杂音提示细菌性心内膜炎。

7）肝脏：特别注意有无肝大或脾大、腹部明显膨隆、皮肤黄疸等。

8）神经系统：注意腱反射、周围神经损伤、麻木等。

3. 精神检查　物质滥用与精神健康关系密切。吸毒者在吸毒前后往往存在心理或人格方面的问题。吸毒前的不良精神状况和人格常是吸毒的原因，在吸毒后由吸毒所致的问题又进一步加重吸毒者的精神和人格问题。

在询问病史时应特别注意患者的情绪问题，如焦虑、抑郁情绪，病前的人格特征（多为反社会人格），是否存在精神病性症状，如幻听、幻视等感知障碍，思维形式、逻辑、内容异常，智力、记忆问题，患者的配合度、自知力，戒毒的动机等。必要时需做人格测验。

4. 实验室检查　血、尿、便常规；肝功能检查，乙型肝炎、丙型肝炎相关检查等；性病、传染病检查，包括 HIV 检测；肺部 X 线检查；心电图检查等。

（二）诊断

与其他精神障碍相比，精神活性物质所致精神障碍具有临床症状丰富、病情复杂多变、共病、患者很可能隐瞒病情等特点，因此在疾病的诊治方面均存在一定的难度。目前国际上精神障碍的诊断体系主要有 ICD 和 DSM 两大体系，在临床上也已得到广泛应用。但是随着临床经验的积累以及医学研究的迅速发展，原有体系中的部分内容需要更新及完善。为了更好地发挥上述诊断、分类系统在医疗领域中的作用，2000 年 DSM-Ⅳ颁布，此后美国精神医学学会开始收集、整理并启动 DSM-5 的修订工作，DSM-5 于 2013 年出版。世界卫生组织也在 2007 年启动对 ICD-10 的修订。现将 DSM-5 及 ICD-11 中成瘾行为障碍相关内容与旧版进行比较，总结其发生的变化。

1. DSM-5 对成瘾行为分类的改动

（1）新增加一种疾病类型，即非物质使用障碍，与物质使用障碍并列。主要内容包括赌博障碍，而网络成瘾相关障碍，如网络游戏障碍，未放在疾病分类中，而是放在第三部分的 "Conditions for further study"。

（2）把依赖与滥用合并，统称为物质使用障碍，其诊断标准也做了相应的改变。

（3）为贯彻症状学分类思路，将物质使用所致的精神障碍放在相应的精神障碍中进行分类。如将物质使用所致的双相障碍的表现，放在双相及相关障碍的物质/药物所致双相及相关障碍分类中。

2. ICD-11 关于物质使用及成瘾行为所致障碍诊断标准的进展

（1）将原有的"使用精神活性物质所致的精神和行为障碍"（mental and behavioral disorders due to psychoactive substance use）调整为"物质使用及成瘾行为所致障碍"（disorders due to substance use and addictive behaviors）。

（2）行为障碍在 ICD-11 中被归为"成瘾行为所致障碍"章节，包括 ICD-10 中被归为"冲动控制障碍"章节的"赌博障碍"（gambling disorder）和"游戏障碍"（gaming disorder）。

（3）将 ICD-10 中的"有害使用"（harmful use）改为"有害性使用模式"（harmful pattern of use）。为了强调物质使用持续性的特点，ICD-11 提出有害性使用模式的概念，并根据持续的时间和特点进一步分为发作性（episodic）有害性使用和持续性（continuous）有害性使用。

（4）修订后的 ICD-11 对物质依赖的诊断标准进行了简化，由原来的 6 条核心症状简化为 3 条，并要求在过去 1 年中反复出现,或者在既往 1 个月中持续出现下述核心症状中的至少 2 条即可诊断物质依赖:对物质使用行为难以控制,通常伴有主观强烈的渴求感;物质使用在日常生活中处于优先地位;出现生理特征(产生神经适应性,如耐受性和戒断症状)。

第二节 阿片类使用障碍

一、概念

阿片类物质(opioid)是指任何天然的或合成的、对机体产生类似吗啡效应的一类物质。阿片是从罂粟果中提取的粗制脂状渗出物,粗制的阿片含有包括吗啡和可待因在内的多种成分。吗啡是阿片类物质中起镇痛作用的主要成分,大约占粗制品的 10%。

二、流行病学

阿片类物质使用障碍以阿片类物质的使用模式和后果为特征,是全球性的医学、公共卫生和社会问题,2016 年全球疾病负担研究估计全世界有 2 680 万人罹患阿片类物质相关障碍。2018 年全美约有 210 万~240 万人存在阿片类物质使用障碍,而其中只有 20% 的人接受过医学治疗,2018 年美国仅因阿片类物质滥用造成的经济损失高达 800 亿美元。同年,WHO 估计,注射方式使用毒品约占全球 HIV 感染的 10%。相较之下,我国阿片类物质使用障碍形势逐渐得到遏制。据《2023 年中国毒情形势报告》,毒品滥用规模持续下降。截至 2023 年年底,中国现有吸毒人员 89.6 万名,同比下降 20.3%,在现有吸毒人员中,滥用海洛因 30.5 万名,同比分别下降 26.7%。

三、病因与发病机制

阿片类物质使用障碍的病因与发病机制包括药理学机制,以及生物学、心理和社会等多种因素。

(一) 药理学机制

自 1973 年以来相继发现在脑内和脊髓内存在阿片受体。这些受体分布在痛觉传导区以及与情绪和行为相关的区域,集中分布在脑室周围灰质、腹侧被盖系统、中脑边缘系统和胶状质(substantia gelatinosa)等区域。阿片受体已知有 μ、κ、σ 等多型,其中以 μ 受体与阿片类物质的镇痛与欣快作用关系最密切,在中枢神经系统的分布也最广。

1. 阿片类物质可以激动奖赏环路中腹侧被盖区的 GABA 能神经元上的 μ 受体,并抑制伏隔核的中间棘突 GABA 能神经元,从而抑制 GABA 释放,减弱对多巴胺能神经元的抑制作用,造成多巴胺释放增加,产生欣快感。此外,阿片类物质还可使去甲肾上腺素系统、5-HT 系统发生适应性改变,促进依赖形成。

2. 阿片类物质可以作用于神经元突触后膜相应受体,引起胞内信号转导,激活蛋白激酶 A (PKA),导致神经元敏感化,同时 PKA 可通过磷酸化转录因子,调控与阿片类物质依赖有关的靶基因表达,最终影响神经递质的合成与释放。

3. 阿片类物质可以导致突触可塑性发生变化,进而引起某些基因表达上的长时程改变,以及蛋白翻译水平的变化,导致突触及神经环路发生重建。

(二) 生物学因素

生物学因素主要包括 cAMP 通路上调,促进 G 蛋白偶联受体激活,调控下游靶基因表达;同时,基因表达的适应性改变,可以增强与物质依赖有关的转录因子的作用。此外,在表观遗传学方面还涉及 DNA 甲基化,以及组蛋白修饰和非编码 RNA 的参与。

(三) 心理和社会因素

同其他物质滥用相似,低龄、低收入、低教育水平、失业、男性、合并其他精神障碍及物质滥用等均为阿片类物质使用障碍的风险因素。同时,个人对于毒品的认识以及社会宣传和禁毒工作的力度等均与阿片类物质相关障碍的形成与否有着密不可分的关系。

四、临床表现

阿片类物质使用的临床表现与使用剂量、对中枢神经系统作用的程度、使用时间的长短、使用途径、停药的速度等有关。阿片类物质具有镇痛、镇静作用,能抑制呼吸、咳嗽中枢及胃肠蠕动,同时能兴奋呕吐中枢和缩瞳等;此外还可以作用于中脑边缘系统,导致强烈的快感。

减少或停止药物使用后会出现相应的戒断症状。短效药物,如吗啡、海洛因一般在停药后 8~12 小时出现症状,在 48~72 小时达到高峰,持续 7~10 天。长效药物,如美沙酮戒断症状出现在停药后 1~3 天,性质与短效药物相似,在 3~8 天达到高峰,症状持续数周。典型的戒断症状可分为两大类:客观体征,如血压升高、脉搏增快、体温升高、瞳孔扩大、喷嚏、流涕、震颤、腹泻、呕吐、失眠等;主观症状,如恶心、肌肉疼痛、骨骼疼痛、腹痛、不安、食欲差、无力、疲乏、感到发冷及发热、渴求药物等。

五、诊断与鉴别诊断

诊断主要依据病史、体格检查和诊断标准。

1. 病史 首先通过询问病史,了解药物的使用史和使用方式,确定患者是否存在躯体相关问题,如中毒、耐受、戒断等。然后继续询问患者的行为问题,如失控程度、是否存在社会功能的损害。入院前要详细询问病史,特别是吸毒史及与吸毒有关的问题(如肝炎、结核病、精神障碍、人格障碍等)和社会心理因素等。

2. 体格检查 在体格检查中要注意一般情况、注射痕迹、瘢痕、皮肤的各种感染、立毛肌竖起、瞳孔扩大、流泪、流涕等。

3. 实验室检查 除完成常规检查外还应注意性病检查、HIV 检测、肝炎病毒检测等。

无特殊鉴别诊断,但应注意患者是否存在共病及多种物质滥用情况。

六、干预与治疗

治疗一般分急性期的脱毒治疗和脱毒后防止复吸及心理治疗,最终的目的是帮助患者回归社会。

(一)脱毒治疗

脱毒(detoxification)指通过躯体治疗减轻戒断症状,预防由突然停药可能引起的躯体问题的过程。由于吸毒者的特殊性,阿片类的脱毒治疗一般在封闭的环境中进行。

1. 替代治疗 替代治疗的理论基础是利用与毒品有相似作用的药物来替代毒品,以减轻戒断症状的严重程度,使患者能较好地耐受。然后在一定的时间(14~21 天)内将替代药物逐渐减量,最后停用。目前常用的替代药物有美沙酮(methadone)和丁丙诺啡(buprenorphine)。

(1)美沙酮:美沙酮替代治疗首次剂量一般为 20~40mg/d(口服),原则上不超过 60mg/d。首次给药后,戒断症状控制不理想者可视症状轻重酌情追加美沙酮 5~10mg。递减程序根据个体情况制定,多数可在 10~20 天内停药。如每日递减药量的 20%,减至 5~10mg/d 时可改为每 1~3 天减 1mg。

(2)丁丙诺啡:首次用药距离末次使用海洛因 12~24 小时以上,患者开始出现早期戒断症状时再开始给予丁丙诺啡舌下含化。首次剂量可给予 4mg,然后进行临床观察评估,根据患者情况可在 2~4 小时后再增加 4mg。在接下来的 2~3 天,应该逐步增加治疗剂量。在治疗 2~3 天时药物剂量达到 12~16mg/d,然后至少稳定治疗 2 天后再考虑减量方案。

2. 非替代治疗

(1)可乐定(clonidine):为 α_2 肾上腺素受体激动剂,开始剂量为每次 0.1~0.3mg,每天 3 次,副作用为低血压、口干和嗜睡,剂量必须个体化。可乐定对于渴求、肌肉疼痛等效果较差,主要用于脱毒治疗的辅助治疗。

（2）中药、针灸：与替代治疗相比，中药对停药后前3天的戒断症状的缓解作用较差，但能有效促进机体康复、促进食欲。针灸治疗也有一定的疗效。

（3）其他：如镇静催眠药、莨菪碱类。

（二）维持治疗

维持治疗指在符合条件的医疗机构中选用合适的药物，对阿片类物质成瘾者进行长期、足量的药物维持治疗，以减轻他们对阿片类物质的依赖，减少由此导致的疾病、死亡和违法犯罪行为，使患者回归社会。

国际上目前应用于维持治疗的药物主要有美沙酮、丁丙诺啡、复方丁丙诺啡/纳洛酮制剂。现阶段我国开展了美沙酮社区维持治疗，对减少毒品使用危害，特别是 HIV 感染预防起到了作用。

（三）防止复吸的干预策略

1. 阿片受体拮抗剂　此类药物主要为纳曲酮（naltrexone），口服有效。理论上此类药物可以通过阻滞阿片类物质的欣快作用，使条件反射消退，从而降低渴求。由于这些药物是 μ 受体拮抗剂，能阻滞阿片类物质的效应，而且毒性较低，自 1960 年以来，被广泛应用于临床，但仅有 30% 的戒毒者能坚持使用此类药物。

2. 社会心理治疗　多数研究表明，心理社会干预对某些问题如复发等有良好的治疗效果。

（1）认知行为治疗：主要目的包括以下几方面。①改变导致适应不良行为的认知方式；②改变导致吸毒的行为方式；③帮助患者应对急性或慢性渴求；④提高患者的社会技能、强化患者不吸毒行为。

（2）复吸预防：基于认知行为治疗方法，帮助患者增强自控能力以避免复吸。基本方法为：讨论对吸毒、戒毒的矛盾心理；找出诱发渴求、复吸的情绪及环境因素；找出应对内外不良刺激的方法，打破重新吸毒的恶性循环。

（3）动机访谈：是以患者为中心的心理干预方法，旨在通过增强个体的内在动机和承诺来促进行为改变，广泛应用于成瘾障碍的治疗。

（4）团体治疗：团体治疗使患者有机会发现他们之间共同的问题、制定出切实可行的治疗方案；能促进他们相互理解，让他们学会如何正确表达自己的情感、意愿，使他们有机会共同交流戒毒成功的经验和失败的教训；也可以在治疗期间相互监督、相互支持，促进他们与医师保持接触，有助于预防复吸、促进康复。

（5）家庭治疗：家庭治疗强调家庭成员间的不良关系是导致吸毒成瘾、治疗后复吸的主要原因。有效的家庭治疗技术能改善不良的家庭关系，打破对治疗的阻抗，促进家庭成员间的感情交流。

七、预后与康复

阿片类物质使用障碍复发率高，尤其是仅单纯脱毒治疗复发率可达 80%~90%，需要长期维持治疗和综合干预。除了药物治疗，认知行为治疗、动机强化及正念训练等心理干预可提高治疗依从性，帮助患者重建信心，逐渐恢复社会功能。同时，家庭理解、社会支持、躯体的共病管理也非常关键。

第三节　兴奋剂使用障碍

一、概念

兴奋剂或称中枢神经系统兴奋剂、精神兴奋剂（psychostimulants），主要包括可卡因、苯丙胺类、咖啡因等。最初苯丙胺类兴奋剂（amphetamine-type stimulants, ATSs）被用作抗抑郁药和减重药物，但随着其在娱乐场所的滥用，苯丙胺类药物使用障碍已逐渐成为全球性的医学和公共卫生问题。故本节主要讨论苯丙胺类药物使用障碍的相关问题。

ATSs 指苯丙胺及其同类化合物，包括苯丙胺（amphetamine, 安非他明）、甲基苯丙胺（methamphetamine,冰毒)、亚甲二氧甲基苯丙胺(MDMA,摇头丸)、麻黄碱(ephedrine)、芬氟拉明(fenfluramine)、哌甲酯(methylphenidate,利他林)、匹莫林(pemoline)、伪麻黄碱(pseudoephedrine)等。目前,ATSs 在医疗上的应用包括:用于治疗注意缺陷多动障碍,如哌甲酯、匹莫林、苯丙胺等;用于治疗发作性睡病,如苯丙胺。

二、流行病学

苯丙胺类兴奋剂滥用最早发生于第二次世界大战期间。自 20 世纪 90 年代以来 ATSs 开始在全球流行。2018 年联合国毒品和犯罪问题办公室公布,全球范围内 15~64 岁的人群中约 1 800 万人使用可卡因,约 3 420 万人使用苯丙胺。可卡因使用比例最高的是北美(1.90%),其次为大洋洲(1.70%)、西欧和中欧(1.20%)、南美洲(0.95%)。苯丙胺类(包括甲基苯丙胺和处方兴奋剂如右苯丙胺)使用比例最高的仍是北美(2.00%),其次是大洋洲(1.30%)。近年来我国苯丙胺类药物滥用有下降的趋势,据《2023 年中国毒情形势报告》,截至 2023 年年底,我国登记在册的滥用冰毒的人员共计 45.5 万名,同比下降 22.6%。

三、病因与发病机制

ATSs 具有强烈的中枢神经兴奋作用和致欣快作用。其发病机制目前仍不清楚,可能与药理机制、生物学基础、社会心理因素有关。

(一)药理机制

ATSs 大多主要作用于儿茶酚胺神经元的突触前膜,通过促进突触前膜内单胺类递质(如去甲肾上腺素、多巴胺和 5-HT 等)的释放、阻止递质再摄取、抑制单胺氧化酶的活性而发挥药理作用,而毒性作用在很大程度上可认为是药理学作用的加剧。致欣快、愉悦作用主要与影响多巴胺释放、阻止重吸收有关。

ATSs 容易通过血脑屏障(blood-brain barrier,BBB)进入中枢神经系统,并可蓄积。长期、大量使用 ATSs 会导致纹状体内多巴胺能神经元轴突及神经末梢损伤,进而影响纹状体酪氨酸羟化酶、多巴胺及其转运体的水平。反复多次使用 ATSs 可导致眶额叶内侧皮质和背侧前扣带回内侧皮质体积萎缩,对患者冲动控制及决策等方面的认知功能产生不良影响。

(二)生物学基础

中枢神经递质受体基因(DRD2、DRD4、OPRM1、ADORA2A)及其转运体和代谢酶基因与兴奋剂成瘾有关。长期反复暴露于苯丙胺类兴奋剂,可导致受体出现适应性变化,改变个体的强化机制和动机状态,从而出现耐受、戒断、渴求等表现。

(三)社会心理因素

在个体心理特征方面,如负性心理情绪、自我控制能力差和高度好奇性格均会增加个体使用兴奋剂的风险。此外,童年期心理创伤、心理应激、对苯丙胺类药物认识存在误区等同样会增加发生使用障碍的概率。家庭因素中,父母对子女管教过于宽容、松散或过于严厉均会增加相关使用风险。同伴因素中,同伴中有烟草、酒精或其他物质使用障碍者,苯丙胺类药物的使用或滥用风险也会增加。

四、临床表现

苯丙胺类兴奋剂使用所致障碍的临床表现主要包括以下方面。

(一)使用苯丙胺类兴奋剂的临床表现

ATSs 可致欣快感、警觉增加、话多、运动能力增强等,还可有头昏、抑郁、焦虑情绪、激越、注意力减退等表现,具体表现根据个体的情况(耐受性、药物剂量等)而有所不同。

使用 ATSs 后,特别是静脉注射,使用者很快出现头脑活跃、精力充沛,能力感增强,可体验到难以言表的快感;数小时后,使用者出现全身乏力、精神压抑、倦怠、沮丧而进入所谓的苯丙胺沮丧期

（amphetamine blues）。以上的正性和负性体验使得使用者陷入反复使用的恶性循环中，这也是形成精神依赖的重要原因之一。

（二）苯丙胺类兴奋剂的急性中毒临床表现

ATSs 的急性中毒临床表现为中枢神经系统和交感神经系统的兴奋症状。轻度中毒表现为瞳孔扩大、血压升高、脉搏加快、出汗、口渴、呼吸困难、震颤、反射亢进、头痛、兴奋躁动等症状；中度中毒表现为精神错乱、谵妄、幻听、幻视、被害妄想等精神症状；重度中毒表现为心律失常、痉挛、循环衰竭、出血或凝血功能障碍、高热、胸痛、昏迷，甚至死亡。

（三）长期使用苯丙胺类兴奋剂的临床表现

长期使用则可能出现躯体及精神方面的症状。

1. 躯体症状　躯体症状主要为体重减轻、营养不良、肌肉无力、恶心、腹痛、便秘、心律不齐等，女性可出现痛经、月经失调、闭经等情况。神经系统方面可出现腱反射增强、运动困难及步态不稳，记忆力和认知功能减退。

2. 精神症状　精神症状方面包括感觉障碍、幻觉、错觉、被害妄想、情绪不稳、慢性睡眠问题。严重者可以出现苯丙胺精神病，表现与偏执型精神分裂症相似，表现为错觉、幻觉、敏感、多疑、偏执、被害妄想等，还可出现自伤和伤人行为，个别患者出现躁狂样表现。

五、诊断与鉴别诊断

（一）诊断

诊断步骤包括全面的病史采集，详尽的躯体、神经系统检查及精神检查，同时结合辅助检查结果进行综合分析。

1. 全面的病史采集　其中重点为 ATSs 的使用时间、使用剂量，有无其他精神活性物质的合并使用等，使用者的心理渴求强度以及使用后的临床表现。

2. 详尽的躯体、神经系统检查及精神检查　明确 ATSs 的使用史和临床表现的相关性。

3. 辅助检查　包括 ATSs 的定量、定性检测，各项生理指标及神经影像学检查，以明确使用兴奋剂的类型、严重程度以及目前躯体健康状况。

（二）鉴别诊断

需要分别与精神分裂症和双相障碍进行鉴别。

1. 与精神分裂症鉴别　ATSs 滥用者可出现幻觉、妄想，严重者甚至出现言行紊乱，知、情、意不协调。但是患者停止用药接受治疗一段时间后上述情况均可消失，故可资鉴别。如在治疗一段时间后上述症状仍存在，则应注意患者是否存在共病及多种物质滥用的情况。

2. 与双相障碍鉴别　患者使用 ATSs 后可出现明显的兴奋，ATSs 代谢后又可出现情绪的快速低落，故在明确患者存在明显情绪波动后应关注患者是否有相关的物质使用。

六、干预与治疗

ATSs 滥用可以导致精神依赖，但与海洛因、大麻等毒品不同，在突然停吸后通常不会产生像阿片类、酒精所出现的严重躯体戒断症状。对于 ATSs 的戒断症状，只需对症处理。

（一）躯体症状的治疗

急性中毒患者常出现高热、代谢性酸中毒和肌肉痉挛症状，处理的原则是：足量补液，维持水、电解质平衡，利尿、促进排泄。恶性高热是由骨骼肌代谢亢进所致，多数中毒者是由于恶性高热和高乳酸血症及最终出现的循环衰竭或休克而死亡。降温措施可用物理降温（冰敷），肌肉松弛是控制高热的有效方法，可静脉缓慢注射硫喷妥钠（thiopental sodium）0.1~0.2g 或用肌肉松弛剂琥珀胆碱，注意呼吸和肌肉松弛情况，必要时可重复。同时应畅通呼吸道，给氧，气管插管，苯二氮䓬类止痉。

ATSs 所致冠状动脉痉挛是引起心肌缺血和心肌梗死最常见的原因。临床上常使用钙通道阻滞剂如硝苯地平（nifedipine）缓解痉挛，改善心肌缺血。抗高血压药（如 β 受体拮抗剂）对甲基苯丙胺引起的心血管症状亦有良好作用。高血压危象时可用酚妥拉明（phentolamine）。

（二）精神病性症状的治疗

ATSs 服用者可出现急性精神障碍，表现为幻觉、妄想、意识障碍、冲动伤人等症状，绝大部分患者在停止吸食后的 2~3 天内上述症状即可消失。

对于症状严重者一般选用氟哌啶醇，原因是氟哌啶醇为多巴胺 D_2 受体拮抗剂，能特异性阻断 ATSs 的中枢神经系统作用，常用量 2~5mg，肌内注射，视病情轻重调整剂量。地西泮等苯二氮䓬类药物也能起到良好的镇静作用。

对于维持期治疗，目前全球尚未有任何药物获得任何国家批准用于兴奋剂依赖。一些临床研究将已经上市的药物如哌甲酯、纳曲酮、安非他酮、米氮平用于减少兴奋剂的使用，结果不一致。

七、预后与康复

此类患者预后差，复吸率高。康复治疗包括社会干预、社区康复治疗、自助和互助的康复治疗。

1. 社会干预　为患者提供社会支持，增强患者应对生理、心理危机的能力，以及为缓解应激提供重要保障。

2. 社区康复治疗　帮助患者恢复社会功能，适应社会生活，让患者真正地融入社会。

3. 自助和互助的康复治疗　利用患者自身的资源，自助互助，由康复者提供服务与帮助，提供社会支持，帮助患者康复和回归社会。

第四节　酒精使用障碍

一、概述

酒精是最常使用的精神活性物质之一，通常由水果、谷物和蔬菜等农产品中的糖类发酵产生。近年来随着我国经济的发展，酒精生产量及人均消耗量均有明显增加，与酒精相关的意外事故发生率，也随着饮酒率、每次饮酒量的增加而增加。WHO 发表的《2018 全球酒精与健康报告》指出，2016 年全球 15 岁以上人群酒精使用障碍（alcohol use disorder，AUD）的患病率达 5.1%，酒精依赖（alcohol dependence，AD）的患病率达 2.6%。

二、酒精有害性使用模式

（一）概念

1. 酒精有害性使用模式　是指对个人身体或精神健康造成损害，或对他人健康造成损害的饮酒模式。

2. 间断性酒精有害性使用模式　指反复或间断使用酒精至少 12 个月。

3. 持续性酒精有害性使用模式　指在至少 1 个月内连续（每天或几乎每天）使用酒精。

（二）对个人和他人健康的损害

1. 对个人健康的损害　由中毒相关行为（如冲动攻击性行为、精神运动损害所致损伤）、对器官和系统造成直接或间接的毒性损害（如药物过量、急性胃炎、缺氧、长时间的多动或镇静）或通过危险的途径使用导致。

2. 对他人健康的损害　指被诊断为物质有害性使用的个体，因酒精中毒出现的行为直接导致他人任何形式的躯体（如驾驶能力受损所致的交通事故、攻击性行为导致的对他人的肢体伤害）、精神损害（如被物质中毒者侵害后出现的创伤后应激障碍）。

三、酒精所致精神障碍

酒精所致精神障碍包括急性酒精中毒（alcohol intoxication）、酒精依赖及其他精神障碍。

（一）急性酒精中毒

酒精是中枢神经抑制剂，其个体反应差异显著，这种差异主要由血液酒精浓度和耐受性导致。一般而言，饮酒量或血液酒精浓度不同，抑制程度及范围各异。酒精的血液浓度在 0.06% 左右时，大脑皮质受抑，情绪释放，行为轻佻；0.10% 时，呈醉酒状态，精神、语言及运动功能受抑，反应迟钝，判断记忆受损，自控力下降；超过 0.40% 时，可能昏迷、呼吸心跳受抑，死亡风险大。酒精所致遗忘（alcohol-induced amnesia，"blackouts"）指醉酒后出现的一种短暂遗忘状态，当时意识无明显障碍，但酒醒后对饮酒时的言行完全或部分遗忘，遗忘时间可能长达数小时甚至更久。

（二）酒精依赖

酒精依赖是一种因反复或持续使用酒精而引起的酒精使用所致障碍。其特点是有强烈的饮酒内在驱动力，表现为控制饮酒的能力受损，饮酒越来越优先于其他活动，以及不顾伤害或负面后果坚持饮酒。

1. 酒精依赖的核心（必要）特征

（1）间断或连续地使用酒精，并且有证据表明使用者对酒精使用的控制力受损，并具备下列 2 种或以上特征：①对酒精使用行为的控制能力受损；②酒精使用逐渐优先于生活中的其他方面，包括维持健康、日常活动和责任等方面，即使出现了损害或不良后果，如反复的人际关系恶化、工作或学业的不良后果、对健康的负面影响等，仍然继续或加剧使用；③存在个体对酒精产生了神经适应性的生理学特征，包括对酒精的耐受，或需要增加酒精使用量才能达到之前同等的效应、停止或减少物质使用后出现戒断症状、重复使用酒精或类似药理作用的物质可避免或减轻戒断症状。

（2）酒精依赖表现一般需要持续至少 12 个月，但连续使用超过 1 个月（每天或几乎每天）也可做出该诊断。

2. 酒精依赖的临床特征

（1）固定饮酒方式（narrowing of the drinking repertoire）：多数饮酒者多能控制自己的饮酒行为，根据环境调整自己的饮酒方式。但是，酒精依赖者饮酒方式比较固定，如晨起饮酒，在不应该饮酒的时间、场合饮酒，主要是为了维持体内酒精浓度，以免出现戒断症状。

（2）特征性寻求饮酒行为（salience of drinking-seeking behaviour）：酒精依赖者把饮酒作为第一需要（priority），为了饮酒可以不顾一切，可以采用任何手段。患者明知道继续饮酒的严重后果，但难以自制。

（3）酒耐受性增加（increased tolerance to alcohol）：表现为饮酒量逐渐增加，最初少量饮酒可以产生愉悦感，随着时间的推移，需要更多的酒精才能达到相同的效果。但在晚期，由于肝功能受损，耐受性反而下降。酒耐受性增加的同时，对其他药物（如巴比妥类、苯二氮䓬类）也会出现交叉耐受。

（4）戒断反应

1）单纯性酒精戒断反应（uncomplicated alcohol withdrawal）：戒断反应表现多种多样，一般发生在断酒后 6~12 小时，开始有手抖、出汗、恶心，继之出现焦虑不安、无力等精神症状，患者有强烈的饮酒渴望。此时如果还没有酒喝，症状逐渐增加，在断酒后 24~36 小时，可见发热、心悸、唾液分泌增加、恶心呕吐等，体征上可有眼球震颤、瞳孔散大、血压升高等。戒断反应在 48~72 小时达到高峰，之后症状逐渐减轻，4~5 天后躯体反应基本消失。

2）酒精性癫痫（alcoholic epilepsy）：有大约 30% 的患者在戒酒期间出现癫痫样痉挛发作，表现为意识丧失、四肢抽搐、两眼上翻、角弓反张、口吐白沫等，持续时间不定，一般在 5~15 分钟意识恢复，情况危急，有生命危险，需要住院观察。

3）酒精戒断性谵妄（alcohol withdrawal delirium）：严重的慢性酒精中毒患者，如果突然断酒，开始出现前面描述的戒断症状，随着症状加重，大概在断酒后 3~4 天出现酒精戒断性谵妄。

酒精戒断性谵妄的前驱症状有胃肠不适、焦虑、失眠等。症状的特点是意识模糊，感知功能异常，例如出现幻觉、错觉,一般为歪曲而恐怖的画面,也会出现时间、空间感知障碍,患者极不安宁、情绪激越、大叫大喊。最重要的特征是全身肌肉有较大的震颤,上述症状有昼夜节律。伴有发热、大汗淋漓、心跳加快、血压升高等自主神经系统症状。可出现白细胞升高、脑电图异常、肝功能异常等。如果处理不当,患者常因高热、脱水、衰竭、感染、外伤而死亡,病死率大约为 5%。酒精戒断性谵妄常突然发生,持续 2~3 天,常常以深而长的睡眠结束。

(5)记忆及智力障碍:酒精依赖可直接导致记忆障碍,可能表现为无法形成新的记忆、遗忘症、虚构,这与饮酒的强度和持续时间有关。记忆障碍可能在酒精中毒、戒断期间或之后不久发生。这些症状不能用另一种疾病或医疗状况来更好地解释。有些患者可能遗留有遗忘综合征[科尔萨科夫综合征(Korsakoff 综合征)],主要表现为记忆障碍、虚构、定向力障碍等。

此外,酒精依赖可引起持续性认知障碍(如记忆问题、语言障碍和无法执行复杂的运动任务),这些障碍符合痴呆的诊断标准。

由于长期饮酒,酒精依赖患者的饮食结构发生变化,常出现贫血、营养不良等情况,当维生素 B_1 缺乏时可导致韦尼克脑病(Wernicke 脑病),主要表现为眼球震颤、眼球不能外展和明显的意识障碍,伴定向力障碍、记忆障碍、震颤谵妄等。大量补充维生素 B_1 可显著缓解眼球症状,但记忆障碍很难恢复,一部分患者会发展为 Korsakoff 综合征。

(三)其他精神障碍

1. 酒精性幻觉症(alcohol hallucinosis)   为酒精依赖者所出现的持久的精神病性障碍,也可能在突然停饮后(一般在 24~48 小时后)出现器质性幻觉,表现为在意识清晰的情况下有生动、持续性的视听幻觉。

2. 酒精性妄想症(alcohol delusional disorder)   主要表现为在意识清晰的情况下的妄想状态,特别是嫉妒妄想。

3. 人格改变(personality change)   患者只对饮酒有兴趣,变得以自我为中心、不关心他人、责任心下降、说谎等。

四、诊断

酒精依赖的诊断与其他物质使用障碍不同,对酒精依赖连续性和间断性使用的标准需要更明确地区分。

1. 持续性酒精依赖   指酒精依赖者至少在过去 1 个月内连续饮酒(每天或几乎每天)。

2. 间断性酒精依赖   目前使用酒精的间断性酒精依赖指酒精依赖者在过去 1 个月内有酒精使用行为,既往 12 个月内存在间断性饮酒和戒断的经历。

3. 早期完全缓解的酒精依赖   指在确诊酒精依赖后,通常经过一段时间治疗或其他干预(包括自助干预)后,患者戒断酒精使用至少 1 个月,但不超过 12 个月。

4. 持续部分缓解的酒精依赖   指在确诊酒精依赖后,通常经过一段时间治疗或其他干预(包括自助干预)后,患者显著减少了其酒精使用行为超过 12 个月,尽管该阶段内出现酒精间断性或连续性使用行为,但不符合酒精依赖的诊断要求。

5. 持续完全缓解的酒精依赖   指在确诊酒精依赖后,通常经过一段时间治疗或其他干预(包括自助干预)后,患者在 12 个月内或更长时间保持完全不使用酒精。

戒断症状可以分为三期,基本的表现如表 17-3 所示。

表 17-3   酒精戒断症状评分

症状	第一阶段(每项 1 分)	第二阶段(每项 2 分)	第三阶段(每项 3 分)
断酒时间/小时	5~8	24~72	>72~96
体温/℃	37.2~37.7	>37.7~39.1	>39.1~40.5

续表

症状	第一阶段(每项1分)	第二阶段(每项2分)	第三阶段(每项3分)
脉搏/(次/min)	100~120	>120~140	>140,可能有节律不齐
呼吸/(次/min)	20~24	>24~30	>30
血压/mmHg	不稳或升高	收缩压>160,舒张压>100	收缩压>180,舒张压>120;或收缩压<100,舒张压<60
焦虑、不安	轻度	中度	中度
震颤	轻度(可能不明显)	明显	严重,整个身体震颤
出汗	轻度	明显	大汗淋漓
恶心、呕吐	轻度	中度	严重,甚至大便失禁
睡眠	较差,觉醒1~3次	在半夜觉醒	彻夜不眠
意识	不能连续减7,定向力完整	在第2天出现定向障碍	定向力障碍,不识亲人
幻觉	无	轻度	明显
抽搐	无	持续时间不超过5分钟	反复发作

五、治疗

治疗的第一步是建立良好的医患关系。接诊时应该充分注意患者的心态,仔细询问病史,尽量用开放的问题询问,避免诱导式提问。

(一)积极治疗原发病和合并症

酒精依赖患者常伴发精神障碍,如人格障碍、焦虑障碍、抑郁障碍、精神分裂症等。精神障碍与酒精依赖互为因果,既可能是饮酒的原因,也可能是依赖的结果。治疗时不能忽视社会心理因素。同时,躯体疾病如消化道疾病、肝病、心脏病等也需关注,应与内科医师合作,先处理内科问题,再由精神科、心理学及社会工作者介入酒瘾治疗。

(二)加强营养

酒精依赖患者生活不规律,大量饮酒抑制食欲,进食差。长期大量饮酒会导致缺乏蛋白质、维生素等必需营养,且胃肠、肝脏功能受损,吸收障碍,导致营养缺乏。应加强营养,提高免疫功能。

(三)药物治疗

1. 急性酒精中毒的治疗　急性酒精中毒的救治原则基本上同其他中枢神经抑制剂中毒的救治,包括催吐、洗胃、维持生命体征、加强代谢等一般性措施。此外,近年来有人将阿片受体拮抗剂纳洛酮(naloxone)用于急性酒精中毒的救治。一般用法为肌内注射0.4~0.8mg/次;也可将0.8mg纳洛酮溶解在5%的葡萄糖溶液中静脉滴注,可重复使用,直至患者清醒为止。纳洛酮不仅可提高存活率,减少并发症,而且可缩短昏迷时间,目前已在很多地方作为常用的急救方案。

2. 戒断症状的治疗

(1)单纯性戒断症状:由于酒精与苯二氮䓬类药理作用相似,在临床上常用此类药物来解除酒精的戒断症状。以饮酒量为基础进行用药剂量的确定,要足量,不需要缓慢加药,这样不仅可抑制戒断症状,而且还能预防可能发生的酒精戒断性谵妄、酒精性癫痫。由于酒精依赖者的成瘾潜在风险,应特别注意用药时间不宜超过7天,以免发生对苯二氮䓬类的依赖。如果在戒断后期有焦虑、睡眠障碍,可试用抗抑郁药。

(2)酒精戒断性谵妄:谵妄在断酒后3~4天出现,需与其他脑、代谢、内分泌问题鉴别。

处理原则如下。

1)一般注意事项:提供安静、光线柔和的环境。对意识障碍、行为紊乱者需看护,防止发生意外。注意保温、防止感染,特别是肺部感染。

2）镇静：首选苯二氮䓬类，剂量根据患者情况和耐受性确定。地西泮静脉注射，每 5~10 分钟给予 5~10mg，直至适度镇静；劳拉西泮静脉注射，每 15~20 分钟给予 1~2mg，之后每小时给药，症状控制后可每 4~6 小时给药。重症者需要大剂量静脉注射才能初步控制症状。

3）控制精神症状：氟哌啶醇 5mg/次，肌内注射，根据症状调整剂量。必要时可静脉滴注。

4）其他：补液，纠正水、电解质及酸碱平衡紊乱，补充大剂量维生素等。

（3）幻觉、妄想：大部分的戒断性幻觉、妄想症状持续时间不长，用抗精神病药治疗有效，可选用第二代抗精神病药，如利培酮口服，剂量不宜太大，在幻觉、妄想被控制后可考虑逐渐减药。

（4）酒精性癫痫：在戒断初期就应使用大剂量的地西泮，或者戒酒前 4 天给予抗癫痫药，如丙戊酸钠（600mg/d），预防癫痫发生。

3. 抗酒精渴求药物

（1）双硫仑：又称戒酒硫（tetraethylthiuram disulfide，TETD），是 20 世纪 90 年代以前戒酒的主要药物，因其有一定的风险性，可能导致呕吐甚至消化道出血，目前国内已经不使用该药进行戒酒。

（2）纳曲酮：动物实验显示，内源性阿片类物质在酒精依赖中起作用。1994 年 FDA 批准纳曲酮用于治疗酒精依赖。它能减少实验动物及患者的饮酒量并降低复发率，尤其与心理治疗联用时效果显著。每日剂量为 25~50mg。

（3）阿坎酸钙（calcium bis-acetylhomotaurinate，acamprosate）：为 GABA 受体激动剂，同时抑制 NMDA 受体。阿坎酸钙以原形药物从肾脏排泄，副作用少，仅少数患者诉轻微、短暂的腹泻和腹部不适。可作为社会心理综合治疗的一部分。戒酒后即可开始服用，推荐剂量为每次 2 片（666mg），每日 2~3 次，戒酒期间及重新饮酒时均应维持用药。中度肾功能损伤患者减量至每次 1 片（333mg），每日 3 次；重度肾功能损伤者禁用。

第五节　其他成瘾性物质使用障碍

一、氯胺酮使用障碍

（一）概述

氯胺酮（ketamine）（俗称 K 粉）为一种分离性麻醉药，临床上用作手术麻醉剂或者麻醉诱导剂。因其具有致幻作用，吸毒者通过鼻吸入或溶于饮料后饮用等方式使其进入体内后会产生快感。多数使用者常常把氯胺酮与其他药物，如兴奋剂合用。近年来，氯胺酮使用所致障碍日益严重，不仅导致急性中毒、成瘾、各种精神病性症状及躯体并发症等许多临床问题，还加剧了艾滋病等疾病传播，引起各种家庭和社会问题。近年来，多项国内外研究表明，亚麻醉剂量的氯胺酮展现出显著的抗抑郁效应，特别是在难治性抑郁障碍和自杀倾向的治疗方面具有潜在的应用价值。

（二）作用机制

1. 抑制丘脑-新皮质系统　氯胺酮属于 N-甲基-D-天冬氨酸（N-methyl-D-aspartate，NMDA）受体拮抗剂，可抑制丘脑-新皮质系统，选择性地阻断痛觉。氯胺酮麻醉的特点为镇痛，意识模糊而非完全丧失，呈浅睡眠状态，对周围环境的刺激反应迟钝，是一种意识和感觉的分离状态，称为"分离性麻醉"。

2. 作用于边缘系统　氯胺酮作用于边缘系统，有致快感作用，其欣快效应与可卡因、大麻和酒精类似。使用者常出现分离状态，表现为情绪波动、偏执状态、知觉损害及意识改变，伴有人格解体、现实感丧失、体象改变及幻觉等症状。

（三）临床表现

氯胺酮使用所致障碍急性期常见意识障碍、共济失调、痛觉缺失及攻击行为等表现，其中痛觉缺失可能导致意外伤害。在长期使用后，患者常出现耐受性增加、戒断症状（焦虑烦躁、食欲下降、精神萎靡、疲乏无力、皮肤蚁走感、睡眠障碍、心悸多汗、手脚震颤等）及强迫性用药行为，多在停用氯胺酮

48小时内出现。此外,持续使用可引发记忆损害及类精神分裂症样症状,导致膀胱炎症性病变(溃疡、瘢痕形成)。需要注意的是,氯胺酮与兴奋剂联用会增加心血管风险。

(四)治疗

氯胺酮使用所致障碍的治疗原则主要是对症处理。

对于轻中度戒断症状(失眠、焦虑),可短期(≤2周)使用苯二氮䓬类药物,建议采用递减给药方案,必要时可更换不同作用机制的替代药物以防止依赖。

对于急性中毒所导致的冲动行为、谵妄状态,使患者快速镇静是首要任务。可以使用镇静催眠药,一般采用氯硝西泮2mg肌内注射或4mg静脉滴注(溶于500ml生理盐水或林格液),同时加强补液促进药物排泄。对存在自伤或伤人风险者实施保护性约束。

由于氯胺酮半衰期比较短,所以这种急性幻觉妄想、谵妄状态一般会在24小时内完全消失,少数氯胺酮使用所致障碍患者的幻觉妄想会持续1~2周,可选用镇静作用较强的抗精神病药进行短期治疗,根据睡眠情况调整晚间剂量,症状缓解后逐步减量至停药。

二、镇静、催眠或抗焦虑药物使用障碍

镇静、催眠或抗焦虑药物使用所致障碍以其使用模式和后果为特征。这类药物在临床中通常用于焦虑或失眠的短期治疗或镇静,包括苯二氮䓬类和非苯二氮䓬类GABA受体调节剂(即"Z类药")、巴比妥类和非巴比妥类镇静剂及其他物质。目前,镇静、催眠或抗焦虑药物的使用相较于过去几十年已大大减少。这类药物也可导致中毒、依赖和戒断。

(一)巴比妥类药物使用障碍

1. 概述　巴比妥类药物作为经典的镇静催眠药,根据半衰期可分为超短效、短效、中效及长效巴比妥类药物。其中短效及中效巴比妥类药物(如司可巴比妥、戊巴比妥),临床上主要用于失眠,有较高的滥用风险。

2. 药物作用　小剂量巴比妥类药物可抑制大脑皮质,产生镇静催眠作用;较大剂量可使感觉迟钝、活动减少,引起困倦和睡眠;中毒剂量则可致麻醉、昏迷乃至死亡。值得注意的是,巴比妥类药物会缩短快动眼睡眠,故服药时做梦减少。长期用药者一旦减药或突然停药,会引起快动眼睡眠反跳,频繁出现多梦、噩梦,这种睡眠结构的改变是导致依赖的重要原因。

3. 临床表现　巴比妥类药物依赖者戒断症状的严重程度取决于药物使用的剂量和时间长短,突然停药是非常危险的。戒断症状通常在停药12~24小时内出现,表现为厌食、虚弱无力、焦虑不安、头痛、失眠,随后出现肢体的粗大震颤。停药2~3天,戒断症状可达高峰,出现呕吐、体重锐减、心动过速、血压下降、四肢震颤加重、全身肌肉抽搐或出现癫痫大发作,有的患者出现高热谵妄,甚至可能因心血管衰竭而导致死亡。

4. 治疗　对于巴比妥类的戒断症状应予充分注意,在脱瘾时减量要缓慢。临床处理应采用替代治疗,即用长效的巴比妥类药物替代短效巴比妥类药物。例如用苯巴比妥替代戊巴比妥(当量关系是30mg苯巴比妥相当于100mg戊巴比妥),每日递减5%~10%,疗程2~4周,同时需密切监测戒断症状,预防并发症。值得注意的是,人体对巴比妥类药物的耐受性发生较快,这主要与药物诱导肝微粒体酶活性增加以及中枢神经系统的适应性改变有关。但需警惕的是,巴比妥类药物治疗剂量会产生耐受性,且致死剂量变化不大,这使得治疗窗变窄,增加了用药风险。

(二)苯二氮䓬类药物使用障碍

1. 概述　苯二氮䓬类药物的主要药理作用是抗焦虑、松弛肌肉、抗癫痫、催眠等。与巴比妥类药物相比,苯二氮䓬类药物具有更高的安全性,即使过量也不会有生命危险,因此在临床上的应用更为广泛。

2. 临床表现　苯二氮䓬类药物中毒症状与醉酒状态类似,表现为冲动或攻击行为、情绪不稳、判断失误、说话含糊不清、共济失调、站立不稳、眼球震颤、记忆受损,甚至昏迷。

苯二氮䓬类药物依赖通常是由长期的医疗用药所致,其戒断症状不如巴比妥类严重,主要表现为

焦虑样症状。但易感体质者(如既往依赖者或有家族史者)在服用治疗剂量的药物3个月以后,如果突然停药,也可能出现严重的戒断反应,甚至抽搐。半衰期越短且对苯二氮草受体作用越强的药物,戒断反应越重。少数患者会在停用苯二氮草类药物后数月或数年中仍有类似戒断症状的体验,为迁延性戒断综合征。

3. 治疗 苯二氮草类的脱瘾治疗同巴比妥类药物类似,可逐渐减少剂量,通常采用持续至少8周的缓慢撤药方法,并建议在撤药前选用长效制剂替代,然后再逐渐减少长效制剂的剂量。对于采用以上方式仍难以撤药的情况,可酌情进行抗焦虑治疗。

三、致幻剂使用障碍

(一)概述

致幻剂也被称为拟精神病药(psychotomimetics),使用这类药物的个体可以产生某些类似于功能性精神疾病表现的变化。人工合成的致幻剂包括麦角酸二乙胺(lysergic acid diethylamide,LSD)、二甲基色胺(dimethyltryptamine,DMT)和亚甲二氧甲基苯丙胺(MDMA,俗称"摇头丸")。在自然界中,某些品种的蘑菇、各种含有裸盖菇素的植物也具有致幻剂效果,常被误食。

(二)药理作用

所有经典致幻剂都作用于5-HT受体的2A亚型,其作用与剂量密切相关。神经影像学研究揭示了致幻剂的独特作用机制:它们既非单纯的大脑兴奋剂也非抑制剂,而是通过降低大脑网络完整性、增加区域间干扰来发挥作用。

目前没有证据表明致幻剂会导致生理或心理依赖。反而,它们可能用于治疗某些物质依赖(如酒精中毒)。目前尚未确定其明确的戒断综合征,但其使用仍存在风险,特别是初次使用者、有精神病病史者或使用长效强效物质(如LSD)时,可能诱发短暂的精神病发作。

(三)临床表现

致幻剂使用者通常出现以下改变。

1. 知觉扭曲 最常见的是视觉扭曲,包括联觉(感觉模式的交叉),例如声音刺激会被个体感觉为好像是一种视觉或运动体验。

2. 躯体体验的变化 本能的、触觉的和内感受的。

3. 情绪的变化 包括但不限于兴高采烈、欣快、焦虑和偏执。

4. 思维加工的扭曲 从语义属性和信念结构的变化到概念边界的模糊和消失,在较高剂量或在认知不稳定的环境中会出现越来越多的混乱。

5. 内向性体验 即精神的、超然的、通常难以言喻的体验。根据早期报道,致幻剂使用者的行为不可预测并且非常危险,有时会出现误用者对自己进行伤害甚至自杀的情况,且使用者似乎均认为自己是不会被伤害的。

(四)治疗

临床处理以支持治疗为主,包括:立即停止使用致幻剂,提供安全环境和心理支持,必要时可给予小剂量的抗精神病药、抗焦虑药和抗抑郁药。

四、大麻素类物质使用障碍

大麻(cannabis)属一年生草本植物。20世纪60年代以来,大麻使用所致障碍已在世界范围内出现。由于它对情绪、精神和认知等心理健康产生的负面影响,大麻长期以来一直受到精神科医师的关注。

大麻中含有400多种化合物,其中精神活性物质统称为植物源性大麻素(phytocannabinoids),最主要的成分是Δ9-四氢大麻酚(Δ9-tetrahydrocannabinol,Δ9-THC)。不同的大麻制品及其生药中Δ9-THC的含量与作用强度各异,除取决于生长地点、生长条件、配制及贮存方法以外,还取决于植株部位。大麻可以吸入、食用或制成油性制剂服用,其中吸烟是最常见的使用方式,可使活性成分在数秒内到达大脑,迅速产生中枢神经系统效应。

大麻的精神效应是一个复杂的问题。部分研究报道大麻可缓解焦虑、改善情绪和睡眠;但也有研究报道有些人在接触四氢大麻酚后会极度焦虑,甚至出现惊恐发作。这种差异可能与使用剂量、持续时间、个体心理状态、社会环境及个人期望等因素有关。大麻主要影响使用者的时间和空间知觉,并可能增加易感人群患双相障碍的风险。此外,大麻使用与情感障碍之间存在复杂的双向关系,很难区分是大麻导致了情感障碍,还是因情感障碍而使用大麻。

长期大量使用大麻者会出现戒断反应,主要表现为失眠、食欲下降、攻击行为、情绪敏感、震颤、出汗等。关于大麻对精神、躯体慢性毒性作用的研究甚多,如长期吸食大麻可引起心肺功能损害、抑制雄性动物精子生成及无动机综合征、大麻性精神病等,但结论不一。

目前没有药物用来治疗大麻使用所致障碍,出现的精神、躯体症状应通过停止摄入大麻来消除。

五、尼古丁使用障碍

据估计,目前全球有超过 11 亿的吸烟者,中国有超过 3 亿的吸烟者,直接或间接受烟草危害者达7 亿人。中国疾病预防控制中心发布的《2018 中国成人烟草调查报告》提示,我国 15 岁及以上人群吸烟率为 26.6%,其中,男性为 50.5%,女性为 2.1%,农村为 28.9%,城市为 25.1%。与既往调查结果相比,吸烟率呈现下降趋势,但与实现《"健康中国 2030"规划纲要》的控烟目标——"2030 年 15 岁以上人群吸烟率下降至 20%"仍有较大差距。

(一)烟草的危害

烟草主要由腌制烟叶加工而成,以卷烟为主要消费形式,也可以咀嚼、吸入或以其他形式(例如烟斗或雪茄)吸食。在烟草的燃烧过程中,可以产生 7 000 多种已知的化学物质,其中有 69 种致癌或促癌物质,最主要的有害物质有尼古丁、烟焦油和一氧化碳。这些有害物质不仅与肺癌、口腔癌等多种恶性肿瘤有关,还会引发慢性阻塞性肺疾病、心血管疾病等严重健康问题。妊娠期间吸烟会使早产和死产的风险增加 1 倍,并且与低出生体重、出生缺陷增加和出生并发症以及婴儿的负面长期健康结果有关。

(二)尼古丁的药理作用

尼古丁(nicotine,又称烟碱)是烟草中的依赖性成分,依赖者通过改变吸烟量、频率、吸进呼吸道的深度等来维持体内尼古丁的水平。当依赖形成后突然戒断时,会出现唾液分泌增加、头痛、失眠、易激惹等戒断症状,使吸烟者难以摆脱尼古丁的控制。

尼古丁通过作用于尼古丁乙酰胆碱受体(nicotinic acetylcholine receptors,nAChRs)发挥生理及行为作用。尼古丁作用于 nAChRs,使阳离子内流,导致神经细胞的兴奋性增加。尼古丁对全部自主神经节具有特殊作用,小剂量能兴奋肾上腺髓质,使之释放肾上腺素,并通过兴奋颈动脉体及主动脉化学感受器,反射性引起呼吸兴奋、血压升高,增加心血管负担。大剂量表现为节细胞先兴奋,而后迅速转为抑制。尼古丁对中枢神经系统的作用也同样是先兴奋后抑制。

(三)吸烟的影响与戒烟症状

1. 吸烟的影响 尽管吸烟者常主观认为烟草能够缓解压力、提升工作效率,但这种认知与尼古丁的实际药理作用存在偏差。从神经药理学角度来看,尼古丁的兴奋作用持续时间短暂,随后是长时间的抑制期。吸烟不仅无法提高认知功能和学习效率,反而可能影响记忆形成。吸烟行为的维持更多依赖于复杂的条件反射机制,而非单纯的尼古丁药理作用。

2. 戒烟症状 DSM-5 报告的主要戒烟症状是易怒、愤怒、沮丧、焦虑、情绪低落、注意力不集中、食欲增加、失眠和烦躁不安。其他症状可能包括便秘、头晕、恶心和认知功能障碍,例如工作记忆障碍。已经发现出现更多不同症状的吸烟者更容易复发。

(四)吸烟问题的处理

1. 非药物治疗的处理

(1)群体角度:从群体的角度看,提高公众对吸烟危害的认识、制定法律限制烟草产品的各类广告(特别是针对青少年的广告)和推销活动、规范烟草工业的行为、提高烟税等都非常必要。

（2）个体角度：从个体的角度看,可以通过改变行为与认知的综合方法,如松弛训练、刺激控制等减少烟草使用。

2. 药物治疗

（1）尼古丁替代疗法：尼古丁替代疗法（nicotine replacement therapy,NRT）药物通过向人体提供尼古丁以代替或部分代替从烟草中获得的尼古丁,从而减轻尼古丁戒断症状。NRT 疗程应持续 8~12 周,而少数吸烟者可能需要治疗更长时间（5% 可能需要继续疗程长达 1 年）。长期的 NRT 治疗无安全问题。心肌梗死后近期（2 周内）、严重心律失常、不稳定型心绞痛患者慎用。

（2）盐酸安非他酮(缓释剂)：是一种抗抑郁药,作用机制可能包括抑制多巴胺及去甲肾上腺素的重摄取以及阻断 nAChRs。盐酸安非他酮是口服药,至少在戒烟前 1 周开始服用,用药第 1~3 天 150mg,1 次/d,第 4~7 天 150mg,2 次/d,第 8 天开始 150mg,1 次/d,疗程为 7~12 周。副作用有口干、易激惹、失眠、头痛和眩晕等。癫痫患者、厌食症或异常食欲旺盛者、现服用含有安非他酮成分药物者,或在近 14 天内服用过单胺氧化酶抑制剂者禁用。对于尼古丁严重依赖的吸烟者,联合应用 NRT 可使戒烟效果增加。盐酸安非他酮为处方药,长期（>5 个月）戒烟率为安慰剂组的两倍。

（3）伐尼克兰：是一种新型非尼古丁戒烟药物,对神经元中的 $\alpha_4\beta_2$ 尼古丁乙酰胆碱受体具有高度亲和力及选择性,是尼古丁乙酰胆碱受体的部分激动剂,同时具有激动及拮抗的双重调节作用。伐尼克兰与受体高亲和力结合发挥激动剂的作用,刺激受体释放多巴胺,有助于缓解停止吸烟后对烟草的渴求和各种戒断症状;同时,它的拮抗特性可以阻止尼古丁与受体结合,减少吸烟的快感,降低对吸烟的期待,从而减少复吸的可能性。

伐尼克兰有 0.5mg 和 1.0mg 两种剂型,在戒烟日之前 1~2 周开始治疗,疗程为 12 周,也可以再治疗 12 周,同时考虑减量。FDA 推荐的伐尼克兰使用剂量为 2mg/d（1.0mg,每日 2 次）。

伐尼克兰常见的不良反应为消化道症状和神经系统症状,恶心最常见,但大多数为轻至中度反应,只有 3% 的患者因恶心而停止治疗,大多数的患者均可耐受使用。最近有研究报道伐尼克兰可能导致抑郁等精神问题,但尚没有建立这种因果关系。由于伐尼克兰几乎以原形药物从尿液排泄出体外,因此严重肾功能不全的患者（肌酐清除率<30ml/min）应慎重使用。由于它有部分的尼古丁拮抗作用,因此不推荐与 NRT 药物联合使用。

总之,在戒烟治疗的过程中,NRT、盐酸安非他酮(缓释剂)和伐尼克兰是通常使用的药物。考虑到戒烟的健康获益,这些药物是能够挽救生命的治疗手段,配合行为干预疗法会提高戒烟成功率。

（孙洪强 刘忠纯）

思考题

1. 简述成瘾物质的分类、作用机制,以及不同成瘾物质使用障碍的临床表现的核心症状。

2. 物质使用障碍的综合治疗包括哪些?

第十八章
成瘾行为所致障碍

- 成瘾行为所致障碍是指与化学物质(如成瘾性物质)无关的一种成瘾形式。
- 主要特点是反复出现的、具有强迫性质的冲动行为(主要包括赌博障碍、网络成瘾障碍等)。
- 临床上主张心理治疗与药物治疗等相结合。

第一节 概 述

成瘾行为所致障碍是指与精神活性物质无关的一种成瘾表现形式,主要特点为反复出现的、具有强迫性质的冲动行为。尽管成瘾者深知此类行为会产生严重不良后果,但仍然控制不住地反复执行,且在执行时个体会产生正性情绪体验。

传统观点认为,只有精神活性物质(如毒品、烟草、酒精等)的使用才能发展为成瘾。但越来越多证据表明某些行为也会演变为成瘾。成瘾行为所致障碍与物质使用所致障碍在多方面存在明显相似之处。一方面,二者具有共同的临床特征:①为了达到一定效果,成瘾者需要不断增加行为发生次数或物质使用剂量——耐受性增加;②行为停止或突然停药后,成瘾者会感到烦躁不安——戒断反应;③成瘾者对其他任何事情都不感兴趣——日常愉悦感缺失;④成瘾会对个人财务、健康、人际关系等方面产生影响——社会功能受损。另一方面,二者存在一些共同的生物学机制,如参与执行控制的脑区受损。研究者采用基于体素的形态学方法发现,与健康人相比,游戏障碍青少年的左侧前扣带皮质、左侧后扣带皮质、左侧岛叶和左侧舌回的灰质体积显著降低,眶额皮质厚度显著减少;中脑边缘多巴胺系统在其中发挥了重要作用,研究者通过多巴胺转运蛋白扫描技术发现,网络成瘾者大脑纹状体的多巴胺转运蛋白表达水平显著降低,同时在使用网络的过程中分泌多巴胺的中脑腹侧被盖区会被持续激活。

因此,20世纪70—80年代心理学和精神病学的研究者们开始重新考虑成瘾的定义,并提出行为成瘾(behavioral addiction)、成瘾行为所致障碍(disorder due to addictive behavior)、非药物成瘾(non-drug addiction)和非物质相关性成瘾(non-substance-related addiction)等专业术语来表征这些与精神活性物质使用无关的、反复出现的、具有强迫性质的冲动行为,如不可控制的赌博、游戏等。1980年,美国精神医学学会(American Psychiatric Association, APA)出版的DSM-Ⅲ提出了"病理性赌博"的概念,并将其归类于"冲动控制障碍"。1996年,美国匹兹堡大学的K. S. Young教授第一次将网络成瘾当作心理障碍来进行诊疗;同年,哈佛大学医学院附属McLean医院开设相关诊所并跟进治疗。由此,学者们开始对成瘾行为所致障碍进行探索和研究。2013年,DSM-5首次提出了"非物质相关障碍"的概念,并将DSM-Ⅲ中的冲动控制障碍中的"病理性赌博"列于该项目下。虽然,DSM-5关于"网络游戏障碍"的诊断标准还没有达成共识,但它把网络成瘾相关的游戏障碍放在了附录中,将其视为需要进一步研究的临床现象,这说明网络游戏相关的成瘾行为是一种精神卫生问题,其性质、特征等需要进一步研究。

2019年5月25日,世界卫生组织正式认定"游戏障碍"(gaming disorder)是一种疾病,ICD-11将其归类为"成瘾行为所致障碍",以失控行为、游戏优先、明知有害仍然使用为主要特征,须持续至少一年,并且区分了线上游戏、线下游戏两种亚型。同时,网络游戏障碍在我国的界定也逐渐清晰。

2008 年 11 月,由北京军区总医院(现中国人民解放军总医院第七医学中心)制定的中国首个《网络成瘾临床诊断标准》通过专家论证,游戏障碍被纳入"精神疾病"诊断范畴;2018 年,国家卫生健康委员会发布《中国青少年健康教育核心信息及释义(2018 版)》,对网络成瘾的定义及其诊断标准进行了明确界定;2019 年,国家卫生健康委员会疾控局组织专家对游戏障碍的定义、临床特征、评估、诊断、治疗、康复等进行了系统梳理,发布了《游戏障碍防治的专家共识(2019 版)》。

除了被 DSM-5 和 ICD-11 纳入的"赌博障碍"以及被 ICD-11 纳入的"游戏障碍",生活中还存在其他具有成瘾性质的行为,如购物成瘾、性成瘾、运动成瘾等,具有这类行为的个体也表现出明知有害,却依然强迫性执行的成瘾典型特征。但这些行为表现由于缺乏足够的证据,其具体机制和诊断有待进一步研究。

此外,虽然 WHO 认定了赌博障碍、游戏障碍等行为障碍,但成瘾行为所致障碍这个概念依然存在很大争议。一方面,有些人认为这个术语使某些行为污名化,而其他人认为它恰当地描述了与过度参与某项活动有关的症状的性质。另一方面,将一系列症状识别为精神障碍虽然有助于对疾病进行分类诊断,从而进一步研究疾病的发生发展过程及预防治疗措施,但如果将购物成瘾、性成瘾、运动成瘾视为精神障碍,是否会导致医疗资源的过度使用,以及在法律施行过程中,被告是否会因为该项诊断而被免责或减刑等问题,依然没有得到有效的解决。

综上,成瘾行为所致障碍是一类涉及生理、心理、社会等领域的公共卫生问题,它严重影响成瘾者的心理健康和社会功能。目前我们对成瘾行为所致障碍的认识仍处于初级阶段,对于性成瘾、食物成瘾、运动成瘾等的定义和诊断也存在很大的争议。心理学和精神病学专家需要进一步从生理、心理、社会等角度探索各类成瘾行为所致障碍的病因学机制、诊断标准、防治措施以及共病问题等。

一、病因与发病机制

目前,成瘾行为所致障碍的发病机制仍不明确,但其与物质使用所致障碍在神经生理机制等方面的相似性提示二者可能存在相似的发病机制。

临床表现和神经生理机制的相似性如下。

1. 敏化反应 由于大脑中重新建立的神经突触连接使成瘾者的奖赏相关脑区(如中脑边缘多巴胺系统)对于与成瘾行为或药物相关的线索更加敏感。这种病理性关联记忆使得这些线索对于成瘾者来说比其他事物更有诱惑力,因此相比健康人,更容易诱发冲动行为。

2. 脱敏反应 由成瘾行为或成瘾药物导致奖赏机制过度激活,造成内源性多巴胺系统的紊乱。当外源性行为或刺激不断使多巴胺释放,接收的神经细胞会开启保护机制,使多巴胺受体减少,引起奖赏反应的刺激阈值上升,成瘾者逐渐无法从他们曾经的兴趣、刺激和行为中获得奖赏体验;为再次获得愉悦体验,成瘾者往往会选择持续暴露于某种行为或药物下,进一步巩固成瘾行为。

3. 大脑前额叶功能退化 负责执行和控制功能的大脑内侧前额叶脑区神经元活性减弱或白质的异常,使成瘾者冲动控制能力下降,因此即使深知此类行为会产生严重不良后果,依然不可控制地做出冲动行为。

相似的发病机制如下。

1. 遗传学因素 成瘾行为所致障碍和物质使用所致障碍一致,同样具有家族遗传性特点。研究表明,成瘾行为所致障碍患者亲属发生同类障碍的概率会高于一般人群。

2. 心理因素 低情绪稳定性、低自尊、孤独、敌对、易分心、高冲动性、低责任感等性格特征更容易导致成瘾行为所致障碍的发生;而较强的社交能力、自尊水平高、主观幸福感强等心理因素可能减少成瘾行为所致障碍的发生。

3. 社会环境因素 不良社会环境因素可使个体具有较高的成瘾易感性。有研究显示,在有游戏障碍同伴的人群中,个体患游戏障碍的概率更高;家庭关系不和谐或单亲家庭中儿童患成瘾行为所致障碍的风险更高。相反,良好的社会支持系统作为保护性因素,可以减少成瘾行为所致障碍的发生。

NOTES

二、诊断和治疗

目前,由于成瘾行为所致障碍的发病机制尚不明确,因此临床缺乏针对该类疾病的标准化评估工具和诊疗指南。临床上大多根据 ICD-11 中赌博障碍和游戏障碍的临床特征进行诊断。在诊断过程中,除了关注临床特征以外,还应关注病程标准,即符合诊断特征的成瘾行为至少在 12 个月内明显地持续存在或反复发作,但如果症状严重且符合所有其他诊断条件,则病程标准可以适当放宽。随着科学技术的发展以及相关研究的推进,研究人员还发现了与成瘾行为所致障碍相关的高风险因素,并致力于寻找可测量的生物标志物,以帮助我们对日益增多的成瘾行为所致障碍患者进行早期诊断和治疗。生物标志物是指一种可测量的明确特征,用于指示正常生物过程、病理过程,或对暴露及干预(包括治疗干预)的反应。日益发达的神经生理学技术支持探索经济、无创、易于测量的生物标志物,从而预测成瘾行为所致障碍的发生率、严重程度、治疗反应和预后。脑电图作为一种可获得、低成本、时间分辨率良好的诊断工具,已经被应用于寻找成瘾行为所致障碍生物标志物的研究之中。有研究表明,赌博障碍患者的 δ 波和 θ 波活性增加,而游戏障碍患者 γ 波活性增高,这种赌博障碍和游戏障碍患者之间的脑电图差异说明两种成瘾行为的大脑活动改变可能表征为不同的潜在神经生理学标志或特征。此外,游戏障碍患者左脑 θ 波值与症状严重程度呈显著负相关,因此左脑的 θ 波值具有预测游戏障碍严重程度的潜力。

目前,临床上针对成瘾行为所致障碍的治疗,大多主张心理治疗与药物治疗相结合。在心理治疗方面,认知行为治疗、动机访谈、家庭治疗等对成瘾行为所致障碍有一定疗效。通过认知行为治疗,患者可以识别不适应模式并修正或重建扭曲的思想和行为,学会重视自身在社会关系中的责任与义务,激发其戒瘾的决心。家庭治疗则需要家庭成员的参与,先与患者家属沟通。以协调家庭成员之间的关系为任务,以建立良好的家庭环境和氛围为目的,帮助患者融入和谐的家庭关系之中,并学会合理安排生活、学习与工作,提高社会适应能力。社会支持疗法,则是鼓励患者认真工作,参与健康的社交活动和建立良好的交际圈,同时鼓励患者培养有益的爱好来激活大脑,代替以往导致成瘾的赌博、游戏等不良行为,这有助于患者形成健康的生活方式并早日戒瘾。在药物治疗方面,目前还没有药物被批准用于治疗成瘾行为所致障碍,但一些药物在治疗成瘾行为所致障碍方面已经显示出疗效。例如,纳曲酮——一种被美国食品药品监督管理局批准用于治疗酒精中毒和阿片类药物依赖的 μ 型阿片受体拮抗剂,可以降低参与成瘾行为的动力,在治疗赌博障碍和盗窃癖的临床试验中具有显著疗效。虽然药物治疗应用于成瘾行为所致障碍的证据尚不充分,缺乏相关的临床研究,但成瘾行为所致障碍患者可能共病其他精神或躯体疾病,因此仍需要药物对症治疗。例如:有研究显示,赌博障碍与焦虑障碍以及物质使用所致障碍有很高的共病率。此外,成瘾行为所致障碍也会导致一些躯体疾病。例如游戏障碍患者长期久坐会出现肥胖、高血压、肝脏疾病和 2 型糖尿病等躯体疾病,此时需要采取相应的药物治疗。

三、争议和展望

不同国家和地区对成瘾行为所致障碍的认识有所不同,这与文化背景、经济水平、社会环境等因素有关。成瘾行为所致障碍和物质使用所致障碍在自然病程、临床现象学和不良后果方面有许多相似之处。这两种疾病在青少年中的发病率高于老年人,并且这两种疾病都可能存在复发风险。成瘾行为所致障碍通常存在“做出行为前的紧张或兴奋”和“做出行为时的愉悦、满足或放松”。随着时间的推移,机体逐渐难以调控成瘾行为,因为行为本身不再让人感到愉悦,而更多地成为一种习惯或强迫行为,或者该行为已经不再受正性强化驱动,而更多地受负性强化驱动(例如,缓解焦虑或戒断反应)。DSM-5 和 ICD-11 中将成瘾行为所致障碍与物质使用所致障碍并列的分类标准也遭到了部分学者的反对。有研究者认为,既往相关研究依据不足或质量一般,而且成瘾行为所致障碍在实践、概念等方面均存在问题,这种疾病分类会迅速扩大到所有可导致社会问题的冲动行为,“愉悦”驱动的行为和成瘾驱动的行为之间失去明确的分界线,且成瘾行为所致障碍医学化可能会造成过度诊疗或社会歧视。

在当前的科研水平下,特别是在缺乏有效的诊断标准和前瞻性队列研究的情况下,将成瘾行为所致障碍视为完全独立的疾病可能为时尚早。未来仍需更多研究探索成瘾行为所致障碍的临床特征、神经机制及诊疗方案,并针对不同社会文化背景进行研究,从而改善成瘾行为所致障碍的临床实践。

第二节　赌博障碍

赌博障碍(gambling disorder,GD)是一种以持续的或者反复发作的赌博行为为特征的精神行为障碍。可分为线上为主型(predominantly online)和线下为主型(predominantly offline)两种形式,区别在于是否主要在互联网上进行赌博行为。DSM-Ⅲ、DSM-Ⅳ以及 ICD-10 曾使用病理性赌博(pathological gambling,PG)这一名词,并且将其归于"冲动控制障碍"章节,但 DSM-5 和 ICD-11 皆将其移出,分别归入"物质使用相关与成瘾障碍"与"行为成瘾所致障碍"章节,并更名为"赌博障碍"。

全球赌博障碍的平均患病率为 1.9%,特定人群中的患病率会更高。比如,在精神科住院患者和正在接受治疗的物质使用所致障碍患者中,患病率分别是 6.9% 和 4.3%。帕金森病患者的赌博障碍患病率为 2.2%~7%。其他高风险人群包括青少年和中青年、受教育程度低者、高冲动性者以及与赌博者日常密切接触的人等。而父母的监管则是保护性因素。既往男性比女性发生赌博障碍的风险高3.4 倍,但这一性别差异可能正在缩小。赌博障碍常常与物质使用所致障碍、情绪障碍、冲动控制障碍以及包括帕金森病在内的神经系统疾病共病。96% 的赌博障碍患者,患有 1 种或更多种精神障碍,64% 患有 3~4 种精神障碍。

一、病因与发病机制

赌博障碍的病因学机制复杂,受遗传和环境因素的共同影响。

(一) 遗传因素

赌博障碍同物质使用所致障碍类似,具有家族遗传性。双生子研究显示,遗传因素比共同环境对赌博障碍发生的影响更大。按照 DSM-Ⅳ 的诊断标准,病理性赌博的遗传度约为 50%~60%。分子遗传学研究发现多个多巴胺、5-羟色胺相关基因与赌博障碍的易感性有关。然而,由于受到包括样本量和表型特征在内的方法学限制,应谨慎解释这些结果。确定与赌博障碍相关的基因,以及这些基因如何与环境因素相互作用,对于赌博障碍的治疗和预防至关重要。

(二) 神经认知

1. 非理性认知　非理性认知包括迷信,赌博者谬论(gambler's fallacy,将侥幸当作赢的过程),控制错觉(illusion of control,觉得一个人能够控制不可控制的事情),对输、赢或者几乎赢(near-misses,一种接近成功但未成功的结果)的非正确处理等。赌博游戏的某些特征促使赌博者夸大赢的概率,因此即使输赢主要或者完全随机,赌徒仍然会产生"控制错觉",相信自己能够掌控游戏并且赢回所输掉的。经常赌博者比偶尔赌博者具有更多非理性的想法,所以会做出更加危险的行为。赢时会觉得赢的机会将再来,输时则认为输是赢的先兆,继续赌博,甚至输时比赢时下更多的赌注。另外一种扭曲的想法是对结果的估定。赌博者往往过高地看待其所得,而忘记、低估或合理化其所失。这些非理性认知可能与特异神经环路关联,比如岛叶参与介导了赌博障碍患者的渴求,被认为可作为神经生物学干预的靶点。

2. 冲动控制障碍　如前所述,赌博障碍在 DSM-5 出版之前一直被认为是一种冲动控制障碍,其主要特点是无清楚、合理的动机而反复出现的行为,并对他人及自己的利益均造成损害,患者自觉该种行为带有冲动性,并且无法控制。赌博障碍患者表现出多方面的冲动控制缺陷,如抑制控制、时间估计、认知灵活性和计划性等。

3. **其他理论** 有学者认为赌博障碍是一种强迫症。行为学派认为赌博障碍是通过巩固强化程序而习得的行为,偶然的经济获得对赌博障碍患者有很强的巩固强化作用。另有学者认为其巩固强化不在于外部因素,而在于内部因素,赌博具有提高激励水平的作用。也有观点认为假设行为完成机制是赌博障碍的病因学本质,一旦行为成为习惯,与行动有关的刺激都产生完成行为的需要,如没有完成行为就会感到强烈的不适。若继续行赌,则可避免或减少心理负面状态,取而代之的是愉悦状态,从而进入恶性循环而难以自行摆脱赌博。路径模型则分析了赌博障碍患者的动机,并提出可能存在三种不同的赌博障碍群体:情绪易感者、反社会冲动者和行为条件化者。情绪易感者是因为负性强化动机而赌,如逃离负性情绪状态;反社会冲动者是因为正性强化动机如感觉寻求而赌;行为条件化者则是出于娱乐社交的目的,以及因为对于条件化效应的反应增加而赌。这都是对赌博障碍病因学的神经认知解释。

(三) 神经化学

1. **多巴胺系统** 多巴胺在赌博障碍的发展和维持中发挥着关键作用。中脑边缘多巴胺系统是参与奖赏相关的关键性环路。多巴胺是形成动机和产生欣快感的重要神经递质,多巴胺系统可能是寻觅引起多巴胺释放和产生欣快感觉的奖赏的基础,因此研究赌博障碍一直以多巴胺递质系统作为重点。多巴胺系统内包括的 DRD1、DRD2、DRD3、DRD4、转运体 DAT 以及多个合成/代谢酶基因的多态性与赌博障碍诊断具有相关性,特别是 DRD2 TaqA1 相关的多态性。背侧纹状体内多巴胺传递和多巴胺受体结合的增加与赌博障碍严重程度相关。因此,赌博障碍可能涉及高多巴胺能状态。

2. **5-羟色胺系统** 5-羟色胺参与唤醒、情绪、动机、决策、行为控制以及行为抑制,其功能障碍可能影响赌博障碍患者的行为抑制和冲动性。分子遗传学和药理学等研究提示 5-羟色胺的缺乏可能也是产生赌博障碍的原因。

3. **阿片系统** 阿片受体广泛分布于中脑边缘系统,参与欣快和奖赏过程。阿片系统能够影响从腹侧被盖区到伏隔核 / 腹侧纹状体的中脑边缘系统的神经传递。赌博障碍患者阿片系统失调,而阿片受体拮抗剂纳曲酮和纳美芬治疗赌博障碍有效,也说明阿片系统参与了赌博障碍。

此外,去甲肾上腺素系统、谷氨酸系统和内源性大麻素系统都被认为与赌博障碍密切相关,通过影响注意、觉醒、冲动控制、奖赏行为等参与赌博障碍的发生。

(四) 神经影像学

赌博障碍患者额叶-纹状体和边缘脑区包括纹状体、眶额皮质、前扣带回、岛叶、海马和杏仁核都有改变。这些脑区与赌博障碍的临床特征包括奖赏或者兴奋敏感性、追逐损失行为、应激失调和社会情绪问题相关。

结构性磁共振成像显示赌博障碍患者奖赏相关脑区的灰质体积或白质整合性的变化不显著,与物质使用所致障碍患者的明显恶化形成鲜明对比。这究竟是预先存在的易感性还是由持续赌博驱动的进展性的神经适应性改变仍待确定。

功能性磁共振成像探索了赌博障碍中受损以及参与其维持的神经认知过程的脑区激活状况,确认主要是奖赏环路中腹侧纹状体和额叶皮质脑区功能异常。赌博障碍可能是额叶-纹状体环路结构之间不平衡的结果,表现为包括腹侧纹状体在内的对特定刺激发生情感反应的边缘结构高激活,而参与行为认知控制的前额叶-纹状体环路低激活。

二、临床表现

ICD-11 中定义赌博障碍具有以下临床特征:失控性赌博行为(例如无法控制赌博时间、频率、程度、终止和内容);赌博优先于生活中其他事物;尽管有负性结果仍然继续赌博行为;行为模式足以导致显著的人格、家庭、社交、教育、职业或其他重要功能领域受损;使重要的人际关系及日常生活遭到破坏。

病程上,Custer 和 Lesieur 提出赌博障碍发展经历三个阶段。

追高期(winning phase):通常始于赌注小但成功的打赌,早期赢钱促使其掌握更为熟练的赌博技巧,从而赢得更多。通常在一次赢得较多(可能相当于或者超过其一年的收入)之后,赌博者心中便时时期待并相信可以赢得巨额财富。大多数社交赌博者止于该阶段。

杀低期(losing phase):以赌博者不现实的乐观为特征,所有的赌博都是为了努力弥补损失。结果是非但没有止损,反而陷得更深。沉迷的结果是工作、家庭和社会功能出现各种问题,为了获得赌资而开始进行非法借贷和其他犯罪行为。此时,其家庭或朋友可能会帮助其纾解困难。

铤而走险期(desperation phase):与最亲近的人疏远意味着此阶段的开始。在赌博上付出更多时间与金钱,又有债务压力及信用危机,甚至濒临破产,孤注一掷地疯狂赌博以还清赌债,违法犯罪行为达到高潮,并且最终没有更多选择,赌博者可能抑郁,有自杀想法,甚至自杀行为。

三、诊断标准

2013 年发布的 DSM-5 对病理性赌博的临床诊断标准进行了修订,剔除了 DSM-Ⅳ中关于违法犯罪的条目(曾有违法行为如伪造、诈骗、盗窃、挪用资金赌博),并更名为赌博障碍。具体定义为:个体表现出持续和反复的、有问题的赌博行为,引起有临床意义的损害和痛苦,12 个月内满足下列 4 项(或更多)症状,并不能用躁狂发作来解释(4~5 项症状诊断为轻度赌博障碍,6~7 项症状诊断为中度赌博障碍,8~9 项症状诊断为重度赌博障碍)。

1. 需要加大赌注去赌博以实现期待的兴奋。
2. 当试图减少或停止赌博时,出现坐立不安或易激惹。
3. 多次努力去控制、减少或停止赌博,但都失败了。
4. 沉湎于赌博(例如,持续地重温过去的赌博经历,预测赌博结果或计划下一次赌博,想尽办法获得金钱去赌博)。
5. 感到痛苦(例如,无助、内疚、焦虑、抑郁)时经常赌博。
6. 输钱后,常常在另一天又去赌博,想赢回来("追回"损失)。
7. 撒谎以掩盖参与赌博的程度。
8. 因为赌博而使重要的人际关系、工作、受教育或发展事业的机会受到危害或丧失。
9. 依靠他人提供钱财来解决由于赌博引起的严重的经济困难。

病程分类:①阵发型:符合诊断标准超过 1 次,在赌博障碍发作之间其症状至少有几个月的时间是减轻的。②持续型:持续有症状,且符合诊断标准数年。③早期缓解:先前完全符合赌博障碍的诊断标准,至少 3 个月不符合赌博障碍的任何一条诊断标准,但不超过 12 个月。④持续缓解:先前完全符合赌博障碍的诊断标准,在 12 个月或更长时间内不符合赌博障碍的任何一条诊断标准。

ICD-11 的诊断标准除关注临床特征以外,还关注病程,即患者的临床表现可能具有持续性、阵发性或复发性,在过去至少 12 个月内是显著存在的。如果满足所有的诊断核心特征并且症状严重,时程可缩短。

现有评价赌博的工具量表有 40 余种,关注的范围广泛,如病理性赌博/赌博障碍症状和冲动、赌博行为、赌博导致的不良后果(如经济状况及认知、动机和自我效能异常等)。所采用的工具包括简明生物-社会赌博筛查工具(Brief Biosocial Gambling Screen,BBGS)、南奥克斯赌博量表(South Oaks Gambling Screen,SOGS)等。瑞典的研究团队组织了来自 10 个国家的专家,基于德尔菲法和共识流程拟定了一套赌博障碍鉴定测试(Gambling Disorder Identification Test,GDIT),用于判定赌博障碍严重程度。此外,赌博冲动量表(Gambling Urge Scale,GUS)、赌博相关认知量表(Gambling Related Cognitions Scale,GRCS)等可用于评估个体的赌博冲动与相关认知。

《精神障碍诊疗规范(2020 年版)》提出在进行临床评估时,除常规精神行为检查以外,至少应包括以下 7 个方面的系统评估:①收集完整的精神疾病病史;②赌博行为的具体情况,包括起始、发展、目前的频率;③赌博导致的后果(经济、人际、职业、社会及法律等);④前来咨询、求助或求治的原因,改变的动机和对治疗的期望值;⑤共病情况(物质使用所致障碍及其他精神障碍);⑥自杀风险的评估;⑦亚型评估,即区分线上还是线下赌博。

四、鉴别诊断

赌博障碍需与下列情况相鉴别。

1. 有害赌博行为或打赌(hazardous gambling or betting) 指一种明显增加自身或者周围人士的躯体或者精神健康损害风险的赌博或者打赌行为,未达到障碍或者疾病的诊断标准。

2. 双相 I 型和 II 型障碍 两者症状有重叠,但赌博障碍患者有沉溺赌博经历,出现易激惹等症状一般是在减少或停止赌博时,心情抑郁时将赌博作为缓解手段。而双相障碍的躁狂或者轻躁狂发作的诱发因素可能涉及应激事件、睡眠减少等情况,或者具有季节性变化特征,并且表现为持续数日的情绪高涨、思维奔逸等特征。

五、干预与治疗

仅有一小部分赌博障碍患者会就赌博相关问题寻求专业帮助。目前最有效的治疗方法是心理学干预,特别是基于认知行为治疗的方法和动机访谈。药物治疗对于有并发症的患者更为有效。对于赌博所导致的一系列情绪问题可采取对症治疗,例如焦虑、抑郁可以给予抗焦虑、抗抑郁治疗。近年来,不断有团队对药物和非药物治疗赌博障碍的研究进行荟萃分析和系统综述,综合、比较不同药物/疗法的效果、持久性等,包括赌博症状、严重程度、赌博频率、花费在赌博上的金钱/时间等指标,为治疗赌博障碍提供了重要参考,但目前尚无标准化指南。

(一)药物治疗

目前还没有一种药物以赌博障碍作为正式适应证获得批准,但药物治疗能够有效减少赌博频率和对赌博的渴求。阿片受体拮抗剂、抗抑郁药和心境稳定剂是最常使用的药物。

1. 阿片受体拮抗剂 阿片受体拮抗剂在赌博障碍中的应用机制主要是基于其在物质使用障碍中的疗效证据。此类药物可能通过拮抗 μ-阿片受体(MOR)调控中脑边缘系统多巴胺神经通路,从而抑制病理性奖赏寻求行为(如渴求),然而其在赌博障碍中的特异性神经生物学机制,包括对腹侧被盖区(VTA)多巴胺神经元投射至伏隔核(NAc)通路的精确调控作用,仍需进一步的临床前及临床研究验证。研究最多的是纳曲酮,可减少赌博冲动和行为,改善问题性赌博的严重程度和心理社会功能。每日使用的剂量范围从 25mg 至 250mg 皆有报道,低剂量(如 50mg/d)与高剂量(如 150mg/d)的纳曲酮同样有效。纳美芬(nalmefene)与纳曲酮相比,对 μ 受体亲和性更强,产生肝毒性的可能性更低,剂量范围 20~40mg/d 都有一定疗效,更高剂量(50mg/d 或者 100mg/d)耐受性可能会更差。

2. 抗抑郁药 最初采用选择性 5-羟色胺再摄取抑制剂治疗赌博障碍是因为将赌博障碍归于强迫症,而选择性 5-羟色胺再摄取抑制剂参与冲动控制。通常采用中 / 高剂量,疗程长于抑郁障碍。氟伏沙明、帕罗西汀的临床疗效研究结果不一致,舍曲林和促多巴胺能抗抑郁药安非他酮无明显作用。

3. 心境稳定剂 双相障碍和成瘾行为所致障碍在冲动、行为和奖赏敏化机制上有共通之处,心境稳定剂治疗双相障碍有效,因此尝试用于治疗赌博障碍。碳酸锂可减少赌博相关想法,托吡酯无显著疗效。

4. 其他药物 N-乙酰半胱氨酸(N-acetylcysteine,NAC)是一种调节伏隔核内谷氨酸释放的氨基酸,初步证实对赌博障碍有效。第二代抗精神病药奥氮平疗效不明显。

(二)非药物治疗

主要包括心理治疗和物理治疗。药物治疗设法解决的是赌博障碍患者神经递质系统的失调,而非药物治疗主要聚焦于患者的行为、认知和动机,设法解决赌博的心理决定因素。

1. 心理治疗

（1）认知行为治疗（cognitive behavioral therapy, CBT）：CBT旨在既解决赌博的认知方面的问题（如认知偏差、源于赌博或渴求的情绪），也处理行为方面的问题（如通过确定外部诱因、练习诱因的备选反应、改善赌博备选方法等），其目标是调整导致赌博障碍的认知和行为。该疗法注重于纠正患者的认知与侥幸心理，比如阐述赌博的原理，向患者分析胜负率和风险，揭露赌局后面的操纵黑手，强调赌博对家庭的伤害等。再结合一些行为疗法，最终达到让患者不再对赌博产生冲动的目的。经典的结构方法包括认知重构、解决问题技巧、社会技能培训和预防复发，使患者直面赌博的严重后果，认识到自己的责任和义务。CBT能够有效地减少赌博障碍的严重程度、赌博频率以及经济损失，并且短期和长期都有作用。CBT的优势在于其结构良好、经济可行，具有长期的积极作用，并且后续复发风险低；缺点是脱失率相对较高，治疗过程中复发频率高，依从性较低，对于特殊人格的患者（如寻求刺激和情绪调节有问题的患者）难度较高。

（2）动机干预（motivational interventions, MI）：MI是一种以患者为中心的心理干预方法，其核心机制在于通过专业化的反思性倾听、共情性理解和引导式提问等技术，系统性地处理患者在行为改变过程中出现的矛盾心理。MI试图通过权衡改变赌博行为的利弊等方法，来解决患者对于改变的矛盾心理。访谈者的定位是非评判性的、非冲突性的、非对抗性的、合作性的，诱发患者自身的动机，尊重他们的自主权，从而加强治疗中的参与度，解决矛盾心理，激发患者戒赌的决心，指导患者选择健康的行为。干预通常每次持续不到10分钟、少于4次，其内容变异大，可能具有强化动机的作用。MI可以单独进行，也可以与CBT联用。

（3）戒赌者互诫协会（Gambler's Anonymous, GA）：GA仿效嗜酒者互诫协会建立，以12步模式为基础。GA的理论基础是赌博是一种疾病，需要完全戒除。GA旨在让赌博障碍患者承认自身有问题，并强调团体治疗是一种支持和积极强化的手段。目前对GA的疗效知之甚少，部分原因是该程序的核心是患者是匿名的。有研究报道参加GA、接受专业照护的患者戒赌可能性更高。

（4）暴露与反应阻止疗法（exposure-response prevention therapy, ERP）：其目标是通过将患者暴露于赌博环境或者给予其赌博环境相关线索，以引发患者的赌博渴求和冲动，然后使其以一种更为自控的方式逐步抵制这些欲望。

目前所应用的短期和长期心理学干预都能显著改善赌博行为频率和严重程度。药物治疗联合心理干预比单独采用药物治疗更为有效。

2. 物理治疗

非侵入性脑刺激（non-invasive brain stimulation, NIBS）技术，如经颅直流电刺激（transcranial direct current stimulation, tDCS）和经颅磁刺激（transcranial magnetic stimulation, TMS），通过选择性地调控特定脑区或环路，促进或者抑制其神经活动，从而达到干预赌博障碍的目的。大部分tDCS和TMS的研究是以背外侧前额叶皮质为靶区进行干预，有益于改善赌博相关的认知过程。

赌博障碍是广泛的生物、心理和社会风险因素引发的复杂精神健康问题，因此需对患者进行综合性管理，例如行为管理（如限制获取赌博资金、限制进入赌博场所等）、家庭监督支持等，结合临床干预和治疗，以预防或减少复发。

第三节　网络成瘾障碍

近几十年来随着互联网爆发式的发展，网络的使用成为我们日常生活的一部分，网络过度使用的相关问题日益引发关注。网络成瘾障碍（internet addiction disorder, IAD）的概念于20世纪90年代中期首次提出，简称网瘾，也被称为问题性网络使用（problematic internet use, PIU）、强迫性网络使用（compulsive internet use, CIU）、病理性网络使用（pathological internet use, PIU）等。根据《中国青少年健康教育核心信息及释义（2018版）》，网瘾指在无成瘾物质作用下对互联网使用冲动的失控行为，表现为过度使用互联网后导致明显的学业、职业和社会功能损伤。在已有的报道中,网瘾的患病率存在很大的地区和种族差异,全球综合总患病率约为14%。以非洲地区的患病率最高,其次为地中海地区,在欧美的患病率相对较低。从经济发展水平来看,网瘾在中低经济发展水平地区的患病率最高。游戏障碍患者以男性、儿童、青少年人群为主。根据核心行为特征,网瘾具体包括网络游戏障碍(internet gaming disorder,IGD)、网络色情成瘾(internet pornography addiction)、网络社交成瘾(cyber-relational addiction)、网络购物成瘾等。

网瘾中最为常见的是网络游戏障碍。全球流行病学调查显示,网络游戏障碍患病率约为5%~6%,亚洲国家患病率显著高于欧美,青少年男性群体患病风险最高。网络游戏障碍显著高于其他网络成瘾障碍的患病率(如网络购物成瘾约1%~3%,网络社交成瘾约3%~5%)。2018年,世界卫生组织(WHO)在ICD-11中将游戏障碍纳入精神与行为障碍章节,定义为一种持续或反复使用电子游戏的行为模式,并于2022年开始正式启用。其特征包括:①对游戏行为的失控;②游戏成为日常生活中的优先行为;③尽管出现负面后果仍持续游戏行为。这一定义为游戏障碍的临床诊断和研究提供了明确依据。在美国精神医学学会(APA)2013年5月发布的DSM-5中,首次设立了网络游戏障碍条目,但并不属于正式诊断项目,而是列在附录中的"尚需进一步研究和观察的精神障碍"。随着全球范围内游戏玩家数量的迅速增长,游戏障碍的发病率逐渐增高。

网络色情成瘾也称为问题性网络色情使用,或电子色情成瘾,属于过度性功能症的一种,表现为网络色情视频及色情文学的过度浏览及其带来的不良反应。网络社交成瘾,也称为社交媒体成瘾或问题性社交媒体使用,属于社交成瘾障碍中的一种,表现为对连接、刷新和浏览自己及朋友的社交网络网页产生依赖。网络赌博成瘾(online gambling addiction),属于病理性赌博的一种,表现为通过互联网过度参与赌博行为的病态表现,可参考上一节介绍。网络购物成瘾(online shopping/trading addiction)是指个体对网络购物行为的持续性、强迫性依赖,伴随过度消费、对购物的失控性冲动以及戒断反应,并导致不良后果。短视频成瘾(short-form video addiction)是对在线视频(包括电视节目、电影、短视频等)过度观看而产生不良后果。虚拟现实成瘾(virtual reality addiction)是指个体对虚拟现实技术、沉浸式虚拟环境或交互式虚拟媒体的过度依赖,从而对现实生活功能产生损害。然而,这些网络成瘾的诊断分类仍存在较大争议,尚未被纳入国际权威诊断标准(如ICD-11或DSM-5),其诊断主要依赖于行为成瘾的通用框架或特定评估量表(如Bergen社交媒体成瘾量表)。缺乏统一的诊断标准导致相关研究结果的可比性和临床干预的针对性受到限制,亟需进一步研究以明确其核心特征与诊断标准。

一、病因与发病机制

(一)生物学因素

网瘾发生的生物学病因与物质使用所致障碍及冲动障碍有很多相似性。网瘾患者存在额叶多个区域、腹侧和背侧纹状体等奖赏相关脑区的结构和功能异常、执行控制功能下降、高冲动性以及认知灵活性降低等。网瘾患者中脑多巴胺和5-羟色胺水平降低,提示与奖赏及认知控制相关的神经传导发生改变。

(二)精神心理因素

网瘾相关的精神心理因素主要包括自卑、孤独、社交焦虑、缺乏有效的防御机制、追求即刻满足等。网瘾患者往往由于对现实的不满和人际交往的焦虑,从而沉迷于虚拟的网络空间中来逃避现实压力和寻求满足。此外,既往成瘾和/或精神疾病史、情感空虚、情绪调节能力弱、心理不成熟、高冲动性、高神经质、低自我效能感、低生活满意度、感知压力较大、抑郁、焦虑等也是网瘾的高风险因素。部分网瘾患者可能还具有攻击性和暴力问题。还有些患者可能混淆现实的身份与游戏中所扮演的角色。

(三)社会和家庭因素

良好的社会支持系统是网瘾的保护性因素。在校园欺凌受害者、犯罪受害者及有网瘾朋友的人群中,网瘾发生率较高。父母受教育水平、教养方式与儿童青少年网瘾的发病风险有关;监护人陪伴缺失或监护不力的儿童青少年更有可能发生网瘾。家庭关系不和谐、单身或离异等与成人的网瘾风险有关。缺乏有效的社会联系和社会支持是网瘾的风险因素,患者往往通过虚拟人际关系和支持来缓解他们的孤独。师生关系或同学关系不良等学校氛围较差因素也与网瘾的发生相关。此外,初次接触网络的年龄越小,使用社交网络及线上游戏的频率越高也会增加网瘾发生的风险。

二、临床表现

(一)精神心理症状

网瘾患者最常见的伴随发生的精神症状是抑郁障碍和注意缺陷多动障碍。此外,网瘾患者伴发焦虑障碍和物质使用所致障碍的风险也显著增加。网瘾患者的典型精神心理症状还包括因为上网而产生内疚感,变得孤立,时间观念混乱,防御心理增加,逃避工作,易激惹,情绪波动大,恐惧,孤独,厌倦日常生活,拖延等。过度沉溺网络游戏或网络社交中的虚拟角色往往容易导致迷失自我,对现实中的自我缺少正确认识,诱发多种心理问题,如强迫症、焦虑抑郁、人际关系障碍、敌对、偏执、躯体化症状等。一旦停止上网便会产生强烈渴望,难以控制对上网的需要或冲动,这种冲动使其工作学习时注意力不集中、不持久,感到记忆力减退、逻辑思维迟钝,情绪低落、悲观、消极,出现精神戒断症状,包括抑郁、易怒、焦虑、易激惹、攻击性言行、注意力不集中、负罪感等。

(二)躯体症状

网瘾患者常见的躯体症状包括:①眼睛:干眼症、视力下降、眼睛疲劳和疼痛等;②肌肉:肩、背、颈肌肉劳损,体能下降等;③睡眠:昼夜节律紊乱、失眠、睡眠不足等;④消化系统:食欲缺乏、消化不良、胃溃疡、营养缺乏、体重增加或减轻等;⑤免疫系统:免疫功能下降等;⑥神经系统:头痛、腕管综合征、癫痫发作等;⑦其他:个人卫生状况差,重者可因久坐形成下肢静脉血栓,甚至引发肺栓塞而猝死。停止上网后,网瘾患者会出现躯体戒断症状,主要包括失眠、头痛、消化不良、恶心厌食、体重下降、心跳加速、肩背肌肉紧张和呼吸急促等。

(三)行为表现

网瘾的典型表现为频繁寻求上网活动的行为。青少年网瘾患者常因沉迷于网络而引起学习成绩的大幅下降,不能集中精力听课,不能按时完成作业,甚至逃课、辍学。为了能上网,不惜用掉自己的学费、生活费,甚至借款。为隐瞒上网的行为而撒谎,乃至丧失人格和自尊,严重者还会发生偷窃、抢劫等违法行为。社会功能损害还包括拒绝上学和社交活动,家庭冲突增多,重要关系丧失,学业成就受损等。

(四)性格改变

网瘾患者大多喜欢独处、敏感、倾向于抽象思维、警觉、不服从社会规范、易激惹、忧虑、抑郁、烦躁不安、易受环境支配、失眠、遭遇挫折时容易沮丧悲观、缺乏与他人接近的勇气等。此外,一些与抑郁相关的人格特征,如低自尊、缺乏动机、寻求外界认可、害怕被拒绝等也可能是网瘾发生的诱因。

三、诊断标准

(一)诊断依据

目前已有一系列可用于筛查网络成瘾障碍的量表,虽然问题各不相同,但都包含评估网络过度使用、戒断症状、耐受性和负性影响这四个方面的内容。其中最常使用的是网络成瘾量表(Internet Addiction Test,IAT)。IAT是基于DSM中对于精神疾病,特别是成瘾性疾病的诊断条目发展而来的网瘾筛查量表,有很好的信度和效度,常用的是20道题目的版本。此外还有问题性网络使用量表(Problematic Internet Use Questionnaire,PIUQ)和强迫性网络使用量表(Compulsive Internet Use Scale,CIUS)等。

K. W. Beard 在 2005 年提出了网瘾的 5 条核心症状,包括:①上网行为占据了个体日常生活的主要内容；②需要上网的时间越来越长；③尝试控制、中断或停止使用网络的努力失败；④在试图停止网络使用时出现烦躁不安、情绪化、抑郁或易激惹等戒断症状；⑤上网的时间比预计的要长。此外，Beard建议诊断网瘾时必须符合以下症状中的至少一条：①因上网而危及或有可能失去重要的关系以及教育或工作机会；②向家庭成员、医师或其他人撒谎以隐瞒他们上网的行为；③以上网作为逃避问题或缓解烦躁情绪（例如内疚、焦虑、抑郁、无助）的一种方式。

网络游戏障碍的诊断可依据DSM-5和ICD-11中的相关诊断标准，其诊断条目是基于病理性赌博和物质使用所致障碍的诊断发展来的。DSM-5中对网络游戏障碍提出9条诊断标准，包括：①对玩游戏的渴求（玩游戏的行为、回想玩游戏和期待玩游戏支配了个体的日常生活）；②不能玩游戏时出现戒断症状（表现为易怒、焦虑、悲伤）；③耐受症状（需要玩游戏的时间越来越长）；④无法控制要玩游戏的意图；⑤因游戏而对其他爱好丧失兴趣；⑥即使知道玩游戏的潜在危害仍难以停止；⑦因玩游戏而向家人、朋友撒谎；⑧用游戏逃避问题或缓解负性情绪；⑨玩游戏危害到工作、学习和人际关系。ICD-11对游戏障碍提出了3条诊断标准，包括：①对玩游戏的控制受损（如对时间、频率、场合等不能控制）；②玩游戏的重要程度高于其他兴趣爱好和日常生活；③即使导致了负面影响，玩游戏行为仍在继续和升级。无论是DSM-5还是ICD-11，都列出了区分病理性游戏行为的两条核心特征：一是游戏障碍者不仅花费大量时间和精力用于玩游戏，更重要的是，他们忽略了现实生活，无法再承担以往的社会角色；二是他们丧失了对自我行为的控制，让游戏完全支配了生活。

针对其他几种网络成瘾的类型，目前尚无确切的诊断标准，一般通过量表评分来进行严重程度的评判，如Bergen社交媒体成瘾量表（Bergen Social Media Addiction Scale，BSMAS）来诊断社交媒体成瘾，短视频应用成瘾量表（Short-form Video Application Addiction Scale）来评估短视频成瘾。对于其他类型的网络成瘾仍需要进一步的研究来确定特异症状与诊断标准的应用。

（二）病程评估

网瘾的发展可分四个阶段（以网络游戏障碍为例）：①开始有些沉迷游戏，但学习或工作还没有明显受影响；②玩游戏有些失控，还能坚持学习或工作，但学习成绩或工作效率开始下降；③沉溺于游戏并严重影响睡眠和学习/工作，虽还能勉强坚持上学/上班，但经常迟到、精神不振、成绩/工作绩效显著下降，如大学生会开始出现考试不及格等严重情况；④放弃学习/工作，玩游戏至深夜甚至通宵，白天睡觉，不出门，不与人交往。

网瘾诊断时，除了关注临床特征以外，还应注意病程标准，即上述上网或游戏的行为模式持续存在或反复发作并持续至少12个月，但如果症状足够严重且满足其他诊断要点，持续时间可短于12个月。

（三）伴发疾病

网瘾的共病研究显示，网瘾患者常合并发生以下五类精神障碍或症状：①分裂型人格障碍；②不同程度的抑郁障碍；③应激反应及适应障碍；④精神分裂症前驱期和慢性期；⑤品行障碍。此外，网瘾常与物质使用所致障碍、注意缺陷多动障碍、焦虑障碍、双相障碍、睡眠障碍、人格障碍、社交焦虑障碍等其他精神障碍共病。

（四）鉴别诊断

网瘾诊断时注意与危害性游戏行为、赌博障碍、精神障碍（如焦虑障碍、抑郁障碍、双相障碍、人格障碍等）及物质使用所致障碍进行鉴别。网瘾的临床识别率较低，患者首次就诊时，很容易被诊断为抑郁障碍，很少被直接诊断为网瘾或游戏障碍。多次就诊者，也很容易被诊断为双相障碍、人格障碍以及精神分裂症。鉴于青少年中网瘾的高发病率，建议精神科医师接诊青少年患者时，将网络游戏接触史纳入病史询问范围，常规筛查判断网瘾发生的可能性。

在当代社会，几乎所有的事物都与互联网有或多或少的联系。上网不仅指坐在电脑前，用手机、平板电脑及其他电子产品都可以上网。因此，过度的网络使用不能仅以电脑使用时长为标准进行区分。网络游戏障碍的临床诊断需要注意区分游戏障碍与正常游戏行为。对于从事游戏产业相关个体而言,高强度的游戏行为可能是其职业内容的一部分,不应诊断为网络游戏障碍。

四、干预与治疗

(一)治疗原则

针对高发人群进行预防性干预,可以显著减少网瘾发病率及疾病负担。目前还没有针对网瘾的特效干预手段,由于网瘾患者常伴有躯体或精神疾病,需要心理治疗和药物治疗等多种手段结合进行个体化的综合干预。在综合干预过程中,需要医疗卫生机构、学校、家庭、社会等多方面的协调及监督。

(二)干预方式

1. 社会心理疗法　社会心理干预是网络成瘾障碍的主要治疗方法,包括认知行为治疗、动机激励访谈、团体及家庭治疗、行为矫正等,这些疗法对减少网瘾患者的失控性上网行为、增强戒断动机、纠正认知偏差及促进长期康复有效。鼓励网瘾患者参加相关的网瘾交流自助组织,也对患者的治疗和恢复有帮助。

2. 药物疗法　目前针对网瘾暂无具有临床适应证的药物治疗方法,药物治疗缺乏临床研究证据,但网瘾患者可能存在精神、躯体等健康问题以及共病问题,需要药物对症治疗。网瘾患者容易发脾气,受干扰时情绪不稳定,可用心境稳定剂进行干预,例如使用丙戊酸镁治疗,一般不主张用碳酸锂。5-羟色胺再摄取抑制剂合并抗精神病药物的综合治疗方案可改善患者的依赖和焦虑症状,抗抑郁和抗焦虑药物如艾司西酞普兰、安非他酮等能够有效改善网瘾患者的抑郁、焦虑症状,降低对网络的渴求。药物治疗过程中,临床医师应该细致观察患者的病情发展变化,及时调整剂量或更换相关药物。

3. 物理治疗　仅有少量研究报道对网瘾患者进行非侵入性神经调控干预可增强大脑控制功能、减少网瘾相关冲动行为,包括重复经颅磁刺激(repetitive transcranial magnetic stimulation,rTMS)及经颅直流电刺激(tDCS)等,但目前尚缺乏大样本一致性研究,有效性仍待进一步评估。

4. 综合治疗　网瘾综合治疗是目前推荐的主要治疗模式,结合社会心理干预、药物治疗和物理治疗等手段,针对患者的个体化需求制定治疗方案,效果优于单一治疗。

(三)预防及预后

网瘾是生理-心理-社会共同作用的复杂疾病,影响网瘾治疗进程和治疗效果的因素包括:①网瘾严重程度;②伴发的躯体健康问题;③学业、职业、人际关系、家庭关系、生活质量等社会功能情况及相关背景信息;④合并其他精神障碍情况;⑤其他:患者治疗依从性、自我效能感、社会经济水平等。

重视在网瘾高危人群,尤其是儿童青少年中进行定期筛查和评估,建立包括普遍性预防、针对性预防、早期发现及治疗等措施的三级预防体系,减少或消除致病因素,提高高危人群的心理健康水平,做到早期识别、早期诊断与早期干预。大一学生是网瘾发生发展的重灾区,寒暑假成为学生网瘾发生发展的高危时间段,建议进行重点筛查。网瘾的预防和干预需要家长和老师同心协力,必要时联合心理医师合理引导,才能达到较好的效果。

(四)康复与管理

网瘾具有慢性复发性的特征,网瘾治疗的目标是通过社会心理康复和后续管理预防复发,促进社会功能恢复,使患者回归社会。经过治疗病情趋于稳定的患者,应继续接受巩固性的心理治疗,必要情况下按时按量服药,防止复发。做好出院患者的定期随访工作,使患者能够接受及时的、有针对性的专业指导和医疗服务。动员家庭成员支持和参与患者的康复活动,指导家庭成员为患者制定生活计划,努力解决患者的心理健康问题和日常生活中的实际困难。

(时　杰)

思考题

1. 成瘾行为所致障碍的主要特征有哪些?
2. 简述成瘾行为所致障碍和物质使用所致障碍的异同点。
3. 赌博障碍的诊断要点有哪些?
4. 赌博障碍的病理机制有哪些?
5. 网络成瘾障碍的分型、临床表现、治疗原则是什么?
6. 在诊断网络成瘾障碍时,应注意与哪些精神障碍鉴别诊断?

第十九章
睡眠-觉醒障碍

- 失眠障碍是最常见的睡眠障碍,是多种躯体疾病和精神障碍的危险因素,临床症状包括入睡困难、睡眠维持困难、早醒和日间功能受损,主要治疗方法包括心理治疗、药物治疗、物理治疗、中医治疗和综合治疗等。

- 睡眠相关呼吸障碍是一类以睡眠期呼吸节律异常和/或通气异常为特征的疾病。临床表现包括打鼾、可见的呼吸暂停、憋醒、晨起口干、日间嗜睡、注意力不集中等,治疗方法包括持续气道正压通气治疗、口腔矫形器、手术治疗等。

- 中枢性嗜睡是一类由内源性睡眠-觉醒中枢异常所致的以日间过度嗜睡为主要特征的疾病,以发作性睡病、特发性嗜睡和克莱恩-莱文综合征常见。

- 昼夜节律相关睡眠-觉醒障碍是由睡眠-觉醒周期与人体24小时生物节律失调所致的一类睡眠障碍。

- 异态睡眠是指在非快速眼动睡眠期、快速眼动睡眠期,或从清醒向睡眠转换或睡眠向觉醒转换阶段发生的非自主性躯体行为或体验。

第一节 概 述

睡眠是哺乳动物维持体内平衡的一个重要组成部分,对自身和物种的生存至关重要。人类有1/3的时间在睡眠中度过,机体可以通过睡眠保存能量、增加代谢产物排出、增强免疫功能、促进发育和促进记忆巩固。睡眠和觉醒分别受脑内不同系统的控制,它们之间的周期性变化是脑内相关系统相互作用的动态平衡结果,同时也受昼夜节律过程和睡眠稳态过程的调节。此外,睡眠与觉醒还与自然环境及社会心理因素密切相关。睡眠障碍是日常就医行为中最常见的主诉之一,其既可以是独立存在的原发性疾病,也可继发于某些精神障碍或躯体疾病。随着经济发展、生活节奏加快和社会压力增加,睡眠-觉醒障碍的发生率日益增加。据统计,全球范围内睡眠-觉醒障碍的患病率为9%~15%,年经济损失达数千亿美元。睡眠-觉醒障碍不仅会影响工作、学习等日常生活,还可能会增加心脑血管疾病(如高血压、冠心病等)、代谢性疾病(如糖尿病、肥胖等)、神经系统疾病(如痴呆、帕金森病等)以及情绪障碍(如抑郁障碍和焦虑障碍)的患病风险,严重危害身体和心理健康。

鉴于ICD-11中关于睡眠障碍的描述只有分类而无具体的诊断标准,本章诊断标准参考目前国际上常用的睡眠障碍分类系统,即国际睡眠障碍分类(International Classification of Sleep Disorders,ICSD),并对主要睡眠障碍标注ICD-11诊断编码。ICSD已经更新至第3版(ICSD-3),2023年对ICSD-3中的小部分内容进行了修订,形成了ICSD-3-TR版。ICSD-3-TR涵盖了近100种睡眠-觉醒障碍,根据疾病的主要临床表现分为以下七类:失眠障碍、睡眠相关呼吸障碍、中枢性嗜睡、昼夜节律相关睡眠-觉醒障碍、异态睡眠、睡眠相关运动障碍和其他睡眠障碍。失眠障碍是一般人群中最常见的睡眠-觉醒障碍,以入睡困难、睡眠维持困难、早醒和日间功能受损为主要表现;睡眠相关呼吸障碍以阻塞性睡眠呼吸暂停低通气综合征最为常见,其发病与解剖异常(如咽腔狭窄、扁桃体肥大、小颌畸形)和非解剖异常(如低觉醒阈值、高环路增益)等有关,是心脑血管疾病的高危因素;中枢性嗜睡以发作性睡病最多见,通常起病于青少年,以睡眠发作、猝倒、睡瘫和睡眠幻觉为主要临床表现;昼夜节律相关睡眠-觉醒障碍是由内源性昼夜节律与外部环境不同步引起,可诱发生理功能紊乱并造成社会功能受损;异态睡眠是指从入睡至觉醒这一过程中任意时段发生的非自主性躯体行为或体验,儿童以睡行症和睡惊症多见,成人以快速眼动睡眠行为障碍多见,可能与中枢神经系统突触核蛋白病变有关;睡眠相关运动障碍,如不宁腿综合征及周期性肢体运动障碍也可显著影响睡眠,常常被误诊为失眠障碍。

在本章中将重点介绍失眠障碍、睡眠相关呼吸障碍、中枢性嗜睡和其他类型睡眠-觉醒障碍。

第二节　失眠障碍

一、概述

失眠障碍是指尽管有适当的睡眠机会和睡眠环境,仍然对睡眠时间和/或睡眠质量不满意,并且影响日间功能的一种主观体验,是最常见的睡眠障碍。失眠障碍通常伴随着日间功能受损,如疲劳或精力差、日间困倦、注意力或记忆力损害、情绪紊乱等,降低个人生活质量。长期失眠可导致免疫功能失调、诱发或加重心血管系统疾病,严重者出现精神障碍或增加自杀风险。

二、流行病学

由于失眠定义、诊断标准、调查方法、研究人群各异,失眠症状或者失眠障碍的患病率在4%~50%之间。2002年全球失眠流行病学问卷调查显示,45.5%的中国人在过去1个月中经历过不同程度的失眠,其中约10%达到失眠障碍的诊断标准。2017年一项荟萃分析指出中国普通人群的失眠障碍患病率为15%,受评估工具的影响,这个比例比西方国家偏低。此外,失眠障碍的患病率呈逐年上升趋势,《健康中国行动(2019—2030年)》的目标之一便是减缓失眠现患率的上升趋势。

约50%的失眠障碍患者病程呈慢性化。一项长达5年的纵向研究发现,成人的失眠持续率为41.6%,提示失眠病程具有显著的持续性。这项研究也显示一部分失眠人群在某个时间点是可以(自然)缓解的。关于中国人群的失眠病程转归数据较少。普通成人人群和青少年人群的失眠发生率比较类似,大约在6%。从儿童期进入青少年时期,失眠的持续率较低,大约为15%;中年女性和中年男性分别为42.7%及28.2%。

流行病学显示,失眠障碍的患病率在普通人群中随着年龄的增长而增加。儿童慢性失眠障碍的患病率为4%,成人为9.3%,而老年人高达38.2%。不同年龄的人对睡眠的需求量存在较大差异,睡眠时间随着年龄的增长而减少,老年人夜间睡眠时间缩短,可以通过白天小睡或者打盹来缓解夜间有效睡眠不足带来的疲劳。

失眠障碍的患病率存在性别差异,一项荟萃分析显示,女性的患病风险是男性的1.41倍。然而,在儿童(<12岁)中并没有发现失眠存在性别差异。因此,有研究者提出青春期是女性出现失眠的主要阶段,月经初潮后的女性比月经初潮前的女性的失眠现患率高2.75倍。另外,月经初潮前的女性与相同年龄阶段男性的失眠现患率相仿,提示失眠的性别差异可能在女性月经初潮出现。

三、病因与发病机制

常见的失眠障碍风险因素有:①心理因素:生活和工作中的各种不愉快事件可造成焦虑、抑郁、紧张并诱发失眠。另外,失眠患者常常对自身健康状态要求过高,过分关注。②环境因素:环境嘈杂、空气污浊、居住拥挤或突然改变睡眠环境。③睡眠节律改变:夜班和白班频繁变动,或跨越时区等引起生物钟节律变化。④生理因素:瘙痒、疼痛、疲劳等。⑤药物和食物因素:酒精、咖啡、茶叶、甲状腺素、可卡因、糖皮质激素和抗帕金森病药物等。某些药物对睡眠有干扰作用,如拟肾上腺素药物常引起头痛、焦虑、震颤等。精神活性药物撤药反应可引起反跳性失眠。⑥精神障碍:各类精神障碍大多伴有睡眠障碍,如躁狂发作时因昼夜兴奋不安而少眠或不眠,抑郁发作可导致早醒。⑦各种躯体疾病。

目前,主要的失眠病理机制假说包括 3P 模型和过度觉醒假说,这两种假说分别是心理学和生物学的代表。另外,van Someren 近期提出了失眠和夜间情绪性记忆处理异常有关的新假说——情绪应对假说。

(一) 3P 模型

美国学者 Spielman 提出 3P 模型,用来解释失眠的发生、发展和持续。"3P"指的是易感因素、促发因素、维持因素。上述 3 个因素累积超过了发病阈值,将会导致失眠的发生和维持。易感因素是指容易引起失眠的高危因素,包括年龄、性别、遗传及人格特质等先天因素。具有这些易感因素的人,相对容易失眠,但不代表其一定会罹患失眠。促发因素是指诱发失眠发生的生活事件,包括负面应激事件及正面突发事件,可引起失眠症状的急性发生。维持因素是指使失眠得以持续的因素,包括对失眠的不恰当信念、不良的睡眠习惯及应对方式、焦虑或抑郁的情绪。

(二) 过度觉醒假说

失眠是一种横跨 24 小时的过度觉醒状态,具体体现在生理、大脑皮质和认知 3 个不同层面上。

1. 生理性过度觉醒　在主观症状方面,表现为失眠伴发的心慌、多汗、紧张、焦虑等症状;在客观指标方面,表现为交感神经过度兴奋、单胺类物质水平增高、皮质醇分泌增多、体温升高、代谢率增高、夜间褪黑素分泌减少等。

2. 大脑皮质过度觉醒　β 波反映大脑处理感觉信息的过程,既往研究发现,失眠患者夜间 β 波增多,提示失眠患者皮质活动存在过度觉醒。

3. 认知性过度觉醒　由于慢性失眠的经历,失眠患者产生对失眠的焦虑、紧张情绪,并表现为选择性注意睡眠相关线索、计划入睡和睡眠努力增加。

(三) 情绪应对假说

失眠患者的不稳定快速眼动睡眠干扰了蓝斑核通过特定的神经调节环境调控大脑边缘回路的突触可塑性这一过程,导致情绪适应不足、过度觉醒累积,最终可能演变为焦虑障碍、抑郁障碍等其他精神障碍。

四、临床表现

(一) 失眠症状

1. 入睡困难　在适当的睡眠机会和睡眠环境下,往往花费较长时间才能入睡。入睡快慢的标准存在年龄差异,在儿童和青少年中,入睡潜伏期>20 分钟就视为有临床意义,而在中老年人中需>30 分钟才具有临床意义。

2. 睡眠维持困难　夜间频繁觉醒或者醒后难以再次入睡,通常夜间觉醒次数>3 次或入睡后清醒时间>30 分钟具有临床意义。

3. 早醒　早晨醒来的时间远远早于期望的起床时间。通常指睡眠终止时间至少要早于所期望起床时间 30 分钟,但也要考虑患者的就寝时间。例如:患者习惯早睡(如晚间 9 点),在总睡眠时长合理的情况下,凌晨 4 点起床也不能视为一种失眠症状。这种早睡早起的习惯多见于老年人。因此,老年人出现早醒情况,需要鉴别是否获得充足的睡眠时间,不能一概而论被判断为存在早醒问题。

4. 其他症状　儿童在就寝时间不肯上床睡觉,无法单独入睡,需要照料者陪伴等。

(二) 觉醒期症状

失眠障碍患者普遍存在非特异性觉醒期症状(日间症状),但程度轻重不一。

1. 患者常出现疲劳或全身不适感,注意力下降,白天嗜睡,家庭、社交、职业、学习或其他重要方面的功能损害,严重者可导致各种差错或事故的发生。

2. 患者常伴发焦虑、抑郁等情绪,严重者可共病焦虑障碍、抑郁障碍。

3. 失眠患者还会出现头痛、头晕、胃肠功能紊乱等其他躯体症状。

(三) 临床分型

目前,对失眠机制的理解有限,失眠与共病的躯体疾病、精神障碍或物质使用之间的因果关系尚不确定;并且随着时间推移,失眠有相对独立或完全独立的病程发展,所以失眠障碍不再被划分为原发性和继发性。另外,由于缺乏病理生理学上或临床上的证据,ICSD-2 基于病因的分型体系如生理心理性失眠、特发性失眠、矛盾性失眠等已被 ICSD-3 和 DSM-5 的病程分型所取代。这是因为大部分患者存在一种或多种可能促发失眠的危险因素或合并症,很难确定失眠的独立病因,以致难以区分,而且各种亚型的治疗方法相似。

根据 ICSD-3,失眠障碍根据病程可分为慢性失眠障碍(≥3 个月)、短期失眠障碍(<3 个月)和其他失眠障碍。慢性失眠障碍最常见的临床表现是睡眠起始困难、睡眠维持困难或者同时合并这两种症状,并存在失眠的维持因素。短期失眠障碍的基本特征是突然起病的睡眠起始困难和/或维持困难,通常有具体的应激事件(促发因素)作为诱因,如人际关系改变或破坏、时差等事件。其他失眠障碍的诊断仅在患者不能满足慢性失眠障碍和/或短期失眠障碍的情况下给予,该诊断的使用需要慎重。此外,如果存在明确的临床证据,也可以在 ICSD-3 亚型基础上再划分基于病因的 ICSD-2 亚型。2023 年发布的 ICSD-3-TR 中失眠障碍的分类较 ICSD-3 无变化,仅在诊断标准中细化了排除标准。ICSD-3-TR 中,短期失眠障碍诊断标准与慢性失眠障碍类似,但病程少于 3 个月且没有频率的要求。

最近,荷兰学者基于一组包括情感、人格及生活史特质等多维度的生物学特征,通过潜在类别分析,将失眠障碍划分为 5 种亚型:①高度痛苦;②中度痛苦,对奖赏敏感;③中度痛苦,对奖赏不敏感;④轻度痛苦,高度反应性;⑤轻度痛苦,轻度反应性。这 5 种亚型稳定性较高,而且对临床具有指导意义,比如不同失眠亚型者抑郁障碍终生患病率相差 5 倍余。

综上,失眠障碍的患病率高,严重影响生活质量,而且现有的亚型难以满足临床诊疗的需求,因此进行更为全面、明确的失眠障碍亚型划分,将有助于制定个体化诊疗方案。

五、评估、诊断与鉴别诊断

(一) 评估

评估目标是确定睡眠问题的性质和严重程度,从而做出临床诊断和制定合理的治疗方案,包括临床病史、主观测评和客观测评。

1. 临床病史

(1) 主诉:本次就诊希望解决的睡眠问题,核心信息包括失眠的具体特点(入睡困难、睡眠维持困难、早醒)、日间症状及其基本表现、发展变化和持续时间。需要了解首次失眠发生的年龄、诱发因素、表现、病程演变及诊疗经过。

(2) 睡前状况:评估患者从傍晚到卧床入睡前的行为模式、心理活动和情绪状态,了解睡眠环境,包括卧室的温度、光照、噪声,寝具的舒适度等。

(3) 睡眠-觉醒节律:了解患者日常作息习惯,初步评估其睡眠-觉醒规律,排除昼夜节律相关睡眠-觉醒障碍。

(4) 夜间症状:从入睡到清晨睡醒的过程中,可能出现的与睡眠相关的症状,主要表现为三组性质不同的症状群或综合征:严重打鼾;肢体异常的简单刻板动作和/或感觉;睡眠过程中出现各种本不应该出现的事件(突然坐起、高声喊叫、下床穿衣走动、短暂性记忆障碍等)。这些异常行为事件可能是某种睡眠、神经或精神障碍的症状,需要进行检查,明确相关病因。

(5) 日间活动和功能:包括是否疲劳困倦,注意力是否集中,记忆力是否受损,情绪是否受到影响及躯体健康是否受到损害。

（6）其他病史：有无慢性躯体疾病、精神障碍疾病及治疗情况；近期是否服用中枢神经兴奋类、激素类等药物；是否存在物质滥用情况（如吸毒、酒精依赖、尼古丁依赖）；近期是否经历严重创伤性事件；女性患者是否处于月经期、妊娠期和围绝经期。

（7）体格检查、实验室检查和精神检查：失眠障碍与内科疾病、精神障碍或其他类型的睡眠障碍的共病很常见，因此需要进行相应检查以明确诊断。

（8）家族史：重点关注一级亲属中睡眠紊乱、精神障碍、严重或慢性躯体疾病史。

2. 主观测评

（1）睡眠日记：以每天24小时为单元，患者连续2周（至少1周）记录每天的活动、卧床时间、睡眠时间、睡眠问题及主观睡眠质量等，用于评估患者的睡眠质量和睡眠-觉醒节律。

（2）睡眠问卷：包括匹兹堡睡眠质量指数量表、失眠严重程度指数量表、Epworth嗜睡量表（Epworth Sleeping Scale，ESS）、疲劳严重程度量表、清晨型与夜晚型量表、抑郁焦虑量表等。

3. 客观测评

（1）多导睡眠监测（polysomnography，PSG）：评价睡眠相关病理生理和睡眠结构的标准方法，一般不常规用于失眠障碍的诊断，主要用于鉴别其他睡眠障碍如睡眠相关呼吸障碍或周期性肢体运动障碍引起的失眠症状。

（2）多次小睡睡眠潜伏时间试验（multiple sleep latency test，MSLT）：评估失眠障碍患者日间思睡程度最常用的方法，用于可疑发作性睡病的确诊和可疑特发性嗜睡的鉴别诊断。同样不适用于失眠障碍患者的常规检查。

（3）体动记录检查：评估睡眠-觉醒节律，确定睡眠-觉醒期运动模式的有效方法。体动记录仪使用简单、方便，可居家监测。

（二）诊断与鉴别诊断

1. 诊断标准　根据ICSD-3-TR，慢性失眠障碍（ICD-11诊断编码：7A00）的诊断标准如下，且标准A~F都必须满足。

A. 患者报告，或患者父母或照顾者观察到患者存在下列1条或以上情况：①入睡困难；②睡眠维持困难；③比期望的起床时间醒得早；④在适宜时间不肯上床睡觉；⑤没有父母或照顾者干预难以入睡。

B. 患者报告，或患者父母或照顾者观察到患者存在下列与夜间睡眠困难相关的1条或以上情况：①疲劳或萎靡不振；②注意力或记忆力下降；③社交、家庭、职业或学业等功能损害；④情绪不稳或易激惹；⑤日间瞌睡；⑥行为问题（如活动过度、冲动或攻击性）；⑦动力、精力或工作主动性下降；⑧易犯错或易出事故；⑨对自己的睡眠质量非常关切或不满意。

C. 这些睡眠/觉醒主诉不能完全由不具备合适的睡眠机会（如充足的睡眠时间）或不具备适宜的睡眠环境（如黑暗、安静、安全、舒适的环境）解释。

D. 这些睡眠困难和相关的日间症状至少每周出现3次。

E. 这些睡眠困难和相关的日间症状持续至少3个月。

F. 这些睡眠紊乱和相关的日间症状不仅是由当前的另一种睡眠障碍、躯体疾病、精神障碍或药物/物质使用所致。

短期失眠障碍的诊断标准与慢性失眠障碍类似，但病程少于3个月且没有频率的要求。诊断流程详见图19-1。

2. 鉴别诊断　失眠可以作为独立疾病存在（失眠障碍），也可以与其他疾病共存（共病失眠障碍），或是其他疾病的症状之一。在确定失眠诊断的过程中需要进行系统的病史询问、体格检查、失眠相关临床检查以区别是单纯的失眠障碍，还是共病失眠障碍，或失眠症状。

（1）其他睡眠障碍：通过系统的临床病史回顾及主客观测评手段（如睡眠日记、PSG），在以失眠为主诉的就诊者中有效鉴别其他睡眠障碍性疾病，如昼夜节律相关睡眠-觉醒障碍、睡眠相关呼吸障碍、

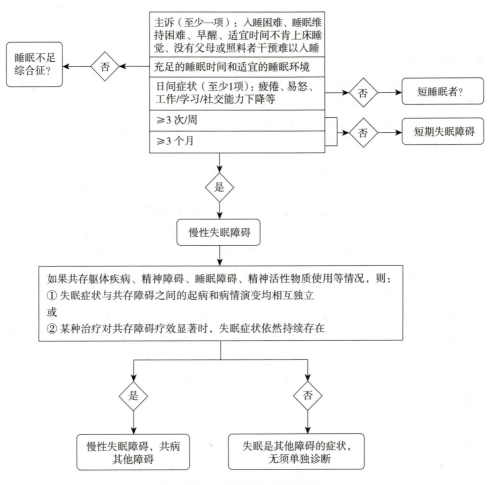

图 19-1 失眠障碍的诊断流程

不宁腿综合征及周期性肢体运动障碍等。

（2）躯体疾病：包括心血管疾病、神经系统疾病、呼吸系统疾病、内分泌疾病、消化系统疾病、肌肉骨骼系统疾病、泌尿生殖系统疾病等所致的失眠症状。

（3）精神障碍：失眠和抑郁、焦虑情绪密切相关，超过一半的抑郁和/或焦虑障碍的患者存在失眠。其他的精神障碍，如人格障碍、适应障碍，也是失眠的常见原因。系统的精神检查及相关的量表评估有助于鉴别诊断。

（4）精神活性物质或药物：中枢神经兴奋性药物、抗抑郁药物、心血管药物、麻醉性镇痛药、平喘药等，以及酒精和烟草等物质均可诱发失眠。

六、病程与预后

失眠障碍的病程具有慢性化、复发性及持续性的特点。短期失眠患者在去除相关的诱发因素后，部分患者的睡眠可恢复正常，但仍有部分患者会发展为慢性失眠。在随访研究中发现，接近一半的成年人呈持续失眠状态。部分失眠患者在某一段时间里失眠症状可以达到缓解状态。存在失眠病史的人群，失眠的新发病率比没有失眠病史的人群要高。

慢性失眠障碍患者常常共病躯体疾病、抑郁、焦虑、物质依赖等。以前的观点认为，失眠是各类精神障碍和躯体疾病的一个主要症状，但是越来越多的证据显示，失眠是多种精神障碍和躯体疾病的危险因素。失眠障碍和抑郁、焦虑障碍之间存在双向促进、形成恶性循环的风险。一项纳入 21 项随访研究的系统评价分析发现，失眠症状可导致基线无抑郁症状受试者罹患重性抑郁障碍的风险增加 2 倍。另外，精神障碍的存在也是失眠新发以及迁延不愈的危险因素。

七、干预与治疗

失眠障碍患病率高、病程迁延、疾病负担重,一旦发生,应积极治疗。早期进行心理干预和/或药物治疗可有效防止短期失眠障碍发展为慢性失眠障碍。慢性失眠障碍需要进行规范性治疗。治疗目标为:改善睡眠质量,使有效睡眠时间>6 小时和/或睡眠效率>85%;减少或消除短期失眠慢性化;改善失眠相关的日间功能损害;降低失眠共病躯体疾病、精神障碍等其他系统疾病的风险。

失眠障碍的治疗方法包括心理治疗、药物治疗、物理治疗、中医治疗,以及综合治疗等内容。治疗流程详见图 19-2。

(一) 心理治疗

心理治疗的目标是改变失眠患者的不良心理以及行为因素,增强患者自我控制失眠障碍的信心。目前证实单独实施有效的治疗方法包括刺激控制、睡眠限制、放松训练等。其他形式的治疗方法,如睡眠卫生教育、矛盾意向、音乐疗法、正念疗法等也比较常见,但并没有达到普遍有效性。在临床上,可以依据实际情况联合使用特定的心理疗法和行为疗法,最常用的是失眠认知行为治疗(cognitive behavioral therapy for insomnia,CBTI)。

CBTI 是一个综合性的治疗方法,涵盖了睡眠卫生教育、认知疗法、睡眠限制、刺激控制和放松训练。CBTI 的短期疗效与药物相当,长期疗效优于药物治疗,被推荐为失眠的首选治疗。虽然 CBTI 的临床疗效性得到了高质量证据的支持,但由于经典的 CBTI 有耗时较长(一般 4~8 周)、过程复杂、经济效应低等缺点,目前无法大规模推广。近年来,CBTI 出现了新颖的治疗方式,如网络 CBTI、电话CBTI、阶梯式 CBTI 等,在保留 CBTI 核心内容的基础上,形式更加便捷、灵活,其疗效和安全性也得到了大量研究的证实。

1. 睡眠卫生教育　睡眠卫生教育旨在帮助患者意识到不良生活与睡眠习惯在失眠发生与发展中的重要作用,从而帮助患者建立良好的生活、睡眠习惯,营造舒适的睡眠环境。睡眠卫生教育是成年失眠患者的基础干预措施,需要联合其他心理行为治疗方法,其作为单一治疗方法的疗效的证据不足。

2. 刺激控制疗法　刺激控制疗法主要是基于条件反射的原理,通过限制卧床时的觉醒时间,消除床/卧室和觉醒之间的消极联系,重建睡眠与床/卧室之间的积极联系,促使机体形成稳定的睡眠-觉醒节律。刺激控制疗法作为单一疗法有可靠的临床疗效。

3. 睡眠限制疗法　睡眠限制疗法通过一系列调整患者睡眠时间的步骤,减少夜间的卧床时间,增加睡眠驱动力,从而缩短入睡时间,增加睡眠连续性,提高睡眠效率。单独使用睡眠限制疗法具有可靠的临床疗效,在临床治疗中建议和刺激控制疗法结合使用,可达到较高的治愈率和更好的治疗效果。

4. 认知疗法　认知疗法帮助患者识别和改变对睡眠的错误认知、非理性信念及态度,减少患者对失眠的担心及焦虑情绪,使患者重建睡眠的合理观念和积极态度,从而达到改善失眠的目的。尚未有足够的证据证实认知疗法作为单一疗法有效,需要联合其他心理行为治疗方法。

5. 放松训练　放松训练通过肌肉放松,使整个机体从紧张状态松弛下来,降低患者睡眠时的紧张与过度警觉性,从而促进患者入睡,减少夜间觉醒,提高睡眠质量。常见的放松训练包括腹式呼吸、渐进式肌肉放松训练等。放松训练可作为独立的干预措施用于失眠治疗。

(二) 药物治疗

1. 药物治疗原则　药物治疗是失眠障碍治疗的主要方法之一,用药前要明确失眠障碍的原因,在病因治疗和 CBTI 的基础上,酌情给予催眠药物,并遵循以下原则。

(1)了解既往用药史:为更恰当地选择药物提供参考依据。

(2)个体化用药:从最小有效剂量开始,根据治疗反应调整剂量,尽量以最小剂量达到满意效果。

(3)合理选择药物:可依据药物血药浓度的达峰时间和半衰期或根据不同临床特征而选择相应

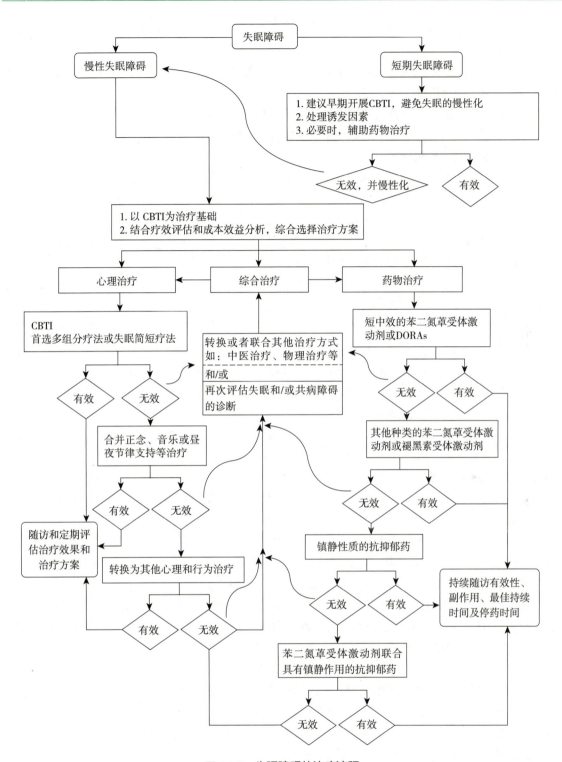

图 19-2 **失眠障碍的治疗流程**

CBTI：cognitive behavioral therapy for insomnia，失眠认知行为治疗。DORAs：dual orexin receptor antagonists，食欲素双受体拮抗剂。

的不同特点的药物，尽量做到精准选药。

（4）按需、间断、足量用药：一般每周服药 3~5 天，用药持续时间一般不超过 3~4 周，必要时在权衡利弊的基础上，适当调整疗程。

（5）动态评估，适时调整治疗方案：用药过程中要重视对患者睡眠的评估，适时调整剂量及用药时间。

（6）合理撤药：宜采用逐渐减药的撤药方法，以免出现撤药反应和反跳性失眠，尤其对半衰期短的药物。

（7）预防依赖或成瘾：药物依赖或成瘾的倾向个体差异较大，在治疗过程中要及时发现依赖与成瘾的早期表现，给予相应的对策。

（8）告知注意事项：对服药可能出现的不良反应及注意事项予以告知。

（9）特殊人群用药：儿童、孕妇、哺乳期妇女等特殊人群不宜服用催眠药物治疗。

2. 常用的镇静催眠药物

（1）苯二氮䓬类：苯二氮䓬类为临床常用的催眠药，根据药物作用时间长短，分为短效、中效和长效三大类。

1）地西泮：属长效苯二氮䓬类，临床用于治疗焦虑和失眠，也治疗各种原因引起的肌肉痉挛以及脑血管意外、脊髓损伤等疾病所致的肌强直。口服 1~2 小时血药浓度达峰。地西泮半衰期较长，常见的不良反应是思睡、头昏、乏力和记忆力下降。

2）氯硝西泮：属长效苯二氮䓬类，其药理作用与地西泮相似，但镇静催眠作用比地西泮强，用于治疗失眠、快速眼动睡眠行为障碍、不宁腿综合征、惊厥和癫痫等。口服 30~60 分钟生效，作用持续 6~8 小时。不良反应与其他苯二氮䓬类药物相似。另外，可能出现唾液增加、肌肉和关节疼痛、尿频和视物模糊，用药一段时间后可能缓解。

3）艾司唑仑：属中效苯二氮䓬类，镇静催眠作用比地西泮强 2~4 倍，临床主要用于焦虑和失眠的治疗。艾司唑仑口服吸收较快，2 小时血药浓度达峰值，半衰期为 10~24 小时。个别患者有轻度乏力、思睡、口干、头胀等，减量可防止。

4）阿普唑仑：属中效苯二氮䓬类，其药理作用与地西泮相似，抗焦虑作用比地西泮强 10 倍，主要用于治疗焦虑和失眠。该药口服吸收迅速而完全，1~2 小时可达血药浓度峰值，半衰期为 12~18 小时。不良反应与地西泮相似，但较轻微。

5）劳拉西泮：属中效苯二氮䓬类，临床用于治疗焦虑、失眠及骨骼肌痉挛。口服易于吸收，约 2 小时达血药浓度峰值，平均半衰期为 14 小时。常见不良反应为头晕、思睡和运动失调。

6）奥沙西泮：属短效苯二氮䓬类，为地西泮的活性代谢物。药理作用与地西泮相似，但较弱。主要用于治疗焦虑、控制戒酒症状，也用于失眠及癫痫的辅助治疗。口服易于吸收，约 3 小时达血药浓度峰值，半衰期约 5~15 小时。常见的不良反应有思睡、头昏、乏力等。

7）咪达唑仑：属短效苯二氮䓬类，用于治疗失眠。肌内注射或静脉注射后，可产生短暂的顺行性记忆缺失，可用于儿科术前用药，或用于诊断检查时镇静。口服与肌内注射均吸收迅速且完全，半衰期为 2~3 小时，无明显耐药性和停药反跳现象。

8）地达西尼：属短效苯二氮䓬类，是 $GABA_A$ 受体的部分激动药。半衰期 3~4 小时，与唑吡坦、扎来普隆和三唑仑等短效药物相比，睡眠维持时间更久。地达西尼清晨残留效应较低，无明显后遗效应、运动障碍、耐受性、乙醇相互作用、依赖性和记忆力损伤等不良反应。

（2）非苯二氮䓬类：非苯二氮䓬类药物起效快，有些药物可增加深睡眠，作用效果明显，对睡眠结构、记忆和精神运动功能影响小。

1）唑吡坦：咪唑吡啶类药物，口服吸收好，达峰时间为 0.5~3 小时，平均半衰期为 2.4 小时。主要用于入睡难的失眠患者。不良反应较轻，偶见幻觉。

2）佐匹克隆：环吡咯酮类，适用于各种原因引起的失眠。该药口服迅速吸收，15~30 分钟起效，1.5~2 小时后血药浓度达峰值，半衰期为 3.5~6 小时。次晨残余作用低，具有较好的安全性和耐受性，药物依赖和滥用现象的风险明显低于苯二氮䓬类药物。

3）右佐匹克隆：佐匹克隆右旋异构体。用于治疗各类失眠，改善睡眠质量。口服吸收迅速，约 1 小时后血药浓度达峰值，平均半衰期为 6 小时。不良反应轻微，主要是口苦和头晕。

4）扎来普隆：作用机制与唑吡坦相似，为短效催眠药，适用于入睡困难型失眠的短期治疗。口服吸收迅速,约 1 小时血药浓度达峰,半衰期大约 1 小时,常见不良反应为背部和胸部疼痛、偏头痛、便秘、口干等。

（3）褪黑素及其受体激动药

1）褪黑素:与褪黑素 MT_1、MT_2 和 MT_3 受体结合。对昼夜节律相关睡眠-觉醒障碍、倒班和倒时差效果较好。血药浓度峰值出现在服药后 2.6 小时,作用持续 3.5 小时。该药不影响第二天的警醒度,无明显不良反应。

2）雷美替胺:高选择性褪黑素 MT_1/MT_2 受体激动药,适用于入睡难患者,尤其对昼夜节律相关睡眠-觉醒障碍、倒班和倒时差效果较好。口服快速吸收,血药浓度峰值出现在服药后约 0.75 小时,平均半衰期约 1~2.6 小时。常见不良反应有思睡、头晕、恶心、疲劳、头痛。

3）阿戈美拉汀:褪黑素受体激动剂和 $5-HT_{2C}$ 受体拮抗剂,可有效提高患者睡眠连续性,增加慢波睡眠比例,使整夜慢波睡眠和 δ 波分布趋于正常,提高睡眠质量,不改变 REM 睡眠。患者耐受性良好。血药浓度峰值出现在服药后 1~2 小时,半衰期为 1~2 小时。不良反应较少,未见撤药反应。

（4）食欲素受体拮抗药

1）苏沃雷生:第一个上市用以治疗失眠的食欲素受体拮抗药。口服易吸收,在 2 小时内达到峰值,半衰期 12 小时。不良反应有自杀意念或行为、药物滥用的潜在风险、临睡前及入睡后幻觉、白天嗜睡、猝倒等。

2）莱博雷生:食欲素双受体竞争性拮抗药,可用于治疗入睡难和睡眠维持困难的睡眠障碍以及阿尔茨海默病患者的失眠和睡眠-觉醒节律紊乱。该药半衰期 17 小时。常见的不良反应为白天思睡、头痛和鼻咽炎。

（5）具有镇静作用的抗抑郁药

1）多塞平:第一个批准用于治疗失眠的三环类抗抑郁药。小剂量多塞平（3~6mg）对睡眠维持困难和早醒均具有改善作用。该药口服易吸收,血药浓度 2~4 小时达峰,半衰期 8~25 小时。可能有头晕、口干、便秘和次日残留效应,但无反弹性失眠或撤药反应。

2）曲唑酮:在低剂量（25~150mg）时,可阻断 $5-HT_{2A}$ 和组胺 H_1 受体,具有中枢镇静和促眠作用。该药口服吸收迅速而完全,血药浓度 1~2 小时达峰,半衰期约 4~9 小时。常见不良反应有思睡、头晕、视力模糊、便秘、口干、心动过速、恶心、肌肉痛等。

3）米氮平:因对组胺 H_1 受体的高亲和力,小剂量米氮平（3.75~15mg）即具有镇静作用,用于治疗抑郁伴失眠和体重减轻。口服吸收迅速,约 2 小时后血药浓度达到峰值,平均半衰期为 20~40 小时。常见不良反应有体重增加。

（三）物理治疗

一般而言,药物治疗起效快,应用广泛,但副作用及可能产生的耐受和依赖性使患者无法长期使用。认知行为治疗不良反应少,易被患者接受,但治疗周期长、费用高、起效慢,且对治疗师专业水平要求高,无法在临床上得到推广。鉴于药物治疗和心理治疗的局限性,物理治疗逐渐成为失眠治疗的补充替代技术,副作用小,临床应用可接受性强。

1. 光照疗法　光照作用于下丘脑控制昼夜节律的视交叉上核,抑制松果体褪黑素的分泌。基于此原理,光照疗法可以帮助建立和巩固规律的睡眠-觉醒周期,进而改善睡眠质量、提高睡眠效率和延长睡眠时间。治疗前需准确评估患者的昼夜时相,当患者在核心体温最低点之前接受光刺激,可导致时相延迟,而在核心体温最低点之后则引起时相提前。光照疗法操作简单、成本低,且不会导致残余效应和耐受性。常见的不良反应有头痛、眼疲劳,也可能诱发轻躁狂。

2. 生物反馈疗法　失眠相关的脑电活动是特征性的,脑电生物反馈利用特定频率的声、光刺激使受试者通过听觉和 / 或视觉诱发大脑皮质脑电活动,抑制和 / 或加强特定的脑电节律,从而改善患者的睡眠状况。目前脑电生物反馈疗法的有效性报道多来自国内的小样本研究,其疗效仍需要更高等级的临床证据来证实。

3. 重复经颅磁刺激（rTMS）　rTMS 是一项无痛、无创、安全的神经生理技术，它利用固定频率和强度的磁场连续作用特定脑区，使大脑皮质产生感应电流，改变大脑皮质神经元的动作电位而影响脑内代谢和神经电活动。高频（>5Hz）rTMS 提高运动皮质的兴奋性，低频（≤1Hz）rTMS 则抑制大脑皮质的兴奋性。研究发现，rTMS 可增加总的睡眠时间、提高睡眠效率，缩短入睡潜伏期，减少觉醒时间等。然而 rTMS 治疗失眠障碍的有效性报道多来自单中心、小样本研究，检验效能低，干预起效的机制也尚未明确。此外，也需要明确刺激靶点和刺激参数（包括强度、频率、持续时间等）以取得最佳疗效。

4. 经颅直流电刺激（transcranial direct current stimulation，tDCS）　tDCS 是一项非侵袭性的大脑神经调控技术，借助微弱电流刺激大脑皮质，改变神经元的静息膜电位，调节大脑皮质神经细胞活动。tDCS 由阳极和阴极两个表面电极构成，阳极刺激增加神经元兴奋性，阴极刺激抑制神经元兴奋性。研究发现 tDCS 可明显改善睡眠潜伏期和效率。目前 tDCS 针对失眠障碍的结果多来源于小样本研究，证据质量等级较低，需要进一步的高质量研究设计去证实 tDCS 的疗效。

5. 经颅微电流刺激疗法　经颅微电流刺激疗法采用低强度微量电流刺激大脑，直接调节大脑、下丘脑、杏仁核及网状结构系统，产生具有镇静作用的内源性脑啡肽，从而有效控制紧张焦虑，改善睡眠。经颅微电流刺激疗法副作用少见，主要表现为对皮肤的刺激和头痛。经颅微电流刺激疗法在国内的研究都是小样本对照研究，需要严格科研设计的大样本随机对照试验来证实其对失眠的有效性。

6. 其他　音乐疗法、电磁疗法、超声波疗法、紫外线光量子透氧疗法等物理治疗也被报道治疗失眠有效，但缺乏设计严谨的临床试验证据。

（四）中医治疗

失眠在中医学中称不寐病，中医治疗失眠以临床辨证论治为主，配合其他非药物治疗方法，如针刺治疗、点穴治疗、耳穴治疗、电针治疗、外敷治疗、按摩治疗等，并对失眠障碍恢复期给予养生指导，促进身心健康的恢复。目前使用的中医标准主要有《失眠症中医临床实践指南 WHO/WPO》《中医病证诊断疗效标准》。

八、预防与康复

根据疾病的发生发展过程及健康决定因素的特点，疾病的预防策略分为三个等级：第一级预防/病因预防、第二级预防/临床前期预防和第三级预防/临床预防。针对失眠障碍的第一级预防，可通过有计划、有组织的睡眠卫生教育，促使群众自觉采纳有益于良好睡眠的行为和生活方式，减少或消除失眠的危险因素，预防失眠、提高睡眠质量。比如，通过社区宣传册、互联网等途径向公众提供睡眠卫生知识。第二级预防即在临床前期做好早发现、早诊断、早治疗的"三早"措施。失眠患者往往有对睡眠的错误信念或压力过大导致失眠的经历，识别这部分高危人群，及时采取干预措施，帮助他们改变信念及压力应对方式，可有效消除失眠或防止失眠慢性化。由于失眠常常表现为波动病程，因此对于失眠患者，应该加以重视，通过适当的治疗缓解症状，避免慢性化；及时发现和管理合并症，早期预防，提高生活质量。

第三节　睡眠相关呼吸障碍

一、概述

睡眠相关呼吸障碍（sleep-related breathing disorder，SBD）是一类以睡眠期呼吸节律异常和/或通气异常为特征的疾病。SBD 发病机制包括上气道解剖异常、肥胖、呼吸中枢调控的不稳定性、遗传因素等。根据夜间呼吸事件的类型，SBD 主要包括阻塞性睡眠呼吸暂停低通气综合征（obstructive sleep apnea hypopnea syndrome,OSAHS)和中枢性睡眠呼吸暂停综合征(central sleep apnea syndrome,CSAS)。OSAHS 是一种以夜间睡眠中反复上气道塌陷所致的间歇性低氧和睡眠片段化为主要特征的疾病,目前研究发现,OSAHS 与心脑血管疾病(如高血压、冠心病、脑卒中)以及代谢性疾病(如 2 型糖尿病、肥胖)等密切相关,同时还可出现日间过度嗜睡(excessive daytime sleepiness,EDS)、认知功能和执行能力下降,甚至还可能增加发生车祸等灾难性事件的风险。CSAS 是由呼吸驱动缺乏或异常所致的通气功能障碍,表现为夜间反复出现的呼吸减弱或停止,口鼻气流和胸腹运动同时消失。CSAS 可以分为原发性和继发性,根据 CSAS 的发生与呼吸中枢调控以及 $PaCO_2$ 水平的关系,可将继发性 CSAS 分为非高碳酸血症型和高碳酸血症型。ICSD-3-TR 中将 CSAS 分为 8 个类别:伴陈-施呼吸的中枢性睡眠呼吸暂停(central sleep apnea with Cheyne-Stokes breathing,CSA-CSB)、不伴陈-施呼吸的疾病所致中枢性睡眠呼吸暂停、高海拔性周期性呼吸所致中枢性睡眠呼吸暂停、药物或物质所致中枢性睡眠呼吸暂停、原发性中枢性睡眠呼吸暂停、婴儿原发性中枢性睡眠呼吸暂停、早产儿原发性中枢性睡眠呼吸暂停以及治疗相关中枢性睡眠呼吸暂停。本节将重点介绍 OSAHS 以及 CSAS 中的部分类型。

二、流行病学

(一)阻塞性睡眠呼吸暂停低通气综合征

OSAHS 是一种患病率较高的疾病。1993 年的一项调查研究发现,30~60 岁人群中男性和女性呼吸暂停低通气指数(apnea-hypopnea index,AHI)≥5 次/h 的患病率分别为 24% 和 9%,OSAHS(定义为 AHI≥5 次/h 且同时存在 EDS)的患病率分别为 4% 和 2%。随着生活水平的提高,近年来肥胖的发生率逐渐增加,因此 OSAHS 的患病率也呈逐年上升的趋势。2013 年 Wisconsin 睡眠队列的研究发现,30~<50 岁男性和女性 OSAHS(定义为 AHI≥15 次/h)的患病率分别为 10% 和 4%,50~70 岁的患病率分别为 17% 和 9%。2015 年 HypnoLaus 睡眠队列的研究发现,男性和女性中重度 OSAHS(定义为 AHI≥15 次/h)的患病率分别为 49.7% 和 23.4%。2019 年的一项综述估计,全球 30~69 岁中重度 OSAHS 的人群有 4.25 亿。OSAHS 的患病率在男性和女性中也存在差异,主要与男性和女性解剖结构、激素水平等差异有关,这种差异在女性绝经后会逐渐减小。此外,OSAHS 的患病率还存在种族和民族差异,亚洲人由于骨性结构比欧美人更狭窄,因此 OSAHS 的患病率和严重程度均更高。

(二)中枢性睡眠呼吸暂停综合征

CSAS 在一般人群中比 OSAHS 少见,并且不同类型 CSAS 的患病率也不尽相同。原发性中枢性睡眠呼吸暂停是一个十分少见的疾病,在到睡眠中心就诊的患者中,仅有<5% 的患者被诊断为原发性中枢性睡眠呼吸暂停。在合并心力衰竭和左心室射血分数<45% 的患者中,约有 37% 的患者出现 CSAS,远远高于 OSAHS 的发生率。大多数睡眠中心报告的 CSAS 患者占总睡眠呼吸暂停患者的 5%~15%,总体患病率约为 0.9%,男性患病率高于女性。

三、病因与发病机制

(一)阻塞性睡眠呼吸暂停低通气综合征

1. 病因

(1)解剖因素:上气道解剖结构异常引起的上气道塌陷是 OSAHS 最主要的危险因素。引起上气道塌陷的常见解剖结构异常包括:扁桃体和腺样体肥大、舌体肥厚、小颌畸形、软腭过长、悬雍垂过大、咽腔狭窄、牙齿咬合异常等。

(2)肥胖:肥胖是 OSAHS 重要的致病危险因素。既往研究发现,OSAHS 的患病风险与体重指数(body mass index,BMI)密切相关。体重每增加 10%,OSAHS 的患病风险增加 6 倍。肥胖人群(BMI>30kg/m²)的患病率远远高于超重人群(BMI 25~30kg/m²)。尽管亚洲人群的 BMI 低于欧美人群,但是仍然与 OSAHS 的严重程度密切相关。

（3）遗传因素：既往大量研究证实，OSAHS 约 35%~54% 的发病倾向可由遗传因素解释。OSAHS 家族史可能是共同的行为或环境因素造成的，亦可能是由颅面结构等因素的遗传易感性所致。

（4）年龄因素：随着年龄的增长，OSAHS 的患病率逐渐增加，到老年期趋于稳定。这可能与肺膨胀对气道的纵向牵张作用减弱、气道易塌陷性增加、觉醒阈值升高、睡眠质量变差有关。

（5）性别因素：男性与女性 OSAHS 的患病率比例大约为（2~3）：1，可能与男性更容易出现向心性肥胖、男性气道更长而通气控制更不稳定以及雌孕激素对女性 OSAHS 患病的保护作用有关。女性在绝经后，OSAHS 的患病率显著增加，甚至可能超过男性。

（6）体位因素：仰卧位时由于舌体后坠，可引起气道狭窄，从而增加气道的阻力，更容易发生呼吸暂停和低通气。侧卧位或者头后仰颈部过伸位可减少上气道塌陷的可能性。

（7）吸烟、饮酒和药物因素：吸烟可通过增加上气道炎症水平、降低气道敏感性和觉醒阈值来增加 OSAHS 的患病风险；饮酒可能与酒精导致颏舌肌张力降低有关；一些药物，如镇静催眠类药物、中枢神经抑制剂等均可降低气道扩张肌的反应性而增加气道塌陷性。

（8）其他因素：某些疾病，如充血性心力衰竭、高血压、终末期肾病、脑卒中、肢端肥大症、甲状腺功能减退、多囊卵巢综合征和唐氏综合征等，均可能增加 OSAHS 的患病率。

2. **发病机制**　OSAHS 的发病机制主要包括解剖因素和非解剖因素。解剖因素主要是由鼻、鼻咽、腭后口咽、舌后口咽、喉咽和喉部等解剖异常而引起上气道狭窄，增加上气道阻塞的可能性。非解剖因素包括上气道易塌陷性、上气道扩张肌受损、高环路增益、低觉醒阈值、肺容积、体液转移等。第一，上气道易塌陷性可用临界压（Pcrit）来表示，Pcrit 的值越大表明气道越容易塌陷。研究发现，OSAHS 患者的 Pcrit 显著高于单纯打鼾和正常对照组。第二，保持上气道通畅最主要的肌肉是颏舌肌。研究发现，OSAHS 患者清醒期颏舌肌张力比正常对照组高，但在睡眠期颏舌肌张力显著下降，从而不能维持上气道的开放状态。第三，呼吸中枢调控的不稳定性，即高环路增益也是部分 OSAHS 患者容易出现气道塌陷的原因之一。第四，低觉醒阈值可导致血气紊乱、睡眠片段化，从而导致呼吸不稳定，更容易发生气道塌陷而出现呼吸事件。第五，肺容积减小时气道更易于塌陷，可能与肺容积变化改变气道的牵张力有关。第六，夜间平卧之后，聚集在腿部的体液转移到颈部后会导致咽腔内径显著缩小，也可能提高上气道易塌陷性。

（二）中枢性睡眠呼吸暂停综合征

1. **病因**　不同类型 CSAS 的病因不同，心房颤动、心房扑动、先天性心脏病、慢性充血性心力衰竭、神经系统疾病、肾功能不全等可引起 CSA-CSB。躯体或神经系统疾病所致的血管性、肿瘤性、退行性、脱髓鞘性或创伤性损伤所致的不同程度的脑干功能障碍，可导致不伴陈-施呼吸的疾病所致中枢性睡眠呼吸暂停。转移到高海拔后，在短期内可以出现高海拔性周期性呼吸所致中枢性睡眠呼吸暂停。OSAHS 患者使用气道正压通气（positive airway pressure，PAP）治疗后，可出现治疗相关中枢性睡眠呼吸暂停。使用麻醉剂或阿片类药物可导致药物或物质所致中枢性睡眠呼吸暂停。

2. **发病机制**

（1）过度通气：非快速眼动（non-rapid eye movement，NREM）睡眠的呼吸主要受到化学物质的影响，特别是 $PaCO_2$。如果 $PaCO_2$ 下降到呼吸暂停阈值以下，将引起中枢性呼吸暂停。过度通气相关 CSAS 在睡眠期间会出现呼吸暂停与呼吸增强相交替的循环。当睡眠过程中的多种刺激因素（如缺氧）诱发呼吸增强，会引起过度通气和低碳酸血症从而导致 CSAS。CSAS 引起 $PaCO_2$ 升高，进而恢复节律性呼吸。随后又出现呼吸增强、过度通气、低碳酸血症和下一次中枢性呼吸暂停。

（2）通气不足：通常见于中枢神经系统疾病、神经肌肉疾病或肺-胸廓结构严重异常而导致通气不足状态的患者。此外，对于长期使用阿片类药物的患者，可导致延髓中枢化学感受器敏感性下降而外周化学感受器敏感性增加，当颈动脉体外周感受器成为呼吸中枢的优势传入神经时，呼吸调控不稳定，更易促发 CSAS。

四、临床表现

（一）阻塞性睡眠呼吸暂停低通气综合征

OSAHS 的临床表现包括夜间症状和日间症状。此外，OSAHS 的主要病理生理学特征是夜间反复上气道塌陷所致的间歇性低氧和睡眠片段化，进而导致胸腔内负压波动和交感神经兴奋等，这些病理生理学损害可导致心脑血管疾病、代谢性疾病、神经系统疾病和精神障碍等。

1. 夜间症状

（1）打鼾：夜间打鼾是 OSAHS 最常见的症状，鼾声较大时会影响他人。

（2）可见的呼吸暂停：通常伴随鼾声出现，患者可因憋气或窒息而醒来，严重时可伴有四肢或者躯体活动，呼吸暂停通常由同床者观察到。

（3）频繁觉醒或失眠：由于反复的呼吸暂停和间歇性低氧，患者夜间可能会出现频繁觉醒，甚至是失眠，以女性患者多见。

（4）其他症状：如多汗、尿频和胃食管反流等。

2. 日间症状

（1）EDS：主要表现为在日常活动，如坐着开会、开车等情况下出现不可控制的打瞌睡。研究发现，在临床中约有 40%～70% 的 OSAHS 患者出现 EDS。EDS 不仅会引起工作表现不佳、生活质量下降以及交通事故的发生风险增加，同时还可能会增加发生心血管病和代谢性疾病的风险。

（2）非恢复性睡眠：主要表现为尽管有充足的睡眠时间，但晨起后仍感疲倦，主要与夜间反复上气道塌陷所致的睡眠片段化有关。

（3）其他症状：包括晨起头痛、注意力不集中、记忆力下降等，少数患者还可能同时存在抑郁等症状。

3. OSAHS 与常见疾病

（1）心脑血管病：以高血压最为常见，OSAHS 患者除了高血压的患病率更高以外，也更容易出现昼夜节律异常，表现为非勺型血压的比例升高。除此之外，OSAHS 患者出现冠心病、心律失常和脑卒中的风险也较正常人群高。

（2）代谢性疾病：OSAHS 的间歇性低氧可引起胰岛素抵抗、糖代谢异常、血脂代谢异常等，这些均可增加糖尿病、高脂血症等疾病的风险。

（3）神经系统疾病和精神障碍：OSAHS 可引起认知功能的损害，引起或者加重癫痫的发生。此外，OSAHS 还可能会引起情绪障碍，增加抑郁障碍的发生风险和严重程度。

（4）其他：OSAHS 可加重或合并慢性阻塞性肺疾病，也可能导致性功能障碍。

（二）中枢性睡眠呼吸暂停综合征

CSAS 主要的临床表现为 EDS、夜间睡眠片段化或失眠，也可出现打鼾、呼吸暂停、憋醒等表现，但是为非特异性的。如果 CSAS 是由其他疾病或因素引起的，则会同时存在相关疾病的临床表现。

五、诊断与鉴别诊断

（一）阻塞性睡眠呼吸暂停低通气综合征

ICD-11 诊断编码：7A41。

1. 诊断

（1）评估手段

1）病史及既往疾病：详细询问患者是否存在夜间打鼾、呼吸暂停、憋醒、窒息、EDS、非恢复性睡眠、失眠、夜尿增多、晨起头痛、注意力不集中、记忆力下降等症状。同时应进一步询问患者是否存在高血压、冠心病、心律失常、脑卒中、2 型糖尿病等合并症。

2）体格检查：详细查看患者是否存在肥胖（BMI>30kg/m^2）、小颌畸形、扁桃体肥大、悬雍垂过长、舌根和舌体肥大、咽腔狭窄、颈围粗等 OSAHS 高危体征。

3）多导睡眠监测：①PSG 是 OSAHS 诊断和严重程度分级的"金标准"，为 I 级监测，可持续同步采集并记录睡眠期间的多项参数，包括脑电图、眼电图、下颌肌电图、心电图、呼吸气流、胸腹运动、脉搏氧饱和度、体位、下肢肌电图等。AHI 是评估 OSAHS 严重程度的指标，一般认为，AHI≥5 次/h 且 <15 次/h 为轻度，AHI≥15 次/h 且<30 次/h 为中度，AHI≥30 次/h 为重度。此外，根据 PSG 采集的脑电图等信号，可将夜间睡眠分为 NREM 睡眠期和快速眼动（rapid eye movement，REM）睡眠期，其中 NREM 睡眠期又可以分为 NREM 1 期、2 期和 3 期。②睡眠中心外监测：指在睡眠中心外进行的睡眠监测，包括 II 级、III 级和 IV 级睡眠监测。III 级和 IV 级睡眠监测由于得到的信息量较少，可能会低估 OSAHS 的严重程度，不建议用于 OSAHS 的诊断，睡眠中心外监测也不适用于严重共病的患者。睡眠中心外监测的评估指标为呼吸事件指数。

4）嗜睡的评估：包括主观嗜睡和客观嗜睡的评估。主观嗜睡的评估常使用 ESS，此外，斯坦福嗜睡量表（Stanford Sleepiness Scale，SSS）也常用于评估即刻的嗜睡程度。客观嗜睡的评估常采用 MSLT，日间平均睡眠潜伏期小于 10 分钟认为存在客观日间过度嗜睡。

（2）诊断标准：必须满足[（A+B）或 C]+D。

A. 出现以下 1 条或多条。

1）患者抱怨存在日间嗜睡、疲劳、失眠或其他导致睡眠相关生活质量受损的症状。

2）患者由于呼吸暂停、窒息或者喘气而醒来。

3）同床者或者其他人报告患者睡眠时有习惯性打鼾或呼吸中断。

B. PSG 或家庭睡眠呼吸暂停监测（home sleep apnea test，HSAT）发现：在 PSG 或者 HSAT 中每小时出现 5 次或者以上的阻塞性呼吸事件[阻塞性和混合性呼吸暂停、低通气或者呼吸努力相关的微觉醒（respiratory effort related arousals，RERAs）]。

C. PSG 或 HSAT 发现：在 PSG 或 HSAT 中每小时出现 15 次或者以上的阻塞性呼吸事件（阻塞性和混合性呼吸暂停、低通气或者 RERAs）。

D. 症状不能用其他已经存在的睡眠疾病、内科疾病、药物或物质滥用更好地解释。

2. 鉴别诊断

（1）原发性鼾症：打鼾但白天无相关症状，AHI<5 次/h。

（2）发作性睡病：存在 EDS，表现为难以控制的睡眠发作，伴有睡瘫、睡眠幻觉和猝倒，多为青少年起病。可通过 PSG 和 MSLT 的结果鉴别。

（3）肥胖低通气综合征：患者合并过度肥胖（BMI>30kg/m^2）及二氧化碳潴留（PaCO$_2$>45mmHg），且不能归因于低通气相关的其他疾病。可与 OSAHS 共病，约占 80%~90%。

（4）中枢性睡眠呼吸暂停综合征：存在夜间打鼾、窒息、EDS 等表现。PSG 监测结果提示睡眠呼吸事件以中枢性睡眠呼吸暂停（central sleep apnea，CSA）为主。

（二）中枢性睡眠呼吸暂停综合征

1. 诊断

（1）评估手段

1）病史及合并疾病：详细询问患者相关病史和临床表现，特别是是否存在可能导致 CSAS 的疾病，是否使用会引起或加重 CSAS 的药物，是否曾诊断为 OSAHS 且目前正在进行 PAP 治疗。

2）体格检查：CSAS 没有特异性体格检查表现，往往表现为伴随疾病的特征性症状或体征。例如：心力衰竭的 CSAS 患者常有外周性水肿、湿啰音、颈静脉怒张等；伴脑卒中的 CSAS 患者可能有非对称性肢体无力、感觉异常或共济失调。许多 CSAS 患者由于心房颤动而出现脉率绝对不齐。

3）PSG：在每小时睡眠中有≥5 次的 CSA 和/或中枢性低通气。CSA-CSB 的患者表现为反复中枢性呼吸暂停/低通气，其间渐强—渐弱的气流模式循环交替出现，以 NREM 1 期和 2 期多见；不伴陈-施呼吸的疾病所致中枢性睡眠呼吸暂停的患者两次事件由呼吸相分隔，呼吸相持续时间通常较短暂，最

NOTES

多持续 5 个呼吸周期时长,不符合陈-施呼吸模式特征;高海拔所致的周期性呼吸长度短于 40 秒,伴或不伴动脉血氧饱和度下降,CSA 持续时间约为 8~10 秒;药物或物质所致中枢性睡眠呼吸暂停,如阿片受体激动剂,表现为连续 CSA 或反复间歇性和散在 CSA 事件,其间有 2~4 次呼吸间隔;治疗相关中枢性睡眠呼吸暂停表现为在持续气道正压通气(continuous positive airway pressure,CPAP)滴定下,在 NREM 1 期和 2 期出现反复发作的 CSA 事件。

（2）诊断标准

1）CSA-CSB（ICD-11 诊断编码:7A40.3）:需要满足（A 或 B）+ C~E。

A. 至少存在以下 1 项:①嗜睡;②入睡困难,睡眠维持障碍,频繁觉醒或者非恢复性睡眠;③清醒后气短;④可见的呼吸暂停。

B. 存在房颤、充血性心力衰竭或者神经系统疾病。

C. PSG（在诊断或 PAP 滴定时）同时存在以下 2 项:①每小时出现≥5 次中枢性呼吸事件（CSA 或中枢性低通气);②CSA 和中枢性低通气的次数占所有呼吸暂停和低通气次数的 50% 以上。

D. 通气模式符合陈-施呼吸的标准。

E. 不能被现存的其他睡眠障碍、药物(如阿片类)或物质滥用更好地解释。

2）不伴陈-施呼吸的疾病所致中枢性睡眠呼吸暂停（ICD-11 诊断编码:7A40.4）:必须同时满足 A~C。

A. 至少存在以下 1 项:①嗜睡;②入睡困难,睡眠维持障碍,频繁觉醒或者非恢复性睡眠;③清醒后气短;④可见的呼吸暂停。

B. PSG 监测同时存在以下 3 项:①每小时出现≥5 次中枢性呼吸事件（CSA 或中枢性低通气);②CSA 和中枢性低通气的次数占所有呼吸暂停和低通气次数的 50% 以上;③不存在陈-施呼吸。

C. CSA 由躯体疾病或神经系统疾病引起,不能由药物/物质滥用更好地解释。

3）高海拔性周期性呼吸所致中枢性睡眠呼吸暂停（ICD-11 诊断编码:7A40.5）:必须满足 A~D。

A. 呼吸紊乱发生在高海拔。

B. 至少存在以下 1 项:①嗜睡;②入睡困难,睡眠维持障碍,频繁觉醒或者非恢复性睡眠;③清醒后呼吸急促或者晨起头痛。

C. 可见的周期性呼吸或高海拔 PSG 发现反复出现的 CSA 或中枢性低通气,并且中枢性 AHI≥5 次/h。

D. CSA 不能由现存的其他睡眠障碍、躯体或神经系统疾病、药品(如麻醉剂)或物质滥用更好地解释。

4）药物或物质所致中枢性睡眠呼吸暂停（ICD-11 诊断编码:7A40.6）:必须满足 A~D。

A. 患者正在使用阿片类、替格瑞洛或者其他已知的会影响呼吸控制的药物。

B. 存在以下 1 项或多项:①嗜睡;②入睡困难,睡眠维持障碍,频繁觉醒或者非恢复性睡眠;③清醒时呼吸急促;④可见的呼吸暂停。

C. PSG 监测同时发现以下 2 项:①每小时睡眠中枢性呼吸事件（CSA 或中枢性低通气)≥5 次;②CSA 和中枢性低通气的次数占所有呼吸暂停和低通气次数的 50% 以上。

D. 不能由现存的其他睡眠障碍或内科疾病更好地解释。

5）原发性中枢性睡眠呼吸暂停（ICD-11 诊断编码:7A40.0）:必须满足 A~D。

A. 至少存在以下 1 项:①嗜睡;②入睡困难或睡眠维持困难或无恢复性睡眠;③清醒后气短;④可见的呼吸暂停。

B. PSG 监测同时存在以下 3 项:①每小时出现≥5 次中枢性呼吸事件（CSA 或中枢性低通气);②CSA 和中枢性低通气的次数占所有呼吸暂停和低通气次数的 50% 以上;③没有陈-施呼吸。

C. 没有证据表明白天或夜间通气不足。

D. 不能被其他现存睡眠障碍、内科疾病、药物或物质滥用更好地解释。

6）治疗相关中枢性睡眠呼吸暂停（ICD-11 诊断编码：7A40.7）：必须满足 A～D。

A. 诊断性 PSG 或 HSAT 显示：在 PSG 或 HSAT 中每小时出现 5 次或以上阻塞性呼吸（阻塞性和混合性呼吸暂停、低通气或 RERAs）为主的事件。

B. CPAP 治疗时的 PSG 监测发现阻塞性呼吸事件消除，出现或持续存在 CSA 或中枢性低通气，并满足以下条件：①每小时睡眠中枢性呼吸事件（CSA 或中枢性低通气）≥5 次；②CSA 和中枢性低通气的次数占所有呼吸暂停和低通气次数的 50% 以上。

C. 至少存在以下 1 项与中枢性呼吸事件相关的症状：①嗜睡；②入睡困难，睡眠维持障碍，频繁觉醒或者非恢复性睡眠；③清醒后呼吸急促；④可见的呼吸暂停。

D. 不能由其他 CSAS（如 CSA-CSB、药物或物质所致中枢性睡眠呼吸暂停）更好地解释。

2. 鉴别诊断

（1）正常变异：正常人在清醒和睡眠的过渡期，可能出现中枢性呼吸暂停，在睡眠稳定期消失。通常来说，中枢性呼吸暂停低通气指数<5 次/h。

（2）OSAHS：OSAHS 患者在睡眠中也可能出现少数中枢性呼吸暂停，但仍然以阻塞型呼吸暂停为主。

（3）睡眠相关低通气：表现为清醒期 $PaCO_2$>45mmHg 和/或存在睡眠相关低通气。这部分患者也可能出现 CSA 事件，但是不具有陈-施呼吸的特点。

（4）发作性睡病：此类患者也可出现 EDS 的表现，但是可能同时存在猝倒、睡眠幻觉、睡瘫等。

（5）不同类型的 CSAS 也应进行鉴别。

六、病程与预后

（一）阻塞性睡眠呼吸暂停低通气综合征

OSAHS 是一种需要多学科综合治疗的慢性疾病，病程较长，以中年人群最为多见。随着年龄的增长，OSAHS 的严重程度可能趋于稳定或可减轻，但是女性 OSAHS 患者的严重程度在绝经后可能会增加。OSAHS 也是一种全身性疾病，夜间反复出现的气道塌陷，进而导致频繁发生低氧血症、高碳酸血症、胸腔内压力显著波动、交感神经活性增加等，这些病理生理学的改变可导致多器官功能受损，增加患心脑血管疾病、代谢性疾病等风险。如果长期不治疗，可能会进一步加重 OSAHS 以及出现并发症，严重时甚至可能会有猝死的风险。

（二）中枢性睡眠呼吸暂停综合征

原发性中枢性睡眠呼吸暂停由于病因不明，一般来说病程较长，需要长期进行治疗。继发于其他疾病的 CSAS，例如慢性心力衰竭合并 CSA-CSB，对机体的影响可能存在叠加效应，会影响疾病的病程和预后；神经系统或者其他疾病引起的中枢性睡眠呼吸暂停病程也一般较长，解除原发疾病后可能会减轻，但是仍然需要进行治疗；阿片受体激动剂所致中枢性睡眠呼吸暂停，可能会因为长期使用阿片类药物引起其余合并症而延长病程。对于高海拔性周期性呼吸所致中枢性睡眠呼吸暂停，一般脱离高原环境或者高原环境习服后就能得到极大的缓解。如果长期不治疗，会增加心血管病等的发生风险，严重危害身体健康。

七、干预与治疗

（一）阻塞性睡眠呼吸暂停低通气综合征

OSAHS 需要采用多学科综合治疗模式。治疗目标是开放气道，解除睡眠呼吸暂停，纠正间歇性低氧和睡眠片段化，改善相关合并症。OSAHS 的治疗主要基于其严重程度，一般来说，AHI≥5 次/h 且同时存在 OSAHS 相关的夜间或日间症状，或合并如高血压、糖尿病等慢性疾病的患者以及 AHI≥15 次/h 的患者均应接受治疗，并进行长期随访。治疗方法包括：一般及病因治疗、PAP 治疗、口腔矫形器、外科手术以及其他治疗。

1. 一般及病因治疗　一般治疗包括戒酒、戒烟、慎用镇静催眠类药物以及其他可能会引起或加重 OSAHS 的药物;对于肥胖的患者,应通过不同的干预手段减轻体重;侧卧位休息的体位治疗可能对年轻、非肥胖的轻度 OSAHS 患者有效。此外,如果 OSAHS 是由其他原因引起的,应积极纠正引起或加重 OSAHS 的基础疾病,如甲状腺功能减退的患者应补充甲状腺激素,垂体腺瘤的患者应进行手术治疗去除病因。

2. PAP 治疗　PAP 是中重度 OSAHS 患者的首选治疗方法。研究发现,气道正压通气治疗能防止夜间出现的气道塌陷,减少甚至消除夜间出现的呼吸暂停和低通气,纠正缺氧和减少觉醒,改善夜间睡眠质量和日间嗜睡程度,提高生活质量,同时还可降低心脑血管疾病的发生风险。最常见的模式包括 CPAP、双水平气道正压、自动调定式气道正压。在治疗前应与患者讨论 PAP 治疗原理以及可能出现的问题,提高患者的依从性。

3. 口腔矫形器　OSAHS 的一种替代治疗方法,通过扩大上气道或降低上气道的塌陷性来维持睡眠期间的上气道通畅。一般适用于单纯鼾症及轻、中度阻塞性睡眠呼吸暂停患者,特别是有下颌后缩者,也可用于治疗不能耐受 PAP 和手术,或手术效果不佳者。治疗前需要全面评估口腔情况,包括软组织、牙周和颞下颌关节及咬合情况。

4. 外科手术　对于拒绝 PAP、口腔矫形器治疗或治疗无效时,可考虑手术治疗。由于上气道狭窄是 OSAHS 最常见的解剖异常,因此鼻部和咽部是通常干预的部位。常见的鼻部手术包括鼻中隔矫正术和鼻息肉切除术。常见的咽部手术包括悬雍垂腭咽成形术和扁桃体切除术。对于巨舌症患者可行舌减容术。在手术前应全面评估患者上气道的情况,严格掌握手术适应证。

5. 其他治疗　①舌下神经刺激:是近几年才发展起来的治疗方法。通过将舌下神经刺激器植入胸腔,在睡眠中释放电信号刺激舌下神经而使舌前移来扩张上气道。该方法适用于中到重度 OSAHS 患者,也可作为替代手段用于治疗不能耐受 PAP 者。②夜间氧疗:被证明可以有效提高 OSAHS 患者夜间血氧饱和度,部分减少低通气事件,可作为辅助治疗用于 OSAHS 合并慢性阻塞性肺疾病、心力衰竭或神经肌肉病变的患者。③目前一些随机对照临床试验中探讨了药物对 OSAHS 的治疗效果,包括可能直接(如茶碱)或间接(如乙酰唑胺)刺激呼吸驱动的药物、降低上气道易塌陷性的药物(如地昔帕明)、降低觉醒阈值的药物(佐匹克隆等),但是这些药物的有效性和安全性仍需进一步证明。

(二)中枢性睡眠呼吸暂停综合征

CSAS 的治疗也应该采用多学科综合治疗模式,主要包括一般治疗、夜间氧疗、吸入 CO_2 或增加无效腔、无创通气、药物治疗和其他治疗。

1. 一般治疗　对于肥胖的患者应减轻体重;对于疾病所致的继发性中枢性睡眠呼吸暂停,除了治疗 CSAS,还应积极治疗原发病;对于药物或物质所致中枢性睡眠呼吸暂停,应减少或者停止使用药物或物质;对于高海拔性周期性呼吸所致中枢性睡眠呼吸暂停,应立即脱离高原环境。

2. 夜间氧疗　对于高化学敏感性的非高碳酸性 CSAS 患者,夜间吸氧可通过改善通气控制而减少 CSA 事件的发生。一些短期的研究发现,夜间氧疗对原发性中枢性睡眠呼吸暂停和 CSA-CSB 患者有效,但是夜间氧疗的长期有效性还有待进一步验证。

3. 吸入 CO_2 或增加无效腔　一些小样本的研究发现,直接吸入少量 CO_2 或者通过增加无效腔可有效降低原发性中枢性睡眠呼吸暂停和 CSA-CSB 患者的 AHI 而不会出现急性心血管不良事件,但是 CO_2 长期治疗的有效性和安全性还需要大样本的临床研究来验证。

4. 无创通气　CPAP 可作为首选治疗,特别是针对慢性心力衰竭所致的 CSA-CSB,其治疗原理可能是通过防止中枢性呼吸暂停时咽部气道缩窄和闭塞而达到治疗效果。CPAP 和夜间氧疗治疗无效时,可采用双水平气道正压通气,但值得注意的是,由于双水平气道正压通气可能诱发低碳酸血症而加重 CSA,因此在使用时需要采用后备呼吸频率。在通气不足所致的 CSAS 中,双水平气道正压通气是一线治疗。适应性伺服通气可减少 CSA 事件、增强左心室功能及稳定睡眠结构,但是不适用于心功能分级(NYHA 分级)≥Ⅱ级且左心室射血分数≤45% 的 CSA-CSB 患者。

5. 药物治疗　乙酰唑胺、茶碱以及非苯二氮䓬类药物可降低 CSA 事件的发生率,可能与稳定睡眠结构、降低中枢化学敏感性有关。β 受体拮抗剂、血管紧张素转化酶抑制剂等也可通过降低交感神经活性、减少舒张末期左心室充盈压而改善心功能,从而改善 CSAS。

6. 其他治疗　对于慢性心力衰竭合并 CSA-CSB 的患者,还可以采用心脏再同步化治疗,通过改善左心室功能及稳定肺血管血流动力学而减少 CSA 事件;单侧经静脉膈神经刺激可通过刺激膈神经重建稳定的呼吸模式,但远期效果还有待进一步研究。

八、预防与康复

疾病的预防策略分为三个等级,第一级预防/病因预防,在这个阶段应避免引起或加重 OSAHS 或 CSAS 的危险因素,包括避免吸烟和饮酒、减轻体重等,此外,还应积极治疗可能会引起或加重 OSAHS 或 CSAS 的原发疾病。第二级预防/临床前期预防,在这个阶段应该做到"早发现、早治疗",对于存在 OSAHS 或 CSAS 相关症状以及合并症的患者,应及早进行多导睡眠监测,评估严重程度后尽早进行干预治疗。第三级预防/临床预防,对于已经诊断为 OSAHS 或 CSAS 的患者,应进行长期规律的治疗,并在治疗的过程中定期随访,及时调整治疗方法,以降低相关并发症的发生风险。

第四节　中枢性嗜睡

一、概述

中枢性嗜睡是一类由内源性睡眠-觉醒中枢异常导致的以 EDS 为主要特征的疾病,根据 ICSD-3-TR 的分类包括Ⅰ型发作性睡病、Ⅱ型发作性睡病、特发性嗜睡、克莱恩-莱文综合征、疾病所致嗜睡、药物或物质所致嗜睡、精神疾病相关嗜睡、睡眠不足综合征、长睡眠者。本节中将重点介绍发作性睡病,特发性嗜睡,克莱恩-莱文综合征,疾病、药物或物质所致嗜睡。

中枢性嗜睡最常见的症状是 EDS,定义为白天主要清醒时段不能保持清醒和警觉,出现难以克制的困倦欲睡或非预期地进入瞌睡和睡眠状态。一些患者入睡之前可以意识到睡意增加,而一些患者在不知不觉中或毫无前驱症状而突然入睡,即睡眠发作。既往研究发现,EDS 会影响患者的工作及生活,导致社会功能受损,还可能会由于突如其来的嗜睡而影响公共安全。EDS 患儿可表现为学习成绩不佳、注意力不集中、情绪不稳定、多动等。

EDS 在人群中的发生率为 0.5%~35.8%,在中国的一项研究中发现约有 9.4% 的小学生有时或经常上课睡觉,频繁倒夜班者、老人、青少年及女性人群中 EDS 的患病率较高。近年来,随着社会经济的发展以及生活方式的改变,EDS 的发病率逐年增加。引起 EDS 的原因较多,与环境因素和生活习惯相关者占第一位,最常见的为睡眠不足。在睡眠疾病中,据欧美睡眠中心报告,SBD 是 EDS 的最常见的病因,发作性睡病其次,其余疾病包括周期性肢体运动障碍和昼夜节律相关睡眠-觉醒障碍。EDS 的原因众多,因此准确而全面地评估 EDS 的严重程度、寻找病因、选择合适的治疗方案、系统评估治疗效果是临床实践中需要解决的重要问题。系统评估应包括以下 3 个方面的内容:第一,完整的病史采集。完整的病史采集能帮助寻找可能导致 EDS 的原因,采集的内容应包括睡眠时间,睡眠习惯,与 EDS 相关的症状以及其他可能引起 EDS 的睡眠疾病相关症状,情绪状态,药物或物质使用情况等。第二,主观量表评估。常用的量表包括 ESS 和 SSS。ESS 主要用于评估患者在 8 种常见生活环境下 EDS 的可能性,SSS 用于评估同一受试者在不同时间内 EDS 的程度,可在短时间内重复使用。第三,客观评估。常用的客观评估方法包括体动记录仪、PSG、MSLT 和清醒维持测验(maintenance of wakefulness test,MWT),其中 MSLT 是客观评估 EDS 的"金标准"。

二、发作性睡病

发作性睡病由法国医师 Gélineau 在 1880 年首次提出,以日间出现的不能克制的短暂睡眠发作、猝倒、睡瘫、睡眠幻觉及夜间睡眠紊乱为主要临床特征。发作性睡病的特征性病理改变是下丘脑外侧区分泌素(hypocretin,Hcrt)神经元特异性丧失。根据临床表现及脑脊液 Hcrt-1 的含量,ICSD-3-TR 将发作性睡病分为两种类型:I 型发作性睡病,既往称为伴猝倒发作性睡病,以脑脊液中 Hcrt-1 水平显著下降为重要特征;II 型发作性睡病,既往称为不伴猝倒发作性睡病,通常脑脊液中 Hcrt-1 水平无显著下降。

(一)流行病学

发作性睡病的患病率在国外人群中约为 0.02%~0.18%,男性和女性患病率大致相当,通常在 10~20 岁起病。我国发作性睡病的患病率约为 0.033%,发病高峰在 6~12 岁,男性和女性患病比例约为 2∶1。

(二)病因与发病机制

发作性睡病的病因不明,一般认为是环境因素与遗传因素相互作用的结果。半数以上的患者出现症状之前有一定的诱因,如情绪紧张、压力大、过度疲劳等。值得注意的是,病毒感染特别是甲型 H1N1 流感病毒感染与发作性睡病的发生密切相关。此外,大约有 8%~10% 的发作性睡病患者具有家族史,第一代直系亲属的患病率为普通人群的 20~70 倍。研究发现,发作性睡病与人类白细胞抗原(human leucocyte antigen,HLA)具有高度的相关性,HLA DQB1*06:02 在各种族发作性睡病患者中阳性率高达 88%~100%,在中国典型的患者中,其阳性率高达 95%。此外,HLA DQB1*03:01 与发作性睡病的易感性增加相关,而在 HLA DQB1*06:02 存在的情况下,HLA DQB1*05:01、HLA DQB1*06:01 和 HLA DQB1*06:03 等亚型则具有保护作用。

下丘脑分泌素具有促觉醒作用,由分布在下丘脑后外侧部的少量神经细胞合成,并广泛投射到大脑及脊髓各部。目前已经明确 I 型发作性睡病主要是由 Hcrt 缺乏所致,这可能与自身免疫损伤导致 Hcrt 神经元凋亡,从而导致 Hcrt 分泌减少有关。

(三)临床表现

发作性睡病的主要症状包括 EDS、猝倒、睡瘫、睡眠幻觉及夜间睡眠紊乱。除了上述症状外,肥胖在发作性睡病患者中也是常见的,这部分患者在发病之初常有难以解释的体重增加。此外,患者还可共病其他的睡眠疾病,也可伴有焦虑、抑郁症状。

1. **EDS** 所有的发作性睡病患者均存在 EDS,这也是患者就诊最主要的原因。表现为白天难以遏制的困倦欲睡或陷入睡眠。睡眠持续时间多为数分钟至数十分钟,每天发作的次数不等。白天小睡可暂时缓解睡意,在单调、无刺激的环境中更容易出现。一些患者可能在行走、吃饭、说话时突然出现睡眠发作,呈现出一些无意识的行为或刻板动作。无论患者夜间睡眠时间长或短,EDS 每日均会发生,并可能伴有注意力和精神运动警觉性的下降。

2. **猝倒** 表现为清醒期突然发生的双侧骨骼肌肌张力下降而意识相对保留。猝倒被认为是快速眼动睡眠片段解离与插入的表现,是发作性睡病最具特征性的临床表现,约有 60%~70% 的发作性睡病患者存在猝倒。猝倒通常在 EDS 后 1 年内出现,罕见病例先出现猝倒。猝倒通常由大笑、高兴等积极的情绪诱发。负面情绪如愤怒、悲伤等也可能触发猝倒。猝倒可仅表现为局部骨骼肌无力,如眼睑下垂、舌脱垂、面部松弛,甚至仅为视力模糊(眼肌受累),也可影响到颈部、上肢和下肢,引起头下垂、上肢下垂、膝盖弯曲、身体前倾,甚至跌倒等,呼吸肌通常不受累。猝倒发作时间通常短暂(<2 分钟),可以迅速得到完全恢复。猝倒发作频率从数月 1 次到每天数次不等。有时强烈的情感刺激可能引发持续的猝倒发作,严重时可持续数小时,称为猝倒持续状态。

3. **睡瘫** 多在入睡或起床时出现,是发作性睡病患者从快速眼动睡眠中醒来时发生的一过性全身不能活动或不能讲话,可持续数秒至数分钟。正常人也可发生,但发作性睡病患者的发作频率及程度均更严重。

NOTES

4. 睡眠幻觉 多在入睡时发生,表现为在觉醒和睡眠转换期出现的幻觉,可以为视、触和听幻觉,也可表现为梦境样体验。

5. 夜间睡眠紊乱 患者常无入睡困难,但易醒多梦,觉醒多发生在入睡后 2~3 小时,通常伴有再入睡困难。此外,患者夜间体动明显增多,可表现为周期性肢体运动或者快速眼动睡眠行为异常。患者早晨常因困倦或睡眠状态而出现起床困难。

(四)诊断与鉴别诊断

发作性睡病的诊断除了典型的临床表现以外,还需要结合客观试验和检查,主要包括 MSLT,夜间 PSG、血 HLA 分型及脑脊液 Hcrt-1 测定等。

1. 诊断

(1)Ⅰ型发作性睡病(ICD-11 诊断编码:7A20):必须同时满足 A~C。

A. 患者每天存在无法抑制的睡眠需求或白天出现困倦或嗜睡。

B. 满足以下 1 项或 2 项表现。

1)猝倒,并存在以下 2 项中的 1 项:①根据目前推荐操作方法进行的 MSLT 发现平均睡眠潜伏期≤8 分钟,且出现≥2 次睡眠起始快速眼动(sleep onset rapid eye movement periods,SOREMP);②夜间 PSG 中出现 1 次 SOREMP(15 分钟内出现了快速眼动睡眠期)。

2)免疫测定脑脊液中 Hcrt-1 浓度≤110pg/ml(采用标准参考样本)或小于以同一标准检验的正常者脑脊液 Hcrt-1 平均值的 1/3。

C. 症状和体征不能由慢性睡眠不足、昼夜节律相关睡眠-觉醒障碍或现存的其他睡眠障碍、精神障碍或药物/物质滥用或停药更好地解释。

(2)Ⅱ型发作性睡病(ICD-11 诊断编码:7A20.1):必须满足 A~E。

A. 患者每天存在无法抑制的睡眠需求或白天出现困倦或睡眠,症状至少存在 3 个月。

B. 根据目前推荐操作方法进行的 MSLT 发现平均睡眠潜伏期≤8 分钟,且出现≥2 次 SOREMP。夜间 PSG 出现的 SOREMP(15 分钟内出现了快速眼动睡眠期)可以替代 1 次白天 MSLT 中的 SOREMP。

C. 无猝倒。

D. 免疫测定脑脊液中 Hcrt-1 浓度>110pg/ml(采用标准参考样本)或超过以同一标准检验的正常者脑脊液 Hcrt-1 平均值的 1/3。

E. 症状和体征不能由慢性睡眠不足、昼夜节律相关睡眠-觉醒障碍或现存的其他睡眠障碍、精神障碍或药物/物质滥用或停药更好地解释。

如果患者随后出现猝倒发作,应重新诊断为Ⅰ型发作性睡病;如果诊断后,检测脑脊液中 Hcrt-1 浓度≤110pg/ml 或<正常参考值的 1/3,应重新诊断为Ⅰ型发作性睡病。

2. 鉴别诊断

(1)OSAHS:可表现为 EDS,但发作性睡病的 EDS 程度更重,在小睡后会感到短暂清醒,而 OSAHS 患者在小睡后不会感到短暂清醒且不会有猝倒发作。两者常合并存在,约 30% 的成人发作性睡病共病 OSAHS。

(2)特发性嗜睡:特发性嗜睡患者常缺乏快速眼动睡眠相关的症状,如猝倒、睡瘫、睡眠幻觉等,无发作性睡病 MSLT 表现出的 SOREMP。特发性嗜睡患者的夜间睡眠效率通常更高,可出现宿醉式睡眠,以及持续时间更长但仍感疲乏的日间小睡。

(3)癫痫:两者极易混淆,癫痫患者通常白天无不可抗拒的睡眠发作和猝倒,且脑电图可见癫痫样放电。此外,癫痫发作可伴有意识丧失,但发作性睡病猝倒发作时意识清醒,发作后可回忆发作过程。

(五)治疗

1. 一般治疗

(1)规律性日间小睡:日间规律性安排小睡可以持续改善觉醒水平,并有助于减少兴奋性药物和抗抑郁药的使用剂量。

（2）睡眠卫生：可有效缓解 EDS、增强药物对 EDS 的疗效以及减少伴随疾病的发生。主要措施包括：保持规律的睡眠-觉醒节律；避免睡眠剥夺；戒酒、戒烟；避免不当使用镇静剂；避免过度食用富含咖啡因的食物和饮料；避免过度进食高碳水化合物类食物。

（3）社会支持：EDS 是发作性睡病患者生活质量下降的主要原因，猝倒发作是限制患者发挥正常社会功能的重要因素。由于发作性睡病患者的发病年龄较小，病程贯穿求学和个性发展时期，临床症状对患者学习和生活的影响十分严重。本病还可导致就业困难、收入降低、失去升职机会等。发作性睡病的药物治疗具有引起直立性低血压、口干和勃起障碍等潜在风险，亦显著影响患者的生活质量。而通过社会支持，针对患者的学业、职业、生活等各方面给予更多的理解和帮助，允许患者根据日间小睡时间安排学习与工作任务，有助于患者回归正常的社会生活。另外，发作性睡病患者发生交通和工业事故的风险增加，应尽量避免从事高危性和高警觉性的工作。

（4）心理支持：帮助患者认识发作性睡病的症状和症状出现后的应对措施，了解不同药物对疾病的疗效、不良反应以及疾病预后，可减少由于过度担忧造成的额外心理负担，有助于增强患者信心，使其积极面对疾病。

2. 药物治疗

（1）EDS 的治疗：首选药物是莫达非尼，次选药物为哌甲酯，其他药物包括安非他明、马吲哚、司来吉兰、咖啡因等。

1）莫达非尼：1980 年首次在法国应用于治疗发作性睡病，1998 年美国 FDA 批准用于治疗发作性睡病、轮班工作和 OSAHS 的嗜睡症状。莫达非尼可以改善 65%~90% 的 EDS，其药理作用包括 3 方面：低亲和性阻断多巴胺转运蛋白；增强中枢-皮质-边缘系统多巴胺能神经传递，增强大脑皮质和脑干胆碱能和谷氨酸能神经兴奋性活动；增加下丘脑结节乳头体核的 Hcrt 依赖性组胺能神经传递。莫达非尼口服吸收良好，通常服药 2 小时内起效，半衰期为 9~14 小时，服药 2~4 天后达到稳态血药浓度。本药治疗发作性睡病的初始剂量为每天 100mg，此后每 5 天增加 50~100mg，直至达到标准剂量 200~400mg。通常建议在早晨顿服 200mg，如果仍残留 EDS 症状，可逐渐增量至 400mg/d，分 2 次在早晨和中午服药。其最大安全剂量为 600mg/d。常见的不良反应有头痛、胃肠道反应、鼻炎样症状、血压升高、食欲降低、体重减轻等，缓慢增加剂量可减少不良反应。

2）哌甲酯：哌甲酯可以改善发作性睡病患者大部分的 EDS 症状。其作用机制类似于安非他明类药物，口服 1 小时后起效，半衰期为 3~4 小时，需要每日给药 1 次以上。哌甲酯能够有效延长药物的作用时间，主要经肝脏代谢，代谢产物无药理活性。常见的不良反应包括胃肠道反应、头痛、头晕、失眠、无力、高血压、体重减轻等，罕见的不良反应为精神疾病。青光眼、焦虑症、癫痫或抽动秽语综合征者慎用。禁用于高血压、胸痛、心律失常、二尖瓣脱垂、心室肥厚、心绞痛和急性心肌梗死患者。

（2）猝倒的治疗：目前推荐使用的抗猝倒药物主要为抗抑郁药。三环类抗抑郁药和选择性 5-羟色胺再摄取抑制剂通常不具有很强的促醒效应。三环类抗抑郁药可通过抑制单胺的再摄取而抑制异常快速眼动睡眠的发生，从而改善猝倒症状，如丙米嗪、地昔帕明（去甲丙米嗪）和氯米帕明均是最早用于治疗猝倒的药物。选择性 5-羟色胺与去甲肾上腺素再摄取抑制剂类和选择性去甲肾上腺素再摄取抑制剂类则具有一定的促醒作用，如文拉法辛和度洛西汀。抗抑郁药亦能改善发作性睡病合并快速眼动睡眠期行为障碍、睡瘫和睡眠幻觉等症状。

（3）夜间睡眠紊乱的治疗：大量随机双盲对照研究证实，羟丁酸钠能治疗发作性睡病的所有症状，对于猝倒、EDS、夜间睡眠障碍等均有确切疗效，对于发作性睡病的其他症状如睡瘫、睡眠幻觉等也有治疗作用，但药理机制尚不明确。除此之外，也可使用唑吡坦、佐匹克隆、右佐匹克隆等非苯二氮䓬类助眠药改善夜间睡眠紊乱。

三、特发性嗜睡

特发性嗜睡是以不伴猝倒的 EDS 为特征,伴有过长的夜间睡眠、时间长且非恢复性的小睡、宿醉式睡眠、自主神经症状和认知功能损害的一种中枢性嗜睡。

(一)流行病学

特发性嗜睡的平均起病年龄是 16.6~21.2 岁,人群患病率和发病率均不详,一些研究发现女性患病率高于男性。一项大样本调查研究发现,睡眠时间至少 9 小时并伴有日间功能损害的患病率为 1.6%。

(二)病因与发病机制

发病因素和遗传易感性均不明。

(三)临床表现

特发性嗜睡主要以 EDS 但不伴猝倒发作为基本特征,至少 30% 的患者自诉总睡眠时间超过 10 小时,同时还存在早晨或小睡后觉醒困难(宿醉式睡眠)。伴随症状包括不容易清醒且清醒耗时过长、反复再入睡、易激惹、无意识行为和意识模糊。特发性嗜睡的患者可伴有自主神经系统功能障碍的各种症状,如头痛、直立性低血压、体温调节障碍和外周血管异常感觉。偶有睡瘫和睡眠幻觉。

(四)诊断与鉴别诊断

1. 诊断　特发性嗜睡(ICD-11 诊断编码:7A21)必须同时满足 A~F。

A. 患者每天存在无法抑制的睡眠需求或白天出现困倦或睡眠,症状至少存在 3 个月。

B. 无猝倒。

C. PSG 和 MSLT 的发现与发作性睡病 I 型和 II 型的诊断不一致。

D. 至少有下列发现之一:①MSLT 显示平均睡眠潜伏时间≤8 分钟;②24 小时 PSG(需要在纠正慢性睡眠剥夺后进行)显示总睡眠时间≥660 分钟(典型者总睡眠时间 12~14h/d),或通过腕式体动仪结合睡眠日记(平均至少超过 7 天的自然睡眠)加以证实。

E. 应排除睡眠不足(如需要,可通过观察增加夜间卧床时间后嗜睡有无改善来测试,最好经至少 1 周的腕式体动仪证实)。

F. 症状和体征不能由慢性睡眠不足、昼夜节律相关睡眠-觉醒障碍或现存其他睡眠障碍、内科疾病、精神疾病,药物/物质滥用或停药更好地解释。

2. 鉴别诊断

(1) OSAHS:特发性嗜睡可能与 OSAHS 呼吸努力相关性觉醒引起的 EDS 混淆,经无创通气治疗后呼吸努力相关性觉醒引起的 EDS 可明显改善。

(2) 发作性睡病:MSLT 及 PSG 检查出现 2 次及以上 SOREMP 可以鉴别。

(3) 慢性疲劳综合征:慢性疲劳综合征以足够的睡眠或休息后不能缓解的持续或反复发作的疲劳症状为特征,患者清楚地主诉疲劳而非 EDS,MSLT 显示平均睡眠潜伏期正常。

(五)治疗

特发性嗜睡的病因不明,只能对症治疗。延长睡眠时间通常无效,白天小睡也不能让患者更清醒。注意睡眠卫生、保持健康的生活方式、限制卧床时间可能有帮助。

治疗的目的在于维持白天清醒,哌甲酯能够部分或间歇性缓解症状,但治疗效果不如发作性睡病,特别是对宿醉式睡眠改善较为困难。莫达非尼已经成为一线用药。对于怀疑有抑郁症的患者,应首选抗抑郁药。褪黑素对部分患者有效。

四、克莱恩-莱文综合征

克莱恩-莱文综合征(Kleine-Levin syndrome,KLS),又称复发性过度睡眠,是一种以周期性睡眠增多为主要特征的罕见的中枢性嗜睡。仅与月经周期相关的嗜睡反复发作已经归为 KLS 的一种亚型。

（一）流行病学

据估计，KLS 在百万人群中有 1~4 例，80% 的患者起病于 10~20 岁，大部分在青春期，成人和幼儿也可患病。男女患病率比例约为 4：1。

（二）病因与发病机制

出生缺陷、发育障碍及遗传因素均与 KLS 的发病有关。上呼吸道感染和流感样症状是不少病例首发和复发的重要诱因，其他少见触发因素包括饮酒、劳累等。5% 的患者存在家族性发病倾向。

（三）临床表现

KLS 是一种慢性复发性的睡眠障碍，其特征是周期性嗜睡，发作期可伴有认知、精神和行为异常等，而间歇期功能状态完全正常。KLS 发作期多持续 3~21 天，间歇期可达 2 周至 17 年。在发病早期间隔时间短、反复次数频繁，随着年龄的增长，发作持续时间、严重程度和频率均减少甚至不再发作。患者在发作期可自行醒来进食和上厕所，不伴有大小便失禁。典型表现为贪食、EDS、性欲亢进，被称为 KLS 的典型三联征，但只有约 50% 的患者出现经典三联征。中国患者以厌食更为多见，性欲亢进以男性为主。在发作期的清醒阶段，患者表现为淡漠、易激惹、疲惫、反应迟钝、近记忆减弱、定向力减弱和非真实感。部分患者可能存在睡眠相关幻觉。

（四）诊断与鉴别诊断

1. 诊断　克莱恩-莱文综合征（ICD-11 诊断编码：7A22）的诊断必须满足 A~E。

A. 患者至少经历 2 次 EDS 及睡眠期的反复发作，每次持续 2 天至数周。

B. 通常这种反复发作每年超过 1 次，或至少每 18 个月 1 次。

C. 2 次发作间期，患者存在正常或接近正常的睡眠和觉醒、认知功能、行为和情绪。

D. 发作期间患者必须至少出现下列 1 项症状：①认知功能障碍；②丧失现实感；③严重的情感淡漠；④无节制行为（如性欲亢进或食欲增强）。

E. 症状和体征不能由慢性睡眠不足、昼夜节律相关睡眠-觉醒障碍或现存的其他睡眠障碍、精神障碍或药物/物质滥用或停药更好地解释。

2. 鉴别诊断　EDS 的反复出现和消失可能继发于第三脑室肿瘤。脑炎、肝性脑病、多发性硬化、头颅损伤、卟啉病、莱姆病、基底型偏头痛和复杂部分性癫痫发作有时也出现类似 KLS 的症状。精神疾病如抑郁障碍、双相障碍和季节性情感障碍中也有反复 EDS 的报告。但是上述疾病很少如 KLS 症状一样突然出现和消失。

（五）治疗

KLS 尚无特效治疗。多数患者经过数年之后发作次数减少、程度减弱甚至自行停止发作。发作期间，应尽量避免打扰患者，创造舒适、安静的环境，确保患者的安全。有限的病例报道，中枢神经兴奋药如哌甲酯、莫达非尼等可以提高患者的日间警觉性，但并不能改善其他如淡漠、非真实感等症状，并且可能加重易激惹。另外，文献报道碳酸锂对 50% 的患者有效。

五、疾病、药物或物质所致嗜睡

（一）疾病所致嗜睡

EDS 可以因疾病引起，是其他疾病所继发的症状之一，其中以神经和精神疾病最为常见。文献报道的疾病包括代谢性脑病、头颅外伤、脑卒中、脑炎、感染性疾病、免疫系统疾病、遗传性疾病、神经系统变性病和精神疾病。与精神异常相关的睡眠增多占 EDS 病例的 5%~7%。

疾病所致嗜睡的严重程度不一，可类似于发作性睡病患者经小睡后即短暂恢复精力，也可像特发性嗜睡一样长时间睡眠后仍感疲乏。通常儿童患者的 EDS 并不表现为多睡，而是以注意力涣散、情绪不稳定和学习成绩不佳为主要表现。

PSG 检查有助于发现其他可能导致 EDS 的睡眠疾病，MSLT 检查有助于排除发作性睡病的诊断。疾病所致嗜睡（ICD-11 诊断编码：7A23）必须满足以下 A~C。

A. 患者每天存在无法抑制的睡眠需求或白天出现困倦或睡眠，症状至少存在 3 个月。

B. EDS 继发于明确的内科或神经系统疾病。

C. 症状和体征不能由慢性睡眠不足、昼夜节律相关睡眠-觉醒障碍或现存的其他睡眠障碍、精神疾病、药物或物质滥用或停药更好地解释。

疾病所致嗜睡治疗的关键在于治疗原发病。EDS 的治疗见发作性睡病和特发性嗜睡的治疗。

(二) 药物或物质所致嗜睡

药物或物质所致嗜睡包括镇静催眠药物的不良反应、镇静药或毒品等物质滥用引起的 EDS、兴奋性药物的撤除或戒断引起的 EDS，严重者可发生中毒性 EDS 和中毒性脑病。

药物或物质所致嗜睡可表现为夜间睡眠时间过长、EDS 或小睡次数增多。患者均存在相关药物使用史，如镇静催眠类药物使用、酒精成瘾、毒品滥用史等。因所用药物不同，起病、病程和相应的伴随症状各异。老年人使用镇静催眠类药物后更容易出现嗜睡，兴奋药物滥用和撤药后嗜睡常见于青少年和年轻人。

PSG 和 MSLT 检查结果变化不一，取决于使用的特定药物或物质及服用和停用的时间。除非怀疑伴有其他睡眠疾病，一般无须进行睡眠监测。在刚撤除药物的时候，MSLT 通常可表现为平均睡眠潜伏期缩短，伴或不伴多次 SOREMP。停用可疑药物或物质后嗜睡缓解，通常可以确诊。药物或物质所致嗜睡（ICD-11 诊断编码：7A24）必须满足以下 A~C。

A. 患者每天存在无法抑制的睡眠需求或白天出现困倦或睡眠。

B. EDS 是目前正在使用的药物或物质所致，或与促醒药物或物质撤除或戒断有关。

C. 症状和体征不能由慢性睡眠不足、昼夜节律相关睡眠-觉醒障碍或现存的其他睡眠障碍、内科或精神疾病更好地解释。

治疗上，停用可疑药物或物质。对怀疑为药物或物质成瘾者，需逐渐减量并进行替代治疗。对存在基础睡眠疾病者，需要考虑二者同时治疗。

第五节　其他类型睡眠-觉醒障碍

根据 ICSD-3-TR，除失眠障碍、中枢性嗜睡、睡眠相关呼吸障碍外，睡眠-觉醒障碍还包括昼夜节律相关睡眠-觉醒障碍、睡眠相关运动障碍、异态睡眠等类型。基于疾病的临床及研究意义，本节将重点介绍昼夜节律相关睡眠-觉醒障碍，以及异态睡眠和睡眠相关运动障碍中的代表性疾病睡行症、快速眼动睡眠行为障碍和不宁腿综合征。

一、昼夜节律相关睡眠-觉醒障碍

昼夜节律相关睡眠-觉醒障碍（circadian rhythm sleep-wake disorder，CRSWD）是指由昼夜节律定时系统及昼夜节律引导机制的改变，或者内源性与外源性昼夜节律因素之间失调，导致睡眠昼夜周期的紊乱。

临床上，CRSWD 分为 3 大类 7 型，3 大类为内源性昼夜节律系统改变引起、外源性环境改变引起以及非特殊昼夜节律睡眠-觉醒障碍。其中，内源性 CRSWD 分为：①睡眠-觉醒时相延迟障碍（delayed sleep-wake phase disorder，DSPD）；②睡眠-觉醒时相提前障碍（advanced sleep-wake phase disorder，ASPD）；③非 24 小时昼夜节律相关睡眠-觉醒障碍（non-24 hour sleep-wake rhythm disorder，N24SWD）；④无规律性昼夜节律相关睡眠-觉醒障碍（irregular sleep-wake rhythm disorder，ISWRD）。外源性 CRSWD 分为：①时差相关睡眠障碍；②倒班相关睡眠障碍。

(一) 流行病学

CRSWD 在全球的流行病学数据并不完整。国内常不被独立诊断，据估计该障碍可占到失眠的 1/3 左右。最常见的 CRSWD 是 DSPD，青少年群体为主要发病人群（患病率为 7%~16%），平均发病年龄 20 岁;ASPD 在中年人群中的患病率约为 1%;超过半数盲人群体存在内源性昼夜节律失调,50%~80% 盲人被长期睡眠紊乱困扰;2%~5% 人群出现倒班相关睡眠障碍。

(二) 病因与发病机制

CRSWD 的病因与发病机制仍不明确,人类自身调节主要依赖于内源性昼夜节律系统及内稳态系统,二者中任意一个出现异常即可导致 CRSWD。

昼夜节律是指在生物钟的调控下,人类的睡眠-觉醒及其他生理、心理、行为和生物化学变化多呈现出以 24 小时为周期的昼夜特征节律。人类内源性昼夜节律周期平均约为 24.2 小时。为了保持与自然界明-暗周期同步变化,人体需要每天通过外界刺激以引导昼夜节律轻度前移。外界刺激即"授时因子",如光、温度、社会活动、运动、饮食模式等。太阳光是最重要的授时因子,其明暗变化时间、强度及持续时间直接影响人类昼夜节律调控点——下丘脑前端的视交叉上核(suprachiasmatic nucleus,SCN)。SCN 作为"主控时钟",经视网膜下丘脑束中含视黑素的光敏感视网膜神经节细胞接收光信息,使松果体分泌褪黑素,并调控核心体温及皮质醇分泌。其他授时因子也可调控上述过程,但其调控强度弱于光授时因子。因此,早间未接受光照或晚间暴露于亮光下,可导致睡眠时相延迟;过早暴露于晨光,则可导致睡眠时相提前;长期缺乏光刺激,可出现非 24 小时的不规律睡眠-觉醒模式。其他非光授时因子如跨时区飞行、倒班、不适应社会工作/学习日程安排、过度饮用咖啡等刺激性饮料、无规律社会活动、身体活动减少等也是 CRSWD 的相关风险因素。

SCN 分子调控系统由昼夜节律基因及其蛋白产物主导的转录-翻译反馈自动调节环路组成,是整个生物节律的核心要素。现已提出了许多 24 小时周期性变化的分子机制。基因 *BMAL1* 与 *CLOCK* 进入细胞质中结合形成异源二聚体,并返回细胞核与 *PER1*、*PER2*、*CRY1* 和 *CRY2* 基因上游的 E-box 结合,形成节律性输出起点及反馈环,并促进转录;*mPer* 和 *mCry* 通过表达 PER、CRY 蛋白形成 PER-CRY 异源二聚体进入细胞核形成负向环路,可直接作用于 *CLOCK* 和 *BMAL1* 并抑制 *CLOCK- BMAL1* 的活性,从而抑制相关蛋白转录。其他相关分子机制也逐渐发现并完善。目前已表明生物钟基因 *hper2* 和 *hper3*、*CLOCK* 和 AANAT 遗传多态性与 CRSWD 相关。约 40% DSPD 患者存在阳性家族史。

内稳态系统也是昼夜节律的调节系统。Borbely 提出"双过程模型",包括内稳态和昼夜节律两个因素。当清醒维持时间越长,内稳态累积的睡眠驱动就越强,这使得前半夜的睡眠变得稳定,后半夜睡眠稳态逐渐减退并出现昼夜节律性。二者互相调控,使得整夜睡眠趋于稳定。如倒班相关睡眠障碍与倒班工作时睡眠缺乏累积及工作时觉醒信号减少相关。

(三) 临床表现

CRSWD 的主要临床表现是患者未能在期望睡眠时间和场合中获得理想睡眠,导致患者出现失眠、睡眠维持困难及 EDS,可伴有精神、社会、工作学习功能损害及安全问题等。

1. 睡眠-觉醒时相延迟障碍　多见于年轻人,临床表现为至少 3 个月的时间里出现难以在期望时间段入睡和起床,睡眠时间点较正常人存在明显延迟,可伴有白天思睡。患者在周末(或者节假日)时可按自己固有的睡眠-觉醒节律进行睡眠,其睡眠质量、睡眠持续时间将得以改善。可共病其他精神障碍、物质滥用或其他睡眠障碍。

2. 睡眠-觉醒时相提前障碍　常见于老年人群。相对于期待或需要的睡眠-清醒时间而言,患者在至少 3 个月的时间内出现主睡眠时间前移(时间提早),伴有长期或反复出现难以保持清醒至所需或期望的就寝时间,且不能睡至所需或期望的起床时间。其白天社会功能不受影响,傍晚常因提早入睡而不能参与社会活动。当患者能够根据内在生物时钟安排作息时,其睡眠质量和睡眠持续时间得到相应改善,伴随睡眠时间前移。可共病物质滥用、精神或功能损害及安全问题等。

3. 非 24 小时昼夜节律相关睡眠-觉醒障碍　在盲人群体多见,也可见于部分视力正常人群。其内源性昼夜节律周期多数延长 30 分钟~1 小时或以上,少数接近并短于 24 小时。因其内源性昼夜节律(非诱导型)与外界 24 小时明暗节律不一致,表现为每天入睡和觉醒时间都稳定地推迟 1~2 小时的睡眠觉醒模式,致使患者感夜间入睡困难,晨醒困难,日间思睡和小睡多。当患者自身睡眠-觉醒时相与身体和社交活动相一致时,可保持在短期内无症状,其睡眠持续时间和质量正常。可共病躯体症状和情绪紊乱等。

4. 无规律性昼夜节律相关睡眠-觉醒障碍　阿尔茨海默病患者和精神发育迟滞儿童常见,表现为无规律内源性昼夜节律周期。患者或照护者报告至少 3 个月的时间内反复出现 24 小时内无规律的睡眠和清醒,主要表现为在预期睡眠时间出现失眠症状,以及白天嗜睡。每日总睡眠时间基本正常,但睡眠片段化,无主睡眠期。可共病其他睡眠障碍、精神障碍、药物使用或物质滥用障碍等。

5. 时差相关睡眠障碍　空勤人员或频繁出国旅行人员常见,临床表现与地区差异相关。当向东边飞行,以入睡困难为主要临床表现;若向西边飞行,以早醒为主要临床表现。白天思睡,警觉性下降。可出现头晕头痛、耳鸣、胃肠功能紊乱、情绪紊乱、月经失调等不适感。可由于飞行本身或饮用咖啡因或酒精而加重。

6. 倒班相关睡眠障碍　该类型以倒班工作者多见,症状存在至少 3 个月。临床表现为失眠、日间思睡等,伴总睡眠时间减少,与工作日程占用常规睡眠时间有关。可出现情绪障碍、自主神经功能紊乱。

（四）评估、诊断与鉴别诊断

1. 评估

（1）主观评估

1）睡眠日记:以每天 24 小时为单元,患者连续 2 周(至少 1 周)记录每天的活动、睡眠时间、睡眠问题及主观睡眠质量,用于评估患者的睡眠质量和睡眠-觉醒节律。

2）清晨型-夜晚型量表:该量表是自评问卷,为当前国际通用的辅助性 CRSWD 诊断工具。包括 19 个问题,每个问题设置得分 0~6 分,总分 16~86 分。其中,明确晚起型为 16~30 分;倾向晚睡型 31~41 分;倾向早起型 59~69 分;明确早起型 70~86 分。

（2）客观评估

1）体动仪:用于实时监测患者的活动及睡眠情况,推荐监测至少 1 周。若是可疑 N24SWD 的盲人群体,建议监测 2 周以上。体动仪可直观评价患者睡眠-觉醒节律和睡眠质量,也可评估患者治疗进展。

2）昼夜节律时相标志物:①最低核心体温(minimum of the core body temperature,CBTmin):通常在自然清醒前的 2 小时左右为人体最低核心体温(通常为清晨 4~5 时);②暗光褪黑素初始释放时间(dim light melatonin onset,DLMO):夜间入睡前 2~3 小时为暗光褪黑素初始释放时间。实验室常通过间断测定夜间暗光下人体唾液或血浆褪黑素水平以确定 DLMO。

3）PSG:PSG 常规不用于 CRSWD 检查,但可排除由其他睡眠障碍所致的昼夜节律系统紊乱。

2. 诊断标准　CRSWD 的诊断标准总体需满足 3 个:①慢性反复发生的睡眠-觉醒紊乱,主要由内源性昼夜定时系统的变化,或内源性昼夜节律与期望的睡眠-觉醒时间或与个体环境、社会、工作时间的不协调所致;②导致失眠、思睡或两者均有;③导致临床显著不适或社会、职业、教育或其他重要功能受损。各类型 CRSWD 具体诊断标准不在此展开。

3. 鉴别诊断

（1）正常睡眠:CRSWD 应与正常睡眠鉴别。如青少年时常或间断出现睡眠时相延迟、正常老年人通常表现为早醒早睡、倒班人群出现有关睡眠的正常反应等,但均不伴有睡眠困扰或功能损害。

（2）慢性失眠障碍:慢性失眠障碍患者常出现入睡困难、睡眠维持困难等症状,与 DSPD、ASPD 症状相似。值得注意的是,当 CRSWD 患者按个人意愿睡眠时,其睡眠起始或睡眠维持可得到改善。

（3）精神障碍所致睡眠障碍:抑郁障碍等精神障碍可导致与 CRSWD 症状相似的睡眠障碍,如入睡困难、早醒或白天思睡等。但精神障碍所致的睡眠障碍常无明显的昼夜模式表现,改变精神障碍患者作息时间后,其失眠症状也不能得到缓解。

（五）治疗

CRSWD 的治疗目标为调整内源性昼夜节律系统,使其与外界一致,治疗方法有非药物治疗和药物治疗。非药物治疗包括行为策略干预和光照治疗,药物治疗包括服用褪黑素、镇静催眠药和促觉醒药。虽然光照治疗和褪黑素治疗在临床上被广泛推荐,但其循证基础仍然不够。因此,临床上常以行为策略干预为主,采用多种方法联合治疗。

1. 非药物治疗

（1）行为策略干预:①CRSWD 患者应当重新设定上床和起床时间,其他时间避免接触床;②限制日间小睡次数和时长,保证一定的社会活动;③下午开始避免饮酒或咖啡等刺激性饮料,夜间避免剧烈活动等;④可逐步推迟入睡时间和/或起床时间,直至睡眠和觉醒时间与社会作息时间一致。此外,对于 ASPD 患者,应注意避免晨间强光照射;时差型 CRSWD 患者,可根据飞行方向调整适应时差反应;倒班工作者应合理安排倒班与睡眠时间,可于夜班前小睡,或上班时情况许可的条件下适当地小睡。

（2）光照:CRSWD 患者(包括盲人)可于自然清醒后 1~2 小时(推荐 CBTmin 发生以后),接受 1 500~8 000lx 光照 1~2 小时,该方法适用于 DSPD、N24SWD 及 ISWRD。ASPD 患者推荐 19:00~21:00 接受明光照射。时差相关睡眠障碍患者在向东飞行时,应避免在 9:00 前强光照射,可增加早午间光照,夜晚避免光照;向西飞行时,可增加午后及晚间光照,避免日间小睡。倒班工作者可于倒班开始前接受光照,下班前 2 小时终止光照,倒班后当天早晨可佩戴墨镜等避免强光照射。

2. 药物治疗

（1）褪黑素治疗:对于 DSPD 患者,可于睡前 5~7 小时或 DLMO 前 2~3 小时服用褪黑素 0.3~3mg;N24SWD 可于期望入睡时间前 2 小时或接近 DLMO 时给予褪黑素 3mg(有视力者)或 0.5~10mg(盲人);其他类型 CRSWD 的患者,褪黑素非必要时不推荐服用。应当注意褪黑素的不良反应包括头痛、头晕、恶心、嗜睡、抑制性腺发育等,青少年和儿童应避免使用。

（2）必要时服用镇静催眠药或促觉醒药。

二、异态睡眠

异态睡眠是指在 NREM 睡眠期、REM 睡眠期,或从清醒向睡眠转换或睡眠向觉醒转换阶段发生的非自主性躯体行为或体验,包含运动行为、情绪、感知、做梦和自主神经系统功能相关的睡眠异常,可能导致自伤或伤及同床者、睡眠中断、身心健康和社会功能受损等不良后果。

异态睡眠可出现于 NREM 睡眠期、REM 睡眠期或睡醒转换期间。NREM 睡眠觉醒障碍是清醒和 NREM 睡眠的混合,如睡行症、睡惊症和意识模糊性觉醒,此时大部分运动功能得以保持,但高级认知功能缺失或严重受损。REM 相关异态睡眠是指发生于 REM 睡眠期间的各种异常睡眠障碍。如果存在疾病重叠,NREM 睡眠觉醒障碍和 REM 相关异态睡眠同时见于同一个体,称为异态睡眠重叠综合征。根据 ICSD-3-TR,异态睡眠主要分为 NREM 睡眠觉醒障碍、REM 相关异态睡眠和其他异态睡眠这 3 种类型,具体分类详见表 19-1。本节主要介绍睡行症和快速眼动睡眠行为障碍（rapid eye movement sleep behavior disorder,RBD）这两种临床相对较常见的异态睡眠。

表 19-1　ICSD-3-TR 异态睡眠的分类

NREM 睡眠觉醒障碍	REM 相关异态睡眠	其他异态睡眠
意识模糊性觉醒	快速眼动睡眠行为障碍	头部爆炸感综合征
睡行症	频发性单纯睡瘫	睡眠相关幻觉
睡惊症	梦魇	睡眠遗尿症
睡眠相关性进食障碍		其他疾病所致的异态睡眠
		药物或物质滥用所致的异态睡眠
		未分类的异态睡眠

（一）睡行症

睡行症是指从慢波睡眠觉醒时发生的一系列复杂行为,通常出现在意识模糊性觉醒之后。患者可表现为从床上坐起来到完全行走,包括跑步、开车、吃饭等各种复杂的运动动作。症状通常持续15~30分钟,可自行终止。男性较常见,发病高峰年龄为8~12岁。人群中的终生患病率约22.4%,现患率约1.7%。

1. 病因与发病机制　目前认为,遗传因素与睡行症的发病密切相关。睡行症患者一级亲属患病率是普通人群的10倍,且单卵双生子的患病率远高于异卵双生子。睡眠剥夺也是睡行症发病的重要因素。此外,许多抗抑郁药、第二代抗精神病药物以及非苯二氮䓬类镇静催眠药物,可加剧或导致睡行症的发生。

睡行症的发病机制不清楚。一种观点认为与觉醒障碍有关,患者在发作期间脑电活动处于NREM睡眠和完全清醒之间,因此意识处于既没有完全觉醒也没有完全睡着,部分患者发作期间脑电图呈δ波活动。有研究发现在发病时下丘脑-扣带回通路被激活,而丘脑-皮质其他觉醒系统没有激活,提示上行激活系统的分离激活状态可能与睡行症的发病机制有关。另一种观点认为,发病机制可能涉及慢波睡眠障碍,表现为慢波睡眠异常和对睡眠剥夺出现的异常反应,多种原因导致慢波睡眠压力增加而加重睡行症。

2. 临床表现　发作时患者虽看似清醒,但呈朦胧状态,对外界的感知功能减低、警觉性下降、认知反应受损。患者可直接离床行走,甚至迅速离床奔跑,可在室内走动,有时会离开卧室或走出家门。可见极度不当的、焦虑性、抵抗性、战斗性或暴力样行为。异常行为可以是简单、无目的性的,也可以是复杂、持续的,还可见不恰当的性行为。多数情况下会自行或在他人引导下安静地回到床上。发作后对发作过程通常无法回忆。

3. 评估、诊断与鉴别诊断

（1）评估:视频多导睡眠监测（video-polysomnography,vPSG）可用于睡行症检查,但睡行症并非每晚均发作,故可能监测不到。睡眠剥夺联合慢波睡眠期强迫觉醒试验可提高睡行症检出率。vPSG还可发现导致各种异态睡眠的原因,如睡眠呼吸暂停综合征、周期性肢体运动障碍等。除此之外,vPSG可以监测患者是否出现REM睡眠期肌张力弛缓状态消失,而这一特点可与RBD相鉴别。

（2）诊断:根据ICSD-3-TR,睡行症（ICD-11诊断编码:7B00.1）的诊断标准如下,且标准A~B都必须满足。

A. 疾病符合NREM睡眠觉醒障碍的通用诊断标准（必须符合以下①~⑤）:①反复发作的睡眠中不完全觉醒;②在发作过程中对他人的干预缺乏反应或反应异常;③有限的（如简单的视觉场景）或没有相关的认知或梦的景象;④醒后对发作过程部分或者完全性遗忘;⑤症状不能以其他睡眠障碍、精神障碍、内科疾病、药物或物质使用更好地解释。

B. 伴行走或其他离床的复杂行为。

（3）鉴别诊断

1）睡惊症:有逃离恐怖性刺激企图的睡行症在临床上很难与睡惊症相鉴别。睡惊症常以尖叫起始,伴有强烈恐惧、极端焦虑和明显的自主神经症状等临床特征。

2）RBD:RBD多见于中老年人,其症状发生在REM睡眠期,常伴突触核蛋白病,如帕金森病等。vPSG显示REM睡眠期肌电失弛缓（rapid eye movement sleep without atonia,RSWA）,伴随梦境相关的行为动作,且多为暴力样行为,醒后警觉性和定向力正常。

3）睡眠相关性癫痫:睡眠相关性癫痫发作患者的意识障碍程度较深,症状呈高度刻板性和重复性,持续时间更短,可见吞咽、搓手等无意识动作。睡眠任何时间均可发作,发作后可完全觉醒但不能回忆发作过程。脑电图可有癫痫样放电。

4）分离障碍:分离障碍发作始于清醒状态,持续时间更长,患者警觉程度更高,能完成复杂的、有目的的行为,发作醒来时身处异地,在儿童中罕见。

4. 治疗

（1）一般治疗：采取一定的保护预防措施对减少睡行症患者本人及同寝者的伤害十分重要。包括环境预防（关闭门窗、卧室放在一层、移走房间内存在危险性的物品等）、避免睡眠剥夺等诱发因素以及向患者及其同寝者强调睡眠卫生。

（2）药物治疗：在患者的动作行为有潜在的危险或发作频繁且造成痛苦时，应使用药物干预。低剂量氯硝西泮和其他苯二氮䓬类药物（如地西泮）常被用于治疗睡行症。抗抑郁药丙米嗪、曲唑酮、帕罗西汀等也可用于睡行症的治疗，但证据有限。

（3）心理行为治疗：认知行为疗法、放松训练和催眠疗法对儿童和成人睡行症均有帮助。

（二）快速眼动睡眠行为障碍

RBD是临床常见的REM相关异态睡眠，以RSWA和梦境相关肢体活动为特征。RBD多见于40~70岁的男性人群，普通人群中的患病率约为1.06%。发作时不仅破坏睡眠，也常出现暴力行为并可造成自身及同床者伤害。

1. 病因与发病机制　根据病因，可将RBD分为特发性和继发性两大类。特发性RBD指并非由其他疾病或药物所引起的、独立存在的RBD。特发性RBD通常被认为是α-突触核蛋白疾病的前驱期，50岁以上患者在起病10余年后通常可出现帕金森病、多系统萎缩等神经退行性疾病。继发性RBD指由其他疾病或药物所引起的RBD，包括药源性RBD（如抗精神病药、抗抑郁药、苯二氮䓬类药物等引起）、症状性RBD（伴随其他睡眠障碍或神经系统疾病，如发作性睡病、多发性硬化、肌萎缩侧索硬化等）、α-突触核蛋白病伴随的RBD。急性发病也见于酒精或镇静催眠等药物的戒断。

RBD的发病机制与脑干调控REM睡眠的区域及相关通路受损有关。根据动物模型，阻断REM肌张力弛缓的通路和/或去抑制脑干运动形式驱动器与RBD相关。此外，RBD与帕金森病、多系统萎缩等突触核蛋白疾病具有相似的病理损伤，即非可溶性α-突触核蛋白聚集物选择性地侵犯大量神经元和胶质细胞。这种病理聚集物可能与RBD临床症状的出现、进展及大脑受累区域的神经退行性改变密切相关。

2. 临床表现　RBD可急性或慢性起病，症状常出现在睡眠后半段。主要表现为生动、恐怖或暴力的梦境及与之相关的梦呓、肢体动作和情绪反应（梦境演绎）。典型临床表现为睡眠期间出现不同程度的肢体动作甚至暴力行为，如殴打同床者、下床活动、毁物等，动作较粗暴、猛烈，如拳打、脚踢、翻滚等。清醒后可清晰回忆梦境内容，但对睡眠中的异常行为无记忆。多数仅主诉睡眠期间自身或同床者身体受伤。此外，RBD患者可出现嗅觉减退、便秘等自主神经功能异常症状，日间思睡较少见。

3. 评估、诊断与鉴别诊断

（1）评估

1）睡眠相关量表：可通过RBD筛查问卷、Mayo睡眠问卷、RBD问卷-香港版以及RBD单问卷筛查对RBD进行初步筛查。

2）vPSG：vPSG是诊断RBD的"金标准"，可监测到RSWA，出现肌张力增高或大量肌肉动作电位，同时可通过视频发现面部或肢体动作。检查时应同步记录上下肢的肌电图。

3）其他检查：头颅CT、MRI检查有助于明确是否存在脑器质性病变。

（2）诊断：根据ICSD-3-TR，RBD（ICD-11诊断编码：7B01.0）的诊断标准如下（必须满足A~D）。

A. 反复出现的睡眠相关发声和/或复杂动作行为。

B. 异常行为经PSG证实出现于REM睡眠期，或者基于梦境演绎临床病史推测发生于REM睡眠。

C. PSG提示RSWA。

D. 不能用其他睡眠障碍、精神障碍、药物或物质使用所解释。

（3）鉴别诊断

1）睡眠相关性癫痫：表现为癫痫发作特征，睡眠EEG出现癫痫样放电，可发生在任何睡眠期，以NREM睡眠期多见。一般不能回忆梦境，自动症较简单，攻击行为少，常伴强直或阵挛样活动。

2）意识模糊性觉醒：指在 NREM 睡眠期不能很快从睡眠中觉醒，其间有较长时间意识模糊，但无暴力运动。

3）睡惊症：NREM 睡眠期中突然发作，常表现为极度恐惧，伴尖叫和明显自主神经功能紊乱，次日不能回忆。

此外，RBD 还需与睡行症、梦魇、创伤后应激障碍等疾病相鉴别。

4. 治疗

（1）防护措施：为患者提供安全的睡眠环境应作为非药物治疗的标准化治疗手段。推荐的方法包括在床栏、墙壁和地板上放置软垫，将家具棱角用软物包裹，对玻璃窗进行安全性保护，睡前移去锐器、玻璃杯等潜在的危险物品。患者需规律作息，避免有精神兴奋作用药物的使用和酒精的刺激，建议同床者与患者分室居住，直至患者的症状得到有效控制。此外，需及时处理其他睡眠问题如 OSAHS、RLS 等。

（2）药物治疗

1）氯硝西泮：治疗 RBD 的常用药物，可显著减少 RBD 行为和外伤的发生。但慎用于 RBD 伴有痴呆、步态异常以及 OSAHS 患者。推荐剂量为睡前 15 分钟服用 0.25~2.0mg，最高不超过 4.0mg，用药过程中应严格监控。常见不良反应包括日间过度镇静、性功能异常/勃起障碍、运动失调、意识模糊、记忆缺失等。尚缺乏此药成瘾的客观证据。

2）褪黑素：褪黑素是治疗 RBD 第二常用的药物，优点为不良反应较少。对于治疗合并路易体痴呆、帕金森病、多系统萎缩的 RBD 疗效明确。常用剂量为睡前服用 3~12mg。剂量相关的不良反应包括晨间头痛、白日困倦、妄想和幻觉等。

3）其他：研究显示普拉克索、多奈哌齐、右佐匹克隆与佐匹克隆对部分 RBD 患者有效；左旋多巴、帕罗西汀、其他苯二氮䓬类、氯氮平及卡马西平亦有用于 RBD 治疗的报道，但均证据不足或存在争议。

三、睡眠相关运动障碍

睡眠相关运动障碍的基本特征是相对简单、刻板的运动，干扰睡眠质量或入睡。ICSD-3-TR 包括的睡眠相关运动障碍的流行病学和基本特征，见表 19-2。以下重点介绍最为常见的类型——不宁腿综合征（restless legs syndrome，RLS）。

表 19-2　睡眠相关运动障碍的流行病学和基本特征

类型	流行病学	基本特征
不宁腿综合征	欧洲和北美患病率：5%~10%。中老年人常见 亚洲较欧美低，女性：男性为（1.5~2）：1	强烈、不可抗拒的肢体运动冲动，主要在腿部
周期性肢体运动障碍	少见，尚无确切患病率	在睡眠中的周期性、重复、刻板的肢体运动
夜间肌肉痉挛	常见 儿童、青少年患病率：7% 成年人（>60 岁）患病率：33%	突发、强烈的不自主肌肉或肌群收缩引起疼痛
睡眠相关磨牙症	儿童期患病率最高：14%~17% 青少年期患病率：12% 青年到中年期患病率：8% 老年期患病率：3%	睡眠时的反复腭肌活动
睡眠相关节律性运动障碍	常见于婴儿和儿童，2~3 岁缓解，持续至成年者少见	重复、刻板、有节奏地运动
良性婴儿睡眠肌阵挛	尚无确切患病率，典型发病年龄：1~6 月，男性：女性为 2：1	新生儿和婴儿睡眠中出现反复肌阵挛性抽搐

续表

类型	流行病学	基本特征
入睡期脊髓固有束肌阵挛	异常罕见,尚无确切患病率	由清醒到睡眠过渡期的突发肌阵挛
疾病引起的睡眠相关运动障碍	缺乏人口特征数据	由内科或神经系统疾病引起,是一种临时诊断
药物或物质引起的睡眠相关运动障碍	缺乏人口特征数据	由药物或物质引起
未分类的睡眠相关运动障碍	缺乏人口特征数据	不符合其他类型时的临时诊断

RLS 又称"下肢不宁综合征""不安腿综合征",是一种常见的睡眠相关运动障碍。RLS 表现为一种无法抗拒的强烈肢体运动冲动,腿部最常受累,症状通常是双侧的,一般在夜间发生或加重。

1. **流行病学**　RLS 可发生于任何年龄阶段,患病率随年龄增长而升高,女性患病率是男性的 2 倍。不同国家和地区成人 RLS 患病率不同,在欧美国家较为常见,患病率约为 5%~10%;然而,在亚洲国家的流行病学资料显示患病率却很低,为 0.1%~3.0%。

越来越多的证据表明,抑郁障碍与 RLS 密切相关。在 RLS 患者中,抑郁障碍的患病率增加,而抑郁障碍患者的 RLS 比例相比普通人群往往更高。小儿 RLS 通常与某些精神障碍共病,例如焦虑障碍、抑郁障碍或注意缺陷多动障碍。

2. **病因与发病机制**　RLS 病因尚不清楚,目前研究发现缺铁、妊娠、慢性肾衰竭(尤其是接受血液透析的患者)和接受某些药物(抗抑郁药、多巴胺受体拮抗剂、镇静类抗组胺药等)治疗会增加 RLS 的风险。缺铁性贫血患者患 RLS 的风险是普通人群的 5~6 倍。妊娠期 RLS 患病率是普通人群的 2~3 倍。慢性肾衰竭患者 RLS 的患病率是普通人群的 2~5 倍。

目前,大量研究支持 RLS 的三种病理生理机制:遗传变异、铁缺乏、中枢神经系统多巴胺能功能障碍。RLS 是一种复杂的遗传疾病,目前未发现单一的致病基因。先前的研究表明,超过 60% 的 RLS 患者有家族病史。MEIS1 基因是最强的遗传风险因素,参与中枢神经系统的发育,在脑铁代谢中起重要作用。越来越多的证据表明,脑铁缺乏与 RLS 有关,影像学研究显示 RLS 患者的黑质、红核、丘脑和纹状体中铁的浓度降低。多巴胺能功能障碍在 RLS 的病理生理中也起着关键作用。临床上,多巴胺受体激动剂改善 RLS 症状,多巴胺受体拮抗剂使 RLS 症状加重。

3. **临床表现**　RLS 的四个主要临床特征为:①有运动腿部的冲动,伴或不伴腿部不适感;②这些症状在休息或不活动(如躺或坐)期间加重;③症状通过运动(如步行或伸展)部分或完全缓解;④晚上或夜间的症状比白天更严重或仅在傍晚或夜间发生。

值得注意的是,RLS 患者腿部不适感可能难以描述,在临床通常被描述为灼痛、酸痛、刺痛或深部蚁走感。由腿部的不适感所致,上肢或身体其他部位也可受累,常干扰患者的睡眠,引起焦虑情绪或导致其他功能异常。入睡困难是 RLS 最常见的睡前问题。

4. **临床分型**　按病因分类,可分为原发性和继发性 RLS。原发性 RLS 中 40.9%~92% 有家族史,而继发性 RLS 是在铁缺乏、妊娠、慢性肾衰竭、周围神经病、应用某些药物的情况下出现的 RLS。按起病年龄分类,可分为早发型和晚发型 RLS。早发型 RLS 起病峰值年龄为 20~40 岁,发病隐匿,病情较轻,家族相关性较大。晚发型 RLS 表现为发病突然,家族史不常见,临床表现较重。

5. **评估、诊断与鉴别诊断**

(1)评估:RLS 诊断基于症状学,辅助检查在评估中起着次要的作用。

1)实验室检查:包括贫血相关指标,如血常规、叶酸、维生素 B_{12}、铁代谢;肾功能;糖尿病相关指标;甲状腺功能。必要时检查免疫指标。

2)PSG:尽管 PSG 不是 RLS 的常规检查,但仍被认为是其最有意义的检查方法之一,能够为诊断提供客观证据,也可辨别是否伴有周期性肢体运动。70%~80% 成人 RLS 患者整夜 PSG 监测显示周期性肢体运动指数≥5 次/h 时,可作为支持 RLS 诊断的依据,多夜 PSG 监测时这个比例会高达 90% 以上。

3)暗示性制动试验:受试者在清醒静息状态下的周期性肢体运动指数≥40 次/h 支持 RLS 诊断。

(2)诊断:根据 ICSD-3-TR,RLS(ICD-11 诊断编码:7A80)的诊断必须同时满足标准 A~C。

A. 有迫切需要活动腿部的欲望,通常伴有腿部不适感或认为是腿部不适感所致,同时符合以下症状:①休息或不活动状态下症状出现或加重,如躺着或坐着;②运动可部分或完全缓解症状,如行走或伸展腿部;③症状全部或主要发生在傍晚或夜间。

B. 上述症状不能以其他疾病或行为问题解释(如腿部抽筋、姿势不适、肌痛、静脉曲张、下肢水肿、关节炎或习惯性跺脚)。

C. 上述症状导致患者忧虑、苦恼、睡眠紊乱,或引起心理、躯体、社会、职业、教育、行为及其他重要功能障碍。

RLS 在幼儿中的诊断具有挑战性,因为患儿可能无法描述特定的 RLS 症状,或者这些症状可能要到后来才会出现。儿童常有睡眠不安、失眠、白天疲劳或嗜睡等非特异性症状。

(3)鉴别诊断:与 RLS 相鉴别的常见的情况有腿部抽筋、姿势不适、关节炎、肌痛、下肢水肿、静脉曲张、周围神经病变、神经根病变、习惯性跺脚等。较不常见的鉴别诊断包括镇静药物引起的静坐不能、脊髓病、有症状的静脉功能不全、周围动脉疾病、湿疹、整形外科疾病、痛性趾/指多动综合征、焦虑引起的烦躁不安。

6. 治疗

(1)治疗原则:通常在症状干扰患者生活质量时开始治疗。在去除病因的前提下,轻度症状可采用非药物治疗,重度症状患者辅助药物治疗。

(2)非药物治疗:包括 rTMS、近红外光治疗、针灸和触觉/温度刺激(按摩或热水浴)、认知行为疗法及运动疗法。目前支持非药物治疗的证据仍较缺乏。

(3)药物治疗:对于血清铁蛋白浓度低于 75ng/ml 的 RLS 患者,通常建议口服铁剂治疗。结合目前指南推荐,A/B 级推荐:罗替高汀(1~3mg/d)、罗匹尼罗(0.25~4mg/d)、普拉克索(0.25~0.5mg/d)。加巴喷丁-恩那卡比(600mg/d)或普瑞巴林(150~450mg/d)也被证实有效。其中加巴喷丁-恩那卡比是唯一获 FDA 批准用于 RLS 治疗的 α-2-δ 钙通道配体药物。另外,卡麦角林(0.5~3mg/d)、左旋多巴(300mg/d)亦有效,但由于副作用显著,不常规推荐。值得注意的是,2016 年国际运动障碍协会工作组发布一个新的指南,与之前的实践指南相比,最大的变化是鼓励使用 α-2-δ 钙通道配体作为一线治疗,而不是多巴胺受体激动剂。

(唐向东　张　斌)

思考题

1. 失眠障碍的主要治疗方法有哪些?
2. 睡眠相关呼吸障碍的诊断标准和主要治疗方法有哪些?
3. 发作性睡病的临床、诊断标准和治疗方法有哪些?
4. 昼夜节律相关睡眠-觉醒障碍临床上分为哪三类,具体有哪些?

第二十章
神经认知障碍

扫码获取
数字内容

- 神经认知障碍是指后天获得的、以认知缺陷为核心特征的一组障碍。
- 常存在脑部或颅内明显病理形态和病理生理改变。
- 治疗的核心在于针对病因进行治疗或缓解主要症状,对于精神和行为症状,可考虑适当采用精神类药物进行辅助治疗。

神经认知障碍(neurocognitive disorder)是指后天获得的(区别于发育性障碍),以认知缺陷为核心特征的一组障碍,常存在脑部或颅内明显病理形态和病理生理改变,如变性、创伤、感染、肿瘤和癫痫等。尽管神经认知障碍的病因各不相同,但大多数患者具有共同的临床特征,主要包括起病急骤的意识障碍或谵妄,或者进展缓慢的记忆障碍、人格改变甚至痴呆。这些综合征可能在同一患者的不同病程中先后出现,也可同时存在。神经认知障碍患者在疾病的早期或疾病发展过程中,还可以出现行为紊乱或紧张症、幻觉和妄想等精神病性症状。急性神经认知障碍的治疗,应尽可能确定病因,积极进行病因治疗,如控制感染、减轻脑缺氧、扩张脑血管、降低颅内压等。对于慢性或进展性神经认知障碍,治疗的重点仍然是针对病因或解决主要症状,如控制癫痫、改善遗忘、减缓痴呆进程以及生活照护等。神经认知障碍伴发的精神病性症状或精神行为异常,可以适当采用抗精神病药等精神类药物治疗,但应注意小剂量起步、缓慢加量并且症状好转后尽早逐渐减停。

第一节 概　　述

在精神科与神经科分化的过程中,有无"大脑病理形态学变化"成为划分两个临床学科工作范畴的重要指标。精神科的疾病多半缺乏特异性的大脑病理形态学变化,然而有一小部分精神科疾病横跨两个学科,既以认知损害、精神症状为主要临床表现,又存在可以证实的大脑病变,这就是所谓的脑器质性精神障碍(brain organic mental disorder)。它是指由脑部已发现的明显的病理形态和病理生理改变如神经变性、感染、创伤、肿瘤等引起的精神障碍。传统上将癫痫所致精神障碍也包括在内,但不包括全身性感染、中毒、躯体疾病和精神活性物质所致的精神障碍。在临床实践中,通常将精神障碍分为器质性和功能性两类。但这种区分只是相对的和有条件的。随着科技水平的发展、各种检测技术的进步,原先所认为的功能性精神障碍,已发现有脑实质及超微结构方面的改变,所谓的功能性精神障碍应该更准确地称为"大脑的疾病"。因此,目前逐渐摒弃脑器质性精神障碍这一概念,代之以神经认知障碍。神经认知障碍主要包括以谵妄、痴呆及遗忘综合征为主要表现的疾病。

尽管神经认知障碍的病因各不相同,但大多数患者具有共同的临床特征。这些临床特征往往随病程进展的速度、病变部位和程度而变化。起病急骤、损害大脑关键部位或者病变范围广泛者,常表现为意识障碍,特别是谵妄;而进展缓慢者常表现为记忆障碍、人格改变及痴呆综合征。上述综合征,可能在同一患者的不同病程中先后出现,也可同时存在。由于在治疗和处理原则上有所不同,掌握和熟悉这类神经认知障碍的临床表现和变化规律是十分必要的。

神经认知障碍的治疗原则是尽可能寻找病因,给予相应的病因治疗,如控制感染、减轻脑缺氧、扩张脑血管、降低颅内压等。由于患者的脑储备能力普遍降低,药物在体内的吸收、分布、代谢和排泄都有所改变,因此使用精神类药物时应较一般患者更为谨慎,用量宜从一般剂量的 1/3~1/2 开始,缓慢加量,症状好转后即应逐渐减量直至停用。同时应做好一般护理和心理护理,注意患者的营养、饮食及睡眠状况。

第二节　谵妄、痴呆与遗忘障碍

一、谵妄

谵妄(delirium)是一组以急性、广泛性认知障碍,尤以意识障碍为主要特征的综合征,常因脑部弥漫性感染、短暂的中毒或代谢紊乱等引起。因其往往急性起病、病变发展迅速,故又称为急性脑病综合征(acute brain syndrome)。谵妄是综合性医院中最为常见的一种神经认知障碍,占内、外科患者的 5%~15%,在重症监护病房、烧伤病房、老年病房的住院患者中发生率较高。谵妄尤其常见于老年人。在急诊入院的老年人中,谵妄的发生率在 5%~15%,术后会达到 50%,而在 ICU 则高达 80%。美国曾对社区人群中谵妄的患病率进行研究,发现 55 岁以上的人患病率为 1.1%。

(一)病因及发病机制

谵妄常见的病因有颅内感染、脑外伤、脑血管疾病、颅内肿瘤、癫痫、各种药物过量或中毒、成瘾物质的戒断、营养代谢及内分泌疾病、内脏疾病、过敏性疾病等。

心理社会应激,如亲人亡故或迁移到陌生的环境等,对谵妄的发生具有诱发作用。老年患者之所以更容易发生谵妄,是因为高龄常伴有脑器质性病变,造成大脑储备下降、视觉与听觉障碍导致知觉减退、神经递质(如乙酰胆碱)合成减少、与年龄有关的药物动力学和药效学改变、内稳态调节机制减弱等。

有关谵妄的发病机制研究较少,目前较为公认的是胆碱能系统假说。具有抗胆碱能活性的药物会导致谵妄、谵妄患者血清中抗胆碱能活动性增强、毒扁豆碱能够逆转与抗胆碱能药物相关的谵妄,这些都是这一学说的有力支持。多巴胺功能亢进也可能是谵妄的发病机制,多巴胺通过影响乙酰胆碱的释放而与谵妄的发生有关。多巴胺类药物(如左旋多巴、安非他酮)是公认的易致谵妄的药物。谵妄患者的认知障碍和脑电波慢活动是由普遍的脑氧化代谢降低所致。脑氧化代谢的降低,可导致乙酰胆碱合成的减少。谵妄多继发于急性和严重的躯体疾病,因此病死率较高。老年谵妄患者的病死率在 22%~76%。对一组住院期间出现谵妄的老年患者进行随访,发现有超过 30% 的患者半年后仍存在谵妄。可见,谵妄虽然被称为"急性脑病综合征",但在特殊群体中会"慢性化"。谵妄的持续存在最终会导致痴呆,而痴呆本身也是谵妄的高危因素。

(二)临床表现

谵妄常急性起病,少数患者可见某些前驱症状,如倦怠、焦虑、恐惧、对声光过敏、失眠、噩梦等。注意障碍和意识障碍是谵妄的核心症状。患者对环境的感知清晰度下降,可以从轻度浑浊到浅昏迷状态,注意的指向、集中、维持、转换困难,检查时可以发现患者有注意涣散或注意唤起困难,数字广度测验、划消测验等注意测查明显受损。记忆损害可累及短时和长期记忆,可因谵妄程度不同而有差异,一般即刻和短时记忆与注意损害关系更为密切。谵妄患者通常有定向力障碍,以时间及地点定向最易受损,除严重谵妄外,一般尚保持对人物和自我的定向。感知障碍可表现为错觉、幻觉(幻视多见),内容常带有恐怖性。部分患者会在知觉障碍的基础上出现片段的妄想,其中最常见的是被害妄想。情感反应早期多表现为轻度抑郁、焦虑、易激惹,病情严重时,情感相对淡漠,有时表现焦虑、恐惧、激越。行为障碍可表现为抑制、反应迟钝,甚至呈现亚木僵状态;多数呈现兴奋、骚动不宁;若出现恐怖性视幻觉或错觉时,可出现逃避或攻击行为。临床症状常呈昼轻夜重的波动性,这也是谵妄的重要特征之一。有些患者白天清醒时间缩短,呈现困倦和嗜睡,而在夜间出现兴奋躁动,或激动不安,睡眠-清醒周期被打乱甚至颠倒。谵妄缓解后,患者对病中的表现全部或大部分遗忘,轻度谵妄患者常描述就像做了场梦一样。

(三) 诊断与鉴别诊断

谵妄是一种"大脑功能急性衰竭"导致的综合征,常起病急骤,同时有意识、注意、知觉、思维、记忆、情感和行为障碍,以及睡眠-觉醒周期紊乱,病程短暂易变,特别是症状呈昼轻夜重等特点,一般可以做出诊断。伴有躯体疾病或脑部疾病以及有中毒或药物依赖症状,有助于其诊断。值得注意的是,酒精依赖患者在突然停饮或减量时出现的戒断状态,可以达到谵妄程度,称为震颤谵妄(delirium tremens),已在第十七章第四节介绍,这里不再赘述。

ICD-11 中谵妄的核心(必要)特征为:①在短时间内(如数小时或数天)出现注意力、定向和意识紊乱,通常表现为严重的意识模糊,或短暂的全面神经认知损害的症状,这些症状随着潜在的病因而波动。②意识紊乱表现为个体原有功能发生变化。③谵妄可能是未归类于精神、行为或神经发育障碍的医学状况的直接生理效应,或者是物质或药物的直接生理效应(包括戒断),也可以由多种或未知的病因因素所致。④这些症状不能被已经存在或发展中的神经认知障碍(即遗忘障碍、轻型神经认知障碍或痴呆)更好地解释,也不能被其他精神障碍(如精神分裂症及其他原发性精神病性障碍、心境障碍、创伤后应激障碍、分离障碍)更好地解释。⑤这些症状不能被某些物质或药物中的典型中毒或戒断反应更好地解释,即使谵妄可以作为中毒或戒断期的并发症而发生。在 DSM-5 中,谵妄的诊断做出后,还会根据其临床特征加上不同的标注,如急性(持续数小时或数天)、持续性(持续数周或数月)、活动过度(患者的精神运动活动处于活动过度的水平,可伴有心境不稳定、激惹和/或拒绝与医护合作)、活动减退(患者的精神运动活动处于活动减退的水平,可伴有迟缓和接近木僵的昏睡)以及混合性活动水平(患者的注意力和意识紊乱,但精神运动活动处于正常水平,也包括活动水平快速波动的患者)。这也从一个侧面反映了谵妄临床相的复杂性。

谵妄应与急性短暂性精神病性障碍、精神分裂症和躁狂发作鉴别。当谵妄的幻觉、妄想等精神病性症状明显时,容易与这类精神障碍混淆。但谵妄时常有意识、定向力障碍,并有明显的视错觉和视幻觉,体格检查和实验室检查发现有躯体疾病的证据或可疑证据,均有助于鉴别。如有鉴别困难,可行脑电图检查,谵妄的脑电图特点为优势节律变慢或缺失、θ 波或 δ 波弥散、背景节律结构差以及睁闭眼反应消失,可资鉴别。

(四) 治疗

谵妄的治疗原则,首先在于寻找原发病因,进行病因治疗,例如控制感染等。老年人应避免多种药物的合并应用,特别是使用抗胆碱能药物,如使用则应减量或停药。应注意保持呼吸道通畅,必要时给予吸氧。一旦脑缺氧减轻,谵妄便可取得迅速缓解。针对精神症状进行必要的对症治疗,应用小剂量氟哌啶醇口服或注射,能有效地控制兴奋躁动,当精神症状被控制,即应停药。第二代抗精神病药物如利培酮、奥氮平和喹硫平抗胆碱能副作用小,可以控制谵妄患者的急性精神运动性紊乱,目前在临床上应用日渐广泛,但剂量范围有相当大的个体差异,而且应遵循症状一旦控制就尽早停药的原则。由于苯二氮䓬类药物有可能加重患者的意识障碍,使用时应谨慎。有报告指出胆碱酯酶抑制剂有可能对非药源性谵妄有效,静脉滴注纳洛酮也可改善谵妄,特别是意识浑浊、行为抑制等症状,这都有待于进一步研究证实。也有报告指出静脉滴注右美托咪定可以显著减少术后谵妄的发生。其他对症及支持性治疗包括输液、维持电解质平衡、适当给予维生素及营养支持,预防衰竭等。

患者应置于安静、昼夜光线变化鲜明、陈设简单的病室中,最好有亲属陪伴,以减少其焦虑和激动。良好的护理是治疗中的重要环节,应预防因幻觉、错觉产生的意外。

二、痴呆

痴呆(dementia)是指较严重的、持续的认知障碍。临床上以缓慢出现的认知功能减退为主要特征,伴有不同程度的人格改变,而没有意识障碍。多起病缓慢,病程较长,故又称为慢性脑病综合征(chronic brain syndrome)。由于痴呆是指过去已获得的认知能力的减退或丧失,所以精神发育迟滞患者的认知障碍不能称为痴呆。痴呆主要发生于老年期,且年龄愈大,患病率愈高。2013 年发表在《柳叶刀》杂志的一篇系统综述,纳入了自 1990 年至 2010 年间我国 89 个流行病学调查资料,涉及 34 万个被试者,发现在 1990 年各类痴呆的患病率在 65~69 岁年龄组为 1.8%,而在 2010 年这一数据为 2.6%。2019 年发布的中国精神卫生调查显示,我国 55~<65 岁人群中痴呆患病率为 2.7%,65 岁及以上老年人的痴呆患病率为 5.6%。痴呆的总人数在 2000 年为 562 万,而在 2020 年则为 1 000 万左右,其中阿尔茨海默病(Alzheimer disease,AD)占到了一多半。20 年间痴呆患病率的增加和患者人数的快速增加主要与我国人口平均预期寿命增加相关。

(一) 病因

痴呆的病因很多,流行病学资料和尸检的大脑病理研究报道并不一致,流行病学研究提示老年期痴呆的常见原因是 AD,约占痴呆病例的 50%,其次是血管性痴呆(vascular dementia,VD),约占 20%。AD 和 VD 两种病变共存的混合性痴呆(mixed dementia,MD),约占 20%。其他原因所致的痴呆,约占 10% 左右,包括其他变性脑病、颅内感染、脑外伤、脑肿瘤、癫痫、中毒、内分泌代谢性疾病、营养缺乏等。而尸检大脑病理诊断则显示除 AD、MD 之外,路易体痴呆占到第三位。部分痴呆病例,如能找到病因和及时治疗,有可能获得不同程度的缓解。

(二) 临床表现

痴呆大多缓慢起病,其临床表现主要包括认知功能损害、社会生活能力下降和精神行为异常三个方面。

1. 认知功能损害　记忆障碍是痴呆最早出现的症状,最明显的是近期记忆障碍。患者很难记住新近发生的事情,例如忘记约会、忘记钥匙及钱包等物品。远期记忆的缺损不明显,对日常生活虽有影响但不严重。中度痴呆者则近事记忆障碍非常严重,物品放在何处瞬间即忘,外出不记得回家的路,甚至不知道日期,因此明显影响日常生活。学习新知识的能力明显下降。此时患者尚记得自己身份,并保留片段的远期记忆。严重痴呆患者则近事记忆完全丧失,甚至不认识自己的亲人。远期记忆障碍也越来越明显,记不起个人重要的生活事件,如结婚的日期、自己的出生年月。在疾病发展过程中,认知功能损害会逐渐波及所有认知领域,包括计算力、定向力、视空间能力、执行功能以及理解概括能力等,同时还可能伴随失语、失认、失用等症状。如患者的失语最初是找词困难,熟悉的物品叫不出名字,此后出现不能理解他人的交谈内容,答非所问,或语言表达不流畅,内容单调重复,无法与他人进行有效言语沟通,严重者则表现为缄默。

2. 社会生活能力下降　痴呆患者的社会生活功能减退程度,与他们的认知功能损害严重程度紧密相关。痴呆的早期,患者认知功能缺损较轻,仅表现为健忘,患者的日常生活能力一般无明显损害,但职业能力有明显下降,工作效率下降,例如不能胜任目前的工作,难以完成过去容易完成的报表,记不住周围同事的姓名等。对事物缺乏兴趣,容易疲劳,回避复杂的工作和任务。随着痴呆的进展,可出现个人生活能力严重衰退,如不能自主进食,大小便失禁,日常生活需要他人照料等。

3. 精神行为异常　痴呆的早期,患者对自己认知功能的减退有一定的自知力,而出现焦虑、沮丧和苦恼,此时常可出现消极意念。后期患者则呈现情感淡漠、幼稚、激越,昼夜节律紊乱。人格障碍出现较早,表现为人格改变或原先人格特征的释放,变得不修边幅、暴躁易怒、自私多疑等。由于记忆障碍等认知功能减退,可引起暂时的、多变的、片段的妄想,如被窃、嫉妒和被害妄想。也可有片段的幻觉,以幻听多见。受幻觉、妄想的影响或对周围环境的理解判断力差,可出现冲动攻击行为,自杀行为少见。部分患者会外出游荡,并捡拾废品藏于居所之内。有的患者表现出不文明行为,甚至违反伦理道德及法律法规,如当众便溺、对家人进行性骚扰或实施偷窃等。

(三) 诊断与鉴别诊断

痴呆的诊断主要依靠医师详细询问病史,了解患者何时出现认知功能减退,包括工作、学习和记忆能力等;并进行细致的精神检查,特别是记忆、常识、计算力、理解力和判断力等神经认知检查。然后根据痴呆的诊断标准做出诊断。

ICD-11 中有关痴呆的核心（必要）特征包括：①相对于个体的年龄预期和病前的神经认知功能水平，在 2 个或多个认知领域的功能出现显著损害，表现为相对个体之前功能水平的下降。②记忆损害存在于大多数痴呆个体中，但神经认知损害不限于记忆，还可能存在于其他认知领域，例如执行功能、注意力、语言、社会认知和判断、精神运动速度以及视觉感知或视觉空间功能。③神经认知损害的证据基于从个人、信息提供者或临床观察中获得的信息，并通过标准化神经心理/认知测试证明的认知能力显著受损。如果没有相应的标准化测试，则根据其他量化的临床评估确定。④在某些形式的痴呆中，可能出现行为的改变（例如性格改变、抑制、激动、易怒），这些行为改变也可能是痴呆的症状表现。⑤这些症状不能被意识紊乱或精神状态改变（如由癫痫发作、脑损伤、脑卒中或药物所致）、谵妄、物质中毒、物质戒断或其他精神障碍（如精神分裂症及其他原发性精神病性障碍、心境障碍、创伤后应激障碍、分离障碍）更好地解释。⑥这些症状会导致个人、家庭、社会、教育、职业或其他重要功能领域的严重损害。根据神经认知和功能损害的程度以及日常生活活动的独立能力，痴呆症状的严重程度可分为轻度、中度或重度。临床上用于初步筛查痴呆的认知测查工具有很多。国内外使用最多、信度和效度较好的，首推 Folstein 等（1975 年）编制的简易智力状态检查量表（MMSE）。该测验简便易行，在短时间内可了解患者的总体认知功能。该测验总分为 30 分，国内有学者报告在文盲组≤19 分为痴呆，小学文化组≤22 分为痴呆，初中及以上文化组≤26 分为痴呆。近年来由于发现 MMSE 对受教育程度较高、痴呆程度较轻的患者灵敏度不够，不少临床筛查倾向于使用蒙特利尔认知评估量表（MoCA）。智力测验、各种成套神经心理测验、记忆测验、语言测验等可供临床选用。对早期痴呆患者，上述这些测查对诊断具有重要的参考价值。

痴呆的病因诊断应根据病史、体格检查及神经系统检查、实验室检查及各种辅助诊断技术，进行全面考虑和综合分析，由于引起痴呆的疾病种类繁多，应避免漏诊可以治疗的任何痴呆病例。

痴呆应与下列精神障碍相鉴别。

1. 谵妄　痴呆和谵妄都有记忆障碍及其他认知功能损害，特别是在老年患者中有时不易鉴别。谵妄起病急骤、病程较短、认知障碍呈现昼轻夜重的波动、注意和感知障碍明显、有意识障碍、视幻觉和片段的妄想较痴呆多见，这些均有助于鉴别。由于痴呆患者对社会心理及各种躯体疾病应激特别敏感，容易导致谵妄而住院，因此要了解谵妄发生前的认知功能状况，认真评价谵妄缓解后的认知功能，以便确定是否两者并存。

2. 抑郁障碍　严重的抑郁障碍患者可表现出思维迟缓、注意减退、意志丧失、对环境反应冷淡，显得迟钝呆滞，可被误诊为痴呆。但抑郁障碍患者有明确的起病时间。病史中发现患者若有早醒，情绪呈晨重夜轻的节律改变，深入交谈可流露抑郁情绪，且使用抗抑郁药有效，提示抑郁症的可能。但近年的研究表明，老年抑郁症患者中普遍存在着轻重程度不等的认知损害，伴随严重认知损害的老年抑郁症患者今后罹患痴呆的风险增加。同时还发现，老龄期首次发生抑郁者，有部分在之后的 2~3 年内出现痴呆。因此，老年期抑郁与痴呆之间的关联值得高度关注与深入研究。

（四）治疗

痴呆的治疗主要包括社会心理治疗和药物治疗。重要的是应识别需要针对性治疗的病症，进行及时治疗（详见精神障碍的药物治疗章节）。

三、遗忘障碍

遗忘障碍（amnestic disorder）又称科尔萨科夫综合征（Korsakoff syndrome），是由脑器质性病理改变所导致的一种选择性或局灶性认知功能障碍，以近事记忆障碍为主要特征，无意识障碍，认知功能相对完好。

遗忘障碍最常见的病因是长期大量饮酒导致酒精中毒，酒精中毒引起 B 族维生素缺乏，造成间脑和边缘颞叶结构损害，如乳头体、海马、穹窿、视丘内背侧核群等。胃癌以及严重营养不良所致维生素 B_1 缺乏亦可导致本病。其他原因包括脑外伤、改良电抽搐治疗、血管性病变（海马区梗死）、缺氧、一氧化碳/重金属中毒、低血糖、第三脑室肿瘤、单纯疱疹病毒性脑炎、服用镇静催眠药及抗癫痫药等。病理变化主要有病损部位出血、胶质细胞增生及神经元萎缩。

主要临床表现为近期记忆障碍，特别是近期接触过的人名、地名和数字的记忆障碍。为了弥补这些记忆缺陷，常产生错构和虚构。患者意识清晰，其他认知功能仍可保持完好，常伴有情感迟钝和缺乏主动性。严重记忆缺损的患者常有定向力障碍，特别是对时间、地点定向不能辨别，但罕见有自我定向力障碍。患者学习新知识的能力明显下降，亦难以回忆新知识，明显影响社交和职业功能。

诊断主要依据：①记忆损害，其中短时记忆比近期记忆损害明显；②无即刻记忆（如数字广度测验）损害，无意识障碍、注意障碍及完全性痴呆；③躯体、神经系统、实验室检查发现有相关脑损伤或脑部疾病史（非酒精所致脑病）；④虚构、自知力缺乏、情绪改变、意志减退（如缺乏主动性），有助于诊断。

鉴别诊断主要排除：①心因性（癔症性）遗忘症，常有严重的创伤性的生活事件，临床上多表现为局限性或选择性遗忘，遗忘的内容与创伤性生活事件有关，通常没有学习和回忆困难；②癫痫发作后遗忘，一般根据病史和脑电图检查可鉴别；③谵妄，有明显的意识障碍，起病急骤，病程短暂，认知障碍具有波动性，均有助于鉴别；④痴呆，除有记忆损害外，还有明显的智力障碍，以及失语、失用、失认等认知功能缺损。

治疗主要针对病因，维生素 B_1 缺乏所致者，应及时补充 B 族维生素。但酒精依赖患者即使经 B 族维生素治疗，记忆障碍也很少能完全恢复。

第三节　阿尔茨海默病

阿尔茨海默病（Alzheimer disease，AD）是一种特发性神经系统退行性疾病，目前其确切发病机制尚未完全阐明。多起病于老年期，潜隐起病，有缓慢而不可逆性神经退行性改变，临床上主要表现为多维度认知功能损害。病理改变主要为皮质弥漫性萎缩、脑沟增宽，脑室扩大，神经元大量减少，并可见老年斑（senile plaque）、神经原纤维缠结（neurofibrillary tangles）、颗粒性空泡小体等病变，胆碱乙酰化酶及乙酰胆碱含量显著减少。起病在 65 岁以前者称早发型痴呆，或早老性痴呆（presenile dementia），多有同病家族史，病变发展较快，颞叶及顶叶病变较显著，常有失语和失用。65 岁以后发病者称晚发型痴呆，多为散发，病变发展较慢。早发型痴呆多与家族性常染色体显性遗传有关，但两者在临床症状和脑病理改变方面无明显不同。

最近 20 年来世界各国有关痴呆患病率的流行病学调查发现，65 岁以上的老年人中 AD 的患病率为 4%~7%。患病率随着年龄增加而增加，80 岁以上的患病率可达 20% 以上，95~99 岁年龄组 AD 患病率超过 40%。65 岁以上人群中，AD 的年发病率我国研究报告显示为 8.2‰。在 AD 患者中，女性较男性多见。2014 年美国老年精神病学会发布了 AD 的 7 个风险因素：抑郁、糖尿病、吸烟、中年肥胖、中年高血压、低受教育程度以及缺乏锻炼。

一、病因与发病机制

（一）分子遗传学研究

在 AD 的发病中，遗传因素是起主要作用的因素之一。对 AD 患者相关致病基因的筛查已成为近年来研究的热点。目前确定与 AD 相关的基因有 4 种，分别是位于 21 号染色体的淀粉样前体蛋白（amyloid precursor protein，APP）基因、位于 14 号染色体的早老蛋白 1（presenilin-1，PS1）基因、位于 1 号染色体的早老蛋白 2（presenilin-2，PS2）基因和位于 19 号染色体的载脂蛋白 E（apolipoprotein E，APOE）基因。其中，前 3 种基因的突变或多态性与早发型家族性 AD（familial Alzheimer disease，FAD）的关系密切，70%~80% 的 FAD 与 PS1 基因突变有关，20% 与 PS2 基因突变有关，2%~3% 与 APP 基因突变有关。而 APOE 与散发性 AD（sporadic Alzheimer disease）的关系密切，它有 3 种等位基因 ε2、ε3 和 ε4，其中

ε4 是目前公认的散发性 AD 危险因素。除了以上基因以外,目前还发现有 20 多种基因与 AD 有关,如簇集素(clusterin,CLU)基因、磷脂酰肌醇结合性网格蛋白装配蛋白(phosphatidylinositol-binding clathrin assembly protein,PICALM)基因、桥联整合因子 1(bridging integrator 1,BIN1)基因和 ATP 结合盒转运蛋白 A7(ATP-binding cassette transporter sub-family A member 7,ABCA7)基因等,这些基因对散发性 AD 发病风险的预测价值不如 APOE 基因高,它们在 AD 发生发展过程中的作用机制目前还不清楚。

(二)神经病理学研究

神经病理检查发现 AD 患者的大脑皮质萎缩,脑回变平,脑沟增宽,脑室扩大,脑重量减轻。颞、顶叶和海马的萎缩最明显,早发型 AD 更为显著。大脑皮质、海马、杏仁核、前脑基底神经核和丘脑有大量特征性的老年斑,即神经嗜银性斑。大脑皮质和海马可见大量神经原纤维缠结,含神经原纤维缠结的细胞多已呈退行性变化。老年斑为神经元炎症后的球形缠结,其中包含退化的轴突和树突,周围为变性的星状细胞和小胶质细胞,中心是 β 淀粉样蛋白,皮质老年斑的数目与临床症状有关。神经原纤维缠结是神经元内的不溶性蛋白沉积,在电子显微镜下,缠结的蛋白质为双股螺旋形神经丝(paired helical filament,PHF)或神经微管(neurotubule)。双股螺旋形神经丝的主要成分是高度磷酸化的 tau 蛋白,这是一种微管结合蛋白。tau 蛋白对维持神经元轴突中微管的稳定起重要作用,而微管与神经元中的物质转运有关。过度磷酸化的 tau 蛋白影响其与微管的结合功能,参与形成神经原纤维缠结和老年斑。AD 患者软脑膜和皮质血管壁都有 β 淀粉样蛋白沉积,导致血管狭窄或闭塞,引发局部缺血,血管壁脆性增加可导致微出血,侧支循环代偿不足时,可能形成小梗死灶。海马常可见颗粒样空泡变性及大量的 Hirano 小体,伴有大量神经细胞脱失,容易形成神经原纤维缠结的神经细胞。痴呆的严重程度与皮质和海马的神经原纤维缠结数量和神经细胞脱失程度密切相关。近年来还开展了对 AD 患者大脑的蛋白质组学研究,以期从神经病理上确诊 AD。而对脑脊液和外周血 AD 生物标志物的研究有助于 AD 的早期筛查和诊断。

(三)神经生化研究

生化研究发现 AD 患者脑内乙酰胆碱、去甲肾上腺素及 5-羟色胺均减少,乙酰胆碱的减少在海马部位最为明显。AD 的皮质和其他脑区还发现有生长抑素水平下降,促肾上腺皮质激素释放激素及其他肽类递质异常。研究表明,脑内胆碱能系统缺陷在 AD 中起重要作用。胆碱能细胞丧失的严重程度与 AD 病理改变有关。AD 患者尸检和脑活检显示,前脑基底核内胆碱能神经元有 70%~80% 变性以至死亡,突触前乙酰胆碱的合成减少,乙酰胆碱酯酶和胆碱乙酰转移酶活力下降,以及突触前 M 受体减少、胆碱摄取功能下降。研究认为,AD 患者脑活检中皮质胆碱乙酰转移酶活力下降的程度与老年斑数目有关。皮质和海马去甲肾上腺素及 5-羟色胺含量的减少,可能与 AD 患者的抑郁心境和攻击行为有关。AD 患者脑内生长抑素含量减少,在 AD 的发病中具有特征性,因为正常衰老过程中生长抑素没有下降。

二、临床表现

AD 患者多隐袭起病,少数患者可在突发躯体疾病、骨折或心理社会应激后出现症状。临床上主要表现为持续进行性认知功能减退及其伴随的社会生活功能减退和精神行为症状。根据疾病的发展和认知功能缺损的严重程度,可分为轻度、中度和重度 AD。

(一)轻度

近期记忆障碍常为本病首发症状,患者容易遗忘新近发生的事件,如经常遗失物品、忘记重要的约会及承诺的事情、难以记住新来同事的姓名。学习新知识感到困难,阅读书籍报刊后无法回忆其中的内容。时间定向常有障碍,患者记不清具体的年、月、日。计算能力减退,很难完成简单的计算,如 100 减 7 再减 7 的连续运算。思维变得迟缓,思考问题倍感困难,尤其面对新事物时显得茫然无措,难以理解。早期患者对自身认知功能损害有一定的自知力,并力求弥补和掩饰,例如经常做记录,避免因记忆力损害对工作和生活带来不良影响,但此举也可能引发焦虑和抑郁情绪。患者对工作和家务漫不经心,不能合理地管理钱财,亦不能准备膳食;尚能完成已熟悉的日常事务,但常回避竞争,患者的个人生活基本能自理。

人格改变常在疾病早期显现,患者变得缺乏主动,活动日渐减少,孤僻自私,对周遭环境兴趣索然,对身边人态度冷淡,甚至对亲人也漠不关心,情绪波动大,易被激怒,且难以适应新环境。

(二) 中度

随着疾病的进展,痴呆程度加重,记忆障碍日益严重,表现为日常用品丢三落四,甚至遗失贵重物品,忘记自己的家庭住址,忘记亲人的姓名,但尚能记住自己的名字。有时因记忆力减退而出现错构和虚构。远期记忆力受损,不能回忆自己的工作经历,甚至不知道自己的出生年月。除有时间定向力障碍外,也可出现地点定向力障碍,在熟悉的地方也会迷路走失,甚至在家中也找不到自己的房间。言语功能障碍明显,讲话无序,内容空洞或赘述,不能列出同类物品的名称。继之,出现命名不能,在命名测验中对少见物品的命名能力丧失,随后对常见的物品命名亦困难。患者面容失认最为常见,常常无法根据面容辨认出他人,连自己的亲人和朋友都认不出,甚至丧失了对自我的辨别能力,镜子中的自己也变得陌生。失用表现为不能正确地使用工具,检查时可发现患者难以用手势表达方法做出连续的动作,如刷牙动作。患者已不能工作,难以完成家务劳动,甚至洗漱、穿衣等基本生活的料理也越来越困难,需要家人帮助料理。

患者的精神和行为异常也比较突出,情绪波动不稳;或因找不到自己放置的物品,而怀疑被他人偷窃,或因强烈的嫉妒心而怀疑配偶不忠;可伴有片段的幻觉、妄想,如看见死去的亲人,或坚称家里进了外人,与自己同吃同住,进餐时要多摆一副碗筷等;有睡眠障碍,部分患者有昼夜颠倒,白天思睡,夜间不宁;行为紊乱,如欲离家出走,或拾捡废品并视为珍宝;亦可表现为本能活动亢进,如裸露身体、对异性不礼貌;有时出现言语或肢体攻击行为。

(三) 重度

重度患者已不知道自己的姓名和年龄,不认识亲人。患者只有自发言语,内容单调、重复或刻板,或反复发出不可理解的声音,最终不能说话。随着言语功能丧失,患者活动逐渐减少,并逐渐丧失行走能力,甚至不能站立,只能终日卧床,大小便失禁。晚期患者可出现原始反射如强握、吸吮反射等。最明显的神经系统体征是肌张力增高,肢体屈曲。

AD病程呈进行性,一般经历5~10年左右,最后发展为严重痴呆,常因压疮、骨折、肺炎、营养不良等继发躯体疾病或衰竭而死亡。

三、诊断与鉴别诊断

AD诊断首先根据临床表现做出痴呆的诊断,然后对病史、病程的特点,体格检查及神经系统检查、辅助检查的资料进行综合分析,排除其他原因引起的痴呆,才能诊断为AD。ICD-11中有关AD的诊断标准为:①符合痴呆的所有诊断要求。②根据量化的临床评估或标准化的神经心理学/认知测试、神经影像学数据、基因检测、实验室检测、家族史和/或临床病史,推测痴呆可归因于已患的AD。③早期临床病史的典型特征是渐进性记忆问题和找词困难,以及轻度功能损害。AD最常见的形式始于内侧颞叶(参与记忆形成的脑区)的神经元损伤。随着AD的进展,影响到其他脑区,神经认知症状将加重。不典型的AD还表现为进行性神经认知和功能损害,最早出现的神经认知症状通常对应最初受影响的脑区(例如后部皮质萎缩所致的视觉加工障碍等)。部分病例,AD的特点和VD的特点会同时出现,这些病例应做双重诊断。如果VD发生在AD之前,则根据临床表现也许无法做出AD的诊断。

2011年美国国家衰老研究所(National Institute on Aging,NIA)和阿尔茨海默病协会(Alzheimer Association,AA)联合推出了AD的NIA-AA标准,在这一标准中基于生物学标志物的研究进展,提出了新的AD划分标准:临床前期AD、AD型轻度认知损害(MCI)、AD型痴呆。此后AD的诊断标准不断更新,2024年NIA-AA发布了最新一版AD诊断标准,将AD分为4个生物学分期和7个临床分期。

近年来,生物标志物的检测技术日益成熟,为其在临床上的大规模应用奠定了坚实基础。同时也由于针对 AD 病理改变的疾病修饰性治疗(disease modifying treatment)药物相继问世,也亟需新的诊断标准来规范临床治疗。

鉴别诊断应考虑以下疾病。

1. 轻度认知损害(mild cognitive impairment,MCI) MCI 的特点与早期 AD 相似,但程度较轻,其认知功能的衰退较正常人快,但较 AD 为慢。认知损害症状主要表现为词汇记忆、执行功能和视觉空间功能障碍,其他的认知损害症状相对较轻。

2. 血管性痴呆 本病有高血压或脑动脉硬化并有脑卒中或脑供血不足史,且 CT/MRI 检查发现多发性脑梗死病灶,Hachinski 缺血量表(总分为 18 分)评分≥7 分(≤4 分为 AD,5~6 分为混合性痴呆),均有助于鉴别。

3. 其他导致痴呆的疾病 许多躯体疾病及脑部病变可以引起痴呆的症状,如维生素 B_1 缺乏、恶性贫血、神经梅毒、正常压力脑积水、脑肿瘤,以及其他脑原发性退行性病变,如额颞叶痴呆、路易体痴呆、帕金森病等。特别是其中有些疾病如能及时早期诊断和治疗,痴呆是可以缓解的。临床上需结合病史、体格检查及辅助检查,加以鉴别。

4. 老年期抑郁障碍 老年期抑郁障碍患者有精神运动性抑制、思维困难、行动迟缓,可表现为假性痴呆,易与 AD 相混淆。老年期抑郁障碍中的假性痴呆患者,既往存在心境障碍病史,发病时间明确可溯,经详细精神检查可发现抑郁情绪显著,症状呈现晨重夜轻的节律性变化,定向力保持完好,病前认知功能与人格均无明显缺损,且对抗抑郁药治疗反应良好,可作为鉴别依据。

四、治疗

目前尚缺乏特殊的病因治疗措施。AD 的治疗主要包括心理社会治疗和药物治疗。

(一) 心理社会治疗

对轻症患者应加强心理支持与行为指导,鼓励患者参加适当的活动;对重症患者应加强生活上的照顾和护理,注意患者的饮食和营养。心理社会治疗的目的是尽可能保持患者的认知和社会生活功能,确保患者的安全,以减缓其精神衰退。开展心理社会治疗的重要措施之一是告知家属有关疾病的知识,包括临床表现、治疗方法、疗效、预后及转归等,同时要让家属或照料者熟悉基本的护理原则,主要包括:①对患者的提问应给予简单明了的回答;②提供有利于患者定向和记忆的提示,如使用日历、标出常用物品的名称、指出卧室和厕所的方位等;③不要和患者发生争执;④对兴奋和吵闹的患者应进行劝阻;⑤鼓励患者适当活动;⑥应定期和医师联系,及时得到医师的指导。

(二) 药物治疗

1. 行为和精神症状的治疗 应给予必要的对症治疗,可短时间、小剂量使用抗精神病药控制幻觉、妄想等精神行为症状,一旦精神病性症状消失或者缓解,即应该尝试减停抗精神病药物。不主张以抗精神病药物控制患者的激越攻击等行为。伴有淡漠、抑郁、敌意攻击、易激惹的患者,可考虑给予 SSRIs 等抗抑郁药进行治疗。应慎用可以加重认知损害的抗惊厥药和苯二氮䓬类药物。应注意药物不良反应特别是药物相互作用。当症状改善后,宜及时停药。

2. 应用改善认知功能的药物 目的在于改善认知功能和延缓进展过程。这类药物仍在不断地开发研究中。迄今为止,虽有不少旨在改善认知功能的药物,但部分药物疗效与安慰剂相当,而有些虽能提高患者的认知功能测验评分,却仍不足以提升其实际生活和工作能力。目前用于改善 AD 认知功能的药物主要有以下几种。

(1)多奈哌齐(donepezil):是乙酰胆碱酯酶抑制剂,常用剂量为 5~10mg/d,起始剂量 5mg/d,一周后可增加至 10mg/d。该药不良反应较轻,主要有腹泻、恶心、睡眠障碍,无明显肝脏毒性作用。类似的药物还有重酒石酸卡巴拉汀,常用剂量为 6~12mg/d。

(2)美金刚(memantine):是低亲和力、非竞争性 N-甲基-D-天冬氨酸(NMDA)受体拮抗剂,也被推荐用于治疗中、重度 AD。常用剂量 10~20mg/d。

（3）甘露特钠（sodium oligomannate）：是由我国原创的 AD 治疗新药，通过重建肠道菌群、减轻细菌代谢产物诱发的神经炎症反应来改善认知功能，被批准用于轻、中度 AD，推荐剂量为 900mg/d。

（4）仑卡奈/多奈单抗（lecanemab/donanemab）：我国药监局批准的两款人源免疫球蛋白单克隆抗体，分别针对大脑 β 淀粉样蛋白（Aβ）的不同形式，用于治疗早期 AD，但其临床获益和安全性仍需要上市后临床数据来证明。

第四节　血管性神经认知障碍

一、概述

血管性神经认知障碍（vascular neurocognitive disorder）是指由脑血管病变引起的，以焦虑、抑郁、情感失禁、淡漠、失眠、疲劳、意志缺失、注意力下降、反应迟钝、记忆力下降、失语、执行功能减退等人格行为异常和认知功能障碍为主要临床表现的疾病。血管性神经认知障碍可发生于任何年龄、任何类型的脑血管疾病，但是以老年人更加易感，且病因以脑卒中更加常见。血管性痴呆（vascular dementia，VD）是血管性神经认知障碍的严重表现，占所有痴呆病因的 12%~20%，是老年期痴呆的第二位原因，仅次于阿尔茨海默病。

二、病因与发病机制

各种病因的血管疾病导致的脑组织缺血、出血或神经递质环路损害是血管性神经认知障碍发生的根本原因。临床表现除与病变类型、病灶部位有关外，病灶的大小、数量、时间、次数等时间空间叠加效应和各种相关的社会心理因素也参与了疾病的发生与发展。但是目前尚无法确定导致行为认知障碍的脑损伤阈值。目前认为血管性神经认知障碍主要包括 5 种类型的病理改变：①大动脉粥样硬化和心源性栓塞等原因导致的大血管血栓栓塞性病变。②穿支动脉和小动脉硬化、遗传性脑小血管病、脑淀粉样血管病、小静脉胶原病等原因导致的小血管完全性或不完全性缺血性病变。③大动脉粥样硬化、小动脉硬化、各种原因的低血压（如直立性低血压、药物性低血压、心源性低血压等）、严重心律失常（病态窦房结综合征、心房颤动等）等原因综合导致的脑组织低灌注病变。④高血压、脑淀粉样血管病、血管畸形等原因导致的脑出血。⑤上述各种血管性病损的混合，或合并存在 AD 等脑退行性样病理生理改变。

三、临床表现

血管性神经认知障碍可在严重脑血管病后急性起病，也可在数次轻微脑卒中后缓慢出现。依据认知损害严重程度及其是否影响日常生活的独立性，血管性神经认知障碍可分为轻度血管性神经认知障碍和重度血管性神经认知障碍。人格行为异常既可独立出现，也可与血管性神经认知障碍伴随出现。

根据中国医师协会发布的《2019 年中国血管性认知障碍诊治指南》，轻度血管性神经认知障碍表现为存在 1 个或多个认知领域的功能障碍（如注意力、执行功能、记忆力、语言功能、视空间功能），不影响日常生活的独立性（工具性日常生活能力正常或轻微受损），但是为了保持独立性，需要付出更大的努力或代偿性措施。重度血管性神经认知障碍至少存在一个认知领域的显著认知障碍，达到影响生活自理的程度，同时要排除脑血管事件引起感觉/运动障碍所致的日常生活能力障碍（独立于血管事件所致的运动/感觉后遗症）。脑血管事件或血管性脑损伤（病理/影像学）与认知障碍发生之间存在明显的时间关系。血管性神经认知障碍的人格行为异常主要有情绪低落、缺乏愉快感、兴趣减退、不安、情绪不稳、易激惹等抑郁焦虑表现，淡漠、无主动性、犹豫不决等意志活动缺失表现，或者激越、强哭强笑、重复、冲动等人格改变。老年患者更容易出现社会退缩,活动少,反应迟钝,情感脆弱,对康复训练缺乏兴趣,对疾病消极观念多,治疗依从性差甚至拒绝治疗,导致疾病反复发作或经久不愈。患者常伴有神经系统局灶体征,如步态异常、震颤、平衡障碍、吞咽困难、假性延髓麻痹等表现。辅助检查方面,患者血液学检测常有血脂、血糖异常,头颅 CT 和 MRI 等常有脑萎缩、脑梗死、脑白质病变和脑出血等表现。

四、诊断与鉴别诊断

本病诊断需满足 4 个核心要素:①符合痴呆的所有诊断标准。②神经影像学、实验室检查和/或脑血管病临床病史证明,痴呆被归因于已患的脑血管疾病。③不符合 AD、混合性痴呆和脑血管疾病的诊断要求。④神经认知症状通常伴随着脑血管的损害。在脑卒中发生时,神经认知损害的类型取决于脑卒中发生的脑区。与脑卒中相关的神经认知损害通常在脑卒中发生后突然出现。常可以看到初始神经认知缺陷有所改善,随着时间的推移恢复,达到平台期。残留的神经认知缺陷往往随着时间推移持续存在。相比之下,在微血管事件中,神经认知损害通常影响皮质下神经认知功能(如注意力、信息处理速度和执行功能/额叶相关功能)。如果微血管事件归因于渐进性的慢性病(例如高血压、糖尿病等),则神经认知损害的临床病程可能会缓慢进展。明确血管性脑损伤在认知障碍中是否起主要作用是诊断血管性神经认知障碍的重要环节,尤其是合并有 AD 病理表现时,应根据认知障碍和脑血管病的临床表现,并结合神经影像表现,判断血管性脑损伤对认知障碍的影响。

严重血管性神经认知障碍应与 AD 鉴别。AD 常缓慢隐匿起病,女性患病率稍高,病程进展缓慢,早期即有人格改变及自知力缺乏,较少出现神经系统局灶性损害的体征,Hachinski 缺血评分≤4 分,结合上述临床特征,一般不难鉴别。

五、治疗

针对高血压及动脉硬化进行有关内科处理。脑卒中急性期的治疗应根据脑卒中的类型采取适当的抗凝、扩血管、止血等治疗;降低颅内压;其他支持疗法及防治各种并发症。对符合外科手术指征者应及时进行手术治疗。脑缺损功能的康复治疗亦十分重要,应尽早进行肢体被动活动、主动运动和各种功能康复(如言语功能、认知功能等)的训练及治疗。丁苯酞、尼莫地平、银杏叶提取物等对血管性认知损害可能有效,但还需要更多的临床研究证据。目前有研究提示,胆碱酯酶抑制剂与兴奋性氨基酸受体拮抗剂对 VD 有一定治疗作用。精神症状较明显时,可使用小剂量的精神类药物治疗,症状一旦控制,即可停药。

血管性神经认知障碍的发生有明确的脑血管疾病基础,发病的危险因素主要有高血压、糖尿病、高脂血症、心房颤动、肥胖、吸烟、男性及老年等。预防血管性神经认知障碍应主要预防脑血管疾病的发生,养成良好的饮食习惯,适当运动,积极预防高血压、糖尿病和高脂血症等。

第五节　其他疾病所致神经认知障碍

一、创伤性脑损伤所致神经认知障碍

详见第八章"会诊-联络精神医学"。

二、颅内感染性疾病所致神经认知障碍

颅内感染(intracranial infection)所致神经认知障碍是指病毒、细菌、立克次体、螺旋体以及寄生虫等病原体直接损害脑组织,引起脑功能紊乱所致的神经认知障碍。本节主要讨论非特异性脑炎所致神经认知障碍。

(一)病毒性脑炎所致神经认知障碍

病毒性脑炎(viral encephalitis)是指一组可能与病毒感染有关的急性脑病综合征。临床上先后曾提出过散发性脑炎(sporadic encephalitis)、非典型脑炎、急性播散性脑脊髓炎、急性脱髓鞘脑病等多种名称。后来根据病理学资料证实,散发性脑炎的实质是病毒性脑炎和急性脱髓鞘性脑炎,故现在已不再使用散发性脑炎等名称。脱髓鞘病变即多发性硬化(multiple sclerosis)与精神疾病的关系近些年日益受到重视,该病可能为病毒感染引发的一种自身免疫性疾病。若能确定已知病毒所致脑炎,应以病因命名,如流行性乙型脑炎、单纯疱疹病毒性脑炎、朊蛋白病等。本病多发生于青壮年,男女性别无差异,无明显季节性。临床表现多样,1/3 的患者以精神障碍为首发症状,半数以上的病例可伴有不同程度的精神障碍,预后一般较好。

1. 病因与病理　有的可能是病毒或其他感染后的变态反应,有的则可能为多发性硬化的初次发病。病理检查发现,脑组织炎症反应不明显,而白质脱髓鞘改变突出。早期病变呈组织水肿、弥漫性胶质增生,以淋巴细胞为主的血管套形成;中期为白质软化、坏死、出血,有大量泡沫细胞;晚期有星形细胞形成的网架和髓鞘脱失。在大脑深部白质有许多散在的同心圆形髓鞘脱失区与髓鞘正常区交替排列组成的病灶,被认为是一种过敏反应性脱髓鞘疾病。

2. 临床表现　多为急性或亚急性起病。部分患者病前有上呼吸道或肠道感染史。急性起病者常有头痛,可伴脑膜刺激征,部分病例可有轻度或中度发热。常表现为意识障碍、精神症状、癫痫发作和肢体瘫痪等弥漫性或局灶性脑损害的症状和体征。意识障碍最为多见,多数患者在早期有意识障碍,表现为嗜睡、精神萎靡、神志恍惚、定向力障碍、大小便失禁,甚至昏迷,或呈去皮质状态。早期可为波动性,病情加重时意识障碍逐渐加深并呈持续性。精神症状可以是首发症状,也可以是其主要临床表现,可有精神分裂症样症状、情感症状及认知障碍等。以精神运动性抑制症状较多见,表现为言语减少或缄默不语、情感淡漠、迟钝、呆板,甚至不饮、不食,呈木僵状态;也有的表现为精神运动性兴奋,如躁动不安、言语增多、无目的行为如乱跑、欣快、无故哭泣或痴笑等。可有视听幻觉、妄想等症状。记忆力、注意力、计算能力、理解能力减退十分常见。癫痫发作十分常见,以全身发作最多,有的以癫痫持续状态为首发表现。有的可出现肢体上运动神经元性瘫痪,以及舞蹈样动作、痉挛性斜颈、震颤等各种不随意运动。脑神经损害并不少见,如眼球运动障碍、面肌瘫痪、吞咽困难、舌下神经麻痹等。原始反射出现率为 15%～68%,肌张力增高概率为 40%～70%,巴宾斯基征阳性率为 50%～80%。自主神经症状以多汗为常见,伴有脸面潮红、呼吸增快等。其他如瞳孔异常、视乳头水肿、眼球震颤、共济失调和感觉障碍都可见。

实验室检查可见白细胞总数增高。脑脊液检查压力增高,白细胞和/或蛋白质轻度增高,糖及氯化物正常,血液和脑脊液 IgG 可增高。病原学方面,血液和脑脊液可检测病毒特异性 IgM 抗体,脑脊液 PCR 可检测到病毒核酸。脑电图检查大多呈弥漫性改变或在弥漫性改变基础上出现局灶性改变,且随临床症状好转而恢复正常。脑电图对诊断本病有重要价值。影像表现上,CT 和 MRI 可有局灶或弥漫病变。本组轻型病例一般预后较好,重型病例的病死率为 22.4%～60%,一部分存活者遗留轻重不等的神经系统受损体征或高级神经活动障碍,复发率约 10%。

3. 诊断与鉴别诊断　本病诊断主要依据病前有呼吸道或消化道感染史;有意识障碍伴精神运动性抑制或兴奋症状;神经系统检查中,可观察到明确或不稳定的症状与体征;脑脊液检查有淋巴细胞和蛋白质轻度增加,脑电图检查有弥漫性异常。病毒分离和抗体检测可用来确诊。少数病例发病早期脑损害体征常不明显,临床表现类似精神分裂症或癔症,故需鉴别。但精神分裂症患者无意识障碍,脑脊液和脑电图检查无异常。癔症患者发病有明显社会心理因素,神经系统检查、脑脊液和脑电图检查均无异常,当心理因素解除后,症状好转,均有助于鉴别。

4. 治疗　目前尚无病因治疗,主要是对症治疗和支持治疗。严重脑水肿、癫痫发作、急性呼吸衰竭和高热等威胁患者生命的症状需采取相应的干预措施。对于单纯疱疹病毒性脑炎,可以使用阿昔洛韦或更昔洛韦抗病毒治疗,这类药物可抑制病毒 DNA 合成,对正在细胞内复制的病毒有抑制作用。

干扰素、免疫球蛋白以及糖皮质激素亦可使用,但这些药物的临床益处目前尚不明确。对伴兴奋躁动、幻觉、妄想等症状者可给予小剂量抗精神病药物。

(二)梅毒所致神经认知障碍

梅毒是由梅毒螺旋体(苍白密螺旋体)感染引起的系统性疾病,分为先天性和后天性梅毒两种类型,先天性主要是母婴之间经胎盘传播所致,后天性主要经性行为途径感染所致。中国疾病预防控制中心相关数据显示,2023 年我国共报告梅毒 530 116 例,居甲乙类传染病第三位,占 18.98%。神经梅毒是梅毒螺旋体感染侵犯中枢神经系统后所致的一组综合征。依据病理和临床表现不同,可分为以下 9 种类型:无症状型神经梅毒、梅毒性脑膜炎、脑血管型神经梅毒、麻痹性痴呆、脊髓痨、脊髓脊膜炎和脊髓血管神经梅毒、梅毒瘤、先天性神经梅毒。在抗生素被广泛使用之前,脊髓痨为最常见的神经梅毒,而在抗生素获得广泛应用之后,麻痹性痴呆取代脊髓痨成为常见的神经梅毒类型,这里主要介绍麻痹性痴呆。

麻痹性痴呆(paralytica dementia)是由梅毒螺旋体侵犯大脑引起的慢性脑膜脑炎,主要为脑实质的病理改变。临床特征为进行性认知功能损害和人格改变,伴有中枢神经系统受损的体征和躯体功能的衰退,最后导致痴呆和全身性麻痹,故又称为进行性麻痹(progressive paralysis),或全身麻痹症(general paralysis)。感染梅毒后到发生本病的潜伏期为 10~20 年,发病年龄以 40~50 岁较为多见,男性多于女性。

1. 病因与发病机制　梅毒螺旋体感染是本病病因,约有 1%~5% 的梅毒患者可发展成为麻痹性痴呆。多数学者认为,感染梅毒后是否发生本病,主要取决于机体对梅毒螺旋体的免疫反应。此外,头颅外伤、过度疲劳、酗酒、精神创伤等不良因素,均可成为本病的诱因。本病的病理变化主要是梅毒感染引起的炎性反应,软脑膜浑浊、增厚,即所谓慢性软脑膜炎,以额叶最为严重。大脑皮质萎缩,以额叶、颞叶及顶叶前部最明显,蛛网膜下腔扩大。脑室系统对称性扩大,脑室壁有颗粒性室管膜炎表现,以第四脑室底部最明显,这在本病的病理变化中具有特征性意义。显微镜可见大脑皮质内神经细胞弥漫性变性、坏死及脱失。皮质纤维有斑状脱髓鞘,白质内也有局灶性脱髓鞘,伴有胶质细胞增生。脑实质中可发现有梅毒螺旋体。

2. 临床表现　本病常隐性起病,发展缓慢。早期常呈现类神经衰弱的症状,如头痛、失眠、易激惹、注意力不集中、易疲劳。通过细致的观察和检查可发现患者工作能力减退、认知功能减退及人格改变。随着病情发展,神经认知障碍日益明显,特别是认知损害和人格改变。患者举止轻浮、放荡不羁;对人非常吝啬或挥霍无度,对亲人漠不关心;常行为不检、不修边幅、衣衫不整,甚至有偷窃或违反社会道德和伦理的行为,有明显的愚蠢行为表现。认知障碍明显,记忆力显著减退,无法进行简单计算,抽象、理解和判断力明显受损。此时可出现各种妄想,以夸大妄想最为多见,其内容荒谬怪诞,如患者自称是亿万富翁,又经常捡他人的烟头吸。随痴呆的加重,妄想内容逐渐变得更加支离破碎。患者的情绪不稳,极易激惹,或表现哭笑无常,有的则表现为情感脆弱和强制性哭笑。晚期阶段,痴呆日趋严重,言语零乱,含糊不清,不知所云;不能辨认家人,情感淡漠,本能活动则较亢进,甚至出现意向倒错。神经系统症状和体征较为明显。瞳孔变化是常见的早期症状,两侧瞳孔不等大,以缩小多见,且形状和边缘不整齐,约 60% 的病例可有阿-罗(Argyll-Robertson)瞳孔,即瞳孔对光反射迟钝或完全消失,而调节反射存在,少数有原发性视神经萎缩。震颤亦较常见,表现为一种细微的纤维性颤动,以手指、面肌、舌部肌肉明显,并逐渐加重影响书写、构音。有的可见共济失调、腱反射亢进,或癫痫发作,或出现缺血性脑卒中。

现常用的血清和脑脊液梅毒试验有梅毒螺旋体颗粒凝集试验(TPPA)、甲苯胺红不加热血清试验(TRUST)、脑脊液性病研究实验室(venereal disease research laboratory,VDRL)试验、荧光密螺旋体抗体吸收(FTA-ABS)试验和梅毒螺旋体制动(TPI)试验,后两者特异度极高。但 TPI 试验费用昂贵,已不作为常规应用。神经梅毒患者 FTA-ABS 试验阳性,是常用方法之一。血清和脑脊液性病研究实验室试验阴性者,则不支持神经梅毒的诊断。脑脊液检查常可见以淋巴细胞为主的白细胞增高,可达（20~30）×10⁶/L，蛋白质总量和 γ 球蛋白增高，糖定量正常。脑影像学检查对麻痹性痴呆诊断价值不大。

3. 诊断与鉴别诊断 诊断主要根据曾有冶游史或其他梅毒感染可疑史，有明显神经认知障碍，尤其是人格改变和认知损害，有典型瞳孔变化，血清和脑脊液的梅毒反应为阳性。脑组织活检可以为确诊提供最直接的依据，研究发现只有麻痹性痴呆患者的大脑皮质中才可以找到梅毒螺旋体，特别是在额叶中更易发现，如果病理组织经过银染或 HP 染色发现，梅毒螺旋体伴有特征性的杆状小胶质细胞增生则可以确诊。本病应与焦虑障碍、精神分裂症、心境障碍及 AD 等鉴别，详细的体格检查和实验室检查有助于鉴别。

4. 治疗 应加强对性病的普遍防治。驱梅治疗首选青霉素。为预防各种治疗反应，可口服泼尼松 5~10mg，每日 3 次，连服 3 日，然后开始应用青霉素。重症病例可用青霉素 G 水剂 200 万单位，静脉滴注，每 6 小时 1 次，连续 10~15 日。轻症患者可用普鲁卡因青霉素 120 万~240 万单位，肌内注射，每日 1 次，连续 10~15 日，总量达 1 200 万~3 600 万 U。青霉素过敏者可改用头孢曲松。现有文献认为，应用头孢曲松钠能达到与大剂量青霉素同样的疗效，剂量为每日 2g。治疗后第 6 个月、12 个月、24 个月复查血清和脑脊液。必要时应重复疗程，并随访直至恢复正常。为了控制兴奋或幻觉、妄想，可适当使用抗精神病药；对有明显抑郁症状的患者可用抗抑郁药。另外，根据患者的躯体情况，注意营养和防止感染等。

（三）HIV/AIDS 所致神经认知障碍

详见第八章"会诊-联络精神医学"。

三、脑肿瘤所致神经认知障碍

许多脑肿瘤（cerebral tumor）患者在病程的某一阶段可出现神经认知障碍，而且在一小部分患者中神经认知障碍为其首发症状，容易导致误诊。脑肿瘤引起神经认知障碍的发生率多在 30%~70%。

（一）临床表现

部分脑肿瘤患者在早期可出现情绪不稳、易激惹、焦虑、抑郁等症状。脑肿瘤所致神经认知障碍常取决于肿瘤性质、大小、生长速度和部位。生长迅速并伴有颅内压升高者容易产生神经认知障碍，特别是意识障碍；而生长缓慢者较少产生神经认知障碍，或于后期发生认知功能障碍和痴呆综合征。神经认知障碍见于星形细胞瘤，其他胶质瘤次之，脑膜瘤仅在后期颅内压增高时出现神经认知障碍。幕上肿瘤比幕下肿瘤较多出现神经认知障碍，尤以额叶和颞叶的肿瘤最为多见。一侧半球的脑肿瘤较少产生神经认知障碍，而殃及双侧半球时，即使肿瘤的体积较小，亦较易出现精神异常，例如多发性脑转移癌和胼胝体肿瘤累及双侧半球常出现精神症状。局灶性病变可仅累及一部分功能，如丘脑、乳头体等部位肿瘤可出现遗忘综合征。额叶肿瘤可产生幻嗅、幻味等。颞叶肿瘤所致的颞叶癫痫常出现症状多样复杂的精神运动性发作，主要有意识障碍、幻觉、感知综合障碍和行为紊乱等。颞叶肿瘤也可出现类精神分裂症样症状或情感症状。

患者的精神症状还受到患者病前性格特征的影响。但精神症状本身对脑肿瘤无诊断与定位价值。

（二）诊断

本病临床诊断以局灶性神经体征或局灶性癫痫发作以及颅内压增高征象为主要依据。各种辅助的诊断手段如 CT、MRI 有助于进行定位诊断。在临床工作中，精神科医师必须对脑肿瘤提高警惕，对中年人无原因头痛、部分性癫痫发作、进行性认知功能减退、无端的性格改变等应怀疑脑肿瘤的可能。详细询问病史，反复认真地进行神经系统检查均有助于诊断。

（三）治疗

颅内肿瘤应以手术治疗为主。对于精神症状的处理，应遵循以最小剂量的抗精神病药物控制其精神症状的原则，且不宜久服。必要时也可给予氟哌啶醇或奋乃静针剂肌内注射，好转后即改为小剂量口服。兴奋躁动常常是颅内压增高将导致昏迷的前奏,在给予抗精神病药物的同时,还应以脱水剂降低颅内压,同时达到镇静的效果。

四、癫痫所致神经认知障碍

癫痫(epilepsy)所致神经认知障碍在原发性和继发性癫痫患者中均可发生,可在癫痫发作前、发作时和发作后产生,亦可表现为持续的神经认知障碍。

(一) 临床表现

1. 发作前神经认知障碍　主要是指癫痫发作的先兆和前驱症状。先兆(aura)是指癫痫在发作前数秒或数分钟出现,先兆对致痫灶的定位诊断有重要价值,如颞叶癫痫有 5% 患者出现幻嗅先兆。前驱症状是指发作前数小时至数天出现的精神异常表现,主要表现为易激惹、紧张、烦躁不安、情绪抑郁、常挑剔或抱怨他人等,这些症状的出现常预示癫痫发作即将到来。

2. 发作时神经认知障碍　主要是指精神运动性发作。有人认为其发作为颞叶病变引起,又称颞叶癫痫。包括:①特殊感觉性发作,指幻觉和错觉。嗅幻觉者常闻及难以形容的不愉快的臭味;味幻觉者尝物为苦味;视幻觉者眼前出现简单的闪光至复杂的录像;听幻觉者可听到噪声、语声或音乐声。②内脏感觉性发作,最常见者为腹气或胸气上升感,也可有心悸、腹痛、肠鸣等。③记忆障碍性发作,常见为似曾相识感、陌生感,或环境失真感等。④思维障碍发作,如强迫思维。⑤情感障碍发作,发作时感到恐惧、愤怒、抑郁。⑥自动症,表现为意识障碍,无目的地咀嚼、解系纽扣或机械地继续其发作前正在进行的活动,如行走、骑车等。一般发作历时数秒,每次症状相同。少数患者发生较为持久复杂的精神运动性障碍,如外出游荡不知回家,历时数天,事后对上述情况不能回忆。

3. 发作后神经认知障碍　癫痫发作后常意识模糊、定向力障碍、反应迟钝、有生动幻觉及各种自动症;也可出现情感暴发,如惊恐、易怒以及躁动狂暴行为,一般持续数分钟到数小时不等。

4. 发作间神经认知障碍　部分癫痫患者经反复多年发作后,在意识清晰情况下出现联想障碍、强制性思维、被害妄想和幻听等类似偏执型精神分裂症的症状,称为慢性癫痫性分裂样精神病(chronic epileptic schizophreniform psychosis)。此时,患者的癫痫发作已减少或停止,精神症状可持续数月或数年之久。有人认为可能与长期服用抗癫痫药物所致叶酸代谢障碍有关。部分癫痫患者在长期发作后,逐渐发生人格改变,表现为固执、自我中心、纠缠、思维黏滞、病理性赘述、好争论和情感暴发。情感暴发时表现为兴奋、冲动好斗、自伤 / 伤人,而不能自制。这种人格改变多见于颞叶癫痫患者,约有 50% 的患者可出现。少数癫痫患者因发作频繁,可出现认知功能下降,尤其是初发年龄小、继发于脑损害的癫痫,颞叶癫痫及病程长的严重癫痫,称为癫痫性痴呆。癫痫的发作类型中以频繁大发作患者的认知损害最为严重。癫痫患者出现神经症的症状并非罕见,最常见的为焦虑和抑郁状态及癔症样反应,称为癫痫性类神经症综合征。

(二) 诊断

本病诊断主要根据既往有癫痫发作史,临床神经精神症状呈发作性,每次发作的表现基本相同,发作时伴有不同程度的意识障碍。特别是脑电图检查对癫痫的诊断有重要价值,90% 的癫痫患者有脑电图的异常。对病程长而症状不典型者可行 24 小时动态脑电图监测,该检测设备简单便携,对患者活动影响小,可记录到患者自然状态下的脑电图,但由于不能录像,无法观察到发作时的状况。视频脑电监测是目前检测癫痫最可靠的方法,它有录像设备,可监测数小时(一般为一个完整清醒-睡眠-觉醒周期)的脑电情况,并视频记录患者发作时的情况。头颅 CT、MRI 等影像学有助于发现结构性病变,寻找病因。其他检查,如功能磁共振成像、磁共振波谱成像、脑磁图等必要时也可完善。此外,如高度怀疑癫痫,可给予抗癫痫药物进行诊断性治疗,若精神症状及脑电图在用药后均有改善,则可作为诊断的重要依据。

(三) 治疗

癫痫所致神经认知障碍的治疗,应根据癫痫发作的不同类型及精神障碍与癫痫发作的关系,调整抗癫痫药物的种类和剂量,控制癫痫发作,同时控制精神症状,但应注意的是,许多抗精神病药物(如氯氮平、氯丙嗪等)及抗抑郁药(如三环类及四环类抗抑郁药)均会降低癫痫阈值,引起癫痫发作。对有智力障碍和人格改变的患者,应加强管理和教育,进行心理治疗和采取工娱治疗等康复措施。

（于　欣）

思考题

1. 谵妄、痴呆和遗忘综合征的临床表现及鉴别要点是什么?
2. 阿尔茨海默病与血管性神经认知障碍如何鉴别?
3. 神经认知障碍的治疗原则是什么?

第二十一章
人格障碍与冲动控制障碍

- 人格障碍是指人格特征明显偏离正常,并具有稳定和适应不良的性质。
- 人格障碍伴有自我和人际功能的损害,这种损害不符合个人发展阶段和社会文化环境。
- 人格障碍的治疗是一项长期而艰巨的工作,其主要治疗方法是心理治疗结合药物治疗,促进人格重建,使其逐渐适应社会。
- 冲动控制障碍是一种以行为难以自控为特征的行为模式异常,该行为模式不一定给患者带来现实利益,但会对自身或他人造成长期危害或影响社会功能。

人格障碍和冲动控制障碍是精神病学领域中非常重要的诊断类别,不仅影响患者个体的日常生活和人际关系,往往还伴随有长期的社会功能损害。这两类障碍不仅在临床诊疗中极具挑战性,而且在学术研究中也涉及多个学科的交叉,涵盖了从心理学、神经科学到社会文化等多个层面。随着心理学和神经科学的不断发展,关于人格障碍和冲动控制障碍的理论和研究也在不断深入。

人格障碍是指长期偏离社会文化期望的行为模式,表现为思维、情感、行为方式的持久性异常。冲动控制障碍则更多地表现为个体在面对压力、诱因时无法有效抑制冲动行为,导致不良后果。尽管这两类障碍的表现有所不同,但都共同体现了个体在情感、认知和行为上的失调,且往往伴随社会适应问题。

第一节 人格障碍

一、概述

人格(personality)是一个人与社会环境相互作用过程中表现出的独特的行为模式、思想方式和情感反应特征,是个体在一定遗传素质的基础上,通过社会交往而逐渐形成的稳定的心理特征总和。当人格特质变得顽固、适应不良以及引起明显损害的时候,就可能形成人格障碍。

人格障碍(personality disorder)是指明显偏离个体文化背景预期的内心体验和行为的持久模式,这种行为模式是泛化的和缺乏弹性的,破坏了患者行为的目的性和统一性,给人以与众不同的特异感觉,具有适应不良的性质,给患者自身或他人带来痛苦,或给个人或社会带来不良影响。

人格障碍通常开始于童年、青少年或成年早期,并一直持续到成年乃至终身。部分人格障碍患者在成年后有所缓解。人格障碍可能是精神障碍的易感素质因素之一。在临床上可见某种类型的人格障碍与某种精神障碍关系较为密切,如部分精神分裂症患者在病前就有分裂型人格障碍的表现,偏执型人格障碍容易发展成为偏执性精神障碍。

ICD-10和DSM-5均明确提出人格障碍的诊断标准,要求人格障碍的诊断应符合一般标准和相应类型的症状标准。然而这种分类标准也有局限性:①分类系统涉及多个症状的分类标准,内容过于复杂;②其中一些诊断标准有重叠,而一些诊断类别单独存在,缺乏系统的模型或理论;③这些诊断描述来源于专家共识和临床经验,而在临床医师的实际工作中,症状的复杂性和混合性导致诊断率低于研究报告。

417

考虑到现有研究发现,病理性人格特征的严重程度而不是类型,是个体痛苦和功能障碍的主要因素,而且比起单个特定的人格障碍,症状或特质的总量更能表现患者人格功能的变异性,ICD-11 摒弃了旧的类别(偏执型、反社会型、依赖型、回避型等),在满足人格障碍的全部一般性诊断后,采用维度系统,根据症状的严重程度进行评估,将人格障碍分为轻度、中度和重度。DSM-5 提出了人格障碍替代模型(alternative model for personality disorders,AMPD)进行维度评估,以期解决传统 DSM-5 分类模型(A 组,偏执型、分裂型、分裂样;B 组,自恋型、边缘型、表演型、反社会型;C 组,强迫型、回避型、依赖型)的局限性。

由于调查方法、样本选择、评定标准等差异,在具体的研究和临床实践中,人格障碍的患病率可能会有所不同,甚至不同国家和地区所报道的患病率差异较大。2020 年全球人格障碍的患病率为 7.8%,高收入国家的患病率较高,为 9.6%;中低收入国家的患病率为 4.3%。其中,C 组人格障碍最常见,为 5.0%;其次为 A 组人格障碍,为 3.8%;B 组人格障碍为 2.8%。目前国内有关人格障碍流行病学调查的相关研究较少,患病率差异也比较大。2009 年陈燕芬采用人格诊断问卷(第四版)和复合性国际诊断交谈检查表(3.0 中文版)调查了某综合性大学的 1 829 名在校本科生,结果发现人格障碍阳性率为 4.58%。

精神障碍共病人格障碍的比例较高,约 37% 的精神障碍患者至少共病一种人格障碍,近 1/4 的门诊精神分裂症患者至少符合一种人格障碍的诊断标准,最常见的是偏执型人格障碍(7.65%),其次是回避型人格障碍(7.53%)。美国一项针对 99.3 万双相障碍患者的队列研究发现,12.2% 的患者同时患有人格障碍,其中边缘型人格障碍(8.2%)和反社会型人格障碍(2.6%)最为常见。这也提示要关注精神障碍患者的人格障碍共病现象。

人格障碍患者由于缺乏适应性的人格特征和行为模式持续存在,给患者、家庭乃至社会都带来了显著的负担。研究发现,有人格障碍的患者更有可能分居、离婚或从未结婚、失业、频繁更换工作或处于残疾期,社会功能或人际关系、职业功能或成就和满意度较差。某些存在攻击性的人格障碍类型,如反社会型、偏执型等,可能会存在破坏公共财产、虐待动物、冲动伤人等危害行为。这些行为不仅会对患者自身造成伤害,还可能对社会和群众产生财产、生命安全等危害,严重者会影响社会安宁,导致刑事犯罪的发生。

二、病因与发病机制

人格障碍的病因与发病机制非常复杂,目前的有关研究尚未得出明确的结论。有关研究多集中在遗传、神经生物学、社会心理因素等方面。已发现遗传、表观遗传、早期不良环境等因素对人格障碍的形成具有不同程度的影响。

(一) 生物学因素

1. 遗传因素　目前许多研究表明,遗传因素在人格障碍的发生中起到一定作用。研究表明 A 组人格障碍具有中度遗传性。挪威对 2 793 名年轻双生子,采用 DSM-Ⅳ 人格结构式访谈,评估其人格障碍的检出率和类型,并在 10 年后再次进行随访,结果发现偏执型人格障碍和分裂型人格障碍的共同遗传危险因素在 10 年内高度稳定。

在遗传因素方面,人格障碍的发生与特定基因的改变有关。对于反社会型人格障碍的研究发现,5-羟色胺(5-hydroxytryptamine,5-HT)活性的降低与反社会型人格障碍及其相关的冲动性及攻击性有关。同时 5-HT 代谢及信号转导相关的色氨酸羟化酶(tryptophan hydroxylase,TPH)、5-HT 受体(5-HT receptor,HTR)、5-HT 转运体(5-hydroxytryptamine transporter,5-HTT)及单胺氧化酶-A(monoamine oxidase-A,MAO-A)等的基因多态性与反社会型人格障碍的形成有关。

表观遗传学机制可能在人格障碍的发病中起到了重要作用。研究发现边缘型人格障碍患者 *BDNF* 第 1、4 外显子 CpG 富集区呈高甲基化状态;相比健康对照,边缘型人格障碍患者大脑中糖皮质激素受体基因(*NR3C1*)exon 1F 区甲基化水平更高,而糖皮质激素受体 mRNA 表达量显著降低,除了

NR3C1,女性边缘型人格障碍患者的 *HTR2A*、*MAOA* 与 *MAOB* 等基因甲基化水平也较对照组高。

2. 神经内分泌因素　下丘脑-垂体-肾上腺轴（hypothalamic-pituitary-adrenal axis，HPA axis）的失调与各种精神障碍相关，HPA 轴的活动在人格障碍患者中也可能发生改变。研究表明，人格障碍患者的皮质醇觉醒反应（cortisol awakening response，CAR）比健康对照组显著降低，CAR 与外部归因偏向水平呈显著负相关。采用地塞米松抑制试验通过唾液皮质醇评估基础皮质醇释放和 HPA 反馈敏感性的研究发现，与健康对照组相比，边缘型人格障碍患者服用地塞米松前后的皮质醇浓度均升高，表明边缘型人格障碍患者 HPA 轴反馈敏感性降低。针对反社会型人格障碍的研究也发现，皮质醇基线浓度、昼夜节律变化及压力应激情境下的皮质醇浓度变化均低于正常人群。

下丘脑-垂体-甲状腺轴（hypothalamic-pituitary-thyroid axis，HPT axis）对维持人体正常代谢、生长发育及神经系统功能至关重要。部分人格障碍患者被发现存在 HPT 轴功能的改变。研究表明，与健康对照组相比，强迫型人格障碍的血清甲状腺激素水平较高，升高的 T_3 水平与强迫型人格障碍的焦虑症状相关。针对反社会型人格障碍的调查发现，游离 T_3 水平升高，而且血清游离 T_3 和 T_4 水平的升高与攻击行为相关。

3. 病理生理因素　一般认为人格障碍与大脑先天缺陷有关，加之遭受环境负性因素影响而形成。脑电图研究证明，50% 人格障碍者的脑电图发现有慢波出现，与儿童脑电图近似。故有学者认为，人格障碍是大脑发育成熟延迟的表现。大脑皮质成熟延迟在一定程度上说明其冲动控制和社会意识成熟延迟。感染、中毒、孕期及婴幼儿的营养不良，特别是缺乏充分蛋白质、脂质和维生素的供应，出生时和婴幼儿时期的脑损伤和病毒感染等，可能是大脑发育不成熟的原因。

（二）心理社会因素

1. 童年期创伤　童年期创伤是指个体在 16 岁以前经历的负性事件，这些负性事件往往会超过其自身的应对能力，使个体长期处于无助和焦虑之中，对个体产生极为不利的影响。童年生活经历对个体人格的形成具有重要意义。幼儿心理发育过程中的重大精神刺激或生活挫折对幼儿人格发育存在不利影响。例如父母离异、父爱或母爱剥夺，儿童不能发展人与人之间的温暖、热情和亲密无间的关系，不能发展对他人的共情，甚至可能会形成反社会人格。

教养方式不当也是人格发育障碍的重要因素。父母教育态度的不一致，情绪不稳定、缺乏原则，导致儿童不能发展明确的自我同一性，成年后自我概念紊乱，可能形成边缘型人格障碍。父母对孩子粗暴、溺爱、苛求等，对人格发育均有不利影响。

2. 不良社会环境与同伴影响　在不良的社会环境如成长在贫困、犯罪率高、暴力频发等恶劣社会环境中的个体，人格障碍的发生率相对较高。如同伴存在攻击、欺骗、违法等不良行为，个体可能受其影响，模仿这些行为，从而增加人格障碍的发生风险。不同的社会文化背景塑造出不同的人格特点，人格障碍的表现和发生率也可能有所不同。文化适应不良也可能导致人格障碍，如移民群体或在文化冲突环境中成长的个体人格障碍的发生率增加。

三、临床分型与表现

关于人格障碍的临床分型，ICD-10 和 DSM-5 均将其分成不同类型，但在两个系统中的条目并不是一一对应的。例如 DSM-5 中的反社会型人格障碍在 ICD-10 中被归为社交紊乱型人格障碍；ICD-10 中的情绪不稳型人格障碍包括边缘型人格障碍和冲动型人格障碍这两种；自恋型人格障碍在 ICD-10 中被纳入其他特定型人格障碍。以下是结合了 ICD-10 与 DSM-5 诊断标准的具体分型与表现。

（一）偏执型人格障碍

偏执型人格障碍（paranoid personality disorder）的典型特征是无端的猜疑。始于儿童和青少年，特别是独居、同伴关系差、过度敏感、想法与语言特殊以及有些特殊幻想的个体，经常被描述成"多疑""敏感"。临床表现为：①对挫折与拒绝过分敏感；②容易长久地记仇，即不肯原谅侮辱、伤害或轻视；③具有猜疑及将体验歪曲的普遍倾向，以及把他人无意的或友好的行为误解为敌意或轻蔑；④与现实环境不相称的好斗及顽固地维护个人的"权利";⑤极易猜疑,毫无根据地怀疑配偶或性伴侣的忠诚;⑥自负,自我评价过高,对他人的过错不能宽容,给人以"得理不饶人"的感觉;⑦将与自身直接有关以及生活中的其他事件都解释为"阴谋""无根据"等。

偏执型人格障碍患者总是怀疑他人存在对自己不利,所以难以维持与他人长期稳定的关系。在普遍猜疑的背景下,患者往往会对人际交往细节过度关注,如语气、眼神,甚至一些下意识动作,都会被他们进行恶意归因。同时,他们也会错误地阐释或夸大自己的疑虑。因此偏执型人格障碍患者常常处于愤怒与不安当中,部分患者甚至会"先下手为强",主动远离甚至攻击他人。

(二) 分裂样人格障碍

分裂样人格障碍(schizoid personality disorder)的典型特征是对人际关系缺乏兴趣,基本临床特征是社交关系的脱离和人际交往中情感表达受限。临床表现为:①几乎没有可体验到愉快的活动;②情绪冷淡或情感平淡;③对他人表达温情、体贴或愤怒情绪的能力有限;④无论对批评或表扬都无动于衷;⑤对与他人发生性接触感到毫无兴趣;⑥几乎总是偏爱单独行动;⑦过分沉湎于幻想和内省;⑧没有或只有一位亲密朋友,不能与人建立相互信任的关系,也不想建立这种关系;⑨明显无视公认的社会常规及习俗。

(三) 分裂型人格障碍

分裂型人格障碍(schizotypal personality disorder)患者通常在儿童青少年时期表现为远离同伴、学业差、怪异的想法与行为等,但分裂型人格障碍的典型特征直到进入成年期后才会逐渐表现出来,并且影响日常生活的各个方面。临床表现为:①牵连观念;②影响行为的古怪观念,或魔幻思维;③不寻常的知觉体验,包括躯体错觉;④古怪的思维和言语;⑤猜疑或偏执观念;⑥不恰当的或受限制的情感;⑦古怪的、反常的或特别的行为或外表;⑧除一级亲属外,缺少亲密或知心的朋友;⑨过度的社交焦虑,不随着熟悉程度增加而减弱,且与偏执性的害怕有关。

(四) 反社会型人格障碍

反社会型人格障碍(antisocial personality disorder),也称社交紊乱型人格障碍(dissocial personality disorder),以不遵守社会规范和漠视或侵犯他人权利为特点,男性多于女性。临床表现为:①对他人的感受漠不关心;②全面、持久地缺乏责任感,无视社会规范与义务;③尽管建立人际关系并无困难,却不能长久地保持;④对挫折的耐受性极低,微小的刺激便可引起攻击,甚至暴力行为;⑤无内疚感,不能从经历中特别是从惩罚中吸取教训;⑥很容易责怪他人,或者当发生冲突时,对反社会行为做似是而非的合理化解释。

(五) 边缘型人格障碍

边缘型人格障碍(borderline personality disorder)是一种以情感、人际关系、自我意象不稳定及冲动行为为特征的复杂而严重的人格障碍,以反复无常的心境和不稳定的行为为主要表现。该型人格障碍以女性患者居多。临床表现为:①极力避免真正的或想象出来的被抛弃;②不稳定的、紧张的人际关系模式,其特征为在极端理想化和极端贬低之间变化;③认同障碍:显著的、持续而不稳定的自我形象或自我意识;④至少在两个存在潜在自我伤害的领域内有冲动行为,如过度消费、性行为、物质滥用、鲁莽驾驶、暴食;⑤反复的自杀行为、自杀姿态或自杀威胁,或自残行为;⑥由显著的心境反应所致的情绪不稳;⑦长期的空虚感;⑧不恰当的强烈愤怒,或难以控制愤怒;⑨短暂的、与应激相关的偏执观念或严重分离症状。

边缘型人格障碍患者人际界限不清,在过度介入和退缩两极间波动,与他人关系极好或极坏,几乎没有持久的朋友。患者情绪不稳定,可出现抑郁、焦虑、易激惹,容易愤怒,甚至引发肢体冲突。尤其是当患者感到失去他人的关心时,心境会发生戏剧性改变,往往表现出不适当的、强烈的愤怒。患者自我形象、目的及内心的偏好(包括性偏好)常常是模糊不清或者扭曲的,伴有低自尊,缺乏持久的自我认同感,常有持续的空虚感。在应激情况下,可出现短暂的精神病性症状和分离性症状,这种精神病性症状的发作和精神病不同,一般历时短暂,都发生在频繁的对真正的或想象的被抛弃的恐惧中,持续几分钟到几小时,但同时现实检验能力又相对保存。这种短暂的精神病性症状往往难以归类,其原因可能是对应激情境的一种急性反应,或是酒精、药物滥用的结果。对这些短暂精神病性症状的识别不足,常常容易将边缘型人格障碍误诊为精神分裂症、心境障碍等。

(六) 表演型人格障碍

表演型人格障碍(histrionic personality disorder)又称癔症型人格障碍(hysterical personality disorder),是以过分寻求关注、情绪不稳定和戏剧化行为为特点的人格障碍。临床表现为:①自我戏剧化,做作性、夸张的情绪表达;②暗示性,容易受他人或环境影响;③肤浅和易变的情感;④不停地追求刺激、为他人赞赏及以自己为注意中心的活动;⑤外表及行为显示出不恰当的挑逗性、夸张和做作;⑥对自己外观容貌过于挑剔;⑦自我中心、自我放任,感情易受伤害,为满足自己的需要常常不择手段。

(七) 强迫型人格障碍

强迫型人格障碍(obsessive-compulsive personality disorder)以过分的谨小慎微、严格要求与完美主义及内心的不安全感为特征。强迫型人格障碍患者男性是女性的两倍,约70%的强迫症患者病前有强迫型人格障碍。临床表现为:①过分疑虑及谨慎;②对细节、规则、条目、秩序、组织或表格过分关注;③完美主义,以致影响了工作的完成;④道德感过强,谨小慎微,过分看重工作成效而不顾乐趣和人际关系;⑤过分迂腐,拘泥于社会习俗;⑥刻板和固执;⑦患者不合情理地坚持他人必须严格按自己的方式行事,或即使允许他人行事也极不情愿;⑧有强加的、令人讨厌的思想或冲动。

(八) 回避型人格障碍

回避型人格障碍(avoidant personality disorder)既往也称焦虑型人格障碍,以强烈的社交焦虑、对批评的敏感性、低自尊和避免人际互动为特点。临床表现为:①持续和泛化的紧张感与忧虑;②认定自己在社交上笨拙,没有吸引力或不如别人;③在社交场合总是过分担心被人指责或拒绝;④除非确定会受到他人的欢迎,否则不肯与他人打交道;⑤出于维护躯体安全感的需要,在生活上有许多自我限制;⑥由于担心被批评、指责或拒绝,回避那些与人密切交往的社交或职业活动。

(九) 依赖型人格障碍

依赖型人格障碍(dependent personality disorder)以对他人的过度依赖、顺从、害怕忧虑为主要特征。临床表现为:①请求或顺从他人为自己生活中大多数重要事情做决定;②将自己的需求附属于所依赖的人,过分顺从他人的意志;③不愿意对所依赖的人提出即使是合理的要求;④由于过分害怕不能照顾自己,在独处时总感到不舒服或无助;⑤陷于被关系亲密的人所抛弃的恐惧之中,生怕孤立无援;⑥没有别人过分的建议和保证时,做出日常决定的能力很有限。

(十) 自恋型人格障碍

自恋型人格障碍(narcissistic personality disorder)的基本特征是对自我价值感的过度夸大和缺乏对他人的共情,过度自恋。临床表现为:①不切实际的自大感;②幻想无限成功、权力、才华、美丽或理想爱情的先占观念;③认为自己是"特殊"的和独特的,并且只能被其他特殊的或地位高的人(或机构)所理解,或只愿与之交往;④要求过度的赞美;⑤特权感(即不合理地期望特殊的优待或他人自动顺从);⑥人际剥削(例如利用别人达到自己的目的);⑦缺乏共情,不愿意了解或认识他人的感受和需求;⑧常常妒忌他人,或认为他人妒忌自己;⑨傲慢、自大的行为或态度。

四、诊断与鉴别诊断

(一) 临床评估

由于人格障碍患者往往不能认识到自己的问题,他们通常不会主动就诊。一部分患者主动就诊常常是因为人格障碍导致婚姻危机、人际关系的问题、情绪困扰等。更多的患者由于他们的不良行为影响了他人而被送来就诊。

人格障碍的临床诊断主要依靠病史,应尽可能从多方面采集病史资料,并采用临床访谈、标准的评估、自评问卷等手段辅助诊断。采集病史除询问本人外，知情者提供的信息也非常重要。要系统了解患者人格的重要方面，即始于童年或青少年期持续存在的行为模式。评估其人格的提问大概包括患者的日常生活安排、社会关系、通常的情绪状态、性格等。精神检查主要是在晤谈和检查过程中观察患者的行为。

以下是几种临床常用的人格障碍定式测查工具：国际人格障碍检查（International Personality Disorder Examination，IPDE）、DSM-Ⅳ人格障碍临床定式检查（Structured Clinical Interview for DSM-Ⅳ Axis Ⅱ Personality Disorders，SCID-Ⅱ）。自陈式调查表也常被人格障碍的研究者，尤其是心理学家们采用，如人格诊断问卷（Personality Diagnostic Questionnaire-Revised，PDQ-R）。

除了进行全面的躯体检查及神经系统检查外，还要注意辅助检查及实验室检查，主要检查项目包括：血尿便三大常规、血生化、甲状腺等内分泌功能、脑电图、头颅 CT/MRI 等，排除躯体疾病所致的人格改变可能。

（二）ICD-10 对人格障碍的诊断要点

不是由广泛性大脑损伤或病变以及其他精神障碍所直接引起的状况，通常要求存在临床表现部分所描述的至少 3 个特点或行为的确切证据，且当人格的偏向或特征已达到严重界限时（符合下列标准），才可做出诊断。

1. 明显不协调的态度和行为，通常涉及多方面的功能，如情感、唤起、冲动控制、知觉与思维方式及与他人交往的方式。

2. 异常行为模式是持久的、固定的，并不局限于精神障碍的发作期。

3. 异常行为模式是泛化的，与个人及社会的多种场合不相适应。

4. 上述表现均于童年或青春期出现，延续至成年。

5. 给患者带来相当大的苦恼，但仅在病程后期才较为明显。

6. 这一障碍通常会伴有职业及社交的严重问题，但也并非绝对如此。

（三）ICD-11 对人格障碍的诊断要点更新

关于人格障碍的临床分型，ICD-11 有了重大变化，不再用以往的分类诊断来区分各型人格障碍，代之以维度系统。ICD-11 的维度系统从两个阶段来评估人格障碍。

1. 第一阶段　评估严重程度。主要基于人际社会功能紊乱和自我认知的扭曲这两个方面来评估，对人格障碍的严重程度进行评判。通常在明确患者满足人格障碍的一般定义后，评估人格障碍的严重程度。详细的等级区分参考以下几个方面：①人际功能紊乱的程度；②泛化的程度；③情境因素；④履行社会角色的能力；⑤伤害自己和他人的风险；⑥精神障碍的共病情况。

从轻到重分为 4 个等级。

（1）人格困难：未达到人格障碍的阈值但存在人格问题。

（2）轻度人格障碍：人格问题仅影响人格功能的部分方面，如在自我调节能力中存在缺陷，但在亲密关系和同情心方面不存在问题。能够保持一些人际关系，并能胜任工作，因而在某些场合中问题并不明显。一般不会对自身或其他人造成重大伤害。

（3）中度人格障碍：人格问题影响到人格功能的多个方面，如自我认知、维持亲密关系的能力、同情心等，因而影响到社会角色、职场和人际关系中的表现，经常并持续性地与他人产生冲突。往往伴有对自身或他人的伤害，但未达到长期损害或是危及生命的程度。

（4）重度人格障碍：广泛而严重的人格问题，影响到近乎全部人格功能。几乎没有朋友，工作能力丧失或是严重受损，无法履行社会功能。通常伴有对自我或他人的严重伤害。

2. 第二阶段　ICD-11 纳入 5 种人格特质，可进行补充分类，但并非诊断所必需，借此来界定患者在哪个(些)人格领域的问题更为突显。

主要的人格特质领域包括以下 5 个。

（1）强迫（anankastia）：其特点是为了确保事情能按照自身独特的理想发展，过度关注自己及他人的行为并对其进行控制和约束。

（2）分离（detachment）：其特点是情感和人际的疏离。表现为明显的社会退缩和/或待人冷漠，很少甚至没有依恋对象，与他们之间的关系也很疏离。不仅回避亲密关系，也排斥亲密的友谊。

（3）去社会（dissociality）：其特点是不履行社会义务、不遵守约定、不顾及他人的权利和感受。

（4）脱抑制（disinhibition）：其特点是在面对内部或环境应激时冲动应对，不考虑行为的长期后果。

（5）负性情感（negative effectivity）：其特点是倾向于表现出泛化的悲伤情绪，包括焦虑、愤怒、自我厌恶、烦躁、脆弱、抑郁，以及其他的负性情绪状态，往往在遭遇相对轻微的压力时就会有类似的情绪流露。

（四）人格障碍替代模型

DSM-5 在保留原有的人格障碍分类诊断标准的同时，也尝试性提出人格障碍替代模型（AMPD），并放在第三部分"新的方法和模型"之中。作为一种可供选择的评估方法，AMPD 旨在提供一种更加灵活的诊断方式。AMPD 模式与后来出版的 ICD-11 有类似之处，以下做简要介绍。

1. AMPD 也有关于人格障碍诊断的通用诊断原则，与各版本的人格障碍分类诊断标准相差不大。在人格功能的界定上，AMPD 强调两个方面。

（1）自我功能：个体如何看待自己及其身份感知，包括自我认识和自我稳定性。例如，自我价值感的稳定性、对自我感知的认知是否健康等。

（2）他人功能：个体如何理解他人以及如何与他人建立和维持关系。这个维度关注情感共情、他人理解、沟通能力等。

2. 在此基础上 AMPD 也纳入了六类特定人格障碍，分别是：反社会型、回避型、边缘型、自恋型、强迫型及分裂型人格障碍。在各型人格障碍诊断标准或特征描述上，AMPD 有比较独特的地方。对任何特定类型的人格障碍，都要求满足标准 A 和标准 B。

（1）标准 A 包括自我同一性（identity）、自我导向（self-direction）、共情（empathy）及亲密关系（intimacy）四个维度。每一型人格障碍都要求评估标准 A 的四个维度，但六个类型的人格障碍在标准 A 的关注点并非完全相同。例如自恋型人格障碍在标准 A 强调在自尊上过分关注其他人的看法，目标设置是为了得到其他人赞许，不能意识到其他人的情绪或需要，人际关系浮于表面且为提升自尊服务；而回避型人格障碍在标准 A 强调自我评价低自尊，不切实际地将行动与挫败挂钩，过分关注于被批评或被拒绝，难以开始一段人际关系，除非确定自己是被喜欢的。

（2）标准 B 包括以下几个特征，并与大五人格维度特征（五因素模型）关联：①负性情感（情绪稳定性）：指个体在负性情绪调节方面的困难，表现为一系列的负性情绪，以及相应的行为和人际问题；②分离（外向性）：回避社会情感体验，包括人际互动的退缩，与朋友和亲密关系日常互动少，以及情感体验、表达和快感感受的狭窄；③对抗（宜人性）：与他人相处时行为古怪，包括过分夸大自己的重要性，不切实际地期待特殊待遇，忽视或意识不到其他人的需要和情绪等；④脱抑制（责任性）：即刻满足的导向，导致了一旦有任何想法、情绪和外部刺激就立马做出冲动行为，不考虑过往经验也不计后果；⑤精神病性（清晰性）：表现出一系列不符合文化背景的古怪、奇特或不寻常的认知体验和行为。

对于具体的某型人格障碍，AMPD 并不要求满足标准 B 的所有内容。例如：自恋型人格障碍在标准 B，只需要有对抗维度的夸张和寻求关注 2 个特征；回避型人格障碍在标准 B，只需要满足负性情感维度的焦虑特征以及分离维度的退缩、快感缺乏、回避亲密关系 3 个特征中的 2 个。

AMPD 更加细致地评估人格障碍的特征，而不是简单地归类为某一特定类型的人格障碍。已有研究回顾 237 篇文献表明 AMPD 的可靠性和有效性，然而 AMPD 尚未在临床上得到广泛应用。

（五）鉴别诊断

1. 精神分裂症　某些精神分裂症患者以假性病态人格的表现为其早期症状，特别是在青少年起病、病程进展缓慢者,容易被误诊为人格障碍。此时鉴别诊断必须详细了解患者的生活经历,在家庭、学校、单位、社会各方面的表现,以及个性发展经过。人格障碍是个性发展的偏离,不是一个疾病的过程。鉴别要点是人格障碍是自青少年时期出现的连续病程,并非发作性。

精神分裂症缓解不全的病例,除表现人格改变外,也有情感、思维、意志障碍等,他们往往缺乏自发性和自然性,而这些是人格障碍所具备的。轻型或处于静止状态的偏执型精神分裂症,可被误诊为偏执型人格障碍,但后者主要表现在过分敏感的基础上对日常事务和人际关系的误解,从而产生一定的牵连观念,但一般不发生幻觉、妄想,可与精神分裂症进行鉴别。

2. 双相障碍　边缘型人格障碍与双相障碍均可见情绪不稳定、冲动及自我伤害行为。二者主要的鉴别点在于:双相障碍是发作性病程,发作往往会持续数日或数周,缓解期基本恢复正常;边缘型人格障碍是持续性病程,18 岁之前起病,发作无规律性,其行为模式和情感特点影响广泛,渗透到生活的各个方面。根据 DSM-5 建议,没有经过治疗的心境发作,不能先诊断为人格障碍。另外,边缘型人格障碍常与抑郁或双相障碍共病。

轻躁狂可以主要表现为易激惹、好挑剔、与人争执、爱管闲事等行为障碍,如果既往史不详细,有时可能被误诊为人格障碍。轻躁狂或不典型的病例虽然可能有类似人格障碍的表现,但仔细观察可发现情感高涨、兴奋性强、言语增多、睡眠需求减少等症状,结合病程及既往性格特征不难区别。躁狂或轻躁狂发作中亦可出现自大表现,但是这些症状与情绪改变或功能损害间的紧密联系使其可与自恋型人格障碍相鉴别。

3. 人格改变　人格障碍需与脑器质性疾病(脑动脉硬化症、阿尔茨海默病、脑炎、多发性硬化等)所引起的人格改变(又称假性病态人格),以及其他精神障碍所直接引起的症状进行鉴别。人格障碍是在发育过程中人格发展产生了稳定、持久和明显的异常偏离,在儿童期或青春期出现,延续到成年,并不继发于其他精神障碍或脑部疾病。而人格改变是继发的获得性异常,通常出现在成年期,在严重或持久的应激、极度的环境隔离、严重的精神障碍、脑部疾病或损伤之后发生。采用精神障碍与心理社会因素相结合的多轴诊断系统,有助于记录这类情况。诊断时应注意,人格改变表现为行为模式和社会功能的持久和稳定(至少 2 年)的适应不良,以及主观感到痛苦,这种人格上的改变一定会破坏患者的自我形象。

五、治疗与预后

(一) 治疗原则

人格障碍患者多缺乏自知力和自我完善能力,故一般不会主动就医,往往在环境或社会适应遇到困难,出现情绪、睡眠等方面的症状时才会寻求治疗或被他人要求治疗。因此尽早确诊,及时进行系统且长期的治疗尤为重要。

人格障碍的治疗是一项长期而艰巨的工作,其主要治疗方法是心理治疗结合药物治疗,促进人格重建,使其逐渐适应社会。不同类型的人格障碍需要不同治疗方法的结合,要在全面了解病情、成长经历、家庭环境、教养方式、社会和心理环境的基础上,制定个体化的治疗策略。心理治疗、药物治疗及合理的教育和训练是人格障碍治疗的三种主要模式。一般认为,上述三种治疗模式的结合可能更有利于人格障碍患者的康复。

主要包括以下治疗原则。

1. 尽早确诊,及时进行系统且长期的治疗。

2. 心理治疗为主,药物治疗为辅。

3. 对近亲属的健康宣教、心理支持、家庭治疗等。

(二) 药物治疗

目前尚无可以治疗人格障碍的药物。尽管药物不能改善人格结构,却可以改善因人格异常导致的适应不良引发的焦虑、抑郁、情绪不稳定或精神病性症状。抗精神病药、抗抑郁药、心境稳定剂、抗焦虑药等对人格障碍患者的精神病性症状、焦虑、抑郁、情绪不稳、人格解体及社会隔离等症状有改善作用。

制定药物治疗计划时应检查患者有无共患其他疾病，药物治疗的剂量和疗程应遵循个体化原则。

1. 抗精神病药　由于 B 组人格障碍在症状特征上与精神分裂症相似，抗精神病药物可以缓解精神病性症状和抑郁症状，一般小剂量用药，比如阿立哌唑、利培酮、奥氮平等。但一般不主张常规使用和长期应用，只有在出现异常应激、短暂性精神病性症状时才是必要的选择。

2. 心境稳定剂　边缘型、自恋型和反社会型人格障碍患者情绪变化较大，常有冲动和自我伤害行为。心境稳定剂、第二代抗精神病药对控制冲动行为和愤怒情绪有明显的作用，与抗精神病药相比，心境稳定剂对这些人格障碍患者恢复整体功能的积极作用更明显。

3. 抗抑郁药　主要用于改善抑郁、焦虑情绪，降低患者对拒绝的敏感性。比如抗抑郁药对边缘型人格障碍的抑郁、强迫、敏感、易激惹（包括攻击性和冲动性）等有一定疗效。常用药物如氟伏沙明、氟西汀、舍曲林、伏硫西汀等。

4. 抗焦虑药　苯二氮䓬类药物有助于缓解激越、焦虑和睡眠障碍等症状，常用药物如氯硝西泮、劳拉西泮、奥沙西泮等。

（三）心理治疗

考虑到药物治疗的局限性，心理治疗是目前人格障碍治疗的主要策略。心理治疗一方面创造真诚、共情、积极关注的治疗关系，提供支持和理解；另一方面帮助其认识人格问题的根源和影响，鼓励其改变适应不良的认知和行为模式。此外，教授其行为技术，帮助建立良好的社交关系，进行适宜的社会活动，可帮助患者促进人格重建，提高社会适应能力。

偏执型、分裂型和反社会型人格障碍患者极少主动寻求心理治疗。对边缘型、自恋型、依赖型和强迫型人格障碍进行心理治疗的意义更大。边缘型人格障碍（BPD）的患者会比其他人格障碍的患者接受更加频繁的、大量的、多形式的心理治疗。

常用的心理治疗方法包括心理动力学治疗、认知行为治疗、辩证行为治疗、家庭治疗、团体治疗等。

1. 心理动力学治疗　心理动力学治疗（psychodynamic therapy）是一种基于精神分析理论的心理治疗方法，着重于探索患者的潜意识、过去的经历、内心冲突以及这些因素如何影响当前的情感和行为。它更多地关注于深入理解个体的内心世界、早期经验和潜在的心理动力。心理动力学治疗的核心假设是，许多心理困扰和人格障碍的根源来自潜意识的冲突、未解决的早期经验以及这些经历对个体情感和行为的影响。心理动力学治疗需要解析早期关系经验对人格发展的影响。

在人格障碍的治疗中，心理动力学治疗对于那些情感深层次失调、有早期创伤、与他人的关系冲突较为显著的患者尤为重要。心理动力学治疗可以帮助患者了解潜意识冲突，修复破损的自我结构，乃至重建人格结构。

2. 认知行为治疗　认知行为治疗（cognitive behavior therapy，CBT）的基本假设是：思维、情感和行为之间存在紧密的相互作用。个体的负性思维会影响情感反应，进而影响行为表现。通过改变不合理或扭曲的思维模式，CBT 帮助个体调节情绪和行为，使其能够采取更加适应的方式应对生活中的挑战。在治疗人格障碍时，CBT 的目标是通过识别和挑战患者的负性自动思维（例如过度泛化、负面自我评价、过度依赖他人等）来减轻症状并改善其生活功能。

最可能从认知行为疗法中获益的是依赖型和强迫型人格障碍患者。通过调整不合理认知，进而可改变非适应性的情绪和行为。Kredlow 等的研究发现，CBT 能显著改善边缘型人格障碍患者的创伤后应激障碍症状、创伤后认知、抑郁情绪和躯体症状，且具有较好的可行性与耐受性。

3. 辩证行为治疗　辩证行为治疗（dialectical behavior therapy，DBT）是由心理学家玛莎·莱恩汉（Marsha Linehan）为治疗边缘型人格障碍而发展的一种认知行为疗法的变体。DBT 结合了认知行为疗法和辩证哲学的原则，注重情绪调节、行为改变和人际关系技巧的提升。通过训练患者的情绪管理能力,从而减少自伤行为,帮助患者接纳现状,解决生活中的一些情绪问题,并提高自尊以大幅度提高患者的冲动控制能力、专注力及情绪管理能力。DBT 特别适用于有情绪调节困难、冲动行为和严重的自我伤害等症状的人格障碍患者,尤其是边缘型人格障碍患者。

有研究认为:DBT、心智化基础疗法、移情焦点疗法、图式疗法、预测情绪和解决问题的系统训练以及边缘型人格障碍专属人际关系疗法,这 6 种心理疗法对治疗边缘型人格障碍都有效果,在改善自我伤害和自杀意念方面有比较一致的效果。

4. 家庭治疗　家庭治疗(family therapy)旨在改善家庭成员之间的沟通,解决冲突并促进家庭系统的健康运作。它特别适用于那些问题不仅仅存在于个体身上,而是存在于与家庭成员之间的互动和关系模式密切相关等情况。在人格障碍的治疗中,家庭治疗可以起到重要的作用,帮助患者和家庭成员理解彼此的需求、情感和行为,修复家庭关系,并共同参与患者的康复过程。

家庭治疗在人格障碍的治疗中可以改善家庭成员间的沟通,解决家庭中的结构性问题,修复家庭关系和增强支持系统,增强家庭系统的功能性,帮助家庭成员理解患者的行为与需求,并能预防复发与长期支持。

5. 团体治疗　团体治疗(group therapy)是一种涉及一组人在专业治疗师的指导下共同讨论和解决问题的治疗方法。它提供了一个互动的平台,患者可以与其他有相似经历的人一起工作,分享彼此的感受、想法和经验。团体治疗对于部分人格障碍患者(如边缘型人格障碍、反社会型人格障碍、回避型人格障碍等)有效,因为它不仅能帮助患者改进自我认知,还能提供一个充满情感支持和归属感的环境,促进人际交往技能的提升,提供多元化的视角与经验。

(四) 教育和训练

合理的健康宣教可以帮助人格障碍患者认识自身的个性缺陷,提高自知力。针对性的训练有助于帮助患者改变病态的认知与行为模式,并强化其积极的改变。比如对分裂样人格障碍患者进行社交技能训练(如角色扮演),可以帮助其学习与他人建立关系的技巧。

(五) 预防和识别并减少危害行为

人格障碍是一种相当稳定的思维、情绪和行为的异常状态,在没有干预的情况下可以常年保持不变,甚至持续终身。即使进行治疗,改变也并非易事,仅少数患者会随着年龄的增长而有所缓解。

1. 预防　人格障碍形成于早年。因此,强调从幼年开始培养健全的人格对人格障碍发生的预防有十分重要的意义。良好的家庭教养方式,父母给予子女充分的关爱和呵护,为儿童创造良好的生活、居住、学习和人际交往环境,使儿童远离精神创伤,能在很大程度上避免人格的不良发展。当儿童出现情绪或行为问题时,应及时了解、关心,必要时寻求专业医师的帮助。

2. 识别并减少危害行为　偏执型人格障碍患者由于猜疑,常常处于愤怒和不安中;边缘型人格障碍患者由于情绪不稳定,很容易出现自伤行为;自恋型人格障碍患者遇到困境后易发生抑郁,由于体验到失落感和空虚感,甚至出现自杀或攻击性行为。因此要特别关注人格障碍患者的伤害行为,早识别、早干预这些危险行为需要精神科医师、心理治疗师、社区工作者、教育工作者和长期照顾患者的家庭成员等的密切配合。

一是患者的法定监护人在观察到患者有强烈的情绪反应并可能有极端行为时,应在疏导患者情绪的同时及时通报相关部门并及时使患者就医。在患者就医后应尊重患者,法定监护人要向专业人员学习,积极带患者参加专业机构组织的人格障碍患者家属的团体治疗,学会如何与患者更恰当地交流。另外,法定监护人应为患者创造一个良好的家庭环境。

二是精神专科医院、综合医院精神科和社区等机构密切配合,提供长期而稳定的服务和管理。及时了解患者的人格特点,动态监测攻击和自杀风险,提供心理支持、临床治疗和危机干预等综合措施。

第二节　冲动控制障碍

一、概述和分类

冲动控制障碍（impulse control disorder）是一种在难以克制的强烈冲动、驱动或渴望的驱使下反复采取某些行为的情绪和行为模式。该行为不一定能给患者带来现实利益，且对其自身和他人造成长期危害，或造成患者在某些重要功能领域的损害。该组行为的发作过程往往是：在前驱期或尝试抵抗该行为时常伴有紧张感或情绪唤起，行为发生后让患者愉悦、满足或缓解紧张感。冲动控制障碍所涉及的行为不能完全归因于其他精神障碍，也不能归因为某种作用于中枢神经系统的物质的直接影响，或其他不属于精神、行为和神经发育障碍的疾病。

在 ICD-11 中，冲动控制障碍被列为单独的章节，包含如下几个诊断单元：

6C70　纵火狂

6C71　偷窃狂

6C72　强迫性性行为障碍

6C73　间歇性暴怒障碍

6C7Y　其他特定冲动控制障碍

6C7Z　未特定的冲动控制障碍

之前的 ICD-10 将这些疾病归类到习惯与冲动控制障碍（F63）之中。在 DSM-Ⅳ中，间歇性暴怒障碍、纵火狂、偷窃狂被放在未列入其他分类的冲动控制障碍章节；DSM-5 则将这些疾病归入破坏性、冲动控制及品行障碍章节。以下对这些疾病做简要介绍。

二、间歇性暴怒障碍

间歇性暴怒障碍（intermittent explosive disorder）是一种以与情景不相符合的、突发的、无法控制的、极端的暴怒为特征的行为障碍。这种冲动与攻击性往往是不能预知的、反应过度的，与现实本身或与其所受到的挑衅不成比例。

间歇性暴怒障碍大多数始于儿童晚期或青少年期，很少始发于 40 岁之后。以往认为间歇性暴怒障碍很少见，但是近期的一些基于社区的流行病学研究发现，间歇性暴怒障碍的患病率并不低。我国尚无严谨的关于间歇性暴怒障碍的流行病学调查数据。美国间歇性暴怒障碍的年患病率约为 2.7%，终生患病率约为 5.4%，男性多于女性，约为（1.4~2.3）∶1。间歇性暴怒障碍在中青年人群的检出率要高于年龄大于 50 岁的人群，且在受教育程度低于高中文化的人群中多见。一般来说，间歇性暴怒障碍的发作呈间歇性，但其核心特征会持续很多年，表现出慢性、持续性病程。

（一）病因与发病机制

1. 遗传因素　家族性研究显示，间歇性暴怒障碍具有家族聚集性。双生子的研究表明，冲动和攻击性相当程度上受到遗传的影响。McElory 等报道间歇性暴怒障碍患者的一级亲属中有 32% 也患有该精神障碍。近期的研究显示：有间歇性暴怒障碍家族史的人群，该病的患病率要显著高于没有相应家族史的人群；去除掉家族中反社会和边缘型人格障碍等因素后，这种差异仍然存在。间歇性暴怒障碍的家族聚集现象不是由共病自杀、抑郁症、物质滥用或精神病性障碍所致。

2. 神经生物学因素　神经生物学研究已经清楚地揭示了攻击行为与 5-HT 系统的关系。相关的研究结果提示间歇性暴怒障碍可能与 5-HT 功能的异常有关，如间歇性暴怒障碍患者 5-HT 转运蛋白降低，存在 5-HT 转运体和 5-HT$_{2A}$ 受体的配体结合异常，前扣带回的 5-HT 转运体活性比正常对照组低，有身体攻击行为的间歇性暴怒障碍患者眶额皮质的 5-HT$_{2A}$ 受体的活性增加等。

PET 研究结果提示，间歇性暴怒障碍患者在盐酸芬氟拉明激发试验中，前额叶的葡萄糖利用率较

NOTES

正常对照组降低。在实验室攻击性范式激发的情景下,眶额皮质和杏仁核的葡萄糖利用率较正常对照组升高。功能磁共振成像研究结果提示,在愤怒面孔图片的刺激下,间歇性暴怒障碍患者杏仁核的激活程度较正常对照组增加,而眶额皮质的激活较正常对照组降低。总体来说,目前的神经生物学研究认为,间歇性暴怒障碍患者的 5-HT 系统异常,尤其是边缘叶(前扣带回)和眶额皮质等区域。

3. 相关的心理特征　间歇性暴怒障碍患者的心理特征具有敌意归因倾向、负性情绪反应大、情绪不稳定性高、情绪强度大等特点,人们认为该心理特征可能是其情感暴发的"触发器"。间歇性暴怒障碍患者具有更多的不成熟心理防御机制,如表演、解离、投射和合理化。

4. 社会心理因素　虽然人们普遍认为童年的创伤史与成年后的攻击行为相关,但是关于创伤与间歇性暴怒障碍关系的研究很少。有一项南美人群的社区调查显示,童年创伤性经历与间歇性暴怒障碍的发生密切相关。

(二) 临床表现

间歇性暴怒障碍的发作最常见于受到一个很小的挑衅之后,发作形式为快速发作,没有或者有很短的前驱期,发作持续时间一般少于 30 分钟。部分患者情绪暴发之前可能会有紧张等情绪上的变化。行为表现主要为语言攻击、有破坏性的或无破坏性的毁物、有伤害的或无伤害的身体攻击。间歇性暴怒障碍的患者在发作间歇期以及平时,并没有严重的语言或物品上的攻击行为。间歇性暴怒障碍的发作造成了患者精神上的痛苦,同时也损害了患者的社会功能,影响其人际关系、工作关系,甚至造成了法律上或经济上的麻烦。

间歇性暴怒障碍往往有很高比例的共病,如伴发抑郁障碍或焦虑障碍的比例是普通人群的 4 倍,共病物质使用障碍的比例是普通人群的 3 倍。间歇性暴怒障碍与双相障碍也存在着密切的关系,有临床观察报告,两者共病的比例接近 60%。从发病年龄来看,间歇性暴怒障碍发病平均要比双相障碍早 5 年。临床研究还发现,约有 44% 的间歇性暴怒障碍患者有其他冲动控制障碍的病史,两者共病的比例约为 7.3%。

(三) 诊断与鉴别诊断

1. 诊断要点

(1) 实际年龄至少 6 岁(或相当于该年龄发育水平),存在一种反复而短暂的暴怒发作模式,表现为言语攻击行为(例如脾气暴躁、大喊大叫、言语攻击)或躯体攻击行为。

(2) 暴怒的强度或攻击行为的程度与激发或诱发事件和情境总体上不相称。

(3) 暴怒经常出现并持续较长时间(如至少 3 个月)且能表现出一种持久的攻击行为模式。如果暴怒频率较低(如 1 年中仅发生几次),则需要较高的强度且伴有严重的不良后果(如暴力攻击他人);如果暴怒发作的特点仅为言语攻击或非伤害性、非破坏性的躯体攻击,则需要较高的发作频率(如 1 周中发生 2~3 次)。

(4) 这种行为明显具有冲动性或反应性,并非预谋或为了实现某种确切的目标,表现出个体对攻击行为的控制失败。

(5) 暴怒发作的频率和程度超出了与个体年龄及生长发育相符的正常范围。

(6) 暴怒发作不能更好地用某种精神、行为或神经发育障碍(例如孤独症谱系障碍、注意缺陷多动障碍、对立违抗障碍伴慢性易激惹-愤怒、去社会品行障碍、谵妄)来解释。

(7) 暴怒发作不是某种药物或物质对中枢神经系统的影响(包括过量中毒或戒断反应),也不是某种神经系统疾病所致。

(8) 这种行为模式导致了个体显著的痛苦,或导致个人、家庭、社交、学业、职业或者其他重要领域功能的显著损害。

2. 鉴别诊断

(1) 孤独症谱系障碍:一些孤独症谱系障碍患者可能会表现出伴有攻击行为的暴怒,但这通常是与激发了孤独症谱系障碍患者核心症状的某些特定诱因有关,如改变患者常规的刻板行为等。间歇性暴怒障碍患者不会表现出孤独症谱系障碍的其他特征,如社交困难、行为刻板或重复等。

（2）注意缺陷多动障碍:间歇性暴怒障碍和注意缺陷多动障碍都表现为行为的冲动性,但是间歇性暴怒障碍是以间歇出现严重攻击行为暴发为特点,而注意缺陷多动障碍则表现为一直存在的、广泛的行为冲动性。

（3）对立违抗障碍:伴慢性易激惹-愤怒的对立违抗障碍者也可表现为反复地暴怒,尤其在需要服从权威角色时。这些个体还会表现出违抗、固执或报复行为等,而间歇性暴怒障碍患者较少有这些临床表现。与对立违抗障碍患者相比,间歇性暴怒障碍患者更有可能表现出显著的躯体攻击行为。

（四）治疗与干预

1. 药物治疗　随机双盲对照研究结果提示,氟西汀治疗间歇性暴怒障碍有效,约65%的患者可以降低攻击的程度,29%达到临床缓解。研究发现丙戊酸钠、奥卡西平可以降低患者的冲动性。

2. 心理干预　有研究表明约70%的间歇性暴怒障碍患者接受CBT治疗有效,33%可以达到临床缓解。CBT可以显著减轻患者的冲动和攻击性、愤怒情绪以及自动化的敌意思维。间歇性暴怒障碍的CBT包括放松训练、认知重建和应对技巧训练。还有研究认为,CBT治疗间歇性暴怒障碍的机制与药物治疗并不相同,如果联合使用效果更佳。

三、纵火狂

纵火狂(pyromania)是指个体反复地、故意地、无法自控地纵火,且纵火并没有获益目的。纵火后往往会有快感,对着火现场及消防相关的物品着迷。而对于那些因为各种获益目的放火的人,一般称为纵火者(fire-setter),需要注意两者之间的区别。

目前还缺乏充足的资料说明纵火狂常见的发病年龄段。因为纵火是违法行为,很多人不愿承认,所以很难有基于全部人口的纵火狂的流行病学资料。报道较多的是儿童青少年期的纵火行为与成年纵火狂的关系。为数不多的流行病学调查大多来自西方儿童青少年人群的报道,发生率为2.4%~3.4%,男孩多于女孩,高峰年龄段为12~14岁。据统计,美国大城市中发生的火灾有60%是由11~18岁的青少年所为。美国的一项调查结果提示,普通人一生中有纵火行为的比例为1.13%,大多合并反社会型人格障碍、物质/药物过量中毒、双相障碍或赌博障碍,以纵火狂作为主要诊断的很少。纵火狂的纵火行为常常是间歇性的、波动的,其长期的病程规律尚不清楚。

（一）病因

纵火狂的病因通常分为个体因素与环境因素两大类。

1. 个体因素　如个体的气质类型、可能的神经生物学倾向。纵火狂的青少年患者往往有犯罪历史,有去社会的特质,有逃学、离家出走等行为。童年和青少年个体通常与注意缺陷多动障碍和适应障碍有关。患者可能是希望寻求权威或家长的注意,也可能是潜意识中对过去发生的事情进行报复。

2. 环境因素　包括父母忽视、童年期遭受虐待等。有报道发现纵火狂家庭中父亲的角色是缺失的。环境因素也包括患者有过看其他人用纵火等不当行为作为一种缓解压力方式的早期经历。

（二）临床表现

纵火狂患者往往是为了缓解紧张或获得即时的满足,反复地、故意地、无法自控、冲动地纵火,且纵火并没有目的,不是为了赚钱、报仇或达到某种其他目的等。纵火狂患者在纵火后往往会有快感,对着火的现场及消防相关的物品着迷,经常会在旁边悄悄注视现场,看消防车、消防员等救火的场景。纵火狂与物质滥用、病理性赌博、抑郁障碍、双相障碍、其他冲动控制障碍及破坏性行为或去社会障碍有很高的共病率。

（三）诊断与鉴别诊断

1. 诊断要点

（1）反复努力控制纵火的冲动但不断失败,导致出现各种纵火烧毁财物或其他物品的行为或尝试。

（2）纵火行为或尝试的背后缺乏明显的动机（如赚钱、报复、蓄意破坏、吸引注意或获得重视）。

（3）对火焰及与之相关的事物存在持续的迷恋和过度的先占性关注（如观看燃烧、生火，对灭火装置着迷）。

（4）在纵火或试图纵火前有不断增加的紧张感或情绪唤起。

（5）个体在纵火过程中与纵火后的即刻会感到愉悦、兴奋、放松或满足；或在目睹火势及其效果、参与救火/事后救助的过程中感到愉悦、兴奋、放松或满足。

（6）该行为或尝试无法更好地用智力发育缺陷、其他精神障碍（如躁狂发作）或物质/药物过量中毒来解释。

2. 鉴别诊断

（1）精神活性物质及药物影响：在物质/药物过量中毒期间可能发生纵火行为，如果纵火可以用酒精、物质、药物的过量中毒或脱抑制反应更好地解释，则不应做出纵火狂的诊断。然而纵火狂患者的纵火行为也可能与酒精和物质/药物使用有关。在过量中毒发作期外存在的纵火表现有助于做出鉴别。

（2）强迫症：纵火行为有时被大众和一些专业人员认为是一种"强迫行为"，然而在强迫症中观察到的强迫行为几乎从没有内在的愉悦体验，并且通常是在对强迫思维做出反应时发生。强迫思维是侵入性的、不想要及不必要的，常诱发个体的焦虑。相比之下，纵火狂的个体在纵火之前有逐渐增强的紧张感或情绪唤起，纵火后会有愉悦、兴奋或满足的体验。

（3）双相障碍、精神分裂症及其他原发性精神病性障碍：在极少数情况下，纵火行为可能与双相障碍的躁狂发作或混合发作有关。然而在这种情况下，一旦心境发作结束，纵火行为便不会持续。纵火狂患者的纵火行为则与躁狂发作或混合发作没有必然联系。一些有幻觉症状的患者可能出于对命令性幻听做出回应，或是在妄想体系的背景下实施纵火行为，在这些情况下不应给予纵火狂的诊断。

（4）去社会品行障碍及人格障碍伴突出脱社会特征：纵火行为可作为去社会品行障碍或具有突出脱社会特征的人格障碍患者的行为模式的一部分，但这些行为模式通常伴有明显的动机，如个人私利或报复，而不是缓解紧张感或情绪的唤起。纵火狂患者除了放火外一般不会表现出其他的脱社会行为。

（四）治疗与干预

纵火狂因患者的年龄、严重程度的不同，在治疗上也有所不同。对于儿童青少年来说，治疗上最常用的是 CBT。治疗师帮助患者找到在哪些情境下、哪些因素会导致冲动行为，然后给予持续的治疗，会有助于康复。此外，CBT 的治疗中加入冲动行为的预防也很重要。其他的治疗包括：消防安全和预防教育、养育技巧培训、行为矫正、厌恶疗法、行为契约、代币制、问题解决、放松训练、家庭治疗等。药物治疗的相关报道很少，有应用丙戊酸钠、奥氮平、西酞普兰治疗的个案报道。

四、偷窃狂

偷窃狂（kleptomania）是一种反复发作的冲动性偷窃行为，偷窃的行为常常是入室偷窃，所偷的东西往往是微不足道的、患者并不需要的东西，这种偷窃的冲动令患者自身十分矛盾和痛苦。

偷窃狂这个术语是由 19 世纪初法国的精神病学家 Esquirol 和 Marc 最早使用的。1878 年在美国正式记载了最早的个案报道。因难为情或担心承担法律责任等，很少有患者会主动寻求帮助，很少有整体人群患病率的报道。在美国估计患病率为 0.3%~0.6%，女性多于男性，约为 3∶1。偷窃狂在因盗窃被捕的人群中约占 4%~24%。偷窃狂通常起病于青少年晚期和成年早期。很少有关于偷窃狂病程的系统描述，目前认为偷窃狂的病程可能有三种模式：零散的偷窃发作伴有很长的缓解期、持久的偷窃发作伴有间歇性缓解、慢性的不同程度的波动。尽管患者可能因为盗窃而被多次判罪，但是偷窃狂还是可能持续很多年。

（一）病因

偷窃狂的病理机制尚不清楚。目前尚没有严格对照的家族研究，但是偷窃狂的一级亲属中患有强迫及相关障碍的比例要远高于普通人群。同时，偷窃狂的亲属中物质滥用的比例也很高。精神分析理论认为，这种强迫性的偷窃与童年的被忽视、被虐待和创伤性经历有关，偷窃狂也可能与性心理的压抑有关。

神经生物学因素在偷窃狂中的作用也在被人们所重视，因为偷窃狂与心境障碍、焦虑障碍共病比例非常高，且使用 SSRIs 类药物治疗有效。因此认为偷窃狂与成瘾行为的病理机制有类似之处。

（二）临床表现

偷窃狂的核心症状包括侵入性的偷窃想法、抵制偷窃冲动无效后的偷窃行为，以及行动后的压力释放。偷窃狂的患者也会有很大的压力，感到内疚、自责和羞愧，或担心自己的行为暴露，因此偷窃狂在某种层面上具有强迫相关障碍的特征。偷窃狂的行为显著地损害了他们的社会功能和职业生涯。

偷窃狂患者的偷窃行为可能继发于抑郁、焦虑、无聊、孤独，或其他负性情感状态。偷窃狂与其他精神障碍有很高的共病率，如其他冲动控制障碍（20%~46%）、物质/药物有害使用（23%~50%）、心境障碍（45%~100%）。也可能与进食障碍共病，尤其是神经性贪食。部分患者报告了在偷窃行为发生时有遗忘或分离症状的体验。偷窃症状可以触发或加剧伴发的疾病。

（三）诊断和鉴别诊断

1. 诊断要点

（1）反复努力控制偷窃物品的冲动但不断失败。

（2）缺乏明显的偷窃动机（例如获得该物品不是为了个人使用或金钱利益）。

（3）在行窃或企图行窃之前有不断增加的紧张感或情绪唤起。

（4）在偷窃行为的过程中及结束后，立即感到愉悦、兴奋、放松或满足。

（5）偷窃的行为或尝试不能更好地用智力发育缺陷、其他精神障碍（如躁狂发作）或物质/药物过量中毒来解释。

2. 鉴别诊断

（1）认知或智力功能受损的各种障碍：一些罹患痴呆、智力发育障碍的患者，以及因其他疾病或临床情况导致认知、智力受损的患者，可能因为判断功能受损而出现偷盗行为，但他们不具有偷窃狂的其他特征。

（2）去社会品行障碍及人格障碍伴突出脱社会特征：偷窃可作为去社会品行障碍或具有突出脱社会特征的人格障碍患者的行为模式的一部分，但这些行为模式通常伴有明显的动机，如个人私利或报复，而不是缓解紧张感或情绪的唤起。偷窃狂患者除了偷窃外，一般不会表现出其他脱社会行为。

（3）囤积障碍：某些囤积障碍患者会出现偷窃行为，作为他们过度积聚物品行为模式的一部分。偷窃狂的患者亦可能会囤积所盗窃物品。囤积障碍患者因过度积聚物品使得生活空间极其拥挤，物品的使用和安全也受到影响，但不会因偷窃行为而产生愉悦、兴奋或满足的体验。

（4）注意缺陷多动障碍：患有注意缺陷多动障碍的个体，特别是儿童和青少年，可能会冲动性偷窃。然而，通常能在不同的情境和场合下观察到注意缺陷多动障碍的冲动性和忽视后果等特征。注意缺陷多动障碍患者不会表现出偷窃前的紧张感或情绪唤起以及实施偷窃后的满足或放松。

（四）治疗与干预

各种心理治疗单独或联合药物治疗，或许可以改善偷窃行为。药物治疗上可考虑心境稳定剂、阿片受体拮抗剂和 SSRIs 类药物。一个使用纳曲酮治疗偷窃狂 8 周的随机双盲对照研究结果提示，纳曲酮可以显著减少偷窃行为。但是药物治疗的长期疗效还需要进一步探索。还有一些小样本的开放性研究或个案报道，如美金刚、托卡朋可以减少偷窃狂的偷窃和冲动行为。治疗上需要充分考虑偷窃狂的共病问题。曾有哌甲酯及 DBT 联合度洛西汀治疗偷窃狂共病注意缺陷多动障碍有效的个案报道。

五、强迫性性行为障碍

强迫性性行为障碍（compulsive sexual behavior disorder）作为独立的疾病类别首次出现在 ICD-11 中。在 DSM-Ⅳ、DSM-5 和 ICD-10 中都没有单独列出。既往曾用"色情狂""性沉溺症"等名词描述受强迫性欲望支配下的过度性行为模式。目前尚无可靠的关于强迫性性行为障碍检出率或患病率的流行病学调查数据。被诊断为强迫性性行为障碍的男性更常见。

强迫性性行为障碍是指长期无法控制强烈的性冲动或渴望，导致反复从事性行为的模式，该模式导致患者显著的痛苦或者重要领域功能障碍。然而，与性相关的想法、幻想、冲动和行为的性质和频率具有较大的文化和个体差异。青少年常见的手淫，以及因可获得性渠道不足而短暂（不超过数月）出现性冲动、渴望或性行为的增加，一般不被视为强迫性性行为障碍。

（一）病因

病因不明。有人认为这种反复的性行为模式是受到了为减轻焦虑的一种心理防御机制的支配。很多强迫性性行为障碍患者报告了青少年前期不安全的性行为史、调节负性情绪的手淫或广泛使用色情物品的经历。成年期的强迫性性行为障碍患者有较高比例的童年创伤（包括性虐待）经历，女性患者有更高比例和更严重的被虐待史。青少年和成年人的强迫性性行为障碍通常与其他精神、行为或神经发育障碍，物质/药物使用所致障碍有较高的共病率。

强迫性性行为障碍可能存在文化与亚文化差异。适当性行为的规范、不可接受的性活动的判定标准以及对性别角色的看法或社会评价会对性活动产生影响。这些因素可能会对性行为的方式、使用色情制品、同时拥有多个性伴侣及终身性伴侣数量产生影响。文化还对从事性行为造成的痛苦以及性活动是否被视为异常起着塑造作用。

（二）临床表现

强迫性性行为障碍的核心特征是无法自控而反复从事性行为的模式。其性行为表现方式不尽相同，包括与他人（异性或同性）发生性行为、手淫、使用色情制品、虚拟性爱（电话、网络、视频性爱）或其他形式的反复性行为。有些患者会在某次性行为后感到空虚、懊恼、自责，但下一次强烈的性冲动和渴望产生后，又会不顾一切地想方设法从事性行为，难以自控。

尽管强迫性性行为障碍的反复从事性行为模式不能完全归因于其他精神障碍（例如躁狂发作）、中枢神经系统障碍、物质/药物使用所致障碍，但患者的注意增强、亢奋、抑郁、焦虑、无聊、孤独或其他负性情绪也比较常见，因此开始接受诊疗时往往会被按照双相障碍、抑郁障碍或强迫症诊治。

（三）诊断和鉴别诊断

1. 诊断要点

（1）存在一种持续失败的模式：个体无法控制强烈而反复的性冲动或渴望，导致性行为的反复发生，具体表现在以下 1 个或多个方面。

1）反复从事性行为已成为个体生活的中心焦点，忽视了健康、自我照料或其他兴趣、活动和责任。

2）个体为控制或显著减少反复的性行为做了大量的徒劳的努力。

3）尽管有不良后果（如因性行为模式导致婚姻冲突、经济或法律后果、对健康的不良影响），个体仍继续反复从事性行为。

4）即使很少或没有从性行为中获得满意感，个体仍继续反复从事性行为。

（2）这种无法控制强烈而反复的性冲动或渴望导致的反复性行为模式，持续存在了一段较长的时间（如 6 个月或以上）。

（3）这种无法控制强烈而反复的性冲动或渴望导致的反复性行为模式，不能更好地用其他精神障碍（如躁狂发作）或其他疾病来解释，也不是某种药物或物质影响所致。

（4）反复的性行为模式导致了显著的痛苦，或对个人、家庭、社交、学业、职业或其他重要领域功能造成了明显的损害。若个体的痛苦完全来自道德评判或者对于性冲动、渴望或行为的反对态度,则不符合这条要求。

2. 鉴别诊断

(1)痴呆或未归为精神、行为或神经发育障碍的疾病:一些痴呆、神经系统疾病或其他对中枢神经系统有影响的疾病的患者,可能会因为神经认知损害而出现更为广泛的冲动脱抑制的行为模式,包括不能自控性冲动、渴望或行为。这些情况下,不应作出强迫性性行为障碍的诊断。

(2)物质/药物使用所致障碍:物质/药物过量中毒可能导致冲动和脱抑制的性行为,一些强迫性性行为障碍患者为了更好地从事性行为或增强愉悦感而使用物质/药物。在鉴别两种疾病时需要做出复杂的临床判断,包括对相关行为出现的时间顺序、背景和动机进行评估。如果同时符合两个疾病的诊断标准,可以同时诊断。

(3)双相及相关障碍:躁狂、轻躁狂或混合发作也可能存在性冲动、渴望或行为的增加及控制能力受损。只有当证据表明在心境发作期之外存在持续性的无法控制的强烈、重复的性冲动、渴望和行为,才可诊断为强迫性性行为障碍。

(4)强迫症:虽然本障碍被命名为"强迫性"性行为障碍,但其并非真正的强迫行为。强迫症的强迫行为几乎无法体验到内在的愉悦感,通常是对侵入性的、不想要或不必要的、常诱发焦虑的强迫思维的反应,强迫性性行为障碍没有这些表现。

(四) 治疗和干预

目前有一些个案报道认为 SSRIs 类药物治疗强迫性性行为障碍有效,但缺乏高质量的随机对照试验的研究数据支持。针对共病的焦虑和抑郁情绪进行适当的治疗,也可能在一定程度上缓解患者的不良情绪。

一些神经调控治疗技术如 rTMS 或 DBS,以及社会心理干预手段包括 CBT 等,可尝试用于缓解强迫性性行为障碍的紧张焦虑情绪。但各种治疗技术的有效性和安全性尚需严格的临床试验数据来验证。

(杨甫德)

思考题

1. 环境因素与遗传因素如何影响人格障碍的形成?

2. 不同的社会文化背景下,人格障碍的表现与诊断是否有差异?文化差异可能会对人格障碍诊断带来什么影响?

3. 人格障碍的维度化诊断是否比传统的分类诊断更具优势?为什么?

4. 各类冲动控制障碍与强迫症的鉴别要点是什么?

第二十二章
精神障碍相关的伦理和法律问题

- 精神医学常常涉及伦理和法律问题,如精神障碍患者的非自愿住院或治疗。精神卫生工作者除了要熟练掌握精神医学专业知识和技能外,还应熟悉相关的伦理和法律知识。
- 精神病学的临床伦理和科研伦理都遵循医学伦理的共同原则,即尊重患者自主权、保密原则、不伤害原则、有利原则和公正原则。精神病学的科学研究中尤其要注意知情同意、不伤害以及伦理审查等问题。
- 精神障碍患者的法律能力评定包括:刑事责任能力、民事行为能力、诉讼能力、受审能力、作证能力、服刑能力和性自我防卫能力等。法律能力评定在涉及精神障碍患者的案件处理时,可以确保精神障碍患者权益得到保护和实现。
- 自愿和非自愿住院是精神障碍患者两种主要的入院方式。各国非自愿住院标准大同小异,大多规定非自愿住院需同时满足严重精神障碍和危险性标准,并设立复核机制保障患者权益。

第一节　精神病学伦理概述

一、概述

在精神病学领域,由于部分精神障碍患者缺乏判断自己是否需要治疗的能力,因此与其他疾病的患者相比,他们在治疗过程中可能面临更多的伦理问题。要成为一名合格的精神科执业医师,除要具备深厚的专业知识和技能外,还应该接受系统的伦理培训,树立伦理观念,在临床实践中自觉地遵循伦理原则。

二、国际伦理规范

从世界医学会的成立,到世界精神病学会的组织和运作,诸多国际机构制定了有关的国际伦理原则、准则和规范,通过发布大量的宣言和指南来保护精神障碍患者的权利。包括《精神发育迟滞者权利宣言》(联合国,1971年)、《残疾人权利宣言》(联合国,1975年)、《夏威夷宣言》(世界精神病学协会,1977年)、《卢克索尔人权宣言》(世界精神卫生联盟,1989年)、《保护精神障碍患者和改善精神卫生保健的原则》(联合国,1991年)、《精神卫生保健法:十项基本原则》(世界卫生组织,1996年)、《马德里宣言》(世界精神病学协会,1996年)等。其中影响力最大、最重要的伦理学指南是《夏威夷宣言》和《马德里宣言》。

(一) 夏威夷宣言

20世纪70年代,世界精神病学协会邀请瑞典精神病学家、医学伦理学教授Clarence Blomquist帮助草拟了一项伦理宣言,该宣言于1977年在夏威夷会议上发布,即《夏威夷宣言》。内容如下:①精神病学的宗旨是促进精神健康,恢复患者自理生活的能力。②每个患者应得到尽可能好的治疗,治疗中要尊重患者的人格,维持其对生命和健康的自主权利。③患者与精神科执业医师的治疗关系应建立在彼此同意的基础上。④精神科执业医师应把病情的性质,拟做出的诊断,治疗措施,包括可能的变化以及预后告知患者。⑤不能对患者进行违反其本人意愿的治疗,除非患者因病重不能表达自己的意愿,或对旁人构成严重威胁。⑥当上述促使非自愿治疗势在必行的情况不再存在时,就应解除非自愿治疗,除非患者自愿继续治疗。⑦精神科执业医师绝不能利用职权对任何个人或集体滥施治疗,也绝不允许以不适当的私人欲望、感情或偏见来影响治疗。⑧精神科执业医师从患者那里获悉的谈话内容,在检查或治疗过程中得到的资料均应保密,不得公布。⑨为了增长精神病学知识和传授技术,有时需要患者参与,在患者服务于教学,需将其病历公布时,应事先征得其同意,并应采取措施,不得公布姓名,以保护患者的名誉。⑩每个患者或研究对象在自愿参加的任何治疗、教学和科研项目中,可因任何理由在任何时候自由退出。此种退出或拒绝,不应影响精神科执业医师继续对此患者进行帮助。

(二)马德里宣言

1993 年世界精神病学协会授权其伦理委员会更新了《夏威夷宣言》,并制定特殊情况下的伦理指南,即 1996 年 8 月 25 日在马德里通过的《马德里宣言》。该宣言的具体内容如下:①精神病学作为医学的一个分支,宗旨是为精神障碍患者提供最佳治疗,使其获得康复和促进其精神健康。精神科执业医师通过提供符合公认的科学知识和伦理学原则的最佳治疗方法来为患者服务。精神科执业医师制定的治疗性干预,对患者自由的限制程度应是最低的;在进行自身缺乏基本经验的工作时,应向同行寻求建议。与此同时,精神科执业医师应当知晓并关注卫生资源的公平分配。②精神科执业医师的责任就是要紧跟本专业科学的发展,并将先进知识传播给他人,受过科研训练的精神科执业医师应当努力开拓精神病学的科学前沿领域。③在治疗过程中,患者应被看作具有同等权利的伙伴。治疗者与患者的关系必须以相互信任和尊重为基础,患者应能自由地、知情地做决定。精神科执业医师有责任向患者提供相关信息,使患者能够做出符合自身价值和情况的合理决定。④当患者由于所患精神障碍不能做出适当判断时,精神科执业医师应当与其家属协商,并适时寻求法律咨询以维护患者的人格尊严和法律权利。除非中止治疗会给患者或周围人带来生命危险,其他任何情况下都不能违背患者的意愿进行治疗。治疗必须始终符合患者的最大利益。⑤精神科执业医师要对个体进行评估时,有责任首先向被评估者进行解释和提出建议,内容包括干预的目的、评估结果的用途以及这一评估可能带来的影响。⑥在治疗关系中获得的信息应当保密,仅可用于改善患者精神健康的诊疗目的。精神科执业医师不得利用这些信息作私人用途,或获得商业、学术等不正当利益。⑦任何不符合科学原则的研究都是不道德的,研究活动必须事先获得结构合理、运作规范的伦理委员会的批准。精神科执业医师开展研究时,应当遵照国内法律法规和国际准则。只有具备正规科研培训资质的人员方可参与或负责研究项目。

三、中国精神病学伦理理论与实践

目前,中国尚未出台专门针对精神病学的伦理规范,因此精神科执业医师的伦理实践仍遵循医学伦理的共同原则,即尊重患者自主权、保密原则、不伤害原则、有利原则和公正原则。2013 年 5 月 1 日《中华人民共和国精神卫生法》(以下简称精神卫生法)正式实施。目前,我国的精神卫生工作者在国际伦理原则的指导及精神卫生法等相关法律法规的规范下进行医疗、教学和科研工作,精神病学的伦理实践体现在以下几个方面。

(一)发展精神卫生事业,促进公正

精神病学伦理的基本原则之一是为精神病患者提供最好的精神卫生服务,促进其精神健康;而公正原则要求公正地分配医疗卫生资源,保障精神障碍患者获得基本的治疗权益。我国精神卫生服务资源和服务水平各地区之间发展不平衡,许多欠发达地区的患者难以获得均等的治疗机会,精神卫生法在立法时便试图解决这些紧要问题。精神卫生法强调建立政府领导、多部门合作和社会团体参与的精神卫生工作协调机制,同时对各级政府和相关部门的职责做了较为明确的规定。精神卫生法有专门的章节涉及疾病预防和精神康复的相关内容,尤其强调部门和团体在心理健康教育、健康促进等方面的作用,以及积极扶持社区精神康复机构,妥善解决贫困精神障碍患者的治疗、康复和回归社会

问题,从而以立法的形式保证精神障碍患者能够在社区康复机构参加有利于恢复健康的各项活动。

(二) 自我决定与知情同意

自主原则是医学伦理的一项基本原则,在精神病学实践中,自主性主要体现在对治疗的自主选择以及知情同意方面。精神障碍患者治疗权和自主权的平衡问题一直是精神卫生立法的核心问题。目前国际社会普遍采纳精神障碍患者"自愿就医原则",我国精神卫生法也强调"自愿原则",将非自愿医疗作为例外情形,规定了较为严格的条件和程序。对于已经触犯《中华人民共和国刑法》(以下简称刑法)且无刑事责任能力的精神障碍患者实施的"强制医疗",则适用《中华人民共和国刑事诉讼法修正案》的相关规定。

我国关于知情同意权的立法主要包含在《中华人民共和国医师法》(以下简称医师法)、《医疗事故处理条例》、《医疗机构管理条例》、《医疗机构管理条例实施细则》等法律法规中。2020 年 5 月 28 日通过的《中华人民共和国民法典》第一千二百一十九条进一步就知情同意规定,医务人员在诊疗活动中应当向患者说明病情和医疗措施。需要实施手术、特殊检查、特殊治疗的,医务人员应当及时向患者具体说明医疗风险、替代医疗方案等情况,并取得其明确同意;不能或者不宜向患者说明的,应当向患者的近亲属说明,并取得其明确同意。此外,我国精神卫生法第三十六条、第四十五条均提出"本人没有能力"办理住院手续或者办理出院手续的概念。该"能力"实质上是指"知情同意能力"或"决策能力",而非《中华人民共和国民法典》的民事行为能力。按照精神卫生法的要求,知情同意的内容主要包括:①患者在诊断、治疗过程中享有的权利。②治疗方案或治疗方法、目的以及可能产生的后果。③病情、诊断结论、治疗方案、可能利弊、其他选择和预后判断等。

(三) 隐私保护

我国的医师法、精神卫生法中对隐私保护有明确的规定。医师法第二十三条第三项规定:尊重、关心、爱护患者,依法保护患者隐私和个人信息。第五十六条第一项规定泄露患者隐私或个人信息,则需追究执业医师相应的执业责任,处罚方式从警告到吊销医师执业证书。精神卫生法第四条规定,有关单位和个人应当对精神障碍患者的姓名、肖像、住址、工作单位、病历资料以及其他可能推断出其身份的信息予以保密,但依法履行职责需要公开的除外。因此,精神障碍患者包括住院的精神障碍患者同样享有通信、保守个人隐私等法律赋予的基本权利;因病情或者医疗等需要予以限制时,精神科执业医师或护士应将理由告知精神障碍患者本人或者其医疗看护人,并记入病历;未经精神障碍患者本人或者其医疗看护人的书面同意,不得对精神障碍患者进行录音、录像、摄影或者播放与精神障碍患者有关的视听资料。

四、伦理委员会

伦理委员会是伦理审查工作的执行机构,2005 年 10 月联合国教科文组织大会通过的《世界生物伦理和人权宣言》对伦理委员会的工作内容做了如下阐述:①评估与涉及人的研究项目有关的伦理、法律、科学及社会问题;②对医疗方面的伦理问题提出意见;③评估科学技术的发展状况,对本宣言的有关问题提出建议,并协助制定有关的指导方针;④促进生物伦理方面的讨论、教育以及宣传动员公众。

1974 年,世界上第一个伦理委员会在美国诞生,20 世纪 80 年代,加拿大、日本、德国、法国开始出现伦理委员会。自 20 世纪 80 年代开始,中国开始在医院以及医科大学成立伦理委员会。1989 年,中华医学会医学伦理学分会起草了《医院伦理委员会组织规则(草案)》,并在 1990 年通过,全国范围内京、津、沪地区率先成立医院伦理委员会。1994 年,中华医学会医学伦理学分会发出《关于建立"医院伦理委员会"》倡议,从而使我国的医院伦理委员会蓬勃发展。2003 年国家食品药品监督管理局颁布《药品临床试验质量管理规范》,规定在实施药物临床试验的机构设置伦理委员会。2010 年国家食品药品监督管理局颁布《药物临床试验伦理审查工作指导原则》,指出伦理委员会是由多学科背景人员组成的独立组织,承担以下职责:核查临床试验方案及附件是否合乎道德,并为之提供公众保证。

确保受试者的安全、健康和权益受到保护,该委员会的组成和一切活动不应受临床试验组织和实施者的干扰和影响。国家卫生和计划生育委员会于 2016 年 10 月颁布了《涉及人的生物医学研究伦理审查办法》,指出伦理委员会的职责是对本机构开展涉及人的生物医学研究项目进行伦理审查,并在本机构组织开展相关伦理审查培训。这些法律法规的颁布实施,推动我国伦理委员会建设逐渐进入实质性操作的新阶段。

第二节　精神病学的临床伦理

一、精神病学的临床伦理问题

在精神病学领域,医患关系较为复杂,在面对自我判断能力受损害的精神障碍患者和涉及特殊治疗方法时,尤其需要伦理保护。此外,精神科执业医师在某些情况下可对患者行使非自愿治疗和住院的法律授权,伦理决策可能面临挑战。精神障碍患者常常遭遇污名化,且其在治疗过程中常涉及隐私信息,隐私保护显得尤为重要。精神科相关治疗的知情同意过程需要更多的关注,因为对于精神障碍患者,其决策能力的损害既可能是间歇性的、波动性的,也可能是持续性的。最后,所有精神科执业医师都应合法地行使其医师权,必要时对患者实施非自愿治疗和住院。以下即为精神病学临床实践中的常见的伦理问题。

(一) 医患关系

医患互信关系是医学伦理实践的基础,这种关系应着眼于患者利益,并以尊重自主权、不伤害、有利和公正等原则为基础。医患关系的深入程度与潜在风险呈正相关:关系越深入,患者面临伤害的风险越高,同时关系被滥用的可能性越大。因此,精神科执业医师必须始终恪守专业界限,在建立治疗联盟的同时保持适当的职业距离。

1. 尊重患者的自主决策权　医师应当保持中立,尊重患者的个人选择。如当患者咨询是否终止妊娠,医师应当客观分析医学指征,避免个人价值观影响专业判断,确保患者获得中立的医疗建议。

2. 坚持患者利益优先原则　医疗决策应当以患者最佳利益为首要考虑。如在非自愿治疗等特殊情况下,医师应在保障患者权益的基础上,依法依规平衡社会公众的利益。

3. 恪守专业边界　医师必须严格遵守职业伦理,始终保持专业的医患关系。在治疗过程中,如涉及敏感性话题,应确保讨论内容严格限定在诊疗需要的范围内。

4. 合理优化医疗资源使用　医师开展诊疗活动时,应当根据患者实际需要制定治疗方案,确保医疗服务的适宜性和必要性,避免不必要的医疗行为。

(二) 患者隐私

在精神科临床工作中,医务人员收集的信息有关个人隐私,有时是特别敏感的信息,所以保密显得非常重要。根据法律规定,患者享有医疗信息保密权,这意味着医师必须保护患者的隐私信息。仅在以下两种法定情形下,医师可免除保密义务:一是当法律明确规定需要强制披露相关信息时;二是当患者本人明确表示自愿放弃该项保密权利时。因此,医师应当审慎评估信息披露的必要性,确保任何信息披露行为均符合法律规定和医疗伦理要求。

(三) 医师权

医患关系具有其特殊性,精神科执业医师基于其专业训练和社会职责,在诊疗过程中承担着重要责任。这要求医师必须格外重视专业伦理,始终以患者利益为核心,审慎行使医疗决策权。同时,由于精神障碍可能影响患者的认知和判断能力,医师需要特别关注患者的权益保护,通过规范的诊疗流程和有效的医患沟通,确保医疗决策的合理性和安全性。精神科执业医师在行使医疗决策权时应当恪守以下准则。

1. 审慎评估治疗必要性　在涉及非自愿治疗或住院等特殊医疗措施实施前,医师应当全面评估患者的风险状况,确保该措施仅在患者可能对自身或他人造成严重危害时采用,并严格遵循法定程序和临床指征。同时要定期评估治疗效果,及时调整治疗方案。

2. 平衡自主与保护原则　医师应当尊重患者的自主决策权,同时也要履行专业保护职责。对于拒绝治疗的患者,应当耐心沟通、充分告知,并寻求替代治疗方案。当患者的决定可能带来严重风险时,应当通过多学科会诊等方式审慎决策。

3. 建立规范化决策机制　建议医疗机构设立伦理审查机制,对特殊治疗决策进行复核。医师应当完整记录治疗依据和决策过程,确保医疗行为的可追溯性。

4. 持续提升专业能力　医师应当定期参加医学伦理培训,提高对治疗边界和伦理原则的把握能力,在临床实践中保持专业判断的客观性和科学性。

二、处理临床伦理问题的原则与规范

尊重患者自主权、保密、不伤害、有利和公正原则是医学伦理学的基本原则,在精神科也同样重要,这些原则以及基于此类原则制定的规范贯穿精神科执业医师的整个医疗活动。

(一) 尊重患者自主权

尊重患者自主权自主原则指个人有权自愿、不受外界干扰或免受不需要的干预而做出个人的选择。在临床实践中,该原则常表现为知情同意或拒绝。患有精神障碍并不等于丧失自主性。即便是严重精神障碍患者,也常常存在部分正常的判断和行动能力。诚然,重性精神障碍患者在其病情严重时,可能存在对自身疾病诊治的知情同意能力的受损或受限,需由监护人或近亲属代为行使自主权。这些情况都是精神科执业医师需要慎重对待的敏感问题,不能想当然地认为自己可以做出正确的判断,更不能认为自己在这方面具有决定权。

知情同意(informed consent)是指在医务人员为患者提供足够医疗信息的基础上,由患者自主作出同意或拒绝的医疗决定。在临床工作中,要避免精神障碍患者的知情同意权受到侵犯,尤其是重性精神障碍患者的知情同意能力多有较为明显的损害,决不能以"丧失知情同意能力"一概论之,对其进行强制住院与治疗并不科学。精神障碍患者有权了解自己所患病情的性质、诊断、治疗及预后,医务人员有义务对此做出解释说明。患者有权要求检查与治疗,了解相关治疗费用等;有权拒绝接受治疗,哪怕是专业上有益的治疗。只有患者病情严重,且存在严重自伤、自杀或存在对他人严重伤害行为或威胁时,才可以将患者非自愿留置精神卫生机构,但上述危机解除之后,须再取得其知情同意。理论上判断患者是否有知情同意能力,可从以下几个方面考虑:①患者能否理解自身的病情及医师所建议的诊断和治疗方案。②能否推断做出选择的利益和风险。③能否正确评价自身的病情及选择的后果。④能否恰当表达自己选择的意愿。

知情同意权立法最早源于 1946 年纽伦堡审判制定的《纽伦堡法典》,该法典指出"受试者的自愿同意绝对必要"。1972 年 11 月 17 日,美国医院协会发表了《患者权利宣言》,列举患者权利共 12 条,其中 9 条都涉及患者的知情同意权。我国 2009 年 12 月 26 日颁布的规定,"医务人员在诊疗活动中应当向患者说明病情和医疗措施。需要实施手术、特殊检查、特殊治疗的,医务人员应当及时向患者说明医疗风险、替代医疗方案等情况,并取得其书面同意;不宜向患者说明的,应当向患者的近亲属说明,并取得其书面同意。医务人员未尽到前款义务,造成患者损害的,医疗机构应当承担赔偿责任"。

(二) 保密原则

隐私是一种与公共利益、群体利益无关的,当事人不愿他人知道或他人不便知道的个人信息。患者隐私指患者在医疗机构接受医疗服务时所表现出的,涉及患者自身,因诊疗服务需要而被医疗机构及医务人员合法获悉,但不得非法泄露的个人信息或秘密。《中华人民共和国民法典》将隐私权作为独立人格权明确保护,并特别强化对患者隐私的保护。

尊重患者的隐私是医患信任的核心,也是患者愿意提供全面真实信息的前提。精神科执业医师对从患者那里获悉的谈话内容,在检查或治疗过程中得到的资料均予以保密,不得公布。除非另有法律规定,医师出具的医学诊断文书只应交由患者本人或其监护人,由他们决定如何利用和处置。医师还要特别注意避免无意的公开,如当着非监护人伴诊者进行精神检查和讨论病情,当着其他患者进行谈话或者教学查房等。

　　然而,保密原则在临床实践中也常面临两难的境地。如在精神科临床访谈中,当患者告知其有伤害或杀害某一特定个体企图或计划时,精神科执业医师是否应及时通知潜在的受害方? 这样做是否会破坏医患关系,侵犯患者隐私权? 如果坚持为患者保密,可能会给潜在的受害方带来伤害,精神科执业医师应如何选择? 实际操作中,需要根据具体情况反复权衡利弊,同时要特别注意与患者家属沟通。最终的决策往往是多种因素综合评价的结果,如医师的专业知识、伦理和法律知识,患者精神障碍的性质、严重程度,以及患者家人情感与经济方面的支持等。但有下列情况时保密原则不适用:①精神障碍患者有严重伤害自身或伤害他人的危险时;②精神障碍患者有致命的传染性疾病且可能危及他人时;③未成年人在受到性侵犯或虐待时;④法律规定需要披露时。

(三) 不伤害原则

　　不伤害原则要求医务人员在诊治过程中,应尽量避免对患者造成生理上和心理上的伤害,更不能人为有意地制造伤害。在医疗活动中,绝对的不伤害是很难做到的。很多检查、治疗措施,可能会给患者带来生理或心理上的伤害。在医疗实践中,凡是医疗上是必需的或者是属于适应证范围的,所实施的诊治手段是符合不伤害原则的。相反,如果诊治手段对患者是无益的、不必要的或者是禁忌的,而又有意无意地勉强实施,从而使患者受到伤害,就违背了不伤害原则。对于符合适应证可能带来的伤害要注意尽量避免或将伤害降到最低限度。

　　为预防对患者的有意伤害或将伤害降到最低限度,需对医务人员提出如下要求:①树立不伤害的意识,在医疗活动中首先想到不伤害患者,杜绝有意伤害,把不可避免但可控的伤害控制在最低限度;②动态权衡伤害和受益,对有危险或有伤害的医疗措施进行评价,只有相对于受益,危险或伤害能够接受,才符合不伤害原则。

(四) 有利原则

　　有利原则也称善行原则,要求医务人员的诊治行为应该保护患者的利益、促进患者健康、增进其幸福。在《希波克拉底誓言》中,明确提出并阐明"为患者谋利益"的行医信条。《日内瓦宣言》规定:"患者的健康将是我首先考虑的"。《卢克索尔人权宣言》规定"给精神障碍患者实施的治疗应该是给患者,而不是家庭、社区、专业人员或国家带来最大利益"。精神障碍患者是社会的弱势群体,疾病的特殊性给个体带来的挫败、病耻感,使患者更加逃离社会,或者被边缘化。医师为精神障碍患者谋利益,就是要以积极的医学策略疗愈患者的身体与心灵创伤,帮助患者克服挫败与病耻感,使他们以积极的心态融入社会。

　　有利原则要求医务人员:①首先考虑患者的利益,做对患者有益的事,努力维护患者的生命健康,当患者利益与科学利益、医师利益发生冲突时,应该将患者的利益放在首位;②准确诊断、有效治疗,努力提高医疗业务能力,为患者提供最为准确的诊断和最为有效的治疗;③提供最优化服务,对利害得失全面权衡,选择受益最大、伤害最小的医学决策;④坚持公益原则,将有利于患者同有利于社会健康公益有机地统一起来。

(五) 公正原则

　　公正原则要求精神科执业医师在提供医疗服务的过程中公平地对待不同性别、民族、职业、身体状况、经济地位、宗教信仰的患者,公正分配医疗资源,而不应该对其歧视及污名化。《马德里宣言》指出,作为社会一员,精神科执业医师必须为了实现社会公平正义,坚持对精神障碍患者进行平等的治疗。

　　公正原则要求医务人员:①公正地分配医疗卫生资源。医务人员既有分配宏观资源的建议权,又有微观资源的分配权。因此应该公正地运用自己的权利,尽力保证患者平等享有基本医疗和护理等权利。②在医疗态度上平等对待患者,特别是对老年患者、年幼患者、残疾患者、精神障碍患者等要给予足够的耐心和尊重。③公正地面对医患纠纷、医疗事故,坚持实事求是,站在公正的立场上。

第三节　精神病学的科研伦理

一、精神病学的科研伦理问题

在精神病学研究中,必须特别重视以下伦理问题:确保受试者的知情同意权、加强对脆弱人群的保护,以及严格执行伦理审查制度。以下列举了精神病学研究中需要考虑的部分伦理问题。

1. **知情同意**　参与者是否有能力表示同意;参与者是否接收到清晰和充分的信息;如果给参与者足够的时间考虑,他们是否愿意参与研究;是否说明了拒绝参与研究不会影响所提供的医疗护理服务的质量;参与者和研究者之间的关系是否存在潜在的强迫性;对参与者的补偿是否过度,是否成为其同意参与研究的主要动机;研究者是否有招募参与者的压力。

2. **安全性**　研究程序是否安全,存在哪些获益及潜在的风险和可能造成的痛苦。若有风险,是否采取了所有必要的预防措施。评估后的风险水平对研究者、参与者和亲属是否可接受。

3. **隐私与保密**　参与者是否同意在研究中使用隐私信息。涉及的隐私信息是否会妥善保存。

4. **伦理审查**　由独立的伦理委员会审查和批准;考虑研究是否出于精神障碍患者的健康需求,无法在其他群体中开展;能否保证精神障碍患者从研究结果中获益;在普通人群的研究中,是否默认精神障碍患者有权参与等。

5. **科学性**　任何科研项目都有其拟回答的"科学问题",精神医学领域的科研项目也不例外。精神病学的科研中首先需要考虑研究发现是否有价值;研究中使用的方法或研究群体规模能否达到研究目的;研究目标是否能通过更加符合道德的方式实现等。

二、处理科研伦理问题的原则与规范

精神病学是医学的一个分支,处理精神病学科研伦理问题的原则与其他医学领域的基本相同。目前有关人体医学研究的伦理指导原则主要来自《纽伦堡法典》(1946年)和《赫尔辛基宣言》(2024年修订),主要内容包括医学科研道德、安全原则、知情同意以及保密原则等。但由于疾病因素的存在,精神障碍患者可能无法"知情同意",这使得精神医学领域伦理学具有一定的特殊性。在科研活动中,知情同意是指参与者能够理解信息并合理使用这些信息,充分理解可能后果,最后做出相应的决定。因部分精神障碍患者的功能有不同程度的损害,以上原则对开展涉及精神障碍患者的科研活动而言存在一定难度。在科研活动中应帮助无知情同意能力的参与者,获得知情同意。

为了保证知情同意的实施,研究者需要做到以下几点:①必须让患者明确地意识到进行这项研究不是为了他们个人的利益。②患者必须不受任何强迫和诱惑。③患者有权在任何时候退出研究,并且患者的退出不会受到任何惩罚或影响其未来的治疗。④除了研究人员外,应该鼓励家属或其他合适的人监督患者的病情,如果有问题,应向研究者报告。⑤在安慰剂对照试验中,必须让患者清楚地了解接受安慰剂的可能性,说明由此导致的病情不能改善以及症状恶化的可能性。

涉及无法知情同意的人群的研究,大多数精神障碍患者可以给予知情同意,但少数患者存在判断和决策障碍,将这些患者排除在研究之外,有可能会剥夺未来类似患者从研究中获益的机会。涉及这类患者的伦理协议需要经过严格的伦理审查,而最终决定是否纳入此类患者需要考虑以下几个问题:对于拟寻求知情同意的个体来说这项研究是否有任何潜在的受益;研究是否可能造成参与者任何不适或风险;研究对于其他有类似问题的人来说是否有潜在益处;是否存在任何未说出口的、可能的反对迹象。对于这类人群,最好向其亲属或者其他了解其病情的人咨询情况,他人可以为其做出决定的程度应遵循伦理规范和法律规范。

第四节　精神障碍者的法律能力评定

精神障碍患者的法律能力评定是精神疾病司法鉴定的主要任务。常见的法律能力包括刑事责任能力、民事行为能力、诉讼能力、受审能力、服刑能力、作证能力和性自我防卫能力。

一、刑事责任能力的评定

刑事责任能力（criminal responsibility），亦称责任能力，是指行为人能够正确认识自己行为的性质、意义、作用和后果，并能根据这种认识自觉地选择和控制自己的行为，从而对自己所实施的刑法所禁止的危害社会行为承担刑事责任的能力。具体来说，刑事责任能力是指行为人构成犯罪和承担刑事责任所必需的、刑法意义上的辨认和控制自己行为的能力。而负刑事责任是指实施危害行为的行为人所必须承担的法律责任。对于一般公民来说，只要达到一定的年龄，生理和智力发育正常，就具有了相应的辨认和控制自己行为的能力，从而具有刑事责任能力。我国刑法第十七条规定"已满十六周岁的人犯罪，应当负刑事责任"，第十八条对精神障碍患者的刑事责任能力做了相关规定。刑事责任能力的核心内容是辨认能力和控制能力。

（一）辨认能力

辨认能力是指行为人对自己的行为在刑法上的意义、性质、作用、后果的分辨识别的能力，也可认为是行为人对其自身行为的是非、是否触犯刑法、危害社会的分辨识别能力。具体说来，是行为人实施危害行为时是否意识到其行为的动机、要达到的目的，为达到实施目的而准备或采取的手段，是否预见行为的后果、是否理解犯罪性质以及在法律上的意义等。正常人具备完整的辨认能力，其犯罪有明确的动机、目的，并能判别行为性质是否正当和合法，知道行为对社会、对自身造成的危害结果等，因此理解其自身行为的性质及其可能造成的结果。而严重精神障碍患者，其辨认能力常严重受损，其危害行为也常受到精神病性症状的直接或间接影响。主要反映在下列方面。

1. 患者实施危害行为缺乏现实诱因和目的。如受妄想等精神病性症状的影响，把亲人当敌人，把善意看作是阴谋陷害，从而实施报复性危害行为；歪曲危害行为的性质，如抑郁症患者的扩大自杀，将自己最亲近的人杀害，而认为是为了帮助他们解脱痛苦。

2. 患者实施危害行为具有突发性，令人难以理解和难以预料，工具常"就地取材"；手段残忍；对危害行为过程多缺乏自我保护。

3. 患者对危害行为的后果缺乏认识，常对严重后果抱无所谓态度。

需要强调的是，该处所指的辨认能力，是指行为人对其行为法律意义上实质性的辨认，而不是对于危害行为事实方面的承认或对于一般生活常识的理解。以1843年发生在英国伦敦著名的麦克纳顿案件为例，麦克纳顿是一名精神分裂症患者，在实施危害行为前两年的时间里，他认为自己被警察及为天主教和保守党工作的间谍跟踪，坚信当时的首相及保守党领袖监视、迫害并准备杀死他。他在忍无可忍的情况下试图在自己被杀前杀死首相，结果误杀了首相秘书。在该案例中，虽然麦克纳顿也表现出一定的动机、目的，但其内容荒唐、违背事实，说明他对其危害行为的动机、目的、性质及后果等认识明显偏离常态，即缺乏实质性的辨认能力。

（二）控制能力

控制能力是指行为人具备选择自己实施或不实施刑法所禁止、制裁的行为的能力，即具备决定自己是否以行为触犯刑法的能力，它既受辨认能力的制约，也受意志和情感活动的影响。在精神疾病司法鉴定中，对精神障碍患者的控制能力的判断常难以准确把握，可从下列几方面考虑。

1. 社会和生活功能的受损程度，一般认为控制能力的损害程度与社会和生活功能的受损程度呈正相关。即社会和生活功能严重受损时，其控制能力也常随之受损；反之，控制能力严重受损者，也常不能完全适应正常的社会生活；社会和生活功能轻度损害者其控制能力受损也相对较轻。

2. 自知力丧失程度与控制能力损害程度多呈正相关,即无自知力常提示存在控制能力损害。

3. 对危害行为过程的自我保护能力常可反映个体的自我控制能力水平。如病理性冲动一旦出现就难以自制,对作案对象、时间、地点不加选择或较少选择。缺乏良好自我保护者,其控制能力受损较严重,反之较轻。

4. 患病后行为模式改变。患病后反复多次出现攻击暴力等危害行为者,提示其控制能力受损。

(三)辨认能力和控制能力的关系

辨认能力是控制能力存在的基础与前提,即丧失辨认能力的人,也就没有刑法意义上的控制能力。只有在辨认能力存在的前提下,才需要确认其控制能力状况。一些精神障碍,如强迫症、冲动控制障碍患者可能存在控制能力减弱,但并不影响其辨认能力。因此法学要件是根据行为人的辨认能力或控制能力的择一说,而不需两者兼备。

(四)"精神病人"的界定及刑事责任能力的分类

刑事责任能力评定是精神疾病司法鉴定的主要内容之一。我国刑法第十八条规定了精神障碍患者发生危害行为时刑事责任能力评定的主要依据:"精神病人在不能辨认或者不能控制自己行为的时候造成危害结果,经法定程序鉴定确认的,不负刑事责任。间歇性的精神病人在精神正常的时候犯罪,应当负刑事责任。尚未完全丧失辨认或者控制自己行为能力的精神病人犯罪的,应当负刑事责任,但是可以从轻或者减轻处罚。醉酒的人犯罪,应当负刑事责任。"根据这一规定,责任能力的医学标准为是否患有精神障碍,法学标准为是否存在辨认或控制自己的行为的能力。在我国精神疾病司法鉴定实践中,刑事责任能力评定是按照医学标准与法学标准相结合的原则进行的,两者缺一不可。

1. **刑法中"精神病人"的定义**　刑法第十八条中"精神病人"既包括丧失辨认能力或控制能力的"精神障碍患者",也包括未完全丧失辨认能力或控制能力的精神病人,故刑法中"精神病"既包括严重精神障碍,如精神分裂症等精神病性障碍病情严重时,也包括病情未彻底缓解的精神病性精神障碍。我国司法精神病学界的共识是,把反复出现危害社会行为的人格障碍(尤其是反社会型人格障碍)和没有精神病症状的精神障碍排除在"精神病"之外。

2. **无刑事责任能力**　刑法第十八条规定:"精神病人在不能辨认或者不能控制自己行为的时候造成危害结果,经法定程序鉴定确认的,不负刑事责任。"无刑事责任能力的医学标准为"精神病人",法学标准为"不能辨认或者不能控制自己行为",即完全丧失了辨认能力或控制能力。根据刑事责任能力评定所遵循的医学标准与法学标准相结合的原则,如果患者精神障碍的诊断成立,且其实施了刑法所禁止的危害社会行为,其危害行为无现实诱因,是基于精神病理症状的,或与精神病理症状直接相关,且症状内容与其危害行为一致,一般可评定为无刑事责任能力。例如精神分裂症患者在命令性幻听或被害妄想的直接影响下伤害陌生人;癫痫患者在意识障碍状态下实施的无目的危害行为。上述患者所实施的危害行为是精神病理症状的直接结果,故可以评定为无刑事责任能力。

3. **限定刑事责任能力**　限定刑事责任能力又称部分刑事责任能力,介于无刑事责任能力和完全刑事责任能力之间。我国刑法第十八条规定:"尚未完全丧失辨认或者控制自己行为能力的精神病人犯罪的,应当负刑事责任,但是可以从轻或减轻处罚。"这是目前我国限定刑事责任能力评定的法律依据。其医学标准为"精神病人",法学标准为尚未完全丧失辨认或者控制能力。限定刑事责任能力与无刑事责任能力的医学标准并无不同,仍然是"精神病人",其区别在于法学标准,因此把握法学标准是限定刑事责任能力评定的关键。但值得注意的是,刑法第十八条并未规定辨认或控制能力损害程度之间的差异,也就是说只要精神障碍患者实施危害行为时辨认或控制能力有损害,或虽有损害但只要不能证明为无辨认或控制能力,即可成为"尚未完全丧失辨认或者控制自己行为能力精神病人"。

4. **完全刑事责任能力**　刑法第十八条中规定:"间歇性的精神病人在精神正常的时候犯罪,应当负刑事责任。""醉酒的人犯罪,应当负刑事责任。"其医学标准为"间歇性的精神病人"和"醉酒的人",法学标准为"精神正常",即具备完整的辨认能力或控制能力。在我国司法精神病学中,"间歇性的精神病"通常包括心境障碍、各种原因所致的意识障碍、精神分裂症的完全缓解期等。一般认为此类精神障碍患者在间歇期缓解较彻底,与正常人无明显差别,属于"精神正常"的自然人,存在完整的辨认能力或控制能力,因此其实施危害行为时属于具有完全刑事责任能力主体。"醉酒的人"中的醉酒通常是指普通醉酒,而不包括慢性酒精中毒所致精神障碍,后者属于"精神病"的范畴。

二、民事行为能力的评定

民事行为能力(civil capacity),是指自然人能够根据自己的意志,通过自己的行为,取得民事权利和承担民事义务,从而具有设立、变更或终止法律关系的资格,即个体的行为具有产生民事法律效力的资格。民事行为是以"意思表示"为特征的。具有民事行为能力的自然人,是指达到一定年龄,精神正常,在民事法律问题中能正确地表达意思并能理智地处理自己事务者。

《中华人民共和国民法典》(以下简称民法典)规定:不满八周岁的未成年人是无民事行为能力人;八周岁以上的未成年人是限制民事行为能力人;十八周岁以上的自然人是成年人,为完全民事行为能力人,可以独立实施民事法律行为;十六周岁以上的未成年人,以自己的劳动收入为主要生活来源的,视为完全民事行为能力人。不能辨认自己行为的成年人为无民事行为能力人;不能完全辨认自己行为的成年人为限制民事行为能力人,可以独立实施纯获利益的民事法律行为或者与其智力、精神健康状况相适应的民事法律行为。

民事行为能力也可以分为一般民事行为能力和特定民事行为能力。前者是指公民在取得民事行为能力资格后,直至这种资格消亡和终止,该公民对自己参加所有民事活动时所实施的行为,均具有辨认和意思表示能力。后者是指公民在涉及某一项或几项具体的民事活动中,对自己相关行为的辨认和意思表达能力。

精神障碍患者民事行为能力的评定,原则上与刑事责任能力的评定相似,首先必须满足医学要件,即被鉴定人患有精神障碍,并且需要确定其精神障碍的性质、阶段及严重程度等;还要考虑法学要件,了解被鉴定人的意思表示,也就是需了解被鉴定人是否具有独立判断是非和理智处理自己事务的能力。

(一) 一般民事行为能力

一般民事行为能力是指参加法律规定的所有民事活动的能力。在精神障碍患者尚未涉及具体的民事行为时,由利害关系人或者有关组织(包括居民委员会、村民委员会、学校、医疗机构、妇女联合会、残疾人联合会、依法设立的老年人组织、民政部门等)申请,经人民法院受理,委托有资质的鉴定机构对其行为能力进行评定,并经人民法院认定、判决、宣告。

民法典规定,不能辨认或者不能完全辨认自己行为的成年人,其利害关系人或者有关组织(包括居民委员会、村民委员会、学校、医疗机构、妇女联合会、残疾人联合会、依法设立的老年人组织、民政部门等),可以向人民法院申请认定该成年人为无民事行为能力人或者限制民事行为能力人。在精神疾病司法鉴定实践中,患者的利害关系人(一般是指被鉴定人的家人或亲属)或者居委会、村委会等有关组织常因对患者财产处置、监护等向法院提出申请,要求对患者的行为能力进行评定与宣告。这实际上是广义的民事行为能力宣告,一旦宣告某患者无行为能力就意味着该患者不能参加法律所规定的所有的民事活动,直至下次再经鉴定及法院宣告恢复其民事行为能力为止。若宣告为限制民事行为能力,则患者可以进行与他的精神健康状况相适应的民事活动。一般民事行为能力的评估原则如下。

1. 无民事行为能力　能建立明确的精神障碍诊断,如精神分裂症、中重度精神发育迟滞等,且处在精神障碍的严重阶段。严重精神障碍患者的意思表示能力受到严重影响,导致其不能辨认自己的行为,符合下列条件之一,可评定为无民事行为能力:①不能理解民事行为代表的意义和性质及对自己带来的后果和影响;②不能理解民事行为的法律程序;③不能自主行使民事权利及承担相应的民事义务;④丧失了保护自身合法权益的能力;⑤不能自主做出主客观相一致的意思表达。

2. 限制民事行为能力　个体患有精神障碍,但病情不严重或处于不全缓解期。如轻度精神发育迟滞、精神分裂症部分缓解期等,所患的精神障碍对其意思表示能力造成一定的影响,导致其不能完全辨认自己的行为,符合下列条件之一,可评定为限制民事行为能力:①不能全面理解民事行为代表的意义和性质及对自己带来的后果和影响;②不能全面理解民事行为的法律程序;③不能全面自主行使民事权利及承担相应的民事义务;④不能全面保护自身的合法权益;⑤不能全面自主做出主客观相一致的意思表达。

3. 完全民事行为能力　个体不能建立精神障碍诊断,或者患有某些轻型精神障碍,或处于严重精神障碍的完全缓解阶段。如精神分裂症缓解期、焦虑障碍等,因其精神障碍处于缓解期或较轻微,基本不影响其对自己行为的辨认能力,符合下列条目,可以评定为完全民事行为能力:①完全理解该民事行为代表的意义和性质及对自己带来的后果和影响;②理解相应民事行为的法律程序;③能够自主行使该民事权利及承担相应的民事义务;④具有保护自身合法权益的能力;⑤能够自主做出主客观相一致的意思表达。

(二) 特定民事行为能力

特定民事行为能力指的是精神障碍患者针对某一具体民事行为时的行为能力。在精神疾病司法鉴定中有相当一部分民事行为能力的鉴定是特定民事行为能力鉴定,它可以是精神障碍患者过去和/或未来某一特定民事行为,如以前或现在签订的协议、生前或目前订立的遗嘱、辞职报告、离婚诉讼、财产的分割处置、出庭作证等行为。

精神障碍患者特定民事行为能力的评定既要考察精神障碍的特点,也要考察患者对该特定民事行为是否具有真实的意思表示,即对该民事行为是否具有正确的判断及理性处理的能力。在评定过程中需要注意的是:首先,精神障碍的性质及所处的疾病阶段只能作为分析病情可能对其民事行为能力影响的参考,而不能作为评定某一特定民事行为能力的唯一标准。如不能说抑郁障碍患者一定评定为有民事行为能力,而精神分裂症患者一定评定为无民事行为能力。其次,要对已经完成的或即将进行的民事行为进行具体分析,考察个体所患的精神障碍是否影响了对该民事行为的真实意思表示能力。

三、诉讼能力

诉讼能力是指当事人参与诉讼活动的能力,即是否能理解自己在诉讼过程中的地位、权利和诉讼过程的意义的能力。虽然最高人民检察院司法解释诉讼行为能力具有与受审能力同样的含义,但两者仍然存在一些差别,如前者可适用于整个诉讼,其主体不仅限于犯罪嫌疑人或被告人,还包括其他诉讼当事人;但后者则严格适用于刑事诉讼活动。

评定一个人是否具有诉讼能力,需要从医学要件及法学要件两方面进行分析。医学要件即其是否患有精神障碍及其严重程度如何;法学要件则是指其对诉讼的性质、意义和过程是否理解,能否和辩护人合作,并履行法律赋予的申诉权利。

1989 年 7 月 11 日颁布的《精神疾病司法鉴定暂行规定》中规定:被鉴定人为刑事案件的被告人,在诉讼过程中,经鉴定患有精神疾病,致使不能行使诉讼权利的,为无诉讼能力。被鉴定人为民事案件的当事人或者是刑事案件的自诉人,在诉讼过程中经鉴定患有精神疾病致使不能行使诉讼权利的,为无诉讼能力。因精神障碍而不具备诉讼能力的精神障碍患者,应中止审理,采取治疗等手段,待病情好转恢复诉讼能力后再行审理。

四、受审能力

受审能力仅适用于刑事诉讼,是指刑事案件的犯罪嫌疑人、被告人在案件侦查、审查起诉、审判等刑事诉讼活动中是否能理解其在刑事诉讼活动中的地位及权利、理解诉讼过程的含义及可能带来的后果,能否合理行使自己的诉讼权利的能力。其和刑事责任能力是不同的概念,前者主要影响诉讼进程,可能导致诉讼中止或终止,而后者主要影响刑事责任的判定。

受审能力的评定也需要从医学要件和法学要件两方面进行分析。前者指的是被鉴定人是否患有精神障碍及其严重程度,以及被鉴定人精神状态的真实性如何;后者是指其能否理解对其诉讼的目的、性质、意义及可能带来的审判结果和未来所要接受的惩罚,能否与辩护人合作、帮助辩护人为其进行合理辩护。一般认为进行受审能力评定时应只考虑被鉴定人精神状态对其法律心理能力的影响,而不考虑被鉴定人由文化水平低、言语障碍等造成的法律心理能力缺陷。目前采用二分法评定,即有受审能力或无受审能力。受审能力主要由以下成分构成。

1. 是否理解对其起诉的目的和性质。

2. 是否理解自己的情况与此次诉讼的关系。

3. 是否具有与律师合作、商量,协助辩护人为其辩护的能力。

4. 是否理解与其他诉讼参与人的关系,能对其他诉讼参与人的提问做出应有的回答。

此外,能否承受审讯和在拘禁场所长期等待判决所带来的压力;在审讯中能否克制自己,避免出现不理智的失控行为;能否进行自我保护,利用法律有效保护自己等,也都是评定受审能力时应当考虑的问题。

与诉讼能力相似,受审能力的评定意见也是阶段性的。绝大多数因患有精神障碍无受审能力的犯罪嫌疑人,经过一段时间的治疗后,其受审能力会随精神障碍的缓解而恢复。

五、服刑能力

服刑能力是指罪犯或经过判决的服刑人员能够通过承受法庭对其处以的剥夺部分权益的惩罚,清楚地理解刑罚的性质、目的和意义的生理和心理条件。因所患精神障碍,罪犯或服刑人员不能理解刑罚的性质和意义,则惩罚对其就不产生积极效果,也就无法达到矫正行为、预防犯罪的目的,反而可能因拘禁环境不能提供充分的医疗干预,导致病情恶化,产生消极效果。

评定服刑能力的医学要件是指被鉴定人患有精神障碍,法学要件是指被鉴定人对所承受刑罚的性质、目的和意义的理解能力。评定时,在明确医学诊断的基础上,需认真分析被鉴定人所患精神障碍的类型、严重程度及精神异常活动对其理解刑罚的性质、目的及意义的影响程度,从而确定被鉴定人是否具有承受刑罚的能力。

1. 有服刑能力　目前无精神异常;或虽然目前存在确定的精神异常,但被鉴定人能正确认识自己所承受刑罚的性质、意义和目的,能合理地认识自己的身份和前途,对自己当前应当遵循的行为规范具有相应的适应能力。

2. 无服刑能力　目前有严重精神障碍,在精神症状的影响下,被鉴定人对自己目前所承受刑罚的性质、意义和目的不能正确认识,对自己当前的身份和未来出路的合理认识能力丧失,从而对自己当前应当遵循的行为规范失去适应能力。对评定为无服刑能力的精神障碍患者,应将其送往司法部门指定的精神卫生医疗机构接受非自愿治疗,待其精神症状控制,经评估能够承受刑罚后,再移送原服刑机关继续余下的刑期。

六、作证能力

作证能力又称证人能力,是行为人自己看到、听到,或在他人处知悉案件的真实情况,并能提供与案件有关系的证言的能力。《中华人民共和国刑事诉讼法》(以下简称刑诉法)第六十二条规定,“凡是知道案件情况的人,都有作证的义务”,同时还规定“生理上、精神上有缺陷或者年幼,不能辨别是非、不能正确表达的人,不能作证”。《精神疾病司法鉴定暂行规定》第二十一条第三款规定:“控告人、检举人、证人等提供不符合事实的证言,经鉴定患有精神疾病,致使缺乏对客观事实的理解力或判断力的,为无作证能力”。

评定作证能力的标准亦包括医学要件与法学要件,即要求存在明确精神障碍,且由于所患精神障碍,明确被鉴定人是否丧失了对客观事物的是非辨别能力及正确表述事实的能力。作证能力只评定有/无两级。基于精神障碍种类很多,精神症状对个体认知能力的影响也千差万别。因此,精神障碍患者和智能障碍者并不必然属于无作证能力,其作证能力要根据具体病情及所需要证明的事实而定。评定时要充分考虑其所反映事实的合理性、前后复述内容的一致性、与调查结果的符合情况、是否受到外界干扰(如胁迫)及既往人格、品行特征(如是否说谎成性)等具体情况。

七、性自我防卫能力

性自我防卫能力也称性防卫能力、性自卫能力,是指女性维护自身性不可侵犯权的能力,即女性对两性行为的社会意义、性质及其后果的理解能力。

我国刑法第二百三十六条对强奸罪进行了明确的界定:强奸罪是指违背妇女意志,以暴力、胁迫或其他手段与妇女发生性行为,其核心是违背妇女意愿 。女性精神障碍患者由于受其所患精神障碍的影响,其辨别是非的能力受损和/或意志行为能力减弱或缺乏,甚至有的本能意向亢进追逐异性。为保障此类精神障碍的患者其人身权利不受侵害,《精神疾病司法鉴定暂行规定》第二十二条第一款规定:被鉴定人是女性,经鉴定患有精神疾病,在她的性不可侵犯权遭到侵害时,对自身所受的侵害或严重后果缺乏实质性理解能力的,为无自我防卫能力。1984 年,最高人民法院、最高人民检察院和公安部颁发的《关于当前办理强奸案件中具体应用法律的若干问题的解答》中规定:"明知妇女是精神病患者或者痴呆者(程度严重的)而与其发生性行为的,不管犯罪分子采取什么手段,都应以强奸罪论处。与间歇性精神病患者在未发病期间发生性行为,妇女本人同意的,不构成强奸罪"。该文件目前仍是司法部门办理强奸案件的主要法律依据。司法部门可以通过调查确定犯罪嫌疑人是否"明知"。此类案件中,多数被告与受害人熟识,理应了解受害人的精神异常表现,如案发后其坚称"不知";或者被告虽然以前不认识受害人,但在案发前的接触中已经发现受害人存在精神异常表现,案发后仍坚称"不知",其难以自证不是为了逃避惩罚。因此女性精神障碍患者与他人发生性行为后,需要通过精神疾病司法鉴定来明确其对性行为的辨认能力,并将被鉴定人的性自我防卫能力作为对被告定罪量刑的法律依据。

目前进行性自我防卫能力鉴定的依据为中华人民共和国司法部发布的 SF/T 0071—2020《精神障碍者性自我防卫能力评定指南》。对被鉴定人的性自我防卫能力进行鉴定时,需要同时满足医学要件和法学要件,医学要件必须明确被鉴定人是否患有精神障碍或智能障碍、患有何种精神障碍、精神障碍或智能障碍的严重程度等。法学要件是明确精神障碍或智能障碍对发生非婚性行为的影响程度,以及被鉴定人在性行为当时对两性行为的意义、性质和后果的辨认能力和控制能力。

一般认为对两性的辨认能力,是指对两性行为的社会意义、性质和后果的理解力,具体表现为以下内容。

1. 能否理解何为发生性关系、何为正当的性关系、何为强奸。
2. 是否知道女性发生性关系后的生理变化、月经与生育之间的关系。
3. 如何知道自己是否怀孕,是否知道如何防止怀孕。
4. 是否知道发生性行为的责任归属,是否主动告发。
5. 能否理解他人与其发生性关系的动机,是否向对方索要财物。
6. 发生性行为时是否有反抗或不愿意表示。
7. 能否理解与他人发生性关系后对自己的影响。
8. 对案件处理的要求。

性自我防卫能力应分为以下情况。

1. 有性自我防卫能力　涉案时精神状态正常;或虽然涉案时能建立明确的精神障碍诊断,但不影响其对自身性不可侵犯权利的认识与维护,即辨认能力良好。

2. 性自我防卫能力削弱　涉案时能建立明确的精神障碍诊断;对自身性不可侵犯权利的认识与

维护能力削弱,但尚未到达丧失的程度,即辨认能力削弱;辨认能力削弱由精神障碍所致。

3. 无性自我防卫能力　涉案时能建立明确的精神障碍诊断;丧失了对自身性不可侵犯权利的认识与维护能力,即辨认能力丧失;辨认能力的丧失由精神障碍所致。

4. 不宜进行性自我防卫能力评定的情形　被鉴定人涉案时不满 14 周岁;被鉴定人涉案时处于醉酒、药物麻醉等状态;被鉴定人涉案时有明确的反抗行为;被鉴定人鉴定检查时精神症状较为明显,对涉案陈述与既往陈述内容存在明显差异。

第五节　精神障碍与非自愿住院

自愿和非自愿住院是精神障碍患者两种主要的入院方式。有些国家如法国,又把自愿住院分为患者自愿和第三方如家属自愿住院;美国除自愿和非自愿住院外,还有非正式住院、紧急住院和观察性非自愿住院(又称观察性民事拘押)。

自愿住院或治疗充分体现了患者的自主决定权,是精神卫生法规遵循为精神障碍患者提供最少限制的服务这一原则的体现。精神卫生法鼓励精神障碍患者选择自愿住院治疗,他们可以像普通患者一样,根据病情需要随时申请自愿住院或出院。但在精神科临床实践中,没有外部压力的、真正的自愿住院较为少见。有些国家自愿住院患者如果想要出院,不但需提出书面申请,而且还要等待医师的评估后方可能获准出院。如在美国出院前等待时间一般在 15 天以内。

少数患者由于病情严重,对自身或他人构成一定危险性,且拒绝治疗,此时如果不采取有效的治疗和干预措施,则可能对患者本人或他人造成伤害。这种情况下,违背患者主观意愿的非自愿住院或治疗必不可少。为避免滥用非自愿住院或治疗,最大限度保障精神障碍患者的权益,对非自愿住院需制定严格的程序和标准及定期的核查制度。若自愿住院的患者病情恶化达到非自愿住院的标准,可以转为非自愿住院。反之,非自愿住院的患者也同样可以转为自愿住院身份。自愿住院的精神障碍患者治疗前一般由患者本人签署知情同意书;非自愿住院的精神障碍患者治疗前如果有知情同意能力,可以由患者自己签署知情同意书;如果患者虽有知情同意能力但拒绝签署或丧失了知情同意能力,则由患者监护人、医院负责人或指定人员签署相关文件后才可对患者实施非自愿治疗。

2013 年 5 月 1 日,我国颁布实施的精神卫生法提出了自愿住院的概念,该法第三十条规定,精神障碍患者的住院治疗由患者自主决定;同时第四十四条规定,自愿住院治疗的精神障碍患者可以随时要求出院,医疗机构应当同意。精神科执业医师认为不宜出院的,应当告知理由,由其监护人或者患者决定是否出院,并由医疗机构在病历中记录。

一、非自愿住院的标准

非自愿住院标准各国大同小异。患者必须是严重精神障碍的情形。我国精神卫生法第三十条第二款规定,只有就诊者为严重精神障碍者才可以非自愿住院,而严重精神障碍是指疾病症状严重,导致患者社会适应等功能严重损害、对自身健康状况或者客观现实不能完整认识,或者不能处理自身事务的精神障碍。基于最少自由限制原则,也有些国家立法允许患者在其居住的社区内接受非自愿治疗。社区非自愿治疗一般包括门诊治疗、日间住院治疗、部分住院计划以及基于家庭内的治疗。还有些国家制定社区内非自愿治疗的规定是因为接受非自愿住院和治疗的精神障碍患者,出院后因停药而致病情复发,导致反复非自愿住院和治疗。然而,许多民众包括精神卫生工作者认为,精神障碍治疗的去机构化运动使得大量的精神障碍患者回归社区,对公众安全可能构成威胁。

我国精神卫生法第三十条第二款规定,诊断结论、病情评估表明,就诊者为严重精神障碍患者并有下列情形之一的,应当对其实施住院治疗:①已经发生伤害自身的行为,或者有伤害自身的危险的;②已经发生危害他人安全的行为,或者有危害他人安全的危险的。很显然,患者是否具有危害他人或伤害自身行为,或危险性,是非自愿住院的关键因素。因此要求精神科医师对患者的病情和危险性进行客观而科学的评估。但至今尚缺乏具有循证基础的危险性评估方法或工具。目前临床上通行的做法是在危险性评估之前,尽可能收集患者的全面信息,包括一般社会人口学资料,如年龄、性别、种族、婚姻状况、智力水平、教育和职业情况;既往危险行为史,包括伤人、自残、自伤和自杀行为史,暴力行为发生的频率及严重程度等,且既往末次危险行为越近,越能预测未来发生危险行为。一般既往一个月内发生的危险行为最能提示患者潜在的危险性。患者当前所面临问题的原因和解释:如有无饮酒或吸毒、暴力或自杀所使用的工具和方法等;既往相关精神障碍病史,如精神发育迟滞、躁狂、精神病性症状和脑外伤等;目前精神状况检查是否有精神病性症状、敌意等。在充分获取上述信息后,医师即可对患者的暴力和自杀风险进行评估,并以此作为对患者实施非自愿住院或治疗的依据。

非自愿住院期间,精神障碍患者往往要接受非自愿治疗,因此也需要建立非自愿治疗的规范化流程。我国精神卫生法未将非自愿住院与非自愿治疗分离,这就意味着符合非自愿住院标准的患者住院后,就必须接受非自愿治疗,但仍然鼓励合作的患者参与治疗决策。有些国家的精神卫生法要求对患者的同意能力进行评估,如患者丧失同意能力才可以实施非自愿治疗。患者的非自愿治疗得到批准后,医院或医师应尽快告知患者、患者家属或其法定代理人;并组织具有足够专业知识技能的精神卫生工作者制定患者的治疗计划。如有可能,尽量让患者、患者家属参与制定治疗计划;患者、患者家属有权就非自愿治疗、治疗计划申请独立核查委员会复核或就此进行上诉。独立核查委员会在收到复核申请后,应尽快组织人员对患者的非自愿治疗及治疗计划进行复核,一旦患者或其家属的上诉获胜诉,应即刻终止患者的非自愿治疗。

二、独立复核机制

复核和自动复核机制是世界各国精神卫生立法的重要原则之一。如加拿大不列颠哥伦比亚省精神卫生法中规定由卫生局任命核查小组(review panel)各成员,该核查小组至少由3位成员组成,包括精神科执业医师、律师以及不懂医学和法律的人士,其中,律师通常被指定担任组长。该小组成员构成主要是强化核查的独立性。其主要功能是举行听证会以核查非自愿住院/治疗和16岁以下精神障碍患者的上诉,如出院、外出探访、转为自愿住院身份等。又如挪威一般由县行政长官代表卫生部任命完全独立于医院之外的管理委员会来行使相关职责。管理委员会可监管患者相关福利的执行状况;患者及其近亲属可以就患者的强制性治疗或观察决定上诉到管理委员会,管理委员会在法院当着患者和近亲属的面做出行政决定。如果患者认为他的权利受到损害,可向县卫生管理委员会投诉。

我国精神卫生法第三十二条规定,患者或者其监护人对需要住院治疗的诊断结论有异议,不同意对患者实施住院治疗的,可以要求再次诊断和鉴定。依照前款规定要求再次诊断的,应当自收到诊断结论之日起三日内向原医疗机构或者其他具有合法资质的医疗机构提出。承担再次诊断的医疗机构应当在接到再次诊断要求后,指派2名初次诊断医师以外的精神科执业医师进行再次诊断,并及时出具再次诊断结论。承担再次诊断的执业医师应当到收治患者的医疗机构面见、询问患者,该医疗机构应当予以配合。对再次诊断结论有异议的,可以自主委托依法取得执业资质的鉴定机构进行精神障碍医学鉴定。医疗机构应当公示经公告的鉴定机构名单和联系方式。接受委托的鉴定机构应当指定本机构具有该鉴定事项执业资格的2名以上鉴定人共同进行鉴定,并及时出具鉴定报告。鉴定人本人或者其近亲属与鉴定事项或者鉴定事项涉及的案件不得有利害关系,且鉴定时司法鉴定机构应当通知委托人或者被鉴定人的近亲属或监护人到场,并应当邀请法律专家参加,听取咨询意见。

第六节   精神障碍与强制医疗

我国精神卫生法第五十三条规定,精神障碍患者违反治安管理处罚法或者触犯刑法的,依照有关法律的规定处理。这就是对那些有严重社会危害行为而又被判定为无责任能力的精神障碍患者的强制医疗,以区分非自愿住院或治疗。

刑法、刑诉法和《强制医疗诊断评估办法(试行)》及其司法解释对强制医疗的适用条件、决定主体与审理程序、申请与移送流程以及临时保护性约束措施和解除等方面作了明确规定,旨在保障被强制医疗人的合法权益。目前,我国强制医疗的实施部门是公安机关,由公安机关管辖的、接收无责任能力精神障碍患者的专门医院,称为安康医院(强制医疗所),但多数这类患者的治疗是在精神专科医院的安全病房或普通病房进行。

刑法第十八条第一款规定:"精神病人在不能辨认或者不能控制自己行为的时候造成危害结果,经法定程序鉴定确认的,不负刑事责任,但是应当责令他的家属或者监护人严加看管和医疗;在必要的时候,由政府强制医疗。"刑诉法第三百零二条规定,实施暴力行为,危害公共安全或者严重危害公民人身安全,经法定程序鉴定依法不负刑事责任的精神病人,有继续危害社会可能的,可以予以强制医疗。刑诉法第三百零三条及第三百零四条规定,对精神病人强制医疗的决定由人民法院作出。人民法院受理强制医疗的申请后,应当组成合议庭进行审理。在审理过程中,人民法院应当通知被申请人或者被告人的法定代理人到场。被申请人或者被告人没有委托诉讼代理人的,人民法院应当通知法律援助机构指派律师为其提供法律帮助。

公安机关发现精神障碍患者符合强制医疗条件的,应当写出强制医疗意见书,移送人民检察院。对于公安机关移送的或者在审查起诉过程中发现的精神障碍患者符合强制医疗条件的,人民检察院应当向人民法院提出强制医疗的申请。人民法院在审理案件过程中发现被告人符合强制医疗条件的,可以作出强制医疗的决定。对实施暴力行为的精神障碍患者,在人民法院决定强制医疗前,公安机关可以采取临时的保护性约束措施,以确保社会的安全和秩序。这些措施通常是在必要且合法的前提下采取的,旨在防止精神障碍患者继续实施危害社会的行为。

同时,被强制医疗的人及其近亲属有权申请解除强制医疗。刑诉法有关解除强制医疗的规定与危险性鉴定,主要涉及强制医疗的解除条件、程序以及危险性评估等方面。刑诉法第三百零六条规定:"强制医疗机构应当定期对被强制医疗的人进行诊断评估。对于已不具有人身危险性,不需要继续强制医疗的,应当及时提出解除意见,报决定强制医疗的人民法院批准。"《最高人民法院关于适用〈中华人民共和国刑事诉讼法〉的解释》第六百四十七条第一款规定:"被强制医疗的人已不具有人身危险性,不需要继续强制医疗的,应当作出解除强制医疗的决定,并责令被强制医疗的人的家属严加看管和医疗。"

解除强制医疗的程序主要包括以下几个方面:①提出申请:可以由强制医疗机构提出建议,或者由被强制医疗的人及其近亲属提出申请。②审查评估:人民法院在收到解除申请后,应当审查是否附有对被强制医疗的人的诊断评估报告。必要时,人民法院可以委托鉴定机构对被强制医疗的人进行鉴定。③作出决定:人民法院应当组成合议庭进行审查,并在一个月以内,根据审查情况作出是否解除强制医疗的决定。如果决定解除强制医疗,应当通知强制医疗机构在收到决定书的当日解除强制医疗,并责令被强制医疗的人的家属严加看管和医疗。

诊断评估在解除强制医疗程序中起着至关重要的作用。《强制医疗诊断评估办法(试行)2022》第五条规定,强制医疗诊断评估项目包括精神障碍治疗效果评估、危险性行为评估、危险性认知评估、社会支持评估。精神障碍治疗效果评估是指对被强制医疗人精神障碍临床治疗效果的评价,评估结果分为"痊愈""显效""好转"和"无效"。"痊愈"的标准是精神症状消失,有完整自知力,有生活自理能力和人际交往能力,社会功能恢复良好;精神症状大部分消失,有完整或者部分自知力,有生活自理能力和人际交往能力,社会功能大部分恢复的,评估为"显效";精神症状部分消失,有完整或者部分自知力,有部分生活自理能力和人际交往能力,社会功能部分恢复的,评估为"好转";而无效的标准是精神症状未消失,无自知力或者自知力不完整,社会功能受损,治疗效果不明显。危险性行为评估是指对被强制医疗人一段时间内有无威胁自身和社会安全的危险性行为的评价。对发生过自杀、自伤、伤人、斗殴、毁物、逃跑等不良行为之一的,评估为"有";未发生前述行为的,评估为"无"。危险性认知评估是指对被强制医疗人对自身暴力行为的性质、后果、承担的责任以及自身精神障碍与再犯危险性的认识程度的评价,采用三级评估。被强制医疗人能够认识到自身暴力行为的性质、后果、承担的责任,能够认识到疾病复发与再犯的因果关系,对治疗依从性有清楚的认识,客观表现为遵守日常管理制度的,评估为"完整";部分认识自身暴力行为的性质、后果、承担的责任,对治疗依从性有部分认识,客观表现为一定程度遵守日常管理制度的,评估为"部分";而被强制医疗人对自身暴力行为的性质、后果、承担的责任缺乏认识,对治疗依从性缺乏认识,客观表现为不遵守日常管理制度的,评估为"无"。社会支持评估是指对被强制医疗人住所、经济收入来源、监护人、医疗资源情况进行评价,分为良好、一般和差三个等级。被强制医疗人社会支持评估为"良好":①有固定住所、固定经济收入来源,监护人具备监护意愿和能力,并且固定住所所在地县级地区有精神卫生医疗机构或者设有精神科的综合医院等精神卫生医疗资源保障的;②有固定住所,监护人具备监护意愿和监护能力,并且有康复机构接收的。被强制医疗人社会支持评估为"一般":①有固定住所,并且监护人具备监护意愿和监护能力的;②有固定住所,并且有康复机构长期接收的;③监护人具备监护意愿和监护能力,并且有康复机构长期接收的。以上标准均不符合的,社会支持评估为"差"。

解除强制医疗必须满足刑诉法第三百零六条规定。符合下列条件之一的,可以认定为"已不具有人身危险性,不需要继续强制医疗",强制医疗机构应当及时提出解除强制医疗意见。①精神障碍治疗效果评估为"痊愈"且已持续一年以上,危险性行为评估为"无"且已持续一年以上,危险性认知评估为"完整",社会支持评估为"一般"以上;②精神障碍治疗效果评估为"痊愈"且已持续一年以上,危险性行为评估为"无"且已持续一年以上,危险性认知评估为"部分",社会支持评估为"良好";③精神障碍治疗效果评估为"显效"且已持续一年以上,危险性行为评估为"无"且已持续一年以上,危险性认知评估为"完整",社会支持评估为"良好";④连续多年精神障碍治疗效果评估为"痊愈",危险性行为评估为"无",危险性认知评估为"完整",社会支持中监护人具备监护意愿和监护能力。

在解除强制医疗后,为确保被强制医疗人的病情稳定且不再具有危险性,可以要求被强制医疗人住所所在地的社区或单位等组织进行观察,并在一定时间内定期对被强制医疗人的情况进行报告。我国目前对于解除强制医疗患者的身份没有明确规定,可以视为普通精神障碍患者。而事实上,这类患者多数被诊断为精神分裂症或精神病性障碍,治疗依从性差,复发风险高,是已知的暴力危险性群体。未来我国可对解除强制医疗的精神障碍患者制定监管制度,可基于暴力风险等级对这类患者采取强制医疗所、普通精神病院、门诊和社区(村委会)联动的循环管理模式,既能保障社会公众的安全,又能让患者有机会回归社会。

(王小平)

思考题

1. 精神病学的临床和科研伦理原则包括哪些?
2. 为什么要对精神障碍患者进行法律能力评定?
3. 辨认能力和控制能力之间的关系是怎样的?
4. 根据《中华人民共和国精神卫生法》,哪些情形下可以对精神障碍患者实施非自愿住院?

推荐阅读

［1］陆林．沈渔邨精神病学［M］.6版.北京：人民卫生出版社,2018.

［2］陆林,马辛.精神病学［M］.3版.北京：人民卫生出版社,2020.

［3］陆林,李涛.精神病学［M］.9版.北京：人民卫生出版社,2024.

［4］世界卫生组织.ICD-11精神、行为与神经发育障碍临床描述与诊断指南［M］.王振,黄晶晶,译.北京：人民卫生出版社,2023.

［5］美国精神医学学会.精神障碍诊断与统计手册(第五版-修订版)(DSM-5-TR)［M］.张道龙,肖茜,邓慧琼,译.北京：北京大学医学出版社,2024.

［6］哈里森,考恩,伯恩斯,等.牛津精神病学:第7版［M］.陆林,李涛,王高华,译.北京：北京大学医学出版社,2022.

［7］罗伯茨.美国精神病学协会精神病学教科书:第7版［M］.陆林,译.北京：北京大学医学出版社,2024.

［8］江开达.精神药理学［M］.3版.北京：人民卫生出版社,2024.

［9］李凌江,马辛.中国抑郁障碍防治指南［M］.2版.北京：中华医学电子音像出版社,2015.

［10］赵靖平,施慎逊.中国精神分裂症防治指南［M］.2版.北京：中华医学电子音像出版社,2015.

［11］于欣,方贻儒.中国双相障碍防治指南［M］.2版.北京：中华医学电子音像出版社,2015.

［12］施慎逊,吴文源.中国焦虑障碍防治指南［M］.2版.北京：中华医学电子音像出版社,2023.

［13］胡建,陆林.中国物质使用障碍防治指南［M］.北京：中华医学电子音像出版社,2015.

［14］陆林.中国失眠障碍综合防治指南［M］.北京：人民卫生出版社,2019.

［15］张斌.中国失眠障碍诊断和治疗指南［M］.2版.北京：人民卫生出版社,2025.

［16］赵忠新,叶京英.睡眠医学［M］.2版.北京：人民卫生出版社,2022.

［17］赵旭东,张亚林.心理治疗［M］.上海：华东师范大学出版社,2020.

［18］霍尔茨埃梅,麦克唐纳.经颅磁刺激临床指南［M］.栗克清,张云淑,译.北京：人民卫生出版社,2018.

［19］姚贵忠.重性精神疾病个案管理［M］.北京：北京大学医学出版社,2017.

［20］赵靖平.精神分裂症综合康复技术［M］.长沙：湖南科学技术出版社,2015.

［21］瑞姆克哈,穆尔,萨姆.牛津急症医学手册:第4版［M］.王吉耀,译.北京：人民卫生出版社,2022.

［22］赵旭东.心身医学［M］.北京：人民卫生出版社,2022.

［23］魏镜,唐宏宇.综合医院精神卫生服务基本技能［M］.北京：中华医学电子音像出版社,2014.

［24］于欣.从经典案例学习老年精神病学［M］.北京：人民卫生出版社,2022.

［25］奈尔,萨巴格.老年神经病学［M］.杨春慧,译.北京：人民卫生出版社,2020.

［26］郭兰婷,郑毅.儿童少年精神病学［M］.2版.北京：人民卫生出版社,2016.

［27］苏林雁.儿童精神医学［M］.长沙：湖南科学技术出版社,2014.

［28］克拉克.强迫症及其亚型的认知行为治疗:第2版［M］.孟繁强,王鹏翀,罗佳,等译.北京：中国轻工业出版社,2022.

［29］齐建国.神经科学扩展［M］.北京：人民卫生出版社,2011.

［30］巴洛.焦虑障碍与治疗:第 2 版［M］.王建平,傅宏,译.北京:中国人民大学出版社,2012.

［31］赫尔曼.创伤与复原［M］.施宏达,陈文琪,译.北京:机械工业出版社,2015.

［32］秦怀金,陈博文.国家基本公共卫生服务技术规范［M］.北京:人民卫生出版社,2012.

［33］信春鹰.中华人民共和国精神卫生法解读［M］.北京:中国法制出版社,2012.

中英文名词对照索引